Medicina Prehospitalaria:

Principios, perlas y decisiones críticas

Instituto Internacional de Medicina Prehospitalaria

Editores:

Wilfred Chapleau, R.N., EMT-P

Greg Chapman, B.S., R.R.T., REMT-P

Michael J. Hunter, EMT-P, TP-C

Peter T. Pons, M.D., F.A.C.E.P.

Lance Stuke, M.D., F.A.C.S.

ISBN Electronico: 978-1-7344044-6-3

ISBN Libro de Bolsillo: 978-1-7344044-7-0

We would like to thank the following individuals for their work in translating this text into Spanish. Without their invaluable help we could not have produced this version of our work.

Lead Editor and Translator for the Spanish Edition:
Dr. Paul Barberousse, Médico Emergentólogo - UDELAR.
Director Médico ETUM Montevideo, Uruguay.
Ex- docente del Departamento de Emergencias del Hospital de Clínicas- Facultad de Medicina- Udelar.
Coordinador Médico PHTLS. Instructor BLS, ACLS, PALS, RCP-DEA.
web: www.etumuruguay.com

Dr. Osvaldo M. Rois
Director Médico
Fundación EMME
Amenedo 2397.J.Marmol. Pcia. BSAS
Tel. Cel.54-9-11- 5578-0450

Paula Griselda Echegaray Ramon, ES

Dr. Fernando Gavilán
Especialista en Emergentología
Instructor BLS, ACLS, First Responder
Instructor WINFOCUS

Dr. Miguel Rosés
Especialista en Medicina Intensiva
Especialista en Emergentología
Instructor BLS, ACLS, PHTLS

Dr. Norberto Borba
Médico Internista
Especialista en Emergentología
PDS Emp de Salud IEEM.
Instructor BLS, ACLS, PHTLS, First Responder
Aux. de Enfermería Denis Echenique, TEM-P
Instructor BLS, PHTLS, TCCC

Denis Echenique TEM-P.
Instructor BLS, PHTLS, TCCC

Dr. Diego Reyes
Médico de Puerta de Emergencia y Traslados Especializados
Ex médico del Depto. III de la Dirección Nacional de Bomberos
Instructor BLS, ACLS, PALS, First Responder

Dr. Augusto E. Ittig
E-mail: aeittig@gmail.com
LinkedIn: Augusto Ernesto Ittig
Presidente de la Red Iberoamericana de Salud Digital (RISAD)

ACERCA DE LOS EDITORES

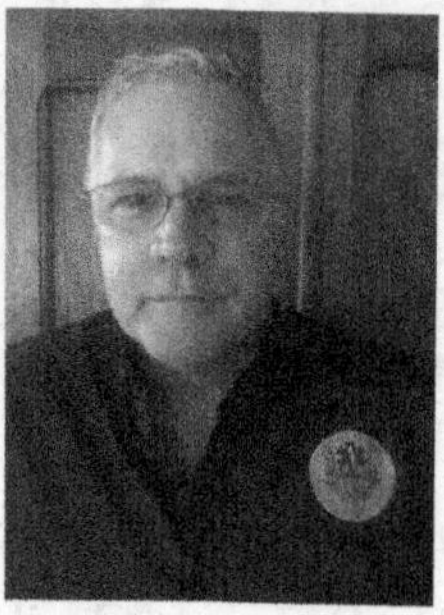

Will Chapleau ha sido Paramédico durante 41 años y especialista en enfermería de trauma durante 28 años. Durante los últimos cinco años se ha desempeñado como Director de Mejoramiento del Desempeño en el Colegio Americano de Cirujanos después de pasar 6 años gestionando programas de capacitación en Trauma para el Comité de Trauma del ACS. También pasó 20 años en el Departamento de Bomberos de Chicago Heights, los últimos 6 años como Jefe. También fue 15 años educador en el Good Samaritan Hospital EMS System en Downers Grove, Illinois, y en St. James Hospital y Prairie State College en Chicago Heights. Chapleau se desempeñó como Presidente del Comité PHTLS de NAEMT durante casi 20 años. También sirvió en la Junta Directiva de NAEMT, así como en las juntas directivas de la Asociación Nacional de Educadores de EMS y la Sociedad de Enfermeras de Trauma. También presidió un grupo de trabajo para la Asociación Nacional de Médicos de EMS. Ha sido colaborador frecuente del Journal of Emergency Medical Services (JEMS), EMS World Magazine y Fire Apparatus Magazine. También ha publicado en el Journal of Trauma and Critical Care y en el Journal of Emergency Medicine. También sirvió en el consejo editorial de EMS World Magazine. Will ha escrito y editado cinco textos de atención prehospitalaria en cuatro idiomas y ha enseñado atención prehospitalaria y ha impartido conferencias en más de 60 países.

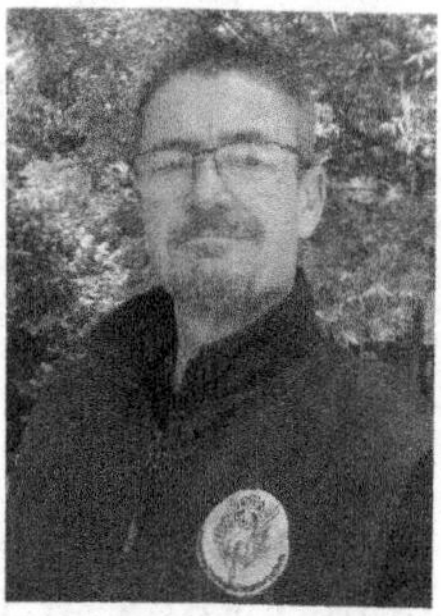

Greg Chapman, Paramédico, Terapeuta Respiratorio y Educador ha estado involucrado en EMS desde 1975, tiene un título de bachillerato por la Universidad Estatal de Nueva York en Economía y Administración Educativa. Ha trabajado en todos los aspectos de la seguridad pública desde EMS, Law Enforcement y Fire Service y tiene una visión multifacética sobre el tema. Se desempeñó como miembro del Comité de Soporte Vital de Trauma Prehospitalario (PHTLS, por sus siglas en inglés) durante más de 20 años. Fue responsable del desarrollo de múltiples ediciones de trauma y cursos tácticos de combate. Chapman es miembro de la Junta de Asesores del Comité para la Atención Táctica de Emergencias de Víctimas, encargado del desarrollo de Normas utilizadas en los ambientes austeros a los que nos enfrentamos ahora. Chapman tiene 30 años como patrullero de esquí profesional y sirvió en muchos equipos SAR (Search and Rescue). Chapman ha dado presentaciones y seminarios en todo el mundo en más de 20 países y se publica en múltiples revistas y libros de texto. Chapman lleva adelante un sitio para el CoAEMSP y cree firmemente que la educación primaria excepcional es la piedra angular para el crecimiento del SME como profesión.

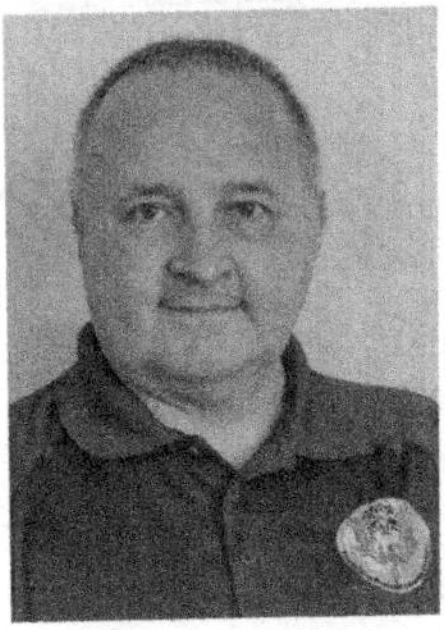

Michael J. Hunter, un veterano de EMS durante más de 37 años, se desempeña como Jefe Adjunto de EMS para Worcester EMS (WEMS) en UMass Memorial Medical Center (UMMMC) University Campus en Worcester, Massachusetts, donde ha trabajado durante más de 25 años. Hunter también trabaja como paramédico táctico (TP-C #77) para WEMS y es asignado al grupo de apoyo médico STOP del Equipo STOP de la Policía Estatal de Massachusetts. Ha servido en el Subcomité de Registro de Trauma del Comité de Trauma de Massachusetts y es miembro activo del Comité de Medicina de Emergencia/Trauma de la UMMHC. Es un participante activo en la planificación de desastres regionales, y ocupa un lugar en la Junta Directiva de Central Massachusetts EMS Corporation, además de ser miembro del Comité Regional de Servicios Médicos. Hunter fue miembro fundador de la Guardia de Honor WEMS. Hunter es un miembro de larga data de NAEMT y sirvió como miembro pasado de su Comité PHTLS. También es miembro fundador de la Asociación Internacional de Jefes de EMS, miembro profesional de la Asociación Nacional de Médicos de EMS y de la Asociación Médica de Operaciones Especiales.

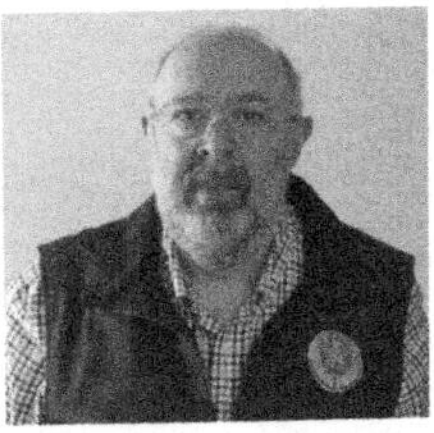

Peter T. Pons, M.D. es un médico de emergencia certificado por la junta en Denver, Colorado y ha participado activamente en la atención prehospitalaria y la preparación para desastres durante más de 40 años. Fue el Director Médico de E.M.S. para el servicio de ambulancias paramédicos 9-1-1 en Denver con sede en Denver Health. Además, se ha desempeñado como director médico de E.M.S. para los sistemas SEM en bomberos de Glendale, Colorado y Jacksonville, Florida. Sirve como educador y director médico de los programas educativos de cuidado táctico de combate. (Tactical Combat Casualty Care, Tactical Emergency Casualty Care, and Tactical Casualty Care for Law Enforcement and First Responders) ofrecido por el departamento de Educación de EMS de los Paramédicos de Denver. Ha publicado numerosos artículos de revistas revisadas por pares sobre EMS, ha contribuido con muchos capítulos para libros de texto relacionados con la medicina de emergencia y ha editado varios libros de texto para EMTs y paramédicos. Ha servido como director médico para numerosas reuniones masivas y eventos especiales en Denver, incluyendo el Gran Premio de Denver, la Jornada Mundial de la Juventud y la visita del Papa Juan Pablo II. Ha dado conferencias a nivel nacional e internacional sobre EMS, se desempeñó como miembro y presidente del Comité de EMS para el

Colegio Americano de Médicos de Emergencia, y fue miembro de la Junta Directiva de la Junta Americana de Medicina de Emergencia.

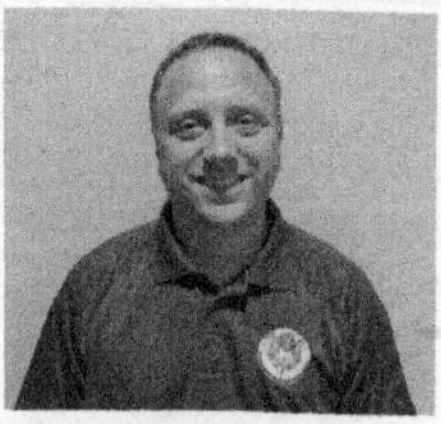

Lance Stuke, M.D. es cirujano de trauma en el Norman E. McSwain, Jr Spirit of Charity Trauma Center en University Medical Center, es profesor asociado de cirugía en LSU, y sirve como Director del Programa para la residencia de Cirugía General de LSU. Antes de asistir a la escuela de medicina trabajó durante varios años como paramédico en la ciudad de Nueva Orleans. Asistió a la escuela de medicina en la Universidad de Tulane, completó una residencia de cirugía general en la Universidad de Texas-Southwestern/Parkland Hospital en Dallas, y regresó a Nueva Orleans para su beca de trauma / cuidado crítico en LSU. Es miembro del Comité EMS del Comité de Trauma del Colegio Americano de Cirujanos y sirve en la Comisión de Certificación de EMS del Estado de Louisiana. Desarrolla la investigación en trauma prehospitalario, ha escrito numerosos capítulos de libros de texto sobre la atención de trauma prehospitalario, y ha dado conferencias en múltiples congresos de medicina prehospitalaria nacionales e internacionales.

TABLE OF CONTENTS

COLABORADORES

Katie Bakes, MD
Attending Physician, Denver Health Emergency Department
Director, At-Risk Intervention and Mentoring (AIM), Denver Health
Director, FACES for the Future-Denver, Denver Health
Professor, Department of Emergency Medicine, University of Colorado, School of Medicine

Chris Braxton, M.D.
Department of Surgery
LSU Health Sciences Center
Norman E. McSwain Spirit of Charity Trauma Center
New Orleans, LA

Katherine F. Braxton, MD
Section of Emergency Medicine
LSU Health Sciences Center
Norman E. McSwain Spirit of Charity Trauma Center
New Orleans, LA

Colombe Castellucci, MD
Department of Surgery
LSU Health Sciences Center
Norman E. McSwain Spirit of Charity Trauma Center
New Orleans, LA

Greg Chapman B.S., RRT, CCEMT-P
Director Center for Prehospital Medicine
Department of Emergency Medicine
Carolinas Medical Center
Charlotte NC., USA

Christopher Colwell, MD
Chief of Emergency Medicine
Zuckerberg San Francisco General Hospital and Trauma Center
Chief of EMS, City of San Francisco
Professor and Vice Chair, Department of Emergency Medicine
UCSF School of Medicine

Laura L. Cragg BS, CHSE, EMT-P
Clinical Coordinator
Center for Prehospital Medicine
Department of Emergency Medicine
Atrium Health
Charlotte, NC

Ronald Gigliotti, NRP
UMass Memorial EMS
Worcester, MA

Andrew Godfrey MD
EMS Fellow
Department of Emergency Medicine
Carolinas Medical Center, Atrium Health
Charlotte, NC

Jason S. Haukoos, MD, MSc
Professor of Emergency Medicine and Epidemiology
Department of Emergency Medicine
University of Colorado School of Medicine
Department of Epidemiology
Colorado School of Public Health.
Director of Emergency Medicine Research
Department of Emergency Medicine
Denver Health Medical Center
Denver, Colorado

Stephen Haynes, NRP, MPH
Chief
UMass Memorial EMS
Worcester, MA

Michael Hunter, NRP, TP-C
Deputy Chief
UMass Memorial EMS
Worcester, MA

Patrick Joynt, MD
Emergency Medicine Resident Physician
Department of Emergency Medicine
Denver Health Medical Center
Denver, CO

John L. Kendall, MD, FACEP
Director, Emergency Ultrasound
Department of Emergency Medicine
Denver Health Medical Center
Professor and Vice Chair of Education
Department of Emergency Medicine
University of Colorado School of Medicine
Denver, Colorado

Donald LeBlanc, RN, BSN, CEN, CFRN, NREMT
UMass Memorial Life Flight
Worcester, MA

Timothy B. Legare, MD
Department of Surgery
LSU Health Sciences Center
Norman E. McSwain Spirit of Charity Trauma Center
New Orleans, LA

Jerry Morris B.A., NRP
Clinical Faculty
Department of Emergency Medicine
Carolinas Medical Center
Charlotte, NC, USA

Ryan A. Murphy, M.D.
Department of Emergency Medicine
Denver Health Medical Center
Denver, Colorado

Thomas Nagel BSN, RN, NRP
Clinical Coordinator
Center for Prehospital Medicine
Department of Emergency Medicine
Carolinas Medical Center
Charlotte NC., USA

Richard Nydam, NRP, AS
Training and Education Coordinator
UMass Memorial EMS
Worcester, MA

Karen L. Piette MHS, CHES, CMA
Allied Health Instructor, Medical Assisting
Whatcom Community College
Bellingham, WA
Adjunct Instructor, Health Science
University of the People, Virtual

Blake Platt, MD
Department of Surgery
LSU Health Sciences Center
Norman E. McSwain Spirit of Charity Trauma Center
New Orleans, LA

Dr. Marc Restuccia, MD, FACEP
Medical Director
UMass Memorial EMS
Worcester, MA

E. Jedd Roe, III, MD, MBA
Professor
Department of Emergency Medicine
Medical Director, Emergency Department
University of Florida Health North

Kyle Schmitt, MD
Department of Surgery
LSU Health Sciences Center
Norman E. McSwain Spirit of Charity Trauma Center
New Orleans, LA

Celia Short, MD
Department of Surgery
LSU Health Sciences Center
Norman E. McSwain Spirit of Charity Trauma Center
New Orleans, LA

Eric Silverman, M.D.
Assistant Clinical Professor of Emergency Medicine
Zuckerberg San Francisco General Hospital
Department of Emergency Medicine
UCSF School of Medicine

Alison A. Smith, M.D., Ph.D.
Department of Surgery
Tulane University School of Medicine
Norman E. McSwain Spirit of Charity Trauma Center
New Orleans, LA

Lance Stuke, MD, MPH
Associate Professor of Surgery
Division of Trauma/Critical Care
LSU Department of Surgery
Norman E. McSwain, Jr Spirit of Charity Trauma Center
New Orleans, LA

Ryan Tucker, MD
Emergency Ultrasound Fellow
Department of Emergency Medicine
Denver Health Medical Center
Denver, Colorado

Dr. Stacy Weisberg, MD, MPH, FACEP, FAEMS
Associate Medical Director
EMS Fellowship Director
UMass Memorial EMS
Worcester, MA

Rodney Witkos, NRP, FP-C
UMass Memorial Life Flight
Worcester, MA

Jorge Yarzebski, NRP, FP-C, BA
UMass Memorial Life Flight
Worcester, MA

CUADRO DE HONOR DE COLABORADORES

Jean Abbott, MD
Paul S. Auerbach, MD
James F. Azuero
Vikhyat Bebarta, MD
Matthew Bitner, MD
Cheryl Blazek, BS, EMT-P
Evan Bloom, MD, MPH
Carl Bonnett, MD
Kelly Bookman, MD
Lawrence Bookman, MD
Mike Brunko, MD
Angel Burba, MS, NREMT-P, NCEC
Jonathan Burstein, MD
Stephen V. Cantrill, MD
Debra Cason, RN, MS, EMT-P
Anne Clouatre, MHS, EMT-P
Catherine B. Custalow, MD, PhD
Daniel F. Danzl, MD
Richard C. Dart, MD, PhD
Paul Davidson, MD
Christopher B. Dong, M.D.
Edward Eitzen, MD, MPH
Herbert G. Garrison, MD, MPH
Marilyn Gifford, MD
Tamra D. Glore, RN, BSN, CPHM
Jeffrey S. Guy, MD, MSc, MMHC
Nita Ham, EMT-P
Kennon Heard, MD
S. Scott Henderson, Esq.
Ben Honigman, MD
Deb Houry, MD, MPH
Timothy Howey, BA, NREMT-P
Art Hsieh, MA, NREMT-P
Lance Jobe, MD
Christina Johnson, MD
Nicholas C. Johnson, MD
Laura W. Kates, MD
Eugene E. Kercher, MD
Jon Krohmer, MD
Jason. Marc Liu, MD, MPH
Bob Loop, EMT-P
Vincent Markovchick, MD
David McArdle, MD
Robert McNamara, MD
Norman McSwain, MD
Jeff Messerole, PS
Jeffrey Metzger, MD
Larry Mottley, MD
Mike Nugent,MS
Connie Price, MD
Phillip Rach, MS, NREMT-P
John Riccio, MD
James Robinson, EMT-P
Jeffrey P. Salomone, MD
Julie Scadden, NREMT-P, PS
Robert W. Shafermayer, MD
Lee W.Shockley, MD
James Simpkins
Michael Stackpool, MD
Michael G. Stanley, MEd, EMT-P
Robert Suter, MD
Robert Swor, DO
Jamies A. Temple, BA, NREMT-P
Stephen Wolf, MD

PRÓLOGO

"Nuestros pacientes no nos eligieron. Nosotros los elegimos. Podríamos haber elegido otra profesión, pero no lo hicimos".

Estas palabras, escritas por nuestro difunto amigo y mentor, Norman E. McSwain, Jr., MD, enfatizan la responsabilidad significativa que conlleva ser un proveedor de atención médica de emergencia. Los pacientes gravemente enfermos o lesionados pueden gravar los conocimientos y habilidades de un proveedor. El manejo exitoso de estos pacientes requiere una fuerte evaluación y habilidades de gestión, así como un excelente fondo de conocimiento. Los Servicios Médicos de Emergencia (EMS, por su sigla en inglés)) han desempeñado un papel clave en mi vida, y uno de gran orgullo. Mientras estaba en la escuela secundaria, tuve la oportunidad de tomar un curso de Técnico Médico de Emergencia en la universidad comunitaria local. A partir de ahí, encontré empleo en el servicio local de EMS, primero como despachador y más tarde como EMT-Intermedio. A medida que crecía mi interés por el SEM, también crecía mi interés por la medicina en general. El camino que elegí condujo a la escuela de medicina en la Escuela de Medicina de la Universidad de Nevada, seguido de una residencia en Cirugía General en la Universidad de Tulane, donde el Dr. McSwain era mi director de residencia. Mientras estaba en la escuela de medicina, pude obtener la certificación del Registro Nacional como EMT-P. Al terminar mi residencia, conseguí una beca en cirugía de trauma y cuidados críticos quirúrgicos, también en Tulane. A lo largo de mi carrera como cirujano de trauma, y ahora como Director Médico de Trauma del Colegio Americano de Cirujanos de un Centro de Trauma de Nivel II, nunca me he alejado de mis raíces en EMS. Mis primeros días en EMS y el entrenamiento en cirugía abrieron muchas puertas como cirujano joven, ya que había pocos cirujanos con interés en EMS en ese momento. Tuve la oportunidad de servir en la Junta Directiva del Registro Nacional, dos mandatos en el Consejo Asesor Nacional del EMS al Departamento de Transporte y como Presidente del Subcomité de EMS del Comité de Trauma del Colegio Americano de Cirujanos. Mantuve mi certificación de Paramédico del Registro Nacional durante 28 años. Diariamente, me he esforzado por no perder nunca la oportunidad de transmitir una evaluación o consejo de gestión a los proveedores de EMS que han transportado pacientes a nuestras instalaciones.

"Medicina Prehospitalaria: Principios, perlas y decisiones críticas" es un libro que contribuye al conocimiento de un proveedor de la fisiopatología y las opciones de gestión. Si bien parte de la información presentada en las páginas puede ser nueva para el lector, este libro también puede servir como un refresco para aquellos que se preparan para una prueba de empleo o un examen de recertificación. Su diseño incluye muchos capítulos cortos con el material presentado en formato de pregunta y respuesta. Las respuestas son concisas, y el material se lee rápidamente. Los capítulos sucintos son perfectos para la lectura de tiempo de inactividad mientras está de servicio, ya sea relajándose en una estación o cuando se estacionan en un lugar de publicación entre llamadas. El libro incluye secciones sobre organización y operaciones del sistema EMS, emergencias médicas, traumatismos, intoxicaciones y exposiciones tóxicas. Si bien el contenido está dirigido principalmente a los proveedores de soporte vital avanzado, hay mucho material que los socorristas y otro personal de soporte vital básico encontrarán útil. El equipo editorial detrás de "Medicina Prehospitalaria: Principios, perlas y decisiones críticas" es una potencia en el mundo de la educación EMS. Durante más de dos décadas, estas personas sirvieron como el Comité Ejecutivo para el programa de Soporte Vital en Trauma Prehospital (PHTLS, por sus siglas en inglés). Revisaron varias ediciones del libro de texto PHTLS y elaboraron nuevas versiones de los cursos para estudiantes e instructores de PHTLS. Los miembros del equipo promulgaron cursos y establecieron nuevas facultades de PHTLS en los Estados Unidos, así como en América del Sur, Europa, Africa, Asia y Australia. Con frecuencia se invitó a los miembros del Consejo Ejecutivo a participar en simposios de educación del SEM en estos países. Además, han escrito y editado numerosos libros de texto de primera respuesta, EMT y paramédicos, además de haber servido como oradores frecuentes en conferencias regionales y nacionales. Un aspecto de mi carrera del que estoy más orgulloso fue mi colaboración con el Consejo Ejecutivo de PHTLS. Durante unos 15 años tuve el honor de servir como Director Médico Asociado para PHTLS, lo que me dio la oportunidad de trabajar con este equipo de destacados profesionales y médicos de EMS. La sinergia generada por este grupo condujo a nuevos enfoques en la educación en traumas y apoyó un programa que abrió un camino en la atención prehospitalaria del paciente lesionado. PHTLS también construyó puentes entre los proveedores de atención prehospitalaria en muchas áreas alrededor del mundo.

Es halagador ser invitado a escribir el prólogo de esta obra, ya que mi respeto por estos individuos es inmenso. Estoy seguro de que seguirán siendo prolíficos y seguirán este libro con otros productos prácticos y educativos de EMS. Con la publicación de este libro, el equipo realmente "ha hecho algo bueno por la humanidad". Sé que Norman estaría orgulloso de que estén llevando a cabo su legado de educación en trauma.

Jeffrey P. Salomone, MD, FACS Director Médico de Trauma, Banner Desert / Cardon Children's Medical Centers Ex Presidente, Asociación Oriental para la Cirugía del Trauma (2012 - 2013) Mesa, AZ

DEDICATORIA

Este libro está dedicado a aquellas personas de todo el mundo que han dedicado sus vidas a proporcionar atención médica de emergencia en el entorno prehospitalario a los necesitados, cada minuto de cada día, a lo largo de los años.

CAPITULO 1. HISTORIA DE LOS SERVICIOS MÉDICOS DE EMERGENCIA (SME)

1. ¿Cuál es la mejor manera de discutir y entender la historia y el desarrollo de SME?

Será más fácil describir el desarrollo del SME en términos de las siguientes épocas:

- Pre EMS (7000 a.C-1790 d.C)
- Era de Larrey (1790-1865)
- Era Militar, Hospitales y Morgues (1865-1950)
- Era Farrington (1950-1975)
- Era Moderna de EMS (1975 hasta la actualidad)
- Estas épocas se discuten a continuación:

ERA PRE-EMS (7000 A. C. -1790 D.C)

2. ¿Cuándo se originaron los "servicios médicos de emergencia" (SME)?

La respuesta no está en ningún evento, sino en el registro escrito histórico que define las circunstancias para proporcionar atención. Las técnicas de atención de emergencia se pueden encontrar en el Edwin Smith Papyrus desde 1700 a. C. En los primeros tiempos griegos, Hipócrates describió cómo distraer una fractura femoral. Todos estos son informes aislados.

3. ¿Hay alguna referencia en la Biblia que apunte a la atención prehospitalaria?

Absolutamente. El profeta Eliseo fue llamado y respondió a la casa de un niño que cayó y se golpeó la cabeza causando una lesión aparentemente fatal. Eliseo inspiró en la boca de un niño y lo devolvió a la vida. (I Reyes 17:17-24) Por supuesto, todo el mundo recuerda la historia del Buen Samaritano que encontró a un viajero golpeado por ladrones. Ató las heridas de la víctima y lo transportó a una posada para su cuidado. (Lucas 10:33-4)

4. ¿Existió alguna intervención temprana vinculada a la Salud Pública?

Aparte de la expulsión forzada de leprosos y víctimas de enfermedades venéreas de sus hogares para aislarlos del resto de la comunidad, el saneamiento, el alcantarillado, los inodoros, el agua corriente fría y caliente, la alimentación adecuadamente preparada, la preservación de alimentos, la cerveza, el vino y otras bebidas seguras eran parte de las culturas griega, romana y hebrea.

5. ¿Cuáles son otros registros antiguos vinculados a los SME?

Los historiadores del arte sugieren que las tallas romanas representan a César empleando "médicos" en el campo de batalla del siglo I A.C.E. El primer vagón para el transporte de pacientes, la hamaca anglosajona, fue desarrollado alrededor del 900 d.C. Literalmente una hamaca sobre ruedas, sus frenos eran cadenas sostenidas por asistentes que se esforzaban por mantener al mínimo las fugas cuesta abajo. La conquista normanda de Inglaterra trajo muchos cambios, incluyendo una camada de caballos cubierta para los pacientes en movimiento. Consiste en una cama en los postes que se extiende a los caballos en cada extremo, este dispositivo, inventado alrededor de 1100 CE, mejoró la comodidad de paciente durante su traslado a caballo.

6. ¿Quién fue el responsable de las primeras ambulancias?

En realidad, las "ambulancias" (original en español) fueron hospitales de campaña introducidos inicialmente por la reina Isabel de España en el asedio de Málaga en 1487. Tanto Ferdinando como Isabel insistieron en quedarse con sus tropas durante su conflicto con los moros y se interesaron excepcionalmente por la comodidad y el bienestar de sus tropas. Este interés se manifestó en la acumulación de suministros médicos y quirúrgicos y tiendas de campaña (ambulancias) en el campo de batalla para los heridos.

ERA LARREY (1790-1865)

7. ¿Es cierto que las ambulancias móviles fueron realmente introducidas por los cirujanos de Napoleón?

El barón Dominique-Jean Larrey, angustiado por la observación de que, durante una batalla con los prusianos los heridos quedaron en el campo hasta que cesaron los combates, desarrolló el concepto de móviles para el Ejército del Rin en 1793. Debido a la reputación de Preocupación de Larrey por los soldados heridos, se le ordenó unirse al Ejército de Italia de Napoleón, donde trabajó en conjunto con su socio principal, el barón Percy. Juntos, se les atribuye el desarrollo de ambulancias ligeras de dos ruedas, que podrían permanecer en el campo de batalla, lo que permite a los cirujanos trabajar allí, o ser utilizados para transportar soldados heridos a un hospital. Estos vehículos eran conocidos como "ambulancias voladoras" porque acompañaban a la "artillería voladora" que entró en batalla. Larrey desarrolló los conceptos básicos que todavía se utilizan hoy en día para la atención prehospitalaria:

- respuesta rápida a las víctimas
- cuidado de campo por personal capacitado
- transporte rápido de las víctimas al hospital.

8. ¿Puede contarme un poco más sobre este innovador del SME?

Además de desarrollar el primer servicio prehospitalario, tuvo muchas otras primicias y creó estándares que todavía se siguen hoy en día, incluyendo:

- El valor del enfriamiento en amputaciones
- Amputaciones a nivel de la cadera
- Desarticulación del húmero en el hombro
- El uso de gusanos para limpiar la infección
- El reconocimiento de que caminar es importante después de la cirugía
- El reconocimiento de que la conjuntivitis granular es contagiosa

9. ¿Cuándo comenzó SME en los Estados Unidos?

Los SME en los Estados Unidos evolucionaron bajo líneas militares y civiles paralelas pero separadas. La Guerra entre los Estados comenzó con una atención médica mucho peor que la desarrollada por Larrey 60 años antes en Europa. Después de la primera batalla de Manassas en julio de 1861, las soldados lesionadas fueron colocadas debajo de los árboles para que fueran encontrados, vistos y tratados por los cirujanos. Los preparativos fueron insuficientes para la atención médica necesaria para un gran número de víctimas tras la batalla. Las tropas heridas fueron dejadas en el campo hasta dos semanas antes de ser trasladadas de nuevo para recibir atención médica. Los asistentes de las ambulancias "privadas" empleadas por el ejército de la Unión abandonaron sus vehículos y corrieron cuando fueron invadidos por el ejército confederado que avanzaba. En la segunda batalla de Manassas un año más tarde, en agosto de 1862, nada había cambiado mucho. Muchos de los heridos yacieron en el campo durante una semana antes de la remoción. (3000 bajas en los primeros 3 días y luego 600 por semana)

10. ¿Cómo se realizó la mejora en la atención médica de la guerra civil?

Jonathan Letterman organizó el servicio médico de campo del Ejército de la Unión después de que el Cuerpo de Intendentes fuera relevado de la responsabilidad de la atención médica. Creó un sistema de evacuación y tratamiento de campo de soldados heridos y estableció un sistema uniforme de ambulancias del ejército. (Figura 1) Bajo Letterman, las peligrosas ambulancias Finley de dos ruedas (similares a las "Ambulancias Voladoras" de Larrey) dieron paso a la ambulancia Rucker (Mayor General Rucker, EE.UU., Departamento de Intendentes). Esto había mejorado la ventilación, muelles adicionales para el suelo y más elasticidad a las camillas. Los buques de vapor y los vagones fueron modificados para acomodar a los pacientes y proporcionar atención durante el transporte a las instalaciones terciarias.

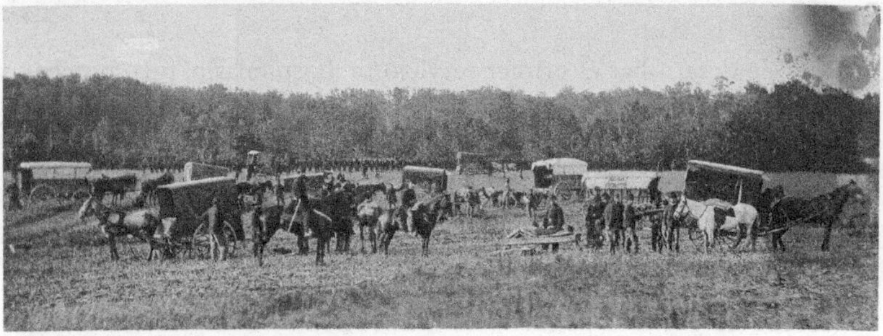

Figura 1. Simulacro de ambulancias durante la Guerra Civil de los Estados Unidos (foto de los Archivos Nacionales – disponible en https://catalog.archives.gov/id/524469)

11. ¿Cuáles fueron los resultados del trabajo del doctor Letterman?

En la batalla de Antietam en septiembre de 1862, 300 ambulancias recogieron y atendieron a 10.000 heridos en 24 horas, una gran mejora con respecto a los esfuerzos anteriores.

EMS EN LAS FUERZAS ARMADAS, MORGUES Y HOSPITALES (1865-1950)

12. ¿Cómo se desarrollaron los servicios de ambulancias no militares en los Estados Unidos?

Las primeras ambulancias civiles fueron basadas en hospitales e incluyeron las del Hospital General de Cincinnati en 1865. El Hospital Gratuito de Nueva York (Bellevue) inició el servicio de ambulancias varios años más tarde, en 1869. El servicio Bellevue estaba atendido por un conductor y un "cirujano" y podía transportar a 2 pacientes. Era enviado con suministros y equipo, incluyendo vendas, férulas, esponjas, brandy, esposas y una camisa de fuerza. Los asistentes eran en realidad pasantes en el hospital que trabajaban gratis debido a la experiencia educativa que estaba disponible. Las ambulancias de esa época podrían estar atendidas con una enfermera, pero rara vez se operaban sin personal médicamente capacitado. A principios de siglo, los vagones tirados por caballos dieron paso a los vehículos motorizados, incluidos los tranvías y los automóviles. Si bien los avances en el transporte fueron progresivos, la capacitación del personal no necesariamente mantenía el ritmo. Las empresas privadas de ambulancias se desarrollaron como empresas comerciales y eran generalmente manejadas por empresas funerarias.

13. ¿Cómo se desarrolló el SME en los Estados Unidos?

Gran parte del transporte prehospitalario en el país fue proporcionado por funerarias y sus vehículos. Esto fue iniciado en Cleveland Ohio por la Junta de Salud en 1880. Las funerarias proporcionaron esa atención hasta la década de 1970. Sin embargo, algunos hospitales y algunos departamentos de bomberos se involucraron en la atención de los pacientes. En el Journal of the American Medical Association (28:36-37, 1897) se observó que "un hospital sin ambulancias es un hospital sin pacientes". Grady Hospital en Atlanta es el servicio de ambulancias en funcionamiento continuo más antiguo de los Estados Unidos.

14. ¿Qué tipo de educación o capacitación recibió el personal de ambulancias?

La capacitación para el personal de ambulancias variaba de escasa a inexistente. Había muy pocas organizaciones para la educación del proveedor prehospialario en el país. Muchas ambulancias tenían una persona a bordo (excepto el paciente, por supuesto). El conductor (origen del término conductor de ambulancia) conduciría lo más rápido posible a la escena con luz y sirenas a alto volumen. A su llegada, el "conductor" pediría ayuda a un transeúnte para cargar al paciente en la ambulancia, luego saltaría delante sin que nadie asistiera al paciente y debía conducir hacia el hospital lo más rápido posible. Los servicios hospitalarios en las comunidades más grandes tenían pasantes internos como asistentes. El servicio de ambulancias operado por Charity Hospital en Nueva Orleans continuó utilizando internos más allá de la mitad del siglo XX.

15. ¿Cómo eran las primeras ambulancias?

Cuando el Hospital de Caridad de Nueva Orleans comenzó su servicio de ambulancias en 1885, el "botiquín de medicina" contenía lo siguiente:

- Aceite de oliva
- Hidrato de óxido férrico.
- Solución de Monsels (agente hemostático)
- Hierro dializado
- Ergotamina
- Extracto fluido acuoso amoníaco
- Solución de carbonato de amonio
- Cosmolina (protector de la piel)

- Mostaza
- Gafas graduadas
- Un galón de aceite de carrón
- Cloroformo
- Eter sulfúrico
- Whisky
- Brandy
- Acido Carbónico
- Jarabe de morfina

La "caja de cirugía" contenía:

- Caja de bolsillo completa de instrumentos
- Pinzas de Langenbeck
- Juego de tres torniquetes
- Caja de fractura plegable
- Estopa (vendaje quirúrgico)
- Esponjas
- Hilos de sutura
- Tubo de traqueostomia
- Cubo de agua
- Férulas de madera y estaño (2)
- Vendas
- Gasa carbolizada
- Algodón
- Almohadas
- Cateter de Nelaton
- Recipientes para pus

16. ¿Cuándo pasaron las ambulancias de los vehículos tirados por caballos a los motorizados?

El 24 de febrero de 1899, en el Hospital Michael Reese de Chicago, la primera ambulancia motorizada entró en servicio. Podría alcanzar 16 millas por hora. Las ambulancias en forma de caja de principios del siglo XX evolucionaron gradualmente. Las ambulancias después de la Segunda Guerra Mundial eran vehículos de carrocería baja Pontiac o Cadillac que en realidad eran coches fúnebres más a menudo operados por funerarias como un vehículo de conveniencia tenía una camilla (utilizada para los cuerpos durante el funeral), un equipo médico mínimo o ningúno, con ventanas y cortinas en el lado, y a menudo el nombre de la funeraria en el costado del vehículo. En la década de 1970 muchos servicios estaban cambiando a Cadillacs de carrocería alta. No fue hasta que Farrington y otros escribieron las normas KKK1822 para ambulancias, que tenían un requisito para aumentar la espacio de la cabina que la ambulancia tipo caja apareció en los servicios civiles. Por el contrario, estos vehículos ya habían sido utilizados por los militares desde la Primera Guerra Mundial. (Figura 2)

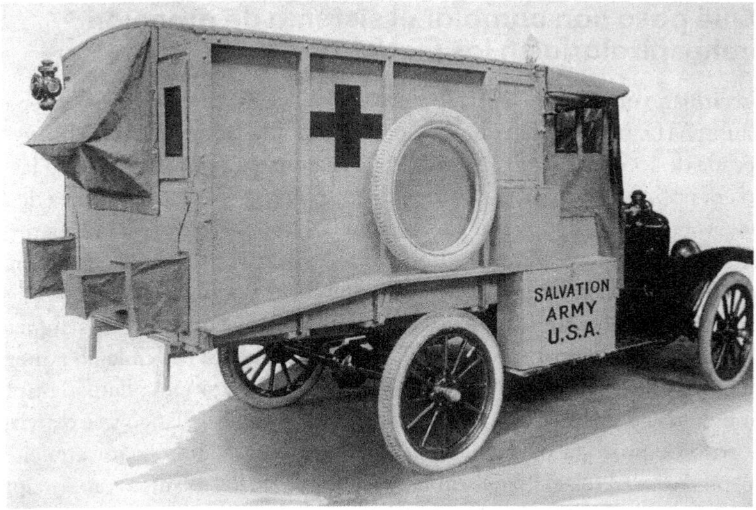

Figura 2 – Ambulancia motorizada de la Primera Guerra Mundial. (foto de Archivos Nacionales – disponible en https://catalog.archives.gov/id/45494166)

17. ¿Cuándo se desarrollaron por primera vez los servicios médicos aéreos?

Al igual que con las ambulancias terrestres, los primeros servicios médicos aéreos fueron esfuerzos rudimentarios de transporte que más tarde incorporaron atención médica durante el movimiento del paciente. El primer transporte aéreo reportado ocurrió en globo aerostático cuando 160 soldados heridos fueron retirados de París durante un asedio de los prusianos en 1870. Las fuerzas francesas y estadounidenses utilizaron aviones modificados para mover soldados heridos durante la Primera Guerra Mundial, pero no fue hasta 1929 que los aviones fueron modificados específicamente para el servicio de transporte de pacientes. El uso de helicópteros para transportar pacientes tuvo su origen en la Guerra de Corea, y su uso posterior en Vietnam estableció firmemente el papel de las aeronaves de ala rotatoria en el transporte prehospitalario. En gran parte debido a los avances de la atención prehospitalaria, muchas autoridades afirmaron que un herido grave por fuego enemigo en Vietnam tenía más posibilidades de sobrevivir que un paciente de un accidente automovilístico doméstico en los Estados Unidos. El primer hospital civil con servicio de traslado aéreo (helicópteros) en EEUU se desarrolló tempranamente en los años 70 por los Dres. Henry Clevelan y Boyd Bigelow del Hospital Saint Anthony en Denver, Colorado para el acceso de pacientes en los alrededores de las Montañas Rocosas

ERA FARRINGTON (1950-1975)

18. ¿Qué pasó con cambiar el sistema de atención prehospitalaria en los EE.UU.?

Un cirujano ortopédico llamado J. D. "Deke" Farrington, MD y su colega, Sam Banks, MD, trabajando con el Departamento de Bomberos de Chicago en la década de 1950 se dieron cuenta de que la atención proporcionada en las calles no era óptima y comenzó a entrenar a los bomberos como asistentes de ambulancias que podían cuidar al paciente en la escena, preparar adecuadamente al paciente para el transporte, administrar las vías respiratorias y proporcionar ventilación , controlar la hemorragia, estabilizar fracturas, dar a luz a los bebés, proporcionar otra atención médica rudimentaria, y continuar esta atención en el camino al hospital. Su artículo de 1967 en el Boletín del Colegio Americano de Cirujanos titulado "Muerte en una zanja" describió una llamada típica de ambulancia para las víctimas de un accidente automovilístico y se convirtió en el grito de protesta para muchos que abogaban por una mejor atención prehospitalaria. Al relacionar el cuidado (o la falta de los mismos) proporcionados, escribió lo siguiente sobre la experiencia:

> *"Vamos amigo, te llevaremos a ti y a tu esposa al hospital. Fue sacado del coche, colocado en una camilla y llevado a la ambulancia. Ruth, la esposa, pronto fue colocada en una plataforma similar. La puerta fue firmemente cerrada y el conductor y su ayudante se sentaron en la parte delantera. La ambulancia saltó hacia adelante con el chillido de los neumáticos y el grito de la sirena."*

El Dr. Farrington trabajó con el Colegio Americano de Cirujanos (ACS) para desarrollar la Lista de Equipos Esenciales de Suministros para Ambulancias, y con el Departamento de Transporte de los Estados Unidos para desarrollar las especificaciones para el diseño de ambulancias. Estos se incorporaron a los documentos del DOT de los Estados Unidos como las normas KKK 1822. Estos tres documentos desarrollados por el Dr. Farrington y otros, se convirtieron y siguen siendo, con actualizaciones y modificaciones, los estándares para la educación, el equipo de ambulancia y el diseño de vehículos para todo Estados Unidos. El Dr. Farrington también fue muy importante en la fundación del Registro Nacional de EMT y la Asociación Nacional de EMT. Se trataba de dos organizaciones diferentes con dos cargos diferentes y se fundaron con unos 10 años de diferencia. Debido a este esfuerzo y a otros logros demasiados numerosos para enumerarlos, el Dr. Farrington se ha hecho conocido por muchos como el Padre del SME en los Estados Unidos

19. ¿Cómo evolucionó el entrenamiento de EMT?

El programa de entrenamiento inicial fue modificado por el Dr. Farrington mientras trasladaba su práctica médica a Minocqua, Wisconsin. El DOT de los Estados Unidos lo utilizó como base para desarrollar el plan de estudios National Standard EMT –Ambulance (ahora la EMT). Como miembro de la Academia Estadounidense de Cirujanos Ortopédicos (AAOS, por susto por ello), el Dr. Farrington fue fundamental para conseguir que esta organización publicara un libro de texto para EMT, comúnmente conocido como "el libro naranja". A principios de la década de 1970, se reconoció la necesidad de un entrenamiento más avanzado, especialmente para problemas cardíacos. En 1964, J. F. Pantridge, MD en Belfast, Irlanda del Norte en el Royal Victoria Hospital, desarrolló un desfibrilador de CA para su uso en la UCI coronaria de su hospital. La tasa de sobrevida del paro cardíaco mejoro sinificativamente. Para hacerlo más portátil para uso prehospitalario, cambió el circuito eléctrico a dc con batería. (el peso era de 100 libras) y lo instaló en su "Escuadrón Volador Coronario" en 1966. Pantridge descubrió que si este dispositivo se utilizaba rápidamente en un paciente en un paro cardíaco no traumático, la tasa de supervivencia subía en un 48%. Se pensó que promover la desfibrilación en las calles y en los hogares de los pacientes con paro cardíaco después del infarto de miocardio mejoraría la supervivencia y tenía razón. Después de que Pantridge reportó al Colegio Americano de Cardiología que la atención prehospitalaria de pacientes con infarto agudo de miocardio podría reducir la mortalidad, varios estadounidenses intentaron duplicar sus esfuerzos. Si bien los resultados fueron reproducibles, el costo de poner a los médicos en el escenario fue restrictivo. La atención prehospitalaria se convirtió en el dominio del personal de seguridad pública y ambulancia que fue capacitado para proporcionar atención inicial en forma de interpretación del electrocardiograma, desfibrilación, medicación y transporte seguro: los primeros paramédicos.

20. ¿Qué investigación de los años 50 y 60 impulsó este esfuerzo?

El Comité de Trauma (COT) de ACS encargó al Subcomité de Atención Prehospitalaria presidido por Alan Dimick, MD para evaluar el estado del EMS en los Estados Unidos. El comité evaluó 62 ciudades recopilando datos de 5 años y encontró que el 25% tenía un EMS excelente; sin embargo, se constató que en un 33% era insuficiente. Un artículo de Greer Williams apareció en el

Saturday Evening Post, el 24 de agosto de 1955, titulado "Let Those Crash Victims Lie". Declaró que la extracción de pacientes sin atención podría producir más lesiones que si los asistentes capacitados llegaran a la escena para empaquetar adecuadamente al paciente y cuidarlos en el camino al hospital. (Estos eran esencialmente los mismos principios desarrollados e enseñados por Dominique-Jean Larrey a finales de 1700.)

21. ¿Cómo y cuándo se desarrolló la Reanimación Cardiopulmonar (RCP)?

1740 La Academia de Ciencias de París recomendó oficialmente la reanimación boca a boca para las víctimas de ahogamiento.

1767 La Sociedad para la Recuperación de las Personas Ahogadas se convirtió en el primer esfuerzo organizado para hacer frente a la muerte súbita e inesperada.

1891 El Dr. Friedrich Maass realizó la primera compresión torácica documentada equívocamente en humanos.

1903 El Dr. George Crile informó del primer uso exitoso de compresiones torácias externas en la reanimación humana.

1904 El primer caso estadounidense de masaje cardíaco de pecho cerrado fue realizado por el Dr. George Crile.

1954 James Elam fue el primero en probar que el aire espirado era suficiente para mantener una oxigenación adecuada. Los doctores Peter Safar y James Elam de 1956 inventaron la reanimación boca a boca.

1957 El ejército de los Estados Unidos adoptó el método de reanimación boca a boca para revivir a las víctimas que no responden.

1960 Se desarrolló formalmente la reanimación cardiopulmonar (RCP). La Asociación Americana del Corazón comenzó un programa para familiarizar a los médicos con la reanimación cardíaca de pecho cerrado y se convirtió en el precursor de la capacitación en RCP para el público en general.

1963 El cardiólogo Leonard Scherlis comenzó el Comité de RCP de la Asociación Americana del Corazón, y el mismo año, la Asociación Americana del Corazón respaldó formalmente la RCP.

1966 El Consejo Nacional de Investigación de la Academia Nacional de Ciencias (NRC-NAS) convocó una conferencia ad hoc sobre reanimación cardiopulmonar. La conferencia fue el resultado directo de las solicitudes de la Cruz Roja Americana y otros organismos para establecer normas estandarizadas de capacitación y desempeño para la RCP.

1972 Leonard Cobb celebró la primera capacitación ciudadana en masa del mundo en RCP en Seattle, Washington llamada Medic 2. Ayudó a capacitar a más de 100.000 personas en los dos primeros años de los programas.

1981 Un programa para proporcionar instrucciones telefónicas "pre-llegada" en

RCP comenzó en el condado de King, Washington. El programa utilizó despachadores de emergencia para dar instrucciones instantáneas mientras el departamento de bomberos y el personal de la EMT estaban en camino a la escena. La RCP asistida por el despachador es ahora la atención estándar para los centros de despachador en todo Estados Unidos.

22. ¿Qué otros eventos impulsaron el avance de EMS?

1960 la bolsa AMBU comenzó a ser utilizada por EMS

1962 Resusci-Annie fue desarrollada para la enseñanza de RCP

1966 NRC-NAS publica "Muerte accidental y discapacidad: la enfermedad desatendida de la sociedad moderna" y destacó las deficiencias en la atención de trauma civil.

1966 la Ley de Seguridad en Carreteras fue aprobada

1967 la Hare Traction Splint para fracturas de fémur fue desarrollada e implementada **1967** las Mandíbulas de la Vida fueron desarrolladas

23. ¿Cuál fue la importancia de la publicación "Muerte accidental y discapacidad, la enfermedad desatendida de la sociedad moderna"?

Este artículo seminal fue el primero en señalar que los soldados en el campo de batalla tenían una oportunidad mucho mayor de sobrevivir que el ciudadano estadounidense herido en las calles y carreteras de los Estados Unidos. En él se esbozaron 15 puntos para mejorar la atención de trauma, incluyendo el suministro de primeros auxilios básicos y avanzados, la inclusión de EMS y ambulancias como parte del sistema de atención médica, la importancia de la comunicación, la mejora de la atención de trauma proporcionada en los hospitales y salas de emergencia, asegurando que las UCI incluyeron pacientes de trauma, alentaron el desarrollo de registros de trauma para rastrear la atención del paciente de trauma , alentó el uso de autopsias como herramienta de garantía de calidad para evaluar la atención de trauma proporcionada y, finalmente, recomendó un registro nacional para la certificación de la EMT.

24. ¿Qué fue la Ley Nacional de Seguridad del Tráfico de 1966?

Esta legislación elevó al Departamento de Transporte a una posición a nivel de gabinete y le dio autoridad legislativa y financiera sobre el SME. La legislación encargó específicamente al DOT mejorar la seguridad del SME y de las carreteras, así como desarrollar normas para los servicios de ambulancia, los vehículos y la capacitación de proveedores.

25. ¿Qué es el Registro Nacional de EMT y cómo se ha hecho?

Como se mencionó anteriormente, el Libro Blanco "Muerte y discapacidad, el desatendido de la sociedad moderna" tenía 15 puntos principales, uno de los cuales era la creación de una certificación nacional y el registro de EMTs. El Registro Nacional de EMTs fue creado en1970. Rocco Morando fue el primer director y "Deke" Farrington fue el primer presidente. El cargo era elaborar un examen estándar de certificación para los EMT y un proceso de registro y registro para todo el país. Los estados individuales mantienen el derecho de determinar quién participa en el registro y quién no. Actualmente, 46 de los 50 estados requieren el Registro a nivel de paramédico y 45 lo requieren a nivel de EMT.

26. ¿Cómo se convirtió la Estrella de la Vida en el emblema de la EMS?

La Estrella de la Vida fue desarrollada por la Asociación Médica Estadounidense como el emblema para el brazalete Medic Alert, collar y otros productos para la notificación de medicamentos o enfermedades. El diseño se basó en la travesía de los tres ríos de la vida y el bastón de Esculapio. Fue propiedad de la AMA en 1967. Dawson Mills, Director de la NHTSA en el DOT, pidió a la Cruz Roja Americana que usara el símbolo de la Cruz Roja como logotipo de EMS. Esta solicitud fue rechazada. Luego pidió a "Deke" Farrington, que era el Presidente del Registro Nacional de EMT en ese momento, permiso para usar el logotipo de NREMT (la Estrella de la Vida) como el logotipo nacional de EMS y él y la Junta Directiva de NREMT estuvieron de acuerdo. Ahora está en prácticamente todas las ambulancias en los Estados Unidos y muchos otros países.

27. ¿Dónde estaban los primeros programas EMT-paramédicos en los Estados Unidos?

Los primeros programas de paramédicos comenzaron a finales de los años 1960 y principios de 1970 en las siguientes ubicaciones por las siguientes personas:

- Los Angeles, CA - Ron Stewart, MD
- Columbus, OH - James D Warren
- Pittsburgh, PA- Peter Safar, MD
- Miami, FL - Eugene Nagel, MD
- Long Island, NY- Gus Lambros, MD
- Jacksonville, FL- John Waters,
- WA- Leonard Cobb, MD

- Houston , KS - Jim Werries
- Kansas City, KS – Norman McSwain, MD

28. ¿Cómo se estandarizó el programa EMT-Paramedic tal como lo había sido la EMT-Ambulance (EMT) a finales de los años 60?

A mediados de la década de 1970, el Departamento de Transporte de los Estados Unidos, la Agencia Nacional de Transporte y Seguridad de Carreteras (NHTSA, por sus consentimientos) contrató a Nancy Caroline, MD para desarrollar estándares "paramédicos" y establecer consenso y acuerdo. Después de que esto se completó, desarrolló el primer libro de texto utilizando estas pautas para enseñar el programa EMT-P, "Emergency Care in the Streets".

29. ¿Quiénes eran Roy y Johnny de Rescue 51 de Rampart General?

Si creciste y veías la televisión en la década de 1970 o veías viejas repeticiones, estos dos personajes sonarán como los paramédicos de la exitosa serie "¡Emergencia!" Este programa, al igual que "Rescue 911" de la década de 1990, mostró las habilidades de los paramédicos y un sistema prehospitalario y fomentó una tremenda aceptación y apoyo público para EMS y paramédicos. El público estadounidense vio lo que podía tener en sus propias comunidades y lo exigió.

30. ¿Cómo se realizó esta demanda?

En 1973, el Congreso promulgó la Ley del Sistema de Servicios Médicos de Emergencia, que autorizó al Departamento de Salud, Educación y Bienestar (ahora el Departamento de Salud y Servicios Humanos) para financiar más de 300 sistemas regionales de SME en todo el país. A lo largo de 8 años, se desarrollaron programas y estándares para promover un enfoque de sistemas para la atención prehospitalaria. Los fondos también se utilizaron para cubrir gastos administrativos, comprar equipo y crear centros de capacitación. Una vez que se agotó el dinero federal, las entidades que no desaparecieron adaptaron sus servicios y obtuvieron otras fuentes de financiamiento para continuar la misión de avanzar en la causa de la atención prehospitalaria.

31. ¿Cuáles son los comienzos de la acreditación del programa de paramédicos?

A mediados de 1977, un grupo de alrededor de 100 organizaciones se reunieron en Chicago a petición de la Asociación Médica Estadounidense para discutir la estandarización y acreditación de la capacitación de EMT-Paramedic. En los próximos meses, 6 organizaciones optaron por convertirse en los miembros fundadores del "Comité Conjunto de Examen de la Acreditación EMT-Paramédico" y se creó un comité ad hoc con 2 miembros de cada organización. Se necesitan dos años de 1978 a 1980 para obtener la aprobación del consejo de la AMA para este proceso de acreditación que finalmente comenzó en 1980. El primer programa acreditado fue en la Eastern Kentucky University.

32. Los médicos solían viajar en ambulancias. ¿Cómo ha cambiado su papel?

Desde la época de la guerra entre los Estados unidos hasta la década de 1960, los médicos todavía montaban ambulancias en muchas grandes ciudades. El papel del médico en la atención prehospitalaria, especialmente en el sector civil, mientras pasa de "la escena" a "detrás de la escena", ha sido progresivo. La especialidad de la medicina de emergencia ha crecido en paralelo con el desarrollo de EMS. Mientras que algunos directores médicos continúan respondiendo a llamadas seleccionadas, es inasequible para la agencia o médicos individuales pasar la mayor parte de su tiempo en el campo. La contribución médica más importante es la de la supervisión médica a los proveedores de atención prehospitalaria en el campo. Todos los proveedores prehospitalarios son conscientes de que su capacidad para funcionar depende de esta relación. Además, los directores médicos participan en el desarrollo de protocolos y sistemas de garantía de calidad, educación y control médico en línea.

LA ERA MODERNA (1970 HASTA LA FECHA)

33. ¿Qué hace que el EMS moderno sea diferente?

Casi todas las piezas necesarias estaban en su lugar con el desarrollo del sistema y la estructura que el Dr. Farrington y sus contemporáneos habían fomentado. Hubo varios componentes adicionales de comprensión médica que ocurrieron en la década de 1980 que ayudaron a completar y madurar el sistema. El primero fue el reconocimiento de que todos los pacientes de emergencia no son iguales, todos no tienen la misma fisiopatología, y todos requieren un mecanismo diferente de manejo prehospitalario. Es casi tan simple como "el shock que no es un shock no es un shock". Es interesante, en retrospectiva, que este concepto no fue reconocido antes de la década de 1980. Generalmente hay tres tipos de pacientes de emergencia. Cada uno representa casi 1/3 de los pacientes transportados por EMS: condiciones médicas cardíacas, traumáticas y no cardíacas.

El paciente cardíaco morirá de una gasto cardíaco inadecuado secundaria a la falla de la bomba si no se maneja correctamente. La enfermedad cardíaca es una afección que puede y debe controlarse en el campo o al menos la parte principal de la atención inicial iniciada en el campo.

El **paciente de trauma** morirá de exanguinación por hemorragia que, en la mayoría de los casos, sólo puede ser controlada en el quirófano de un hospital (preferiblemente un centro de trauma). Los tiempos de campo prolongados son frecuentemente mortales. El transporte rápido, junto con el control de las vías respiratorias, se requiere a un hospital dedicado, equipo y personal para tratar rápidamente a estos pacientes

Las otras condiciones médicas no suelen ser tan críticas en el tiempo y permiten al proveedor prehospitalario tiempo para evaluar al paciente y desarrollar un plan de tratamiento mientras transporta al paciente.

El principal factor que provocó el reconocimiento de los tres principales tipos de pacientes de emergencia fue el desarrollo del curso ACLS a mediados de los años 1970, el curso ATLS a finales de los años 70 y el curso PHTLS a principios de los años 1980. El segundo entendimiento vino con el reconocimiento de que no todos los hospitales fueron creados iguales y que algunos ofrecieron servicios especializados que ayudarían a mejorar el resultado del paciente. Tales servicios especializados incluyen atención de trauma, atención pediátrica, tratamiento de oxígeno hiperbárico, cuidado de quemaduras, y ahora cuidado cardíaco y accidente cerebrovascular. El transporte preferencial de un paciente que necesita uno de estos servicios a uno de los hospitales que ofrece el servicio, aunque ello signifique eludir otro hospital más cercano, se ha convertido en una parte estándar del transporte de los EMS.

34. ¿Qué es el soporte avanzado de vida en trauma (ATLS) y cómo ha impactado a EMS?

En 1976 el Dr. Snyder y su familia volaban en su avión ligero a través de su estado natal de Nebraska cuando se estrelló. El y su familia fueron transportados a una sala de emergencias del hospital local. Posteriormente describió la mala atención que recibieron simplemente porque el personal del hospital receptor carecía de los conocimientos y habilidades adecuados para hacer frente a las víctimas de trauma. Un grupo de cirujanos liderados por Paul "Skip" Collicutt comenzó a tratar de remediar esta situación mediante el desarrollo del curso ATLS. El curso fue desarrollado dentro de la Lincoln Medical Foundation (Lincoln, Nebraska). El proceso de planificación comenzó en el verano de 1977 y el primer curso piloto se realizó en febrero de 1978. El Comité de Trauma del Colegio Americano de Cirujanos lo aprobó como un curso nacional de la ACS en la reunión anual de la ACS/COT en marzo de 1979 y la Junta de Regentes de ACS lo aprobó en junio. El primer curso para entrenar la Facultad Nacional tuvo lugar en Lincoln, Nebraska en un fin de semana frío en enero de 1980. Durante el resto de ese año, 376 profesores regionales y estatales fueron capacitados en todo Estados Unidos.

35. ¿Hay un curso prehospitalario equivalente a ATLS?

Hay tres cursos que enseñan los principios del manejo del trauma a los proveedores prehospitalarios. El Soporte Vital Básico de Trauma, ahora conocido como Apoyo Vital Internacional de Trauma (ITLS, por sus iniciales), fue iniciado por John Campbell, MD y el capítulo de Alabama de ACEP en 1981. El PreHospital Trauma Life Support Course (PHTLS) fue fundado por Norman McSwain, MD y la Asociación Nacional de EMT en 1981. El curso Essentials of Trauma Care (ETC) fue desarrollado por el Instituto Internacional de Medicina Prehospitalaria y lanzado en 2020.

36. ¿Cómo se relacionan estos cursos de trauma prehospitalario con ATLS?

ATLS está diseñado para enseñar a los proveedores de atención médica en el hospital la información y las intervenciones necesarias para manejar a un paciente de trauma. Los tres cursos prehospitalarios están dirigidos a proveedores prehospitalarios y las necesidades del paciente de trauma en el tiempo antes de que el paciente llegue al hospital, utilizando muchos de los mismos principios de atención que se enseñan en el programa ATLS.

37. ¿Cuál es la historia más reciente de EMS?

Ninguna discusión de la historia puede considerarse verdaderamente actual. Los planes de estudios del DOT/EMT y paramédicos fueron revisados varias veces en los años intermedios desde su desarrollo original. Más recientemente, los planes de estudio tradicionales han sido sustituidos por el desarrollo y publicación de las Normas Nacionales de Educación del SME y sus documentos de apoyo. La estructura para la asistencia prehospitalaria sigue variando entre las operaciones privadas, de terceros servicios, de servicios públicos y basadas en bomberos. La atención médica de emergencia prehospitalaria continúa evolucionando. de interés continuo es el potencial para ampliar el alcance de la función de un paramédico más allá de los límites tradicionales, como la paramedicina comunitaria. El valor del tiempo y los aportes de un director médico está siendo cada vez más reconocido, más recientemente por el desarrollo y la implementación de EMS como una práctica de subespecialidad de la medicina. Casi con toda seguridad, las consideraciones financieras serán una fuerza motriz importante en el futuro de los EMS.

LECTURAS SUGERIDAS:

1. Cooney DR. Historical Aspects. In: EMS Medicine. Cooney DR (ed). McGraw-Hill, 2016, pg. 7-13.
2. Bass RR. History of EMS. In: Emergency Medical Services. Clinical Practice and Systems Oversight. Volume 1: Clinical Aspects of EMS, Cone DC (ed) 2nd Edition, John Wiley and Sons, U.K. 2015 pgs. 1-18.
3. Accidental Death and Disability: The Neglected Disease of Modern Society. National Academy of Sciences, National Research Council, 1966.
4. Farrington, JD. Death in a Ditch. Bulletin. Amer. College Surg 52:121-132, 1967.
5. NHTSA (National Highway Traffic Safety Administration). National EMS Scope of Practice Model. Washington, DC. 2007
6. NHTSA (National Highway Traffic Safety Administration). *EMS Agenda for the Future 2010*. Washington, DC: DOT. Available at: *https://www.ems.gov/pdf/...ems-systems/.../EMS_Agenda_For_The_Future_2010.pdf* Accessed June 21, 2018

CAPITULO 2. DISEÑO DE LOS SERVICIOS MÉDICOS DE EMERGENCIA (SME)

1. ¿Qué quieres decir con "diseño de sistema SME"?

Los modernos sistemas de servicios médicos de emergencia (SME) están compuestos por mucho más que profesionales de SME que trabajan, ambulancias y aquellos que necesitan asistencia médica. Los sistemas SME diseñados eficazmente armonizan una amplia variedad de recursos de SME para proporcionar un servicio de atención médica de emergencia consistente y de calidad a sus pacientes. Los administradores de sistemas SME deben ser conscientes del entorno dinámico en el que operan. El diseño actual del sistema SME puede no satisfacer las necesidades de su comunidad en el futuro.

2. ¿Qué tiene que ver el público con SME?

El público es un componente clave del sistema de respuesta del SME porque es imposible poner proveedores médicos capacitados y equipados en cada esquina de la calle. Los miembros del público a menudo serán transeúntes o testigos cuando ocurra una afección médica de emergencia. Su capacidad para reconocer rápidamente la presencia de una condición médica de emergencia, activar rápidamente el sistema SME y luego comenzar el tratamiento inicial para salvar vidas es esencial para mejorar el resultado del paciente.

3. ¿Cuáles son los componentes de un sistema SME típico?

En su forma más simple, los sistemas SME incluyen lo siguiente:

- el reconocimiento de que existe una situación médica de emergencia;
- un método de comunicación para contactar y activar el sistema de respuesta médica (así como otros respondedores de seguridad pública necesarios dependiendo de la situación particular);
- el envío de vehículos de respuesta y personal;
- proveedores de respuesta médica de emergencia capacitados y equipados;
- vehículos de transporte;
- destinos de recepción apropiados.

4. Si bien el despacho juega un papel en la activación del equipo, pero ¿está realmente involucrado el personal de despacho en la atención médica?

Absolutamente. Al responder a emergencias prehospitalarias, los despachadores sirven como el primer eslabón en el continuo de atención al paciente. Aunque a menudo se pasan por alto, son una parte crítica del equipo de atención al paciente. Los distribuidores realizan el triaje médico usando "Emergency Medical Dispatch" (EMD) evaluando las quejas del paciente y determinando sus necesidades. EMD se basa en el principio de que una buena recopilación de información durante la fase de envío de una emergencia puede preparar mejor a los proveedores del SME que responden para hacer frente a la situación en la escena. Un despachador médico de emergencia capacitado no solo enviará los recursos médicos y de rescate apropiados, sino que también proporcionará instrucciones previas a la llegada dando a los transeúntes, o a los propios pacientes, instrucciones sobre cómo proporcionar primeros auxilios potencialmente salvavidas en la escena. La función de despacho puede ser llevada a cabo por una variedad de agencias, incluyendo las fuerzas del orden, los departamentos de bomberos, los propios SME, o un centro de despacho de seguridad pública.

5. ¿Cuáles son los distintos modelos de diseño de sistemas SME y prestación de servicios?

- **Privado:** puede ser operado como "con fines de lucro" o "sin fines de lucro" con proveedores de diferentes niveles de capacitación; a menudo financiados por la cuota por servicio.
- **Basado en hospitales:** dirigido por uno o más hospitales.
- **Servicio municipal:** operado por el gobierno local o la agencia de salud, sin formar parte de los departamentos de bomberos o policía.
- **Departamento de Bomberos:** puede usar bomberos uniformados (los bomberos pueden servir en doble función, manejando llamadas contra incendios y SME o llamadas de SME solamente) o personal civil de SME para proporcionar desde atención básica a nivel avanzado; a menudo financiados por el presupuesto del departamento, aunque muchos departamentos de bomberos facturan a los pacientes por la atención y el transporte.

6. De los muchos modelos diferentes para sistemas SME, ¿qué tipos se utilizan en los Estados Unidos?

Una encuesta de sistemas de SME realizada en 2011 por la Asociación Nacional de Funcionarios Estatales de EMS (NASEMSO) reveló que había casi 20.000 sistemas de SEM acreditados en los Estados Unidos. El informe indicó que el 51% de los organismos funcionaban a nivel de soporte vital básico (EMT-Básico), el 9% en el nivel EMT-Intermedio y el 38% a nivel de Paramédicos.

Entre los sistemas identificados por la encuesta, el 40% estaban en los departamentos de bomberos, el 21% eran gubernamentales no vinculados a bomberos, el 6% estaban en hospitales y el 25% eran servicios privados no hospitalarios.

7. ¿Hay alguna evidencia de que un modelo de servicio es mejor que otro?

No. Hay una serie de dificultades encontradas al intentar evaluar los pros y los contras de cualquier modelo de servicio. Estas dificultades incluyen la falta de procesos objetivos, datos de resultados para comparar un modelo de prestación de servicios o incluso una empresa de ambulancias con otra, y datos de costos adecuados. Como resultado, los sistemas de SME con frecuencia se basan en medidas brutas como el número de personal, el número de ambulancias, la utilización de las horas de las unidades y los tiempos de respuesta. Estos son indicadores deficientes de la calidad de la atención prestada. En su lugar, las medidas basadas en los resultados del paciente del desempeño del sistema deberían ser el estándar por el cual se evalúan las agencias de SME.

8. ¿Hay algún componente especializado del sistema SME?

A medida que el ambiente operativo del SME aumente en complejidad, también lo hará el número requerido de servicios especializados. Muchos sistemas SME han desarrollado componentes especializados para abordar desafíos de respuesta como los servicios médicos de emergencia táctica (T-EMS), la respuesta a materiales peligrosos y equipos de rescate especializados. Los médicos tácticos proporcionan atención médica inmediata a las personas lesionadas durante una operación de tipo SWAT, tratándolas in situ o estabilizándolas y sacandolas de la escena. Los médicos tácticos generalmente trabajan junto a los agentes de la ley. Los equipos de materiales peligrosos de SEM poseen la capacidad de proporcionar atención al paciente en entornos potencialmente contaminados mientras se visten con equipos de protección personal especializados. Otros componentes especializados del sistema SEM incluyen servicio bariátrico, rescate agrícola, rescate en altura y rescate de espacio confinado. Además, muchos sistemas SEM también tienen servicios de transporte aéreo, ya sea ala fija o rotativa (helicópteros) disponible.

9. ¿Qué es la dirección médica?

La siguiente parte del sistema a mencionar, que es esencial, es la dirección médica. Todo el personal de la SME, ya sea que sean despachadores, socorristas, EMT o paramédicos, deben estar obligados a operar bajo la supervisión de un director médico. Esto es especialmente cierto para los paramédicos, que realizan los procedimientos médicos fuera del hospital más extensos e invasivos. Un médico experto, experimentado e interesado debe participar activamente y ser responsable de la atención médica proporcionada por el sistema SME independientemente del diseño o la estructura de ese sistema. En 2012, los Servicios Médicos de Emergencia fueron formalmente reconocidos como una práctica de sub-especialidad de medicina en la que los médicos activos en la atención prehospitalaria y la supervisión del SME pueden lograr certificación de la junta médica.

10. ¿Qué lugar ocupan los servicios de emergencia y los hospitales dentro de un sistema SME?

Un componente importante del sistema SME son los servicios que recibirán a los pacientes con enfermedades de emergencia transportadas en ambulancia. El sistema SME típico incluye múltiples hospitales con diferentes niveles de competencia y capacidad dentro de sus límites geográficos. Algunas instalaciones tendrán capacidades especializadas que se reconocen en base a estándares nacionales, tales como centros de trauma, centros de quemados, centros toxicológicos, centros pediátricos regionales, etc. Otros pueden tener funciones especiales asignadas por el sistema de SME local, regional o estatal, como la responsabilidad de ser un "hospital base" y una fuente de dirección médica on line para el personal prehospitalario.

11. Ahora que se han definido todos los componentes del sistema, ¿cómo se agrupan en un "sistema"?

Hay un número infinito de maneras en que los diversos componentes se pueden organizar en un sistema SME exitoso. En los Estados Unidos, por lo general hay una agencia de SME del gobierno estatal que tendrá autoridad legal y reglamentaria sobre las actividades de SME dentro del estado. Esta oficina estará encabezada por un individuo conocido como el director estatal de SME. Comúnmente, un médico experto en SME estará involucrado como director médico estatal del SME. Muchos estados se subdividen en áreas regionales o locales del SME con juntas de gobierno definidas. En ausencia de estas entidades regionales, el gobierno local generalmente asume la responsabilidad de la del SME. Aunque el diseño del sistema SME varía, los cuatro modelos más frecuentes son:

- Sistema basado en Bomberos
- Sistema privado
- Asociación público-privada: a menudo, el sector público proporciona servicios de primeros auxilios mientras que el sector privado ofrece transporte.
- Modelo de utilidad pública: algunos municipios locales otorgan a un solo proveedor un monopolio apoyado por el gobierno para proporcionar todos los servicios.

La decisión final sobre qué componentes del sistema EMS incluir y cómo vincularlos generalmente resulta de la interacción entre consideraciones médicas, políticas y financieras. Por lo tanto, el diseño real del sistema EMS es muy variable de una ubicación a otra. Independientemente de estas variaciones, todos los sistemas poseen los componentes descritos anteriormente: un método de comunicación para alertar y activar al SME, el envío de los respondedores, la respuesta a la escena de la emergencia, los proveedores de atención médica para comenzar la evaluación y el tratamiento del paciente, el transporte de los pacientes enfermos o heridos, la recepción de instalaciones para proporcionar atención continua y la supervisión médica.

12. ¿Qué proporciona exactamente el SME a la comunidad?

El sistema SME permite una respuesta rápida a emergencias médicas y traumáticas, proporciona el primer contacto y entrada en el sistema de administración de atención médica de emergencia, y facilita la atención que salva vidas. En las comunidades donde se han desarrollado servicios de atención médica especializados, como los sistemas de trauma, los SME y proveedores de atención médica son interdependientes, trabajando estrechamente dentro de los protocolos establecidos para ayudar a garantizar que los pacientes enfermos o heridos sean transportados a la instalación más adecuada lo antes posible mientras proporcionan las intervenciones necesarias, principalmente durante el transporte. En muchas comunidades, el SME abarca una variedad de funciones, incluyendo no sólo la respuesta a traumas y emergencias médicas, sino también el transporte de cuidados críticos entre los centros de salud, el transporte no de emergencia de pacientes entre instalaciones o sus hogares, servicios de transporte para sillas de ruedas u otros pacientes que requieren alojamiento en vehículos especiales, y, en algunos sistemas, transporte de insumos médicos como sangre, órganos para transplante, suministros o equipamiento.

13. ¿Todos los sistemas EMS son iguales?

No. Hay ventajas y desventajas inherentes con cada modelo de sistema EMS. El tipo de diseño del sistema EMS seleccionado dependerá en gran medida de la comunidad:

- **Sistemas EMS basados en Bomberos:** una consideración para tener un sistema integrado de incendios y EMS es la eficiencia estructural que aporta. Los bomberos suelen estar geográficamente bien posicionados para responder a la población local. Estas estructuras proporcionan una ubicación estratégica para los servicios de EMS que están estacionados allí, así como un lugar para que los proveedores de EMS descansen entre llamadas. Los departamentos de bomberos también poseen la infraestructura necesaria para administrar el personal, proporcionar capacitación y comprar y mantener equipos y suministros. Una desventaja para el SME basado en Bomberos es la división cultural que puede existir entre el SME y el personal de bomberos (Davis, 2003) que tienen diferentes prioridades, actividades y necesidades educativas y de CME. Además, el SME está bajo el liderazgo del departamento de bomberos, que a menudo considera que su misión principal es la supresión del fuego en lugar de la atención médica. En consecuencia, a menudo se da prioridad a las necesidades de extinción de incendios a expensas del SME en la formación y las asignaciones presupuestarias.

- **Sistemas EMS basados en hospitales:** una ventaja para los sistemas de EMS basados en hospitales es el personal de cercanía que con frecuencia tiene con el personal médico en el departamento de emergencias y hospitales. A menudo es mucho más fácil para el personal de EMS basado en el hospital estar completamente inmerso en la medicina de emergencia, discutir el manejo y el resultado de los pacientes con el personal médico y de enfermería, tener la oportunidad de observar o llevar a cabo procedimientos en su institución de acogida, y asistir a instancias progresivas de educación continua. Una desventaja para los servicios de SME en hospitales es que estos servicios están en competencia potencial con otros departamentos hospitalarios por recursos y capacitación. En las comunidades atendidas por una serie de servicios de SME en hospitales, la competencia entre las diversas entidades podría traducirse en ineficiencia del sistema y redundancia innecesaria.
- **Sistemas EMS privados:** estos a menudo abordan algunos de los desafíos que se ven en los sistemas EMS basados en Bomberos y logran algunos de los beneficios de los sistemas de EMS basados en hospitales, ya que ofrecen personal dedicado que se dedica a servicios profesionales de EMS. Una desventaja para la entrega privada del sistema EMS es en la orientación de beneficios del sistema. Las disputas entre el municipio y el contratista privado de EMS pueden ser perjudiciales para la comunidad atendida. Ciertos contratos carecen de la supervisión médica necesaria para la entrega de un SME de calidad.

14. ¿Por qué existen diferentes modelos de sistemas EMS?

Por una variedad de razones, algunas de las cuales pueden ser controladas y otras no. Algunos factores que afectan al diseño del sistema EMS incluyen:

- **Geografía.** Es más difícil ofrecer una atención rápida y eficiente en una zona grande y escasamente poblada que en la mayoría de las ciudades.
- **Población.** Puede ser más fácil soportar un mayor nivel de atención en sistemas de gran volumen. Por lo general, hay más recursos y más financiación disponibles en áreas más pobladas.
- **Sincronización.** El desarrollo del SME no sigue necesariamente el crecimiento de una comunidad. Las comunidades a menudo se expanden a pesar del limitado crecimiento simultáneo de los recursos y servicios de seguridad pública. La provisión de SME puede ser una

idea posterior al proceso de planificación, a menos que sea promovido activamente por una parte interesada en la comunidad.

- **Política.** Cuando la financiación del servicio, el territorio y los ingresos se entremezclan, aquellos cuyos intereses no están motivados principalmente por la atención al paciente pueden tener deseos contradictorios.
- **Compromiso comunitario.** Se necesita mucho tiempo y dinero para que la comunidad asegure que su sistema SME es de alta calidad. La participación activa de los médicos, la financiación adecuada, incluidos los salarios de SME competitivos en el mercado, los equipos de calidad de vanguardia y el compromiso con la formación continua son todos requisitos para la atención de calidad que deben ser apoyados por la comunidad.

15. ¿Qué es un sistema estratificado?

Un sistema de SME estratificado ofrece atención médica en una variedad de niveles de capacitación. Por ejemplo, el primer rescatista en acercarse a una persona que está en paro cardíaco podría ser un oficial de policía cercano que podría iniciar la RCP. Luego, varios minutos más tarde, el departamento local de bomberos podría llegar con EMT que podrán iniciar medidas básicas de soporte vital como RCP, administración de oxígeno y desfibrilación automatizada. Entonces una ambulancia de traslado podría llegar, tal vez de una empresa privada o de una estación de bomberos diferente, con paramédicos que podrían intubar al paciente e iniciar atención de soporte vital avanzado, así como trasladar a la víctima al hospital. Cada nivel de atención (primer respondedor, soporte vital básico, soporte vital avanzado) es un nivel.

16. ¿Cuántos niveles puede haber?

No hay una respuesta definitiva a esta pregunta. En algunas zonas rurales, los pacientes pueden ser atendidos por muchos niveles a medida que se dirigen hacia el hospital. Por ejemplo, un sheriff del condado podría ser el primer nivel, seguido de un grupo de rescate voluntario. Una ambulancia de soporte vital básico de una ciudad cercana podría ser el siguiente nivel y podría comenzar el transporte. La ambulancia podría ser recibida en la carretera por una ambulancia de soporte vital avanzado o una unidad aeromédica, que continuaría la atención al hospital. Alternativamente, una sola agencia puede proporcionar respuesta, atención avanzada y transporte como un solo nivel.

17. ¿Existe responsabilidad compartida u obligación entre niveles?

Ya sea que los proveedores pertenezcan a una agencia o provengan de diferentes organizaciones, la responsabilidad compartida final es un esfuerzo cooperativo para atender al paciente enfermo o lesionado. La dirección médica debe centrar a todos los proveedores en un continuo de atención al paciente, independientemente de su posición en la jerarquía de respuesta.

18. ¿Existe un riesgo en los sistemas estratificados relacionado con la transferencia de la atención de un paciente?

Posiblemente. Las "transferencias " del paciente de un nivel a otro aumentan el riesgo de pérdida de información sobre la queja del paciente, el mecanismo de lesión o la historia clínica pasada. Sin embargo, un sistema EMS eficiente llevará el tipo correcto de recurso (ALS o BLS) al tipo correcto de emergencia en el momento adecuado y mantendrá una comunicación fluida desde un componente del sistema de respuesta hasta el siguiente. Los sistemas escalonados con dirección médica y supervisión pueden lograr eficiencia y ofrecer atención de alta calidad a los pacientes.

19. Dado este riesgo, ¿por qué un sistema EMS tendría niveles? ¿No sería mejor tener una sola agencia que respondiera para eliminar el riesgo de entregas?

Sí y no. Una sola agencia que responde disminuiría el riesgo de entrega de información perdida. Sin embargo, un sistema de un solo nivel podría aumentar drásticamente el tiempo de respuesta, el costo o el consumo de recursos valiosos. Los sistemas escalonados funcionan porque utilizan recursos cercanos al paciente para iniciar la atención y gestionar activamente la transferencia de la atención de manera prudente.

20. ¿Cuál es la diferencia entre la implementación de SME fija y dinámica?

El despliegue fijo se refiere a tener un número constante de unidades de EMS, como ambulancias o unidades de rescate, que responden desde ubicaciones fijas como estaciones de bomberos. En este sistema de implementación, los empleados del SME se benefician al tener fácil acceso a servicios como dormitorios, cocinas y recreación. La implementación dinámica implica que un número variable de unidades de SEM respondan desde ubicaciones móviles, ubicadas estratégicamente en función de los datos históricos y la demanda de recursos proyectada. Los sistemas que utilizan la implementación dinámica tienen más fácil adaptación a los datos demográficos cambiantes de la comunidad y a las demandas de servicio.

21. ¿Qué es la "gestión del estado" del sistema?

Es un concepto desarrollado por Jack Stout, experto en sistemas de SEM. La gestión del estado del sistema es un modelo de implementación dinámica que intenta igualar la demanda prevista de servicios con la oferta y colocación de recursos de SEM, incluidos los vehículos y el personal. En pocas palabras, la gestión del estado del sistema significa tener el número correcto de unidades de SME en los lugares correctos en el momento adecuado. Por lo tanto, durante los períodos de mayor demanda, más unidades de SEM están dotadas de personal y disponibles en el sistema de dispersión de ambulancias que durante períodos de menor demanda.

22. ¿Cuál es el sentido de la gestión del estado del sistema?

La suposición detrás del despliegue dinámico es que los vehículos se colocarán estratégicamente en el lugar donde y cuando es más probable que sean necesarios. Esto se logra a través de la administración del estado del sistema, que implica un análisis detallado de la demanda de SME basado en la hora del día, el día de la semana, el mes del año y factores como los patrones de llamadas históricas, las ubicaciones y los problemas relacionados con el tráfico.

23. ¿Por qué no todos los sistemas SME utilizan la gestión del estado del sistema?

Por dos razones sencillas: la primera es la tradición. Algunas organizaciones de SME y bomberos han construido organizaciones alrededor de estaciones fijas ubicadas estratégicamente. Proporcionan personal constante basado en la estación. Las tripulaciones trabajan turnos fijos. Durante las horas pico trabajan mucho, a menudo viajando lejos de sus estaciones; durante tiempos de menor demanda pueden esperar largos períodos de tiempo en la estación para la siguiente llamada. Esta tradición continúa. El costo emocional y de capital de cambiar este modelo requeriría una gran inversión. Muchos creen que el modelo basado en fijo es el mejor modelo para su comunidad, si no universalmente. El segundo impedimento es el conocimiento y la tecnología. La gestión eficaz del estado del sistema requiere que el sistema SME tenga una comprensión firme del momento, la ubicación y la naturaleza de su carga de trabajo. Estos tipos de datos, normalmente computarizados, no están disponibles en muchas organizaciones de SME y pueden ser prohibitivos en cuanto a costos para obtener e instalar. Las organizaciones de SME también deben dedicar suficiente personal al análisis continuo de las demandas de servicio y asignación de recursos.

24. ¿Qué es la "utilización de horas de unidad"?

Cuando se aplica a SME, una hora de unidad se refiere a una unidad del SME (por ejemplo, una ambulancia) que está abastecida, atendida y lista para proporcionar atención de EMS durante 1 hora. La utilización se mide por el número de llamadas realizadas. La utilización de horas unitarias (cuantificadas como el número de llamadas realizadas por hora) es una herramienta que se utiliza para evaluar la eficacia de la gestión del estado del sistema. En general, la utilización media de las horas unitarias está entre 0,25 y 0,35 llamados por hora. Un sistema SME eficiente ha logrado un equilibrio entre las horas de unidad disponibles y su utilización.

25. ¿Existen métricas de rendimiento estandarizadas y aceptadas a nivel nacional para los sistemas SME?

Se han realizado progresos significativos en el desarrollo de indicadores de rendimiento del sistema de SME. El Proyecto de Medidas de Desempeño del SME desarrolló medidas de consenso sobre el desempeño del SME para ayudar a demostrar el valor del sistema y definir el nivel adecuado de servicio y preparación para una comunidad determinada. La labor emprendida por el Proyecto de Medidas de Desempeño del SME en 2004 dio lugar a la elaboración inicial de 138 indicadores del rendimiento del SME. Esta lista se redujo a 25 indicadores en 2005 y, en última instancia, se amplió a 35 indicadores tras su publicación final en 2009. La lista incluía medidas del sistema, tales como "¿Cuáles son los intervalos de tiempo en una llamada?" y "¿Qué porcentaje de transportes se lleva a cabo con luces rojas y sirenas?", y medidas clínicas como "¿Qué tan bien fue mi dolor aliviado?" Las preguntas se definieron utilizando elementos de datos del conjunto de datos del Sistema Nacional de Información de EMS (NEMSIS) para que el resultado pueda ser comparado a través de otros sistemas SEM.

26. ¿Qué factores deben tenerse en cuenta en la implementación de recursos de SME?

La mayoría de los administradores de SME ven la implementación de recursos estratégicos como una forma eficaz de satisfacer la demanda y la oferta. La atención a la implementación de recursos, el envío eficaz y la administración de cargas de trabajo son fundamentales para mejorar el rendimiento y limitar la fatiga de los empleados. El gerente de SEM debe tener en cuenta factores como la carga de trabajo y cómo los recursos disponibles pueden lograr un equilibrio entre la cobertura, los tiempos de respuesta y la satisfacción de la tripulación. Otros factores a considerar incluyen la densidad de población, la densidad geográfica, los patrones de demanda de llamadas, los sistemas de carreteras y la ubicación de los centros de salud.

27. ¿Cuáles son las 5 señas de identidad para garantizar un alto rendimiento al diseñar un sistema SEM?

- **Responsabilidad:** Los sistemas de SME deben tener expectativas de rendimiento claramente definidas que incluyan la obtención de la retroalimentación de los pacientes y proporcionar garantías de que los protocolos médicos reflejan los estándares actuales de práctica.
- **Mecanismo de supervisión independiente:** Existen numerosas formas en que se puede proporcionar supervisión independiente a los sistemas SME. Una fuerte participación de los médicos, junto con la acreditación por parte de organizaciones nacionales e independientes de SME, pueden mejorar las operaciones del sistema y la atención al paciente.

- **Tener en cuenta todos los costos de servicio:** los sistemas SME operan en un entorno dinámico y requieren una supervisión financiera constante. El sistema SME debe ser responsable de garantizar que tenga una financiación adecuada, de mantener su infraestructura y de que las mejoras en tecnología, medicina, formación, vehículos, etc. se contemplen e implementen de forma rutinaria.
- **Eficiencia económica:** Los sistemas de SME deben utilizar los recursos de manera eficaz y eficiente. El sistema debe eliminar los recursos duplicados que son innecesarios, esforzarse constantemente para minimizar los riesgos para los pacientes y empleados, e implementar el recurso adecuado en la ubicación correcta en el momento adecuado.
- **Garantizar un alto rendimiento a largo plazo:** los sistemas SME deben utilizar una variedad de estrategias para garantizar un alto rendimiento a largo plazo. Es importante un programa de aseguramiento/mejora de la calidad establecido y activo y una evaluación comparativa nacional coherente con sistemas de SME similares. Además, es necesario realizar contrataciones basadas en el desempeño con supervisión gerencial.

PERLAS Y DECISIONES CRÍTICAS:

- La incorporación del análisis de control de calidad y mejora del sistema en la operación general permitirá modificaciones del sistema y rediseño antes de una crisis o déficit importante del sistema.
- Los gerentes de SME deben dar participación al personal y al paciente en el diseño del sistema.
- Un conjunto estándar de medidas que se pueden utilizar para evaluar el desempeño del sistema completo de atención de emergencias y traumas dentro de cada comunidad, particularmente aquellas que se centran en el resultado del paciente, y la capacidad de comparar ese desempeño con las métricas de desempeño a nivel estatal y nacional sigue siendo un objetivo difícil de lograr hasta ahora.

LECTURAS SUGERIDAS:

1. Gunderson M. Principles of EMS System Design. In: Cone DC (ed). Emergency Medical Services. Clinical Practice and Systems Oversight. Volume 2: Medical Oversight of EMS, 2nd Edition, John Wiley and Sons. U.K. 2015, pgs. 3-16
2. Institute of Medicine (IOM). Future of emergency care: emergency medical services at the crossroads. Washington, DC: National Academies Press, 2006.

3. Emergency Medical Services Performance Measures. Recommended attributes and indicators for system and service performance. National Highway Traffic Safety Administration, U.S. Department of Transportation. 2009 [Online]. Available: http://www.ems.gov/pdf/811211.pdf Accessed July 18, 2018.

4. Cushman JT. EMS System Design. In: EMS Medicine. Cooney DR (ed). McGraw-Hill, 2016, pgs. 81-87.

5. El Sayed MJ. Measuring Quality in Emergency Medical Services: A Review of Clinical Performance Indicators. Emerg Med Int. 2012. Available at doi:10.1155/2012/161630 Accessed June 21, 2018.

CAPÍTULO 3. EL ENTORNO DE LA PRÁCTICA PREHOSPITALARIA

1. ¿Cuál es el entorno prehospitalario?

Como proveedor de SME, el entorno de práctica prehospitalario es su lugar de trabajo. Incluye todo, desde la puerta del estacionamiento de ambulancias hasta el borde de su área de respuesta. Puede incluir edificios de gran altura, campos de trigo, casas multimillonarias, refugios para personas sin hogar o todo lo anterior. Cualquier lugar donde deba responder a una llamada de servicio es su entorno prehospitalario. El entorno prehospitalario nunca duerme, y este aspecto de nuestra vocación es lo que exige nuestra atención constante y estado de preparación.

2. ¿Qué hace que el entorno prehospitalario sea tan único y tan desafiante?

El ambiente prehospitalario es fluido e impredecible. Si bien hay algunas similitudes entre ellos, cada llamada para el servicio es una experiencia única. Cada llamada tiene su propio contexto, ritmo y participantes. Los desafíos de la medicina prehospitalaria son numerosos, pero los proveedores de SME tienden a crecer en la variabilidad. En un solo día, el ambiente prehospitalario puede ser sucio, oscuro, húmedo y deprimente; soleado, brillante, alegre y feliz. Desde el punto de vista del entorno de trabajo, los proveedores pueden trabajar en el "cubículo" de la parte posterior de una ambulancia, o en un estadio lleno de cien mil personas. El trabajo es casi siempre diferente de día a día, y tiene variabilidad en clima, iluminación, clientela y nivel de emoción, entre otros muchos factores. Si te gusta un desafío, EMS puede ser justo lo que necesitas. Añadir al entorno de trabajo en constante cambio el espectro de comportamiento humano y emoción, y la práctica de la medicina en el campo, y usted tiene una definición práctica de la palabra "desafío".

3. ¿Por qué los proveedores de servicios médicos de emergencia (SME) experimentados a menudo dicen que el entorno prehospitalario es una gran cantidad de información?

El entorno prehospitalario es una gran cantidad de información y también una gran cantidad de emociones. El desafío es que el proveedor de SME sea ser un detective, separar la información de la emoción y aprovechar al máximo ambos en el cuidado de nuestros pacientes. Además, el proveedor prehospitalario es el único proveedor de atención médica que a menudo ve al paciente en su entorno doméstico. Si un proveedor es compasivo, observador, atento a los detalles, y ofrece el esfuerzo necesario, puede maximizar la utilidad de la información disponible para tomar las mejores decisiones para el paciente.

4. ¿Quiénes son nuestros "clientes"?

Parece una pregunta fácil de responder. En realidad, los proveedores de SME están trabajando no sólo para el paciente o los pacientes delante de ellos, sino para todos los otros pacientes potenciales que viven o visitan su área de respuesta. Proporcionar atención médica prehospitalaria oportuna y competente a las personas necesitadas es parte del cargo de los proveedores de SME. Si usted es un profesional pagado, o un voluntario, usted tiene "clientes" que esperan un servicio rápido con una sonrisa más allá de si usted no ha comido o dormido, son las 03:00 de la mañana, hay tormenta, o usted tuvo una muerte traumática en la llamada anterior. El SME se trata de servir a los demás.

5. De todas las variables que pueda encontrar durante una Llamada al SME, ¿sobre cuál debería preocuparme más?

El factor más importante que puede desestabilizar una escena es la gente. Las emociones, el alcohol, las drogas, la violencia, los trastornos psiquiátricos y una multitud de otros factores influyen en el comportamiento de las personas. La imprevisibilidad del comportamiento humano es el elemento más preocupante del entorno prehospitalario. Desafía la seguridad personal de los proveedores de SME, y requiere una habilidad increíble en la comunicación interpersonal y el pensamiento firme por parte de todos los proveedores.

6. ¿Qué tipos de llamadas puedo esperar?

Los tipos de llamadas que verá un proveedor de SME dependen en gran medida de su entorno prehospitalario. Es poco probable que los proveedores urbanos de SME vean accidentes de equipos agrícolas. del mismo modo, los proveedores rurales son menos propensos a ver lesiones causadas por peleas de pandillas. A pesar de la disparidad de los ejemplos anteriores, ambos probablemente pueden esperar ver accidentes automovilísticos y otros traumas tanto mayores como menores, pacientes con dolor torácico, dificultad respiratoria y otros problemas médicos, y tal vez dar a luz a un bebé. El clima emocional de cualquier llamada puede variar de horrible a alegre. Esto es parte del encanto del SME.

7. ¿Todos los proveedores de SME experimentan los mismos desafíos?

Algunos desafíos son universales: clima, iluminación, guardias de veinticuatro horas al día, planeamiento de rutas de acceso, etc. Otros, sin embargo, pueden ser específicos del sistema de SME. Los proveedores urbanos pueden tener que aprender a ser oportunos en su atención y entrega de pacientes a un hospital, para que puedan volver al servicio para la próxima llamada. Los proveedores rurales, por otro lado, pueden tener que aprender a cuidar a un paciente agudo durante períodos prolongados de tiempo mientras se transportan a hospitales distantes. Los proveedores urbanos pueden tener preocupaciones tales como sacar a un paciente de una plataforma de metro, mientras que los proveedores rurales pueden tener que empacar a un paciente a caballo o en moto de nieve. Todos los desafíos exclusivos de cada entorno prehospitalario en particular requieren diferentes procesos de pensamiento y apoyo logístico.

8. ¿Los proveedores urbanos son los únicos en riesgo de violencia hacia el SME?

No. Cualquier escena tiene el potencial de deteriorarse hasta convertirse en una peligrosa. El alcohol, las drogas, los trastornos psiquiátricos, los trastornos metabólicos, las emociones, los traumatismos craneales y la mayoría de las otras influencias en el comportamiento no son exclusivas del entorno prehospitalario urbano. Es importante que todos los proveedores de EMS sean responsables de su propia seguridad y de la seguridad de los demás. La displicencia en este sentido conduce a resultados problemáticos.

9. ¿Hay algo consistente en el entorno prehospitalario?

El entorno prehospitalario es consistentemente inconsistente. Afortunadamente, la imprevisibilidad hace que trabajar en SME sea interesante. Un área de consistencia es su "oficina": la ambulancia. Su ambulancia es su espacio de trabajo, y debe ser una isla de confort en un mar de incertidumbre. Usted sabe dónde está todo, y debe estar cómodo proporcionando cuidado allí. Hay un elemento de estandarización y familiaridad que hace que proporcionar atención allí sea más fácil de lo que puede ser en otras partes del entorno prehospitalario.

10. ¿Cómo puedo prepararme para funcionar en el entorno prehospitalario?

Asegúrese de haber cuidado primero los conceptos básicos, como estar adecuadamente vestido para la ocasión: gafas de sol, botas, guantes, impermeable, etc. según sea necesario. Asegúrese de estar mentalmente alerta y familiarizado con su área de respuesta. Tenga en cuenta los riesgos potenciales para su seguridad y tome las medidas apropiadas para mitigarlos, como usar el cinturón de seguridad, usar el equipo de protección personal adecuado, llevar una linterna y ser consciente del espacio personal de las personas. Asegúrese de que su ambulancia ha sido completamente abastecida y en buenas condiciones operativas. Recuerde llevar su radio, ya que puede ser el único medio de contacto que tenga si está en peligro o necesita ayuda. Lo más importante es que reconozca la inmensa responsabilidad que tiene el SME de ayudar a las personas durante los peores días de sus vidas.

11. El ambiente prehospitalario suena intimidante. ¿Debería ser disuadido?

El entorno prehospitalario proporciona un entorno desafiante y fermental capaz de mantener a los veteranos de SME más experimentados en estado de alerta. Los proveedores de SME que aprecian la diversidad en su trabajo diario, tienen un sentido de servicio y poseen los rasgos de adaptabilidad e ingenio tendrán una experiencia gratificante en el entorno prehospitalario. Aunque los proveedores no siempre son reconocidos por los servicios que proporcionan, la medicina de emergencia prehospitalaria es emocionante, y la mayoría de los proveedores encuentran el trabajo satisfactorio por derecho propio.

PERLAS Y DECISIONES CRÍTICAS:

- El entorno prehospitalario incluye todo lo que hay dentro de los confines de su área de respuesta, y en casos de necesidad, todo lo que está fuera de su área de respuesta habitual.
- La única consistencia sobre el entorno prehospitalario es que es inconsistente. Esto incluye el clima, el tráfico, la escena y las diversas personas con las que interactuará en cada escena.
- El componente más impredecible de cada escena es el comportamiento de las personas presentes.
- Cualquier escena puede llegar a ser confrontativa o violenta. No estar preparado puede provocar lesiones graves al respondedor.

LECTURAS SUGERIDAS:

1. Dernocoeur K: Streetsense, 3rd ed. Lang Communications, 1996.
2. Taigman M, Dean S. Leadership and team building. In: Emergency Medical Services. Clinical Practice and Systems Oversight. Volume 1: Clinical Aspects of EMS, Cone DC (ed) 2nd Edition, John Wiley and Sons, U.K. 2015 pgs. 85-93.
3. Gunderson M. Principles of EMS System Design. In: Emergency Medical Services. Clinical Practice and Systems Oversight. Volume 1: Clinical Aspects of EMS, Cone DC (ed) 2nd Edition, John Wiley and Sons, U.K. 2015 pgs. 1-16.

CAPITULO 4. COMUNICACIONES PREHOSPITALARIAS

1. Este título de capítulo es bastante amplio. ¿Qué incluye las comunicaciones prehospitalarias?

Incluye la información sobre los diversos aspectos de las comunicaciones, incluidos los sistemas 911, los sistemas de radiocomunicaciones, el despacho médico de emergencia, los protocolos de envío médico y las comunicaciones del escenario al hospital.

2. ¿Necesito ser un especialista de la radio para entender las comunicaciones prehospitalarias?

No, a menos que quieras entender las cosas realmente técnicas. La información presentada en esta sección está destinada a ayudar al proveedor de EMS a comprender algunos de los conceptos utilizados en las comunicaciones prehospitalarias. Por lo tanto, la información debe brindar antecedentes para entender cómo funciona parte de las comunicaciones. Los detalles técnicos se han resumido para permitir a los lectores aplicar los conceptos a sus propias situaciones.

3. ¿Por qué se conoce el despacho como el corazón del sistema EMS?

El centro de distribución o despacho es el punto focal para toda la actividad del sistema EMS. Con la excepción del control médico directo (entre el personal de campo y el médico de la estación base) y algunas notificaciones del hospital, el equilibrio de la comunicación de los servicios médicos de emergencia se coordina a través del centro de despacho, esto incluye el acceso y activación del sistema EMS para la persona que llama a la emergencia, la administración de recursos (disponibilidad y posicionamiento de la unidad), la asignación de la unidad de respuesta, el monitoreo y el apoyo de respuesta, la disponibilidad del hospital y, a menudo, la notificación hospitalaria. El centro de comunicaciones es esencial e implicado en prácticamente todas las partes de la respuesta médica de emergencia.

4. ¿Qué es el 911?

Es el número de teléfono de emergencia nacional para los Estados Unidos. Este número fue desarrollado por los prestadores telefónicos para permitir al público un acceso rápido y fácil a los servicios de emergencia, independientemente de dónde se encuentren. Es un número publicitado y facilmente recordable en virtud de su implementacion nacional. Las personas que solicitan ayuda no tiene que busacar una guía telefónica para encotrar un número de teléfono de 7 o más digitos para solicitarla.

5. ¿Funciona el 911 en todas partes?

Desafortunadamente, no. A partir de 2017, se estima que el 97% de los EE.UU. tiene cobertura usando 911. Todavía hay algunas zonas, en su mayoría rurales, donde el 911 no funciona. La mayoría de estas áreas se están moviendo hacia el servicio 911, tratando de satisfacer la financiación y las condiciones legales y políticas que son necesarias para implementar un servicio eficiente. Hasta que se implemente un sistema 911 en estos lugares, las personas que necesitan ayuda todavía tienen que marcar un número de teléfono de siete dígitos.

6. ¿Porqué el 911 es mejor que marcar "0" ?

Marcar "0" (para "Operador") sigue siendo una opción si el 911 no funciona. El operador puede conectar al autor de la llamada con un centro de comunicaciones de emergencia; sin embargo, no es tan eficiente como 911, por un par de razones. Primero, hay una llamada adicional y un proceso de ruteo, que toma tiempo. En segundo lugar, es posible que la persona que llama no esté conectada con la jurisdicción o el servicio correctos que necesita. Los operadores telefónicos (o calltakers) en el sistema 911, por otro lado, están capacitados para manejar la persona que llama de emergencia, provocando rápidamente la información necesaria para enviar una respuesta adecuada.

7. ¿Qué es E911?

La "E" en E911 significa "Mejorado" (Enhanced). Las primeras implementaciones del 911 simplemente conectaban a la persona que llamó a un centro de comunicaciones de emergencia. El centro de comunicaciones estaba generalmente determinado por la ubicación de la oficina central de la compañía telefónica que administraba el prefijo de teléfono de la persona que llamó. (El prefijo de teléfono es los tres primeros dígitos del número de teléfono.) Sin embargo, las áreas de servicio telefónico no siguen fronteras políticas. Por lo tanto, caundo la llamada se conecta a un centro de comunicaciones de emergencia, puede que no haya sido la correcta, tal vez en la ciudad, condado u otra jurisdicción generando una respuesta "equivocada". El E911 está diseñado para conectar a la persona que llama al centro de comunicaciones de emergencia correcto. Cuando se recibe la llamada en la oficina central de la compañía telefónica, suceden varias cosas. En primer lugar, la compañía telefónica identifica el número de teléfono desde el que se realiza la llamada. Esto se conoce como ANI (Identificación Automática de Números). Muchas personas tienen un servicio similar en sus propios teléfonos conocidos como identificador de llamadas. Una vez identificado, el número de teléfono se corresponde con una base de datos que incluye la información básica asociada con ese número: nombre de la parte responsable, dirección de facturación, número de apartamento o casa, y jurisdicción de respuesta para la policía, bomberos y el SME. Esta información se conoce como ALI (Información de Ubicación Automática). En la mayoría de los casos, la información de ALI es la misma que la ubicación del teléfono. A continuación, la llamada se conecta al centro de comunicaciones responsable de esa ubicación. Por lo tanto, en la gran mayoría de los casos, la llamada E911 se conecta al centro de comunicaciones de emergencias correcto

8. ¿Y si no es el centro correcto?

Los sistemas E911 tienen la capacidad de transferir toda la información, tanto ANI como ALI, a otro centro E911. Por ejemplo, supongamos que Ud. vive en Ciudad Gótica. Su madre anciana tiene un "problema cardíaco" y vive en el vecino Pleasant Valley. Desafortunadamente, ella lo llama a ud. en lugar del 911 y le dice que está teniendo un ataque al corazón. Ud. llama al 911 pero su llamada está apropiadamente conectada (para su teléfono de Gotham City) a Gotham City, la jurisdicción equivocada para obtener una respuesta médica para su madre. Afortunadamente, el despachador 911 reconoce la situación y transfiere su llamada a Pleasant Valley, lo que le permite hablar directamente con el centro de comunicaciones "correcto" y permitirle obtener la información necesaria directamente de usted.

9. ¿Qué pasa si estoy pidiendo ayuda que se necesita en otro lugar?

El E911 puede identificar la ubicación solamente de la parte que llama. No puede identificar dónde se necesita específicamente ayuda. Es responsabilidad del operador telefónico verificar la ubicación donde se necesita ayuda. El operador no puede confiar simplemente en la información E911 que se muestra automáticamente en el terminal E911, pero debe interrogar al autor de la llamada para asegurarse de que la asistencia adecuada se envía al lugar correcto.

10. Acabo de conseguir un teléfono nuevo. ¿Funcionará el E911 para mí?

El mantenimiento de las bases de datos E911 en todo el país es una tarea enorme. Mientras que las compañías telefónicas se esfuerzan por mantener las bases de datos actualizadas, ocasionalmente hay un retraso de unos pocos días, aunque hacen todo lo posible para introducir nuevos números (y eliminar los antiguos) lo más rápido posible.

11. ¿El E911 funciona para teléfonos celulares?

Se estima que el 80% de las llamadas 911 ahora se originan en teléfonos celulares. Debido a que no están vinculados a una dirección en particular, como lo son los teléfonos fijos tradicionales, identificar la ubicación de la persona que llama es más difícil. En el pasado, los que llamaban a la seguridad pública tenían que confiar en interrogar a la persona que llamó para obtener toda la información necesaria para enviar la llamada. La FCC ha estado trabajando en la mejora de las capacidades de identificación de la ubicación de las comunicaciones celulares en un enfoque gradual.

12. A menudo escucho el término "PSAP". ¿Qué es?

PSAP (por sus siglas en inglés) significa Punto de Respuesta de Seguridad Pública. Este es el sitio inicial donde se contestan las llamadas al 911. Un PSAP puede servir a una sola jurisdicción o puede responder llamadas para múltiples jurisdicciones y agencias. En cualquier caso, el punto de respuesta inicial se denomina PSAP "primario". Si la llamada se transfiere posteriormente a otras jurisdicciones u agencias, esos puntos de respuesta secundarios se denominan PSAP "secundarios".

13. ¿Qué es EMD?

EMD significa Despacho Médico de Emergencia. Este es un programa formal que en su forma más genérica está destinado a ayudar al operador telefónico de emergencias médicas (OTEM) a recopilar tanta información importante como sea posible, determinar el tipo de respuesta y el nivel apropiados, y dar instrucciones a la persona que llama para proporcionar asistencia médica inicial apropiada al paciente.

14. ¿Qué información es más importante para los operadores telefónicos?

La persona que responde a la emergencia quiere reunir tres piezas de información lo más rápido posible. Por lo general se reúne en este orden, por las razones señaladas.

- **Ubicación del evento**. El despachador debe saber a dónde enviar la unidad. Incluso si no se obtiene otra información, al menos alguien puede ir a la escena para hacer una evaluación de lo que está pasando allí.
- **Número de devolución de llamada.** Esto es realmente útil en el caso de que la dirección original es incompleta o incorrecta. Si los respondedores no pueden llegar allí, no pueden proporcionar ayuda.
- **Problema o naturaleza**. Una vez que el calltaker puede asegurar una respuesta a la escena, la información sobre lo que está sucediendo allí le permitirá tomar una buena decisión con respecto a quién enviar y cómo enviarlos. El calltaker también debe recopilar información sobre la seguridad de la escena y cualquier información particular del evento que afecte a las unidades que responden.

15. ¿Qué funciones de seguridad proporcionan los despachadores?

Los operadores/despachadores de llamadas proporcionan varias "redes" de seguridad para los socorristas. En primer lugar, el despachador tratará de hacer una evaluación de la seguridad de la escena. Esto incluye, entre otras cosas: cables eléctricos en accidentes automovilísticos, la presencia de un agresor en escenas de violencia, o condiciones climáticas y de viento en caso de incidentes de materiales peligrosos. El centro de despacho se esforzará por advertir a los respondedores del peligro inminente. En segundo lugar, el despachador intentará que las unidades que respondan sean conscientes de que otras unidades responden a los mismos incidentes o cercanos. Esta es una advertencia para anticipar y vigilar otro tráfico de emergencia para evitar accidentes. Por último, los despachadores supervisan los tiempos en escena de las unidades que responden. Hacen esto para asegurar la seguridad o asistencia de los respondedores mientras están en escena. La mayoría de los centros utilizan un cierto período de tiempo, posiblemente relacionado con el tipo de evento, como una señal. Si un respondedor ha estado en la escena por encima del tiempo asignado, el despachador intentará conectar a los respondientes y verificar su seguridad. Si no pueden ser contactados, se enviará personal adicional (generalmente las fuerzas del órden) para asegurar su bienestar.

16. ¿Quién decide qué servicios se envían a una llamada?

Esto es esencialmente responsabilidad del operador/despachador. La mayoría de los centros de comunicaciones de EMS proporcionan a su personal pautas o protocolos básicos para ayudar a determinar una respuesta adecuada. Ciertas situaciones, como los apuñalamientos y las agresiones, requieren una respuesta de las fuerzas del orden además de los socorristas. Otras situaciones, como los paros cardíacos, pueden requerir más personal que los enviados en la unidad de transporte; por lo tanto, se puede enviar una unidad de bomberos u otro personal de apoyo. Algunas llamadas requieren que se envíe la "caballería" (personal entrenado soporte vital avanzado). Otros pueden requerir sólo una respuesta de soporte vital básico. La clave es la formación y experiencia del operador, cuyo objetivo es asegurar una respuesta adecuada para el paciente y la seguridad del personal que responde.

17. ¿En qué se diferencian los protocolos de envío de los protocolos en la escena?

Son similares, pero diferentes. Son similares en el tiempo que dan al proveedor un conjunto consistente de pautas para aplicar a un conjunto determinado de circunstancias. Son diferentes en cuanto a que las circunstancias y la información disponible para el proveedor varían drásticamente. El proveedor en la escena recibe de múltiples informaciones sensoriales la evaluación de un paciente. El OTEM de EMS sólo tiene una audiencia. El OTEM debe tomar una decisión basada únicamente en la información que se le presenta por teléfono. Por lo tanto, los protocolos de despacho tienden a ser más conservadores, optando por la seguridad, esperando lo peor, enviando más recursos en lugar de menos en una situación incierta. La parte difícil es equilibrar el enfoque seguro con los riesgos asociados con el envío de demasiados recursos.

18. ¿Cuáles son los riesgos de enviar demasiados recursos?

Los riesgos de enviar demasiados recursos se dividen en dos categorías. En primer lugar, existe el riesgo real de lesiones o daños a la propiedad. Las respuestas de emergencia son peligrosas y ponen en riesgo a las personas, incluidos los respondedores, los civiles y los pacientes, como resultado de accidentes de vehículos reales, o incluso casi perdidos. La segunda categoría de riesgo es más sutil. Es el riesgo de no tener el recurso adecuado disponible para la otra emergencia real. Si enviamos demasiados recursos a una llamada en la que no son necesarios, es posible que no estén disponibles para la llamada en la que realmente se necesitan. Otras unidades deben ser enviadas desde más lejos. El resultado es un mayor costo, un aumento de los tiempos de respuesta y posiblemente un aumento de la morbilidad y mortalidad cuando se tarda más tiempo en llegar a una escena.

19. ¿Qué es un "tiempo de respuesta cero"?

"Tiempo de Respuesta Cero" es una frase utilizada cuando junto con el envío médico de emergencia (EMD) se realizan las instrucciones de prearribo. Un OTEM que está bien entrenado en EMD puede realmente ayudar a brindar atención de inmediato a un paciente dando instrucciones a la persona que llama sobre cómo iniciar la atención del paciente, incluso antes de que se envíen las unidades de respuesta. Esto ha sido bien documentado e incluso puede incluir procedimientos médicos tan complicados como la reanimación cardiopulmonar. Por lo tanto, en muchas situaciones, al instruir a la persona que llama a iniciar el tratamiento, se proporciona atención médica al paciente con un "tiempo de respuesta cero".

20. ¿Funciona EMD todo el tiempo?

Hay muchos factores que afectan los resultados del EMD. Incluso si todo va como se supone que debe hacerlo, no hay garantías. Probablemente todos hemos escuchado el comentario: "El procedimiento fue un éxito, pero el paciente murió". Cada parte del proceso EMD puede funcionar correctamente y no salvar al paciente. Sin embargo, es el éxito que buscamos, lo que no sucederá a menos que estemos dispuestos a aceptar los fracasos también.

21. ¿Qué es "megahertz"?

Un término utilizado en la identificación de frecuencias de radio.

22. Los términos "simplex" y "duplex" con referencia a las radios. ¿Qué quieren decir?

Estos términos se refieren a un tipo de comunicación por radio. Un sistema de radio simplex es aquel que utiliza sólo una frecuencia tanto para transmitir como para recibir comunicaciones. La desventaja obvia de este tipo de sistema es que sólo una persona puede hablar a la vez. Los sistemas Simplex ahora se utilizan principalmente sólo para situaciones en las que la radiodifusión de una transmisión informativa es el propósito. Por el contrario, un sistema dúplex utiliza una frecuencia para transmitir y una frecuencia para recibir. Este tipo de sistema permite la comunicación bidireccional, al igual que un teléfono.

23. ¿Qué significa cuando un sistema de radio es "trunked"?

Este es un sistema de alta tecnología que permite a las agencias optimizar el uso de frecuencias de radio. Con la tecnología más antigua, las agencias fueron asignadas a frecuencias de radio particulares, y todas sus comunicaciones tuvieron lugar en esas frecuencias particulares. Algunas agencias incluso compartían la frecuencia con otras agencias. Esto generalmente significaba una de dos cosas: (1) Cuando una frecuencia se dedicaba a una agencia en particular, cada vez que esa agencia no hablaba había "aire muerto". Esto fue, en algunos aspectos, una pérdida de tiempo de aire disponible en la frecuencia particular en un mundo que está utilizando cada vez más formas de comunicaciones inalámbricas. (2) Cuando más de una institución utilizaba la misma frecuencia, una agencia tenía que esperar mientras otra agencia se comunicaba. Esta competencia por el tiempo de aire ocasionalmente retrasó las comunicaciones de emergencia.

Los sistemas de radio "truncados" son una solución para ayudar a corregir ambos problemas (aire muerto y retrasos). Es un proceso bastante complicado. Básicamente, las diversas radios en el sistema tienen la capacidad de funcionar en una variedad de frecuencias. Cada radio está programada para hablar con un conjunto particular de radios, y una computadora administra las asignaciones de frecuencia. Cuando una radio quiere "hablar" con otras radios, el ordenador determina qué frecuencia está disponible. A continuación, dirige todas las radios en el conjunto deseado para ir a esa frecuencia. La asignación de frecuencia dura sólo mientras la transmisión de radio, y la frecuencia se pone a disposición para otros conjuntos de radio. La respuesta a la transmisión original puede ocurrir en la misma frecuencia, o más probablemente, una frecuencia asignada diferente. Este es un intento muy simple y superficial de explicar la radio truncada. Sin embargo, probablemente se puede ver que un sistema informático tiene la capacidad de coordinar las comunicaciones de varios grupos de radios, minimizando el "aire muerto" asignando el tiempo de comunicación en vivo y reduciendo así el número de frecuencias necesarias.

24. ¿Qué es CAD?

CAD significa Computer Aided Dispatch (Despacho asistido por Computadora). Hay muchos sistemas diferentes en uso en todo el país, pero todos proporcionan algunas funciones comunes. Son una herramienta para que los despachadores puedan realizar un seguimiento de las unidades de EMS y su estado (ya sea disponible, fuera de servicio o involucrados en una respuesta). Los sistemas realizan un seguimiento de la información de las llamadas, según lo definido por la agencia. La mayoría de la ubicación del registro, el número de devolución de llamada, el tipo de problema, las unidades de respuesta, las horas relevantes y una disposición para cada llamada al servicio. Algunos son mucho más sofisticados, recopilando mucha más información con respecto a las llamadas individuales. Algunos se ocupan del posicionamiento de la unidad, las recomendaciones de respuesta y las cargas de llamada por unidad. Algunos sistemas tienen un sistema EMD integrado. Algunos sistemas tienen capacidades de mapeo, y algunos de ellos están integrados con los sistemas de localización automática de vehículos. Algunos están integrados con terminales de datos móviles (MDT) o terminales de computadora móvil (MCT) en las unidades de respuesta. Hay muchos diseños de sistemas. y realmente quieres saber más, ve a tu centro de comunicaciones y pide una demostración.

25. ¿Es bueno CAD?

CAD tiene críticas encontradas. Algunos dicen que en realidad alarga el proceso de envío porque el operador tiene que escribir toda la información requerida CAD en el lugar correcto y de la manera correcta, lo que toma demasiado tiempo. Otros dicen que CAD les permite asegurarse de que la información de envío es precisa y completa, que prácticamente no hay potencial de malentendidos, y que la información se puede transmitir a múltiples centros de envío simultáneamente, mejorando realmente el proceso de despacho general.

26. ¿Qué tiene que ver el despachador con los destinos de transporte de pacientes?

El destino de transporte de una unidad de campo es generalmente determinado por la unidad de campo junto con los protocolos de destino permanente y el personal de control médico. Hay algunas situaciones que hacen que el centro de comunicaciones tome la decisión. En primer lugar y tal vez más común es un cambio en el estado de desvío hospitalario. Los hospitales pueden, por diversas razones, llegar a ser incapaces de aceptar ciertos tipos de pacientes. Si esto sucede antes de que se produzca un transporte, es responsabilidad del centro de comunicaciones informar a la unidad de transporte de un estado de desvío. Esto permitirá a la unidad cambiar su destino de manera oportuna y asegurar que el paciente puede recibir la atención adecuada cuando llegue. La segunda situación también es bastante común. En virtud de su punto de vista de "el panorama general", el centro de comunicaciones es generalmente consciente de acontecimientos significativos dentro de la jurisdicción. Si un evento u otra situación, como problemas de construcción o de señal de tráfico, dificulta o incluso imposible el acceso al destino preferido, se debe notificar a la unidad de transporte. Por último, el centro de comunicaciones actúa como un recurso, especialmente en aquellas situaciones en las que una unidad de transporte no está familiarizada con los destinos locales. Tal vez esto sea probablemente lo más probable en situaciones de ayuda mutua. El centro de comunicaciones puede identificar la instalación de recepción apropiada más cercana y proporcionar asistencia para el arribo de la unidad.

27. ¿Todos los despachadores hacen lo mismo?

No. Algunos miembros del centro de despacho trabajan sólo como recepcionistas de llamados. Algunos sólo funcionan como despachadores. Algunos hacen las dos cosas. Algunos sólo trabajan para una agencia en particular. Algunos proporcionan servicios para múltiples agencias. Algunos también proporcionan apoyo administrativo. La única manera de saber lo que hacen los despachadores de su centro es preguntar.

28. ¿Por qué el despachador no tiene mejor información que darme sobre el tipo de llamada?

El triaje telefónico es una función de un solo sentido. La única manera en que un OTEM obtiene información sobre lo que está sucediendo en una escena en particular es escuchando y oyendo. Trate de imaginar cómo parece estar su paciente, en la mayoría de los casos, a través de los ojos y oídos de un tercero, una persona que llama sin formación y asustada. Esta situación se complica cuando se usan palabras aisladas, de jerga o culturales y lengua extranjera, lo que explica muchas veces por qué el llamado al que fue enviado no era exactamente a lo que pensaba que lo habían enviado.

29. ¿Por qué no contestan la radio de inmediato?

Si bien puede parecer que los despachadores no tienen nada que hacer más que contestar la radio, por lo general no es el caso. Mientras que algunos centros tienen los recursos para asignar a un individuo para hacer nada más que manejar el tráfico de radio, la mayoría no lo hacen. Los despachadores tienen otras responsabilidades. Algunos monitorean múltiples canales de radio, algunos son responsables de las notificaciones del hospital, otros tienen responsabilidades administrativas, y algunos tienen que responder llamadas telefónicas de emergencia. Si no es una emergencia, ten paciencia. Están escuchando (probablemente) y te atenderán tan pronto como puedan.

30. ¿Qué tienen que ver los médicos con el despacho?

El envío médico debe tener supervisión y control médico, al igual que la unidad de asistencia en la escena. Es importante que las respuestas médicas de emergencia cumplan con el estándar de atención para la comunidad. Esto se aplica tanto a los tipos de recursos que se envían como a la forma en que se envían. También se aplica a cualquier indicación previa a la llegada que un calltaker pueda dar a un llamador o paciente. El Director Médico del centro de despacho médico es responsable de asegurar que el aspecto médico de los servicios de envío que se proporcionan sea apropiado.

31. ¿Un bióteléfono es como un batiteléfono?

Algo así. En ambos casos, usa el teléfono para ponerse en contacto con un recurso en particular para obtener ayuda. En el caso del batiteléfono, tienes a Batman. En el caso del bioteléfono, se obtiene contacto con una persona de control médico prehospitalario, generalmente con sede en un hospital. A pesar de que el término incluye la palabra "teléfono", se ha vuelto más amplio en su definición para incluir tanto los medios de teléfono como los de radio.

32. ¿Qué es una "biocom"?

Una "biocom" es esencialmente la versión radiofónica de un bioteléfono. Era el término utilizado cuando la mayoría de las comunicaciones de escenario/hospital se realizaban por radio. Eso fue antes de los teléfonos celulares. Ahora con las comunicaciones celulares, la mayoría, de las comunicaciones de escenario/hospital es por teléfono celular con comunicación de radio utilizada como respaldo.

33. ¿Qué es la telemetría?

La telemetría en el SME es generalmente la transmisión de electrocardiogramas (EKGs) a través de la radio de las unidades de campo a un hospital para la asistencia en la interpretación y el tratamiento del electrocardiograma. Algunos sistemas en todo el país requieren el uso de telemetría para todos los pacientes cardíacos; algunos lo utilizan selectivamente para el apoyo médico en situaciones difíciles; y algunos sistemas no lo utilizan en absoluto, confiando en la formación y el juicio del personal de campo. El aumento de la utilización de monitores cardíacos en el escenario capaces de realizar ECG de 12 derivaciones de alta calidad está reincorporando el uso de telemetría. Los electrocardiograma de calidad en la escena pueden permitir el uso de la terapia trombolítica temprana o la activación previa a la llegada de los equipos de cateterismo cardíaco en el contexto del infarto agudo de miocardio.

PERLAS Y DECISIONES CRÍTICAS:

- Las instrucciones antes de la llegada inician el proceso de atención médica antes de que llegue la ayuda a la escena, incluyendo procedimientos como la RCP.
- Los protocolos, procedimientos e instrucciones de envío deben tener supervisión médica.
- El 9-1-1 está destinado a ser el número de teléfono de emergencia nacional de los Estados Unidos y cubre aproximadamente el 97% del país.
- El "Mejorado 9-1-1" (E911) proporciona la ventaja adicional de identificar automáticamente el número de teléfono de la persona que llama y la dirección asociada con ese número.

LECTURAS RECOMENDADAS

1. 2017 National 911 Progress Report National 911 Program. U.S. Department of Transportation, 2017.
2. Sporer KA, Govindarajan P. Communications and Dispatch. In: EMS Medicine. Cooney DR (ed). McGraw-Hill, 2016, pg. 98-104.
3. National Academies of Science. EMS at the Crossroads. National Academies Press. 2007 Available at https://www.nap.edu/read/11629/chapter/7 Accessed June 21, 2018.

CAPÍTULO 5. DIRECTRICES DE DESTINO Y DESIGNACIÓN DE HOSPITAL

1. Además de la capacidad del TEM para evaluar y tratar a los pacientes, ¿qué más puede tener un efecto positivo en el resultado del paciente?

Además de proporcionar el tratamiento necesario, basado en su(s) evaluación(es) del paciente, la elección del destino (hospital) para el paciente puede ser una decisión muy importante. En comunidades con un solo hospital, la elección es fácil. En los sistemas EMS que tienen más de una instalación hospitalaria para elegir, el paciente debe ser llevado idealmente al hospital que mejor puede proporcionar los servicios requeridos en función de las necesidades médicas actuales del paciente.

2. Trabajo en un sistema EMS que tiene más de un hospital ubicado dentro de su área de servicio, ¿cómo sé a qué hospital dirigirme?

Algunos hospitales tienen la capacidad de proporcionar servicios especializados (por ejemplo, cirugía de trauma, atención de accidentes cerebrovasculares, atención cardíaca intervencionista, etc.) mientras que otros pueden no ser capaces de proporcionar los mismos servicios o no tenerlos inmediatamente disponibles cuando sea necesario. Su sistema EMS debe tener protocolos para identificar qué hospitales tienen servicios especializados disponibles, cuándo están disponibles esos servicios y qué pacientes, en base a su evaluación, califican para el transporte a esas instalaciones directamente, incluso si eso significa eludir otros hospitales más cercanos.

3. ¿Existen directrices nacionales o estatales para ayudar a identificar hospitales que proporcionan servicios especializados?

Varias organizaciones (como la Asociación Americana de Quemados y el Comité de Trauma del Colegio Americano de Cirujanos) han desarrollado pautas y recomendaciones que describen el equipo, las instalaciones y el personal que se necesitan para proporcionar una atención óptima a las víctimas de quemaduras o traumatismos. Estas organizaciones también proporcionan un riguroso proceso de revisión in situ para verificar la preparación del hospital que desea ser identificado como un centro de atención especializada.

4. ¿Realmente hay algún beneficio para transportar a mi paciente a un centro de trauma en lugar de al hospital más cercano?

Sí. Una amplia investigación ha demostrado el beneficio de supervivencia de transportar a su paciente a un centro de trauma cuando esté disponible, incluso si el tiempo de transporte es más largo. El riesgo de muerte es 25-30% menor para los pacientes atendidos en un centro de trauma frente a un centro no de trauma. Los centros de trauma tienen experiencia en el manejo de los pacientes más gravemente heridos, lo que a menudo puede abrumar los recursos de un hospital centro no de trauma. La presencia de capacidades quirúrgicas inmediatas en los centros de trauma a menudo puede significar la diferencia entre la vida y la muerte para su paciente. Incluso los pacientes que pueden no requerir cirugía inmediata se benefician de la experiencia de médicos y enfermeras cómodos con el tratamiento del paciente lesionado con lesiones complejas. Las ventajas de recibir tratamiento en un centro de trauma también se extienden a los pacientes con lesión cerebral traumática, lesiones ortopédicas complejas, y aquellos en los extremos de la vida (pediatría y pacientes añosos)

5. ¿Qué pasa si transporto a mi paciente de trauma gravemente herido al hospital más cercano y le permito trasladar al paciente a un centro de trauma más tarde?

Los pacientes tienen una clara ventaja de supervivencia cuando se transportan directamente de la escena a un centro de trauma. Aquellos que más tarde requieren traslado de un centro no-trauma a un centro de trauma todavía tienen al menos un 30% mayor riesgo de muerte debido a este retraso en la atención definitiva.

6. ¿Qué factores determinan si un paciente de trauma debe ser transportado emergentemente a un centro de trauma?

El Colegio Americano de Cirujanos utiliza las pautas de consenso de triaje de trauma publicadas por los Centros para el Control y la Prevención de Enfermedades que fueron desarrolladas por un panel de expertos con representación de todos los diversos componentes del sistema de atención de trauma. Las directrices dividen el triaje de trauma prehospitalario en varios pasos distintos, basados en criterios anatómicos y fisiológicos, mecanismo de lesiones y poblaciones especiales de pacientes en riesgo particular. A continuación se enumeran las lesiones y los mecanismos de lesión (MOI) comúnmente reconocidos como indicadores de lesiones graves. Todos los pacientes que se determine que son pacientes con traumatismo emergente (pacientes con sospecha de lesiones graves) deben ser transportados inmediatamente al centro de trauma disponible de más alto nivel.

Criterios fisiológicos:

- GCS ≤ 13
- Presión arterial sistólica < 90 mmHg
- Frecuencia respiratoria < 10 o > 29 respiraciones por minuto, o necesidad de apoyo ventilatorio (<20 en un bebé < 1 año de edad)

Criterios anatómicos:

- Cualquier lesión penetrante en la cabeza, cuello, torso y extremidades proximal a la rodilla o codo
- Inestabilidad o deformidad de la pared torácica (por ejemplo: volet costal)
- Dos o más fracturas proximales de hueso largo
- Extremidades aplastadas, con degloving , mutiladas o sin pulso
- Amputación proximal a la muñeca o tobillo
- Fracturas de cráneo abiertas o deprimidas
- Parálisis

Mecanismos de lesión:

- Caídas
    - Adultos: > 20 pies (una historia es igual a 10 pies)
    - Niños: > 10 pies o 2-3 veces la altura del niño
- Colisiones de alto riesgo
    - Intrusión > 12 pulgadas sitio ocupante,
    - 18 pulgadas cualquier sitio de
    - expulsión (parcial o completa) del automóvil
    - Muerte en el mismo compartimiento de pasajeros
    - Datos de telemetría del vehículo consistentes con un alto riesgo de lesiones
    - Auto vs peatón / ciclista eyectado, atropellado, o con impacto significativo (> 20 mph)
    - Accidente de motocicleta > 20 mph

Consideraciones en pacientes especiales:

- Adultos mayores
    - El riesgo de muerte/lesiones se incrementa a partir de 55 años

- La PAS< 110 puede ser signo de shock en mayors de 65 años
- Mecanismos de bajo impacto (p.e caídas desde su altura) pueden resultar el lesiones graves

- Niños
    - Deben ser evaluados en centros de trauma pediátricos

- Tratamiento con anticoagulantes o trastornos de la coagulación
    - Estos pacientes con trauma de cabeza leve tienen riesgo de deterioro rápido

- Quemaduras
    - Sin mecanismo de trauma: a centro de quemados
    - Con mecanismo de trauma: a centro de trauma

- Embarazo > 20 semanas

- Criterio clínico del técnico actuante

Frente a la duda, transportar a un centro de trauma

7. Tenemos un centro de trauma de nivel I en el área de servicio de nuestro sistema EMS. ¿Quién lo designa como un centro de trauma de nivel I y en qué se diferencia de un centro de trauma de nivel II, nivel III o nivel IV?

Las instalaciones de trauma se designan como nivel I a IV (y en algunos estados I a V) después de un proceso exhaustivo de solicitud y revisión por una organización como el Comité de Trauma (ACS-COT) del Colegio Americano de Cirujanos o un proceso estatal designado.

Los centros de trauma de nivel I deben tener servicios internos de cirugía general, medicina de emergencia y anestesia disponibles las 24 horas del día, así como muchas otras subespecialidades quirúrgicas y médicas como cirugía ortopédica y neurocirugía de guardia y rápidamente disponibles. Las instalaciones de nivel I también deben tener un programa de investigación de trauma, un programa de residencia de cirugía con residentes de alto nivel en el servicio de trauma en todo momento, y programas de prevención de lesiones. Los centros de nivel I deben cumplir con un requisito de volumen mínimo de 1.200 admisiones al año, o al menos admitir que 240 pacientes por año cumplen los criterios para estar "gravemente heridos". Casi todos los centros de trauma de nivel I están afiliados a grandes hospitales de enseñanza académica.

Los centros de trauma de nivel II no tienen los mismos requisitos de investigación o enseñanza y no están obligados a tener tantas subespecialidades de guardia. Aunque no se requiere estar de guardia, el cirujano de trauma debe estar inmediatamente disponible y presente a la llegada del paciente al departamento de Emergencia siempre que sea posible.

Los centros de trauma de nivel III deben tener servicios de emergencia las 24 horas y servicios de cirugía general rápidamente disponibles, pero no están obligados a tener servicios quirúrgicos internos disponibles las 24 horas del día.

Los centros de trauma de nivel IV son principalmente hospitales rurales que estabilizarían a un paciente previamente a la transferencia a un centro de trauma de nivel superior.

8. ¿Cuál es la diferencia entre un centro de trauma pediátrico y un centro de trauma con componente pediátrico?

Un centro de trauma pediátrico es un hospital infantil que cumple con los criterios de designación del centro de trauma de nivel I, con un Departamento de Emergencia pediátrico, UCI y servicio de trauma que tiene personal, equipo e instalaciones adecuados para satisfacer las necesidades de un niño lesionado. Un centro de trauma con componente pediátrico es un hospital general que cumple con los criterios del centro de trauma de nivel I o II para adultos y tiene las capacidades y el compromiso de atención para pacientes de trauma pediátrico, así como pacientes adultos de trauma.

9. ¿La atención del trauma en las zonas rurales difiere de la de las zonas urbanas?

Sí. La atención de trauma en las zonas rurales y otras zonas escasamente pobladas se caracteriza por una disminución de los recursos médicos disponibles. Otros desafíos incluyen el tiempo involucrado en responder a la escena del incidente, la distancia desde la escena a las instalaciones de atención de trauma, el terreno circundante y la ocurrencia de accidentes en áreas aisladas y silvestres. Las colisiones de vehículos de motor y otros eventos traumáticos pueden pasar desaperciban durante largos períodos de tiempo en áreas escasamente pobladas. Cada agencia de EMS debe tener protocolos predeterminados para cómo y dónde transportar a los pacientes desde todas las ubicaciones dentro de su jurisdicción.

10. ¿Cuándo se debe enviar un helicóptero directamente a la escena para transportar a un paciente?

Hay varias pautas disponibles para el envío de un equipo médico aéreo a una escena (véase el capítulo 77). Un ejemplo sería el paciente de trauma evaluado en la escena y sospechoso de tener lesiones críticas. Los pacientes con traumatismos con lesiones críticas deben ser transportados a un centro de trauma de nivel I o nivel II lo más rápido posible. Un equipo médico aéreo debe ser enviado, si está disponible, cuando el tiempo de transporte por tierra al centro de trauma es de más de 15 minutos; cuando el tiempo de transporte terrestre resultaría en que el paciente llegara a un centro apropiado más tarde que si se utiliza traslado aéreo; en áreas silvestres con difícil acceso; o cuando el acceso a ambulancias terrestres se ve obstaculizado por las condiciones de la carretera, el clima o el tráfico.

11. ¿Cuáles son las pautas de destino para los pacientes con amputaciones de extremidades?

Mientras que la mayoría de las amputaciones son muy visualmente impresionantes y concentran la atención, siempre abordar y tratar condiciones potencialmente mortales, especialmente la hemorragia exanguinante, antes de centrarse en otros aspectos de la atención para la amputación en sí. Además, si el paciente tiene múltiples lesiones, transporte inmediatamente al centro de trauma de más alto nivel disponible. Los pacientes con amputaciones proximales de dedo o extremidad deben ser llevados a la instalación más cercana con capacidades de replantación. Las excepciones a esta elección de destino pueden incluir pacientes con amputaciones de los dedos que ocurran en o más allá de la articulación falángica distal. Estos pacientes generalmente no son candidatos para la replantación de la parte amputada. Tratar cada pieza amputada como si pudiera ser reimplantada, con transporte urgente y manejo adecuado de la parte amputada.

12. ¿Cómo se asignan los destinos frente a víctimas masivas?

Siempre que sea posible, el objetivo de cualquier situación de múltiples pacientes es distribuir a los pacientes a todos los hospitales disponibles capaces de proporcionar los servicios necesarios y evitar sobrecargar cualquier hospital. La mayoría de los sistemas EMS tienen protocolos que abordan las víctimas masivas y las múltiples situaciones de los pacientes. Los pacientes críticos deben ser transportados y distribuidos entre los hospitales que tienen los servicios necesarios para atender la condición del paciente. Como ejemplo, los pacientes con trauma crítico deben ser transportados y distribuidos inicialmente entre los centros de trauma de nivel I y nivel II, mientras que los pacientes con lesiones menos graves deben ser dirigidos a centros no traumatológicos.

13. ¿Cuándo se debe llevar a los pacientes quemados a un hospital con un centro de quemados?

Los pacientes quemados se benefician en gran medida del transporte o el traslado temprano a hospitales con centros de quemados establecidos. Los siguientes criterios se pueden utilizar como pautas para ayudar a determinar qué pacientes podrían beneficiarse más del tratamiento en un centro de quemaduras establecido.

- Quemaduras de segundo o tercer grado que impliquen > 10% de la superficie corporal total
- Quemaduras de tercer grado en cualquier grupo de edad
- Cualquier quemadura en un área del cuerpo que pueda resultar en discapacidad cosmética o funcional (cara, mano, pies, ojos, oídos o perineo)
- Quemaduras eléctricas, incluyendo lesión de rayo

- Quemaduras por inhalación
- Quemaduras por sustancias químicas
- Quemaduras circunferenciales
- Quemaduras en cualquier paciente con una condición médica preexistente que podría complicar el manejo , prolongar la recuperación o afectar la mortalidad (por ejemplo, diabetes, EPOC, enfermedad cardíaca)

14. ¿Cuáles son las pautas para el destino de los pacientes con emergencias médicas?

Todos los pacientes médicos emergentes (por ejemplo, infarto agudo de miocardio, paro cardíaco, hemorragia gastrointestinal masiva, etc.) deben acudir al hospital más cercano por regla general. Los pacientes médicos no emergentes pueden acudirse al hospital solicitado por el paciente, la familia o el médico privado, siempre y cuando el servicio de EMS sea capaz de cumplir con esa solicitud. En ciertas áreas metropolitanas algunos hospitales han sido designados hospitales cardíacos o hospitales de accidente cerebrovascular. Estos hospitales deben considerarse como el destino adecuado para los pacientes médicos que parecen tener un infarto o accidente cerebrovascular agudo de miocardio. Cada sistema EMS debe tener protocolos específicos para aquellas condiciones médicas que puedan beneficiarse del transporte directo a un hospital especializado designado.

15. ¿Deben los pacientes con exposición significativa al monóxido de carbono ser llevados al hospital más cercano o hay servicios especializados necesarios para tratar a estos pacientes?

Los pacientes con signos de exposición significativa al monóxido de carbono que incluyen pérdida de conciencia, estado mental alterado, convulsiones y arritmias, así como aquellos que están embarazadas deben, si es posible, ser llevados directamente a un hospital con una cámara de oxígeno hiperbárica. La única excepción es el paciente con quemaduras e inhalación de humo asociado con trauma multisistema que en su lugar debe ir el centro de trauma de más alto nivel disponible con el fin de hacer frente a las lesiones principales primero.

16. Tenemos en nuestra región un lago de agua clara que supera los 80 pies (24 metros) de profundidad. Cada año el lago atrae a un número significativo de buceadores durante los meses de verano. ¿Los destinos difieren para las víctimas de accidentes de buceo?

Las víctimas de accidentes de buceo con síntomas que sugieren embolia aérea o enfermedad de descompresión requieren tratamiento en una cámara de oxígeno hiperbárica. Siempre que sea posible, los pacientes con accidentes sintomáticos de buceo deben ser llevados inmediatamente a un centro con una cámara de oxígeno hiperbárica (ver capítulo 70). La Red de Alerta del Buceador (DAN) tiene un sitio web y un número de teléfono de emergencia que está continuamente atendido para ayudar a los buceadores y al personal médico con cualquier pregunta que puedan tener y para dirigirlos a la cámara hiperbárica aprobada más cercana.

17. ¿Qué debo hacer cuando un hospital está en desvío o bypass de ambulancia, especialmente si tengo un paciente en paro cardíaco?

Como regla general, el estado de desvío de un hospital debe ser respetado y el paciente transportado a otro centro. Idealmente, los paros cardíacos deben ir al hospital más cercano, independientemente de un estado de desvío activo. En realidad, si el paciente no ha sido reanimado en la escena, hay muy pocas probabilidades de ser reanimado en el hospital. En consecuencia los recursos limitados deberían tener poco impacto.

18. ¿Puede un médico en la escena alterar las pautas de destino de nuestro sistema EMS?

No se debe permitir que un médico en la escena cambie el destino según lo determinado de acuerdo con el protocolo establecido de su agencia EMS, a menos que el cambio de destino sea aprobado por el médico de la estación base (en línea). Además, si un médico en escena desea intervenir, se debe informar al médico de que tendrá que acompañar al paciente en la ambulancia desde la escena hasta el hospital.

PERLAS Y DECISIONES CRÍTICAS:

- El resultado del paciente puede determinarse por la elección adecuada del destino hospitalario.
- Los pacientes con trauma gravemente heridos deben ser llevados a un centro de trauma designado.
- El transporte aeromédico en helicóptero es un recurso valioso y escaso que debe utilizarse sólo cuando sea absolutamente necesario.
- Tenga en cuenta los hospitales de atención especializada únicos en su comunidad y transporte a los pacientes adecuadamente.
- En un desastre o IMV, no sobrecargue ningún hospital cuando otros destinos hospitalarios sean una opción.
- Memorice y siga siempre sus protocolos de destino.

LECTURAS SUGERIDAS

1. Centers for Disease Control. Guidelines for Field Traige of Injured Patients Recommendations of the National Expert Panel on Field Triage. MMRW 2012;61(1):1-23.
2. Wallis H, Cooney DR. Diversion, Bypass, and Offload Delay. In: EMS Medicine. Cooney DR (ed). McGraw-Hill, 2016, pages 75-79.
3. Gunderson M. Principles of EMS System Design. In: Cone DC (ed). Emergency Medical Services. Clinical Practice and Systems Oversight. Volume 2: Medical Oversight of EMS, 2nd Edition, John Wiley and Sons. U.K. 2015, pgs. 3-16
4. American Burn Association. Burn Center Referral Criteria. Available at: http://ameriburn.org/wp-content/uploads/2017/05/burncenterreferralcriteria.pdf Accessed July 25, 2018
5. Lee JO and Herndon DN. Burns and Radiation. *Trauma. 7th ed.* McGraw Hill Medical, New York. 2013. 922-937
6. Mackenzie EJ, Rivara FP, Jurkovich GJ, et al. A National Evaluation of the Effect of Trauma-Center Care on Mortality. *N Engl J Med.* 2006;354:366-78.
7. Vickers BP, Shi J, Lu B. Comparative study of ED mortality risk of US trauma patients treated at level I and level II vs nontrauma centers. *Am J Emer Med.* 2015;33:1158-1165.
8. Morshed S, Knops S, Jurkovich GJ, et al. The Impact of Trauma-Center Care on Mortality and Function Following Pelvic Ring and Acetabular Injuries. *J Bone Joint Surg Am.* 2015;97:265-72.
9. Kaufman EJ, Ertefaie A, Small DS, et al. Comparative Effectiveness of Initial Treatment at Trauma Center vs Neurosurgery-Capable Non-Trauma Center for Severe, Isolated Head Injury. *J Am Coll Surg.* 2018;226:741-751.
10. Grossman MD, Yelon JA, and Szydiak L. Effect of American College of Surgeons Trauma Center Designation on Outcomes: Measurable Benefit at the Extremes of Age and Injury. *J Am Coll Surg.* 2017;225: 194-199.
11. Haas B, Stukel TA, Gomez D, et al. The mortality benefit of direct trauma center transport in a regional trauma system: A population-based analysis. *J Trauma Acute Care Surg.* 2012;72: 1510-1517.
12. Mechem CC: Emergency Medical Services. In Tintinalli JE, et al (eds): Emergency Medicine: A Comprehensive Study Guide, 8th ed. New York, McGraw-Hill, 2016, pp 1-3.
13. Stone CK, Thomas SH: Air Medical Transport. In Tintinalli JE, et al (eds): Emergency Medicine: A Comprehensive Study Guide, 8th ed. New York, McGraw-Hill, 2016, pp 11–14.

14. Legome EL, Jain A.: General Principles of Trauma. In Wolfson AB, et al (eds): Harwood-Nuss' The Clinical Practice of Emergency Medicine, 6th ed. Philadelphia, Wolters-Kluwer Health, 2015, pp 123-130.

15. Salomone JP, Salomone JA: Trauma Systems of Care. In: Cone DC, et al (Eds) Emergency Medical Services. Clinical Practice and System Oversight. 2nd Edition. Wiley Publishers, U.K, 2015:Vol 1; 211-215.

16. Hatfield JL, Thomas SH: Air Medical Transport. In: Cooney DR, et al (Eds) EMS Medicine. McGraw-Hill Publishers, N.Y. 2016:pp120-130.

17. Lyng JW: Field Triage and Transport Decision Making. In: Cooney DR, et al (Eds) EMS Medicine. McGraw-Hill Publishers, N.Y. 2016:pp 373-384.

18. Redlener MA, Kaufman B: Mass Casualty Management. In: Cooney DR, et al (Eds) EMS Medicine. McGraw-Hill Publishers, N.Y. 2016:pp 579-583.

CAPITULO 6. DOCUMENTACIÓN Y REGISTRO

1. ¿Por qué es tan importante la documentación? ¿No debería ser la más importante la calidad de la atención que ofrezco a mis pacientes?

Tiene razón: la mejor protección que tiene contra la pérdida de una demanda es una atención médica efectiva, apropiada y oportuna. La pregunta es, ¿cómo sabría usted, un juez o un jurado qué atención médica proporcionó uno, dos, incluso 5 años después del incidente? Es extremadamente improbable que recuerde los detalles finos de un caso después de unos días o semanas, y mucho menos años más adelante. Por lo tanto, su capacidad para documentar sus hallazgos y tratamiento es fundamental para ayudarle a recordar tales eventos. Hay otra razón para la documentación de calidad. Como un socorrista de emergencia que trabaja en un sistema EMS, usted es el punto de entrada en el continuo de atención médica. Su paciente probablemente verá muchos más eslabones en esta cadena: el personal de la ED, los médicos y los profesionales de la salud aliados, como los terapeutas respiratorios o físicos. Su documentación les proporciona la información necesaria sobre lo que sucedió al inicio de la atención del paciente. Su documentación sirve como base para entender lo que sucedió en la escena y establece una base para la continuidad de la atención. Otro beneficio importante de su documentación es la revisión para la mejora de la calidad (QI). La capacidad de revisar la presentación del paciente, los tratamientos y la utilización del protocolo es esencial a medida que EMS continúa evolucionando.

2. ¿Qué conceptos sirven de base para la documentación de calidad?

Comience con los conceptos básicos de la buena escritura. Seguir estas pautas le ayudará a crear un documento de calidad:

- Usar tinta negra o azul para documentar. Estos colores fotocopian mejor que los más ligeros.
- Pensar. Pase unos momentos revisando sus hallazgos y tratamiento antes de comenzar a escribir. Le ayudará a organizar su enfoque y le ahorrará tiempo más adelante.
- Utilice un método coherente de gráficos. Si te acercas a tu narrativa de la misma manera cada vez, será más fácil y rápido recordar lo que encontraste e hiciste. A continuación se detallan varios enfoques. (véase la pregunta 6)

- Imprima perfectamente. Si está utilizando un dispositivo electrónico de registro de atención al paciente (PCR) esto no es un problema. Si, sin embargo, no tiene acceso a un registro electrónico, tendrá que poner la pluma en papel y escribir. Su escritura debe ser fácilmente legible por cualquier persona que revise su PCR. Para la mayoría de nosotros, eso significa imprimir en letras de bloque, no en escritura. Lamentablemente, la mala escritura no se limita a los médicos.
- Deletrée correctamente. Reduce la confusión del lector y te presenta de una manera profesional e inteligente.
- Utilice el español estándar y la gramática. Esto significa oraciones completas, con puntuación y gramática correctas. Escribir correctamente también presentará su cuidado documentado en una apariencia profesional. Usa oraciones simples. Evite la jerga médica o el argot coloquial.
- Pruebe de leer su trabajo. Cuando haya terminado de escribir, revise lo que escribió. ¿Tiene sentido? ¿Refleja con precisión lo que sucedió en la llamada? Si no está seguro, pida a un miembro de la tripulación o socio que revise su escritura para obtener precisión y claridad. Si necesita corregir lo que escribiste. Pon tu error con una sola línea e inicia el ponches.
- "Cierre" su narrativa. Si existe algún espacio en blanco en la hoja después de completar su informe, táchelo en forma cruzada para mostrar al lector que de hecho ha terminado con su documentación.

3. Acabo de recordar algo sobre el cuidado del paciente, pero he terminado con la narrativa. ¿Cómo lo agrego?

Para cualquier adenda a su documentación original, indique claramente que la nueva sección se agregó después del hecho. Puede hacerlo comenzando la nueva sección con una frase como "Addendum:" e inicializando la sección después de que haya terminado. También debe anotar la fecha y la hora de la adición.

4. ¿Cómo debo rellenar las secciones de la casilla de verificación?

Los informes de atención al paciente, especialmente los PCR electrónicos, a menudo se construyen con una combinación de casillas de verificación y secciones narrativas.

- Rellene todas las casillas de verificación. Dejar cualquier espacio en blanco puede implicar al lector que: a) lo perdiste, b) no lo hizo, o c) lo omitió intencionalmente.
- Si hay una sección en el reporte que no se refería a la atención del paciente, saque la casilla o sección y escriba "N/A" (No aplicable) junto a ella.

- Si comete un error en una casilla de verificación, tachar cuidadosamente el texto y el recuadro con una línea y ponga sus iniciales en el cambio.

5. Podría haber cometido un error durante mi asistencia. ¿Qué hago?

Reconocer que los errores ocurren en la medicina. Proporcionar atención no es una ciencia exacta; es por eso que se llama la "práctica" de la medicina. La conclusión es que es mejor documentar el error claramente en lugar de omitirlo del informe. Los tribunales son mucho más indulgentes con un error admitido, en comparación con averiguar más tarde sobre un error omitido.

6. Hay tanta información que registrar. ¿Cómo mantenlo todo organizado?

Hay varios formatos para usar al organizar la información médica. Su agencia puede tener una política que identifique cómo debe organizar la documentación en un informe de atención al paciente. Independientemente de cuál seleccione, úselo de forma coherente.

Formato "CHERT"

- **C** = "Queja **C**entral" – motivo de consulta principal
- **H** = Historia: (usando la mnemotecnia SAMPLE)
    - *S* = Síntomas: (usando la mnemotecnia OPQRST)
        - *O:* Onset – cuando ocurrió por primera vez el evento
        - *P:* Provocación/Paliación – qué mejora o empeora el
        - discomfort
        - *Q:* Calidad – descripción subjetiva del motivo de consulta
        - *R:* Región/irradiación/síntomas Relacionados – la localización del disconfort, extensión y síntomas relacionados
        - *S:* Severidad – qué tan severo es el discomfort
        - *T:* Tiempo – cuánto hace que ocurre el evento
    - *A:* Alergias a drogas prescriptas o no, alimentos, o medio ambientales
    - *M:* Medicación que el paciente consume (prescripta, no prescripta u homeopática- hierbas)
    - *P:* historia médica Pasada
    - *L:* La última ingesta
    - *E:* Eventos que llevaron a la lesión o enfermedad
    - **E** = **E**valuación (Física): utilizando uno de los siguientes enfoques:
        - de cabeza a pies
        - Por sistemas
        - Evaluación primaria y secundaria

- **R** = **R**ecomendación de tratamiento siguiendo esquema de protocolo
    - Lista detallada del tratamiento de acuerdo con el protocolo aceptado
    - Evaluación o respuesta a cada etapa del tratamiento
- **T** = **T**raslado y **T**ransferencia (Utilizando el acrónimo DTFN)
    - *Destino:* quién recibió al paciente, y qué centro
    - *Tiempo:* de traslado de la atención al centro receptor
    - *Líquidos:* tipo y volumen de los fluidos recibidos por el paciente
    - *Necesidad:* de actualizar la condición del paciente

Formato "SOAP(IER)"

- **S** = Información **S**ubjetiva : "Queja **C**entral" – motivo de consulta principal e historia del paciente (SAMPLE)
    - *S*: Síntomas: (Use la mnemotecnia OPQRST)
        - O: Onset
        - P: Provocation/ Palliation
        - Q: Quality
        - R: Region/ Radiation/ Related symptoms
        - S: Severity
        - T: Time
    - *A:* Alergias
    - *M:* Medicaciones
    - *P:* historia médica Pasada
    - *L:* La última ingesta
    - *E:* Eventos que llevaron a la lesión o enfermedad
- **O** = Información **O**bjetiva: Evaluación física apropiada para el paciente
    - de cabeza a pies
    - Por sistemas
    - Evaluación primaria y secundaria
- **A/P** = **A**nalisis de la evaluación y **P**rotocolos utilizados para el tratamiento
- **I/E** = **I**mplementación de Protocolos y **E**valuación de tratamiento
    - Listado cronológico del tratamiento proporcionado sobre la base del protocolo aceptado
    - Evaluación o respuesta a cada etapa del tratamiento

- **R** = **R**eporte (Utilizando el acrónimo *DTFN*)
    - Destino: quién recibió al paciente, y qué centro
    - Tiempo: de traslado de la atención al centro receptor
    - Líquidos: tipo y volumen de los fluidos recibidos por el paciente
    - Necesidad: de actualizar la condición del paciente

7. ¿Cómo registro lo que el paciente me dice?

La información subjetiva debe documentarse utilizando las palabras del paciente, ya que no puede ver los síntomas del paciente directamente. Usando frases como "El paciente dice que..." o "Policía en escena reporta que..." le dirá al lector que usted está reportando fue dicho a usted y no observado directamente. Si un paciente declara una respuesta negativa a una pregunta, regístrela de la siguiente manera: "El paciente niega cualquier alergia a medicamentos".

8. ¿Cómo registro mis hallazgos físicos?

La información objetiva debe ser registrada de manera profesional y ordenada utilizando un tono neutro. Documentar el comportamiento del paciente de una manera no judicial. Por ejemplo, afirmar que el paciente estaba "borracho" o "intoxicado" no es tan preciso como "el paciente tiene alcohol en su aliento, habla sorda y parece tener una marcha asombrosa".

9. ¿Puedo abreviar mi documentación para ahorrar tiempo y espacio?

Sí, pero utilice solo abreviaturas aprobadas. Usar los que usted compone puede ser confuso para el lector. Su agencia puede tener una lista aprobada de abreviaturas para la documentación que se debe seguir. Además, la Comisión Mixta de Acreditación de Hospitales (JCAHO) tiene una lista de abreviaturas de "No Usar" porque conducen a confusión (Cuadro 6-1).

Tabla 6-1: Joint Commission "No usar" Lista de abrevaciones[1]		
No usar	**Problema Potencial**	**Usar en su lugar**
U (unidad)	Confusión con "0" (cero), con el número"4" (cuatro) o "cc"	Escriba "unidad"
UI (Unidades Internacionales)	Confusión con IV (intravenoso) O el número 10 (diez)	Escriba "Unidades Internacionales"
Q.D., QD, q.d., qd (diariamente) Q.O.D., QOD, q.o.d, qod (día por medio)	Confunde uno con otro	Escriba "diariamente" Escriba "día por medio"
Cero final (X.0 mg)* Ausencia de cero inicial (.X mg)	Se pierde el punto decimal	Escriba X mg Escriba 0.X mg
SM MSO4 and MgSO4	Puede significar sulfato de morfina o sulfato de magnesio Confunde uno con otro	Escriba "sulfato de morfina" Escriba: "sulfato de magnesio"

***Excepción:** Un "cero de arrastre" sólo se puede utilizar cuando sea necesario para demostrar el nivel de precisión del valor que se está notificando, por ejemplo, para los resultados de laboratorio, estudios por imágenes que informen del tamaño de las lesiones o tamaños de catéter/tubo. No se puede usar en pedidos de medicamentos u otra documentación relacionada con medicamentos.

1 Se aplica a todos los pedidos y toda la documentación relacionada con medicamentos que esté escrita a mano (incluida la entrada de computadora de texto libre) o en formularios preimpresos.

Abreviaturas, acrónimos y símbolos adicionales (Para una posible inclusión futura en la Lista Oficial de "No Usar")

No usar	Problema Potencial	Usar en su lugar
> (mayor de) < (menor de)	Se puede interpreter como el número "7" (siete) o la letra "L" Confunde uno con otro	Escriba "mayor de" Escriba "menor de"
Abreviar el nombre de las drogas	Malainterpretación debido a abrevaciones similares de diferentes drogas	Escriba el nombre de la droga completo
@	Confusión con el número "2" (dos)	Escriba "en"
cc	Confusión con U (unidades) cuando no se escribe correctamente	Escriba "ml" o "mililitros"
µg	Confusión con mg (miligramos) que puede resultar en sobredosis mil veces mayores	Escriba "mcg" o "microgramos"

10. ¿Cuándo debo documentar? ¿Puede esperar hasta el final del turno?

No. Si retrasa la documentación del incidente, corre el riesgo de olvidar aspectos potencialmente clave de la evaluación o el tratamiento que ha prestado. Además, la mayoría de los sistemas EMS requieren que usted deje una copia del informe con el paciente o el personal médico antes de salir del hospital.

PERLAS Y DECISIONES CRÍTICAS:

- **Sea conciso**, ya que no hay mucho espacio en el PCR para escribir. La brevedad, pero la integridad, es la clave.
- **Compruebe su ortografía**. Hay varios diccionarios médicos electrónicos que se pueden descargar en una computadora, tableta o teléfono inteligente. Alternativamente, un diccionario de bolsillo anticuado servirá. A pesar de todo, lleva uno para ayudarte a deletrear correctamente los términos médicos.

- **Las negativas de los pacientes** a la atención médica conllevan el mayor riesgo legal para el paramédico. Asegúrese de documentar claramente que el paciente: fue evaluado (resultados del documento) fue advertido de que la negativa de la atención médica o el transporte podría resultar en un resultado adverso, hasta, e incluyendo la muerte. se le aconsejó buscar más atención médica y llamar al sistema EMS en cualquier momento. entendió y fue capaz de repetir de nuevo a usted las advertencias que acaba de proporcionar. Asegure todas las firmas en el formulario que se requieren, como las del paciente, y cualquier transeúntes.
- **Si no fue escrito, no se hizo**. Este es un aspecto básico de la documentación sobre el paciente, ante la duda: documente.

LECTURAS SUGERIDAS

1. 1. Joint Commission of Accreditation of Hospital Organizations. Do Not Use List. https://www.jointcommission.org/facts_about_do_not_use_list/. Accessed Dec 2, 2018
2. 2. Mikkelsen S, Schaffalitzky de Muckadell C, Binderup LG, Lossius HM, Toft P, Lassen AT. Termination of prehospital resuscitative efforts: a study of documentation on ethical considerations at the scene. Scand J Trauma Resusc Emerg Med. 2017;25:35. Full text article accessible at: https://sjtrem.biomedcentral.com/articles/10.1186/s13049-017-0381-1 Accessed May 6, 2019.
3. 3. Short M, Goldstein S. EMS, Documentation. StatPearls 2018. Accessible on-line at: https://www.ncbi.nlm.nih.gov/books/NBK448107/ Accessed May 6, 2019.
4. 4. Staff T, Søvik S. A retrospective quality assessment of pre-hospital emergency medical documentation in motor vehicle accidents in south-eastern Norway. Scand J Trauma Resusc Emerg Med. 2011 Mar 31;19:20. Full text accessible at: https://www.ncbi.nlm.nih.gov/pmc/articles/PMC3080326/ Accessed May 6, 2019.
5. 5. Laudermilch DJ, Schiff MA, Nathens AB, Rosengart MR. Lack of emergency medical services documentation is associated with poor patient outcomes: a validation of audit filters for prehospital trauma care. J. Am. Coll. Surg. 2010 Feb;210(2):220-7. Full text accessible at: https://www.ncbi.nlm.nih.gov/pmc/articles/PMC2853922/ Accessed May 6, 2019.
6. 6. Rohrer K. Electronic Health Records in Prehospital Care. Stud Health Technol Inform. 2017;236:227-234.

CAPÍTULO 7. ASPECTOS MEDICOLEGALES

1. ¿Puedo practicar toda mi carrera y nunca ser demandado?

Claro que puede. El personal de EMS goza, en general, de una buena reputación en la comunidad por el cuidado y el tratamiento que prestan. Especialmente desde el 11/01, fecha del ataque al World Trade Center, el Pentágono y el accidente aéreo en Pensilvania, el público reconoce la naturaleza peligrosa de los tipos de llamadas a las que responde el personal de emergencia y, respetando adecuadamente, por ello y los peligros implícitos en su entorno de trabajo. El público seleccionado para ser jurado y escuchar un caso dado, muy probablemente presumirá ciertas cosas que hacen que un veredicto favorable para la defensa sea más probable. Reconocerán que los respondedores del SME están poniendo sus vidas en juego cada turno; que la misión de los respondedores del SME es servir al público y tratar de prevenir o reducir el sufrimiento humano; que, a pesar de que puede ocurrir un mal resultado, lo más probable es que el equipo de EMS estuviera haciendo todo lo posible para salvar vidas y ayudar al paciente.

2. Si cometo un error, ¿me demandarán?

La respuesta definitiva es tal vez. Si se comete un error flagrante, es el servicio o empleador de EMS el que es la entidad más probable que se debe demandar. Históricamente ha sido poco probable que un proveedor de EMS individual sea demandado a su capacidad personal ya que el error médico habría ocurrido dentro del curso y el alcance del empleo del proveedor y, por lo tanto, el empleador u organismo sería considerado responsable bajo la teoría legal de respondet superior (una frase en latín y una máxima legal que significa "Que el maestro responda para las acciones del servidor"). Una razón principal por la que el empleador sería demandado en lugar del empleado es porque el empleador tiene el seguro o los activos para satisfacer cualquier juicio ingresado como resultado de un veredicto del jurado. La mayoría de los proveedores individuales de EMS no tienen los "fondos" necesarios para satisfacer un juicio por una lesión causada sustancialmente por negligencia a un paciente. del mismo modo, si el servicio del SME es gubernamental, es probable que la entidad gubernamental local o regional también sea nombrada en la demanda. Esto no quiere decir que un director individual de EMT o médico nunca será nombrado en la corte, sin embargo, es mucho menos probable que ocurra.

3. A veces el paciente tiene un mal resultado a pesar de mis esfuerzos. ¿Eso me generará una demanda?

La forma más rápida de asegurar que un paciente o familia llamará a un abogado es dejar de hablar con ellos cuando se produce un mal resultado. Los proveedores de atención médica a menudo están demasiado ocupados para dedicar suficiente tiempo a explicar la inevitabilidad de algunos resultados adversos a pacientes y familiares. Es la naturaleza humana tratar de evitar lidiar con problemas o fracasos y, por lo tanto, a veces los proveedores "esconden la cabeza en la arena" cuando se produce un mal resultado o se ha cometido un error. Es importante involucrar al paciente y a la familia poco después de un resultado adverso inesperado, pero esto generalmente debe ser hecho por un director médico, supervisor o gerente de riesgo. Usted debe discutir con sus supervisores y director médico cómo una situación de este tipo debe ser manejada para que esto, al igual que los otros protocolos médicos de su sistema, esté claro en su mente mucho antes de enfrentar su primer evento de este tipo.

4. ¿Qué puedo hacer para tratar de prevenir una demanda?

La simple verdad es que los proveedores de atención médica que tienen buenos modales o habilidades con las personas y siguen hablando con sus pacientes y familiares, incluso cuando la adversidad golpea, tienen menos demandas presentadas en su contra. Los buenos modales al lado de la cama es similar a los buenos modales que resultan en interacciones interpersonales suaves, causando menos fricción y confrontación que las palabras o la conducta mordaz. El ser tosco comunica que el proveedor de atención médica está demasiado ocupado para escuchar y responder a las necesidades de la persona para la que presta sus servicios profesionales. El comportamiento ofensivo atrae críticas.

5. ¿Qué más puedo hacer para minimizar mi riesgo de ser demandado?

El único paso más importante que puede tomar para evitar ser demandado es hacer todo lo posible para siempre hacer lo correcto para el paciente. El siguiente paso más importante es documentar su atención a fondo. Los casos de negligencia médica a menudo se denominan "casos de registros". Esto significa que, desde el punto de vista del abogado del demandante, debe haber pruebas documentales de la violación del estándar de atención, ya sea en forma de un acto ilícito documentado o prueba de una omisión. El acto ilícito documentado puede ser claro y obvio, aunque la demanda todavía puede ser muy discutida, como se explica a continuación. La omisión se identifica mediante un documento que no demuestra que, por ejemplo, se realizó un examen neurológico antes de que un paciente en riesgo de lesión en la cabeza fuera dado de alta y no transportado. Recuerda el dicho: "Si no estaba documentado, no se hizo". Aunque sabemos que a veces se hacen cosas importantes que no se documentan, usted hará un caso más convincente para el jurado cuando el registro documenta claramente que los pasos razonables y apropiados que están a la altura del estándar de atención esperado para el tipo de llamada fueron tomadas.

6. ¿Qué tan extensa debe ser la documentación?

Aunque no todo el cuidado está documentado, la información esencial debe ser registrada. No olvide documentar los "positivos pertinentes" y los "negativos pertinentes". A veces, el ritmo de los servicios médicos de emergencia (SME) se mueve tan rápidamente que la atención importante que se prestó no siempre queda registrada. Sin embargo, usted puede contar con pasar un tiempo considerable en la declaración y en la sala del tribunal, mientras que el abogado del demandante destaca el vacío en el registro y interroga al testigo médico o acusado desdálo. El abogado repetirá la frase, "Si no está documentado, no se hizo", en la sala del tribunal. Aunque una falta de documentación a veces se puede defender a través de testimonios de que la costumbre, el patrón, el hábito y la práctica del proveedor es realizar siempre un examen o prueba particular para un paciente con la queja en particular en cuestión, un jurado puede ver tales declaraciones como egoístas y no ser perseguidor. En cambio, un historial médico que es minuciosamente completo y bien documentado puede indicar al abogado de un demandante que se niegue a seguir adelante con el caso. Tres factores proporcionan buenas razones para negarse a aceptar un caso de negligencia médica potencial: 1. Si la historia es completa, incluso si es factualmente incorrecta, pero muestra que se tomó tiempo y esfuerzo para adquirirlo. 2. Si el examen físico es minucioso y no está lleno de rutina, las frases preestablecidas, y en su lugar se adapta al paciente individual. 3. Si la evaluación y el plan son razonables dado lo que se conocía o, en el ejercicio de la práctica razonable de la medicina, lo que debería haberse conocido y cumplen con las políticas o protocolos generalmente aceptados.

7. ¿Cuál es el estatuto de limitaciones para un caso de negligencia médica?

El plazo dentro del cual una demanda por negligencia médica debe ser presentada o prohibida para siempre es el Estatuto de Limitaciones y varía de un estado a otro. Debe comprobar la ley de su propio estado para determinar la respuesta específica a esta pregunta. El estatuto de limitaciones suele ser más largo de lo que su memoria es clara, por lo que es un registro de atención al paciente (PCR por sus siglas en inglés) bien documentado que le ayudará a recordar los hechos, "llenar los vacíos" en su memoria, y ayudarle más si una demanda se presenta alguna vez. El mantenimiento de registros disciplinado y exhaustivo a menudo puede demostrar que se cumplió el estándar de atención, lo que significa que las probabilidades de tener que llegar a las cuestiones de causalidad y daños son sustancialmente menores.

8. ¿Cuáles son los elementos de un caso de negligencia médica?

Hay cuatro elementos para un reclamo por negligencia: derechos, obligaciones, incumplimiento, causalidad y daños. En casos de negligencia médica, utilizamos un término abreviado que combina el deber y el incumplimiento del deber y lo llamamos "estándar de violación de la atención". Por lo tanto, en casos de negligencia médica, hay tres elementos jurídicos en la reclamación. El demandante tiene la carga de probar 1) violación del estándar de atención, 2) causalidad, y 3) lesiones, pérdidas o daños.

9. ¿Qué constituye una "violación del estándar de atención"?

La cuestión de si el proveedor de atención médica violó el estándar de atención es una cuestión de hecho que el jurado debe decidir. Generalmente, cuando un paciente acepta la oferta de entrega de atención médica de un proveedor de atención médica, surge el deber legal de proporcionar atención razonable. El deber de cumplir con el estándar de atención, requiere que el proveedor de atención médica brinde ese grado de atención basado en el conocimiento, habilidad, capacitación, educación y experiencia del proveedor de atención médica que cualquier proveedor de atención médica razonable, igualmente capacitado, proporcionaría en las mismas o similares circunstancias. Esta medida de "proveedor de atención médica razonable" de conducta apropiada, en su caso, es lo que el proveedor de EMS razonable y prudente haría, o no haría, cuando se enfrentaría con lo que estaba enfrentando. Un estándar de violación del cuidado es probado por testimonios de expertos. El demandante está obligado a llamar a una persona a la que el tribunal acepta como un experto en atención de EMS que tiene más que una familiaridad casual con su nivel de capacitación para testificar que el cuidado era deficiente o no cumplió con el estándar de atención aplicable para ese nivel de capacitación. La defensa puede entonces interrogar al experto del demandante y también puede llamar a su propio experto para testificar que se cumplió con el estándar de atención; es decir, el cuidado era aceptable. Si un proveedor de EMS viola las políticas, procedimientos o protocolos de su propio departamento, o los protocolos o estándares nacionales cuando se aplican, se vuelve mucho más fácil y menos una cuestión de opinión para probar el primer elemento requerido del caso de negligencia médica, estándar de violación de la atención. Por lo tanto, siempre debe seguir las políticas, procedimientos y protocolos aplicables, ya que están allí por una razón, una buena atención al paciente y proporcionar una buena defensa a una demanda.

10. ¿Se aplica el "estándar de atención" a los proveedores prehospitalarios como lo hace con los médicos y enfermeras?

Absolutamente. La esencia de un caso de negligencia médica es la misma independientemente de si el acusado es un médico, enfermera o proveedor de

EMS. Se pedirá al jurado que determine lo que el proveedor de atención médica razonable con el mismo nivel de experiencia habría hecho en las mismas o similares circunstancias. Un punto importante es lo que significa la frase, "las mismas o similares circunstancias". La respuesta a la pregunta se ve dramáticamente afectada por el "parámetro" que se utiliza para medir la conducta. Si el sitio del supuesto error es una pequeña comunidad, la defensa querrá que el acusado sea responsable del nivel de atención que se proporciona habitualmente en esa comunidad; por lo tanto, el "estándar comunitario" o la "regla de la localidad". Por otro lado, dado que un estándar nacional de atención puede definirse más claramente y ser más estricto, lo más probable es que el demandante argumente que una norma nacional es apropiada. El demandante también argumentará que la norma nacional es apropiada si el proveedor de atención médica está certificado por una norma reconocida a nivel nacional, como el Registro Nacional de Técnicos Médicos de Emergencia (NREMT). La consideración de este tema es importante porque un proveedor de atención médica rural que está certificado con un estándar nacional se llevará al mismo nivel que un proveedor urbano que puede haber tenido la oportunidad de acumular mucha más experiencia y tener el beneficio de un programa de educación médica continua más completo para mantener las habilidades actualizadas.

11. ¿Qué es la causalidad?

Aunque la negligencia se muestra cuando el jurado es persuadido de que el proveedor de atención médica acusado violó el estándar de atención, no es suficiente para el abogado simplemente mostrar una conducta negligente. La causalidad debe ser satisfecha. Es necesario demostrar que la violación del estándar de atención es lo que causó los daños del paciente. Esto es a menudo donde los casos de negligencia médica se defienden con mayor éxito. Por ejemplo, la historia clínica preexistente del paciente puede ser responsable de las lesiones del paciente más bien cualquier negligencia por parte del proveedor de atención médica.

12. ¿Qué tan difícil es mostrar causalidad?

La causalidad es complicada y engañosa. Aunque puede haber "causa de hecho", no se da necesariamente a ello que la ley reconocerá la causa legal, lo que significa responsabilidad legal. "Causa legal" adopta una de dos formas: 1) "pero para" la causalidad y 2) la causalidad "sustancial". "Pero para" la causalidad significa que la conducta del demandado causó el daño al paciente en una secuencia natural y probable de acontecimientos, la cascada de los cuales fluyó directamente de la conducta injusta del acusado y no habría ocurrido "sino por" el comportamiento culpable del acusado. En pocas palabras, el demandante debe probar que las lesiones no se habrían producido, sino por el acto u omisión negligente del demandado. La causalidad "sustancial" surge cuando existen dos o más causas simultáneas, cualquiera de las cuales es suficiente para producir el resultado perjudicial. En tales casos, la causalidad se satisface si la acción o la falta de acción de cualquier demandado fue un factor sustancial en la produción del daño. La existencia de la causalidad es una pregunta que el jurado debe decidir. La causalidad también se presenta al jurado mediante testimonios de testigos expertos que opinan que el estándar de violación de la atención causó, de hecho, las lesiones del demandante por cualquiera de los métodos descritos anteriormente. El abogado defensor tiene de nuevo la oportunidad de interrogar a los expertos del demandante y presentar testimonios periciales de su propio(s) experto(s) para defenderse contra el elemento de causalidad. A modo de ilustración, en Colorado, el tribunal da al jurado las siguientes instrucciones para determinar si la causalidad está satisfecha.

- 9:18 CAUSA CUANDO SOLO SE ALEGA UNA CAUSA – DEFINIDA La palabra "causa" como se utiliza en estas instrucciones significa un acto o falta de acción que en secuencia natural y probable produjo el daño alegado. Es una causa sin la cual la lesión reclamada no habría ocurrido.
- 9:19 CAUSAS CONCURRENTES Más de una persona puede ser responsable de causar lesiones, pérdidas o daños. Si usted encuentra que el demandado fue negligente y que su negligencia causó lesiones, pérdidas o daños al demandante, no es una defensa que la negligencia de una tercera persona también pudo haber sido una causa de lesiones, pérdidas o daños.

13. ¿Cuáles son los daños legales que un demandante puede recuperar?

No basta con afirmar simplemente que se han producido daños y perjuicios. Se deben mostrar lesiones o pérdidas reales, y son estas pérdidas reales las que son compensables. En otras palabras, debe existir un daño real que probablemente resulte de una conducta injusta. En casos de negligencia médica, un demandante generalmente puede recuperar dos formas de daños; daños económicos y daños no económicos. Los daños económicos consisten en cosas como gastos médicos y de rehabilitación, salarios perdidos, pérdida de capacidad de ganar y gastos de bolsillo. Los daños no económicos consisten en cosas como el dolor y el sufrimiento, la angustia emocional, el deterioro de la calidad de vida, el dolor, las molestias, la vergüenza, la humillación y la pérdida del disfrute de la vida. El deterioro físico y la desfiguración también son daños compensables. Los daños punitivos o ejemplares son muy raramente un problema en casos de negligencia médica.

14. ¿Debe el acusado probar que no fue negligente?

No. Es obligación del demandante probar los elementos requeridos de una demanda por el nivel requerido de prueba para prevalecer. Los casos de negligencia, también conocidos como casos de malpraxis médica, son casos civiles, no penales. En los casos penales, la carga de la prueba exige que cada uno de los elementos que consituten un delito sea probado por la fiscalía "más allá de una duda razonable". En un caso civil como un caso de negligencia médica, la carga de la prueba recae sobre el demandante para probar cada uno de los tres elementos de esta acción por negligencia "por una preponderancia de las pruebas". Las palabras y frases que connotan que la preponderancia de la evidencia está satisfecha incluyen "probable", "probable", "más probable que no" y, en algunos estados, "a un grado razonable de probabilidad médica" o "a un grado razonable de certeza médica". Estos términos significan que cada uno de los tres elementos de una reclamación por negligencia debe demostrarse al estándar de probabilidad del 51%: el jurado debe ser convencido de que el demandante ha prevalecido en cada elemento de una manera incluso más convincente que no. El acusado prevalece si el jurado concluye que el demandante no demostró ninguno de los elementos requeridos por una preponderancia de las pruebas.

15. ¿Debería un aviso de que tengo que dar una declaración hacer que mi "sangre se enfríe"?

No. La mayoría de las veces, sólo serás un testigo de hecho, pero si eres un acusado, no tendrás que hacerlo solo. Usted debe ser representado por un abogado defensor de mala praxis seleccionado por la compañía de seguros de su empleador que lo guiará a través del proceso y lo preparará para las preguntas, problemas médicos y asuntos fácticos que serán explorados en la declaración. Usted habrá revisado el caso y estará familiarizado con los registros y preguntas con respecto a la atención proporcionada. Además, si simplemente dice la verdad, una declaración es un proceso fácil de superar. Hay tres buenas razones por las que se toman declaraciones durante la fase de descubrimiento de una demanda: (1) para descubrir los hechos y quién los tiene, (2) para fijar al testigo para mantenerlos a la historia, y (3) para evaluar la credibilidad del testigo y estimar cómo es probable que un jurado responda al testimonio. Este análisis final es particularmente importante cuando el abogado del demandante depone al proveedor de atención médica acusado. La actitud del demandado es una parte de la ecuación que entra en la valoración del caso y si el caso debe ser juzgado o resuelto. Como en todos los aspectos de la vida, las "personas agradables" generalmente son tratadas mejor que otras. Un proveedor de EMS que es arrogante, con aires de superioridad y egoísta es un blanco atractivo para el abogado del demandante; el abogado tratará de enviarlos como indiferentes, caballerosos e irrespetuosos con sus pacientes y tratarán de hacer que el acusado muestre esos rasgos frente al jurado. En contraste, el abogado del demandante perderá credibilidad al tratar de pintar a un proveedor cortés, compasivo y de habla suave como una persona insensible. Recuerde, un jurado probablemente va a estar de su lado debido al servicio público que brinda a la comunidad. Sólo tienes que darles ninguna razón para cambiar ese punto de vista, por lo que un comportamiento no confrontativo, honesto y profesional le servirá bien.

16. ¿Qué son los DNR, los testamentos vivos y los poderes duraderos?

Los llamados DNR (Órdenes de NO resucitación), los testamentos vivos y los poderes duraderos son leyes promulgadas por las legislaturas estatales; por lo tanto, varían de un estado a otro. En consecuencia, los estatutos apropiados en una jurisdicción determinada deben ser examinados cuidadosamente. Estos estatutos van por varios nombres. Por ejemplo, en Colorado, los estatutos pertinentes son (1) la Ley de Decisión de Tratamiento Médico de Colorado, que es la ley de voluntad viviente e incluye un formulario aprobado titulado la Declaración en cuanto al Tratamiento Médico o Quirúrgico; 2) el artículo Apoderado de los responsables de la toma de decisiones para el tratamiento médico, que delinea las circunstancias en las que una persona puede sustituir al paciente en la toma de decisiones; 3) la Directiva relativa a la reanimación cardiopulmonar, que especifica las circunstancias apropiadas para los DNR, y 4) la sección de Poder de Abogado de Durable Médico.

17. Estas leyes suenan igual. ¿Hay alguna diferencia?

Aunque son similares en algunos aspectos, hay diferencias importantes. Por ejemplo, el testamento vital sólo se activa después de que un paciente se ha incapacitado, pero en muchos estados hay un retraso en que el paciente debe ser incapacitado durante un cierto tiempo antes de que se puedan implementar las disposiciones del testamento viviente. Por otro lado, los responsables de la toma de decisiones proxy para el tratamiento médico y el poder médico duradero se activan inmediatamente después de la incapacidad del paciente. Por último, la directiva relativa a la reanimación cardiopulmonar se activa inmediatamente después de la firma del paciente.

18. ¿Qué sucede si no se sigue la ley estatal?

Las políticas, procedimientos y protocolos que guían las operaciones de EMS deben ser consistentes con los requisitos legales de las leyes en un estado en particular. El incumplimiento de los requisitos legales puede resultar en negligencia per se (es decir, "negligencia en sí misma") si la desviación resulta en un daño previsible al paciente. La negligencia per se significa que existe una presunción de negligencia como una cuestión de ley (sin tener en cuenta otras disputas fácticas) si se viola una ley que tiene por objeto proteger al grupo de personas que incluye al paciente perjudicado y la violación es la causa del daño. Por ejemplo, imagine el siguiente escenario. Un paciente se encuentra inconsciente y necesita soporte vital avanzado. Una persona en la escena le dice al equipo de EMS que el paciente no quiere esfuerzos heroicos y también piensa que el paciente ha firmado un testamento vital en ese sentido. La tripulación del EMS no insiste en inspeccionar el testamento vital antes de elegir no resucitar. La mayoría de los estatutos establecen que los proveedores de atención médica no pueden ser considerados responsables si el documento "aparece en su cara" para ser ejecutado válidamente. Si, como en este caso hipotético, no se hubiera inspección del documento y no existiera ninguna, de hecho, la tripulación del SME podrá ser declarada presuntivamente negligente y responsable del daño resultante si se retuvo el soporte vital avanzado.

19. ¿Qué es el consentimiento informado?

La autonomía del paciente significa que en la ley y la ética el paciente tiene el derecho de tomar decisiones sobre el alcance de la atención médica que el paciente aceptará. La ley ha reconocido durante mucho tiempo que la autonomía del paciente incluye el derecho a tomar decisiones médicas "malas", incluso potencialmente letales, siempre y cuando el paciente sea competente. En 1914, el juez Cardozo, escribiendo para el máximo tribunal del estado de Nueva York, declaró que "todo ser humano de años adultos y mente sana tiene derecho a determinar lo que se hará con su propio cuerpo, y un cirujano que realiza una operación sin el consentimiento de su paciente comete un asalto por el cual es responsable en daños". En realidad, la conducta injusta que se acaba de describir es técnicamente un asalto con lesiones, pero el asalto y las lesiones han estado confundidos durante años. El punto es que la conducta injusta y procesable ocurre por cualquier contacto con el cuerpo de un paciente sin el consentimiento del paciente, y el proveedor de atención médica se hace responsable de cualquier daño. Esto es de gran preocupación porque un procedimiento médico se puede hacer sin negligencia y con toda la atención razonable, pero el proveedor de atención médica sigue siendo responsable de reacciones imprevistas e incluso desfavorables e incluso riesgos conocidos del procedimiento.

20. ¿Qué se requiere realmente para obtener el consentimiento informado?

Se deben mostrar cuatro elementos. El proveedor de atención médica debe transmitir al paciente (1) la dolencia, (2) el tratamiento o procedimiento que se está sugiriendo, (3) alternativas al tratamiento y (4) los riesgos asociados con el tratamiento y el no tratamiento, todo en un lenguaje sencillo que el paciente pueda entender. El paciente debe ser informado de esta información en la medida en que un proveedor de atención médica razonable lo haría en las mismas o similares circunstancias.

21. ¿Cómo se aplican estos problemas legales a los proveedores prehospitalarios en el escenario?

Cualquier paciente que usted, como proveedor de EMS, va a tratar, debe dar permiso para ese tratamiento. El problema en el SME es que muchos pacientes son incapaces de dar su consentimiento, ya sea debido a su emergencia u otros factores de confusión como la intoxicación. En una situación de emergencia, es importante determinar si el retraso pondría en peligro al paciente, si un proveedor de atención médica cuidadoso haría lo mismo que el acusado y si el paciente no pudo dar su consentimiento. Si es así, el proveedor de atención médica puede proceder bajo el concepto de "consentimiento implícito", lo que significa que la mayoría de las personas querrían recibir atención médica adecuada; por lo tanto, el consentimiento está implícito y el proveedor puede tratar al paciente. En el segundo caso, el paciente intoxicado puede no ser competente para dar su consentimiento. La capacidad legal para dar su consentimiento o rechazar no es lo mismo que la capacidad médica para dar su consentimiento o rechazar. El paciente no necesita ser legalmente juzgado como incompetente para que los derechos del paciente sean ignorados en el entorno médico de emergencia. Un ejemplo es la intoxicación alcohólica. En 1993, la Corte Suprema de Rhode Island examinó esta cuestión y sostuvo que la intoxicación de un paciente puede hacerlo incapaz de dar consentimiento informado y, en una emergencia, un proveedor de atención médica puede prescindir de la obtención del consentimiento informado del paciente.

22. ¿Cómo se aplican las cuestiones de consentimiento a los pacientes que rechazan la atención?

Así como el proveedor médico debe obtener el consentimiento informado para tratar a un paciente, también se debe obtener una denegación informada si el paciente decide rechazar la atención. Por lo tanto, cualquier adulto competente puede rechazar los servicios médicos, pero el proveedor debe explicar las posibles ramificaciones de la decisión y asegurarse de que el paciente entiende los riesgos. Una vez más, todo esto debe lograrse utilizando un lenguaje sencillo y sencillo que el paciente pueda entender. del mismo modo, el paciente debe ser competente para rechazar la atención. Un paciente intoxicado se consideraría incompetente y no podría rechazar la atención médica hasta que el intoxicante desapareció.

23. ¿Cómo se aplican las cuestiones de consentimiento a los menores?

La capacidad médica de un menor para aceptar o rechazar el tratamiento es un área espinosa para los proveedores de EMS y varía entre los estados. En general, un menor ha reconocido impedimentos legales; un menor no puede celebrar un contrato y generalmente no puede votar, pero ¿puede un menor dar su consentimiento o rechazar el tratamiento médico? Kansas sostuvo en 1970 que hay una diferencia entre una capacidad legal y una capacidad médica. La Corte Suprema de Kansas sostuvo que un menor puede dar su consentimiento verbal para recibir tratamiento médico. Tennessee siguió el mismo razonamiento en 1987. Los casos son específicos de los hechos y el proveedor de EMS necesita conocer la ley relativa a la capacidad de un menor para aceptar o rechazar el tratamiento médico para el estado en el que practica.

24. ¿Qué es una infracción de HIPAA y puedo ser demandado por ello?

HIPAA es un estatuto federal promulgado por el Congreso llamado Ley de Portabilidad y Responsabilidad del Seguro Médico. Es complicado y difícil de entender. HIPAA fue creado con el fin de "combatir el despilfarro, el fraude y el abuso en el seguro de salud y la prestación de atención médica". Sin embargo, el Congreso no preveía ni implicaba expresamente ningún derecho privado de acción para hacer cumplir la HIPAA. En EMS, con mayor frecuencia vemos que el problema de la HIPAA surge en el contexto de la divulgación de información de salud personal. Es decir, el paciente o su representante debe ejecutar una autorización de liberación válida compatible con HIPAA antes de que los registros médicos o la información médica protegida puedan ser divulgados a cualquier persona. La cuestión importante para los proveedores de atención médica de EMS es que HIPPA no proporciona una base para una demanda, sino que simplemente proporciona un "mecanismo de aplicación para que el Secretario de Salud y Servicios Humanos" haga cumplir la Ley. Por lo tanto, un proveedor prehospitalario no puede ser demandado por una violación de HIPAA. Un problema diferente, sin embargo, es la exposición legal por violación del derecho de privacidad de la divulgación de información médica protegida sin una autorización de liberación válida de la HIPAA. Tal evento puede ocurrir de forma muy sencilla y sin mala intención. Por ejemplo, si la información privada se inicia en la conversación destinada a tranquilizar a otra persona, como un amigo del paciente que acuda a la sala de espera por preocupación por el paciente, se produce una violación. Si el paciente se entera de la divulgación, el proveedor puede ser responsable de los daños consecuentes.

Hay una serie de diferentes reclamaciones por violación del derecho de privacidad. Un formulario es una reclamación por invasión de la privacidad por divulgación pública de hechos privados. La información médica protegida contiene datos privados sobre un paciente que no pueden ser divulgados legalmente sin una autorización de liberación ejecutada que es un propósito subyacente a la HIPAA. En Colorado y probablemente en otras jurisdicciones, las partes pertinentes de la instrucción del jurado para determinar si el proveedor de atención médica acusado es responsable de la invasión de la privacidad por la divulgación pública de hechos privados de un paciente se vería algo como esto:

1. El acusado hizo una declaración sobre la condición médica del demandante a alguien.
2. La condición médica del demandante era privada.
3. Una persona razonable encontraría la divulgación de la condición médica del demandante muy ofensiva.
4. En el momento de la divulgación, el demandado sabía o debería haber sabido que el hecho o los hechos divulgados eran privados.
5. Como resultado de la divulgación, el demandante sufrió lesiones, pérdidas o daños.

Los daños y perjuicios para este agravio incluyen los daños económicos y no económicos, como se indica en el debate de la Pregunta #13, supra. Por lo tanto, el mensaje aquí es tratar la información de salud privada de su paciente con el respeto y la privacidad que y su paciente se merece.

25. ¿Qué es EMTALA?

EMTALA (Emergency Medical Treatment and Active Labor Act): Tratamiento Médico de Emergencia y Ley de Trabajo Activo. Fue promulgado en 1986 por el Congreso para restringir el "dumping de pacientes", especialmente de los indigentes y las personas sin seguros suficientes, pero es aplicable a todos los pacientes a los que se enfrentará en la atención prehospitalaria y en las transferencias interhospitalarias. Sólo un hospital está sujeto a una acción bajo EMTALA; ninguna otra persona o entidad lo está. Ver: Eberhardt vs. Ciudad de los Angeles, 62 F.3d 1253, 1256-57 (9th Cir. 1995). Se promulgó EMTALA para evitar que los hospitales "sacaran" a los pacientes que podían tratar pero que no podían pagar por los servicios. Véase: Generalidades, 131 Cong. Rec. 28568-28570. Hay dos principios básicos requeridos por los hospitales sujetos a EMTALA (es decir, cualquier hospital que acepte fondos federales, incluso un paciente/pago de Medicare). En primer lugar, el hospital debe prever un examen médico adecuado para determinar si existe o no una condición médica de emergencia. En segundo lugar, si un paciente en un hospital tiene una condición médica de emergencia que no ha sido estabilizada, el hospital no puede transferir al paciente a menos que se cumplan ciertas condiciones. Esas condiciones pueden adoptar dos formas. Una es que el paciente, o persona responsable del paciente y actuando en nombre del paciente, solicita el traslado a otro centro; esto debe hacerse por escrito y después de ser informado de las obligaciones del hospital bajo EMTALA. La segunda forma, y la más común, es cuando un médico en el hospital de transferencia determina que los riesgos de traslado son compensados por los beneficios razonablemente esperados que se proporcionarán en el hospital receptor; esta determinación debe ser documentada por el médico de transferencia en una certificación firmada. Una "transferencia apropiada" es definida por la ley como una transferencia "en la que el hospital de transferencia proporciona el tratamiento médico dentro de su capacidad que minimiza los riesgos para la salud del individuo."

26. Entonces, ¿cómo se aplica esto a mí como proveedor prehospitalario?

Para el proveedor prehospitalario que responde a una transferencia interhospitalaria, esto significa que, además del paciente, usted debe estar seguro de transportar la documentación apropiada para incluir la solicitud por escrito de transferencia y consentimiento que ha sido firmada por el paciente o el representante del paciente, o la certificación firmada por el médico de transferencia. Dos casos importantes e interesantes son dignos de mención en referencia a EMTALA. En Johnson vs. University of Chicago Hospitals, 982 F. 2d 230 (7th Cir. 1992), una ambulancia que transportaba a un bebé en paro cardiorespiratorio fue desviada del Hospital de la Universidad de Chicago a un hospital más distante porque la Unidad de Cuidados Intensivos Pediátricos del hospital de desvío estaba llena. El tribunal decidió que no había ninguna violación de EMTALA donde el hospital carecía de la capacidad de tratar y desviar la ambulancia mientras estaba en camino. En Arrington vs. Wong, 237 F.3d 1066 (9th Cir. 2001), un guardia de seguridad que llegó al trabajo extremadamente polipnéico fue transportado de la escena al Queen's Medical Center, el centro médico receptor más cercano. Mientras estaba en camino, la ambulancia contactó al Departamento de Emergencias del Queen's Medical Center por radio. Wong, el médico de Urgencias de la estación base, preguntó al equipo de paramédicos quién era el médico del paciente. La tripulación respondió que el paciente era un paciente del Tripler Army Medical Center, un destino más lejos que el de Queen's , pero también informó al Dr. Wong que el paciente estaba en dificultad respiratoria grave y "pensamos que vendríamos a un centro cercano". El Dr. Wong dijo: "Creo que estaría bien ir a Tripler". El equipo de ambulancia entendió que fue desviado por el médico de la base del departamento de emergencias del Queen´s al Tripler y lo llevó allí. El paciente fue declarado muerto en Tripler una media hora después de su llegada. Los acusados en la demanda incluyeron al Dr. Wong, Queen's Medical Center, la ciudad y el condado de Honolulu (que operaba el sistema EMS) y su equipo de paramédicos nombrados individualmente por sus acciones dentro del curso y el alcance de su empleo. El Tribunal de Apelaciones del 9o Circuito citó el reglamento del Departamento de Salud y Servicios Humanos interpretando la frase de EMTALA "llega al departamento de emergencias". El reglamento aclara el significado y la aplicación de la ley e indica que si el personal de ambulancias se pone en contacto con el hospital para informar al hospital que desea transportar a la persona al hospital para su examen y tratamiento, el hospital no puede negar al paciente el acceso al hospital a menos que el hospital "esté en estado de derivación". Estar en estado de derivación se define como cuando el hospital no tiene el personal o las instalaciones para aceptar a cualquier paciente de emergencia adicional. El Tribunal de Justicia también citó el caso de Johnson vs. Hospital de la Universidad de Chicago (ver arriba) en su análisis y conclusión de que el estado de derivación es crítico para saber si se ha producido una violación de EMTALA. Operativamente, esto significa que si el hospital está en estado de derivación, usted puede ser desviado a un destino alternativo como se indica. Si un hospital que tiene un departamento de emergencias no está en estado de derivación, el hospital no puede negarse a aceptar a un paciente para un examen y diagnóstico apropiado.

27. ¿Cuál es la clave para evitar demandas?

Proporcione una buena atención, buena documentación y sea amable con sus pacientes. Estas máximas no te impedirán ser demandado si cometes un error, pero lo harán menos probable.

PERLAS Y DECISIONES CRÍTICAS:

- Sé amable con tus pacientes. Los proveedores médicos de todo tipo que son agradables tienden a ser demandados con menos frecuencia.

- La mayoría de los casos tardan varios años antes de que terminen en los tribunales. Su documentación será la principal fuente de información sobre lo que sucedió o no. Que esté completa.
- Si no lo documentaste, no lo hiciste.
- Tanto el consentimiento como la negación del tratamiento requieren que usted explique el problema médico, su tratamiento, las alternativas al tratamiento y los riesgos de su tratamiento o rechazar el tratamiento en un lenguaje sencillo que el paciente pueda entender.
- Para que el demandante gane un caso en su contra, usted debe haber violado el estándar de atención y esa violación resultó en una lesión al paciente.
- Bajo EMTALA, una ambulancia que traslada puede ser desviada del departamento de emergencias de un hospital sólo cuando ese hospital está formalmente en estado de derivación.

LECTURAS SUGERIDAS:

1. Ogilvie WA, Goldstein S. EMS, Legal and Ethical Issues. StatPearls. Last updated February 25, 2019. Available at https://www.ncbi.nlm.nih.gov/books/NBK519553/ Accessed May 8, 2019.
2. Colwell CB, Pons P, Blanchet JH, Mangino C. Claims against a paramedic ambulance service: a ten-year experience. J Emerg Med. 1999;17:999-1002.
3. Ayres RJ Jr: Legal considerations in prehospital care. Emerg Med Clin North Am 11:853–868, 1993.
4. Frew SA: Emergency medical services legal issues for the emergency physician. Emerg Med Clin North Am 8:41–56, 1990.
5. Goldberg RJ, Zautcke JL, Koenigsberg MD, et al: A review of prehospital care litigation in a large metropolitan EMS system. Ann Emerg Med 19:557–561, 1990.
6. Selden BS, Schnitzer PG, Nolan FX: Medicolegal documentation of prehospital triage. Ann Emerg Med 19:547–551, 1990.
7. Shanaberger CJ: Case law involving base-station contact. Prehosp Disaster Med 10:75–81, 1995.
8. Siegel DM: Consent and refusal of treatment. Emerg Med Clin North Am 11:833–840, 1993.
9. Sullivan DJ: Minors and emergency medicine. Emerg Med Clin North Am 11:841–852, 1993.

10. Wood CL: Historical perspectives on law, medical malpractice, and the concept of negligence. Emerg Med Clin North Am 11:819–832, 1993.

11. Nicholson, WC: Emergency Response and Emergency Management Law: Cases and Materials. 2nd edition. Charles C. Thomas Publisher, Springfiled, IL, 2013.

12. HIPAA; Health Insurance Portability and Accountability Act. Public Law No. 104-191, 110 Stat. 1936 (1996) and is codified primarily in Titles 18, 26 and 42 of the United States Code

13. EMTALA; Emergency Medical Treatment and Active Labor Act of 1986; codified at 42 U.S.C. Sec. 1395dd, as implemented by 42 C.F.R. Sec. 489.24

14. Relevant cases in reference to HIPAA and EMTALA:

    - *Eberhardt v. City of Los Angeles*, 62 F.3d 1253, 1256-57 (9th Cir. 1995)
    - *Johnson v. University of Chicago Hospitals*, 982 F. 2d 230 (7th Cir. 1992)
    - *Arrington v. Wong*, 237 F.3d 1066 (9th Cir. 2001)
    - *Repp v. Anadarko Municipal Hospital*, 43 F.3d 519. (10th Cir. 1994)
    - *Ingram v. Muskogee Regional Medical Center*, 235 F.3d 550 (10th Cir. 2000)
    - *Means v. Independent Life & Accident Insurance Company*, 963 F.Supp. 1131, 1135 (M.D. La. 1997)
    - *Acara v. Banks*, 470 F.3d 569 (5th Cir. 2006)
    - *Barnes v. Glennon*, 2006 WL 2811821, at 6 (N.D.N.Y. 2006)
    - *Slue v. New York University Medical Center*, 409 F. Supp.2d 349, 373 (S.D.N.Y. 2006)
    - *Munoz v. Island Fin. Corp.*, 364 F.Supp.2d 131 (D.P.R. 2005)
    - *Association of American Physicians and Surgeons, Inc. v. Unites States Department of Health and Human Services*, 224 F.Supp.2d 1115 (S.D. Tex. 2002).
    - *Doe v. High-Tech Institute, Inc.*, 972 P.2d 1060 (Colo.App. 1998).
    - *St. Anthony Hospital v. U.S. Dept. of H.H.S.*, 309 F.3d 680 (10th Cir. 2002)

15. Examples of relevant jury instructions:

    - C.J.I.4th, 9:18 CAUSE WHEN ONLY ONE CAUSE IS ALLEGED – DEFINED

- C.J.I.4th, 9:19 CONCURRENT CAUSES - DEFINED
- C.J.I.4th, 28:5 INVASION OF PRIVACY BY PUBLIC DISCLOSURE OF PRIVATE FACTS

16. Relevant websites:

- www.medlaw.com
- www.pwwemslaw.com

CAPÍTULO 8. OPERACIÓN DE VEHÍCULOS DE EMERGENCIA

1. ¿No es la velocidad la esencia al responder a las llamadas médicas de emergencia?

Los proveedores de EMS están respondiendo constantemente a situaciones de vida o muerte. Bajo tal presión, pueden obsesionarse con la necesidad de viajar a la máxima velocidad, sin tener en cuenta su seguridad y la de otros conductores. Menos del 10% de las llamadas de EMS resultan ser emergencias potencialmente mortales. Las respuestas de emergencia, por lo tanto, suelen resultar más peligrosas para los respondedores, y el público, que la naturaleza de la emergencia para el paciente. Además, investigaciones recientes indican que las respuestas de emergencia ahorran poco tiempo en el esquema general de la llamada de emergencia, tiempo que se recupera fácilmente con buenas habilidades de gestión de escenas.

2. ¿Por qué es necesario entrenar las operaciones de vehículos de emergencia (EVOS - EMS Vehicle Operator Safety)?

La mayoría de los proveedores de EMS creen que se enfrentan al mayor riesgo personal mientras se enfrentan a llamadas como tiroteos, apuñalamientos y peleas entre pandillas. El mayor riesgo de lesiones, de hecho, en realidad proviene de la posibilidad de accidentes de vehículos de emergencia. Más proveedores de EMS mueren y resultan heridos en tales accidentes que en cualquier otro tipo de evento prehospitalario. La educación adecuada del conductor de EVO puede disminuir significativamente el riesgo de lesiones durante el EVO.

3. Además de disminuir el riesgo de lesiones, ¿hay otra razón de peso para obtener un entrenamiento EVOS?

Con la sociedad cada vez más litigiosa en la que se encuentran los proveedores de EMS, existe un mayor riesgo de responsabilidad personal si se le encuentra responsable de un accidente que se produce mientras está operando un vehículo de emergencia. La jurisprudencia sustancial demuestra que los operadores de vehículos de emergencia pueden ser considerados responsables de los daños y perjuicios penales y civiles por sus acciones cuando se juzgan responsables de un accidente.

4. ¿Por qué una clase de conducción defensiva genérica no es suficiente para los conductores de vehículos de emergencia?

El curso básico de conducción defensiva es bueno para el conductor promedio, pero cualquier persona que debe navegar un vehículo de emergencia a través del tráfico pesado debe ser un conductor mucho más hábil. Los conductores de vehículos de emergencia deben comprender la dinámica física de su vehículo, como sus neumáticos y sus propiedades de transferencia de carga. El conductor del vehículo de emergencia debe conocer los límites del vehículo. La clase de conducción promedio es inadecuada para enseñar estas habilidades cruciales al conductor de emergencia.

5. ¿Qué cubren los cursos EVOS?

Todos los operadores de vehículos de emergencia deben inscribirse en un curso de operaciones de vehículos de emergencia (EVOS) aprobado, que incluye capacitación y evaluación de rendimiento en un campo de prácticas. Los mejores programas EVOS permiten a los estudiantes conducir sus vehículos de emergencia en un curso cerrado a cerca del 100% de capacidad para experimentar lo que el vehículo puede, y no puede, hacer en la calle. Los conductores de vehículos de emergencia que aprenden los límites de ellos mismos y sus vehículos en un entorno controlado son mucho más conservadores y, por lo tanto, conductores mucho más seguros.

6. Cuáles son los beneficios de obtener entrenamiento de conductor de vehículo de emergencia

- Reducir los accidentes de emergencia de vehículos
- Reducir el riesgo de lesiones personales
- Reducir la responsabilidad
- Aumentar el nivel de atención
- Crear una mayor madurez del conductor
- Crear un mayor control emocional
- Reducir el nivel de estrés
- Aumentar la habilidad de toma de decisiones
- Mejorar las habilidades de control del vehículo para conducir en servicio
- Mejorar las habilidades de control del vehículo para la conducción fuera de servicio

7. ¿Cuál es una de las quejas más frecuentes que el público hace a los supervisores de las agencias de EMS?

Que el vehículo de emergencia violó una o más leyes de tráfico. El mayor número de contactos ciudadanos con EMS se produce mientras los ciudadanos conducen su propio vehículo y se enfrentan a un vehículo de emergencia que responde a una llamada de emergencia. Por lo tanto, es fácil entender por qué un número significativo de quejas están relacionadas con la conducción. Es difícil para otros conductores entender las complejidades de conducir un vehículo de emergencia. Los operadores de vehículos de emergencia deben darse cuenta que están siendo siempre observados y conducir siempre con la debida consideración por la seguridad de todos los demás conductores.

8. ¿Cuáles son los aspectos psicológicos relacionados con la conducción de un vehículo de emergencia?

Debido al gran riesgo de accidentes, una actitud madura, un juicio sólido, concentración y conciencia situacional son atributos psicológicos importantes de un buen operador de vehículos de emergencia.

9. ¿Hay un "ordenador a bordo" y cómo funciona?

Su cerebro es la computadora de a bordo, recibiendo datos en forma de sensaciones visuales, de audio y táctiles. Esta información es procesada rápidamente por su cerebro, y sus acciones de conducción y reacciones se producen. Aproximadamente el 90% de la entrada que su cerebro necesita para conducir proviene de la visión. La mayor parte del 10% restante proviene de sentidos táctiles, es decir, "sentir" la transferencia de peso del vehículo. Una pequeña porción de la información proviene de la entrada auditiva.

10. ¿Cuáles son los componentes de la visión necesarios para el funcionamiento del vehículo de emergencia?

Agudeza visual, visión focal, visión periférica y percepción de profundidad.

11. ¿Cómo afecta la agudeza visual a la capacidad de conducción?

La agudeza visual se define como la capacidad de cualquiera de los ojos para diferenciar intervalos de espacio pequeños en la discriminación de la forma. Dado que la mayoría de las entradas de conducción provienen visualmente, la alta agudeza es fundamental para las operaciones seguras de los vehículos de emergencia. La agudeza visual puede verse afectada por la cantidad de luz ambiental y la edad del conductor. Por lo tanto, conducir por la noche afecta la agudeza y, a medida que el conductor envejece, las cataratas pueden desarrollarse, así como la degeneración macular de las retinas, también perjudicando la agudeza.

12. ¿Qué es la visión focal?

También conocida como visión central, la visión focal es la parte del campo visual que está mirando específicamente. El campo visual focal representa sólo entre el 3 y el 5% del campo de visión total. Los conductores que utilizan sólo su visión focal para conducir están utilizando una cantidad limitada de su capacidad disponible para ver. Estos conductores se conocen como tener visión de túnel. Un conductor de vehículo de emergencia debe aprender a usar su campo de visión total.

13. ¿Qué es la visión periférica y por qué es importante?

La visión periférica permite a una persona percibir objetos a ambos lados de la visión focal. Debido a que la periferia de las retinas contiene menos terminaciones nerviosas, las imágenes percibidas a través de la visión periférica no están bien definidas. Puedes demostrarlo sosteniendo las manos a ambos lados mientras miras hacia adelante. Puedes ver tus manos pero no puedes contar tus dedos. La visión periférica es importante para el conductor del vehículo de emergencia. Si aprendes a usar tu visión periférica de manera efectiva, obtienes un valioso tiempo de reacción mientras despejas una intersección, por ejemplo, porque puedes percibir el movimiento de los vehículos que se acercan más rápidamente. No se puede saber qué tipo de vehículo es hasta que lo miras más directamente, pero sabes que un vehículo se acerca.

14. ¿Qué es la percepción de profundidad y por qué es el componente más importante de la visión para la conducción de vehículos de emergencia?

Cuando ambos ojos están abiertos, el cerebro es capaz de calcular las posiciones relativas de los objetos en el campo visual. Esta capacidad de juzgar esta "profundidad espacial" de objetos es crucial para un conductor. La percepción de profundidad permite al conductor determinar si hay espacio para maniobrar el vehículo a través de carriles y espacios, así como la distancia de los objetos. Las estadísticas de accidentes de emergencia muestran que un número significativo de accidentes son incidentes de "dimensión del vehículo", en los que el conductor intentó entrar en un espacio demasiado pequeño. Una buena percepción de profundidad requiere una buena visión.

15. ¿Cómo puedo mejorar mi visión de "conducción"?

La mejora visual se ha demostrado mediante el uso de un método de cinco pasos desarrollado por tres científicos. Practicar los componentes de este método, el Sistema de Desarrollo Visual Smith-Cummins-Sherman, permite a una persona mejorar su conciencia visual y campo de visión.

Sistema de Desarrollo Visual - Smith-Cummins-Sherman

- Apunta alto en dirección: Mantén tu vehículo centrado en tu camino mirando hacia adelante en la carretera.

- Obtenga una visión general: escanee continuamente la escena de tráfico que se está desarrollando mientras conduce. Escanee sistemáticamente todo el vehículo, especialmente los puntos ciegos. Mantenga los ojos en movimiento: Nunca fije su visión focal en un área.
- Siempre tenga una alternativa: "Scan & Plan" (escanear y planificar) para reaccionar a los cambios de tráfico.
- Asegúrate de que te vean: El hecho de que tu equipo de advertencia de emergencia esté encendido no significa que otros conductores sepan que estás ahí. Siempre esté alerta para las pistas de movimientos incorrectos por otros conductores.

16. ¿Qué preocupaciones necesito tener sobre conducir de noche?

La mayoría de los conductores creen que la única diferencia entre la conducción diurna y nocturna es que los faros se utilizan por la noche. Este concepto erróneo hace que conduzcan por la noche como lo hacen a la luz del día, un concepto erróneo que es con demasiada frecuencia defectuoso. Las dificultades visuales comienzan al anochecer, ya que los ojos se ven obligados a adaptarse a los niveles de luz cambiantes, la percepción del color deteriorada, las sombras más profundas y los faros de los coches que se acercan. Con la oscuridad completa, las señales de conducción normales se pierden, la agudeza y la percepción de profundidad se deterioran, el campo de visión se estrecha y la distancia de visión disminuye. Todos estos factores se suman a un riesgo enormemente mayor durante la conducción nocturna.

17. ¿Cómo maximizo mi capacidad para conducir con seguridad por la noche?

Use lentes correctivas si las necesita. Estar tan bien descansado como sea posible. Aumente su "Scan and Plan" y reduzca su velocidad. Conoce el alcance de tus faros para no sobrecargar la distancia de visión. Una buena preparación del vehículo también es crucial; limpiar todas las ventanas por dentro y por fuera para reducir el deslumbramiento.

18. ¿Qué es "transferencia de carga"?

También conocido como transferencia de peso, la transferencia de carga es un evento físico que se produce en un vehículo cada vez que el conductor aplica una "acción de control". Este principio se entiende mejor imaginando que el vehículo está equilibrado en un punto de apoyo colocado bajo el centro del chasis. Cada vez que el conductor aplica una acción de control, es decir, girar el volante, aplicar los frenos o pisar el acelerador, el peso del vehículo cambia en este punto, transfiriendo la carga a diferentes ruedas. Cualquiera que haya montado en el compartimiento trasero de una ambulancia está bien familiarizado con el traslado de carga.

19. ¿Qué tiene que ver la transferencia de carga con la conducción?

No es tanto la transferencia real de peso lo que afecta a la dinámica de conducción, sino el hecho de que la transferencia de carga afecta al tamaño del área de contacto de los neumáticos en el vehículo con la carretera. A medida que el peso del vehículo se transfiere hacia una de sus esquinas o lados, aumenta la cantidad de peso en los neumáticos correspondientes. Como resultado, el área de contacto del neumático con la superficie de la carretera se hace más grande, mientras que los parches de contacto de los neumáticos en el otro lado del vehículo se vuelven más pequeños. Estos cambios en el tamaño del parche de contacto pueden afectar el manejo y el control del vehículo. La gestión adecuada de la transferencia de carga mantiene el tamaño máximo del parche de contacto, lo que permite el mayor control. Un buen conductor debe aprender a minimizar la transferencia de carga si se quiere mantener el control óptimo del vehículo.

20. ¿Por qué un vehículo de emergencia tiene mayores cantidades de transferencia de carga que el coche de pasajeros promedio?

Una ambulancia o vehículo de rescate es mucho más pesado y tiene un centro de gravedad más alto que el vehículo promedio. Estas características de diseño se suman a la magnitud de la transferencia de carga que se produce bajo maniobra, lo que aumenta la posibilidad de perder el control. La transferencia de carga excesiva hace que los neumáticos se bloqueen más fácilmente al frenar y pierdan tracción durante las curvas, lo que provoca una pérdida del control del vehículo.

21. ¿Cómo se puede controlar la transferencia de carga?

Las acciones de control suaves y controladas minimizarán la transferencia de carga y permitirán un control óptimo del vehículo. Muchos vehículos de emergencia están equipados con motores diésel que tienen una increíble cantidad de compresión. de repente, quitar el pie del acelerador de este motor simula un toque en los frenos, creando una mayor transferencia de carga. Los giros repentinos causan una transferencia de carga tremenda y deben evitarse. Una maniobra en particular para evitar es frenar y curvar simultáneamente. El frenado debe hacerse "en línea" antes de entrar en cualquier curva o esquina. El viejo adagio de "frenar y acelerar como si hubiera una cáscara de huevo entre el pie y el pedal" tiene un mérito real. Recuerde que cuando usted está conduciendo hasta el límite de adhesión de los neumáticos con la carretera, cualquier aumento en la transferencia de carga es una invitación a un desastre. Las acciones de control suaves en el volante, el acelerador y el pedal de freno permitirán el mayor control.

22. ¿Hay otras características de diseño del típico vehículo de emergencia que pueden crear problemas de manejo?

Cualquier vehículo que tenga ruedas traseras dobles tiene el doble de neumáticos en la parte posterior que en la parte delantera, dando el doble de tracción a la parte trasera del vehículo que a la delantera. Esto crea un problema de manejo distinto llamado sub-viraje. En un vehículo de sub-viraje que intenta negociar una curva o curva, los neumáticos delanteros pierden tracción con la superficie de la carretera antes de los neumáticos traseros, obligando a la parte delantera del vehículo a "empujar" hacia fuera en la dirección opuesta que el vehículo está intentando viajar. El sub-viraje está controlado por un buen control del acelerador. Retirar un poco de la presión sobre el acelerador frenará algo la velocidad del vehículo y permitirá que los neumáticos delanteros recuperen tracción y sigan en el giro.

23. ¿Qué es más peligroso, conducir de emergencia en una zona urbana o rural?

Cada entorno tiene sus propios peligros únicos. Las áreas urbanas tienen mayores volúmenes de tráfico, más peatones, más intersecciones y mayores volúmenes de llamadas. Las respuestas de emergencia rurales exponen al conductor a animales grandes en la carretera, menos luz y condiciones de carretera menos adecuadas. Los respondedores rurales y urbanos deben estar tan atentos en uno u otro escenario.

24. ¿Qué condiciones climáticas aumentan el riesgo de un vehículo de emergencia?

La lluvia, la nieve, el viento y el hielo tienen el resultado de reducir la visión del conductor, reducir el control y aumentar la distancia de frenado. Estas deficiencias se magnifican para el conductor de emergencia porque el vehículo es más pesado y más difícil de controlar en condiciones normales de conducción. Uno debe ser aún más conservador cuando se conduce en condiciones adversas.

25. ¿Cuáles son los secretos para conducir bajo la lluvia?

Las condiciones de conducción son siempre peores durante los minutos iniciales de una tormenta, ya que la suciedad de la carretera flota en el agua en la carretera. Los frenos se mojan, deteriorando la capacidad de frenado y las lluvias intensas deterioran la visibilidad. Reduce tu velocidad y aumenta el cojín entre otros conductores. Tenga cuidado con el hidroplaneo, que puede ocurrir en un vehículo de emergencia al igual que con cualquier otro vehículo. Esté preparado para reaccionar a la pérdida de control posterior reduciendo la velocidad.

26. ¿Cómo sé cuándo hay suficiente agua en la carretera para crear hidroplaneo?

Se necesita tan poco como 1 /16 " (aprox. 1,5 mm) de agua en la carretera para causar hidroplaneo, reduciendo su capacidad de dirigir y detenerse. Con esa cantidad de agua, los reflejos de los faros y faros de otros vehículos son visibles en la carretera y los neumáticos dejarán un velo visible.

27. ¿Cuáles son algunos secretos para conducir sobre nieve y hielo?

En condiciones invernales, los puentes y las áreas sombreadas se congelan primero y se derriten en último lugar. Dado que cualquier acción de control repentino puede hacer que pierda el control debido al aumento de la transferencia de carga del vehículo de emergencia, la reducción de velocidad y la entrada de control suave es esencial. Aumente la distancia de seguridad con respecto a otros vehículos.

28. ¿Cuál es el error más común cometido por los conductores de vehículos civiles y de emergencia que crea un accidente?

Cuando un conductor, incluido el conductor del vehículo de emergencia, se encuentra en una mala maniobra, el error más común es bloquear los frenos del vehículo. Una vez que los frenos están bloqueados, pequeñas bolas de goma se desprenden de los neumáticos. Esencialmente el vehículo "flota" en estas "canicas" de goma, haciendo que viajara en la dirección en la que se dirigía en el instante en que los frenos se trancan. La pérdida resultante del control direccional a menudo hace que el vehículo golpee lo que el conductor intentaba evitar. Una de las habilidades de conducción fundamentales que se enseñan en los cursos EVO es el uso adecuado de las técnicas de frenado de emergencia. Un conductor de vehículo de emergencia debidamente entrenado puede evadir casi todas las colisiones inminentes porque esta pérdida de control y frenado de pánico no ocurrirá.

29. ¿Puede un vehículo con un sistema de frenado antibloqueo (ABS) detenerse en una distancia más corta que un vehículo con frenos estándar?

No. La única superficie de carretera en la que los frenos ABS pueden detener el vehículo más rápidamente es en grava. La ventaja de los frenos ABS es que no se bloquearán bajo la máxima entrada de frenado, lo que permite a los neumáticos mantener la fricción de rodadura y permitir al conductor seguir maniobrando el vehículo. En un vehículo de emergencia con un sistema de frenado estándar, un conductor puede simular frenos ABS con el uso de una técnica llamada frenado de umbral.

30. ¿Qué es el frenado de umbral?

Aplicación de la máxima entrada de frenado mientras se permite que los neumáticos sigan rodando, manteniendo así el control del vehículo. Requiere mucha práctica y un conductor hábil que pueda sentir la transferencia de carga y escuchar el sonido característico hecho por los neumáticos en el límite de su adhesión. Durante una frenada de emergencia, el conductor aplica la máxima presión al pedal del freno. Justo antes de que un neumático pierda tracción, es decir, su "punto de patín incipiente", se produce un sonido chirriante agudo. Cuando se oye ese sonido, el conductor debe "disminuir" la presión del pie los sobre el pedal del freno, pero permitiendo una pequeña cantidad de presión hidráulica de los frenos, lo que permite que los neumáticos sigan rodando. Esta técnica permite la máxima capacidad de frenado conservando el control de la dirección.

31. ¿Qué es el desvanecimiento del freno?

La acumulación de calor en el sistema de frenado afecta la capacidad de frenado y puede aumentar drásticamente los requisitos de fuerza del pedal. Durante las respuestas, el calor es generado por el uso intensivo de frenos y puede afectar a la composición del material del componente de freno. En un vehículo con frenos de tambor, esto puede hacer que la formación de una capa de moléculas de gas sobrecalentado se acumule entre el tambor de freno y las zapatas de freno, evitando el contacto. El pedal de freno se vuelve suave y la capacidad de frenado se ve afectada. En casos extremos, los frenos pueden simplemente desaparecer. En un vehículo con frenos de disco, se puede generar calor excesivo en las pastillas de freno, que luego se transfieren al líquido de frenos a través de las pinzas. El líquido de frenos puede hervir, momento en el que se pierde todo el frenado.

32. ¿Qué debo hacer si se produce un desvanecimiento del freno?

Si los frenos se desvanecen, minimiza la velocidad y el uso de los frenos. Si los frenos se pierden por completo, la única opción es sacar el vehículo de servicio. Suponiendo que llegue a la escena y el freno se desvanece se debe al calor excesivo del tambor y del zapato, se producirá enfriamiento mientras se está atendiendo a la llamada. Una vez que cargue al paciente para comenzar el transporte, los frenos deben ser funcionales de nuevo, pero el vehículo debe ser reparado tan pronto como sea posible. Si el desvanecimiento del freno se debe a la ebullición del líquido de frenos, se generará vapor en las líneas de freno y es poco probable que los frenos se recuperen con refrigeración. El vehículo debe retirarse del servicio inmediatamente.

33. ¿Son los giros y curvas a tener en cuenta?

Recuerda que las leyes de la física imponen límites a tu capacidad de curvas. La fuerza centrífuga se cuadriplica a medida que la velocidad se duplica; por lo tanto, hay una velocidad máxima para cada curva. Cuanto más estrecha sea la curva, más lenta será la velocidad. Además, las características de diseño de un vehículo de emergencia pesado aumentan la cantidad de transferencia de carga que se produce durante la maniobra. Un buen conductor de emergencia debe conocer el límite del vehículo, especialmente en lo que se refiere a la velocidad de las curvas.

34. ¿Cómo debo manejar giros y curvas?

En primer lugar, frene a la velocidad adecuada antes de entrar en el giro. Debido a que la distancia de frenado se cuádruple a medida que la velocidad se duplica, cualquier frenado duro debe hacerse "en línea", con el vehículo viajando en línea recta. Esto minimizará la transferencia de carga lateral. A continuación, coloque el vehículo para la entrada tan lejos del carril como sea posible, utilizando tanta carretera como sea posible. Al señalar el punto interior del borde de la carretera, establezca un ápice (el punto más bajo del giro), conduciendo bajo a través de él mientras mantiene su velocidad. Ahora sal alto de la curva, de nuevo usando tanta carretera como sea posible. Esto se llama esquinas altas-bajas y le permite mantener una mayor velocidad a través de la esquina con menos transferencia de carga. Finalmente, a medida que llegue al ápice del giro, acelera suavemente, transfiriendo parte de la carga de los neumáticos delanteros, lo que les permite realizar un seguimiento más eficiente alrededor del giro.

35. ¿Cuáles son los tipos de patines y cómo me recupero de ellos?

Tres tipos de patines están involucrados con la conducción: el patín de frenado, el patín de curvas y el patín de potencia. El patín de potencia no puede ocurrir en un vehículo de emergencia pesado porque el motor no puede producir suficiente potencia para girar los neumáticos. Los patines de frenado, sin embargo, son comunes debido al frenado de pánico aplicado por muchos conductores de vehículos de emergencia. La recuperación de un patín de frenado es fácil: despegar de los frenos, recuperando así la fricción de rodadura y recuperando el control. Un patín en las curvas se produce cuando se lleva demasiada velocidad a una vuelta. Por lo general, los neumáticos delanteros perderán tracción primero, creando una situación de sub-viraje. La aplicación de los frenos empeora un patín en las curvas debido al aumento de la transferencia de carga. La recuperación se logra al aliviar el acelerador y evitar el frenado. La mejor manera de evitar los patines es no colocarse en una situación en la que se producirá un patín.

36. ¿Cuáles son algunas de las situaciones más peligrosas para un vehículo de emergencia?

Las intersecciones representan más de la mitad de los accidentes relacionados con vehículos de emergencia. Las intersecciones ciegas son las peores porque el tráfico lateral que se aproxima no se puede ver. La situación más peligrosa ocurre cuando un vehículo de emergencia está tratando de negociar una luz roja en una intersección de carreteras multi carril. El tráfico "verde" en algunos de los carriles que cruzan su camino se detendrá, dejando un "carril abierto" con una luz verde para el tráfico contrario. Esta es una configuración para el desastre: un conductor en los coches bloqueados detrás del tráfico "verde" detenido no verá ni escuchará su equipo de emergencia, se frustrará por los coches detenidos en un semáforo verde, y se dirigirá a través del carril abierto. Maniobrar cerca de grandes camiones y autobuses es arriesgado ya que es prácticamente imposible para ellos parar o girar repentinamente. Debe aumentar su distancia "Scan & Plan" ya que físicamente no pueden detenerse y ceder como otros coches.

37. ¿Qué es el "proceso de advertencia"?

El proceso por el cual otros conductores se dan cuenta y responden a un vehículo de emergencia. Los tres componentes del proceso son la detección, el reconocimiento y la respuesta, y son integrales entre sí. Cuanto mejor sea el equipo de emergencia y mejor se mantenga, más pronto el vehículo será detectado por otros conductores, dándoles el máximo tiempo para reconocer el vehículo y responder adecuadamente.

38. ¿Qué color de luces de emergencia debe tener un vehículo de emergencia?

La mayoría de las fuentes recomiendan luces rojas y azules ya que el rojo se detecta más fácilmente a la luz del día y el azul se detecta más fácilmente por la noche. Muchas agencias también usan blanco. La verdadera clave de la visibilidad es tener luces muy brillantes de diferentes colores y un montón de patrones de luz.

39. ¿Qué tipo de dispositivos de advertencia audibles debe tener el vehículo?

El nivel de sonido medio del tráfico normal de la calle es de 90 decibelios. La sirena debe generar al menos 120 decibelios para ser escuchados sobre el tráfico normal de la calle, pero eso por sí solo no es suficiente para ser escuchado por todos los conductores. Dado que la audición humana es bastante eficaz en la identificación de cambios en el tono y el tono, la clave para ser escuchado es variar continuamente la configuración de la sirena mientras responde.

40. ¿Dónde puedo obtener más información sobre las clases de conducción de emergencia?

Póngase en contacto con su oficina estatal de EMS para obtener listas de cursos de EVO. La mayoría de las agencias de policía locales tendrán listados de los programas disponibles. El Consejo Nacional de Seguridad también ha desarrollado un programa EVOC.

41. ¿Debo transportar a todos los pacientes en modo "Emergencia" con luces y sirenas?

No, hay muy pocas emergencias verdaderas tiempo-dependientes. No hay necesidad o razón justificable para poner al paciente, proveedores de EMS y el público en general en riesgo al conducir con luces y sirenas para cada transporte. Algunos argumentarán que el transporte de luces y sirenas permite tiempos de giro más rápidos y el regreso de la unidad del EMS al estado "disponible". En lugar de gestionar las unidades para la siguiente llamada, debemos concentrarnos en la llamada en cuestión y transportarnos de acuerdo con la condición y la queja reales de este paciente. Los segundos ahorrados en la salida y los tiempos de vuelta para un paciente no emergente no valen la pena el riesgo para el paciente, los respondedores y el público.

PERLAS Y DECISIONES CRÍTICAS:

- Responder a una llamada a altas velocidades es mucho menos importante de lo que muchos EMT entienden, ya que muy pocas llamadas implican una emergencia potencialmente mortal.
- Las colisiones de vehículos de motor que implican ambulancias son una fuente de lesiones significativas y, en ocasiones, de muerte de EMT.
- La mayoría de los accidentes que involucran ambulancias ocurren en el pavimento seco en horas de luz del día.
- Aprender a conducir una ambulancia de forma segura es de gran importancia, ya que el aumento de la masa del vehículo hace que su manejo sea diferente del automóvil de la EMT.
- El transporte de todos los pacientes, no sólo las verdaderas emergencias, con luces rojas y sirenas es peligroso e innecesario.

LECTURAS RECOMENDADAS:

1. Is Ambulance Transport Time With Lights and Siren Faster Than That Without? Hunt, Richard C et al. Annals of Emergency Medicine , Volume 25 , Issue 4 , 507 – 511
2. Custalow CB, Gravitz CS. Emergency medical vehicle collisions and potential for preventive intervention. Prehosp Emerg Care 2004;8:175-184.
3. Kahn CA, Pirallo RG, Kuhn EM. Characteristics of Fatal Ambulance Crashes in the United States: An 11 Year Retrospective Analysis. Prehosp Emerg Care 2001;5:261-269.
4. Hsiao H, Chang J, Simeonov P. Preventing Emergency Vehicle Crashes: Status and Challenges of Human Factors Issues. Hum Factors. 2018 Jul 1:18720818786132. doi: 10.1177/0018720818786132. [Epub ahead of print]
5. Bui DP, Balland S, Giblin C, et al. Interventions and controls to prevent emergency service vehicle incidents: A mixed methods review. Accid Anal Prev. 2018;115:189-201.
6. U.S. Fire Administration, Federal Emergency Management Agency. Emergency Vehicle Safety Initiative. FA-336. 2014. Available at: https://www.usfa.fema.gov/downloads/pdf/publications/fa_336.pdf Accessed August 10, 2018.

7. Hsiao H, Chang J, Simeonov P. Preventing Emergency Vehicle Crashes: Status and Challenges of Human Factors Issues. Hum Factors. 2018;60:1048-1072.

8. Tennyson J, Maranda L, Darnobid A. Knowledge and Beliefs of EMS Providers toward Lights and Siren Transportation. West J Emerg Med. 2015;16:465-71. Full article available at: https://escholarship.org/uc/item/0368q7zr Accessed May 8, 2019.

CAPÍTULO 9. RELACIONES PÚBLICAS Y CON LOS MEDIOS

1. ¿Debo esperar a que los medios me llamen para obtener información sobre una historia?

¡No! El personal prehospitalario realiza cientos de miles de actos que salvan vidas cada año. Desafortunadamente, la mayor parte de la cobertura de los medios de comunicación ocurre cuando se percibe o se comete un error. Los incidentes de emergencia provocan interés en todos. Son emocionantes, humanistas y tienen un gran impacto en los resultados de los pacientes. Cuando se produzcan eventos positivos, asegúrese de que se notifican los medios adecuados. Es esencial que el público entienda el cuidado, la competencia y la disposición de aquellas personas que están disponibles para responder en un momento dado dentro de sus comunidades.

2. ¿Cómo consigo que los medios me respondan?

Comience por informar a los medios de comunicación sobre las actividades interesantes que se están realizando en su departamento. Una vez que tenga su atención, asegúrese de hacerles saber que está disponible como un recurso en temas relacionados. Una vez que se le percibe como una fuente confiable de información, es más probable que reciba su atención cuando tenga algo que informar.

3. ¿Se debe informar a todos en el departamento sobre un incidente para que todos comuniquen la información de manera consistente?

Las consultas sobre incidentes deben ser manejadas de acuerdo con una política del departamento y que todo el personal esté capacitado para seguir. Es importante que exista un único mensaje coherente. Para garantizar comunicaciones positivas e informativas, la planificación y la formación proporcionan la mejor oportunidad de cumplir con sus solicitudes de asistencia y su mejor oportunidad de mantener una reacción positiva a su historia.

4. ¿Cuáles son algunos consejos para hablar con los periodistas?

Una entrevista con un reportero no es una conversación con un compañero profesional. Se necesita práctica para llevar a cabo una entrevista que le satisfaga. Los reporteros no están capacitados en la práctica de la medicina prehospitalaria del igual que usted no es educado como reportero. Los reporteros generalmente tienen un ángulo que están mirando. Una vez que la entrevista ha terminado, usted está a merced del reportero y el editor. Los hechos importantes deben ser declarados al comienzo de una entrevista porque la mayoría de los editores cortarán del final de la historia primero. La entrevista habitual durará unos 5 minutos; una sentada, entrevista programada hasta 20 minutos. Sin embargo, solo se utilizarán entre 15 y 30 segundos y sus declaraciones se dividirán en "pedazos" con el reportero eligiendo declaraciones de "interés" y luego narrando entre secuencias de vídeo y audio. Considere esto y prepárese para la entrevista. No haga declaraciones que no hayan sido pensadas y discutidas entre su personal o superiores y no especulen ni ofrezcan opiniones.

5. ¿Cuáles son las ventajas y desventajas de tener un oficial de información pública (PIO)?

La ventaja de tener un PIO es la oportunidad de tener una persona o individuos capacitados que estén bien informados en la política del departamento y posean habilidades de relaciones con los medios de comunicación. de esta manera se garantiza la mejor oportunidad de retransmitir mensajes concisos, claros y productivos. La mayoría de los departamentos de policía y bomberos y ahora los hospitales han designado a los PIOs que son las únicas personas a las que se les permite dirigirse a los medios de comunicación. El uso del jefe o jefe de departamento como el PIO demuestra inicialmente que la primera persona en el departamento está activamente involucrada en el incidente y habla claramente por la agencia. El posible escollo para el uso de un PIO es el retraso en las comunicaciones mientras espera a que el PIO esté disponible, la posibilidad de que el PIO no tenga información completa para comentar, y la posibilidad de una imagen más estrecha influenciada por el sesgo personal. Un PIO que sirve como relevo entre el departamento y los medios de comunicación puede perder credibilidad si no tiene el conocimiento operativo o no se le permite hablar con casi todos los asuntos para el departamento. Si el PIO debe "rastrear constantemente esa información y volver a usted", los reporteros agresivos encontrarán otras fuentes para extraer información que puede no ser la opinión del departamento. Es importante entender los aspectos positivos y negativos para supervisar el rendimiento de cualquier programa PIO.

6. ¿Qué debo tener en cuenta y hacer siempre en una entrevista?

- Tenga en cuenta si la entrevista se está realizando para radio, televisión o impresión.
- Sea agradable y positivo. Es importante mostrar compasión y calidez humana en tiempos de crisis.
- Desafía la desinformación. Si se hace una pregunta basada en información inexacta, no responda a la pregunta. Corrija la premisa inmediatamente sin volver a indicar la pregunta.

- Vaya despacio si se enoja. Respire hondo y organice sus pensamientos.
- Finalice definitivamente las declaraciones. Los reporteros tienden a mantener el micrófono apuntando a su manera. Esto puede hacer que usted haga declaraciones fuera de lugar o no preparadas. Esta técnica hace que el entrevistado se sienta como si hubiera algo más que él o ella debe decir. El resultado de estos comentarios espontáneos puede terminar como declaraciones.
- Hable claramente y dirija sus comentarios al público laico. Evite utilizar la jerga de la industria que el público en general no entenderá.
- Diga la verdad. Proporcione información precisa y fáctica. Si no está seguro de los hechos, dígalo.
- Sea sincero y directo, especialmente en la televisión. Lidiar con lo que está en la mente de la gente o lo que les asusta. A veces no hay buenas respuestas.
- Aproveche sus experiencias personales para ilustrar su punto y utilice analogías para explicar situaciones técnicas difíciles.
- Cite a expertos externos sobre las normas o prácticas prevalecientes de la industria. Las comunidades se comparan constantemente entre sí.

7. ¿Qué debo evitar hacer durante una entrevista?

No:

- Sea hostil, sarcástico o confrontativo.
- Considere la entrevista una conversación. Todo queda registrado.
- Sobrecarge el mensaje con datos complejos o técnicos.
- Ataque personalmente a otras organizaciones o competidores.
- Responda a una pregunta con "sin comentarios".
- Intente encubrir un error o engañar a los medios. Los reporteros son profesionales que se ganan la vida extrayendo información y juzgando a los personajes de las personas.
- Teorizar, especular, hipotéticamente o estar de acuerdo con un reportero que lo hace.
- Interferir con cualquier deber legítimo de los medios de comunicación
- Ofertar opinión y conjeturas. Responder con los hechos y la ciencia.
- Sea condescendiente o hablar con los periodistas.
- Ponerse a la defensiva cuando sea es desafiado. Respire hondo, haga una pausa y responda.

- Interferir con los periodistas que hacen su trabajo en escena si están actuando apropiadamente y están a salvo.

8. ¿Cuáles son algunos consejos para las entrevistas grabadas en video?

- Esté preparado y proactivo. Comunicar mensajes clave.
- Convierta los negativos en positivos. Esto requiere práctica.
- Piense en términos de "frases hechas". Trate de entregar respuestas definitivas que dure de 7 a 10 segundos.
- Deje que el micrófono sea la preocupación del reportero. La cinta de audio inutilizable es culpa del reportero o del fotógrafo, no de la tuya. Es responsabilidad de los medios asegurar que los niveles de sonido adecuados estén en su lugar antes de la entrevista. Habla en tu tono normal.
- Siempre mire directamente al reportero, no a la cámara. Vea a otros siendo entrevistados y observe la diferencia entre un entrevistado experimentado y un novato.
- Evite que le hagan preguntas tontas. Utilice un folleto o un kit de medios. Envíelo por fax al editor de tareas el día antes de la entrevista. Esto puede inspirar al reportero a hacer preguntas relacionadas con los temas específicos.

9. ¿Vale la pena invertir en redes sociales?

La mayoría de las empresas, organizaciones e individuos se suscriben a una forma de redes sociales u otra. Esta plataforma de intercambio de información en constante cambio y crecimiento es una excelente manera de sacar el mensaje de su organización y hacerlo en tiempo real. Al igual que con los medios convencionales, la clave es hacer que su mensaje sea preciso. La mayoría de las organizaciones no utilizan las redes sociales en todo su potencial de construcción de la comunidad. Los consumidores de hoy en día quieren un acceso breve, directo e inmediato a las noticias y a la información. Las redes sociales son ese medio. LOS PIO deben utilizar todos los recursos disponibles para informar y educar al público. Muchas empresas, y agencias, pueden hacer esto en mensajes de 140 caracteres o menos. La capacidad de vincular plataformas de redes sociales le permite llegar a múltiples consumidores de información con un solo mensaje. La capacidad de esos consumidores de "Me gusta" y volver a publicar su mensaje al instante puede expandir su red de medios exponencialmente a medida que su mensaje se vuelve "viral". No olvides que, por su nombre, las redes sociales implican la participación de la comunidad. Apoya a otras organizaciones y personas vinculando tus fuentes de medios a los suyos. Si usted está de acuerdo con su mensaje "Me gusta" y volver a publicarlo. Promociona su organización de la manera que te gustaría que apoyaran la tuya. Una buena presencia en las redes sociales requiere tiempo y esfuerzo. Considere la posibilidad de asignar recursos y personal a las redes sociales. Este medio puede permitir que cualquier organización tenga un mensaje global, y presencia, sin una gran inversión en recursos o tiempo.

PERLAS Y DECISIONES CRÍTICAS

- Esté preparado para su entrevista.
- Piense en su respuesta a la pregunta del reportero antes de dar la respuesta.
- Piense en términos de "frases hechas" pero tenga cuidado con lo que dice.
- Responda a la pregunta que se le haga y no ofrezca información adicional sin solicitados.
- Tener un PIO servir como el portavoz oficial de su agencia permite a una persona capacitada interactuar con los medios de comunicación.

LECTURAS SUGERIDAS

1. *Kristen Lovejoy, Gregory D. Saxton; Information, Community, and Action: How Nonprofit Organizations Use Social Media, J Computer-Mediated Communication, 2012;17:337–353,*
2. Lawrence R, Zavadsky M. 10 Ways to Build Effective Community Relations. There are many simple steps your agency can take to develop trust and foster respect. EMS World. 2017;46(6):12-15.
3. Zavadsky M. 5 best practices for media appearances by EMS chiefs and field personnel. EMS.com 2015. Available at: https://www.ems1.com/ems-products/communications/articles/29841048-5-best-practices-for-media-appearances-by-EMS-chiefs-and-field-personnel/ Accessed August 10, 2018
4. Spell J. Why EMS agencies need a PIO. EMS.com 2017. Available at: https://www.ems1.com/public-relations/articles/225047048-Why-EMS-agencies-need-a-PIO/ Accessed August 10, 2018

CAPÍTULO 10. ASPECTOS ÉTICOS

1. ¿Qué es la ética médica?

La ética es el análisis del comportamiento correcto e incorrecto. La ética examina los marcos morales para determinar cómo debe actuar una persona, ya sea profesional o personalmente, con referencia a las normas comunitarias y culturales. La ética médica entonces es el análisis del comportamiento correcto e incorrecto asociado con la atención al paciente. Hay cuatro directores generalmente aceptados que guían las decisiones éticas médicas:

- **Autonomía** –respeto para el paciente como competente para tomar sus propias decisiones.
- **No Maleficencia** – para no hacer daño.
- **Beneficencia** – hacer lo que es en el mejor interés del paciente.
- **Justicia** – una aplicación justa y equitativa del tratamiento.

2. ¿Cuál es la diferencia entre la ética y la ley?

La ley codifica las reglas de la acción correcta y las consecuencias para la conducta que una sociedad considera que están equivocadas. Las reglas legales generalmente se alinean con lo que es moral o ético, pero pueden ser inadecuadas en muchas situaciones. Algunos simplemente no han sido abordados por la ley; en otros, la rigidez de las leyes puede estar en desacuerdo con los dilemas individuales. Por lo tanto, las leyes no siempre reflejan el comportamiento ético.

3. ¿Cuál es su deber con el paciente como proveedor prehospitalario?

Usted tiene el deber profesional de responder a las solicitudes de asistencia médica y de proporcionar atención independientemente de los ingresos del paciente o la posición social. El cuidado no debe limitarse injustamente a ningún grupo o clase de personas específicas. Usted tiene el deber de estar adecuadamente capacitado y capacitado, y de conocer y proporcionar el estándar de atención definido por la comunidad. Además, usted tiene la responsabilidad de proteger al paciente y su información de salud de la divulgación pública indebida.

4. ¿Cuál es tu deber contigo mismo? ¿Cómo gestiona su riesgo personal de seguridad en la escena o protección contra infecciones?

Un nivel aceptable de riesgo en escena no está bien definido, universalmente entendido o aceptado por los proveedores prehospitalarios. La seguridad de la escena para usted y otros respondedores es importante. Sin embargo, la responsabilidad que se debe a la comunidad por el deber de tratar, especialmente con gran riesgo personal, puede o no reemplazar las responsabilidades personales de la familia y los amigos. Los proveedores de atención prehospitalaria que se ponen en serio peligro en el cuidado de los pacientes pueden privar a la comunidad de un recurso valioso en caso de que se incapaciten. El proveedor médico de emergencia es un valioso recurso social que no debe estar en peligro frívolo. Por otro lado, existen pactos inherentes para responder y proporcionar una atención reconocida por la sociedad y asumida por quienes se incorporan a la profesión de la sanidad. También puede tener un contrato de trabajo específicamente definido que lo obliga como profesional de atención médica de emergencia a operar en entornos extremos o peligrosos mientras cuida a los pacientes. Por ejemplo, dada la epidemia del SARS que afectó desproporcionadamente a los proveedores de atención médica, y con la rápida difusión internacional del ébola, la amenaza siempre presente de la gripe pandémica, los incidentes activos de disparos y la actividad terrorista mundial, las discusiones y las decisiones deben tener lugar ahora sobre lo que es un riesgo aceptable para los proveedores médicos de emergencia, y específicamente qué nivel de riesgo está preparado u obligado a asumir.

5. ¿Qué es el consentimiento informado? ¿Presunto consentimiento? ¿Excepción de emergencia?

En general, una persona no puede ser tocada sin su consentimiento. Por lo tanto, el tratamiento requiere el consentimiento de una forma u otra. El consentimiento informado requiere que el proveedor de atención médica explique al paciente los riesgos y beneficios comunes del tratamiento, así como las posibles complicaciones de la falta de tratamiento. Si bien el estándar para obtener el consentimiento explícito es un objetivo en el tratamiento médico, el sistema EMS a menudo se basa en el presunto consentimiento, cuando el permiso para tocar y tratar está implícito por el acto de solicitar ayuda del sistema EMS. La excepción de emergencia presupone que se proporciona el consentimiento si el paciente no puede verbalizarlo o indicarlo expresamente (es decir, asintiendo con la cabeza) debido a una enfermedad o lesión. Se invoca cuando la intervención inmediata es necesaria para proteger al paciente gravemente enfermo o amenazado por la vida que no puede dar su consentimiento o que puede no tener la capacidad de rechazar la atención. El consentimiento puede concederse para la totalidad o sólo una parte de un tratamiento, y puede ser retirado en cualquier momento.

6. ¿Quién puede negarse al tratamiento?

Bajo el principio de autonomía, la presunción es que los adultos son capaces de decidir si aceptar o rechazar intervenciones basadas en sus propias creencias y código moral. Sin embargo, la capacidad de decidir puede disminuir en casos de intoxicación, sobredosis, enfermedad, etc. Aunque los adultos se consideran capaces, la capacidad depende de las circunstancias y debe evaluarse en cada encuentro del paciente. Especialmente en los casos en que el paciente rechaza los tratamientos estándar, debe ser evaluado para asegurar que puede demostrar capacidad, es decir, comprender la naturaleza de la enfermedad o lesión, reconocer los riesgos de rechazo y poder explicar por qué está eligiendo algo diferente. Los pacientes que se considere que tienen capacidad pueden rechazar la atención, incluso si esa decisión es potencialmente mala. La denegación debe ser libre y voluntaria. Si un paciente no demuestra claramente su capacidad, se debe hacer todo lo posible para tratar, incluso por sus objeciones, y con la asistencia de las fuerzas del orden según sea necesario. En todos los casos en que se niegue a aceptar una decisión tomada por un paciente y el tratamiento se inicie por sus objeciones, la razón de tal desprecio debe ser documentada y ser de magnitud suficiente para justificar la autonomía principal del paciente siendo anulado. Las complejidades de una conversación de rechazo pueden estar más allá de los plazos y el alcance de la evaluación de algunos miembros del personal del SME. La comunicación con el control médico puede facilitar estas determinaciones. Tenga en cuenta también que los pacientes con enfermedad psiquiátrica todavía pueden conservar la capacidad de toma de decisiones para algunas de sus decisiones de atención médica.

7. ¿A quién debe el proveedor de EMS brindar los tratamientos de soporte vital?

Existen indicaciones médicas para no realizar de intervenciones. Estos incluyen, pero no se limitan a la decapitación, livideces, y rigor mortis. En muchas jurisdicciones, se han desarrollado protocolos formales para continuar la reanimación o detenerla (por ejemplo, asistolia sin respuesta al tratamiento inicial). Las indicaciones legales para la detención de tratamientos cerca del final de la vida incluyen varias formas escritas de Directivas Anticipadas (DA), incluidas las Directivas sobre RCP, los formularios de DANR (Directiva Anticipada de No intentar reanimación), el POLST (Órdenes Médicas para el Tratamiento de Mantenimiento de la Vida) o las órdenes o deseos basados en el Estado expresados a través de otros documentos formales. Además, un MD-POA (Poder de Abogado Médica Durable) legalmente designado está autorizado a hablar en nombre del paciente. Algunas agencias locales de SME también han desarrollado pautas para retener la reanimación de pacientes con enfermedades terminales bajo la instrucción verbal de la familia o el cuidador. En cada caso, el objetivo es asegurar que el tratamiento refleje los deseos informados del paciente. Los proveedores de EMS deben conocer las políticas y formas oficiales de solicitudes de directivas avanzadas válidas en su estado o sistema

EMS. Estas directivas avanzadas se han convertido en métodos cada vez más comunes para expresar los deseos de los pacientes de evitar la reanimación no deseada al final de la vida. Muchos sistemas de residencias de ancianos requieren documentación explícita de los deseos relativos a la reanimación de todos sus residentes. Estas directivas escritas siempre deben ser llevadas al hospital con el paciente. Los pedidos escritos a mano, tatuajes u otros documentos informales que indiquen "No reanimación" pueden ser no respetados por los proveedores de EMS. Por último, siempre hay que recordar que cada paciente tiene derecho a cambiar de opinión y rescindir las DA o DANR.

8. ¿Se deben aceptar las peticiones verbales de la familia para detener una reanimación?

Las solicitudes verbales de los parientes generalmente no pueden ser aceptadas a menos que provendrán de una persona con un MD-POA formal. Los medios alternativos no escritos de limitar la reanimación pueden ser la comunicación telefónica con el médico primario del paciente, o con el personal de hospicio que asiste al paciente. Si hay alguna duda sobre la legitimidad o autoridad de una solicitud de retención del tratamiento, se debe iniciar el tratamiento.

9. ¿Qué haces si inicias el tratamiento y luego descubres una Directiva Anticipada (AD)?

Una vez iniciado, los proveedores de prehospitales deben ponerse en contacto con el control médico para un cambio en el plan de tratamiento. El transporte puede ser útil en estos casos, ya que le dará al equipo del hospital tiempo para ordenar el siguiente paso apropiado, incluso si finalmente se determina que el mejor resultado es la retirada de tratamientos no deseados en el ED o después del ingreso.

10. ¿Qué significa futilidad? ¿Deben tomarse decisiones de tratamiento fútiles o no beneficiosas en la escena?

"Futilidad" es un término utilizado para describir el tratamiento médico que no tiene ninguna probabilidad de beneficiar al paciente. Este juicio es difícil de hacer en una situación emergente. El contexto de la emergencia generalmente no se conoce, o se conoce incompletamente, y la inutilidad médica a menudo depende no sólo de la condición médica del paciente, sino también de conocer los objetivos y valores del paciente. Sólo se deben aplicar criterios fisiológicos estrictos, como la decapitación o la lividez, para determinar la atención prehospitalaria fútil.

11. ¿Qué significa "hospicio"? ¿Cómo manejas a estos pacientes?

La atención de hospicio es un enfoque de gestión integral de la atención elegido por los pacientes para maximizar la calidad de vida en los últimos meses de vida. Es de naturaleza paliativa, centrada en proporcionar comodidad en aquellos casos en los que la cura no es posible. Una respuesta del SME puede y debe estar disponible para todas las personas, incluidos los pacientes con enfermedades terminales. El SME se activa con mayor frecuencia cuando los pacientes de hospicio tienen deterioro repentino o síntomas que abruman a sus cuidadores o no están asociados con la condición subyacente del paciente. Estas llamadas son apropiadas, a pesar de que los sistemas de hospicio tratan de estar disponibles para enseñar y apoyar a sus clientes con emergencias al final de la vida. Durante el transporte, los pacientes de hospicio deben sentirse cómodos con oxígeno, posicionamiento, succión y otras medidas de baja carga. Por lo general, se deben evitar las intervenciones invasivas (como los IV), excepto cuando sea necesario para proporcionar medidas de comodidad como la analgesia. Es posible que el proveedor de EMS deba guiarse por asistentes de hospicio, directivas avanzadas o control médico para identificar qué ayuda se debe proporcionar.

12. ¿Deberías contener físicamente a pacientes violentos?

Para proteger a los demás, al paciente y/o a usted mismo, la moderación del paciente puede llegar a ser inevitable. En primer lugar, se debe hacer todo lo posible para desactivar la situación o retirarse de la amenaza hasta que se disponga de ayuda adecuada y suficiente. Siempre que sea posible, debe contar con la policía. Debe elegirse el método de restricción menos restrictivo. Debe haber políticas y capacitación en su departamento que describan cómo los pacientes deben ser retenidos, monitoreados y transportados de manera segura. Lo más importante es que los pacientes nunca deben estar apretados y/ o atados, ya que este método de restricción puede conducir a asfixia posicional y a la muerte.

13. ¿Qué pasa si honrar los deseos de un paciente desafía sus valores personales?

El estándar ético para los profesionales de la salud requiere que el proveedor de EMS ponga los intereses y necesidades del paciente por encima de los suyos. Usted no está obligado a proporcionar atención no beneficiosa, a hacer cualquier cosa que lesione a un paciente o a un transeúnte, o a ayudar al paciente a matarlo. Usted debe estar cómodo, sin embargo, con los tratamientos estándar que están dentro de su alcance de la práctica, y ofrecer estos a todos los pacientes en los que son apropiados.

14. ¿Qué es la confidencialidad del paciente? ¿Cómo se protege? ¿Cuándo se puede romper?

Los pacientes tienen derecho a la privacidad y confidencialidad que incluye la protección contra la exposición física innecesaria y la protección de su información de salud de todos menos de aquellos con una conexión directa con su tratamiento. Toda la información obtenida por el personal de EMS debe considerarse confidencial y tratada como tal. Esta protección se extiende a las fotos y videos que podrían haber sido tomados para proporcionar a los médicos tratantes una descripción más gráfica del incidente. Fotografiar a los pacientes requiere su consentimiento y nunca es apropiado para uso personal. La información sanitaria protegida solo debe compartirse con los directamente involucrados con su cuidado. La información no identificada se puede utilizar con fines de control de calidad, investigación y formación. Para no identificar adecuadamente la información se puede consultar la Ley de Portabilidad y Responsabilidad de la Información de Salud (HIPAA) aprobada por el Congreso de los Estados Unidos en 1996, que entre otras cosas, proporciona orientación sobre lo que se consideran identificadores de pacientes, e incluye puntos obvios como nombre, fecha de nacimiento y número de seguro social, junto con otros identificadores menos obvios como código postal residencial, número de licencia de conducir y número de matrícula de matrícula , esencialmente cualquier cosa que pudiera servir remotamente para identificar al paciente. También hay ciertos casos en los que el personal encargado de hacer cumplir la ley tiene permiso de acceso a cierta información médica protegida limitada. Usted debe conocer los detalles del acceso y el intercambio de información en su sistema EMS.

15. ¿Qué es la presentación de informes obligatorios?

La presentación de informes obligatorios es una legislación que requiere que los proveedores médicos de emergencia informen a las fuerzas del orden o a algún otro organismo de supervisión pública, ciertos tipos de lesiones o enfermedades. Para los proveedores de prehospitalarios, esto a menudo implica casos de abuso o negligencia física o emocional del niño o de un anciano. En estos casos, el principio confidencial es sustituido por la necesidad de proteger a estas víctimas. Debe tener en cuenta los requisitos de informes obligatorios en su sistema EMS.

16. ¿Cuál es la justificación ética para el triaje en situaciones masivas de accidentes/desastres?

En una situación de desastre, los recursos médicos son escasos, y el proveedor de EMS está obligado a maximizar el suministro de intervenciones médicas a tantos pacientes como sea posible para hacer el bien mayor. Esta ética utilitaria asegura que la atención disponible será entregada al mayor número de personas con el mejor potencial de supervivencia. El máximo bien se logra a través del proceso formal de triaje (evaluación rápida de los pacientes) que centra los recursos y habilidades en pacientes que son más críticos pero en los que las intervenciones simples pueden salvar vidas. El subgrupo de pacientes que son reconocidos como bastante probabilidad a morir, pero que podrían haber sido salvados si hubieran sido el único paciente que el sistema EMS, sólo son tratados cuando todos los demás son atendidos y los recursos suficientes finalmente están disponibles. Los pacientes con lesiones "caminantes" que no ponen en riesgo la vida también reciben atención retrasada porque sus lesiones se pueden manejar satisfactoriamente más tarde cuando hay más recursos disponibles.

LECTURAS SUGERIDAS:

1. Baker EF, Moskop JC, Geiderman JM, Iserson KV, Marco CA, Derse AR. Law enforcement and emergency medicine: an ethical analysis. Ann Emerg Med 2016; 68 (5): 599-607.
2. Becker LJ, Yeargin K, Rea TD, Owens M, Eisenberg MS. Resuscitation of residents with no not resuscitate orders in long-term care facilities. Prehosp Emerg Care 2003; 7: 303-6.
3. Brenner JM, Aswegan AL, Vearrier LE, Basford JB, Iserson KV. The ethics of real-time ems direction:suggested curricular content. Prehospital and Disaster Medicine 2018; 33 (2): 201-212
4. Citko J, Moss AH, Carley M, Tolle S. The national POLST paradigm initiative, 2nd edition #178. J Palliative Medicine 2011; 14: 241-2.
5. Kellermann A, Lynn J. Withholding resuscitation in prehospital care. Ann Intern med 2006; 144: 692-693.
6. Malm H, May T, Francis LP, Omer SB, Salmon DA, Hood R. Ethics, pandemics, and the duty to treat. American Journal of Bioethics 2008; 8 (8): 4-19.
7. Ruderman C, Tracy CS, Bensimon CM, Bernstein M, Hawryluck L, Shaul RZ, Upshur REG. On pandemics and the duty to care: whose duty? Who cares? BMC Medical Ethics 2006; 7 (5): 1-6.
8. Sanders AB. Futility in resuscitation from cardiac arrest: role of out-of-hospital healthcare professionals. J Emerg Med 2003;24: 87-8.
9. Smith E, Burkle Jr F, Gebbie K, Ford D, Bensimon C. A qualitative study of paramedic duty to treat during disaster response. Disaster Medicine and Public Health Preparedness 2018;
10. Stone S, Lowenstein SR, McClung CD, Colwell CD, Abbott J. Paramedic knowledge, attitudes and training in end-of-life care. Journal of Prehospital and Disaster Medicine, 2009 Nov-Dec;24(6):529-34.
11. Torben K, Gausche-Hill M, Aswegan AL, Baker E, Bookman K, Bradley RN, DeLorenzo RA, Schoenwetter DJ. Ethical challenges in emergency medical services: controversies and recommendations. Prehospital and Disaster Medicine 2013;28:488-497.

CAPÍTULO 11. ASPECTOS GENERALES DE LA DIRECCIÓN MÉDICA

1. ¿Qué es un sistema EMS (SME)?

Como se describe en la Agenda del SME para el futuro, un sistema de servicios médicos de emergencia (SME) es un programa organizado e integrado que permite y proporciona a una persona que necesita asistencia médica aguda, los medios para acceder y entrar en el sistema de prestación de atención médica de manera oportuna. Incluye el personal, el equipo, las instalaciones, la supervisión y otros activos necesarios para proporcionar atención y transporte.

2. ¿Por qué un sistema de Servicios Médicos de Emergencia necesita dirección médica?

Un sistema EMS por definición participa en la práctica de la medicina en el entorno fuera del hospital. Los médicos proporcionan el más alto nivel de atención médica y por lo general tienen la tarea de supervisar todos los aspectos de la atención proporcionada a sus pacientes. Un sistema de EMS necesita aportes médicos, supervisión y coordinación para optimizar el plan general para la prestación de atención médica de emergencia para todo el sistema. La coordinación de los muchos componentes de un sistema EMS requiere idealmente un médico capaz de entender la atención prehospitalaria de los pacientes y las complejidades de guiar esa atención con el esfuerzo unificado de muchos participantes diferentes. Todos los sistemas EMS deben tener un director médico, aunque la participación del director médico puede variar ampliamente. Debido a que los sistemas EMS están regulados a nivel estatal, hay muchos modelos diferentes de dirección médica en todo Estados Unidos. Además, el sistema EMS local se utiliza a menudo para la respuesta ante desastres, eventos de terrorismo e incidentes de materiales peligrosos. Estas responsabilidades adicionales hacen que sea aún más importante utilizar la experiencia de un médico en la planificación y dirección de la respuesta del sistema a cualquier eventualidad.

3. ¿Qué organizaciones comprenden un sistema EMS y cuántas requieren dirección médica?

Los sistemas EMS están estructurados en una amplia variedad de maneras y las organizaciones y agencias que prestan ese servicio varían significativamente. El departamento local de bomberos puede funcionar con socorristas médicos, EMT, paramédicos u otros proveedores de atención médica. Pueden responder con un servicio de ambulancia separado o pueden ser la agencia de transporte. Los servicios privados de ambulancia a menudo constituyen todo el sistema de SME en las zonas rurales y a veces son el servicio de respuesta o transporte contratado en entornos urbanos y suburbanos. Algunas comunidades utilizan un tercer servicio de seguridad pública que proporciona respuesta y transporte paramédicos con una estructura paralela a los servicios de policía y bomberos. El tercer servicio es a menudo parte de la agencia de salud de la ciudad o comunidad. El sistema de comunicación o despacho proporciona los medios para recibir, priorizar y proporcionar asistencia verbal a las personas que llaman que necesitan asistencia médica y para enviar vehículos y personal apropiados a lugares involucrados con la información adecuada. El sistema de envío puede estar basado en la agencia responsable de la respuesta médica y el transporte o tener su base en la policía o el departamento de bomberos.

Las instalaciones de recepción suelen ser hospitales o centros de atención especializada establecidos para comunicarse con el personal del prehospitalario y preparados para atender a los pacientes de emergencia que llegan. Idealmente, estas instalaciones también participarán en la educación de EMS y la revisión de casos y pueden proporcionar oportunidades de capacitación para habilidades prácticas para proveedores prehospitalarios. Los acuerdos de ayuda mutua con los servicios circundantes son esenciales para las agencias de EMS, ya que ninguna o dos agencias pueden manejar todas las emergencias concebibles. Independientemente del tamaño de la agencia primaria, todas las agencias deben tener acuerdos escritos adicionales con las agencias de SME adyacentes con mayor probabilidad de proporcionar el apoyo necesario en caso de un evento de SME a gran escala. Por último, debe haber un organismo principal del SME que sirva como órgano administrativo para dirigir y coordinar todos los componentes del sistema. El organismo principal puede existir dentro del gobierno local o puede establecerse como un consejo independiente con autoridad para administrar el sistema.

TODOS LOS COMPONENTES ANTERIORES NECESITAN DIRECCIONES MEDICAS.

4. ¿Por qué los paramédicos, que generalmente son certificados o autorizados por el estado, necesitan un médico médico o un asesor médico?

Debido a que la práctica independiente de la medicina en la mayoría de los estados está referida a los médicos, la extensión de la medicina en la escena requiere de un médico que tenga la responsabilidad de la supervisión de cada proveedor prehospitalario.

5. ¿Cuál es la diferencia entre la dirección médica en línea y fuera de línea?

La dirección médica en línea (o simultánea) es la dirección en tiempo real dada al proveedor prehospitalario por un médico (la mayoría de las veces un médico de urgencias) en la radio, teléfono o en persona mientras el paramédico está en la escena o en camino a un hospital con un paciente. La dirección médica fuera de línea es la dirección proporcionada por un director médico que planea y evalúa la atención prehospitalaria revisando y recomendando el equipo y los medicamentos que se van a usar, los protocolos a seguir, la revisión de casos y la educación continua necesaria para mantener las habilidades.

6. ¿Cuáles son las agencias y organizaciones importantes que están involucradas con el SME? ¿Es exhaustiva esta lista?

Agencias Federales:

- FEMA – Federal Emergency Management Agency – coordina el papel del gobierno federal en la preparación, prevención, mitigación de los efectos de, responder y recuperarse de todos los desastres domésticos, ya sean naturales o artificiales, incluidos los actos de terror.
- FICEMS – Federal Interagency Committee on Emergency Medical Services – Este comité se encarga de coordinar las diversas agencias federales que interactúan con las agencias estatales, locales y tribales de SME.
- NHTSA – National Highway Traffic Safety Administration – misión principal es salvar vidas, prevenir lesiones y reducir los costos económicos debido a los accidentes de tráfico, a través de la educación, la investigación, las normas de seguridad y la actividad de contralor. La NHTSA alberga la Oficina Federal de EMS para apoyar el desarrollo del sistema nacional de EMS.
- NDMS – National Disaster Medical System – es un sistema coordinado por el gobierno federal que aumenta la capacidad de respuesta médica de la nación.

Organizaciones nacionales vinculadas a actividades de EMS:

- AAOS – American Academy of Orthopedic Surgeons
- AAP – American Academy of Pediatrics
- AAA – American Ambulance Association
- ABA – American Burn Association
- ACC – American College of Cardiology
- ACEP – American College of Emergency Physicians
- ACOEP – American College of Osteopathic Emergency Physicians
- ACS – American College of Surgeons
- AHA – American Heart Association
- AMA – American Medical Association

- ARC – American Red Cross
- ATS - American Trauma Society
- AAMS – Association of Air Medical Services
- ENA – Emergency Nurses Association
- IAEM – International Association of Emergency Managers
- IAFC – International Association of Fire Chiefs
- IAFF – International Association of Fire Fighters
- NASAR – National Association for Search and Rescue
- NAEMSE – National Association for EMS Educators
- NAEMSP – National Association of EMS Physicians
- NAEMT – National Association of Emergency Medical Technicians
- NASEMSD – National Association of State EMS Directors
- NEMSPA – National EMS Pilots Association
- NFPA – National Flight Paramedics Association
- NSC – National Safety Council
- SAEM – Society for Academic Emergency Medicine
- SCCM – Society for Critical Care Medicine

Agencias Nacionales de Acreditación:

- ABEM – American Board of Emergency Medicine
- AOBEM – American Osteopathic Board of Emergency Medicine
- CAAHEP – Commission on Accreditation of Allied Health
- CAAS – Commission on Accreditation of Ambulance Services
- CAMTS – Commission on Accreditation of Medical Transport Services
- CAPCE – Commission on Accreditation of Prehospital Continuing Education
- COAEMSP – Committee on Accreditation of Educational Programs For the EMS Professional (works with CAAHEP)
- CECBEMS – Continuing Education Coordinating Board for EMS
- JCAHO – Joint Commission on Accreditation of Healthcare Organizations
- NREMT – National Registry for Emergency Medical Technicians

Esta lista no incluye todas las organizaciones involucradas en EMS.

7. ¿Por qué hay tantas organizaciones involucradas en EMS?

Hay numerosas organizaciones porque EMS se formó inicialmente de una manera muy azarosa y no estructurada. Antes de que comenzaran las agencias de EMS, no había una forma generalmente aceptada o estandarizada de proporcionar atención médica de emergencia a los pacientes. Como resultado, cada comunidad diseñó sus propios planes y protocolos. Esta es la razón por la que hay algunos departamentos de bomberos y policía que suministran EMS, servicios de ambulancias en hospitales y muchas empresas independientes y organizaciones de voluntarios involucradas. Hay socorristas, EMT, paramédicos, enfermeras e incluso profesionales de enfermería, asistentes médicos y terapeutas respiratorios involucrados en la prestación de atención de EMS. Así, se crearon y necesitaron una serie de organizaciones para ayudar a esos diferentes servicios, diferentes niveles de servicio y diferentes aspectos de la atención al paciente (trauma, cardíaco, pediátrico, etc.)

8. ¿Cuáles son los requisitos para convertirse en director médico de EMS?

Aunque no hay requisitos obligatorios a nivel nacional, muchos estados han adoptado una lista publicada previamente por el Colegio Americano de Médicos de Emergencia (ACEP):

Los criterios esenciales incluyen:

- Licencia para la práctica de la medicina.
- Familiaridad con el diseño y funcionamiento de los sistemas EMS fuera del hospital.
- Experiencia o capacitación en la atención de emergencia fuera del hospital del paciente gravemente enfermo o lesionado.
- Experiencia o capacitación en dirección médica de unidades de emergencia fuera del hospital.
- Participación activa en el tratamiento del paciente gravemente enfermo o lesionado.
- Experiencia o capacitación en la instrucción del personal fuera del hospital.
- Experiencia o formación en el proceso de mejora de la calidad de EMS.
- Conocimiento de las leyes y regulaciones de EMS.
- Conocimiento del despacho y las comunicaciones de EMS.
- Conocimiento de los planes locales de accidentes masivos y desastres.

Los criterios deseables incluyen:

- Certificación de la Junta en medicina de emergencia.
- Formación en becas en EMS.

Desde la implementación de la certificación de la junta en EMS por la Junta Americana de Medicina de Emergencia, ACEP y la Asociación Nacional de Médicos de EMS (NAEMSP) reconocen que el director médico ideal debe estar certificado en medicina EMS.

9. ¿Cuáles son las responsabilidades de un Director Médico de EMS?

La autoridad y la responsabilidad del Director Médico de EMS variarán según la configuración regional, pero las habilidades primarias necesarias para un director médico exitoso de EMS son la comunicación, la comunicación y la comunicación! No importa si un gran clínico acepta el trabajo si no es capaz de comunicarse eficazmente con políticos, profesionales de negocios, bomberos, cirujanos, cardiólogos, despachadores, agentes de policía y el médico forense (entre una serie de otros). La principal importación de esas habilidades de comunicación es representar siempre al paciente en discusiones, planificación, revisión o preparación. El credo del sistema EMS debe ser "lo que es mejor para el paciente" – y es el director médico quien debe abogar y mantener ese enfoque.

10. ¿Qué recursos están disponibles para ayudar a asegurar un programa de capacitación de calidad, atención prehospitalaria de calidad y un servicio de ambulancia de calidad?

Las agencias nacionales de acreditación enumeradas anteriormente pueden ayudar con este objetivo. La Comisión de Acreditación de Programas Aliados de Educación Sanitaria (CAAHEP) revisa y acredita casi 2.000 programas educativos en 19 ocupaciones de ciencias de la salud, incluidos sitios de capacitación paramédicos. El Registro Nacional de Técnicos Médicos de Emergencia (NREMT) sirve como la organización nacional de certificación de EMS proporcionando un proceso válido y uniforme para evaluar los conocimientos y habilidades requeridos para la práctica competente por los profesionales de EMS. La Comisión de Acreditación de Servicios de Ambulancia (CAAS) se estableció para fomentar y promover la atención de calidad al paciente en el sistema de transporte médico de Estados Unidos. Sin embargo, estas organizaciones no pueden evaluar la calidad de la atención proporcionada por cada sistema individual. El director médico debe estar personalmente involucrado para evaluar el carácter, la ética de trabajo y la calidad de la asistencia brindada por el personal del EMS.

11. Lista de por lo menos ocho niveles de proveedores de atención fuera del hospital.

- Despachador médico de emergencia
- Respondedor médico de emergencia (anteriormente socorrista)
- Técnico médico de emergencia (anteriormente técnico médico de emergencia –básico)

- Técnico médico de emergencia–paramédico intermedio
- Paramédico comunitario
- Paramédico avanzado
- Enfermero de vuelo
- Médico

12. ¿Qué es un programa EMD?

Los despachadores médicos de emergencia (EMD, por sus siglas en inglés: Emergency Medical Dispatch) son entrenados a través de un programa estandarizado que incluye interrogatorios previos a la llegada para recopilar la información necesaria sobre la naturaleza y la ubicación de las tarjetas de llamada e instrucción o programas informáticos diseñados para indicar a las personas que llaman para proporcionar ayuda a las víctimas de emergencia antes de la llegada de los respondedores médicos de emergencia, EMT o paramédicos. La segunda parte de su trabajo es el envío de la asistencia adecuada, que requiere el conocimiento de las unidades disponibles, geografía, proximidad, y si se requieren socorristas de emergencia, EMT o unidades paramédicas para la emergencia específica. Los sistemas 911 mejorados y los programas de despacho asistido por ordenador (CAD) han hecho que muchas de estas acciones y decisiones sean más fáciles y rutinarias. Estos programas de envío también deben tener supervisión médica, que puede ser proporcionada por un médico separado del director médico del sistema EMS.

13. ¿Qué son los protocolos de tratamiento?

Los protocolos de tratamiento son pautas específicas escritas que describen un enfoque general para las condiciones médicas comunes que presentan. Los protocolos suelen ser autorizaciones específicas para realizar procedimientos o administrar medicamentos en circunstancias claramente definidas. Definen un enfoque estándar para las condiciones médicas comunes y proporcionan orientación al respondedor en cuanto a lo que normalmente se debe hacer. Los protocolos representan el estándar de atención para una agencia en particular y la adherencia a protocolos es una métrica de calidad importante. Las órdenes/protocolos permanentes deben ser firmados por el director médico que está ordenando el procedimiento o la medicación. Estas órdenes se pueden seguir en situaciones estándar sin la necesidad de un médico en la radio que proporciona dirección o permiso, pero requieren revisión y actualizaciones regulares.

14. Describir las directivas de destino.

En cualquier sistema de EMS, el director médico debe determinar dónde deben transportarse ciertos pacientes críticos o de alto riesgo, de acuerdo con los recursos disponibles en una comunidad determinada y se les debe dar un destino receptor. No se espera que el público laico sepa qué hospital tiene capacidades de cuidados críticos pediátricos o el centro de trauma de más alto nivel. El director médico debe preparar protocolos para abordar centros especializados que incluyen centros de trauma, laboratorios de cateterismo cardíaco y centros de accidentes cerebrovasculares. Si bien siempre es deseable acomodar la solicitud del paciente para la elección del destino, hay ciertas condiciones médicas que se tratan mejor en un hospital designado y la política de destino debe reflejar esas preocupaciones.

15. ¿Todos los programas de entrenamiento de paramédicos son iguales?

No, los programas de paramédicos varían enormemente en el número de horas que requieren de sus estudiantes, aunque ha habido un mayor cumplimiento de las normas recomendadas desde que la acreditación estuvo disponible a través de la Comisión de Acreditación de Programas aliados de Educación de Salud. Los programas también mejoraron después de la publicación por la NHTSA de la Agenda Nacional de Educación del SME para el futuro: *Un Enfoque de Sistemas*. La participación del médico en la supervisión del programa educativo paramédico puede ayudar a asegurar la calidad general de la educación y la capacitación.

16. ¿Cómo puede saber si un Director Médico está haciendo un buen trabajo?

La vieja broma es que está haciendo un buen trabajo si los paramédicos son capaces de alinearlo correctamente sobre una tabla espinal. El desempeño del puesto de trabajo del director médico debe basarse en múltiples factores, incluido el nivel de participación, el uso de protocolos basados en evidencia, los esfuerzos de aseguramiento y mejora de la calidad, la respuesta sobre el terreno y la eficacia de la comunicación.

PERLAS Y DECISIONES CRÍTICAS

- La habilidad principal necesaria para un director médico exitoso de EMS es la comunicación.
- Todos los aspectos del sistema de EMS, incluida la educación en EMT, el envío médico y toda la atención médica, deben estar bajo la supervisión de un médico calificado de EMS.
- Si bien muchas organizaciones están involucradas en EMS a nivel local y nacional, ninguna es capaz de evaluar directamente la calidad general de un sistema de SME y su gente.
- El director médico del SME debe participar activamente en la evaluación y el control de la atención proporcionada por el sistema de EMS, y no debe servir sólo como sello de goma o figura decorativa..
- El director médico de EMS ideal tendrá la certificación de la junta en medicina EMS.

LECTURAS SUGERIDAS

1. Bass RR, Lawner B, Lee D, Nable JV. Medical Oversight of EMS Systems. In: Cone DC, (ed) Emergency Medical Services: Clinical Practice and Systems Oversight, 2nd ed., vol. 2, Wiley, 2017

2. Delbridge TR. EMS Medicine as a Subspecialty. In: EMS Medicine. Cooney DR (ed). McGraw-Hill, 2016

3. E.M.S. Agenda for the Future. National Highway Traffic Safety Administration, U.S Department of Transportation and Health Resources and Services Administration, U.S. Department of Health and Human Services. 1996

4. Gunderson, M. "Principles of EMS System Design." In: Cone DC, (ed) Emergency Medical Services: Clinical Practice and Systems Oversight, 2nd ed., vol. 2, Wiley, 2017

5. National EMS Education Agenda for the future: A Systems Approach. National Highway Traffic Safety Administration, U.S Department of Transportation and U.S. Department of Health and Human Services. 2000

6. Prehospital Systems and Medical Oversight. 3rd ed., Kuehl AE (ed): Dubuque, Iowa, Kendall/Hunt, 2009

7. Rimstad R, Braut GS: Literature review on medical incident command. Prehosp Disaster Med 30(2):205-15, 2015

8. Studnek JR, Fernandez AR, Margolis GS, O'Connor RE. Physician medical oversight in emergency medical services: where are we? Prehosp Emerg Care 13(1):53-8, 2009

9. Williams KA. Medical Control, Direction, and Oversight. In: EMS Medicine. Cooney DR (ed). McGraw-Hill, 2016

CAPÍTULO 12. DIRECCIÓN MÉDICA DIRECTA (ON-LINE)

1. ¿Qué se entiende por dirección médica en línea (OLMD)?

La dirección médica en línea (OLMD: por sus siglas en inglés) es el proceso mediante el cual los proveedores de servicios médicos de emergencia (SME) reciben directivas de tratamiento en tiempo real para la atención de los pacientes que se encuentran en el entorno fuera del hospital. La OLMD también se conoce como control médico, comando médico en línea o control médico/dirección en tiempo real. Los protocolos de tratamiento generalmente se inician en función de los síntomas o quejas de un paciente, como dificultad para respirar o dolor en el pecho. Una vez completada la evaluación del paciente y dependiendo de las necesidades particulares del paciente, el inicio o continuación del tratamiento se discute con un proveedor de control médico, generalmente un médico. El médico y los proveedores de EMS deciden sobre el mejor plan de tratamiento dadas las quejas del paciente, los hallazgos de la evaluación física, la situación actual y las modalidades de tratamiento disponibles.

2. ¿Cómo se logra la comunicación OLMD?

La comunicación OLMD se puede lograr mediante una variedad de métodos, incluyendo radio, teléfono tradicional (línea fija), teléfono celular, videoconferencia y mensajería de texto.

3. ¿Hay alguna alternativa a OLMD?

Sí. Algunos sistemas de EMS, ya sea debido a la topografía, el alto volumen del paciente o la falta de disponibilidad de los médicos de OLMD, utilizan un sistema de protocolo de orden permanente para la atención del paciente. Este tipo de procedimiento de tratamiento del paciente permite a los proveedores de EMS iniciar el tratamiento basado en la queja del paciente o en los síntomas sin contacto contemporáneo con un médico. Implícito en este tipo de paradigma de atención al paciente de EMS es un programa de gestión de calidad vigoroso que asegura la revisión oportuna del registro de atención al paciente (Patent Care Record: PCR) para determinar si la atención del paciente es oportuna y apropiada dadas las quejas o síntomas de presentación. Muchos sistemas EMS ahora utilizan un sistema que combina órdenes liberales "permanentes" donde gran parte del tratamiento prehospitalario se produce sin contacto médico directo o antes de que se haga contacto. Estos sistemas hacen que OLMD esté disponible para cuando los tratamientos están fuera del protocolo o la entrada o consulta adicional está justificada.

4. ¿La OLMD siempre implica el contacto con un médico?

En la mayoría de los casos, sí; sin embargo, hay algunos sistemas de EMS que permiten a las enfermeras, profesionales de enfermería, asistentes médicos u otros proveedores avanzados de SME de soporte vital proporcionar OLMD de manera delegada. Un médico debe estar muy cerca en caso de necesidad de cambiar los protocolos de tratamiento o si el paciente queda fuera de los protocolos de tratamiento específicos.

5. ¿Por qué los sistemas EMS utilizan OLMD?

En la mayoría de los estados, los proveedores de EMS funcionan bajo la supervisión de un director médico cuando están cuidando a los pacientes. El director médico del sistema EMS y el médico de la OLMD delegan ciertas funciones al personal de EMS con el fin de proporcionar atención al paciente en la arena fuera del hospital. Sin embargo, ciertos procedimientos pueden ser peligrosos y estar llenos de complicaciones graves y en estas situaciones a menudo es prudente discutir el tema con un médico antes de iniciar la intervención.

6. ¿Puede OLMD desempeñar un papel cuando se trata del paciente que se niega al transporte?

Sí. La voz del paciente en una línea grabada, hablando con el médico, puede ser un medio muy valioso para documentar la denegación de la atención y asegurar la idoneidad de la negativa. Sin embargo, la comunicación en línea por sí sola puede no ser adecuada, y se debe considerar un formulario escrito de no transporte firmado por el paciente además de la participación de OLMD.

7. ¿Puede la OLMD desempeñar un papel en la reducción del número de pacientes que se niegan al transporte?

Sí. En las circunstancias apropiadas, en particular cuando el paramédico cree que el paciente debe ser transportado a un servicio de urgencias, pero el paciente es competente y se niega, tener un médico hablar con el paciente está asociado con más pacientes que aceptan ser transportados. Sin embargo, este proceso puede llevar mucho tiempo y puede no ser práctico en un sistema EMS ocupado.

8. ¿Solo el personal avanzado de soporte vital de EMS requiere OLMD?

No. Mientras que en algunos sistemas, debido a la naturaleza de las modalidades de tratamiento y farmacoterapia ofrecidas por ellos, sólo los proveedores de EMS de soporte vital avanzado están obligados a ponerse en contacto con OLMD para problemas de atención al paciente, otros utilizan OLMD para proveedores de soporte vital básico (BLS) también. Con el amplio alcance de la práctica de los proveedores de BLS en algunas partes del país, incluyendo la desfibrilación, la colocación de línea intravenosa, el manejo de las vías respiratorias y algún uso de medicamentos, OLMD para BLS tiene sentido. Por la misma razón, OLMD para proveedores intermedios (EMT-Advanced) también se utiliza en muchos sistemas.

9. ¿Contactar con OLMD retrasa el tratamiento?

En algunos casos, sí. Siempre habrá retrasos inevitables encontrados en la medicina fuera del hospital. Por ejemplo, el tiempo entre recibir una llamada de asistencia y enviar una ambulancia, el tiempo para responder y el tiempo de acceso a OLMD son inevitables. La mayoría de los sistemas EMS, sin embargo, no requieren OLMD para terapias como la desfibrilación y la intubación que pueden ser verdaderamente salvadores de vida, críticos para el tiempo y rutinariamente realizados por proveedores avanzados de soporte vital. La administración de otros tratamientos más allá de los que son inmediatamente salvavidas puede requerir contacto con un médico. No es raro que los sistemas EMS que requieren que la OLMD haya construido un plan de tratamiento de orden permanente en caso de fallo de comunicación para aquellas intervenciones que salvan vidas descritas anteriormente o para comenzar la terapia de soporte vital avanzada de rutina, como la administración de oxígeno, el establecimiento de accesos intravenosos o el suministro de medicamentos de soporte avanzado de primera línea.

10. ¿Cuál es la configuración de OLMD correcto?

Cada sistema EMS debe diseñar un sistema OLMD que satisfaga sus necesidades únicas para la atención de los pacientes. Algunos tienen todos los departamentos de emergencia dentro del sistema EMS preparados y participan en OLMD, mientras que otros limitan el número y el tipo de médicos que proporcionan OLMD. En las comunidades que tienen un número suficiente de médicos calificados e interesados, la solución puede ser compartir la responsabilidad. En otras comunidades, los médicos expertos en EMS podrían ser escasos, lo que requiere que el director médico de EMS desarrolle una lista de médicos de guardia que están disponibles para los proveedores de EMS. Algunos sistemas utilizan un número finito de médicos de emergencia que son móviles, responden para ayudar a los proveedores de EMS en la atención de los pacientes y proporcionan OLMD para todos los pacientes independientemente del destino del hospital. Otros sistemas tienen un médico estacionario en un centro de mando médico que proporciona OLMD para todo el sistema. Hay servicios que funcionan en un sistema de orden permanente combinado y OLMD, con el OLMD compartido entre los departamentos de emergencia del hospital receptor. Aun así, otros tienen una sola estación base con un pequeño grupo de médicos EM que proporcionan OLMD.

11. ¿Los médicos reciben capacitación en OLMD?

No generalmente, no. En algunos estados, los estatutos del SME requieren que los médicos que proporcionan OLMD completen un curso de comando médico de la estación base. Otros estados han requerido esta capacitación específicamente para aquellos médicos que no han sido entrenados en medicina de emergencia. Todos los programas de residencia de medicina de emergencia están obligados a proporcionar educación de EMS a sus médicos en formación. Si bien existe cierta variabilidad entre los programas de residencia con respecto a la calidad de esta capacitación, OLMD se enseña casi uniformemente con oportunidades de experiencia supervisada. Importante para cualquier programa de OLMD será la participación de médicos capacitados con interés específico y experiencia en EMS y atención prehospitalaria. Algunos sistemas no tienen médicos que le den el OLMD, e incluso aquellos que sí no tienen médicos capacitados en medicina de emergencia. La medicina EMS es ahora una subespecialidad certificada por la junta en medicina de emergencia, lo que permite capacitación adicional y experiencia en la gestión de sistemas DE EMS a nivel médico, incluyendo OLMD. Es muy importante que los sistemas EMS involucren a médicos capacitados en EMS y que los proveedores de asistencia prehospitalaria sean conscientes de quién está proporcionando su OLMD.

12. ¿Cuál es la ventaja de OLMD?

La ventaja más importante es la capacidad de combinar o cambiar los protocolos de tratamiento para pacientes con problemas médicos o quirúrgicos complicados. El proveedor de EMS, al presentar las características más destacadas de la queja de presentación del paciente y la evaluación física, puede utilizar la experiencia y capacitación médica más extensa del médico para ayudar a identificar el mejor enfoque de tratamiento. Un médico en un ambiente más controlado puede estar en una mejor posición para pensar en posibles causas alternativas para las quejas u síntomas del paciente y ofrecer sugerencias para el manejo. Además, el médico de la OLMD puede sugerir el uso de medicamentos establecidos fuera del hospital de una manera no tradicional, como nitroglicerina para emergencias hipertensas en lugar de sólo para pacientes con dolor en el pecho. OLMD, por lo tanto, también puede convertirse en un lugar educativo para el sistema EMS. El médico de OLMD puede hablar directamente con el paciente en esos casos en que el paciente se niega a recibir atención y a menudo puede convencer al paciente de aceptar el transporte de EMS a un hospital. El médico de la OLMD también puede ayudar a la EMT a evaluar la competencia de un paciente que se niega a la atención. La transmisión de información oportuna relacionada con el paciente y el establecimiento de la responsabilidad del médico para el paciente son beneficios de OLMD también. Otra ventaja distintiva de OLMD es la oportunidad de la gestión simultánea de la calidad de la atención al paciente.

13. ¿Hay alguna desventaja para OLMD?

No hay ninguna desventaja obvia para OLMD que sea medible o aparente. La crítica más escuchada, sin embargo, es que no hay una clara diferencia en los resultados de los pacientes para aquellos que reciben OLMD en comparación con aquellos que no lo hacen. En consecuencia, los opositores a OLMD apoyan la idea de que consume mucho tiempo y pueden alejar a los proveedores de

EMS de la atención al paciente. Sienten que los sistemas de SME de orden permanente ofrecen una atención al paciente comparable. Desde el punto de vista del sistema, la única desventaja potencial para OLMD es que se necesitan recursos suficientes para satisfacer la demanda de servicio. El sistema EMS debe tener una comunidad de médicos dispuestos y capaces para asumir esta importante responsabilidad. La mayoría de los sistemas se basan en un enfoque equilibrado que combina protocolos de tratamiento fuera de línea para cubrir la mayor parte de la atención con interacción limitada con OLMD para problemas de alto riesgo.

PERLAS Y DECISIONES CRÍTICAS

- La dirección médica directa (OLMD) puede desempeñar un papel en conseguir que los pacientes acepten ser trasladados cuando sea necesario.
- En algunas situaciones, OLMD puede agregar a los tiempos de escena.
- No todos aquellos que dan OLMD ofrecerán el mismo nivel de conocimiento SEM o tienen la misma formación.
- Hay una variedad de maneras de implementar con éxito OLMD.
- La mayoría de los sistemas exitosos tendrán una mezcla de pedidos de clasificación y OLMD.

LECTURAS SUGERIDAS

1. Brenner JM, Aswegan AL, Vearrier LE, Basford JB, Iserson KV. The Ethics of Real-Time EMS Direction: Suggested Curricular Content. Prehosp Disaster Med. 2018;33:201-212.
2. Foerster CR, Tavares W, Virkkunen I, Kämäräinen A. A survey of front-line paramedics examining the professional relationship between paramedics and physician medical oversight. CJEM. 2018;20:238-246.
3. Greer S, Williams I, Valderrama AL, Bolton P, Patterson DG, Zhang Z: EMS medical direction and prehospital practices for acute cardiovascular events. *Prehosp Emerg Care* 17(1):38-45, 2013
4. Gunderson M. “Principles of EMS System Design.” Emergency Medical Services: Clinical Practice and Systems Oversight, 2nd ed., vol. 2, Wiley, 2017
5. Hoyt BT, Norton RL: Online medical control and initial refusal of care: does it help to talk with the patient? *Acad Emerg Med* 8(7):725, 2001

6. Munk MD, White SD, Perry ML, Platt TE, Hardan MS, Stoy WA: Physician medical direction and clinical performance at an established emergency medical services system. *Prehosp Emerg Care* 13(2):185-92, 2009

7. Renko AE, Julius NJ, Nesbit CE: Medical command training for emergency medicine residents: An overview of medical command education, oversight, and evaluation. Am J Emerg Med. 36(12):2323–2324, 2018

8. Rimstad R, Braut GS: Literature review on medical incident command. *Prehosp Disaster Med* 30(2):205-15, 2015

9. Studnek JR, Fernandez AR, Margolis GS, O'Connor RE. Physician medical oversight in emergency medical services: where are we? *Prehosp Emerg Care* 13(1):53-8, 2009

CAPÍTULO 13. DIRECCIÓN MÉDICA INDIRECTA (OFF-LINE)

1. ¿Qué es la dirección médica?

La dirección médica describe el espectro de actividades proporcionadas por un médico supervisor que sirve para garantizar que una agencia de servicios médicos de emergencia (SME) proporcione la atención adecuada al paciente. Idealmente, esto es proporcionado por un médico de EMS capacitado en especialidad que puede proporcionar la experiencia profesional necesaria para asegurar que las agencias de EMS recluten y capaciten personal calificado que luego practique y proporcione medicina prehospitalaria de alta calidad. Otros términos que se han utilizado para referirse a la dirección médica incluyen control médico, comando médico, y la dirección del médico. En muchos estados, los proveedores de EMS están obligados a tener un director médico que supervise su atención médica. Tener un director médico implica que el médico que supervisa un sistema está desempeñando un papel proactivo en asegurar el más alto nivel de atención a los pacientes a los que responde y cuida. También implica que el médico tiene la autoridad para desarrollar, eliminar o modificar protocolos médicos según corresponda.

2. ¿Es un director médico lo mismo que un "asesor médico"?

En parte porque el campo de la medicina de emergencia estaba en su infancia en ese momento, había poca supervisión médica significativa cuando se estaban desarrollando muchos sistemas de EMS originales. de hecho, la Ley de Servicios Médicos de Emergencia de 1973, al describir los quince bloques básicos del SME, incluyó aspectos como la capacitación, el personal y las comunicaciones, pero ni siquiera mencionó la supervisión de los médicos. Por lo tanto, algunos servicios desarrollaron una cultura donde la participación de los médicos desempeñó un papel mínimo. Estos servicios tendían a utilizar el término "asesor médico", lo que implicaba que el médico era únicamente un experto en la materia para consultar con (o en casos atroces ignorar) según sea necesario. Los sistemas MODERNOS de EMS utilizan un director médico, que tiene la capacidad de definir y modificar los estándares médicos utilizados por la agencia EMS.

3. ¿Puede cualquier médico ser un director médico de EMS?

En la mayoría de las jurisdicciones, cualquier médico con licencia puede ser un director médico de EMS desde una perspectiva legal. Sin embargo, EMS se ha convertido en un campo muy especializado, y ya no es aceptable colocar a cualquier persona con un título médico en el papel de director médico. Las características esenciales y deseables (véase el capítulo 11) para los directores médicos de EMS han sido propuestas previamente por el Colegio Americano de Médicos de Emergencia (ACEP). La Asociación Nacional de Médicos de EMS (NAEMSP) y ACEP ahora recomiendan que los directores médicos estén certificados por la subespecialidad en EMS.

4. ¿Qué es la dirección médica fuera de línea?

La dirección médica fuera de línea (también conocida como supervisión médica indirecta) comprende todas las pautas, protocolos y políticas que el director médico y el liderazgo de la agencia EMS crean para dar a los proveedores de EMS orientación sobre cómo brindar atención. También incluye todos los procesos educativos y de revisión necesarios para garantizar el cumplimiento de estas políticas y procedimientos. La dirección fuera de línea es diferente de la dirección médica en línea, donde los proveedores hablan directamente con un médico o designado mientras cuidan a un paciente.

5. ¿Qué comprende la dirección médica fuera de línea?

La dirección médica fuera de línea se compone de dos categorías principales de responsabilidades: prospectiva y retrospectiva. Los elementos prospectivos incluyen todo lo que debe definirse antes de que una ambulancia responda a su primera llamada, como las normas de formación para el personal de la EMS y los protocolos a seguir (Tabla 1). Los componentes retrospectivos incluyen todas las cosas que un director médico debe hacer después de un encuentro con el paciente con el fin de revisar la atención proporcionada, responder a los problemas y mejorar la atención al paciente (Tabla 2).

Tabla 1. Control médico fuera de línea: Componentes prospectivos	
1.	Definir estándares médicos para la contratación de nuevos proveedores de atención al paciente
2.	Establecer protocolos y definir el alcance de la práctica
3.	Asegurar el cumplimiento de las regulaciones gubernamentales aplicables
4.	Establecer y supervisar los programas de capacitación
5.	Supervisar el cumplimiento de la educación continua
6.	Supervisar nuevos programas de equipos y asegurar la formación adecuada para el personal de la agencia
7.	Desarrollar protocolos de envío y respuesta
8.	Enlace con el EMS local y la comunidad hospitalaria
9.	Autorizar y capacitar a los médicos en línea
10.	Servir como defensor de EMS en el proceso legislativo
11.	Asegurar que los programas de ayuda mutua de la agencia y los planes de desastres se desarrollan y entrenan

Cuadro 2. Control médico fuera de línea: Componentes retrospectivos	
1.	Llevar a cabo programas de aseguramiento de la calidad y mejora de la calidad
2.	Realizar asesoramiento y capacitación correctiva con proveedores de atención individuales según corresponda
3.	Investigar y responder a las quejas del público u otras agencias e instituciones

6. Sigo oyendo sobre el proceso QRI. ¿Qué es eso?

Estos son componentes críticos de los elementos retrospectivos de la dirección médica. QRI significa Revisión y Mejora de la Calidad (Quality Review and Improvement) e implica revisar los casos para asegurarse de que los protocolos se siguen correctamente. Por ejemplo, uno puede utilizar el proceso de QRI para ver si se está administrando aspirina a todos los pacientes con sospecha de dolor torácico cardíaco. La mejora de la calidad es exactamente como suena – encontrar maneras de mejorar la prestación de atención al paciente una vez que el proceso de revisión ha encontrado una deficiencia, como la revisión de métodos para aumentar el porcentaje de casos en los que la aspirina se administra a pacientes con sospecha de dolor torácico cardíaco.

7. ¿No tiene el gobierno federal protocolos para que todos los usen?

No, no hay protocolos nacionales obligatorios. Varios libros de texto y organizaciones nacionales de EMS han publicado protocolos "modelo" que se pueden utilizar como plantillas para preparar políticas y protocolos adaptados a la configuración regional específica. Algunos estados tienen protocolos estatales que deben ser utilizados por todas las agencias de EMS dentro del estado.

8. ¿Qué papel tiene el gobierno federal en el SME?

El SME está regulado en gran medida a nivel estatal con servicios proporcionados por agencias locales. Dado que las leyes que regulan el EMS pueden variar de un estado a otro, el gobierno federal no desempeña un papel importante en las operaciones diarias de las agencias de EMS. Proporciona estándares recomendados con respecto a la capacitación, los alcances de la práctica y las especificaciones de ambulancia. La Administración Nacional de Seguridad del Tráfico en Carreteras (NHTSA, por susro) ha publicado un plan de estudios estandarizado para la capacitación de la EMT, así como una "Agenda de la EMS para el Futuro". Aunque la ley no requiere el cumplimiento de las normas de la NHTSA, muchos gobiernos estatales y locales y agencias de EMS las han adoptado. Un área donde el gobierno federal puede ejercer una influencia directa es en el área de preparación para desastres. Si una agencia recibe fondos federales (ya sea directa o indirectamente a través de un gobierno estatal o local), puede ser necesario que cumpla con el Sistema Nacional de Gestión de Incidentes (NIMS, por sus siglas en inglés) u otras directrices federales. El uso de NIMS permite a los rescatistas de múltiples agencias y organizaciones integrarse en una operación de respuesta unificada. Incluso si una agencia dada no está recibiendo ningún financiamiento federal, el director médico de EMS debe tener una comprensión de NIMS, ya que este sistema de respuesta organizacional se utilizará durante la respuesta ante desastres.

9. ¿Los protocolos tienen que seguir pautas médicas nacionales como el Soporte Vital Cardíaco Avanzado (ACLS) o el Soporte Vital Avanzado Pediátrico (PALS)?

Las regulaciones del SME se desarrollan sobre una base estatal, por lo que no hay regulaciones federales que obliguen al uso de las directrices médicas nacionales en los protocolos locales. Sin embargo, si una agencia decide alejarse demasiado de estas pautas, el director médico debe asegurarse de que haya una buena razón basada en evidencia para hacerlo.

10. ¿Cómo puede un sistema asegurarse de que sus protocolos estén dentro de un estándar razonable de cuidado?

Tradicionalmente, el "estándar de atención" para la medicina se ha definido en términos de lo que es razonable en una comunidad determinada. En otras palabras, el estándar de cuidado puede variar ligeramente de un área a la siguiente. Es responsabilidad del director médico determinar las normas locales, y que los protocolos son consistentes con ellos. Una estrategia es que los directores médicos de todas las agencias locales de EMS se reúnan regularmente y acuerden un cierto conjunto básico de protocolos que se conviertan en el estándar de la comunidad. Por ejemplo, en el área metropolitana de Denver, la mayoría de los directores médicos de agencias locales participan en el grupo de Directores Médicos de Denver Metro EMS. Desde la creación del grupo a principios de la década de 1990, ha sido capaz de crear los Protocolos Metropolitanos de EMS de Denver. Cada agencia es libre de hacer modificaciones como elija, pero la mayoría basa su práctica en los protocolos básicos desarrollados por el grupo.

11. ¿Necesitamos tanto dirección médica en línea como fuera de línea?

Teóricamente, no. Hay algunos sistemas EMS que solo funcionan con dirección médica fuera de línea y no tienen disposiciones para la comunicación directa en tiempo real con un médico. También es teóricamente posible tener un sistema EMS con sólo dirección en línea. Sin embargo, esto sería poco práctico, ya que significaría que una EMT no sería capaz de actuar sin contacto directo con un médico en todo momento. La dirección médica en línea y fuera de línea son complementarias y la utilización de ambos permite que una agencia de EMS maximice la calidad de la atención al paciente y la experiencia disponible del médico de EMS.

12. ¿La dirección médica fuera de línea se aplica a todos los niveles de proveedores de EMS?

Sí, por las razones mencionadas en la última pregunta. Todos los sistemas deben tener al menos un conjunto básico de protocolos y procedimientos que den a sus proveedores un marco para practicar.

13. ¿Qué situaciones exigen un cambio a la dirección médica en línea?

La mayoría de los sistemas EMS definen en sus protocolos situaciones específicas que justifican la dirección en línea. Muchos sistemas, por ejemplo, requieren contacto médico o enfermero para procedimientos de alto riesgo como la cricotiridotomía o el rechazo de atención del paciente. La mayoría de los sistemas también animan a los proveedores a solicitar la dirección en línea cuando un problema parece ir más allá de los protocolos estándar. Los proveedores de asistencia prehospitalaria deben ver a los médicos de control médico como un recurso al que se debe acceder en cualquier momento en que perciben que la situación está fuera de lo común, demasiado complicado o de alto riesgo.

14. ¿Qué sucede si no se puede establecer una dirección médica en línea?

Esta es una posibilidad muy real, especialmente en las zonas rurales o áreas que experimentan condiciones climáticas severas. También podría ocurrir en tiempos de desastre, cuando los sistemas de comunicación a menudo fallan. Esta situación debe abordarse claramente en las políticas y procedimientos del organismo. En algunas jurisdicciones, puede haber requisitos legales que estipulan lo que un proveedor puede hacer en tal situación. Si el proveedor prehospitalario no puede hacer contacto en línea, y la situación está realmente fuera del alcance de los protocolos, entonces el proveedor tendrá que utilizar su mejor criterio. Se debe alentar a los proveedores de prehospitalarios a hacer lo mejor para sus pacientes. Esta es la razón por la que la dirección médica fuera de línea es tan importante: tener personal de EMS calificado, reflexivo y bien entrenado utilizando protocolos de sonido monitoreados con mecanismos de garantía de calidad maximizará la calidad de la atención brindada.

15. Si las órdenes médicas en línea contradicen la dirección médica fuera de línea, ¿cuál tiene prioridad?

Una de las responsabilidades del director médico es asegurar que todos y cada uno de los médicos que sirven como médicos en línea ("base") entiendan las operaciones de EMS, conozcan los protocolos del sistema y estén calificados y dispuestos a proporcionar dirección en línea. Si este es el caso, entonces las órdenes dadas por el médico de base se dan por una razón y con el conocimiento de los protocolos fuera de línea. Como tal, deben tener prioridad sobre las órdenes permanentes fuera de línea. Si la orden está claramente más allá del alcance legal del proveedor, el proveedor tendrá que hacer un juicio y hacer lo mejor para el paciente. La acción más apropiada es a menudo aplazar la solicitud y el transporte al departamento de emergencias más cercano. Estos casos son raros y deben ser remitidos inmediatamente al director médico de EMS tan pronto como sea posible.

16. ¿Qué pasa si un médico llega a la escena? ¿Reemplazan la dirección médica fuera de línea?

Esto puede ser una situación incómoda y compleja. El hecho de que alguien sea médico no significa que sea experto en brindar atención de emergencia, entienda los matices de la atención prehospitalaria o conozca los protocolos locales. Dependiendo de la situación, un médico en escena puede ser más de un pasivo que un activo. Los protocolos y políticas de un sistema EMS deben abordar esta situación con anticipación. Muchas agencias requieren que si un médico en escena quiere dirigir o proporcionar atención, este deba acompañar al paciente en la ambulancia hasta el hospital receptor (que a menudo es un incentivo para renunciar a la atención médica y dejarla a los respondedores de EMS). Si hay alguna pregunta, los proveedores deben solicitar una dirección médica en línea, que tendría prioridad. A menos que el médico y sus capacidades sean bien conocidos por el proveedor prehospitalario (o sean fácilmente verificados), el mejor curso de acción generalmente será agradecer al médico en escena por su ayuda, y educadamente, pero firmemente hacerse cargo del paciente e iniciar la atención y el transporte utilizando protocolos del sistema.

17. Pero, ¿y durante los desastres? ¿No necesitas toda la ayuda que puedas conseguir?

Durante un desastre, la ayuda no solicitada puede causar problemas. Como se mencionó anteriormente, la mayoría de los médicos que no están involucrados en la medicina de emergencia no están familiarizados con la medicina prehospitalaria (e incluso muchos médicos de emergencia no están familiarizados con el SME). Es probable que sean aún menos cómodos trabajando en un entorno de desastre. Las escenas de desastre requieren una cadena de mando definida y, con la implementación simultánea de un sistema de comando de incidentes (ICS), los médicos que se autoenvían pueden no saber cómo (o no desear) trabajar dentro de una estructura ICS. También pueden no tener el equipo de entrenamiento o protección para trabajar en una escena potencialmente peligrosa.

18. ¿La preferencia del paciente o los requisitos de atención administrada con respecto a la elección del destino sustituyen a la dirección médica fuera de línea?

Esto puede suponer un desafío que debe abordarse mediante políticas y protocolos del sistema. Los sistemas EMS que operan en un mercado competitivo o que están bajo contrato a menudo se ven afectados por este problema. En situaciones verdaderamente emergentes, el proveedor de EMS siempre debe transportarse al hospital más cercano y apropiado. El paciente puede no tener una apreciación de las diferencias entre los recursos de cada hospital, y puede no ser capaz de tomar una decisión informada. Dicho esto, la autonomía del paciente y el servicio al cliente deben ser la base de cualquier sistema EMS. Si llevar a un paciente al hospital de su elección no afecta la atención o gravar excesivamente el sistema, entonces la solicitud del paciente debe ser cumplida.

19. ¿Qué sucede si los que el EMT cree que es mejor para el paciente está en conflicto con los protocolos?

Todos los proveedores médicos son los encargados de actuar en el mejor interés del paciente en todo momento. Ocasionalmente, puede surgir una situación que se ha abordado de manera inadecuada o inadecuada mediante protocolos permanentes. La primera acción debe ser obtener el control médico en línea. Si eso no es posible, el proveedor prehospitalario debe actuar en última instancia en el mejor interés del paciente. Es importante, sin embargo, que los proveedores de

EMS comprendan la importancia y las consecuencias de romper el protocolo y sean responsables de sus acciones bajo las políticas de sus sistemas, así como la ley local. Todos los casos de violaciones del protocolo deben ser reportados inmediatamente al director médico del sistema para su revisión.

PERLAS Y DECISIONES CRÍTICAS

- La dirección médica fuera de línea implica la supervisión médica de los elementos médicos del sistema EMS que deben estar en su lugar antes de que la ambulancia y el personal del SME respondan a una llamada, así como los componentes que deben ocurrir después de la llamada para asegurar que se brindó atención médica de calidad.
- El director médico fuera de línea debe ser un médico conocedor de EMS y participar activamente en el sistema y la agencia de EMS que brindan atención. Un director médico que sea sólo un nombre no es aceptable.
- Los protocolos deben estar en su lugar en caso de que un médico llegue a la escena y desee iniciar la atención en lugar de los proveedores de EMS que responden.
- Los sistemas EMS deben tener protocolos para tratar problemas de atención administrada, como la determinación de destino.

LECTURAS SUGERIDAS

1. Bass RR, Lawner B, Lee D, Nable JV. Medical Oversight of EMS Systems. In: Cone DC, (ed) Emergency Medical Services: Clinical Practice and Systems Oversight, 2nd ed., vol. 2, Wiley, 2017
2. NIMS Compliance Requirements for Local Emergency Planning Committees Fact Sheet. Federal Emergency Management Agency. Available at: http://www.fema.gov/pdf/emergency/nims/lepc_fs.pdf. Accessed June 4, 2018.
3. Racht EM. Indirect Medical Oversight. In Kuehl AE (ed): Prehospital Systems and Medical Oversight. 3rd ed., Dubuque, Iowa, Kendall/Hunt, 2002
4. Rottman SJ, Schriger DL, Charlop G, et al: On-line medical control versus protocol-based prehospital care. *Ann Emerg Med* 30(1):62, 1997
5. Rimstad R, Braut GS: Literature review on medical incident command. *Prehosp Disaster Med* 30(2):205-15, 2015
6. Studnek JR, Fernandez AR, Margolis GS, O'Connor RE. Physician medical oversight in emergency medical services: where are we? *Prehosp Emerg Care* 13(1):53-8, 2009
7. Tsai D, Choi B, Sullivan F, Williams K. Quality improvement in EMS: A unique and challenging necessity. Rhode Island Medical Journal, 97(8);17-9, 2014

CAPÍTULO 14. MEJORA CONTINUA DE LA CALIDAD

1. ¿Qué es la calidad?

El American Heritage Dictionary define la calidad como un "grado de excelencia", pero la calidad se ha descrito de diversas maneras. No existe una definición uniforme única. En última instancia, la calidad se ha definido funcionalmente. Juran, uno de los líderes del movimiento de calidad, lo describe como "idoneidad para el uso". Otros han expresado una declaración más global: "Lo sabemos cuándo lo vemos". En su artículo, ¿Qué es la "mejora de la calidad" y cómo puede transformar la atención médica? Paul Batalden y Frank Davidoff lo definen como: "Los esfuerzos combinados e incesantes de todos —profesionales de la salud, pacientes y sus familias, investigadores, pagadores, planificadores y educadores— para hacer los cambios que conducirán a mejores resultados para los pacientes (salud), un mejor rendimiento del sistema (cuidado) y un mejor desarrollo profesional" En última instancia, la definición de calidad en la atención de la salud es subjetiva, basada tanto en la ciencia de la medicina como en el arte aceptado. La prueba se encuentra en la definición de estándares de atención, basados en la ciencia, que mejoran la atención al paciente con el objetivo de minimizar las complicaciones y mejorar los resultados.

2. ¿Por qué necesito calidad?

Nuestros pacientes y comunidades exigen y esperan una atención médica de calidad. Como proveedores de atención médica, nos esforzamos por proporcionar servicios que sean consistentemente de alta calidad y que se mejoren continuamente. Además, los estudios han demostrado que los programas de QI (Quality improvement) mejoran la adherencia a los protocolos, mejorando la atención y potencialmente mejorando nuestras instalaciones. Una razón menos filosófica pero no menos importante para perseguir la calidad es que los pagadores de la atención de la salud son cada vez más exigentes teniendo en cuenta la enorme cantidad de dinero gastado en atención médica. Los pagadores (aseguradoras, gobiernos) están bajo una intensa presión para reducir los costos de atención médica. Esto se traduce en demandas a los sistemas de atención de la salud y EMS para una mayor eficiencia y demostración de que hay un valor significativo para la atención prestada en relación con los fondos asignados para él. El Center for Medicare and Medicaid Services (CMS) ha iniciado ahora un programa "Pay For Performance" que recompensa financieramente a los hospitales que proporcionan ciertos aspectos de la atención que están de acuerdo con los estándares basados en evidencia para entidades clínicas seleccionadas. El enfoque actual en la atención sanitaria de calidad se ha visto impulsado principalmente por cuestiones económicas.

3. ¿Qué es el aseguramiento de la calidad?

El aseguramiento de la calidad (QA: Quality Assurence) implica una garantía de calidad y una demostración por parte de la comunidad médica de que se están realizando esfuerzos para revisar la atención médica proporcionada y asegurar su idoneidad. El énfasis inicial se hizo hincapié en la rendición de cuentas individual, haciendo hincapié en la responsabilidad individual de los "errores". Este enfoque ha impregnado los esfuerzos de calidad médica y tal vez ha tenido un impacto adverso en los esfuerzos por mejorar la calidad. Básicamente, el control de calidad requiere un bucle de retroalimentación que implique supervisión (auditorías, informes de incidentes), evaluación, acción, reevaluación y seguimiento. Los esfuerzos de control de calidad están orientados a los resultados, que es un área de gran interés en la era de la reforma del cuidado de la salud. del mismo modo, el control de calidad reconoce que la práctica médica es un arte, así como una ciencia, y que la revisión de la atención por parte de otros profesionales en el campo (revisión por pares) es un aspecto crucial para evaluar la atención.

4. ¿Por qué algunas personas se sienten amenazadas por el control de calidad?

Históricamente, el control de calidad fue percibido como un método para encontrar los patrones de los errores individuales, y de hecho, ha habido un enfoque en la rendición de cuentas individual. Su remedio, centrado en la mejora o "reeducación" del individuo, aunque no estaba destinado, fue visto como una forma de castigo. Los profesionales de la EMS, y en la atención de la salud en general, estaban en riesgo de suministrar datos de calidad que podrían señalarse a sí mismos como un "problema", o como no participar en actividades de control de calidad. A pesar de los esfuerzos bien previstos para mejorar la calidad de los servicios, los programas de control de calidad a menudo no fueron bien apoyados por los miembros de las organizaciones. Los resultados del proceso orientado a las personas fueron datos de calidad sospechosa, escaso apoyo a los hallazgos de las actividades de control de calidad y una disminución general de la moral a pesar de los esfuerzos honestos para mejorar la atención dentro de una organización. No todos los esfuerzos de control de calidad de EMS tuvieron estos resultados, pero se requerían cuidados y habilidades significativas para evitar que el control de calidad se convirtiera en un ejercicio punitivo en lugar de uno para mejorar la calidad. El control de calidad también se elaboró como un programa "complementario" para muchos programas de EMS, la responsabilidad de una oficina de control de calidad o individuo. La recopilación de datos, las revisiones y los resultados se obtuvieron y evaluaron por separado del resto de una organización. Previsiblemente, hubo poco apoyo a los hallazgos. Una razón final por la que los profesionales de EMS han visto el control de calidad es que, debido a que el control de calidad se centró en identificar valores atípicos la mayor parte del tiempo, la energía y el esfuerzo se centraron en la gran mayoría de los proveedores que, por definición, estaban proporcionando la atención adecuada dentro de un rango estándar aceptable.

5. ¿Qué es la mejora continua de la calidad?

La mejora continua de la calidad (CQI) no se centra en los trabajadores individuales, sino en el sistema. Un concepto fundamental de QI es que un sistema es responsable de la mayoría de los errores (85%) en un proceso dado y que los errores individuales son mucho menos comunes que los errores en los procesos fundamentales. Si los procesos son mejorados, eficientes y apoyan a las personas, se deduce que el desempeño de las personas y los servicios prestados (es decir, la calidad) mejorarán.

6. ¿Qué es un proceso? ¿Cuáles son algunos ejemplos?

Un proceso es el medio por el cual se hacen las cosas, los pasos para ir del punto A al punto B. Una serie de actividades diferentes en EMS se pueden considerar como procesos: flujo del paciente, flujo de información, y flujo de equipo. Todos requieren una serie de pasos para alcanzar el punto final necesario. Por ejemplo, un hombre se derrumba con dolor en el pecho, y su esposa llama al 911. EMS responde enviando el personal de primera respuesta necesario y proveedores de nivel superior con el equipo necesario para la emergencia. Las comunicaciones por radio con un médico apropiado están en su lugar, y el paciente es transportado a la instalación capaz de cuidar la condición de esa persona. Proporcionar atención médica a este paciente implica la detección de la llamada, el despliegue del vehículo adecuado, llegar al paciente, iniciar la intervención médica con protocolos permanentes previamente establecidos o supervisión médica directa, la comunicación de los datos vitales de atención al paciente al hospital, y la preparación de la instalación y el personal apropiados para atender al paciente individual. Los diversos pasos en esta vía se pueden considerar como los procesos del sistema.

7. ¿Cuál es la diferencia entre QA y CQI?

El control de calidad busca mejorar la atención midiendo el cumplimiento o el cumplimiento de las normas y, por lo general, examina el rendimiento individual. Sin embargo, es limitado en su capacidad para generar mejoras genuinas del sistema. CQI examina más los sistemas y la oportunidad de mejorar. La mejora continua de la calidad, en teoría, es más amplia en el enfoque y utiliza métodos descriptivos y analíticos para mejorar los procesos de las organizaciones de EMS. Su implementación requiere la participación de una amplia sección de miembros de la organización. Requiere que los esfuerzos para mejorar la calidad se integren en las funciones diarias de una organización y se financien al igual que otros procesos primarios. En el modelo de EMS, la recopilación de datos y la evaluación de procesos se verían como componentes integrales de la prestación de cuidados, del igual que el despacho, la respuesta rápida y el tratamiento son componentes integrales. Una diferencia fundamental de QI es un enfoque amplio en el servicio al cliente, definiendo tanto a clientes externos (pacientes) como a clientes internos (hospitales, médicos y departamentos de emergencia). Esta vista identifica al personal de primera línea como clientes clave también, por lo tanto, los paramédicos son clientes del despachador, y la función del despachador es asegurarse de que se satisfacen las necesidades de los clientes. Los esfuerzos de QI se centrarían en mejorar el servicio a ese cliente.

8. ¿Cuáles son los costos de una atención de calidad?

No sólo queremos ofrecer atención de calidad a nuestros pacientes, sino que también tenemos que hacerlo de manera rentable. Hay un precio que se debe pagar por QI en el corto plazo; sin embargo, las mejoras en la eficiencia pueden hacer que CQI se pague por sí mismo a largo plazo. Los costos iniciales de mejora de la calidad son significativos. Se requiere tiempo, energía y liderazgo para concebir y desarrollar programas de QI. Se requieren recursos, incluida la formación técnica y el apoyo al personal y la inversión en sistemas de datos. Por último, los esfuerzos de QI deben formar parte de las responsabilidades de los trabajadores, de modo que parte del tiempo se centre no sólo en realizar el trabajo, sino también en ayudar a mejorar los procesos de ese trabajo. Hay abundante literatura en los sectores manufacturero, de servicios y médicos que documentan que los esfuerzos de calidad a menudo resultan en una disminución de los costos a través de una mayor eficiencia, un mayor beneficio a través de una mejor atención clínica o un aumento de los ingresos a través de mejoras percibidas en el servicio clínico.El concepto de calidad de "Six Sigma" señala que a medida que mejora y minimiza los errores, el costo disminuye exponencialmente. Los principios de Six Sigma trabajan para reducir la oportunidad de errores de potencialmente cientos de miles por millón de eventos a 3,4 por millón basado en análisis estadísticos. En un entorno empresarial donde se miden los beneficios, eso reduciría el costo del 40% en un mundo de dos sigma a menos del 1% en un mundo de Six Sigma. Los procesos LEAN están dirigidos a minimizar los residuos y maximizar la eficiencia. Correlacionando el beneficio de costos en una operación comercial con la atención al paciente, usted se da cuenta del costo potencial de los ahorros de servicio y las ganancias de reducir las complicaciones y los malos resultados.

9. ¿Quién debe realizar CQI?

Deming identifica a los trabajadores de primera línea como clave. Esas personas tienen el conocimiento más íntimo y "profundo" de los procesos que realizan. En consecuencia, son los más capaces de identificar las barreras a los procesos de calidad y sugerir datos que se recopilarán o soluciones que se deben intentar. La prestación de atención de emergencia fuera del hospital es un esfuerzo de equipo, por lo que CQI debe ser un esfuerzo de equipo. La revisión por pares del proveedor es invaluable. La aportación del médico también es importante, porque el SME es la atención al paciente. Los administradores también deben estar comprometidos con CQI para que tenga éxito. No sólo deben participar en actividades de calidad, como equipos de QI, sino que también deben proporcionar recursos, como personal y soporte informático, experiencia en recopilación de datos y personal. Por último, el liderazgo de la organización debe estar dispuesto a apoyar las decisiones que toman los proveedores de primera línea si se ajustan a los parámetros desarrollados por el liderazgo.

10. ¿Cómo empiezo?

Para trabajar para mejorar la calidad, debe haber un compromiso con un nuevo enfoque para alcanzar la calidad. El papel del liderazgo pasa de un estilo de gestión tradicional "de arriba hacia abajo" a uno de implicar el control de las decisiones al personal de primera línea dentro de los parámetros definidos. En EMS, el papel de los trabajadores de primera línea pasa de proporcionar atención a un papel más activo en las actividades de QI, incluida la evaluación y la resolución de problemas. La utilización de equipos de QI multidisciplinarios, que utilizan métodos y herramientas de QI, son el corazón de la resolución de problemas de QI.

11. ¿Cuáles son los componentes de CQI?

Juran identificó tres componentes de CQI.

1. Planificación de la calidad: "hacerlo bien la primera vez".
   - Determinar quiénes son los clientes. Los clientes de EMS no son sólo pacientes y sus familias (clientes externos), sino también individuos que trabajan dentro del sistema (clientes internos).
   - Determinar las necesidades de los clientes. Este proceso varía dentro de cada parte de la organización, pero sirve para identificar e impulsar qué productos y procesos son de importancia clave y requieren atención. El enfoque más simple de este problema es identificar a los clientes y pedirles que identifiquen sus necesidades.
   - Desarrolle características de productos que respondan a las necesidades del cliente.
   - Desarrolle procesos que sean capaces de producir las características.
   - Transferir los planes resultantes a las fuerzas operativas para probar y mejorar esos procesos.

2. Control de calidad: minimice las fluctuaciones para que el sistema sea estable.

   - Evaluar el rendimiento real del producto. Los instrumentos para su medición son variados y pueden variar desde sofisticadas cartas de control hasta simples encuestas a pacientes.
   - Desarrolle los objetivos del producto y compare el rendimiento real con los objetivos del producto.
   - Actúa sobre la diferencia.

3. Mejora de la calidad

- Para facilitar el QI, uno necesita identificar proyectos simples "ganadores" que son mejoras necesarias pero que utilizan métodos de QI para demostrar su capacidad para impactar el cambio. La selección de un proyecto de este tipo es crucial. Debe ser relevante para los cuidadores, medible, relativamente frecuente y un proceso que se cree que puede mejorar. Los datos que se van a recopilar deben estar bien definidos (o al menos medibles), documentarse de forma coherente, recuperarse fácilmente y ser analizados.

12. ¿Qué resultados deben ser medidos?

Si bien la atención al paciente de calidad parece ser un resultado fácilmente acordado, hay poco consenso en la literatura que defina cuáles son los atributos de esa calidad. La definición aceptada más común de un resultado mejorado es un aumento de la tasa de supervivencia después de un evento que pone en peligro la vida. Generalmente, los resultados pueden definirse de manera más amplia para incluir una variedad de cambios en el estado de salud del paciente. Estos incluyen:

- **Muerte:** ¿Sobrevivió el paciente al alta hospitalaria?
- **Enfermedad:** Enfermedad y morbilidad subyacentes.
- **Discapacidad:** ¿Hubo un mejor resultado funcional del paciente debido a la atención del paciente prestada? Algunos ejemplos pueden ser un paciente que reduce la restricción del movimiento de la columna vertebral después de un accidente que tuvo una fractura de columna cervical pero no sufrió ninguna lesión en la médula espinal, o un paciente que no requirió una cama de UCI o ventilación mecánica debido al tratamiento de campo para la insuficiencia cardíaca congestiva.
- **Discomfort:** Alivio de los síntomas del paciente.
- **Insatisfacción:** ¿Está satisfecho el paciente con el servicio prestado?
- **Optimización:** ¿Disminuyó el tratamiento los costos de atención al paciente, al pagador o a la sociedad en su conjunto?

En una encuesta de paramédicos en el sistema de SME de Pittsburgh, Pensilvania, Greenberg les pidió que identificaran cuáles pensaban que eran los atributos de la calidad y cómo debían medirse. Además del resultado del paciente y la mejora sintomática, se identificaron otros parámetros. Estos incluían la satisfacción del paciente; satisfacción del proveedor; educación, supervisión y calidad de los equipos; tasas de rotación de empleados; y otras medidas. Estos factores podrían medirse utilizando herramientas de encuesta, que aunque no son completamente objetivas, pueden utilizarse de forma reproducible.

13. ¿Qué es un modelo de CQI en el cuidado de EMS?

El modelo más comúnmente aplicado al SME es la supervivencia después de un paro cardíaco fuera del hospital. Esta entidad clínica es particularmente atractiva como medida de resultado por una serie de razones:

- Aborda una entidad clínica claramente definible, muerte súbita cardíaca.
- El tratamiento está estandarizado (Advanced Cardiac Life Support).
- El Soporte Vital Avanzado (ALS) se ha demostrado definitivamente para mejorar el resultado.
- La supervivencia depende del tiempo.
- Tiene un resultado claramente definible (vivo o muerto).
- Las definiciones de datos también están ahora más estandarizadas (Utstein).
- Existe una gran cantidad de literatura para servir como punto de referencia para la comparación con otros sistemas.

Todos estos factores permiten que un sistema utilice el paro cardíaco como medida de los componentes estructurales (respuesta), el proceso (¿la atención es consistente con los protocolos ACLS existentes?) y el resultado (supervivencia al alta hospitalaria). Las limitaciones de este método de evaluación también son muchas. Los casos de paro cardíaco comprenden sólo un pequeño porcentaje de la atención de un sistema. La mortalidad es alta, con tasas de supervivencia que varían del 1 al 30% dependiendo de las definiciones de casos y del sistema estudiado. El acceso a los datos de resultados del hospital no está disponible de manera consistente, aunque los certificados de defunción son documentos públicos. Un sistema EMS puede no tener un número lo suficientemente grande de paros cardíacos de los cuales obtener información útil. Todos estos factores hacen que los datos de supervivencia de paro cardíaco sean útiles e identifican como un solo parámetro de muchos que se pueden utilizar para evaluar el rendimiento del sistema.

14. ¿Qué pasa con otras medidas de calidad en un sistema EMS?

Otras medidas de supervivencia y resultado del paciente son más difíciles de obtener. Las dificultades encontradas incluyen la estandarización de entidades clínicas para la comparación (por ejemplo, pacientes con múltiples traumatismos o pacientes con infarto de miocardio) y el ajuste para los confundantes como la edad de enfermedades preexistentes. Las lesiones pueden ser identificadas y clasificadas usando la Puntuación de Lesión Abreviada (AIS-90) y la Puntuación de Gravedad de Lesiones (ISS), que son sistemas de puntuación estandarizados que cuantifican la gravedad de las lesiones de un paciente dado. La ISS, en combinación con la puntuación de Trauma Score Revisada (RTS), que identifica el estado fisiológico inicial de un paciente (signos vitales), ha sido utilizada por muchos autores para calcular una probabilidad de supervivencia (Ps). Se ha sugerido que una comparación de las Ps con el resultado real de los pacientes es una medida global de la atención de un sistema de trauma en relación con lo que debería esperarse. Esta metodología (TRISS) ha sido cada vez más cuestionada en la literatura de trauma. Los sistemas de trauma recopilan rutinariamente datos hospitalarios que pueden utilizarse como parte de las actividades de calidad de un sistema EMS. Se pueden utilizar varios otros parámetros para evaluar el cuidado de un sistema EMS. Ha habido una gran cantidad de literatura que evalúa la intubación endotraqueal y el manejo de las vías respiratorias de emergencia. Esta literatura sugiere que este tema debe ser examinado de cerca por las agencias del SME. Los líderes de EMS identifican a los pacientes que rechazan la atención como una fuente potencial de error de tratamiento y enredos legales. Los sistemas de SME también deben incluir una revisión estructurada de estos casos.

A medida que los sistemas EMS implementan nuevas tecnologías, como electrocardiografía de 12 derivaciones, capnografía digital y otros, también deben evaluar cómo se utilizan estas tecnologías y cómo mejoran la calidad de la atención al paciente de EMS. Las evaluaciones integradas, como la precisión clínica del diagnóstico electrocardiográfico de infarto agudo de miocardio y el impacto en el tiempo de reperfusión puerta a puerta, también son parámetros importantes para la evaluación del sistema.

15. ¿Qué herramientas utilizo?

Herramientas descriptivas

- Los diagramas de flujo de proceso son una representación gráfica de los pasos secuenciales del proceso y revelan cuellos de botella en el flujo. La evaluación crítica de las políticas y los procesos son componentes cruciales de un programa de QI.
- Los diagramas de espina de pescado (causa y efecto o Ishikawa) clasifican y muestran en grupos teorías sobre cómo y por qué fallan los procesos. Los grupos pueden ser clientes internos, clientes externos, suministros, el entorno de trabajo o políticas y protocolos para el trabajo.

Herramientas de recopilación y visualización de datos

- Las hojas de verificación se utilizan para la recopilación y cuantificación de datos.
- Los histogramas ilustran la distribución de frecuencia de un proceso.
- Los gráficos de tendencias muestran los cambios en el proceso a lo largo del tiempo.

- Los gráficos de Pareto son histogramas que grafican la frecuencia de los defectos de mayor a menor, llamando la atención sobre el primero.
- Los gráficos estadísticos o de control muestran la variabilidad de los datos en torno a su media.

Herramientas de recopilación de opiniones

- Procesos de grupo nominal: recopile opiniones de grupos para identificar teorías sobre un problema determinado o posibles soluciones a un problema.
- Lluvia de ideas: un método mediante el cual se pueden generar pensamientos sobre un tema determinado para identificar enfoques potenciales para la resolución de problemas o la identificación de problemas.

Otras herramientas para la consideración son la acreditación de agencias y la consulta del sistema. Los servicios de ambulancia pueden ser acreditados. La Comisión de Acreditación de Servicios de Ambulancia proporciona Acreditación para Servicios de Ambulancia en América del Norte. El proceso identifica los estándares a cumplir y requiere informes para garantizar el cumplimiento. El Comité de Trauma del Colegio Americano de Cirujanos proporciona consultas del sistema de Trauma que cubren la mayoría de las funciones de los sistemas EMS y proporciona un enfoque de QA/QI para sistemas completos.

16. ¿Cuál es el alcance de su aplicación?

EMS es la atención al paciente, y cualquier cosa que toque la atención al paciente está dentro del alcance de CQI: el personal, el equipo y todos los factores que influyen en los procesos para obtener la atención adecuada del paciente enfermo y lesionado. Las cuestiones de personal abarcan el reclutamiento, la capacitación, la certificación, la educación continua y la recertificación. Los problemas de equipamiento incluyen la compra y el mantenimiento de artículos como vehículos, radios y desfibriladores. Los problemas de comunicación incluyen el acceso al 911, las instrucciones de postdisparche y el equipo de comunicación en ambulancias, hospitales y en el centro de comunicaciones. Los tratamientos prestados incluyen no sólo si el rendimiento estaba a la altura, sino que también incluyen documentación e informes. La supervisión médica, tanto el control directo de radio como los protocolos de pie indirectos, están dentro de este ámbito. Mirando el sistema en su conjunto, existe una interrelación entre las agencias del SME (por ejemplo, quién proporciona la respuesta primaria y secundaria; quién realiza los transportes) y los hospitales (por ejemplo, por el tiempo que los pacientes y los EMT pasan en el área de triaje). Un componente importante de las actividades de QI de un sistema incluye la evaluación de elementos prospectivos o estructurales. Estos incluyen el desarrollo de estándares para el sistema y sus proveedores, incluyendo asegurar que los proveedores son apropiados, equipados, capacitados y educados para proporcionar atención de emergencia. Esta metodología es similar a la de los hospitales, que requieren documentación de cualificaciones antes de que un médico pueda ejercer y realizar procedimientos dentro del hospital.

17. ¿Qué pasa ahora que hemos iniciado QI?

¿El trabajo de CQI ha terminado alguna vez? El CQI es un proceso continuo. Aunque un proyecto puede completarse, el sistema debe revisarse constantemente.

18. ¿Cuáles son algunos ejemplos de CQI en el cuidado de la salud?

CQI se está implementando en una variedad de entornos de atención médica. Las aplicaciones pueden ser operativas (disminuyendo el tiempo de admitir a un paciente en una cama), fiscales (disminuyendo el tiempo para enviar una factura al alta del paciente) o clínicas (disminuyendo el tiempo de terapia trombolítica para pacientes con infarto de miocardio o disminuyendo la tasa de errores de medicación).

19. ¿Cuáles son algunos ejemplos de CQI en EMS?

La gestión del estado del sistema (SSM: system status management) es una historia de éxito de CQI en EMS. Aquí, el despliegue de ambulancias es estratégico tanto en tiempo como en ubicación. Normalmente, implementar este tipo de proceso es el resultado de una iniciativa de liderazgo para satisfacer las necesidades de los clientes (respuesta más rápida). Se evalúa el proceso, se recopilan datos y se mejora el proceso mediante cambios en la estructura del sistema. Una variedad de otras aplicaciones de QI se están probando en EMS. Algunas agencias están trabajando con equipos para facilitar el cambio de ambulancia en los departamentos de emergencia. Las agencias estatales de EMS han aplicado métodos de QI para lograr un cambio más rápido de las solicitudes de licencia. Muchas agencias trabajan con hospitales para facilitar el proceso de identificación de pacientes con MI aguda y su tiempo de reperfusión. Condado de Pinellas, Florida, y Tucson, Arizona informó el uso de métodos de QI para abordar los ahogamientos en su comunidad.

20. ¿Son lo mismo las actividades de calidad y la investigación?

CQI y proyectos de investigación tienen muchos elementos en común. La investigación promueve el conocimiento médico y establece los estándares para la atención médica, mientras que CQI implica mejorar la atención que se brinda actualmente para cumplir con estos estándares cada vez mayores. Además, la investigación es para su publicación, mientras que CQI es confidencial. Ambos son disciplinados, analíticos, enfoques de evaluación y mejora de la atención al paciente.

21. ¿No estarían interesados los abogados en la información y los resultados de QI?

Si el propósito de las actividades de QI es identificar áreas de mejora, está claro que existe el potencial de identificar y documentar problemas que potencialmente podrían ser utilizados en demandas contra la organización. Para prevenir esto y alentar a las entidades de atención médica (incluidos los proveedores de SME), la mayoría de los estados han promulgado estatutos que brindan protección contra el descubrimiento de actividades de QI siempre que esas actividades tengan salvaguardias apropiadas y sigan procesos especificados. Hay dos cuestiones jurídicas fundamentales: la confidencialidad y la responsabilidad.

Pasos prácticos para mejorar la confidencialidad

- Las organizaciones de EMS necesitan investigar y ser conscientes de las leyes estatales y federales que rigen sus actividades de QI.
- CQI necesita ser organizado, con los estatutos de las organizaciones ems de la EM especificando quién y qué constituyen las actividades de QI.
- Los datos que se recopilarán deben identificarse prospectivamente a los efectos de CQI.
- Los documentos generados no identifican al paciente o proveedor y están marcados como confidenciales y distribuidos solo a las personas involucradas en CQI.

Medidas prácticas para reducir el riesgo de responsabilidad

- Siga los estatutos de CQI para que las actividades de revisión se vean oficiales.
- El proceso CQI no debe utilizarse para ningún otro propósito que mejore la atención al paciente.
- Preservar la confidencialidad de los registros CQI.

PERLAS Y DECISIONES CRÍTICAS

- Es mucho más fácil evaluar una agencia, persona o proceso que ser el objeto de esa evaluación.
- Cuando alguien o algo está siendo evaluado, debe ser informado de que la evaluación se está realizando.
- No distribuya públicamente los resultados o hallazgos a otros sin distribuir primero la información internamente y dar a los involucrados la oportunidad de abordar los errores o deficiencias identificados o percibidos.

- Lidere con el ejemplo, evaluando los elementos o procesos que pueden estar bajo el control de liderazgo primero, en lugar de evaluar al personal de primera línea.
- Proteja la dignidad de cada entidad, utilizando datos cegados para la comparación.
- Utilice las actividades de QI para evaluar, identificar y celebrar logros positivos, así como para identificar errores y deficiencias.
- Pida primero que los proveedores de primera línea opinen. Además de ser global, la perspectiva de los proveedores de primera línea es invaluable, descrita por Deming como un conocimiento profundo.

LECTURAS SUGERIDAS

1. Batalden PB, Davidoff F. What is “quality improvement” and how can it transform healthcare? Qual Saf Health Care. 2007 Feb;16(1):2-3.
2. Marino MC, Ostermayer DG, Mondragon JA, et al. Improving Prehospital Protocol Adherence Using Bundled Educational Interventions. Prehosp Emerg Care 2018;22:361-369.
3. Siriwardena AN, Sshaw D, Essam N, et al. The effect of a national quality improvement collaborative on prehospital care for acute myocardial infarction and stroke in England *Implementation Science* 2014;9:17. Accessible at: https://doi.org/10.1186/1748-5908-9-17 Accessed June 27, 2018
4. Matin SA. The value of CAAS Accreditation. EMS World. June 1st, 2010. Accessible at: https://www.emsworld.com/article/10319523/value-caas-accreditation Accessed June 27, 2018.
5. World Health Organization. Quality of Care. A Process for Making Strategy Choices in Health Systems. 2006 Accessible at: http://www.who.int/management/quality/assurance/QualityCare_B.Def.pdf?ua=1 Accessed June 27, 2018
6. Emergency Medical Practice Advisory Council and the Colorado Department of Public Health and Environment. An Introduction to Continuous Quality Improvement for EMS Systems. Accessible at: https://www.colorado.gov/pacific/sites/default/files/EMTS_Medical-Directors-Continuous-Quality-Improvement-Program-including-protocols.pdf Accessed June 27, 2018
7. Dunford J, Domeier RM, Blackwell T, at al. Performance measures in Emergency Medical Services. Prehosp Emerg Care. 2002;6(1):92-8.
8. Kim TH, Lee EJ, Shin SD, et al. Neurological Favorable Outcomes Associated with EMS Compliance and On-Scene Resuscitation Time Protocol. Prehosp Emerg Care. 2018;22(2):214-221.

9. Gaw M, Rosinia F, Diller T. Quality and the Health System: Becoming a High Reliability Organization. Anesthesiol Clin. 2018 Jun;36(2):217-226.

10. Institutes of Medicine (2000). To Err is Human. Washington, DC: National Academies Press.

11. Howard I, Cameron P, Wallis L, Castren M, Lindstrom V. Quality Indicators for Evaluating Prehospital Emergency Care: A Scoping Review. Prehosp Disaster Med. 2018;33(1):43-52.

12. Mainz J. Developing evidence-based clinical indicators: a state of the art methods primer. International J Qual Health Care 2003;15s1:i5-i11.

13. Maio RF, Garrison HG, Spaite DW, et al. Emergency medical services outcomes project I (EMSOP I): Prioritizing conditions for outcomes research. Ann Emerg Med. 1999 Apr;33(4):423-32.

CAPÍTULO 15. BIENESTAR DEL PROVEEDOR DE SEM

1. ¿Qué constituye un individuo sano?

Un individuo sano es más que una persona que está libre de enfermedades. La salud implica varias dimensiones del bienestar incluyendo el bienestar físico, emocional, intelectual, social y espiritual. La salud óptima requiere una persona equilibrada y bien redondeada que entienda su cuerpo y su mente y trabaje continuamente para promover una alta calidad de bienestar para mejorar la vida útil y la felicidad.

2. ¿Cómo están en riesgo los proveedores de EMS para un estilo de vida menos saludable?

Los proveedores de EMS tienen intrínsecamente varios riesgos, algunos de los cuales incluyen los siguientes: largas y estresantes horas de trabajo, conducir y ser el ocupante de un vehículo que con frecuencia viaja a alta velocidad y a menudo en condiciones de tráfico pesado, trabajar en entornos y situaciones peligrosas, trabajo físicamente exigente, observar y ser parte del sufrimiento humano y la inhumanidad del hombre hacia el hombre, trabajar alrededor de la muerte y morir , exposición a enfermedades infecciosas, y trabajar con pacientes a veces violentos y deteriorados. Además, si el proveedor de EMS no es cuidadoso, el trabajo puede contribuir a una mala nutrición, patrones de sueño ineficaces, estilo de vida sedentario, métodos deficientes para lidiar con el estrés y la falta de atención a los problemas de seguridad.

3. ¿Cómo se comparan los proveedores de EMS en las muertes en el trabajo con el resto del personal de seguridad pública?

Según Reichard y sus colegas en un estudio publicado en 2011, los trabajadores de EMS tienen una tasa de mortalidad de 6,3 por cada 100.000 trabajadores al año. Sin embargo, en un estudio publicado en 2002 en cuestiones ocupacionales relacionadas con el transporte, los trabajadores de SME tienen una tasa de mortalidad de 9,6 por cada 100.000 trabajadores, la policía tiene 6,3 y los bomberos tienen 4,5 tasas de mortalidad por cada 100.000. El público en general tiene una tasa de mortalidad de 2,0 por cada 100.000 relacionados con el transporte. En este estudio, las muertes relacionadas con el transporte de personal de EMS fueron como conductor de vehículos o pasajero (ya sea en la parte delantera o en la parte trasera con un paciente), golpeado por un vehículo en movimiento, o involucrado en un accidente de helicóptero médico.

4. ¿Cuáles son las principales causas de muerte en los Estados Unidos?

Las enfermedades cardíacas siguen siendo la principal causa de muerte hoy en día para todas las edades, con el cáncer como la segunda causa de muerte. Estas dos causas de muerte son responsables de dos tercios de todas las muertes. Tanto las enfermedades cardíacas como el cáncer son causados en parte por las elecciones de estilo de vida. Aunque la esperanza de vida promedio actual en los Estados Unidos es de 78 años de edad, las muertes que ocurren antes de los 65 años de edad se pueden prevenir el 83% del tiempo tomando y siguiendo opciones de estilo de vida saludable.

5. ¿Cuál es la principal causa de muerte prevenible?

Fumar cigarrillos es la primera causa de muertes prevenibles en los Estados Unidos. Fumar cigarrillos causa enfermedades cardiovasculares como hipertensión, enfermedades cardíacas, accidentes cerebrovasculares, cánceres en los pulmones, estómago, vejiga, cuello uterino, esófago y páncreas, y enfermedades respiratorias como enfisema y bronquitis crónica. Las muertes relacionadas con el tabaco son más de 480.000 por año y también afectan a quienes no fuman. Los no fumadores expuestos al humo del tabaco tienen un mayor riesgo de padecer enfermedades cardiovasculares y cáncer de pulmón. Los niños que están expuestos al humo del cigarrillo tienen tasas más altas de infecciones respiratorias, alergias y asma.

6. ¿Qué estrategias exitosas están disponibles para las personas que desean dejar de fumar?

La evidencia muestra que nunca es demasiado tarde para dejar de fumar y que cada vez que una persona deja de fumar, impacta positivamente su salud. Los factores que están asociados con el abandono exitoso del tabaquismo son 1) cambios ambientales, 2) comportamientos sustitutos como hacer ejercicio o leer, 3) apoyo a través de la familia, amigos o un grupo, 4) asesoramiento para el manejo del estrés, 5) medicamentos como la terapia de reemplazo de nicotina y 6) identificar y manejar los desencadenantes.

7. ¿Los productos de tabaco sin humo también son perjudiciales para la salud?

El tabaco de mascar y el tabaco son tabaco sin humo y contienen 28 agentes que causan cáncer. Pueden conducir a la adición de nicotina y los adolescentes que usan estos productos son más propensos a fumar cigarrillos. Por estas razones, el tabaco sin humo no es un sustituto seguro para fumar tabaco. El vapeo es el acto de inhalar y exhalar el aerosol, a menudo conocido como vapor, que es producido por un cigarrillo electrónico o un dispositivo similar. El término se utiliza porque los cigarrillos electrónicos no producen humo de tabaco, sino más bien un aerosol, a menudo confundido con vapor de agua, que en realidad consiste en partículas finas. Muchas de estas partículas contienen cantidades variables de sustancias químicas tóxicas, que se han relacionado con el cáncer, así como enfermedades respiratorias y cardíacas. Un creciente cuerpo de evidencia indica que los productos de vapeo pueden ser peligrosos. A pesar del temprano optimismo cuando estos productos salieron por primera vez al mercado a finales de los años 2000, los defensores de la salud ahora recomiendan precaución al usarlos a la luz de la creciente evidencia que sugiere que sus riesgos, especialmente para los jóvenes, superan sus beneficios. Entre los jóvenes, los cigarrillos electrónicos son más populares que cualquier producto de tabaco tradicional. En 2015, en los Estados Unidos se informó que el consumo de cigarrillos electrónicos entre los estudiantes de secundaria había aumentado en un 900 por ciento, y el 40 por ciento de los jóvenes usuarios de cigarrillos electrónicos nunca habían fumado tabaco regular.

8. ¿Cómo disminuyo el riesgo de enfermedad cardiovascular?

Además del consumo de tabaco, los factores que contribuyen a las enfermedades cardiovasculares son el colesterol alto en la sangre, la presión arterial alta, la obesidad y la inactividad física. Aunque la herencia, la edad y ser varón son factores de riesgo para el desarrollo de enfermedades cardíacas, uno debe centrarse en factores de prevención controlables y modificables. El estrés y cómo un individuo responde al estrés también puede contribuir al desarrollo de enfermedades cardíacas, así como a la ingesta alta de alcohol. Un nivel alto de colesterol es un factor de riesgo que se puede identificar y generalmente controlar. Individuos deben tener su nivel de colesterol medido al menos una vez cada cinco años después de la edad de 20 años. El perfil de lipoproteína mide el colesterol de lipoproteínas de baja densidad (LDL o "colesterol malo"), el colesterol de lipoproteínas de alta densidad (HDL o "colesterol bueno"), así como los triglicéridos (ácidos grasos libres) que son grasas en la sangre por exceso de azúcares. El colesterol total también está incluido en el perfil. La interpretación del perfil de lipoproteína se identifica en los siguientes gráficos:

LDL (malo) Colesterol (mg/dl)	LDL (malo) Colesterol interpretación
Menos de 100	Óptimo
100-129	Casi óptimo
130-159	Límite superior
160-189	Alto
190 y más	Muy alto

Tabla 15-1 Colesterol LDL Valores e interpretaciones

HDL (bueno) Colesterol (mg/dl)	HDL (bueno) Colesterol: interpretación
60 and above	Optimo, bajo riesgo de enfermedad vascular
Menos de 40 en hombres Menos de 50 en mujeres	Bajo, considerado como factor de riesgo vascular

Tabla 15-2 Valores e Interpretación del Colesterol HDL

Triglicéridos (mg/dl)	Triglicéridos: interpretación
Menos de 150	Normal
150 – 199	Límite superior
200 – 499	Alto
500 y más	Muy alto

Tabla 15-3 Valores e interpretación de triglicéridos

Colesterol Total (mg/dl)	Interpretación
Menos de 200	Deseable
200 – 239	Límite superior
240 y más	Alto

Tabla 15-4 Valores e Interpretación totales del colesterol

9. ¿Qué se puede hacer con los niveles de colesterol indeseables?

El colesterol LDL puede disminuirse mediante la pérdida de grasa corporal, disminuyendo significativamente la ingesta de grasa, ejercicio y medicamentos como los medicamentos con estatinas. El colesterol HDL está determinado principalmente por la genética sin embargo hay métodos para aumentar el "colesterol bueno". Un programa de ejercicio aeróbico regular, control de peso, dejar de fumar y medicamentos ayudan a aumentar el HDL y reducir el riesgo de enfermedad cardíaca. Los niveles de triglicéridos generalmente pueden disminuir mediante la eliminación de los dulces y el alcohol en la dieta y perder peso.

10. ¿Qué actividades de aptitud física son importantes para la salud y el bienestar?

La aptitud física relacionada con la salud incluye resistencia cardiovascular, fuerza muscular y resistencia, flexibilidad muscular y composición corporal. Además de reducir el estrés, la ansiedad y la depresión, la actividad física y el acondicionamiento evitan que las lesiones se levanten y se muevan y disminuyan el riesgo de enfermedades cardiovasculares. La resistencia cardiovascular es probablemente el elemento más importante de la aptitud física, ya que promueve la eficiencia del sistema cardiovascular. El ejercicio prolongado permite que el corazón, los pulmones y los vasos sanguíneos nutran los músculos. Para que el cuerpo adquiera estos efectos, este ejercicio de resistencia cardiovascular debe realizarse de tres a cinco veces por semana durante 30 minutos de actividad aeróbica vigorosa continua. La frecuencia cardíaca objetivo durante esta actividad debe estar en el 50-80% de la reserva de frecuencia cardíaca de un individuo. Esto se estima en 134 – 180 latidos por minuto para una persona de 20 años. El ejercicio de fortalecimiento muscular es importante para las actividades diarias como sentarse, caminar, levantar y llevar, y disfrutar de deportes y actividades recreativas. La fuerza muscular disminuye el riesgo de lesiones que es importante para los proveedores de EMS. La fuerza muscular se mejora y también se mantiene mediante el ejercicio de resistencia como pesas libres, máquinas de pesas y el uso de tubos de resistencia.

El ejercicio de resistencia muscular es importante para una buena postura y prevención de lesiones, ya que un individuo repite movimientos sin fatiga. Estas son características que son deseables en el lugar de trabajo EMS, así como en los deportes y la recreación. Las máquinas de pesas y los pesos libres utilizados repetitivamente con mayor resistencia construyen fuerza muscular y resistencia. La flexibilidad muscular no siempre se le da su parte justa de importancia en los regímenes de ejercicio, pero es otro componente importante para mejorar la calidad de vida. La flexibilidad muscular es la capacidad de la articulación para moverse fácilmente a través de toda la gama de movimiento. Esta capacidad puede prevenir lesiones, especialmente cuando se necesitan movimientos repentinos y extenuantes. Además, los problemas de espalda a menudo se pueden rastrear a músculos inflexibles y débiles, un problema de alto riesgo para el personal de EMS.

11. ¿Qué es la composición corporal?

Composición corporal se refiere al porcentaje de grasa corporal versus magra masa corporal. La obesidad se asocia con problemas de salud graves como enfermedades cardiovasculares, diabetes, hipertensión, colesterol alto y coágulos sanguíneos que contribuyen a accidentes cerebrovasculares y embolia pulmonar.

La evaluación de la composición corporal se puede realizar mediante el método de espesor del pliegue de la piel, la medición de la circunferencia, el pesaje hidrostático o submarino, o la impedancia bioeléctrica. Muchas instalaciones de entrenamiento tienen estos métodos disponibles.

12. ¿Hay maneras de disminuir el riesgo de contraer cáncer?

¡Absolutamente! Se teme mucho el cáncer por muchas razones, pero las personas pueden tomar medidas para prevenir el cáncer. La dieta, el ejercicio y la evitación del tabaquismo o el tabaco son tres maneras principales de prevenir el cáncer. Una dieta para ayudar a prevenir el cáncer sería alta en frutas y verduras, fibra, vitaminas A y C y baja en grasas. Los alimentos antioxidantes como bayas, brócoli, tomates, uvas rojas, ajo, espinacas, té, zanahorias, frijoles, papas oxidadas y alimentos de grano entero pueden ayudar a prevenir el cáncer y disminuir la presión arterial. La obesidad hace que el cuerpo produzca más hormonas como estrógeno e insulina y las sustancias que circulan en el cuerpo pueden estimular el crecimiento del cáncer. El alcohol debe consumirse con moderación solamente. Además, la exposición excesiva al sol es un factor importante que contribuye a los cánceres de piel.

13. ¿Las pruebas de detección del cáncer son eficaces para la detección temprana?

La detección temprana a través de pruebas periódicas de detección del cáncer es esencial para controlar o curar el cáncer. Las muertes prematuras por cáncer que podrían haberse evitado a través de la detección varían del 3% al 35%, dependiendo de una variedad de suposiciones. Además, la detección puede reducir la hospitalización del cáncer, ya que el tratamiento para cánceres en estadios anteriores normalmente requiere una intervención menos agresiva que la de una etapa más avanzada cáncer.

Localización	Método de examen	Frecuencia	Edad para comenzar la detección	Factor de riesgo para alterar la edad inicial o aumentar los intervalos de cribado
Mamas	Autoexámen	Mensual	20	Antecedentes familiares, tendencia genética, antecedentes de cáncer de mama
Mamas	Mamografía	Anual	40-45	Antecedentes familiares, tendencia genética, antecedentes de cáncer de mama
Colon y recto	Examen de sangre oculta en heces	Anual	45	Antecedentes familiares
Colon y recto	Sigmoidoscopia o colonoscopia flexible	cada 5 años o cada 10 años	45	Antecedentes familiares
Próstata	PSA en sangre	Anual	50	Hombres afroamericanos, historia familiar
Próstata	Exámen rectal digital	Anual	50	Hombres afroamericanos, historia familiar
Utero	Pap smear	Anual	21 años de edad o 3 años después del comienzo de vida genital activa	Infección por VIH, sistema inmunitario débil

Tabla 15-5. Pautas de detección para individuos sin síntomas

14. ¿Qué signos de advertencia de cáncer deben incitar a una persona a ver a su médico?

- Estar consciente y alerta ante los signos de advertencia de cáncer puede significar una detección temprana y un mejor resultado.

- El cáncer de pulmón a menudo se señala por ronquera, tos crónica o dolor persistente en el pecho.
- Dificultad para orinar, orinar dolorosamente y sangre en la orina son signos de advertencia de cáncer de próstata o vejiga.
- Un bulto en el testículo es a menudo el primer signo de advertencia de cáncer testicular, lo que significa que la enfermedad ha progresado significativamente.
- El cáncer de páncreas se señala por dolor en el abdomen o la parte baja de la espalda, ictericia, pérdida de peso y apetito, náuseas y debilidad.
- La sangre en las heces puede indicar cáncer de colon o recto. Los signos de advertencia de esófago y cáncer de estómago incluyen una duración de dos semanas o más de indigestión, sangre en las heces, vómitos y pérdida de peso rápida.
- Los cambios en un lunar o una úlcera cutánea son un signo de advertencia de cáncer de piel. Una verruga asimétrica, más grande que un borrador de lápiz, más de un color, una forma desigual o sangrados o costras necesita ser evaluado por un dermatólogo para el melanoma, un cáncer de piel mortal.
- El sangrado vaginal irregular o anormal es un signo de advertencia para el cáncer de ovario, cervical o endometrio.
- La ictericia, la fiebre, las náuseas y la sensibilidad hepática indican cáncer de hígado.
- Un agrandamiento de la glándula linfática es el primer signo de linfoma, cáncer del sistema linfático. Otros signos de linfoma pueden ser fiebre, dolor de espalda o abdominal, fiebre nocturna, pérdida de peso inexplicable y náuseas y vómitos.
- El cáncer de tiroides puede tener un bulto en el cuello, dificultad para tragar, asfixia y ronquera persistente.
- Los signos de advertencia de leucemia incluyen fatiga, palidez, sudores nocturnos, infecciones repetidas, sangrados nasales, dolor óseo y articular, y hematomas fáciles.

Ser consciente de los cambios corporales y corporales es una clave para la detección temprana y la intervención del cáncer.

15. ¿Cómo afectan los patrones de sueño y sueño a la salud y el bienestar de los proveedores de EMS?

Los proveedores de EMS tienen responsabilidades laborales que con frecuencia requieren que estén despiertos y alerta cuando sus cuerpos están destinados a estar dormidos. Esta interferencia con los ritmos circadianos normales sin duda puede crear problemas de salud. El trabajo por turnos se define como una variedad de horarios de trabajo que cambian, ya sean turnos de 8 o 12 horas o de dos a tres turnos seguidos, con o sin fines de semana. Un turno extendido como 24 horas o turnos rectos de noche o noche tienen muchos problemas en común con estos horarios de trabajo cambiantes. Varias condiciones y enfermedades se han asociado con el trabajo por turnos, incluida la lista en el cuadro siguiente.

Hipertensión
Aumento del riesgo de accidentes
Enfermedad cardiovascular
Aumento de los trastornos del sueño
Obesidad Mayor uso de la atención médica
Aumento de la indigestión y la acidez estomacal
Aumento del consumo de cafeína
Aumento de los triglicéridos
Interferencia con la vida social
Aumento de la tolerancia a la glucosa
Aumento de los problemas psicológicos

Recuadro 15-1 Impacto potencial del trabajo por turnos

16. ¿Cómo se pueden reducir los problemas asociados con el trabajo por turnos y las largas horas?

Para la persona que debe trabajar turnos rotatorios, hay varias estrategias para ayudar a disminuir los problemas del horario de trabajo necesario. Los patrones de alimentación regulares y los horarios de las comidas deben mantenerse tanto como sea posible y evitar los alimentos grasosos y los alimentos chatarra. Las personas que trabajan por la tarde y por la noche deben tener su comida más grande al mediodía. Aquellos que trabajan turnos nocturnos deben comer comidas pequeñas durante el turno con un desayuno moderado para que no tengan hambre durante el día mientras duermen. En la medida de lo posible, las comidas deben ser relajantes y permitir el tiempo de digestión. Además de las estrategias de comida, el sueño debe estar en un horario establecido. Diferentes patrones de sueño trabajando alrededor del turno deben ser tratados para ver cómo el individuo responde al sueño. La familia y los amigos deben ser conscientes y sensibles a las necesidades de sueño y un lugar oscuro, tranquilo y fresco para dormir es importante. Se recomienda un momento de relajación tranquila con relajación muscular y técnicas de respiración antes de dormir. Si el sueño se retrasa una vez en la cama, se debe considerar la lectura o la música relajante.

17. ¿Cómo se manifiesta el estrés?

El estrés afecta a las personas de diferentes maneras. A algunas personas no les gusta admitir que están estresadas y no reconocen los síntomas. Identificar el estrés es el primer paso para administrarlo. Algunos síntomas comunes de estrés incluyen dolores de cabeza, dolores de cuello y hombro, rechinar los dientes, insomnio, garrapatas nerviosas como tocar los dedos o agitar las teclas, fatiga, depresión, impotencia, ira, hostilidad, dolor de estómago, mala concentración, ritmo, inquietud, pérdida de deseo sexual, acné, presión arterial alta, aumento o disminución del apetito, abuso de sustancias, tartamudeo, y otros. El estrés estimula el sistema nervioso simpático que activa las catecolaminas (hormonas) que causan el mecanismo de "vuelo o lucha". Este mecanismo es necesario para que el cuerpo responda al estrés severo. Las manifestaciones físicas incluyen aumento de la frecuencia cardíaca y la presión arterial, aumento del azúcar en la sangre, aumento del flujo sanguíneo a los músculos y el cerebro, aumento del uso de oxígeno, y un aumento en la conciencia general.

18. ¿Cuáles son algunas estrategias eficaces de reducción del estrés?

En lugar de gritar, abusar de alcohol o drogas, romper cosas, patear al perro o al niño o cónyuge, o esconderse frente a la computadora durante horas, hay técnicas saludables de reducción del estrés. Las estrategias combinadas de manejo del cuerpo, la mente, el corazón y el espíritu pueden ser más exitosas en la reducción del estrés que cualquier técnica. El lector no se sorprenderá de que la reducción del estrés incluya una alimentación saludable y ejercicio. Eliminar las grasas, los azúcares simples, la cafeína y el alcohol en la dieta, así como consumir carbohidratos complejos y mucha agua son hábitos alimenticios saludables que pueden reducir el estrés. El ejercicio regular y vigoroso, la meditación, la terapia de relajación musical y la comunicación con un sistema de apoyo personal son hábitos adicionales de reducción del estrés. Muchos recursos están disponibles en la reducción del estrés y el estrés a través de una búsqueda en Internet o en la biblioteca pública o librería.

PERLAS Y DECISIONES CRÍTICAS

- Una mente y un cuerpo saludables son de importancia crítica para los proveedores de EMS, ya que primero deben cuidar de sí mismos con el fin de cuidar a los demás y modelar un estilo de vida saludable.
- Los proveedores de EMS deben tener una mayor conciencia de los problemas de seguridad en todo momento, ya que el riesgo laboral particularmente relacionado con los vehículos es muy alto.

- El tabaquismo y el consumo de tabaco son el factor de riesgo prevenible número uno para múltiples enfermedades.
- Debido a los muchos factores de riesgo de salud asociados con el SME, una dieta saludable y ejercicio regular DEBE ser pilar del estilo de vida del proveedor.
- La detección periódica del cáncer según lo prescrito puede ayudar en la detección temprana y el tratamiento y la cura más eficaces de esta enfermedad tan temida.

LECTURAS SUGERIDAS

1. American Heart Association: Healthy Living. https://www.heart.org/en/healthy-living Accessed February 12, 2019
2. Lifestyle Cancer Risks. https://www.cancer.nsw.gov.au/how-we-help/cancer-prevention/lifestyle-cancer-risks Accessed February 12, 2019
3. https://www.cdc.gov/nchs/data/hus/2017/019.pdf Leading causes of death-1980 and 2016. Accessed February 12, 2019
4. American Lung Association. Health Effects of Smokeless Tobacco. https://www.lung.org/stop-smoking/smoking-facts/health-effects-of-smokeless-tobacco.html Accessed February 12, 2019
5. The Surgeon General. Know the Risks: E-Cigarettes and Young People. https://e-cigarettes.surgeongeneral.gov/default.htm Accessed February 12, 2019
6. Occupational Health and Safety. Understanding Rotating Shift Workers' Health Risks. https://ohsonline.com/articles/2016/11/01/understanding-rotating-shift-workers-health-risks.aspx Accessed February 12, 2019
7. Centers for Disease Control. Overtime and Extended Work Shifts: Recent Findings on Illnesses, Injuries and Health Behaviors. http://www.cdc.gov/niosh/docs/2004-143/, Accessed February 12, 2019
8. Hoeger WWK, Hoeger SA, Fawson A, Hoeger C: *Principles and Labs for Fitness and Wellness*, 14th edition. Cengage, Boston, MA, 2018
9. Hoeger WKW, Hoeger SA, Hoeger C, Fawson A: *Lifetime Physical Fitness and Wellness.* 15th edition. Cengage, Boston, MA, 2019
10. Reichard AA, Marsh SM, Moore PH: Fatal and nonfatal injuries among emergency medical technicians and paramedics. Prehosp Emerg Care 2011;15:511-517

CAPÍTULO 16. SEGURIDAD EN LA ESCENA

1. Soy un proveedor de EMS. ¿Por qué alguien querría lastimarme?

El entorno en el que funcionan los proveedores de EMS es impredecible y dinámico. Los pacientes, los miembros de la familia y los transeúntes tienen el potencial de representar una amenaza para los respondedores. Contrariamente a lo que puede parecer de sentido común, los proveedores de SME no siempre son bienvenidos con los brazos abiertos. El alcohol, las drogas ilícitas, la actividad de las pandillas, la violencia doméstica, los combatientes mutuos, los problemas psiquiátricos, los traumatismos en la cabeza o los trastornos metabólicos pueden hacer que las personas que de otro modo sean razonables y racionales actúen violentamente hacia los proveedores de EMS. También está el uniforme. En el "calor" de un incidente, todos los uniformes tienden a parecerse. Las personas que pueden tener animosidad hacia los oficiales de policía u otros servicios uniformados pueden percibir el SME en la misma luz y comportarse en consecuencia. Existe una creciente preocupación por el potencial de focalización específica de los proveedores de EMS. En la sociedad actual, con la creciente amenaza del terrorismo, la perspectiva de artefactos explosivos improvisados secundarios dirigidos a los proveedores de EMS y otros trabajadores de emergencia es sombrío, pero real.

2. La policía siempre me protegerá, ¿verdad?

Aunque la policía se toma en serio el papel de proteger a los proveedores de EMS, no siempre se les solicitará, ni podrán responder en cada llamada para el servicio de EMS. Cuando co-responden, el alcance de la cobertura policial puede ser un oficial solitario. Es imperativo que los proveedores de EMS sean responsables de su propia seguridad en todo momento. Si bien la presencia de la cubierta policial mejora la seguridad del proveedor de EMS, no significa que una escena sea segura. Cualquier escena puede deteriorarse rápidamente, y los proveedores de EMS deben permanecer constantemente atentos a su seguridad personal.

3. ¿Cuáles son las llamadas más peligrosas?

Uno de los conceptos erróneos comunes es que las llamadas más peligrosas son los tiroteos y las escenas de apuñalamiento. de hecho, estas llamadas pueden presentar poco riesgo para los proveedores de EMS simplemente porque la mayoría de los perpetradores abandonan la escena después de cometer su crimen. Las llamadas que probablemente tienen el mayor riesgo incluyen accidentes automovilísticos con tráfico vehicular en curso, así como aquellos que involucran alcohol, drogas y pacientes psiquiátricos, porque el comportamiento de los pacientes y transeúntes es impredecible. Las llamadas a la violencia doméstica también son muy impredecibles; más agentes de policía mueren o resultan heridos en llamadas de violencia doméstica que en cualquier otro tipo de llamada.

4. ¿Puedo controlar cada escena?

La percepción de que se puede "controlar" una escena es demasiado optimista. Tal vez un concepto más realista es la gestión de escenas. Es posible gestionar muchas de las variables de una llamada EMS, pero imposible controlarlas todas. Hay cosas que están absolutamente fuera del control de un proveedor de EMS, como el clima, o el ancho de una escalera para la salida, y cosas que son manejables, como transeúntes en una escena, o iluminación. El concepto erróneo de que los proveedores de EMS pueden controlar cada escena es peligroso y puede conducir a eventos desagradables. Ser adaptable, y ser un solucionador de problemas son requisitos previos para todos los proveedores exitosos de EMS.

5. ¿Cuál es la mejor herramienta que tengo para garantizar mi seguridad?

La evaluación contínua de la situación o conocimiento global es la capacidad de ver el panorama general. El término se deriva de pilotos militares que vuelan misiones de combate. Para garantizar la supervivencia, un piloto en combate debe ser consciente de todo lo que pasa alrededor de la aeronave en todo momento. Podemos trazar una analogía directa entre los pilotos en combate y una llamada EMS. Para estar seguros, los proveedores de EMS deben ser continuamente conscientes del panorama general en cada escena. Desafortunadamente, muchos proveedores de EMS son presa de la "visión de túnel". Centrarse únicamente en el paciente, excluyendo todo lo demás a su alrededor, es peligroso para los proveedores. Por muy mundano que parezca una llamada de EMS, es importante mantener siempre la conciencia global. También es importante que los proveedores de EMS se cuiden mutuamente. Dado que los proveedores de EMS trabajan en equipos, es importante que cuando un miembro del equipo se centre principalmente en el paciente, que los demás mantengan la conciencia global.

6. ¿Cómo puedo adquirir conocimiento global?

Como con cualquier otra habilidad, practica y refuerzo conduce al éxito. El conocimiento global está relacionado de muchas maneras con el nivel de seguridad del proveedor con la evaluación y la atención del paciente. A medida que crece la experiencia, los procesos de pensamiento de los proveedores se vuelven más automáticos, lo que les permite mejorar el conocimiento global y ver más fácilmente el contexto de la llamada en su totalidad. Debido a esto,es aún más importante para los proveedores de EMS inexpertos para hacer del conocimiento global un proceso de pensamiento consciente. Para empezar, practique anticipar e identificar posibles peligros de seguridad al llegar a la escena, y dimensionar toda la situación a medida que se acerca, antes de salir de la ambulancia. Las imágenes mentales exitosas mejorarán esta habilidad y se convertirán en una respuesta condicionada. Es importante evaluar la situación inicialmente, y luego reevaluar, reevaluar, reevaluar constantemente. La conciencia global exitosa requiere un escaneo continuo, ya que las escenas cambian constantemente. Una escena que inicialmente era segura puede no permanecer así. Hay que mantener ese "reflector mental" en movimiento y evaluar todas las variables ambientales: el paciente, la familia del paciente, los transeúntes, el entorno físico. La identificación temprana de los cambios en la dinámica de la escena maximizará su seguridad al permitirle reconocer una escena que es peligrosa o deteriorada.

7. Entonces, ¿cuándo tengo que empezar a preocuparme por mi seguridad?

Desde el momento en que comienza el proceso de respuesta. Llegar a una escena puede ser uno de los elementos más peligrosos de una llamada EMS. Es importante garantizar su llegada segura mediante el funcionamiento seguro del vehículo y el uso de cinturones de seguridad. Cuando llegues a una escena, te garantizamos que te convertirás en el foco de atención del vecindario; todo lo que hagas estará bajo un microscopio. A nadie en EMS le gusta actuar para las multitudes. Al acercarse a cualquier escena, particularmente aquellas que son potencialmente de alto riesgo, considere apagar las luces de emergencia y sirenas a varias cuadras de distancia para permitir una llegada discreta. Esto le permitirá examinar la escena antes de anunciar su presencia. Elija un lugar de estacionamiento estratégico que proporcionará un enfoque seguro a la escena y una salida rápida en caso de que surja la necesidad. Acérquese a las casas y puertas desde el lado en lugar de directamente desde el frente. Durante el acercamiento, busque cualquier signo de peligro y escuche los sonidos que pueden ser pistas de los peligros de seguridad- gritando y gritando, ladrando perros, etc..

8. ¿No debería esperar a la policía antes de entrar en una escena de alto riesgo?

Muchos sistemas de EMS tienen políticas que dirigen a su personal a esperar a que la policía asegure una escena violenta antes de entrar. El problema con esto es que a menudo es difícil determinar si una escena es de alto riesgo antes de llegar, y este tipo de política ignora el hecho de que muchas de las llamadas más peligrosas pueden comenzar inocentemente y deteriorarse rápidamente. Es de vital importancia que los proveedores de EMS mantengan la conciencia global y tomen las mejores decisiones posibles sobre si entrar o no en una escena. El hecho de que la naturaleza despachada o los sonidos prioritarios sean inocuos no significa que no existan peligros potenciales. La atención a los cambios en los elementos de una escena y la dinámica de escena son claves para minimizar los riesgos.

9. ¿Hay alguna bandera roja que pueda ayudarme a identificar el peligro potencial?

Una casa oscura por la noche, una puerta abierta y signos de violencia como sangre y vidrios y muebles rotos pueden ser indicadores de una escena insegura. El zoom de tráfico en las proximidades, olores inusuales, pasillos con una manera de entrar y salir son otros. Estos tipos de hallazgos deberían levantar banderas rojas en tu cabeza, pero probablemente no lo harás si no estás siendo consciente de todo el mundo. La respuesta de "lucha o huida" es universal. Cuando algo no "se siente" bien, aumente su conciencia y confíe en sus instintos. Con los pacientes, los transeúntes y los miembros de la familia, busque signos de hostilidad como el lenguaje corporal, el tono de voz y el nivel de animación. Escanea el entorno en busca de cualquier tipo de arma potencial y una salida en todo momento. No se deje cortar de su ruta de salida cuando pueda evitarlo.

10. ¿Qué es la "teoría del domador de leones"?

Es una de las técnicas más eficaces para controlar a un paciente de alto riesgo o una escena de alto riesgo. El domador de leones en un circo entra en su gran jaula y luego observa como los leones y tigres son llevados a esta jaula uno por uno. Al traer a estos gatos peligrosos a su jaula, el domador de leones establece una ventaja psicológica sobre los animales. El domador de leones nunca entrará en la jaula del león, porque es la casa del león, un lugar donde el león tiene una ventaja psicológica instintiva. Los pacientes problemáticos mantienen una ventaja similar cuando entramos en su "jaula". Al mover a un paciente de este tipo rápidamente a nuestra jaula, a la ambulancia, o simplemente al sacarlo de su entorno, podemos revertir esta posible ventaja psicológica.

11. ¿Cuál es la mejor manera de manejar una escena para mantenerse a salvo?

La variabilidad de las escenas EMS dificulta la gestión algorítmica de las mismas. Un buen comienzo en cualquier escena, sin embargo, es entrar con confianza, y gestionarlo activamente. Ciertos pacientes tienen sentidos como los perros - pueden oler el miedo. Si las personas en una escena sienten debilidad o indecisión, cualquier semblanza de control que pueda tener se perderá rápidamente. Por el contrario, la gestión y la delegación de confianza rápida y silenciosamente dicen a todos en la escena que usted es la persona a cargo. Es importante elegir a los jugadores clave en la multitud, así. Alistarlos en tus esfuerzos puede ser lo mejor que puedes hacer, haciendo aliados de enemigos potenciales. Es importante mantener su empatía e informar a las personas en la escena de lo que está pasando, tanto como los derechos del paciente a la privacidad lo permitan.

12. ¿Cuáles son las banderas rojas que indican que un paciente puede volverse violento?

Usted debe aprender a leer no sólo la escena, sino también sus pacientes y transeúntes mediante la observación de su lenguaje corporal y comentarios verbales. Las formas comunes de lenguaje corporal agresivo incluyen la postura del boxeador, donde el paciente "se apeta" para luchar. Otra forma es una postura tomada cuando uno se siente amenazado, llamado blading; el paciente se volverá en un ángulo hacia usted, "gritando su cuerpo." La "mirada de 1.000 yardas", donde el paciente está "mirando a través de ti", se ve cuando un paciente se prepara mentalmente para luchar, la calma antes de la tormenta. Cualquier paciente que muestre ansiedad obvia y mucha actividad motora agitada también está en alto riesgo de volverse violento. Usted puede observar "mirar el objetivo", con el paciente robando miradas furtivas en las tijeras de trauma en su cinturón o la puerta. Este paciente puede estar telegrafiando su intención de agarrar sus tijeras o tratar de escapar. Las señales verbales, con el paciente gritando o usando el habla presionada, también pueden ayudar a predecir el comportamiento violento.

13. ¿Cuál es la mejor manera de acercarse a un paciente que puede volverse violento?

Cualquier paciente puede volverse violento, y casi todo el mundo no le gustan las intrusiones en su espacio personal. Los pacientes intoxicados o psiquiátricos son especialmente propensos a la violencia si se acercan a ellos demasiado rápido y violan su espacio personal. Con todos los pacientes, es importante telegrafiar sus intenciones, ya sea advirtiéndolas verbalmente, o sutilmente esperando la aquiescencia a un movimiento lento y deliberado hacia su espacio personal. Informar a los pacientes de sus intenciones evitará una respuesta no deseada a sus acciones. Si un paciente parece seguro de contacto, acérquese lentamente desde un ángulo en lugar de directamente desde el frente. Haga contacto visual con el paciente, y cuando sea posible, a la altura de los ojos con el paciente. Tenga cuidado de no ponerse en una posición comprometida, donde puede ser empujado, golpeado, pateado, etc. mientras entrevista al paciente o realiza un examen.

14. ¿Cómo controlo verbalmente a los pacientes problemáticos?

La mayoría de los pacientes potencialmente violentos pueden ser controlados verbalmente. Establece el tono adecuado para la llamada siendo un "buen tipo". Sea empático y atranete una comprensión de los puntos de vista del paciente. Ser verbalmente agresivo con estos pacientes es contraproducente, y a menudo los elevará a la violencia. Haga un esfuerzo para darle al paciente opciones, incluso si son limitadas, en lugar de ultimátums, y permítales tomar una decisión. Sea un defensor de ellos, mientras los dirige al resultado que está buscando.

15. ¿Qué pacientes requieren restricción física?

Cualquiera que sea violento necesita ser restringido, y cualquiera que sienta que se va a volver violento probablemente necesita serlo. También es importante restringir a los pacientes gravemente enfermos o lesionados que requieren muchas intervenciones. Muchas de estas decisiones serán impulsadas por la política del departamento o el protocolo médico, pero mientras las razones sean legítimas y bien documentadas, el juicio del proveedor generalmente será defendible. Es importante recordar que la decisión de restringir a un paciente puede constituir una privación de libertad civil, y que no es una decisión que deba tomarse de forma azarosa. La seguridad del paciente y de la tripulación es lo primero, y el uso de esto como una directriz le servirá bien. Puede tomar hasta seis personas para contener a un paciente extremadamente violento. Tener un enfoque de equipo, con cada miembro del equipo asignado para restringir una parte determinada del paciente. Se recomiendan restricciones de cuatro puntos, como mínimo,. La restricción química con sedación intravenosa o intramuscular es un complemento a considerar si los pacientes representan un riesgo para los proveedores o para ellos mismos.

16. ¿Necesito registrar a mis pacientes?

Cualquier paciente que crea que puede representar una amenaza para usted necesita ser buscado. La búsqueda de armas debe incorporarse a la evaluación física de ciertos pacientes. Si no se siente cómodo realizando una búsqueda, pídale a un agente de la ley que lo haga. Recuerde registrar las pertenencias del paciente si lo considera necesario, así como cualquier otra persona a la que permita viajar en la ambulancia con el paciente. Su ambulancia debe ser un ambiente libre de armas. Estar en la parte trasera de una caja de 10 pies por 15 pies con una persona con un arma no es una posición ventajosa para estar en. Los pacientes deben separarse de monederos, mochilas, cuchillos de bolsillo, agujas de tejer, encendedores, etc. durante el transporte, y reunirse con ellos en el hospital. La mayoría de los pacientes comprenderán las razones de esto, siempre y cuando lo plantee en el contexto de la seguridad general.

17. ¿Necesito usar una armadura oculta?

La decisión de invertir en armaduras ocultas resistentes a balas es una opción de programa personal y de servicio. La mayoría de los empleadores no financian la compra, lo que puede costar entre $300 y 500. Muchos proveedores de EMS, como la mayoría de los agentes de la ley, nunca trabajarían sin sus chalecos. Mientras que el riesgo de que los proveedores de EMS sean disparados puede ser bajo, la armadura de cuerpo suave proporciona cierta protección contra lesiones contundentes como patadas, puñetazos y accidentes automovilísticos. Más de un proveedor de EMS ha sido salvado por una delantera de un chaleco balístico cuando el volante fue empujado sobre su torax durante un accidente automovilístico. Algunas versiones más modernas de armadura de cuerpo suave son resistentes a perforaciones y cuchillas, protegiendo de objetos afilados y cuchillas. También pueden mantenerte más caliente en invierno.

18. ¿Cuál es el mayor peligro que enfrentará el proveedor prehospitalario en el campo?

Exposición a enfermedades infecciosas. Siga las precauciones adecuadas para evitar cualquier posible exposición, y use siempre guantes y gafas protectoras. La máscara y los vestidos deben estar sedados situacionalmente. (véase el capítulo 17- Exposiciones a enfermedades infecciosas)

19. Además del riesgo personal de violencia, ¿hay otras preocupaciones de seguridad?

Siempre hay riesgos más allá de la evidente amenaza de violencia. Tenga cuidado al atender a las víctimas de accidentes automovilísticos en los carriles de tráfico activos. El estacionamiento estratégico de la ambulancia es importante en este tipo de escenas. Tenga en cuenta el terreno cuando se acerque a las escenas. Deslizarse sobre hielo o caerse en un agujero no le ayudará a ayudar a su paciente. La lesión en la espalda de los pacientes que levantan es una de las lesiones más comunes a los proveedores de EMS. Asegúrese de utilizar la mecánica del cuerpo adecuada al levantar, y solicite ayuda adicional cuando sea necesario. La mayoría de las agencias de EMS no tienen sistemas de retención para el proveedor de EMS que atiende al paciente durante el transporte. Asegúrese de limitar de pie en la parte posterior, y a menos que realice un procedimiento o una evaluación, trate de permanecer sentado y con cinturón de seguridad. Cuando no tenga cinturón, trate de mantener tres puntos de contacto con la ambulancia.

PERLAS Y DECISIONES CRÍTICAS:

- Todos los aspectos de la llamada del SME, incluyendo la respuesta, la escena y el transporte, ofrecen peligros potenciales al respondedor del SME.
- Centrarse sólo en el paciente y no mantener una conciencia global de lo que está sucediendo en la escena puede conducir a consecuencias inesperadas y potencialmente graves y lesiones al respondedor de EMS incauto.
- Una de las mejores maneras de ayudar a controlar a un paciente o escena potencialmente de alto riesgo es mover al paciente a su entorno: la ambulancia.
- Es esencial conocer y reconocer las pistas físicas y verbales que indican que un paciente o espectador puede llegar a ser violento.
- La mayor ira que un respondedor de EMS enfrentará en cada escena es la exposición a enfermedades infecciosas.

LECTURAS SUGERIDAS

1. Thompson GS, Jenkins JB. Verbal Judo: The Gentle Art of Persuasion. Harper Collins, New York, NY, 2013.
2. Furin M, Eliseo LJ, Langlois B, Fernandez WG, Mitchell P, Dyer KS. Self-reported provider safety in an urban emergency medical system. West J Emerg Med. 2015;16:459-64.
3. Calland V. A brief overview of personal safety at incident sites. Emerg Med J. 2006;23:878-82.
4. Tuttle SJ, Sayer JR, Buonarosa ML. The conspicuity of first-responder safety garments. J Safety Res. 2009;40:191-6.
5. Kirkwood S. Violence Against EMS Providers: What Can We Do About It? https://www.emsworld.com/article/10741287/violence-against-ems-providers-what-can-we-do-about-it Accessed February 13, 2019
6. O'Connor L, Rebesco M, Robinson C, et al. Outcomes of Prehospital Chemical Sedation with Ketamine versus Haloperidol and Benzodiazepine or Physical Restraint Only. Prehosp Emerg Care. 2019;23:201-209.

CAPÍTULO 17. EXPOSICION A ENFERMEDADES INFECCIOSAS

1. ¿Qué son los patógenos y las enfermedades transmisibles y cómo se transmiten?

Los patógenos son microorganismos que causan enfermedades; estos incluyen virus, bacterias, hongos, protozoos, parásitos multicelulares, o incluso partículas proteicas (priones). Las enfermedades transmisibles son infecciones que pueden transmitirse de una persona o especie a otra mediante la transferencia de un patógeno a través de uno o más mecanismos diferentes. En el entorno prehospitalario, las enfermedades infecciosas se propagan con mayor frecuencia a través del contacto directo con un individuo, el contacto con los fluidos corporales de las personas infectadas o con objetos que el individuo infectado ha contaminado. A continuación se enumeran algunos ejemplos de infecciones específicas y su modo de transmisión:

MECANISMO	EJEMPLO DE ENFERMEDAD INFECCIOSA
Aerosolización de pequeños núcleos de gotas suspendidos	Tuberculosis
Aerosolización de aire de gotas grandes dentro de 3 pies en línea directa	Meningitis bacteriana, influenza, tos ferina
Contacto directo con fluidos corporales	Enfermedades de transmisión sexual, ébola
Contacto directo con superficies o manos	Resfrío común, bacterias multirresistentes (por ejemplo, SAMAR), influenza
Ingestión de alimentos o agua contaminados	Cólera, "intoxicación alimentaria"
Penetración directa de la piel	Estrongilosis
Vector (por ejemplo, mosquito)	Malaria, Virus del Nilo Occidental

2. ¿El personal prehospitalario tiene un mayor riesgo de infecciones?

Los trabajadores sanitarios que prestan atención directa al paciente corren un mayor riesgo de contraer enfermedades que pueden transmitirse de hombre a hombre. No todas las enfermedades infecciosas se transmiten eficientemente de esta manera. Las zoonosis como la fiebre Q, la tularemia, el ántrax y muchas de las fiebres hemorrágicas virales se propagan de manera eficiente de los animales a los seres humanos, pero se propagan ineficientemente de humano a humano. Las infecciones como el paludismo y el virus del Nilo Occidental requieren la presencia de sus mosquitos vectores. Las enfermedades transmitidas únicamente por la actividad sexual (gonorrea, clamidia) no representan mucho riesgo para el proveedor prehospitalario. Las enfermedades transmitidas por la ingestión de alimentos contaminados a menudo pueden transmitirse ingiriendo inadvertidamente productos contaminados con heces.

3. Pero, ¿no puede la medicina moderna tratar y curar estas infecciones?

Sólo algunos. Por eso este capítulo es tan importante. Algunas enfermedades como la hepatitis B, la hepatitis C y el virus de la inmunodeficiencia humana, e incluso algunas cepas de tuberculosis sólo pueden reducirse con tratamiento, y eventualmente pueden causar una morbilidad significativa e incluso la muerte. ¡La prevención es primaria!

4. ¿Qué es el equipo de protección personal y cómo ayuda a prevenir la propagación de la infección?

El equipo de protección personal (EPP) es cualquier tipo de ropa especializada, producto de barrera o dispositivo respiratorio utilizado para proteger a los trabajadores de lesiones o enfermedades graves mientras realizan su trabajo. Algunos ejemplos son los dispositivos como batas quirúrgicas, guantes, máscaras y respiradores que actúan como una barrera entre los materiales infecciosos y la piel, la boca, la nariz o los ojos (membranas mucosas). El uso adecuado de EPP por parte de los trabajadores involucrados en el cuidado del paciente ayuda al control de infecciones porque ayuda a proteger a los usuarios contra la infección o la contaminación de la sangre, los fluidos corporales o las secreciones respiratorias; reduce la posibilidad de que los trabajadores sanitarios infecten o contaminen a pacientes o compañeros de trabajo; y reduce la posibilidad de transmitir infecciones de una persona a otra.

5. ¿Qué tipos de máscaras se deben utilizar en el cuidado del paciente?

Las máscaras quirúrgicas ayudan a proteger contra microorganismos, fluidos corporales y partículas grandes en el aire y están diseñadas para cubrir la boca y la nariz libremente. También ayudan a prevenir la exposición a la saliva y las secreciones respiratorias del usuario. Estas máscaras no son de tamaño individual y están hechas de materiales blandos que son más cómodos de usar que otros tipos de máscaras. Elige una mascarilla quirúrgica para protegerte si puedes ser salpicado por los fluidos corporales de otra persona (como sangre, secreciones respiratorias, vómitos, orina o heces) o ayudar a proteger a otras personas si estás cuidando una herida abierta o si estás enfermo.

Además de toda la protección que ofrecen las máscaras quirúrgicas, los respiradores N95 son máscaras diseñadas para proteger contra pequeñas gotas de fluidos respiratorios y otras partículas en el aire. Estos se ajustan de cerca para formar un sello hermético sobre la boca y la nariz y deben ajustarse a su cara a través de pruebas de ajuste para proporcionar la eficacia prevista. Elija un respirador N95 quirúrgico para proporcionar las mismas protecciones que una mascarilla quirúrgica Y para ayudar a protegerse si estará expuesto a partículas muy pequeñas (por ejemplo, gotas aerosolizadas finas) como las producidas por tos o para el cuidado de personas con tuberculosis conocida o sospechada u otras enfermedades transmitidas por la vía aérea.

6. ¿Cuándo es necesario que el personal del prehospitalario use EPP?

Como parte de las Precauciones Estándar (anteriormente Precauciones Universales), el trabajador sanitario (HCW) asume que cada paciente potencialmente tiene una enfermedad transmisible, y usa equipo de protección personal (EPP) adecuado para la situación. Esto es importante porque no siempre es posible saber a partir de la historia, la apariencia o el examen si un paciente tiene o no una enfermedad transmisible. Las precauciones estándar se aplican a la sangre, todos los fluidos corporales, secreciones y excreciones (excepto el sudor), la piel no intacta y las membranas mucosas. Los guantes de látex o plástico se recomiendan para todas las exposiciones potenciales a líquidos corporales, incluyendo sangre y heridas abiertas, o cuando se manipulan materiales peligrosos. Use gafas protectoras cuando las salpicaduras en la cara sean posibles Use batas quirúrgicas para cubrir el tronco, los brazos, las piernas y la ropa cuando pueda ser salpicado por los fluidos corporales de otra persona (como sangre, secreciones respiratorias, vómitos, orina o heces) Use máscaras quirúrgicas para proteger las membranas mucosas orales durante los ajustes de salpicaduras, así como para filtrar gotas potencialmente infecciosas de pacientes sospechosos de tener una propagación de una enfermedad. Utilice mascarillas N-95 para pacientes sospechosos de tener una enfermedad respiratoria transmisible transmitida por la vía aérea (como la tuberculosis), o cuando realice procedimientos de generación de aerosoles de alto riesgo en pacientes con infecciones respiratorias.

7. ¿Qué son las precauciones basadas en la transmisión?

Además de las precauciones estándar, hay tres tipos de precauciones adicionales (aerotransportadas, gotas y contacto) que se basan en el modo de transmisión, también conocido como precauciones basadas en la transmisión.

Tipo de transmisión	Ejemplos de enfermedades	Consideraciones especiales
Transmisión aérea	Tuberculosis Sarampión Varicela Viruela SARS	Comunicar a la instalación receptora que el paciente requerirá presión negativa habitación privada Usar mascarilla N-95 certificada NIOSH para el cuidado del paciente Si es posible, el paciente debe usar una máscara quirúrgica durante el transporte Establecer el aire acondicionado o la calefacción del vehículo de transporte al modo no recirculante o abrir las ventanas del vehículo si es posible. Desinfectar el vehículo después del transporte
Transmisión por gotas o gotículas	Influenza Tos ferina Paperas	Habitación privada (o cohorte) a su llegada al centro de recepción o separar al menos 3 pies de otros pacientes Usar mascarilla quirúrgica cuando trabaje dentro de 3 pies de un paciente Si es posible, el paciente debe usar una máscara quirúrgica durante el transporte Desinfectar el vehículo después del transporte
Transmisión por contacto	VRE SAMAR piojos scabiosis RSV Impetigo Viruela Ebola	Habitación privada (o cohorte) a su llegada a la instalación receptora Use bata y guantes para el contacto con el paciente Limitar movimientos y transporte del paciente Use equipo de protección adecuado al paciente cuando sea posible Desinfecte el vehículo después del transporte

Mantenga siempre un alto índice de sospecha de enfermedades transmisibles. En caso de duda, aísle al paciente. La higiene de las manos debe realizarse siempre antes y después del contacto con el paciente y después de retirar el equipo de protección personal (por ejemplo, batas, guantes, máscaras). Si un paciente que es trasladado tiene tuberculosis activa conocida o es altamente sospechoso de ello, el centro de transferencia debe notificar al personal del prehospitalario sobre el transporte. Este conocimiento también debe comunicarse a la instalación receptora, preferiblemente antes de la llegada, de modo que se puedan organizar habitaciones de aislamiento en el aire.

8. ¿Qué pistas pueden indicar que un paciente tiene una enfermedad transmisible?

A menudo no hay pistas obvias, pero en algunos casos, pueden estar presentes signos y síntomas "clásicos":

- **Tuberculosis (TB):** Tos persistente >3 semanas, tos productiva de esputo sangriento, fiebre, sudores nocturnos, pérdida de peso y exposición previa a la tuberculosis. Los grupos de mayor riesgo incluyen inmigrantes de países con una alta prevalencia de tuberculosis. Otros grupos de riesgo incluyen pacientes sin hogar, encarcelados o institucionalizados.
- **Tos ferina (tos ferina):** Tos no productiva persistente; pacientes pediátricos.
- **Meningitis:** fiebre, dolor y rígidez de cuello, dolores musculares, erupción cutánea en las extremidades, síndrome "flulike".
- **Hepatitis:** Fiebre, náuseas, ictericia (color amarillento de la piel), fatiga.
- **VIH/SIDA:** depende de la etapa de la enfermedad. La enfermedad aguda puede manifestarse con síntomas de fatiga, fiebre, erupción cutánea, linfadenopatía y pérdida de peso. Más adelante, en el curso de la enfermedad, puede haber evidencia del estado inmunocomprometidos, como el zorzal. Al igual que con la hepatitis B y C, el VIH ocurre con mayor frecuencia, pero no siempre en grupos de alto riesgo como los toxicómanos, homosexuales, bisexuales, exposición heterosexual a parejas de alto riesgo o exposición materno-neonatal.
- **SAMAR:** cualquier absceso de la piel o lesión similar que se asemeje a una "mordedura de araña"; drenando la herida, pus. Ahora común en la comunidad sin factores de riesgo conocidos

9. ¿Cuáles son los principios de la etiqueta respiratoria universal y por qué es importante para el personal prehospitalario?

En respuesta al brote grave de síndrome respiratorio agudo (SARS) que dio lugar a un número desproporcionado de enfermedades y muerte de los trabajadores sanitarios, en octubre de 2003, los Centros para el Control y la Prevención de Enfermedades (CDC) emitieron proyectos de documentos para ayudar al personal sanitario a prepararse para un posible resurgimiento del SRAS u otra infección emergente propagada por gotas respiratorias. La suposición es que cada persona con una enfermedad respiratoria es una fuente potencial de infección respiratoria grave que se puede transmitir a otras personas. Esto representa un cambio de paradigma en la prevención de enfermedades en la práctica médica diaria e incluye el uso de máscaras quirúrgicas o de procedimiento por parte del personal sanitario durante la evaluación de cualquier paciente con síntomas respiratorios, y, cuando sea posible, proporcionar mascarillas quirúrgicas a todos los pacientes con síntomas de una enfermedad respiratoria con instrucciones sobre el uso y eliminación adecuados de las máscaras. Para los pacientes que no pueden usar una máscara quirúrgica, proporcione tejidos para cubrirse la nariz y la boca al toser o estornudar. Continúe utilizando precauciones con gotas para controlar a los pacientes con síntomas respiratorios hasta que se determine que la causa de los síntomas no es transmisible. El personal de Triage debe considerar el uso de máscaras quirúrgicas durante la temporada de infecciones respiratorias o permanecer detrás de las barreras de plexiglás. Se recomienda mantener una distancia de al menos 3 pies de los pacientes sintomáticos hasta que haya una habitación privada o un cubículo disponible. Una buena ventilación también es importante, al igual que el acceso a la higiene de las manos. Estas medidas minimizarán la transmisión de enfermedades respiratorias, incluso sin saber si el agente infeccioso específico es coronavirus del SRAS, virus de la gripe H5N1, virus del resfriado común o virus de la gripe estacional.

10. ¿Qué precauciones adicionales se recomiendan para el personal prehospitalario que cuida a pacientes con gripe aviar/H5N1 u otras enfermedades infecciosas altamente letales potencialmente transmitidas por la vía aérea?

Estos principios pueden aplicarse a la gripe H5N1 y a muchas otras enfermedades infecciosas transmitidas por la vía aérea, e incluyen:

- Seguir los principios de la protección respiratoria universal
- Observación de las precauciones estándar para la atención al paciente y para la manipulación de residuos Uso de las precauciones de barrera completa (contacto) cuando se acate a pacientes potencialmente transmisibles a menos que la vida salve, evitar procedimientos de generación de aerosoles (succión, ventilación a presión positiva)
- Optimizar el intercambio de aire en el vehículo de transporte, idealmente con compartimentos separados para el conductor y el paciente/proveedor
- Notificar a la instalación receptora de un paciente potencialmente infeccioso
- Limpiar y desinfectar el vehículo y los artículos de atención al paciente reutilizables después del transporte del paciente después del transporte del paciente

11. ¿Cómo se transmite la tuberculosis y cuáles son los riesgos para el personal prehospitalario?

La tuberculosis (TB) es una enfermedad transmitida por el aire causada por una bacteria, Mycobacterium tuberculosis. Generalmente es una enfermedad pulmonar, pero también puede afectar otros órganos como los riñones, los ganglios linfáticos, las vértebras o las glándulas suprarrenales. La tuberculosis se transmite por la vía aérea de un paciente con tos o estornudos con enfermedad pulmonar o laríngea activa. El tratamiento adecuado de los medicamentos puede contener una infección primaria dentro del tejido cicatricial y hacer que la enfermedad esté inactiva. La reactivación de la enfermedad puede ocurrir en pacientes inmunodeprimidos, como aquellos con SIDA, cáncer o edad avanzada. El arsenal de medicamentos contra la tuberculosis está limitado a cinco o seis medicamentos primarios. Se ha observado un desarrollo reciente de tuberculosis multirresistente (MDR) y tuberculosis extremadamente resistente a los medicamentos (TB-XDR). La infección por tuberculosis puede ser letal, especialmente las cepas con resistencia a los medicamentos, por lo que se debe prestar la máxima atención al desgaste de la máscara protectora, especialmente las partículas (N-95) respiradores, cuando se transportan pacientes de alto riesgo.

12. ¿Cómo se transmiten la hepatitis B y la hepatitis C, y cuál es el curso de la enfermedad?

El virus de la hepatitis B (VHB) y el virus de la hepatitis C (VHC) son organismos transmitidos por la vía sanguínea o por contacto sexual. Ambos virus causan inflamación del hígado en la fase aguda de la infección y a veces causan efectos a largo plazo. La hepatitis también puede ser causada por la vía transmitida por los alimentos (hepatitis A) o por toxicidad química (alcohol). Hasta el 50-75% de los casos transmitidos de VHB o VHC serán mínimamente sintomáticos (o asintomáticos). de las personas con VHB agudo, 5–10% desarrollará hepatitis crónica, cirrosis (cicatrización del hígado), o cáncer de hígado; 25% de los "portadores" mínimamente sintomáticos desarrollarán algunos de estos efectos a largo plazo. La infección por el VHC producirá tales efectos a largo plazo en el 20–60% de los casos. Actualmente, la infección por el VHB se puede prevenir con la vacuna contra la hepatitis B, que generalmente es proporcionada gratuitamente por los empleadores. Actualmente no existe una vacuna de este tipo para el VHC, aunque una serie de medicamentos pueden curar la infección en la mayoría de las personas.

13. ¿Cómo se transmite el SIDA y cuál es el curso de la enfermedad?

El síndrome de inmunodeficiencia adquirida (SIDA) es causado por el virus de la inmunodeficiencia humana y se transmite por la sangre o por contacto sexual. La infección por el virus causa un espectro de enfermedades que va desde la infección asintomática hasta el SIDA. El SIDA generalmente se desarrolla de 3 a 8 años después de la infección por el VIH, ya que el virus disminuye la capacidad del sistema inmunitario del cuerpo para combatir la infección. Las enfermedades específicas observadas con el SIDA (cepillo, neumonía por neumocistis, sarcoma de Kaposi) son combatidas bastante bien por personas con sistemas inmunitarios competentes. Los avances recientes en la terapia farmacológica han disminuido notablemente la progresión del VIH y el SIDA, pero una cura para la enfermedad sigue siendo esquiva.}

14. ¿Cómo se pueden prevenir las exposiciones ocupacionales?

Muchos pinchazos de aguja y otros cortes se pueden prevenir mediante el uso de técnicas más seguras tales como:

- Nunca reusar agujas
- Eliminación de agujas usadas en contenedores de eliminación de objetos punzantes
- Utilizando dispositivos médicos con características de seguridad diseñadas para prevenir lesiones.
- El uso de barreras apropiadas como guantes, protección para los ojos y la cara, o batas cuando se espera contacto con la sangre puede prevenir muchas exposiciones a los ojos, la nariz, la boca o la piel.

15. ¿Qué debo hacer si estoy expuesto a la sangre de un paciente?

Inmediatamente después de una exposición a la sangre:

- -Lave los pinchazos y cortes de agujas con jabón y agua
- -lave salpicaduras en la nariz, la boca o la piel con agua
- -Irrigar ojos con agua limpia, solución salina o irrigantes estériles

Ninguna evidencia científica muestra que el uso de antisépticos o apretar la herida reducirá el riesgo de transmisión de un patógeno transmitido por la sangre. No se recomienda el uso de un agente cáustico como lejía.

Informar de la exposición al departamento responsable de la gestión de las exposiciones (por ejemplo, salud ocupacional, control de infecciones). La presentación de informes inmediatos es esencial porque, en algunos casos, se puede recomendar el tratamiento posterior a laexposición y debe iniciarse lo antes posible. Discuta los posibles riesgos de adquirir el VHB, el VHC y el VIH y la necesidad de tratamiento postexposición con el proveedor que administra su exposición. Usted ya debería haber recibido la vacuna contra la hepatitis B, que es extremadamente segura y eficaz para prevenir la infección por el VHB.

16. ¿Cuál es el riesgo de infección después de una exposición ocupacional?

- El personal sanitario del VHB que ha recibido la vacuna contra la hepatitis B y ha desarrollado inmunidad al virus prácticamente no corre ningún riesgo de infección. Para una persona susceptible, el riesgo de un solo pinchazo de aguja o exposición de corte a sangre infectada por el VHB oscila entre el 6 y el 30% y depende del estado de antígeno de hepatitis B e (HBeAg) del individuo de origen. Los pacientes con HBeAg positivo son más propensos a transmitir el VHB que aquellos que son HBeAg negativos. Si bien existe un riesgo de infección por el VHB por la exposición de las membranas mucosas o de la piel no intacta, no existe un riesgo conocido de infección por el VHB por la exposición a la piel intacta.
- VHC- El riesgo promedio de infección después de un pinchazo de aguja o exposición a corte a la sangre infectada por el VHC es aproximadamente 1.8%. Se desconoce el riesgo después de una exposición en sangre al ojo, nariz o boca, pero se cree que es muy pequeño; sin embargo, se ha notificado infección por el VHC por salpicadura de sangre en el ojo. También ha habido un informe de transmisión del VHC que puede haber sido el resultado de la exposición a la piel no intacta, pero no existe un riesgo conocido de exposición a la piel intacta.
- VIH- El riesgo promedio de infección por VIH después de un pinchazo de aguja o una exposición corta a la sangre infectada por el VIH es del 0,3%. Se estima que el riesgo después de la exposición del ojo, la nariz o la boca a la sangre infectada por el VIH es, en promedio, del 0,1%. Se estima que el riesgo después de la exposición de la piel no intacta a la sangre infectada por el VIH es inferior al 0,1%. Una pequeña cantidad de sangre en la piel intacta probablemente no represente ningún riesgo en absoluto. No se han documentado casos de transmisión del VIH debido a una exposición que involucre una pequeña cantidad de sangre en la piel intacta (unas gotas de sangre en la piel durante un corto período de tiempo).

17. ¿Está el personal prehospitalario en riesgo de contraer meningitis si cuida a alguien con la enfermedad?

Afortunadamente, las bacterias y virus que causan meningitis no se propagan por contacto casual o simplemente respirando el aire donde ha estado una persona con meningitis. Sin embargo, ciertas formas de meningitis bacteriana, en particular Neisseria meningitidis (también llamada meningitis meningocócica) o Haemophilus influenzae tipo b (Hib), se propagan a las personas directamente expuestas a las secreciones orales del paciente (por ejemplo, a través de besos, reanimación boca a boca, intubación endotraqueal o manejo de tubos endotraqueales). Si el EPP, como las máscaras quirúrgicas, se utiliza habitualmente para el contacto con secreciones respiratorias, esto suele ser adecuado para evitar la exposición. La exposición accidental en el personal que califica como contacto cercano de una persona con meningitis causada por N. meningitidis debe recibir antibióticos para evitar que contrae la enfermedad. Aunque existe una vacuna meningocócica, no puede prevenir todos los tipos de la enfermedad. Debido a que la tasa de enfermedad secundaria para contactos cercanos es más alta durante los primeros días después de la aparición de la enfermedad en el paciente primario, la quimioprofilaxis antimicrobiana debe administrarse lo antes posible (idealmente dentro de las 24 horas posteriores a la identificación del caso). Por el contrario, la quimioprofilaxis administrada >14 días después de la aparición de la enfermedad en el índice, el paciente del caso es probablemente de valor limitado o sin valor. Por lo general, una dosis única de ciprofloxacino o ceftriaxona, o 2 dosis de rifampicina proporcionan una protección adecuada contra la enfermedad después de una exposición de alto riesgo. Los antibióticos para los contactos de una persona con la enfermedad de Hib meningitis ya no se recomiendan si todos los contactos de 4 años de edad o menores están totalmente vacunados contra Hib, ya que la vacuna es muy eficaz.

PERLAS Y DECISIONES CRÍTICAS

- El personal de cuidados prehospitalrio está en riesgo de transmisión de patógenos por el aire y/o transmitido por la sangre.
- Los EPP como guantes, gafas (protección para los ojos), máscara y bata deben usarse en todo momento.
- Cuando se sospeche la transmisión aérea, se debe colocar una máscara sobre el paciente.
- La forma más importante de prevenir la propagación de infecciones asociadas a la atención médica en el entorno prehospitalario es a través de la higiene de las manos.
- Se debe utilizar una mascarilla respiratoria N95 correctamente instalada en situaciones especiales como sospecha de tuberculosis o SARS.
- Aquellos expuestos estrechamente a un paciente con meningitis meningocócica o haemophilus deben recibir profilaxis antibiótica.
- El mayor peligro para el personal prehospitalario es el de los pinchazos de agujas y el contacto con sangre y fluidos corporales.
- Informar de todas las exposiciones ocupacionales inmediatamente después de la limpieza completa de jabón y agua de la piel o el riego de las membranas mucosas (ojo o boca).

LECTURAS SUGERIDAS

1. https://www.cdc.gov/flu/avianflu/h5n1-virus.htm Centers for Disease Control, updated Dec 2018, Accessed February 13, 2019.
2. CDC. Hand Hygiene in Health-Care Settings. https://www.cdc.gov/handhygiene/providers/index.html Updated Jun 2018. Accessed February 13, 2019
3. CDC. Guidelines for Preventing the Transmission of *Mycobacterium tuberculosis* in Health-Care Settings, 2005. MMWR 2005; 54(No. RR-17).
4. Prevention and Control of Meningococcal Disease. Recommendations of the Advisory Committee on Immunization Practices (ACIP) . MMWR March 22, 2013 / Vol. 62 / No. RR-2
5. Exposure to Blood: What Healthcare Personnel Need to Know. Information from the Centers for Disease Control and Prevention National Center for Infectious Diseases Division of Healthcare Quality Promotion and Division of Viral Hepatitis. https://www.cdc.gov/hai/pdfs/bbp/exp_to_blood.pdf Accessed February 13, 2019. Page last modified December 17, 2003
6. Respiratory Hygiene/Cough Etiquette in Healthcare Settings. https://www.cdc.gov/flu/professionals/infectioncontrol/resphygiene.htm Accessed February 13, 2019. Page last modified February 2012
7. Seto WH, Tsang D, Yung RW, et al. Effectiveness of precautions against droplets and contact in prevention of nosocomial transmission of severe acute respiratory syndrome (SARS). Lancet 2003;361:1519-20
8. Updated U.S. Public Health Service Guidelines for the Management of Occupational Exposures to HIV and Recommendations for Postexposure Prophylaxis. http://stacks.cdc.gov/view/cdc/20711/cdc_20711_DS1.pdf Updated July 2015. Accessed February 13, 2019

CAPÍTULO 18. ESTRES Y TRASTORNO DE STRESS POST-TRAUMATICO

1. ¿Qué es el Estrés?

El estrés (o stress) es principalmente una respuesta física. Cuando está estresado, el cuerpo piensa que está bajo ataque y cambia al modo 'lucha o vuelo', liberando una mezcla compleja de hormonas y productos químicos como la adrenalina, cortisol y norepinefrina para preparar el cuerpo para la acción física. El estrés es una reacción física y psicológica normal a las exigencias de la vida y de su trabajo. Una pequeña cantidad de estrés puede ser buena, lo que te motiva a rendir bien. Pero los múltiples desafíos que ocurren a diario, como sentarse en el tráfico, tratar con pacientes difíciles o incidentes críticos, cumplir con los plazos y pagar facturas, pueden empujarte más allá de tu capacidad para hacer frente. La respuesta al estrés es la forma del cuerpo de protegerte. Cuando funciona correctamente, le ayuda a mantenerse enfocado, enérgico y alerta. En situaciones de emergencia, el estrés puede salvarte la vida, lo que te da más fuerza para defenderte. Tu cerebro viene cableado con un sistema de alarma para tu protección. Cuando el cerebro percibe una amenaza, indica al cuerpo que libere una ráfaga de hormonas que aumentan la frecuencia cardíaca, aumentan el azúcar en sangre y aumentan la presión arterial.

2. Entonces, ¿por qué el estrés es un problema?

Pero más allá de cierto punto, el estrés deja de ser útil y comienza a causar daños importantes a su salud, su estado de ánimo, su productividad, sus relaciones y su calidad de vida. Una vez que la amenaza se ha ido, su cuerpo está destinado a volver a un estado normal y relajado. Desafortunadamente, las complicaciones inestables de la vida moderna significan que los sistemas de alarma de algunas personas rara vez se apagan.

3. ¿Cómo funciona realmente una respuesta al estrés?

La respuesta al estrés comienza en el cerebro. Cuando alguien experimenta un evento estresante, la amígdala, un área del cerebro que contribuye al procesamiento emocional, envía una señal de socorro al hipotálamo. Esta área del cerebro funciona como un centro de mando, comunicándose con el resto del cuerpo a través del sistema nervioso autónomo, que controla funciones del cuerpo involuntario como la respiración, la presión arterial, los latidos del corazón, y la dilatación o constricción de los vasos sanguíneos clave y las vías respiratorias pequeñas en los pulmones, para que la persona tenga la energía para luchar o huir. Todos estos cambios ocurren tan rápido que la gente no es consciente de ellos. de hecho, el cableado es tan eficiente que la amígdala y el hipotálamo inician esta cascada incluso antes de que los centros visuales del cerebro hayan tenido la oportunidad de procesar completamente lo que está sucediendo. Es por eso que la gente es capaz de saltar fuera del camino de un coche que se aproxima incluso antes de pensar en lo que están haciendo. A medida que disminuye la oleada inicial de epinefrina, el hipotálamo activa el segundo componente del sistema de respuesta a la tensión, conocido como eje HPA (eje hipotálamo-hipofisario-adrenal). Esta red consiste en el hipotálamo, la glándula pituitaria (hipófisis), y las glándulas suprarrenales. El eje HPA se basa en una serie de señales hormonales para mantener presionado el sistema nervioso simpático, el "pedal de aceleración". Si el cerebro continúa percibiendo algo como peligroso, el hipotálamo libera la hormona liberadora de corticotropina (CRH), que viaja a la glándula pituitaria, desencadenando la liberación de la hormona adrenocorticotrópica (ACTH). Esta hormona viaja a las glándulas suprarrenales, lo que les lleva a liberar cortisol. El cuerpo se mantiene acelerado y en alerta máxima. Cuando la amenaza pasa, los niveles de cortisol caen. El sistema nervioso parasimpático (el "freno") amortigua la respuesta al estrés.

4. ¿Cuáles son algunos de los problemas de salud que podría experimentar causados o exacerbados por el estrés?

- Depresión y ansiedad
- Dolor de cualquier tipo
- Problemas de sueño
- Enfermedades autoinmunes
- Problemas digestivos
- Enfermedades de la piel, como eczema
- Enfermedades del corazón
- Problemas de peso
- Problemas reproductivos
- Problemas de pensamiento y memoria

5. ¿Cuáles son algunos signos y síntomas adicionales de la sobrecarga de estrés y estrés?

Lo más peligroso del estrés es la facilidad con la que puede arrastrarse sobre ti. Te acostumbras. Empieza a sentirse familiar, incluso normal. No te das cuenta de lo mucho que te está afectando, incluso cuando tiene un alto costo. Es por eso que es importante ser consciente de los signos y síntomas de advertencia comunes de estrés y sobrecarga de estrés

Síntomas cognitivos

- Problemas de memoria
- Incapacidad para concentrar
- Mal juicio
- Ver sólo los pensamientos negativos
- ansiosos o carreras
- Preocupación constante

Síntomas emocionales

- Depresión o infelicidad general
- Ansiedad y agitación
- Malhumoismo, irritabilidad o ira
- Sensación de soledad y aislamiento
- Otros problemas de salud mental o emocional

Síntomas físicos

- Dolores
- Diarrea o estreñimiento
- Náuseas, mareo
- Dolor en el pecho, taquicardia
- Pérdida del deseo sexual
- Resfriados frecuentes o gripe

Síntomas conductuales

- Comer más o menos
- Dormir demasiado o muy poco
- Retirarse de otras personas
- Procrastinar o descuidar responsabilidades
- Usar alcohol, cigarrillos o drogas para relajar hábitos nerviosos (por ejemplo, morderse las uñas, caminar)

6. ¿Hay formas o técnicas que pueda usar para controlar el estrés?

Los enfoques para el manejo del estrés incluyen:

- Habilidades de aprendizaje como la resolución de problemas, la priorización y la gestión del tiempo.
- Mejorar su capacidad para hacer frente a la adversidad.
- Esto podría implicar mejorar tu flexibilidad emocional, aumentar tu sentido de control, encontrar un mayor significado en la vida y cultivar el optimismo.
- Practicando técnicas de relajación como respiración profunda, yoga, meditación, taichí, ejercicio y oración.
- Mejorar tus relaciones personales

Enfoques adicionales que incluyen:

- Acupuntura
- Asesoramiento
- Técnicas de respiración.
- Imágenes guiadas (visualización).
- Terapia de masajes
- Meditación
- Ejercicios atencionales
- Relajación muscular progresiva.
- Entrenamiento en resiliencia
- Yoga.

7. Trauma, ¿qué es?

La Asociación Americana de Psiquiatría (APA, por sus iniciales) define el Trauma como una: "respuesta emocional a un evento terrible como un accidente, violación o desastre natural. Inmediatamente después del evento, el shock y la negación son típicos. Las reacciones a largo plazo incluyen emociones impredecibles, flashbacks, relaciones tensas e incluso síntomas físicos como dolores de cabeza o náuseas. Si bien estos sentimientos son normales, algunas personas tienen dificultades para seguir adelante con sus vidas"

8. ¿Cuáles son algunas reacciones comunes después del trauma?

La mayoría de las personas tienen algún tipo de reacción al estrés después de un trauma. Tener tal reacción no tiene nada que ver con la debilidad personal. Las reacciones de estrés pueden durar varios días o incluso unas pocas semanas. Para la mayoría de las personas, si se presentan síntomas, disminuirán lentamente con el tiempo.

Todo tipo de sobrevivientes de trauma comúnmente experimentan reacciones de estrés. Esto es cierto para veteranos, niños y trabajadores de rescate o socorro en caso de desastre. Si entiendes lo que está sucediendo cuando tú o alguien que conoces reacciona a un evento traumático, es posible que tengas menos miedo y seas más capaz de manejar las cosas.

Después de pasar por un trauma, los sobrevivientes a menudo dicen que su primer sentimiento es alivio para estar vivo. Esto puede ser seguido por el estrés, el miedo y la ira. Los sobrevivientes de trauma también pueden encontrar que son incapaces de dejar de pensar en lo que sucedió. Muchos supervivientes mostrarán un alto nivel de excitación, lo que les hace reaccionar con fuerza a los sonidos y las vistas a su alrededor.

Las reacciones a un trauma también pueden incluir:

- Sentirse desesperanzado acerca de la futura
- Sentirse desprendido o despreocupado por otros tener problemas para concentrarse o tomar decisiones
- Sentirse nervioso y sobresalturarse fácilmente por los ruidos repentinos
- Sentirse en guardia y estar constantemente alerta Teniendo sueños y recuerdos perturbadores o flashbacks
- Tener problemas laborales o escolares

También puede experimentar reacciones físicas tales como:

- Malestar estomacal y problemas para comer
- Problemas para dormir y sentirse muy cansado
- Golpeando el corazón, respiración rápida, sensación de sudoración atrevida
- Dolor de cabeza intenso si se piensa en el evento
- No participar en el ejercicio, dieta, sexo seguro, cuidado de la salud regular
- Exceso de tabaquismo, alcohol, drogas, alimentos
- Tener sus problemas médicos en curso empeoran

Usted puede tener problemas emocionales tales como:

- Sentirse nervioso, indefenso, temeroso, triste
- Sentirse conmocionado, entumecido, y no ser capaz de sentir amor o alegría
- Evitar personas, lugares y cosas relacionadas con el evento
- Ser irritable o tener estallidos de ira
- Enfadarse fácilmente o agitarse
- Blasfemarse o tener puntos de vista negativos de uno mismo o la desconfianza del mundo de los demás, entrar en conflictos , ser demasiado controlador
- Ser retraído, sentirse rechazado o abandonado
- Pérdida de intimidad o sentirse separado

9. ¿Qué se debe hacer acerca de los sentimientos post-trauma que están experimentando?

Las reacciones de estrés, como el aumento del miedo, el nerviosismo, los recuerdos molestos y los esfuerzos para evitar recordarlos, disminuirán gradualmente con el tiempo para la mayoría de las personas. Cuando esté listo para hablar sobre lo que sucedió y lo que está sintiendo, utilice sus sistemas de apoyo personal, familia y amigos. La recuperación es un proceso gradual continuo. No sucede a través de ser "curado" de repente y eso no significa que se olvide de lo que sucedió, pero la mayoría de la gente se recuperará de un trauma naturalmente con el tiempo

10. ¿Qué define un "Incidente Crítico"?

Un incidente crítico puede implicar cualquier situación o evento que enfrente la emergencia, el personal de seguridad pública (respondedores) o los empleados que causen un cambio o interrupción angustiosa, dramática o profunda en su funcionamiento físico (fisiológico) o psicológico. Un "incidente crítico" como una muerte súbita en la línea de llevar a cabo sus deberes diarios, lesiones graves por un tiroteo, una amenaza física o psicológica a la seguridad o el bienestar de un individuo, negocio o comunidad independientemente del tipo de incidente. A menudo hay emociones inusualmente fuertes unidas al evento que tienen el potencial de interferir con la capacidad de esa persona para funcionar ya sea en la escena del lugar de trabajo de la crisis o lejos de ella en casa. Cuanto más cerca esté el empleado o la víctima del incidente crítico, (primario, secundario, terciario) más fuerte o más débil será la reacción (biopsiacosocial y cultural) tendrá al evento. Esto se llama "exposición a la dosis".

11. ¿Cuál es la diferencia entre el estrés diario que experimentamos en nuestras vidas y el estrés por incidentes críticos?

Buena pregunta. Nuestro nivel de estrés diario se ve afectado por muchos factores, eventos y personas en nuestras vidas. Nuestro nivel de estrés puede subir y bajar con frecuencia o rápidamente, como las temperaturas de primavera o, nuestro nivel de estrés puede permanecer bastante alto (o bastante bajo) durante largos períodos, dependiendo de lo que está pasando en nuestras vidas.

Se ha demostrado que varios factores afectan directamente el nivel de estrés, entre ellos:

- Emociones, pensamientos y creencias
- Causas psicosociales como adaptación, frustración, sobrecarga y privación
- Factores de estrés bioecológicos, incluyendo biorritmos, hábitos de alimentación y consumo, drogas, contaminación acústica y clima y altitud
- Causas de personalidad, como autopercepción, patrones de comportamiento, tipo de personalidad ansiosa y la necesidad de control
- Estrés ocupacional y estresantes

Por otro lado, el estrés por incidentes críticos (CIS) suele ser específico para incidentes. Alternativamente, pueden ocurrir múltiples incidentes de menor impacto psicológico en rápida sucesión o en proximidad a tiempo cercano para causar una reacción de estrés agudo.

12. ¿Cuál es la definición de las categorías de víctimas mencionadas en la pregunta 10?

Hay tres categorías de víctimas:

- **Víctimas primarias** — las más directamente afectadas por un evento traumático, generalmente consideradas víctimas directas o inmediatas de accidentes, desastres y traumas no accidentales
- **Víctimas secundarias** — observadores de los efectos traumáticos inmediatos en las víctimas primarias— por ejemplo, socorristas, testigos.
- **Víctimas terciarias** —las personas indirectamente afectadas por el evento traumático, ya sea por exposición posterior a la escena traumática o a las víctimas primarias o secundarias—, por ejemplo, familiares de las víctimas iniciales, socorristas, etc..

13. ¿Qué tipo de incidentes componen la lista Top 10 de incidentes críticos para los respondedores de EMS?

- Muerte en cumplimiento de deber / Lesiones graves
- Suicidio de un colega trabajador
- Muerte / Lesiones graves a un niño
- Rescate prolongado y fallido
- Accidente con multiples víctimas
- Víctima conocida por el Respondedor
- Seguridad Personal Inusualmente Comprometida
- Incidente prolongado
- Problemas administrativos
- Cobertura excesiva de los medios de comunicación

14. ¿Cuáles son los efectos de un incidente crítico?

Clínicamente, los eventos traumáticos y su impacto en las personas son bastante predecibles. Cuando una persona ha estado "expuesta" a un incidente crítico, ya sea brevemente o a largo plazo, esta exposición puede tener un impacto considerable en su funcionamiento global. Históricamente, algunos de los primeros casos documentados de estrés traumático o lo que antes se llamaba "alteración situacional transitoria" (TSD) se pueden rastrear al combate militar. Con el tiempo, los investigadores comenzaron a encontrar pruebas de que los trabajadores de emergencia, el personal de seguridad pública y los respondedores a situaciones de crisis, víctimas de violaciones, cónyuges e hijos abusados, víctimas de acoso, personal de los medios de comunicación, así como personas que estuvieron expuestas a una variedad de incidentes críticos (por ejemplo, incendios, terremotos, inundaciones, desastres industriales y violencia en el lugar de trabajo) también desarrollaron reacciones de crisis a corto plazo.

15. ¿Qué constituye el Trastorno de Estrés Postraumático (TEPT)?

El Trastorno de Estrés Postraumático (TEPT) es un trastorno cuyos síntomas pueden no aparecer hasta varios meses o años después de la ocurrencia del evento traumático. En 2013, la Asociación Estadounidense de Psiquiatría revisó los criterios de diagnóstico del TEPT en la quinta edición de su Manual Diagnóstico y Estadístico de los Trastornos Mentales (DSM-5; 1). El TRASTORNO por ESTRÉS se incluye en una nueva categoría en Trastornos relacionados con el DSM-5, Trauma y El Estrés. Todas las condiciones incluidas en esta clasificación requieren la exposición a un evento traumático o estresante como criterio de diagnóstico.

CRITERIOS DSM-5 para el TEPT

Criterio A (uno requerido):
La persona estuvo expuesta a: muerte, muerte amenazada, lesiones graves reales o amenazadas, o violencia sexual real o amenazada, de la siguiente manera:

- Exposición directa
- Presencia del trauma
- Aprender que un pariente o amigo cercano estuvo expuesto a un trauma
- Exposición indirecta a detalles aversivos del trauma, generalmente en el curso de los deberes profesionales (por ejemplo. , socorristas, médicos)

Criterio B (uno requerido):
El evento traumático se vuelve a experimenta persistentemente, de la siguiente manera:

- Memorias perturbadoras no deseadas
- Pesadillas Flashbacks
- Angustia emocional después de la exposición a recordatorios traumáticos
- Reactividad física después de la exposición a recordatorios traumáticos

Criterio C (uno requerido):
Evitar estímulos relacionados con traumas después del trauma, de la siguiente manera:

- Pensamientos relacionados con el trauma o
- Sentimientos Recordatorios relacionados con el trauma

Criterio D (dos requeridos):
Pensamientos o sentimientos negativos que comenzaron o empeoraron después del trauma, de la siguiente manera(s):

- Incapacidad para recordar características clave del trauma
- Pensamientos y suposiciones excesivamente negativos sobre uno mismo o el mundo Exagerado culpa de sí mismo u otros por causar el trauma
- Afectar negativamente
- Disminución del interés en actividades
- Sensación de dificultad aislada experimentar un afecto positivo

Criterio E (dos requeridos):
Excitación y reactividad relacionadas con el trauma que comenzaron o empeoraron después del trauma, de la siguiente manera:

- Irritabilidad o agresividad
- Comportamiento riesgoso o destructivo

- Reacción de sobresalto
- Aumento Dificultad para concentrar
- Dificultad para dormir

16. ¿Los síntomas del TEPT comienzan inmediatamente o tardan algún tiempo en desarrollarse?

Muchas personas que están expuestas a un evento traumático experimentan síntomas como los descritos anteriormente en los días posteriores al evento. Sin embargo, para una persona con TEPT, los síntomas duran más de un mes y a menudo persisten durante meses y a veces años. Muchas personas desarrollan síntomas dentro de los tres meses posteriores al trauma, pero los síntomas pueden aparecer más tarde. Para las personas con TEPT, los síntomas causan angustia significativa o problemas de funcionamiento. El trastorno de estrés postrauman general a menudo ocurre con otras afecciones relacionadas, como depresión, consumo de sustancias, problemas de memoria y otros problemas de salud física y mental. A diferencia de la mayoría de las lesiones físicas, las lesiones psiquiátricas son en gran parte invisibles y más difíciles de comprender. Sin embargo, no son menos reales y tienen consecuencias perjudiciales y amenazantes para la vida si no se tratan. El suicidio u homicidio no es un resultado poco frecuente de impacto traumático no tratado. Es importante recordar que para aquellos expuestos agudamente o continuamente expuestos a eventos traumáticos, los síntomas del TEPT pueden ser agudos / retrasados / o acumulativos en su presentación.

17. ¿Cuáles son algunos de los factores que contribuyen a los socorristas más susceptibles que la población general al desarrollo de enfermedades relacionadas con el estrés, así como el TEPT?

Rasgos generales de la personalidad del personal de emergencia

- Necesita estar en control obsesivo (deseo de hacer un trabajo perfecto)
- Compulsivo (tiende a repetir tareas para cada evento; tradicional)
- Altamente motivado acción orientada
- Alta necesidad de estimulación
- Necesidad de gratificación inmediata
- Fácilmente aburrido
- Tomadores de riesgo
- Persona de rescate
- Altamente dedicado
- Fuerte necesidad de ser "necesario"

Factores estresantes de personalidad para los primeros ser respondedores;

- Incapacidad única para decir "no" a alguien
- La necesidad de ser querido
- Sentimientos de culpa cuando no estamos ayudando a otra persona
- Ansiedad sobre nuestra propia competencia professional
- Una perspectiva mental cuando vemos todo como sensibilidad personal negativa a la crítica
- Extremadamente altas expectativas de nosotros mismos
- Culpa por errores o no hacer un trabajo perfecto
- Tendiendo a sufrir tranquilamente

18. ¿Cuáles son algunos signos y síntomas comunes del TEPT?

La siguiente tabla enumera los signos y síntomas comunes del TEPT. Es clave recordar que no tienes que tener todos estos síntomas.

Ansiedad Depresión Episodios de tiempo perdido o disociación Desesperanza o desesperación Baja autoestima Aislamiento de los demás Sensación intensa de abandono o pérdida Deseo de infligir daño de autolesionado Pérdida de significado para vivir o sentido de propósito Sentirse alienado de los demás o entumecimiento emocional Fatiga crónica, insomnio, letargo, pérdida de interés en actividades normales Ira crónica o resentimiento	Pobre control de impulsos pensamientos obsesivos o preocupaciones de naturaleza no deseada Terrores nocturnos, flashbacks, pesadillas Incapacidad para organizar, planificar o tomar decisiones Aumento del consumo de alcohol y/o drogas para adormecer el dolor de sentimientos intensos y tratar de hacer frente Evitación deliberada de situaciones que desencadenan recuerdos traumáticos Estallidos de enojo, llanto, culpar a otros por su situación Queriendo estar solo, alejándose de los amigos Ya no participar en actividades que antes disfrutaban Una incapacidad para afrontar ciertas situaciones

19. ¿Qué constituye una crisis de estrés?

La crisis es un estado de agitación emocional o una reacción emocional aguda a un poderoso estímulo o demanda.

Hay tres características de la crisis:

1. el equilibrio habitual entre el pensamiento y las emociones se ve perturbado.
2. Los mecanismos habituales de afrontamiento fallan.
3. Evidencia de deterioro en un individuo o grupo.

20. ¿Qué puede precipitar una crisis de estrés?

Las crisis pueden ocurrir cuando las personas se enfrentan a muerte real o amenazada, lesiones graves o alguna otra amenaza a su integridad física. Las personas también pueden ser víctimas al presenciar estos eventos que ocurren a otras personas. Las contradicciones con algunas creencias profundamente arraigadas pueden causar crisis. Las estimaciones actuales son que la mayoría de las personas que viven en los Estados Unidos experimentarán al menos un evento violento o potencialmente mortal durante sus vidas. Datos recientes sugieren, sin embargo, que la mayoría de las personas expuestas a eventos traumáticos no experimentan interrupciones graves en el funcionamiento normal de la vida y, de hecho, son resistentes.

21. ¿Qué se debe hacer para una crisis de estrés?

La intervención en crisis proporciona ayuda a individuos o grupos durante un período de angustia extrema. La intervención es temporal, activa y de apoyo. La intervención en crisis es proporcionada con mayor frecuencia por bomberos, oficiales de policía, personal médico de emergencia o de búsqueda y rescate, enfermeras, médicos y otros trabajadores hospitalarios, personal de comunicaciones y miembros de la comunidad. La necesidad de apoyo psicológico urgente a raíz de los acontecimientos de crisis se evidencia en la alta prevalencia de eventos traumáticos y el desarrollo posterior de estrés y trastorno de estrés postraumático (TEPT).

22. ¿Cuáles son algunos principios de la intervención en crisis?

- La crisis representa la presencia de oportunidades y peligros y requiere la elección
- La crisis es complicada. No hay panaceas ni arreglos rápidos
- Factores emocionales, físicos, físicos, sociales, ambientales y espirituales pueden exacerbar o mitigar la crisis
- La intervención de crisis implica recuperar el equilibrio, obtener el control de los pensamientos (mente sabia) e identificar y elegir alternativas viables No hay una gama "normal" de comportamientos
- Crisis afecta emocionalmente, cognitiva, físicamente, social y físicamente,

- Las personas en crisis están inicialmente en alto riesgo de afrontamiento de situaciones o inmovilización.
- La movilización de recursos debe ser inmediata con el fin de proporcionar a las personas en crisis las herramientas que necesitan para volver a algún tipo de orden y normalidad,
- Facilitar la comprensión del evento mediante el procesamiento de la situación o trauma ayuda a la persona a obtener una mejor comprensión de lo que ha ocurrido y permitirle expresar sentimiento sobre la experiencia.
- La resolución de problemas en el contexto de su situación y sentimientos es necesaria para desarrollar la autoeficacia y la autosuficiencia.

23. ¿Cuáles son algunas técnicas de intervención en crisis que deben seguirse?

- **Simplicidad:** En una crisis, las personas responden mejor a procedimientos simples. Las cosas simples tienen la mejor oportunidad de tener un efecto positivo.
- **Brevedad:** Los primeros auxilios psicológicos deben permanecer cortos, desde minutos hasta una hora en la mayoría de los casos.
- **Innovación:** Utilizar la creatividad; instrucciones específicas no existen para cada caso o circunstancia.
- **Pragmatismo:** Mantenerlo práctico; sugerencias poco prácticas pueden hacer que la persona se sienta más frustrada y fuera de control.
- **Proximidad:** Proporcionar servicios de apoyo cerca del área normal de función de la persona. "Lo más importante de la proximidad es que el apoyo debe darse en una zona segura", según el libro "Prehospital Behavioral Emergencies and Crisis Response."
- **Inmediatez:** Proporcionar servicios de inmediato. Las crisis exigen una interacción rápida y los retrasos pueden socavar la eficacia de los servicios de apoyo.
- **Expectativa:** Trabajar para establecer expectativas de un resultado positivo razonable. Se debe alentar a la persona o grupo en crisis a reconocer que la ayuda está presente, hay esperanza y la situación es manejable. Puede ser apropiado decirle a la persona o grupo que aunque la situación es abrumadora en este momento, la mayoría de las personas pueden y hacer recuperarse de las experiencias de crisis.

24. ¿Qué es Critical Incident Stress Management (CISM) Gestión del estrés por Incidentes Críticos?

CISM es un sistema integral de intervención en crisis que puede aplicarse a individuos, pequeños grupos funcionales, grandes grupos, familias, organizaciones e incluso comunidades enteras. Abarca todo el espectro temporal de una crisis. El montaje de pruebas empíricas sugiere que el enfoque CISM proporciona las herramientas para la prevención y el tratamiento correctivo.

25. ¿Cuáles son los siete componentes principales de CISM?

1. Preparación previa a la crisis. Esto incluye la educación para el manejo del estrés, la resistencia al estrés y la capacitación en mitigación de crisis.
2. Programas de desastres o incidentes a gran escala, incluyendo desmovilizaciones, sesiones informativas y personal asesor.
3. Breves discusiones en grupos pequeños llamadas desactivación, que se proporcionan a las pocas horas de una crisis para su evaluación, evaluación y mitigación de los síntomas agudos.
4. Debates en grupos pequeños más largos conocidos como Debriefing de Estrés por Incidentes Críticos (CISD). Estas discusiones grupales estructuradas generalmente se proporcionan de uno a 10 días después de una crisis para mitigar los síntomas agudos, evaluar la necesidad de seguimiento y, si es posible, proporcionar una sensación de cierre psicológico posterior a la crisis
5. Intervención/asesoramiento o apoyo psicológico individual en crisis en toda la gama del espectro de crisis.
6. Intervención de crisis familiar y consulta organizativa, como necesario.
7. Mecanismos de seguimiento y derivación para la evaluación y el tratamiento, si es necesario.

26. ¿Cuáles son algunas maneras de mitigar, minimizar y abordar la experiencia de las personas expuestas a un Incidente Crítico?

Debriefing y Desactivación. El debriefing y la desactivación son términos que se refieren a los procesos terapéuticos que se utilizan después de un evento gravemente traumático (a menudo llamado "incidente crítico". Escuchar es una clave para un debriefing y un desactivación eficaces. El propósito principal del debriefing es reunir a un grupo de personas que han compartido una experiencia traumática, para que puedan discutir abiertamente sus reacciones y obtener apoyo mutuo. Por lo general, el debriefing requiere una sola intervención de crisis de sesión diseñada para reducir y prevenir síntomas psicológicos debilitantes:

- Promoción del procesamiento de emociones
- La ventilación, reconocimiento y validación de reacciones
- El diseño de cualquier acción terapéutica que pueda ser importante para los participantes en el futuro inmediato
- La preparación y planificación de posibles experiencias futuras.
- Un debriefing eficaz requiere mucha habilidad.
- El proceso ocurre típicamente cuando altos niveles de emoción, vulnerabilidad, incertidumbre y confusión pueden nublar fácilmente el progreso y el juicio de aquellos que han experimentado el trauma.

El debriefing puede mejorarse en gran medida cuando:

- La intervención es rápida y se produce tan pronto como sea posible después del incidente
- Los participantes tienen amplias oportunidades para expresar sus reacciones y apoyarse mutuamente en una atmósfera abierta y permisiva
- Se da atención a cualquier medida inmediata que pueda ser útil para los participantes a tomar para ayudar en su recuperación
- Cualquier paso adicional que pueda ser útil para el grupo a considerar y poner en acción.

El debriefing a menudo puede eludir los intentos comunes de ser útiles que de hecho pueden demostrar lo contrario. Con demasiada frecuencia en nuestros intentos de ayudar a amigos o colegas podemos sentirnos presionados para ofrecer sugerencias, dar explicaciones o "arreglar" su malestar. Tales comentarios como "lo superarás" o "simplemente no lo pienses" se pueden ofrecer con la mejor de las intenciones, pero a menudo pueden contribuir a que la persona se sienta inaudible y no entendida, por lo tanto, aún más sola.

La desactivación se refiere a un proceso menos formal de apoyo. Puede simplemente implicar "registrarse" con un colega u ofrecer a un amigo un café

El acto de desactivar, como su nombre indica, generalmente implica ayudar a otra persona a sentirse apoyada, y tal vez incluso permitir oportunidades informales para que expresen pensamientos y sentimientos. La desactivación debe hacerse dentro de las 24 horas de que ocurra un evento crítico, y por lo general sólo para aquellos directamente involucrados en el incidente real.

27. ¿Cuáles son las opciones de tratamiento una vez que alguien es diagnosticado con TEPT?

Es importante que cualquier persona con TEPT sea tratada por un profesional de salud mental con experiencia en TEPT. Algunas personas tendrán que probar diferentes tratamientos para encontrar lo que funciona para sus síntomas. Los principales tratamientos para las personas con TEPT son psicoterapia, medicamentos o una combinación de ambos. Cada persona es diferente, por lo que un tratamiento que funciona para una persona puede no funcionar para otra. Algunas personas pueden necesitar probar diferentes tratamientos para encontrar lo que funciona mejor para sus síntomas. Independientemente de qué opción de tratamiento se elija, es importante que alguien con TEPT sea tratado por un profesional de salud mental que tenga experiencia con TEPT.

28. ¿Existe algún tratamiento relacionado con la Psicoterapia?

La Terapia del Comportamiento Cognitivo (TCC) es un tipo de psicoterapia que se ha encontrado consistentemente para ser el tratamiento más eficaz del TEPT tanto a corto como a largo plazo. La TCC para el trastorno de estrés postraumismo está centrada en el trauma, lo que significa que los eventos de trauma son el centro del tratamiento. Se centra en identificar, comprender y cambiar los patrones de pensamiento y comportamiento. La TCC es un tratamiento activo que involucra a las habilidades de aprendizaje del paciente que se pueden aplicar a sus síntomas y en el que participan durante y fuera de las citas semanales. Las habilidades aprendidas durante las sesiones de terapia se practican repetidamente y ayudan a apoyar la mejora de los síntomas. Tradicionalmente, los tratamientos con TCC ocurren durante 12 a 16 semanas.

29. ¿Cuáles son los principales componentes de CBT?

La terapia de exposición y las intervenciones de reestructuración cognitiva son los principales componentes de la categoría más grande de TCC que se han encontrado repetidamente para dar lugar a la reducción de síntomas.

Terapia de exposición. Este tipo de intervención ayuda a las personas a enfrentar y controlar sus miedos exponiéndolas a la memoria de trauma que experimentan en el contexto de un entorno seguro. La exposición puede usar imágenes mentales, escritura o visitas a lugares o personas que les recuerden su trauma.

Reestructuración cognitiva. Este tipo de intervención ayuda a las personas a dar sentido a los malos recuerdos. A menudo, las personas recuerdan su trauma de manera diferente a cómo sucedió (por ejemplo, no recordar ciertas partes del trauma, recordarlo es una manera desarticulada). Es común que las personas sientan culpa de la verguenza por aspectos de su trauma que en realidad no fueron culpa suyas. La reestructuración cognitiva ayuda a las personas a ver lo que sucedió con el hecho para obtener una perspectiva realista sobre el trauma.

30. ¿Cuáles son los CBT específicos utilizados para el TEPT?

La Terapia de Procesamiento Cognitivo (CPT, por sus siglas en inglés)) es una forma de TCC que utiliza terapia cognitiva para evaluar y cambiar los pensamientos relacionados con el trauma. CPT se centra en la forma en que las personas se ven a sí mismas, a los demás y al mundo después de experimentar un trauma. A menudo, los pensamientos inexactos después de un trauma mantienen a la persona atascada y previenen la recuperación. En CPT se analiza por qué se produjo el trauma y el impacto que ha tenido en las creencias de la persona. CPT se centra en las habilidades de aprendizaje para evaluar si sus pensamientos están respaldados por hechos y si hay maneras más útiles de pensar sobre el trauma que se experimentó.

La exposición prolongada (PE, por sus siglas en inglés) es otra forma de TCC que se basa en técnicas de terapia conductual para ayudar a las personas a abordar gradualmente los recuerdos, situaciones y emociones relacionados con el trauma. Evitar estos recordatorios puede ayudar a corto plazo, pero a largo plazo impide la recuperación del TEPT. La PE se centra en las exposiciones para ayudar a las personas con TEPT a dejar de evitar recordatorios de trauma. La PE utiliza exposiciones de imágenes, que implican relatar los detalles de la experiencia de trauma, así como exposiciones in vivo, que implican enfrentar repetidamente situaciones relacionadas con el trauma o personas en su vida que han estado evitando.

Entrenamiento de Inoculación por Estrés (SIT, por sus siglas en inglés) es otro tipo de TCC que tiene como objetivo reducir la ansiedad mediante la enseñanza de habilidades y mecanismos de afrontamiento para hacer frente al estrés que acompaña al TEPT. El objetivo principal es enseñar a las personas a reaccionar de manera diferente para reaccionar de manera diferente a sus síntomas. Esto se hace a través de la enseñanza de diferentes tipos de habilidades de afrontamiento incluyendo, pero no limitado a, reentrenamiento respiratorio, relajación muscular, reestructuración cognitiva, y habilidades de asertividad. SIT se puede utilizar como un tratamiento independiente o puede utilizarse con otros tipos de TCC. Hay un modesto apoyo a la investigación que muestra la eficacia de los PE en una amplia gama de traumas.

31. ¿Hay otros tratamientos para el TEPT?

La desensibilización y reprocesamiento del movimiento ocular (EMDR) es una forma de psicoterapia que implica el procesamiento de recuerdos, pensamientos y sentimientos molestos relacionados con el trauma. EMDR se utiliza para reducir los síntomas del estrés causado por un incidente crítico. EMDR pide a las personas que presten atención a un sonido o a un movimiento de ida y vuelta mientras piensan en la memoria del trauma. A través de la estimulación bilateral, el cliente se insensibiliza al a impactar (peor momento) del incidente y reprocesa con sentimientos positivos hacia sí mismos y su papel en el incidente en lugar de negativo. Este tratamiento se ha encontrado para ser eficaz para el tratamiento del TEPT, pero algunas investigaciones han demostrado que el movimiento de ida y vuelta no es el componente de tratamiento activo, sino que la exposición por sí sola lo es.

La Terapia Centrada Actual (PCT) es un tipo de tratamiento centrado en el trauma que se centra en cuestiones actuales en lugar de procesar directamente el trauma. El PCT proporciona psicoeducación sobre el impacto del trauma en la vida, así como la enseñanza de estrategias de resolución de problemas para hacer frente a los factores de estrés de la vida actuales.

Medicamentos: Los medicamentos recomendados para el tratamiento farmacológico de los síntomas, cuando es necesario, generalmente entran en la clase de inhibidores selectivos de la recaptación de serotonina o norepinefrina e incluyen (en orden alfabético) fluoxetina (Prozac), paroxetina (Paxil), sertralina (Zoloft), y venlafaxina (Effexor).

32. ¿Existen recomendaciones generales para lidiar con el estrés?

Si el estrés y otros problemas causados por un evento traumático afectan su vida, es útil consultar a su médico o profesional de salud mental como se describió anteriormente. También puede tomar las siguientes medidas a medida que continúa con el tratamiento para el trastorno de estrés postraumático:

- **Sigue tu plan de tratamiento**. Aunque puede tomar un tiempo sentir beneficios de la terapia o los medicamentos, el tratamiento puede ser eficaz y la mayoría de las personas se recuperan. Recuérdate que lleva tiempo. Seguir tu plan de tratamiento y comunicarte rutinariamente con tu profesional de salud mental te ayudará a avanzar.
- **Obtenga información sobre el TEPT**. Este conocimiento puede ayudarte a entender lo que sientes y, a continuación, puedes desarrollar estrategias de afrontamiento para ayudarte a responder eficazmente.
- **Cuídate**. Descansa lo suficiente, sigue una dieta saludable, haz ejercicio y tómate un tiempo para relajarte. Intenta reducir o evitar la cafeína y la nicotina, que pueden empeorar la ansiedad.
- **No te automedices**. Recurrir al alcohol o a las drogas para adormecer tus sentimientos no es saludable, aunque puede ser una forma tentadora de sobrellevarlo. Puede conducir a más problemas en el camino, interferir con tratamientos eficaces y prevenir la curación real.
- **Rompe el ciclo**. Cuando te sientas ansioso, disfruta de un paseo rápido o salta a un pasatiempo para volver a enfocarte.
- **Manténgase conectado**. Pasa tiempo con personas solidarias y solidarias: familiares, amigos, líderes religiosos u otras personas. No

tienes que hablar de lo que pasó si no quieres. Simplemente compartir tiempo con sus seres queridos puede ofrecer curación y comodidad.

- **Considere la posibilidad de un grupo de apoyo**. Pídele ayuda a tu profesional de salud mental para encontrar un grupo de apoyo, o comunícate con organizaciones de veteranos o con el sistema de servicios sociales de tu comunidad. O busque grupos de apoyo locales en un directorio en línea

PERLAS Y DECISIONES CRÍTICAS

- El estrés por incidente crítico normalmente implica un evento que produce un gran número de víctimas o lesiones particularmente horribles.
- Una respuesta crítica al estrés también puede ser el resultado de la acumulación de múltiples tensiones aparentemente pequeñas.
- Una respuesta crítica al estrés puede manifestarse de diversas maneras físicas, emocionales y conductuales.
- El manejo del estrés por incidentes críticos implica una variedad de técnicas y debe adaptarse al evento específico.
- Decirle a un compañero de trabajo que sufre de estrés incidente crítico que "estará bien" o que "simplemente debe aceptarlo" no son técnicas apropiadas de manejo del estrés.
- El manejo de incidentes críticos no es terapia psicológica; está diseñado para ayudar a prevenir la necesidad de terapia psicológica.

LECTURAS SUGERIDAS

1. Mayo Clinic . Stress basics. https://www.mayoclinic.org/healthy-lifestyle/stress-management/basics/stress-basics/hlv-20049495 Accessed 06/22/18
2. Mayo Clinic. Stress Management. https://www.mayoclinic.org/tests-procedures/stress-management/care-at-mayo-clinic/pcc-20384900 Accessed 06/28/2018
3. US Department of Veterans affairs. Common Reactions After Trauma https://www.ptsd.va.gov/public/problems/common-reactions-after-trauma.asp Accessed 07/10/2018
4. *DSM-5* Criteria for PTSD https://www.brainline.org/article/dsm-5-criteria-ptsd Accessed 06/28/2018
5. The American Psychiatric Association (APA). Recovering emotionally from disaster http://www.apa.org/topics/trauma/index.aspx Accessed 07/18/2018

6. Responding to Trauma. https://online.grace.edu/news/human-services/crisis-intervention-models/ Accessed 08/05/2018

7. Harvard Health Publishing. Understanding the stress response. https://www.health.harvard.edu/staying-healthy/understanding-the-stress-response Accessed 08/23/2018

8. Debriefing and Defusing http://www.davellen.com/page21.htm Accessed 07/26/2018

9. Anxiety and Depression Association of America. Treatment of PTSD. https://adaa.org/understanding-anxiety/posttraumatic-stress-disorder-ptsd/treatment Accessed 07/25/2018

10. Crisis intervention and fostering resiliency. https://www.ncbi.nlm.nih.gov/pubmed/18788344/ Accessed 06/29/2018

11. Principles of Crisis Intervention. https://www.allceus.com/2018/01/principles-of-crisis-intervention/ Accessed 07/12/2018

12. Davis JA. Critical Incident Stress Debriefing From a Traumatic Event. Posttraumatic Stress following a Critical Incident. https://www.psychologytoday.com/us/blog/crimes-and-misdemeanors/201302/critical-incident-stress-debriefing-traumatic-event Accessed 07/22/2018

13. What Is Posttraumatic Stress Disorder? https://www.psychiatry.org/patients-families/ptsd/what-is-ptsd Accessed May 15, 2019

14. Mayo Clinic. Post Traumatic Stress Disorder. https://www.mayoclinic.org/diseases-conditions/post-traumatic-stress-disorder/diagnosis-treatment/drc-20355973 Accessed 07/17/2018

CAPÍTULO 19. GESTIÓN DE INCIDENTES

1. ¿Qué es un incidente?

Un incidente es cualquier situación fuera de las actividades cotidianas ordinarias que requiere una respuesta. Algunos ejemplos pueden ser desastres, brotes de enfermedades, eventos especiales o conferencias. (figura 19-1)

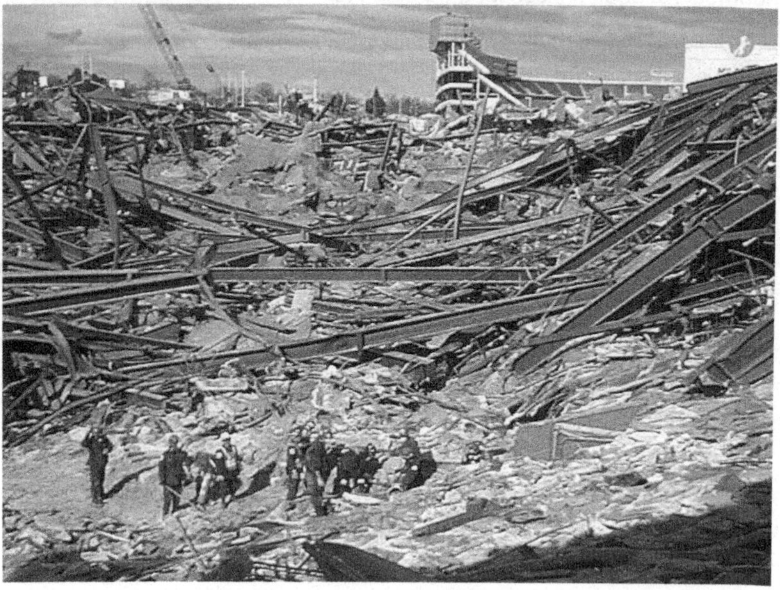

Figura 19-1. La gestión de incidentes es un componente importante de cualquier incidente, como un colapso del edificio.

2. ¿Qué es un desastre?

Un desastre es cualquier situación que abruma la capacidad de los recursos locales para responder y administrar ese incidente. No se basa necesariamente en el tamaño del evento, sino más bien en la capacidad y los recursos que una comunidad tiene para responder a él. Una situación que es un desastre en un área podría no necesariamente calificarse como un desastre en otra con diferentes recursos disponibles. La gestión de incidentes se verá afectada, en parte, por si ese incidente en particular es un desastre para esa área o no.

3. ¿Cuáles son las características críticas de la gestión de incidentes?

- Coordinación
- Cooperación
- Identificación
- Comunicación
- Organización

4. ¿Qué han publicado estudios identificados como el eslabón más débil en las respuestas del Incidente con Víctimas Múltiples (MCI)?

¡La comunicación! Se han identificado dificultades con la comunicación en esencialmente cada crítica de la gestión de cada incidente importante. La falta de comunicación por parte de los respondedores, la incapacidad de comunicación y las interrupciones en la comunicación han sido identificadas como problemas, tanto en la escena como en los hospitales. La falta de comunicación a menudo ocurre cuando los respondedores no saben o piensan en quién necesita tener información clave, o la responsabilidad de esta comunicación no se organiza con antelación. Las agencias que utilizan diferentes métodos de comunicación pueden ser incapaces de comunicarse entre sí cuando varias agencias responden a un incidente. Incluso en situaciones en las que se utilizan métodos similares, como los sistemas de radio de 800 megahercios (MHz), es necesario establecer planes que identifiquen qué canal se debe utilizar para qué incidente. Las interrupciones en la comunicación también pueden ocurrir cuando el tráfico de comunicación abruma la capacidad o las baterías se agotan.

5. ¿Cuáles son los problemas relacionados con la identificación del personal en la gestión de incidentes?

La identificación del personal se cita a menudo como un desafío en las escenas de incidentes. A menudo, un gran número de personas, tanto en términos de respondedores profesionales como voluntarios, descenderán sobre una escena en un esfuerzo por ayudar. La credenciales y la identificación de los respondedores es crucial para que las personas que se necesitan en la escena puedan acceder y las que no son parte de la respuesta organizada puedan ser reunidas y utilizadas en roles más adecuados a sus habilidades.

Además, no es raro tener un gran número de respondedores realizando una variedad de roles en una escena por lo que identificar al personal clave en medio de grandes grupos de personas con diversos uniformes puede ser difícil. (figura 19-2). Los chalecos de colores brillantes con roles claramente etiquetados escritos en ellos han sido defendidos como una manera de ayudar a identificar a las personas clave tanto en la escena de un incidente como en el hospital, donde los desafíos relacionados con el trato con grandes grupos de personas a menudo continúan. (figura 19-3)

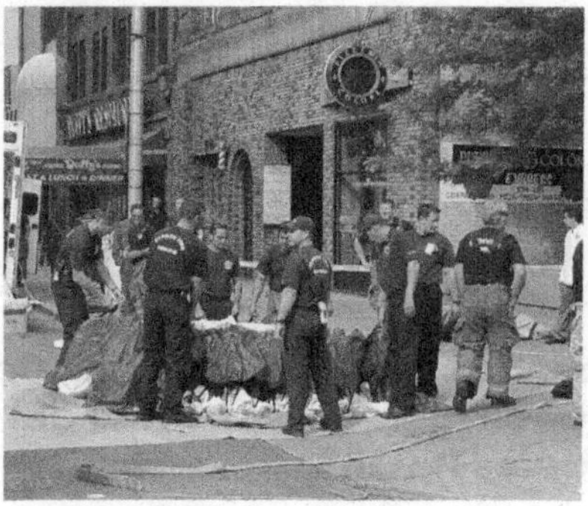

Figura 19-2. La identificación del personal y las funciones y responsabilidades son difíciles de determinar en escenas donde se encuentran varias personas que llevan el mismo uniforme o similar.

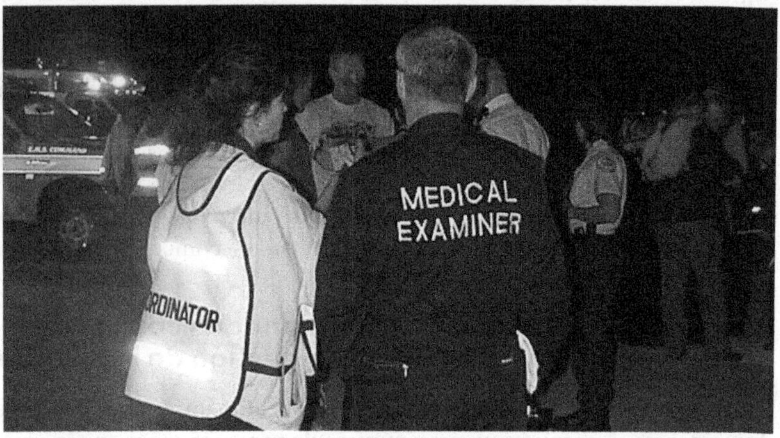

Figura 19-3. Los chalecos etiquetados u otra identificación claramente visible ayudan a determinar las funciones de los respondedores a una escena.

6. ¿Cómo afecta la coordinación a la gestión del personal en un incidente?

Uno de los principales beneficios de una buena coordinación de la escena se sentirá en el hospital. Cuando el triaje y el transporte de un incidente no están bien coordinados, el resultado es a menudo el traslado del desastre de la escena del incidente al hospital, lo que puede afectar negativamente la atención al paciente. Un esfuerzo coordinado en la escena para distribuir a los pacientes adecuadamente a todos los hospitales disponibles para no abrumar a ningún hospital en particular resultará en una mejor atención al paciente para todos. En aquellas comunidades en las que sólo hay una opción para transportarse, una buena coordinación puede garantizar que los pacientes con mayor necesidad sean transportados primero, tal vez incluso manteniendo a algunas víctimas en una escena durante períodos más largos de tiempo para no abrumar al hospital receptor. Mientras que en la mayoría de las situaciones, el proveedor prehospitalario individual tomará la determinación en cuanto al destino apropiado para su paciente, un esfuerzo centralizado y coordinado de la escena puede ser más apropiado para la gestión adecuada de incidentes.

7. ¿Cómo se puede lograr la organización en la escena de un incidente?

Planificando con anticipación. Aunque puede que no sea posible estar preparados para todo, a menudo podemos estar mejor preparados para problemas predecibles. La implementación de un puesto de mando y el sistema de comando de incidentes, los recursos tanto para las víctimas como para los proveedores, y el tratamiento de los medios de comunicación son sólo algunas de las áreas a menudo identificadas en escenas de incidentes que se pueden organizar hasta cierto punto antes de que ocurra un incidente. Un problema común en el lugar de un incidente es cómo organizar todos los vehículos que llegan a la escena (figura 19-4). Los respondedores llegarán en varios vehículos diferentes, y a menudo tratarán de acercarse al incidente posible antes de bajar del vehículo y proceder a pie. Una escena bien organizada incluirá planes para dirigir ciertos vehículos a donde pueden ser de utilidad, a la vez que se asegura de que todos los demás se dirijan a un lugar donde no serán un obstáculo. (figura 19-5). Las rutas de entrada y salida se pueden obstruir cuando demasiados vehículos se acercan demasiado a una escena.

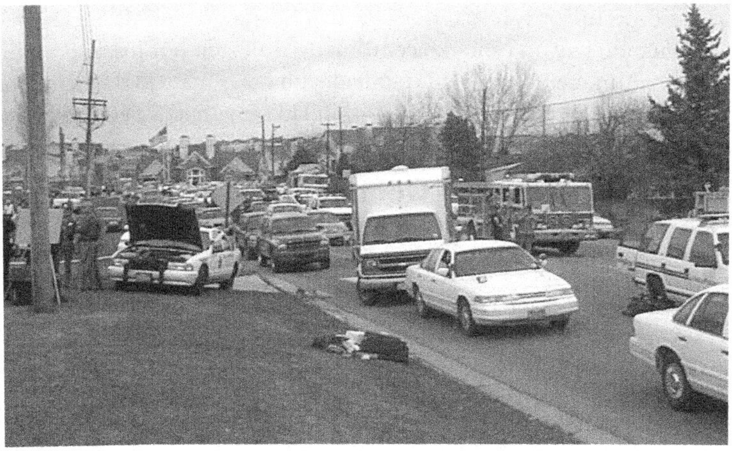

Figura 19-4. La respuesta vehicular desorganizado a una escena puede conducir a dificultades en la entrada y salida posteriores.

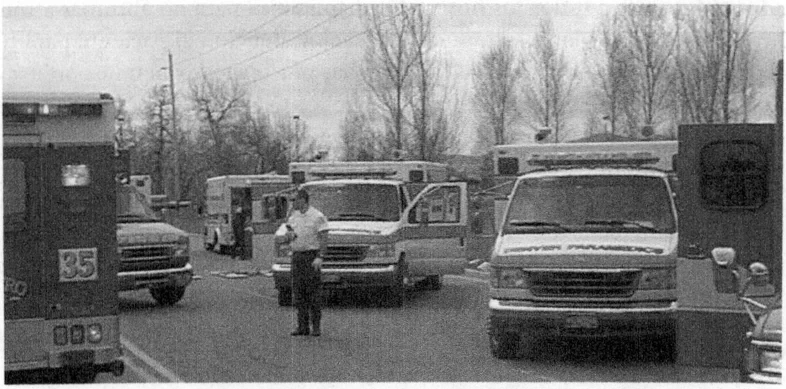

Figura 19-5. La respuesta planificada del vehículo en una escena con un enfoque organizado de la colocación puede proporcionar una fácil entrada y salida de una escena de desastre.

8. En lugar de preocuparnos por la gestión de incidentes, ¿por qué no tratamos con el primer paciente que encontramos, transportamos al hospital más cercano y volvemos a la escena para ayudar?

Aunque esta es una práctica común en muchas escenas de incidentes, el resultado es a menudo que el desastre simplemente se transporta de la escena al hospital más cercano. El hospital más cercano a menudo se sobrecarga rápidamente y tendrá menos capacidad para atender a las víctimas transportadas allí. La evaluación precisa y un esfuerzo coordinado de transporte desde la escena son fundamentales para prevenir un mal manejo del desastre. Los estudios han indicado mejores resultados con una buena gestión de incidentes organizada cuando hay un esfuerzo coordinado realizado por los responsables del incidente. Aunque no tan bien estudiado, un buen manejo de incidentes muy probablemente afecta no sólo a la morbilidad inmediata y la mortalidad de las víctimas, sino también al manejo en el hospital.

9. ¿Qué es el Sistema de Comandos de Incidentes (ICS)?

El ICS (por sus siglas en inglés) es una estructura de administración estandarizada que proporciona comando, control y organización de personal y recursos en una escena de incidente. ICS proporciona un marco dentro del cual las organizaciones de respuesta de emergencia, incluidas las instituciones de salud, pueden trabajar en conjunto con las agencias locales, estatales y federales apropiadas. El uso del ICS permite que múltiples agencias trabajen más eficazmente juntas proporcionando estructura, terminología y descripciones comunes que todos pueden entender y usar. El Sistema Nacional de Gestión de Incidentes (NIMS) estandariza la estructura del ICS para ser utilizada por las agencias de EMS, el rescate de incendios, las fuerzas del orden y los hospitales en un esfuerzo por mejorar la coordinación de respuestas a todos los niveles y para todo tipo de incidentes. NIMS exige cuándo se utilizará la estructura ICS. Para incidentes que involucren a múltiples agencias locales o cualquier recurso federal, se requiere un ICS.

10. ¿Qué NO es un ICS?

ICS **no** es un medio para luchar contra el control o la autoridad de las agencias o departamentos que participan en la respuesta de emergencia. ICS **no** toma decisiones por el comité o un sistema que sólo es utilizado por el departamento de bomberos. Lo que hace el ICS es permitir una mayor eficiencia, una mejor coordinación, una mejor utilización de los recursos disponibles y una comunicación más eficaz en la escena de un incidente.

11. Describir la estructura estandarizada ICS.

ICS reconoce que cada incidente, independientemente del tipo de la naturaleza o el tamaño, requiere que se realicen cinco funciones clave.

Estas cinco funciones son:

- Comando de incidentes,
- Planificación,
- Logística y suministro,
- Operaciones
- Finanzas.

12. ¿Cuáles son las responsabilidades de cada una de estas funciones?

- Comando de incidentes : tiene la responsabilidad general de la gestión del incidente.
- Planificación: determina lo que se necesita para gestionar el incidente
- Logística: sabe dónde obtener lo que se necesita para gestionar el incidente.
- Operaciones: utiliza lo que se necesita para administrar el evento
- Finanzas: paga por todo

13. Entonces, ¿cuántas personas tengo que tener para implementar el ICS?

La respuesta es "depende". En un pequeño incidente, un individuo puede servir como el comandante del incidente y a menudo puede realizar muchas o todas las otras cuatro funciones. A medida que el incidente se hace más grande, se deben asignar individuos separados para realizar otras funciones requeridas. Uno de los puntos importantes sobre ICS es que la mayoría de las funciones y funciones necesarias se han anticipado y están integradas en la estructura del ICS. Cada puesto debe tener una hoja de acción de trabajo detallada específica (JAS) que describa el rol y las responsabilidades de ese puesto.

14. ¿Cómo y dónde se originó este ICS?

ICS comenzó en el servicio de bomberos durante la década de 1970, cuando grandes incendios forestales en California requirió la respuesta de numerosos destacamantos de extinción de incendios de todo el país. Rápidamente se descubrió que cada organismo trajo su propia estructura administrativa, sistema de comunicación y lenguaje interno, lo que llevó a dificultades significativas para coordinar la respuesta entre estos diversos grupos. El ICS fue desarrollado para aportar uniformidad al proceso de respuesta y desde entonces se ha ampliado hasta que ahora incluye la aplicación de la ley, el SME, las agencias de salud y el gobierno federal.

15. ¿Hay algún papel para un médico en la escena de un incidente?

Sí, pero debe ser un médico familiarizado con la medicina prehospitalaria, el manejo de incidentes (incluyendo ICS) y la agencia prehospitalaria (u agencias) involucradas en el incidente. Los médicos pueden aportar conocimiento de las capacidades del hospital local y asistencia con el triaje, el destino y otras decisiones que pueden resultar muy valiosos en el lugar de un incidente. Si el médico no está familiarizado con la agencia EMS, los protocolos locales y la gestión de incidentes, su valor potencial se reduce.

16. ¿Los directores de gestión de incidentes se aplican a un hospital?

Sí. En la mayoría de las situaciones en las que se ha producido un incidente importante, los hospitales, especialmente el hospital más cercano al incidente, se vuelven tan caóticos como la escena en sí. Hay muchas razones para esto, incluyendo el desastre que simplemente se trasladó al hospital, muchos voluntarios bien intencionados que se presentan en el departamento de emergencias que desean ayudar (esto ocurre en la escena también), y el hecho de que aunque este incidente está ocurriendo, el tráfico normal de pacientes a través del departamento de emergencias y el hospital a menudo está ocurriendo también. Por lo tanto, la utilización de una estructura ICS en el hospital puede ayudar a organizar el hospital también. de hecho, el ICS ha sido específicamente adaptado para hospitales y se llama Hospital Incident Command System (HICS). La utilización de NIMS e ICS es necesaria para los hospitales que participan en el Programa de Preparación Hospitalaria (HPP) del Gobierno Federal.

17. ¿Cómo organizo la atención al paciente en un incidente?

Uno de los aspectos más importantes de la gestión y organización de los pacientes en la escena de un incidente importante es el uso de un sistema de triaje para clasificar a los pacientes en función del alcance de sus lesiones y la probabilidad de supervivencia. La categoría de triaje se utiliza para dar prioridad a los pacientes para el transporte y la atención. Existen varios sistemas de triaje diferentes y el más utilizado se describirá a continuación. Conozca, utilice y siga qué sistema de triaje utiliza su agencia. (véase el capítulo 20 para obtener información adicional sobre la gestión de víctimas masivas.)

18. ¿Cuáles son las categorías de triaje en Incidentes de Accidentes Masivos (MCI)?

Hay básicamente cuatro categorías - Rojo, Amarillo, Verde y Negro.

- **Rojo (Inmediato)** se asigna a cualquier paciente gravemente enfermo o lesionado que, dado el cuidado disponible, tiene una probabilidad razonable de supervivencia, pero sin cuidado tiene una probabilidad marcadamente disminuida de supervivencia. Estos pacientes recibirán la máxima prioridad para el tratamiento y el transporte. Una herida de bala en el abdomen es un buen ejemplo de un paciente que caería en la categoría roja.

- **Amarillo (demorado)** se asigna a cualquier paciente cuyas lesiones no conducirán a una morbilidad o mortalidad significativa si no reciben atención inmediata, pero claramente necesitarán tratamiento médico en un hospital. La mayoría de las fracturas importantes pueden caer en esta categoría.

- **Verde (Menor)**, o los llamados "heridos de paseo", se asigna a cualquier paciente cuyas lesiones no se prevé que resulten en una morbilidad significativa mientras esperan el tratamiento y el transporte de pacientes rojos y amarillos. En muchos casos, los pacientes que se comparan con la categoría verde pueden ni siquiera necesitar ir a un hospital para el manejo de sus lesiones.

- **Negro (Muerto/Moribundo o Expectante)** es cualquier paciente que esté herido mortalmente o muerto. En un verdadero desastre, donde los recursos están sobrecargados, los pacientes que no respiran por sí solos deben ser clasificados como negros. Algunos sistemas de triaje clasificarán a los muertos como negros y las víctimas expectantes como grises o azules oscuros. Al hacerlo, una vez que se tratan todos los pacientes rojos y amarillos, los pacientes expectantes pueden ser fácilmente identificados y reevaluados para ver si alguno sigue vivo. Aquellos que no hayan expirado requerirán transporte al hospital.

19. Describir el sistema de triaje START.

El sistema Simple Triage and Rapid Transport (START) se utiliza comúnmente para determinar qué pacientes deben ser evaluarse a qué categoría. El sistema de triaje START está diseñado para evaluar a un paciente en unos 30 segundos. El proveedor evalúa al paciente para detectar la frecuencia respiratoria, la presencia o ausencia de pulso, y el estado mental y en base a estos hallazgos determina a qué categoría evaluar al paciente. Para pacientes sin frecuencia respiratoria pero con pulso, se realizan maniobras básicas de las vías respiratorias y la inserción de una vía aérea orofaríngea (OPA). Si la respiración espontánea resulta, el paciente es clasificado a Inmediato; si la respiración no resulta debe ser clasificado como Expectante. Consulte la Tabla I para obtener una descripción del sistema de triaje START.

Respiraciones > 30 o pulso radial ausente o incapaz de seguir comandos simples	Máxima prioridad para el tratamiento y el transporte	**Rojo** (Immediato)
Respiraciones < 30 o pulso radial presente o capaz de seguir comandos simples, pero no puede deambular sin ayuda	Tendrá que ir al hospital, pero puede esperar a que los de la categoría Roja sean transportados	**Amarillo** (Demorado)
Respiraciones < 30 , el pulso radial está presente y es capaz de seguir comandos simples y deambular sin ayuda	Puede que no necesite ir al hospital. Si lo hacen, a menudo pueden ser transportados en grandes grupos, tal vez incluso en un autobús	**Verde** (Menor)
Las respiraciones están ausentes Inclinación de la cabeza y la inserción de cánula orofaríngea no resulta en un esfuerzo respiratorio espontáneo	Debe reevaluarse lo antes posible para cualquier evidencia de que puedan ser salvables	**Negro** (Muerto/ Moribundo o Expectante)

Table I: START TRIAGE

20. ¿Qué es el Manejo del stress en incidents críticos (CISM)?

CISM (por sus siglas en inglés) es un sistema diseñado para ayudar a los proveedores a lidiar con el estrés relacionado con incidentes. Este estrés es una respuesta normal a circunstancias anormales. Equipos especialmente capacitados de consejeros pares y trabajadores de salud mental pueden proporcionar una serie de servicios esenciales a los proveedores después de un incidente. Estos servicios pueden incluir educación para el estrés, apoyo entre pares, programas de bienestar y servicios de seguimiento. El debriefing por estrés por incidentes críticos (CISD) es una función del CISM que utiliza técnicas específicas para ayudar a los proveedores en la recuperación de un incidente estresante. (véase el capítulo 18 para más detalles.)

21. Perlas y decisiones críticas

- Un desastre es cualquier situación que abruma la capacidad de una comunidad para responder a ella.
- El eslabón más débil en las respuestas de MCI es más comúnmente la comunicación.
- Los métodos de comunicación deben organizarse con antelación garantizando el acceso a quienes lo necesiten
- . Los sistemas de teléfonos celulares pueden estar abrumados, haciendo que estos teléfonos sean inútiles durante un incidente.
- La identificación clara de las personas críticas y sus funciones es esencial en el escenario de un incidente.
- Organizar los vehículos que llegarán al lugar de un incidente o al hospital para evitar dificultades de entrada y salida.
- Evaluar a todos los pacientes antes de iniciar el tratamiento y el transporte, cuando sea posible. No se limite a apresurar al primer/siguiente paciente encontrado al hospital más cercano.
- El destino de transporte tendrá que tener un enfoque coordinado.
- Todos en la escena de un incidente, o en un hospital que recibe pacientes de un incidente, deben estar familiarizados con el ICS.
- Los médicos pueden desempeñar un papel importante en la gestión de incidentes cuando están debidamente capacitados y familiarizados con los protocolos locales.
- Los directores de gestión de incidentes se aplican tanto a los hospitales como al lugar de la escena.
- Una respuesta de escena organizada ayudará a evitar el traslado del desastre de la escena al hospital más cercano.

LECTURAS SUGERIDAS

1. Hall TN, McDonald A, Peleg K. Identifying Factors That May Influence Decision-Making Related to the Distribution of Patients During a Mass Casualty Incident. Disaster Med Public Health Prep. 2018;12:101-108.

2. Gouweloos-Trines J, Tyler MP, Giummarra MJ, et al. Perceived support at work after critical incidents and its relation to psychological distress: a survey among prehospital providers. Emerg Med J. 2017;34:816-822.

3. Rimstad R, Braut GS. Literature review on medical incident command. Prehosp Disaster Med. 2015 Apr;30(2):205-15.

4. Federal Emergency Management Agency. National Incident Management System, 2017. Available at: https://www.fema.gov/media-library/assets/documents/148019 Accessed February 16, 2019

5. Jaslow D. Lavelle K. START method makes MCI patient triage fast, simple. Available at: https://www.ems1.com/ems-products/incident-management/articles/761365-START-method-makes-MCI-patient-triage-fast-simple/ Accessed February 16, 2019

6. Federal Emergency Management Agency. ICS Resource Center. Available at: https://training.fema.gov/emiweb/is/icsresource/index.htm Accessed February 16, 2019

CAPÍTULO 20. DESASTRES E INCIDENTES CON VÍCTIMAS MÚLTIPLES

1. ¿Qué es un desastre?

Cualquier situación que interrumpa la función normal de la comunidad; abruma la capacidad de la comunidad para responder a la situación y amenaza la seguridad, la propiedad, la salud y la vida de los ciudadanos. Puede enfatizar la capacidad del área para proporcionar recursos de salud pública, servicios públicos, comunicaciones, alimentos, refugio y ropa. Un desastre también puede implicar más lesiones por las que el sistema local de servicios médicos de emergencia o los hospitales locales pueden atender. Sin embargo, no todos los desastres resultan en lesiones o enfermedades.

2. ¿En qué se diferencia un incidente de víctimas masivas de un desastre?

Un incidente de víctimas múltiples (MCI por sus siglas en inglés)) es cualquier situación en la que se producen múltiples pacientes con lesiones o enfermedades a partir de un solo evento. Varios eventos que ocurren simultáneamente o un solo MCI grande pueden calificar como un desastre médico. Aunque un MCI técnicamente es cualquier situación que involucre a más de un paciente, la mayoría de los sistemas no lo consideran una MCI hasta que hay más de 5-10 pacientes. Cuando la situación requiere más recursos de los que están disponibles inmediatamente para proporcionar la atención necesaria, es posible que sea necesario activar un plan de desastre. Los MCI a veces se denominan desastres médicos.

Un incidente individual puede ser tanto un desastre como un MCI, pero no siempre tiene que ser ambos. Por ejemplo, una inundación puede afectar a una gran área geográfica y desplazar a muchas personas de sus hogares mientras destruye granjas, casas, tiendas y servicios públicos. Tal situación podría calificarse fácilmente como un desastre. Sin embargo, sin un gran número de lesiones o enfermedades, no calificaría como un MCI. del mismo modo, una colisión de vehículos de motor que involucre un autobús escolar y una pequeña furgoneta que hiere a 18 personas con diferentes grados de gravedad sería un MCI de EMS que requiere muchos recursos prehospitalarios y posiblemente requiere la activación del plan de desastres del SME. Sin embargo, una respuesta ante desastres es innecesaria si los hospitales de la zona son capaces de atender adecuadamente a todos los pacientes. Muchos de los componentes de un plan de desastre se utilizarán en ICM más pequeñas; los principios son los mismos, pero la magnitud de la respuesta variará dependiendo del tamaño del evento y la disponibilidad de recursos médicos locales. Los efectos de los huracanes en la costa del Golfo en el otoño de 2005 fueron ejemplos de un desastre y eventos de víctimas masivas; la infraestructura de la comunidad fue destruida y hubo un gran número de lesiones y necesidades médicas en la popluación. La substainabilidad es una diferencia importante entre MCI's y Desastres, En el tiroteo de Las Vegas de 2017 hubo 58 muertes y 851 heridos reportados. Estas cifras están muy por encima de lo que se ve comúnmente en la mayoría de los desastres naturales en los EE.UU. (huricanes, terremotos e inundaciones). Sin embargo, después del evento inicial y el período de 24-48 horas siguiente, la comunidad ha vuelto a la funcionalidad relattivly normal. Los trabajadores del hospital y del SME están de vuelta en sus rotaciones y horas normales de turnos. En un desastre, hay que tener en cuenta que los respondedores y los trabajadores médicos también son víctimas del incidente. Tienen que preocuparse por su familia, su casa, reclamos de seguro, dónde comprar comida, etc. Con el enfoque en una mayor planificación de los eventos de terrorismo o eventos naturales muy a gran escala, se debe considerar el concepto de "casualidad masiva". Tales incidentes producirían un número considerable de pacientes y podrían requerir un estándar alterado de atención médica.

3. ¿Cuáles son ejemplos de situaciones de desastre?

Los desastres naturales incluyen huracanes, tornados, inundaciones, terremotos, tsunamis, tormentas invernales severas y erupciones volcánicas. Los desastres hechos por el hombre son accidentes de aviones, trenes o vehículos de motor, explosiones industriales, incendios e incidentes de materiales peligrosos, como derrames químicos y fugas de radiación. Los acontecimientos creados por el hombre también pueden estar relacionados con actos de terrorismo de eventos biológicos, químicos, explosivos, radiológicos o nucleares. Es posible que se produzcan eventos naturales y artificiales al mismo tiempo, como cuando un tornado causa un incidente de materiales peligrosos.

4. ¿Por qué es importante entender los principios de las MCI y los desastres?

La mayoría del personal de atención de emergencia, incluyendo técnicos médicos de emergencia, paramédicos, médicos de emergencia y enfermeras, se encontrará en situaciones en las que necesitarán manejar situaciones de ICM. Muchos nunca tendrán que manejar situaciones como un accidente de avión o tren, pero los principios de la respuesta tanto al pequeño MCI como al desastre más grande son los mismos.

5. ¿En qué se diferencia el enfoque de la atención médica durante una MCI del enfoque diario de rutina de la atención médica?

Durante la atención médica diaria, hay un número limitado de personas para las que se debe proporcionar atención y, por lo tanto, los proveedores pueden comprometer un gran nivel de recursos muy intensivos a cada uno de esos pacientes. Sin embargo, durante una ICM, muchas personas requieren atención, y esa atención debe proporcionarse con recursos relativamente limitados. El objetivo de la atención durante un MCI es proporcionar la mayor cantidad de bien para el mayor número de víctimas potencialmente sobrevivibles. Este cambio en la filosofía (por ejemplo, no tratar de resucitar a alguien en paro cardíaco o intubar a alguien con una lesión mortal en la cabeza) a menudo es difícil de adoptar para el personal médico de emergencia en situaciones de desastre.

6. ¿Quién debe participar en el equipo de gestión de desastres?

Representantes de todos los grupos y organismos que prestarán servicios durante el desastre: el gobierno local, estatal o nacional, la policía, los servicios de bomberos, el SME, los hospitales, los servicios públicos y los departamentos de obras públicas, la gestión de emergencias, la Cruz Roja, los servicios sociales y los servicios de salud mental. Todos estos representantes serán responsables de coordinar las actividades de las disciplinas respectivas para asegurar que los servicios necesarios se presten a la comunidad. Deben trabajar juntos para desarrollar un plan de respuesta para usar en caso de un desastre que trabaje dentro de la estructura de gestión de emergencias de la zona.

7. ¿Por qué es importante el desarrollo de un plan de respuesta ante desastres?

Asegurar una respuesta exitosa a un desastre, que depende de la coordinación de las actividades de muchos organismos, incluidos el gobierno y las organizaciones públicas y privadas. Los planes deben ser desarrollados antes del incidente para asegurar que (1) se establezcan líneas de autoridad, (2) se producirán comunicaciones apropiadas, (3) todos los organismos y personal comprenderán sus áreas de responsabilidad, y (4) se identifiquen u obtengan recursos adecuados. El plan debe incluir un análisis de riesgos de posibles factores productores de desastres, como plantas químicas, centrales nucleares, aeropuertos concurridos y rutas de tren. El plan de desastres debe estructurar las actividades de respuesta lo más cerca posible de las operaciones diarias normales. Una vez que el plan ha sido desarrollado, es importante llevar a cabo regularmente ejercicios de desastre para probar el plan para que todos los involucrados entiendan lo que se espera de ellos durante una respuesta ante desastres. Estos ejercicios también proporcionan una oportunidad para que el plan evolucione y cambie a medida que los recursos, la tecnología y los riesgos evolucionan y cambian.

8. ¿Cuáles son las cuatro fases de una respuesta ante desastres?

- Activación
- Implementación

- Mitigación
- Recuperación

9. Describiendo la fase de activación de una respuesta ante desastres.

La fase de activación incluye la notificación inicial de que se ha producido un incidente, la respuesta al incidente y el establecimiento de la estructura de comandos. Los socorristas de la escena deben evaluar rápidamente la escena para garantizar que se mantenga su seguridad y la de otros respondedores. A continuación, deben determinar la naturaleza y magnitud del evento, un número estimado de víctimas y una idea de los recursos que se necesitarán para manejar la situación. Esta información debe ser comunicada al centro de despacho o al centro de mando médico para iniciar el resto de la respuesta. Además, se debe establecer una estructura de mando para garantizar una coordinación, comunicación y uso adecuados de los recursos.

10. ¿Cuáles son los componentes de la fase de implementación?

La fase de implementación implica inicialmente una búsqueda de víctimas y rescate, que generalmente es proporcionada por el departamento de bomberos o equipos de búsqueda y rescate especialmente entrenados. Esto es seguido por el triaje y el comienzo de la estabilización y el transporte de las víctimas a los hospitales.

11. ¿Qué implica la fase de mitigación?

Los peligros se controlan y se proporciona tratamiento a los pacientes. El tratamiento proporcionado en la escena se limita generalmente a los problemas de las vías respiratorias, respiratorias y de circulación e inmovilizando a los pacientes (según sea necesario) para su transporte a los hospitales. El propósito es proporcionar cuidado para preservar la vida y la función. Ocasionalmente, si hay un retraso en el transporte de pacientes desde el sitio, el tratamiento adicional puede comenzar en el campo. A veces, los equipos médicos capacitados del hospital pueden ayudar con la atención médica siempre y cuando se integren en la estructura del sistema de respuesta como parte del proceso de planificación y estén adecuadamente capacitados para funcionar en el entorno fuera del hospital.

12. ¿Qué sucede durante la fase de recuperación?

Los respondedores abandonan la escena y vuelven a las operaciones normales. Reabastecen equipos y suministros. Se debe llevar a cabo una sesión de debriefing para revisar la respuesta al evento, para determinar si el plan de desastre debe ser modificado, y para abordar cualquier problema psicológico que los rescatistas o víctimas puedan estar experimentando. Además, las personas desplazadas se refugian hasta que pueden encontrar otros lugares para vivir o regresar a sus hogares.

13. Explicando la estructura de comandos de una respuesta ante desastres.

La estructura de comandos más utilizada en los Estados Unidos se denomina sistema de comandos de incidentes (ICS) o sistema de gestión de incidentes (IMS). Este concepto fue desarrollado en el servicio de bomberos para esbozar una estructura para coordinar todas las actividades que se producen durante un incidente importante. Se utiliza habitualmente en el servicio de bomberos y se ha encontrado útil y fácilmente adaptable a MCI y respuestas ante desastres. El gobierno federal ha adoptado formalmente el Sistema Nacional de Gestión de Incidentes (NIMS) como el modelo nacional para la planificación de respuestas. Las organizaciones federales, estatales y locales están obligadas a cumplir con el NIMS para ser elegibles para el financiamiento federal de la Subvención de Seguridad Nacional. En virtud del ICS, una persona asume la responsabilidad general de coordinar las actividades de la respuesta. El papel de comandante de incidentes con frecuencia es ocupado por el jefe de bomberos, aunque en eventos terroristas, ese papel puede ser ocupado por el personal designado de la policía. Todas las funciones que deben ocurrir durante la respuesta se asignan a otros para coordinar, pero se reportan y son responsables ante el comandante del incidente. Las diversas funciones se conocen como secciones. Por lo general, el personal de EMS es responsable únicamente de los aspectos médicos de la respuesta y se enmarca en la sección de operaciones. El establecimiento de este tipo de estructura permite una cadena establecida de mando y autoridad y un período de control efectivo.

14. ¿Cuál es el proceso de triaje?

El triaje es un proceso de priorización de la atención al paciente en función de la gravedad de la lesión o enfermedad, el pronóstico del paciente y la disponibilidad de recursos. El objetivo del triaje es identificar a los pacientes que más necesitan atención médica inmediata y organizar ese tratamiento con los recursos disponibles actualmente. El concepto de triaje está mejor representado por la frase de Charles Dickens: "Las necesidades de los muchos superan las necesidades de unos pocos". El triaje debe ser iniciado tan pronto como sea posible por la persona médica más capacitada disponible. Es una encuesta rápida basada en estrategias para determinar el número y la gravedad de las víctimas, los peligros para las víctimas y los rescatistas, y qué recursos adicionales se necesitan.

15. ¿Por qué es tan importante el triaje?

Cuando se enfrentan a muchas personas que están heridas o enfermas pero con recursos limitados para cuidar de ellos, los rescatistas deben decidir qué pacientes tienen las mejores posibilidades de supervivencia y deben ser atendidos rápidamente con los recursos disponibles. Esto a menudo significa que algunos pacientes no recibirán la atención que necesitan y es probable que mueran. Las decisiones de triaje son las decisiones más críticas que el personal médico toma durante un MCI. La reciente planificación de las situaciones de víctimas masivas reconoce el concepto de un nivel alterado de atención en esas situaciones en comparación con la atención que recibirían las personas si no existía una situación de víctimas masivas. Este concepto es una extensión del triaje a pequeña escala, pero refleja que, en eventos de víctimas masivas, los mismos recursos que están disponibles para la rutina, la atención diaria no estará disponible – por lo tanto, un nivel de atención "alterado" está disponible para los pacientes.

16. ¿Cómo afecta el triaje al tratamiento y al transporte de los pacientes?

La categoría de triaje determina la rapidez y, en algunos casos, si, un paciente recibe tratamiento en el campo y la rapidez con la que es transportado al hospital. El triaje es un proceso continuo que se repite cuando los pacientes están preparados para el transporte y cuando llegan al hospital. El triaje se debe repetir porque la condición del paciente puede mejorar con el tratamiento o puede deteriorarse.

17. ¿Qué significa "categoría de triaje"?

Un paciente que es evaluado durante el triaje es asignado a una categoría de urgencia basada en la gravedad de la lesión o enfermedad. El esquema más común utiliza cuatro categorías: inmediata, retrasada, mínima y expectante. Los pacientes en la categoría inmediata tienen lesiones o enfermedades que requieren atención inmediata para situaciones potencialmente mortales, pero tienen una alta probabilidad de sobrevivir si se corrigen las situaciones. Las situaciones de categoría retrasadas pueden tratarse en cuestión de horas o días sin esperar un deterioro o morbilidad significativos. Las condiciones mínimas generalmente pueden ser tratadas por el paciente o requerir una atención médica mínima. Los pacientes que son declarados expectantes tienen lesiones tan graves que probablemente morirán a pesar de la atención médica agresiva o porque no es posible un nivel adecuado de atención ("estándar alterado"); si los recursos lo permiten, deben recibir medidas de comodidad.

18. ¿Qué son las etiquetas de triaje?

Las etiquetas de triaje se utilizan a veces para identificar la categoría de triaje del paciente a otros rescatistas. Las etiquetas más utilizadas están codificadas por colores para identificar la categoría del paciente: inmediata (roja), retrasada (amarilla), mínima (verde) y expectante o muerta (negra). Una vez que el paciente es triaged, la etiqueta se adjunta al paciente. Muchas personas no creen que las etiquetas de triage funcionen bien durante un desastre. Algunas personas simplemente colocan un pedazo de cinta adhesiva de color en la frente del paciente para identificar la categoría de triaje. Ya sea que se utilicen etiquetas o cintas, se debe utilizar algún método para identificar la categoría de triaje del paciente.

19. ¿Cómo realizo el triaje?

Hay una serie de diferentes sistemas de triaje disponibles para su uso por los proveedores de prehospitalios. Estos sistemas incluyen el triaje START, el triaje JumpSTART, el triaje MASS, el método Sacco Triage, el triage SALT y varios enfoques fisiológicos y basados en lesiones. Ninguno de estos sistemas de triaje ha demostrado ser superior a ninguno de los otros métodos. Lo que es claramente importante es que los sistemas EMS tienen un proceso de triaje que utilizan y que los proveedores prehospitalarios están bien informados en su aplicación.

20. ¿Es importante tener médicos y enfermeras en la escena?

No hay una respuesta concreta. En general, todo el cuidado necesario puede ser proporcionado bastante bien por el personal de EMS. Ocasionalmente, puede ser necesario o útil para los médicos y enfermeras para ayudar con la atención del paciente en el campo. Esto es particularmente importante si se necesita un cuidado significativamente avanzado, como la amputación de las extremidades. Además, si habrá un largo retraso antes del transporte, los médicos y enfermeras pueden estabilizar aún más a los pacientes en la escena, liberando a los proveedores prehospitalarios para realizar el transporte. En situaciones en las que el personal del hospital responde a la escena, deben ser muy conocedores de la prestación de atención médica fuera del hospital y de la integración en el sistema de gestión de incidentes.

21. ¿Cómo se comunican los respondedores entre sí?

Aunque la comunicación es muy importante durante una respuesta ante desastres, es el factor que a menudo causa la mayoría de los problemas. Muchas personas deben ser capaces de comunicarse entre sí, ya sea por radio, teléfono o en persona. El comandante del incidente debe ser capaz de hablar con aquellos que coordinan las diversas secciones, incluido el personal del SME. El coordinador del SME debe comunicarse con aquellos que manejan el triaje, el tratamiento y el transporte, así como con el centro de control médico o el centro de coordinación del hospital. El líder del transporte también debe comunicarse con los hospitales o el centro de coordinación. Sin embargo, con tanta gente que necesita hablar entre sí, las frecuencias de radio pueden llegar a estar superpobladas. Agravar esta situación es el hecho de que muchos organismos diferentes están respondiendo a la situación; las agencias a menudo tienen frecuencias individuales, lo que hace imposible comunicarse entre agencias. Los teléfonos de línea terrestre y los circuitos celulares a menudo están relacionados con actividades relacionadas con desastres, tanto de los servicios de respuesta ante desastres como de los ciudadanos que utilizan los teléfonos para obtener información. Hay varias iniciativas en marcha para tratar de coordinar la capacidad de los respondedores para comunicarse; para crear sistemas de comunicación "interoperables"

22. ¿Cómo se pueden superar esos problemas?

Los respondedores deben tratar de hablar cara a cara entre sí cuando sea posible. Cuando hay frecuencias de radio dedicadas disponibles, se pueden utilizar de manera eficaz. El uso de mensajeros y operadores de radioaficionados también puede ser eficaz. La información se puede compartir utilizando cuernos de toro en áreas relativamente controladas. Los respondedores de desastres están empezando a usar computadoras para las comunicaciones.

23. Cuando las radios están ocupadas, ¿cómo puede el personal de EMS llamar al hospital para discutir sobre los pacientes y recibir órdenes de atención médica?

Tradicionalmente, en situaciones de desastre, ha habido poca comunicación entre el personal del SME y los hospitales. Se hace mucho más hincapié en el personal que cuida a los pacientes mediante órdenes permanentes en los protocolos. Sin embargo, es importante informar a los hospitales del número y la gravedad de las víctimas que recibirán para permitirles prepararse adecuadamente para la afluencia de pacientes.

24. Una vez que comienza el transporte de pacientes, ¿cómo se asignan las víctimas a los hospitales receptores?

Este componente de la gestión de MCI a menudo se pasa por alto. La tendencia común es que el personal de transporte quiera llevar al paciente al hospital más cercano para que pueda dar la vuelta rápidamente para conseguir el siguiente paciente. En demasiado tiempo, el MCI ha sido transferido del lugar del desastre al hospital más cercano. Parte de cualquier plan de desastre es la distribución adecuada de pacientes y asignaciones de destino hospitalario. Las víctimas en la categoría inmediata deben ser transportadas a centros de trauma. Los pacientes con lesiones menos graves pueden ser llevados a centros no avanzados. Aunque la dispersión de los pacientes en varios hospitales implicará tiempos de transporte más largos, la atención generalmente mejorará al no sobrecargar ninguna instalación, particularmente la más cercana.

La asignación de pacientes a instalaciones de recepción específicas es responsabilidad del supervisor del grupo de transporte. Estas tareas deben basarse en las necesidades de los pacientes y en los recursos disponibles de las instalaciones receptoras. Algunos sistemas EMS ahora utilizan recursos informáticos (basados en la web) para encuestar y catalogar los recursos hospitalarios disponibles en tiempo real.

25. ¿Cómo debo tratar con los medios de comunicación en el lugar del desastre?

Los medios de comunicación pueden ser muy importantes y útiles durante un desastre. Inicialmente, los medios de comunicación pueden proporcionar al público información sobre la situación, anunciando peligros potenciales y educando al público sobre las rutas de evacuación si es necesario. Los medios de comunicación, si se les proporciona la información adecuada, pueden informar a la comunidad sobre los problemas de atención médica y las amenazas. Pueden anunciar al personal médico la necesidad de regresar a hospitales u otros centros de atención. Se debe identificar a un oficial de información pública (PIO) cuya responsabilidad es proporcionar regularmente a los medios de comunicación información fiable y precisa. Los medios de comunicación no desaparecerán; deben utilizarse constructivamente.

PERLAS Y DECISIONES CRÍTICAS

- La definición de lo que constituye un desastre es relativa al tamaño y los recursos disponibles dentro de la comunidad afectada.
- La falta de implementación de una estructura de gestión de incidentes en un desastre o MCI solo sirve para prolongar la confusión y complicar la respuesta.
- Los problemas de comunicación son una dificultad común en el desastre y la de MCI. Los planes de comunicaciones intra y interinstitucionales deben elaborarse y probarse antes de un incidente importante.
- La atención médica en un desastre o ICM se guía por el concepto de hacer el mayor bien para el mayor número de pacientes.
- El personal del hospital que responde a una escena debe estar bien informado y capacitado para proporcionar atención en el entorno prehospitalario.

LECTURAS SUGERIDAS

1. Lerner EB, Cone DC, Weinstein ES, et al. Mass Casualty Triage: An Evaluation of the Science and Refinement of a National Guideline. Disaster Med Public Health Preparedness. 2011;5:129-137
2. *Altered Standards of Care in Mass Casualty Events: Bioterrorism and Other Public Health Emergencies.* AHRQ Publication No. 05-0043, April 2005. Agency for Healthcare Research and Quality, Rockville, MD. Available at: https://archive.ahrq.gov/research/altstand/ Accessed July 16,2018
3. National Incident Management System (NIMS), FEMA, US Department of Homeland Security, Available at: https://www.fema.gov/nims-doctrine-supporting-guides-tools Accessed July 16, 2018
4. Federal Emergency Management Agency. "ICS-300: Intermediate ICS for Expanding Incidents (EMI Course Number: G300)." Emergency Management Institute, 2011.

5. Federal Emergency Management Agency. “ICS All Hazards Core Competencies.” Emergency Management Institute, 2011.

6. Furin M. ICS and NIMS. In: EMS Medicine. Cooney DR (ed). McGraw-Hill, 2016, pages 573-578.

7. Redlener MA, Kaufman B. Mass Casualty Management. In: EMS Medicine. Cooney DR (ed). McGraw-Hill, 2016, pages 579-583.

8. Isakov AP. Disaster Preparedness and Management. In: Cone DC, (ed) Emergency Medical Services: Clinical Practice and Systems Oversight, 2nd ed., vol. 2, Wiley, 2015 Pages 272-277.

9. Lerner EB, Schwartz RB, McGovern JE. Prehospital Triage for Mass Casualties. In: Cone DC, (ed) Emergency Medical Services: Clinical Practice and Systems Oversight, 2nd ed., vol. 2, Wiley, 2015, pages 288-291.

10. Miramonti CM. O’Donnell DP, Stevens AC, et al. Mass Casualty Management. In: Cone DC, (ed) Emergency Medical Services: Clinical Practice and Systems Oversight, 2nd ed., vol. 2, Wiley, 2015, pages 292-302.

11. Disaster Preparedness – Section 2. In Tintinalli J (ed): Emergency Medicine. A Comprehensive Study Guide, 8th ed. New York, McGraw-Hill, 2015

CAPITULO 21. INCIDENTES DE VÍCTIMAS MÚLTIPLES A PEQUEÑA ESCALA

1. ¿Qué es un incidente de víctimas múltiples (MCI)?

Una MCI (Multiple Casualty Incident) es cualquier situación en la que el número de pacientes inicialmente supera la capacidad de los respondedores de EMS disponibles para brindar la atención. Un MCI generalmente no cubre un área geográfica grande, pero puede requerir una redirección repentina de muchos (o la mayoría) de los recursos disponibles.

2. ¿Qué es un MCI a pequeña escala?

Un MCI a pequeña escala es un incidente que supera la capacidad de los respondedores del SME en una comunidad determinada para responder al evento con los recursos inmediatamente disponibles, pero no es tan grande como para necesitar asistencia del gobierno estatal o federal (en contraste con un incidente de víctimas masivas). La ayuda mutua de las comunidades adyacentes bien puede ser un componente del esfuerzo. Generalmente, un incidente a pequeña escala se gestionará en un período relativamente corto de tiempo (unas pocas horas), estará contenido geográficamente y hará hincapié en la comunidad local, pero no más allá. Generalmente, un MCI a pequeña escala es aquel donde hay un paciente más de lo que el sistema normalmente puede manejar con recursos locales. Por ejemplo, en un área metropolitana grande, el sistema EMS normalmente puede manejar entre 6 y 8 pacientes sin una interrupción en las operaciones normales. Sin embargo, en una comunidad rural con una sola ambulancia, una ICM a pequeña escala puede ocurrir cuando hay que transportar más de dos pacientes.

3. ¿Cuáles son algunos tipos comunes de llamadas que crean incidentes a pequeña escala con múltiples bajas?

Los accidentes automovilísticos son más comunes, por un gran margen. Los incendios de estructuras, especialmente los grandes edificios de apartamentos, pueden crear varios pacientes, junto con otros problemas de gestión únicos. Las exposiciones a materiales peligrosos también pueden producir un gran número de pacientes. Además, debe reconocerse el espectro del terrorismo interno con el potencial de un número significativo de víctimas. Una comprensión exhaustiva de los problemas únicos encontrados con los diversos escenarios le permitirá anticipar y responder a cada MCI

4. ¿En qué se diferencia un MCI de una respuesta de EMS "habitual" o "rutinaria"?

En la mayoría de las respuestas "usuales" o "rutinarias", generalmente hay más respondedores que los pacientes. La mayoría de las respuestas de EMS involucran a un solo paciente y una sola ambulancia, con un mínimo de dos empleados de EMS. Sin embargo, con un ICM, habrá más pacientes que personal médico, y las prioridades de evaluación y gestión de escenas son diferentes. Cuando se requiere que varias ambulancias respondan al mismo incidente, la dinámica del control de escena también debe cambiar.

5. ¿Cómo me preparo para gestionar adecuadamente un MCI?

La capacitación es la clave para estar preparado para un MCI. Tener un plan de respuesta y asegurar que todos los miembros del equipo estén familiarizados con el plan es de vital importancia. Si el plan incluye protocolos o equipos de uso poco frecuente o espera que el personal cambie sus roles o comportamientos habituales, la confusión puede resultar fácilmente si el plan no se revisa y se practica de forma regular. En la mayoría de las situaciones, múltiples incidentes de víctimas también resultan en respuestas multi-agencia. Cuantos más respondedores en una escena, mayor es la oportunidad de confusión y conflicto, especialmente cuando el personal de varias agencias que responden no trabaja habitualmente juntos ni entiende las funciones y responsabilidades de los demás. Las agencias que probablemente respondan juntas también deben dedicar tiempo a desarrollar un plan de respuesta mutua. Otra clave para una MCI gestionada con éxito es una actitud de "trabajo en equipo" entre las agencias desarrollada a través de ejercicios y ejercicios de entrenamiento conjunto programados regularmente. Los ejercicios de capacitación conjunta pueden ser ejercicios de "mesa superior" o "papel" en los que el personal de la agencia se reúne y habla a través de un plan. Los ejercicios de mesa deben ir seguidos de ejercicios prácticos y simulacros para aumentar la eficiencia de la respuesta y permitir la oportunidad de corregir cualquier deficiencia que pueda identificarse.

6. ¿Qué entra en el esfuerzo de planificación?

La planificación de una respuesta de ICM implica un enfoque organizado para anticipar eventos extraordinarios antes de su aparición. Las actividades de planificación incluyen, entre otras, la evaluación de riesgos, la identificación de recursos y un plan de.

7. ¿Qué implica una evaluación de riesgos?

La evaluación de riesgos, también conocida a veces como análisis de vulnerabilidad de peligro, es el proceso de evaluar qué tipo de incidentes de víctimas múltiples es probable que ocurran en un área determinada. Si bien los planes de respuesta deben diseñarse para ser eficaces en cualquier tipo de situación, la planificación de los eventos más probables prepara a todos para la eventualidad más probable. Los datos históricos pueden resultar muy beneficiosos en la planificación de eventos futuros.

8. ¿Qué recursos deben identificarse durante la planificación?

Dado que la mayoría de las ICM gravan inicialmente los recursos disponibles, la identificación de recursos es una parte importante de la planificación. Los recursos incluyen personas, equipos, vehículos e información. Los recursos de "personas" pueden incluir personal de seguridad pública en servicio de los alrededores, personal fuera de servicio disponible para regresar al servicio y equipos especializados como rescate en espacios confinados, materiales peligrosos o equipos de clero y salud mental disponibles para apoyo emocional.

Identificar las fuentes de los equipos y garantizar que el equipo sea funcional en todo momento, es una parte importante del proceso de planificación. Un proceso de acceso al equipo en caso de un MCI o para la activación de acuerdos de ayuda mutua es crucial. Desafortunadamente, las historias sobre problemas circulan periódicamente sobre equipos y vehículos de MCI abastecidos y listos sin usar porque nadie tenía acceso o podía localizar las llaves.

9. ¿Qué se necesita para un plan de comunicaciones?

Un plan de comunicaciones es absolutamente necesario para garantizar que se asignen recursos de comunicaciones adecuados a la operación de MCI y que todas las agencias que respondan puedan hablar entre sí durante el evento. Este plan puede incluir un supervisor del centro de comunicaciones que dedica inmediatamente canales y personal según sea necesario a la.

10. ¿Necesito implementar el comando de incidentes o el comando unificado para un MCI a pequeña escala?

Absolutamente. El estándar para la coordinación general y la gestión de cualquier evento significativo, independientemente del tamaño, es el comando de incidentes. Si varias agencias están involucradas en la respuesta al incidente, el comando unificado también es apropiado. El comando unificado coloca a los "comandantes" de cada agencia en un solo lugar, y cada agencia recibe informes de su propio personal. El equipo de mando unificado se mantiene informados sobre el progreso de la respuesta y tiene la capacidad de intercambiar información, tomar decisiones y comunicar la información necesaria con su propio personal, reduciendo las posibilidades de confusión o desacuerdos entre el personal de las agencias en la escena.

11. ¿Por qué no puedo aplicar mi plan de desastre de EMS habitual a un MCI a pequeña escala?

La mayoría de las comunidades tienen algún tipo de plan de desastre, pero esos planes están diseñados para responder a un desastre a gran escala y generalmente son complicados y no están diseñados para aplicarse prácticamente a un MCI a pequeña escala. Por lo general, los planes de "desastre" abordan el evento a gran escala que cubre una amplia área geográfica e implica daños a la infraestructura comunitaria con bajas masivas. Algunos ejemplos son desastres naturales como huracanes o tornados o ataques terroristas en los que se ven afectados carreteras, hogares, hospitales y otros aspectos de la infraestructura. En estos casos, la comunidad tomará la acción inicial, pero se necesitarán recursos externos y asistencia para ayudar a la comunidad.

12. ¿Afectará la hora del día en que se produce un incidente la gestión de un MCI?

En muchos sistemas de EMS, los recursos disponibles varían en función de la hora del día, especialmente en las agencias que utilizan la gestión del estado del sistema, que adapta el personal a la demanda habitual por hora o diaria de servicio. Puede tomar más tiempo para llevar ambulancias adicionales a la escena en el medio de la noche, puede haber menos vehículos con personal, y pueden estar en otras llamadas o respondiendo desde lugares más distantes. La hora del día también afectará la capacidad de los respondedores para llegar a la escena en función de los patrones de tráfico. Además, los accidentes automovilísticos u otras situaciones bloquean las vías principales y limitan el acceso de EMS. Estos desvíos a menudo retrasan la llegada de los recursos necesarios.

13. ¿Qué es el triaje?

El triaje es el proceso de clasificar y priorizar a los pacientes. Por definición, una ICM o desastre tiene más pacientes que los socorristas, por lo que los socorristas a la escena deben comenzar por determinar sistemáticamente cuántos pacientes están presentes, la gravedad de sus lesiones y qué nivel de atención se necesita para cada uno. El objetivo es proporcionar la mayor atención al mayor número de víctimas sin gastar recursos limitados en pacientes que tienen pocas probabilidades de sobrevivir. Esto es diferente de los respondedores de EMS de triaje "usuales" que realizan rutinariamente. Cuando el número de víctimas de un incidente es limitado, la EMT generalmente encontrará al individuo más enfermo y luego dedicará todos los esfuerzos y recursos a tratar los problemas que ponen en peligro la vida. En la situación de un MCI, donde el número de víctimas supera los recursos disponibles, tales esfuerzos sólo conducirán a una mortalidad adicional.

Hay muchos tipos de sistemas de triaje, pero los niveles de prioridad básicos en la mayoría de los sistemas son los mismos.

Eston son:

(a) prioridad más alta (inmediata – codificado en color rojo)- aquellos con las lesiones más graves que ponen en peligro la vida pero que tienen una probabilidad razonable de supervivencia,

(b) segunda prioridad (retrasado – codificado en color amarillo)- aquellos con lesiones significativas pero no inmediatamente mortales,

(c) prioridad más baja (mínimo o menor – codificado en color verde)- aquellos con lesiones que pueden esperar tratamiento, a veces conocido como el "herido que deambula"

(d) ninguna prioridad (muerto o expectante – codificdo en color negro) - pacientes que están obviamente muertos, en paro cardíaco o tienen lesiones incompatibles con la vida

14. ¿Todos los sistemas de triaje son iguales?

No, todos los sistemas de triaje no son iguales. Por lo tanto, es necesario que cada respondedor entienda el sistema que es utilizado por su servicio y está listo para utilizar el sistema si se encuentran participando en el triaje durante un incidente de víctimas masivas.

15. ¿Qué se entiende por primera vez- por última vez?

Este es un concepto con respecto a la primera ambulancia que llega a la escena de un MCI. La ambulancia inicial que responde debe realizar varias funciones esenciales antes de que se inicie el proceso de atención al paciente. La tripulación debe realizar un estudio de la escena, determinar el número aproximado de pacientes, determinar los recursos médicos u otras necesidades especializadas, notificar al centro de comunicación de sus hallazgos y la necesidad de implementar el plan de ICM, asumir el papel icS de supervisor médico, y luego, y sólo entonces, comenzar el proceso de evaluación del paciente. Al tomar estas acciones, el primer equipo en la escena estará "armando" toda la respuesta del SME a la escena. Si la primera ambulancia simplemente agarra a un par de pacientes y los transporta inmediatamente, esto no sólo causa un vacío de control en la escena, pero las tripulaciones posteriores de EMS tendrán que entrar y realizar las tareas necesarias. Por lo tanto, la primera tripulación en llegar es a menudo la última en salir.

16. ¿Cuáles son algunos tipos comunes de errores cometidos en la escena de un incidente multiin víctima a pequeña escala?

Hay una serie de problemas comunes que se encuentran en la escena de un MCI. Un problema es el fracaso de la tripulación inicial de EMS que responde para establecer un fuerte control de la escena. Los minutos iniciales de una respuesta de MCI son cruciales para el éxito. Si el control no se establece inmediatamente, antes de que comiencen a llegar equipos adicionales, se producirá un "vacío de control", creando caos en la escena. Más problemas ocurren si las tripulaciones entrantes de EMS no siguen la dirección del comandante de la escena, esencialmente "libre lancing" su propia gestión de escena. Esto provoca un desglose en el control de escena. Otro problema frecuente es la falta de identificación y rápida de los pacientes involucrados en un incidente. Un ejemplo clásico es un accidente de vehículo múltiple con pasajeros heridos vagando por la escena, lo que facilita pasar por alto a los pacientes durante la encuesta de la escena inicial. Por lo tanto, los pacientes deben ser rápidamente identificados y evacuados en cualquier escena de ICM.

17. ¿Qué problemas específicos estarán presentes en un MCI que involucre vehículos de motor?

La seguridad de la escena es una prioridad en la escena de un accidente automovilístico. Las cuadrillas de EMS pueden ser la primera agencia de seguridad pública en llegar y deben centrarse en el estacionamiento estratégico de su propio vehículo para ayudar a proteger al personal médico, así como para facilitar la salida de la escena, usando el equipo de seguridad adecuado y conteniendo a cualquier paciente ambulatorio en un lugar seguro para su evaluación. La contención del paciente es difícil debido a la tendencia natural de los pacientes a vagar por la escena. La tripulación inicial del SME debe determinar rápidamente cuántos ocupantes había en cada vehículo para que puedan determinar las necesidades de recursos.

El estancamiento de los vehículos de rescate es una preocupación, ya que por lo general habrá varios camiones de bomberos, coches de policía, ambulancias y camiones de remolque en la escena. Por lo tanto, es importante el estacionamiento estratégico de todos los vehículos que responden, prestando especial atención a la entrada y salida de otras ambulancias.

Otro problema ocurre cuando los pacientes están atrapados en vehículos y requieren extricación. Cuando la extricación es necesaria, el personal médico en la escena debe aplazar a los respondedores debidamente capacitados y equipados.

Por lo general, el objetivo es transportar primero las peores lesiones. Desafortunadamente, los pacientes gravemente heridos de un MCI pueden ser los últimos transportados, debido al retraso en la extricación. Esto debe tenerse en cuenta al notificar a los servicios de emergencia para que sepan reservar sus salas de cuidados críticos para los pacientes más gravemente heridos que están por venir.

18. ¿Qué problemas específicos debo anticipar en un incendio de estructura con MCI?

La seguridad de la escena es la prioridad para todos los respondedores. El departamento de bomberos suele ser la agencia principal a cargo en una escena de incendio, y todas las operaciones de rescate y extinción de incendios son responsabilidad del personal del departamento de bomberos. El mando incidente y unificado permitirá actividades coordinadas de los diversos organismos en escena y la comunicación entre sí. A medida que los pacientes son rescatados del edificio, se puede proporcionar información al supervisor médico del EMS y el personal de EMS puede prepararse para recibir y evaluar a los pacientes.

Una cosa importante a tener en cuenta acerca de las escenas de fuego es el potencial de múltiples puntos de auto-evacuación del edificio. Si los proveedores médicos están estacionados en un solo lado del edificio sin anticipar a los pacientes que huyen del edificio desde otras salidas, los pacientes pueden perderse.

Otro problema común es que las personas con inhalación de humo no siempre presentan síntomas de inmediato; de hecho, los síntomas pueden tardar horas en evolucionar. Por lo tanto, cualquier persona que haya inhal ado humo debe recibir una evaluación exhaustiva y debe ser educada sobre la posibilidad de empeorar los síntomas si se le permite rechazar la atención inicialmente.

Las personas atrapadas en un edificio en llamas harán cualquier cosa para escapar del fuego, incluso saltando desde el techo de un edificio de varios pisos. Usted debe anticipar lesiones importantes de tales caídas junto con quemaduras e inhalación de humo.

19. ¿Cómo debo manejar una escena de víctimas múltiples como resultado de la violencia, como tiroteos o apuñalamientos?

Las escenas violentas, incluso las que tienen pacientes obviamente heridos, son responsabilidad de las fuerzas del orden de contener y controlar inicialmente, especialmente si la escena no es estable y existe el potencial de lesiones adicionales. Muchas agencias policiales tienen equipos especializados capacitados para entrar y tomar el control de la escena. Una vez más, una estructura unificada de comando de incidentes permitirá proporcionar información a cada comandante de la agencia a medida que la escena evolucione. Una vez que se aseguran secciones individuales de la escena, los pacientes pueden ser evacuados a un lugar seguro para una evaluación, tratamiento y transporte adecuados. El protocolo específico aplicable para estos incidentes debe ser dictado por cada agencia debido a la singularidad de las diferentes amenazas y obstáculos. Consulte el capítulo Medicina táctica para obtener más información.

20. ¿Qué debo considerar si encuentro un gran número de pacientes con una enfermedad similar como convulsiones, dificultad para respirar o vómitos y diarrea?

Cuando grandes grupos de pacientes presentes con la misma enfermedad, se debe tener en cuenta la probabilidad de que hayan entrado en contacto con la misma fuente del problema, como la contaminación química o la enfermedad infecciosa. El personal médico debe alertar sobre la posibilidad de contaminación intencional, así como brotes virales que podrían convertirse en un problema de salud pública. La seguridad del rescatista es de particular importancia. Todo el personal debe llevar equipo de protección personal adecuado para asegurarse de que reduce la posibilidad de contacto con la fuente de cualquier contaminante potencial o cualquier fluido corporal potencialmente contaminado. El personal de EMS debe estar familiarizado con los mecanismos de presentación de informes a través de los Departamentos de Salud Pública locales para permitir el reconocimiento y la notificación tempranas en caso de una emergencia de salud pública.

21. ¿Cuándo debo ponerme en contacto con el control médico?

Tan pronto como usted determine que usted está tratando con un MCI, la notificación al Control Médico debe ser considerado. Cuanto antes reciban los hospitales receptores el momento del incidente y la probabilidad de que se encuentren varios pacientes entrantes, mejor preparados estarán. La llamada inicial puede ser una simple notificación que aconseja sobre el potencial de múltiples bajas y generalmente no requiere grandes detalles sobre los tipos de lesiones. Una vez que la escena ha sido completamente clasificada, el Control Médico puede ser actualizado según sea necesario.

22. ¿Cuáles son las responsabilidades de las ambulancias entrantes?

Es fundamental que las cuadrillas adicionales que llegan reciban tanta información sobre la escena como sea posible, especialmente importantes son los peligros que deben evitarse. El primer equipo que llega debe informar al centro de comunicaciones de la situación en la escena y proporcionar tanta información como sea posible con respecto al acercamiento a la escena por otros respondedores. Tan pronto como se puede establecer el comando de incidentes, el comandante del incidente puede trabajar directamente con el centro de comunicaciones para proporcionar información adicional sobre el número de vehículos necesarios en la escena y las ubicaciones de puesta en escena para esos vehículos. El centro de comunicaciones es generalmente responsable de transmitir información a todas las tripulaciones entrantes, lo que ayuda en la organización de los recursos en la escena y reduce el tráfico radioeléctrico.

Es importante que todo el personal que responde a la escena siga la dirección del comando de incidente y resista la tentación de vagar o "estar libremente" una vez en la escena. La coordinación en la escena es extremadamente importante, y todo el personal debe trabajar dentro de sus áreas asignadas.

23. ¿Debo solicitar o esperar que se designe un canal de radio separado para el MCI?

La mayoría de las agencias de EMS tienen frecuencias tácticas disponibles para su uso durante los MCI u otros incidentes importantes. Algunos MCI pueden requerir poco tráfico de radio, mientras que otros pueden ser bastante intensivos en radio. La decisión de mover el MCI a su propio canal debe ser tomada por la persona a cargo en la escena si surge la necesidad. Esto también se puede hacer a petición del distribuidor si las operaciones normales no se pueden realizar en el mismo canal. Sin embargo, un plan de comunicación organizado debe formar parte de la fase de planificación.

24. ¿Qué debo considerar con respecto a la distribución de pacientes a los departamentos de emergencia del hospital?

La notificación temprana y la distribución razonable de los pacientes desde la escena a las instalaciones adecuadas es fundamental para el mejor resultado para los pacientes. Es importante no mover un MCI de la escena a un servicio de emergencias, siempre que sea posible. Una persona dedicada en el centro de comunicaciones puede ser muy útil llamando a los departamentos de emergencia del hospital para informarles de la situación y obtener el número de camas disponibles de cada centro. El personal del Departamento de Emergencias puede tener que activar su propio MCI. Es posible que sea necesario notificar a los hospitales y servicios de EMS para que se preparen para trasladar a los pacientes del hospital local a otras instalaciones una vez que se hayan estabilizado.

PERLAS Y DECISIONES CRÍTICAS

- La acción más importante de la primera tripulación de EMS que llega es el establecimiento del Comando Médico. Esto implica dimensionar la situación en términos de número de víctimas y necesidades de recursos y luego comunicar esa información al centro de envío.
- La seguridad de la tripulación de EMS es de suma importancia en el lugar de cualquier incidente de víctimas múltiples, especialmente cuando los materiales peligrosos o las armas de destrucción masiva están potencialmente involucrados.
- La notificación temprana a los Departamentos de Emergencia de los hospitales es esencial para prepararse para las bajas entrantes.
- Los recursos entrantes deben estar seguros de seguir la dirección del comando de incidente y prepararse en el punto de ensayo para la asignación de tareas futura.
- El comando de incidentes debe implementarse en todos los incidentes de víctimas múltiples y de varias agencias, independientemente del tamaño.

LECTURAS SUGERIDAS:

1. National Incident Management System, ICS 100, Federal Emergency Management Agency
2. Federal Emergency Management Agency. "ICS-300: Intermediate ICS for Expanding Incidents (EMI Course Number: G300)." Emergency Management Institute, 2011.

3. Federal Emergency Management Agency. "ICS All Hazards Core Competencies." Emergency Management Institute, 2011.

4. Redlener MA, Kaufman B. Mass Casualty Management. In: EMS Medicine. Cooney DR (ed). McGraw-Hill, 2016, pages 579-583.

5. Isakov AP. Disaster Preparedness and Management. In: Cone DC, (ed) Emergency Medical Services: Clinical Practice and Systems Oversight, 2nd ed., vol. 2, Wiley, 2015 Pages 272-277.

6. Lerner EB, Schwartz RB, McGovern JE. Prehospital Triage for Mass Casualties. In: Cone DC, (ed) Emergency Medical Services: Clinical Practice and Systems Oversight, 2nd ed., vol. 2, Wiley, 2015, pages 288-291.

7. Miramonti CM. O'Donnell DP, Stevens AC, et al. Mass Casualty Management. In: Cone DC, (ed) Emergency Medical Services: Clinical Practice and Systems Oversight, 2nd ed., vol. 2, Wiley, 2015, pages 292-302.

CAPÍTULO 22. ARMAS QUÍMICAS DE DESTRUCCIÓN MASIVA

1. ¿Cuáles son las clases de agentes químicos y agentes específicos que generalmente se consideran como armas potenciales de destrucción masiva?

Los Centros para el Control y la Prevención de Enfermedades incluyen múltiples categorías de agentes químicos que son peligrosos para los seres humanos. Estos incluyen biotoxinas, vesicantes, agentes sanguíneos, cáusticos, agentes de asfixia/pulmonar, agentes incapacitantes, anticoagulantes de acción prolongada, metales, agentes nerviosos, disolventes orgánicos, agentes antidisturbios, alcoholes tóxicos y agentes de vómitos. No todos estos productos químicos son tradicionalmente considerados como armas potenciales de destrucción masiva. Las principales clases de agentes químicos que se consideran convencionalmente como armas potenciales de destrucción masiva incluyen: agentes nerviosos, vesicantes (agentes de ampollas), tóxicos pulmonares y cianuro. La clase de agente nervioso incluye sarín, tabú, soman, VX, y más recientemente los agentes nerviosos novichok. Los vesicantes incluyen mostaza de azufre y Lewisite. Fosgeno, cloro y amoníaco conforman la clase de tóxicos pulmonares. Los agentes de cianuro incluyen cianuro de hidrógeno y cloruro de cianógeno.

2. ¿Cuáles son algunas de las indicaciones de que se ha producido un ataque químico?

La Organización Mundial de la Salud ha creado una mesa para que los civiles ayuden a identificar los ataques de armas químicas. Las situaciones que pueden indicar un ataque con arma química incluyen: desmayos, vómitos, tos o dificultad para respirar; múltiples personas con lagrimeo o los ojos ardiendo; animales muertos o insectos en el área de ataque.

3. ¿Qué debería hacer alguien si cree que está involucrado en un ataque químico?

Las recomendaciones para acciones inmediatas incluyen: moverse al aire libre si el ataque estaba dentro y encontrar refugio si el ataque estaba fuera; quitarse toda la ropa (sin tener en cuenta el pudor) y lavar todas las áreas afectadas con agua hasta que llegue la ayuda. Estas recomendaciones se aplican a cualquier persona que pueda estar involucrada en un ataque, y no necesariamente sólo para el socorrista.

4. ¿Por qué a veces vemos agentes químicos a los que se hace referencia por los nombres de caracteres?

Los dos nombres de caracteres para los agentes químicos son los asignados por el ejército, pero que a veces se utilizan también en la literatura civil. La siguiente tabla muestra los nombres comunes de los agentes químicos que tienen designaciones militares de 2 letras:

Designación militar de 2 letras	Nombre común	Tipo de Agente
GA	Tabun	Agente Nervioso
GB	Sarin	Agente Nervioso
GD	Soman	Agente Nervioso
VX	VX	Agente Nervioso
HD	Gas Mostaza	Agente Vesicante
HL	Lewisite	Agente Vesicante
CG	Fosgeno	Tóxico pulmonar
AC	Cianuro de Hidrógeno (ácido cianhídrico)	Cianuro
CK	Cloruro de cianógeno	Cianuro

5. Los agentes químicos parecen tan mortales; ¿cómo puede alguien sobrevivir?

Aunque potencialmente letales, los pacientes que se presentan a los respondedores después de la exposición a armas químicas de destrucción masiva con signos vitales tienen una excelente probabilidad de supervivencia si reciben la atención adecuada. Como ejemplo, la liberación de sarín en Tokio produjo aproximadamente 5500 víctimas, pero sólo 12 muertes. A través de un conocimiento y entrenamiento adecuados, podemos aumentar las posibilidades de supervivencia de cualquier víctima. A diferencia de los agentes biológicos, los pacientes expuestos a agentes químicos a menudo manifiestan síntomas antes (segundos o horas después del incidente), lo que puede facilitar su reconocimiento.

6. ¿Qué población es particularmente vulnerable a los agentes químicos?

Los niños. Tienen una tasa respiratoria más rápida que los adultos, lo que aumenta su exposición por inhalación a tóxicos pulmonares. Además, su piel es más delgada, haciéndolas más susceptibles a los agentes que pueden ser absorbidos a través de la piel.

7. ¿Los agentes nerviosos son similares a qué clase de sustancias químicas que podemos encontrar en el entorno civil?

Los agentes nerviosos son muy similares a los pesticidas organofosforados (como malathion, diazinon, etc.), cuyos efectos tóxicos a veces se ven por derrames accidentales o exposiciones, ingestiones o incidentes de pesticidas agrícolas.

8. ¿Cuál es la diferencia entre los agentes "G", los agentes "V" y los agentes novichok?

Los agentes "G" fueron desarrollados en Alemania durante las décadas de 1930 y 1940, de ahí la designación "G", originalmente como insecticidas. Una vez que su potencial para afectar a los seres humanos se hizo evidente, en su lugar fueron preparados para su uso como armas, aunque nunca fueron desplegados durante la Segunda Guerra Mundial.

Los agentes "V" fueron desarrollados en Gran Bretaña en la década de 1950 como armas químicas, de las cuales VX es la más conocida. VX es aproximadamente 10 veces más potente que el sarín.

Los agentes novichok fueron desarrollados en Rusia en un esfuerzo por eludir la Convención sobre Armas Químicas de 1993, así como para evitar el mecanismo de detección existente por la OTAN y para derrotar el EPP existente de la época. Varios de los agentes novichok son agentes binarios, lo que significa que se componen de dos ingredientes no activos que, cuando se mezclan, forman el agente nervioso activo que se cree que son aún más potentes que el VX.

9. ¿Cuál es el problema de la "persistencia" en lo que se refiere a los agentes nerviosos?

La persistencia se refiere a cuánto tiempo permanecerá el agente nervioso en el entorno una vez implementado. Todos los agentes "G" se volatilizan fácilmente y se dispersan rápidamente, por lo que se consideran no persistentes. Los agentes "V" son sustancias aceitosas que permanecen en el medio ambiente durante días y a veces más tiempo dependiendo de la temperatura, el clima y la interacción agente-superficie, por lo que se consideran agentes persistentes. Las fuentes rusas han informado que los agentes novichok son extremadamente persistentes con el potencial de permanecer en el medio ambiente durante meses, sin embargo, esta afirmación no ha sido confirmada.

10. ¿Cuáles son las principales manifestaciones de la exposición de los agentes nerviosos?

Los agentes nerviosos, como grupo, actúan inhibiendo la acetilcolinesterasa en la unión neurosináptica, causando la estimulación sin paliativos de los receptores muscarínicos y nicotínicos ubicados en los órganos finales como los nervios distales, glándulas o músculos. La naturaleza y el alcance de los síntomas dependerán de la dosis y la naturaleza de la exposición. Los síntomas y hallazgos pueden incluir salivación (sialorrea), lagrimeo, rinorrea, dolor ocular, visión tenue, micción, defecación, alteraciones gastrointestinales: náuseas, vómitos, dificultad para respirar (broncoespasmo, broncorrea), coma, convulsiones y apnea. A menudo, la complicación más grave es el broncoespasmo y la broncorrea (secreciones respiratorias) que causan dificultad respiratoria aguda. Muchos de los síntomas que se presentan pueden ser fácilmente recordados por el acrónimo "DOMBELLS":

Diarrea
Orina (micción)
Miosis /debilidad Muscular
Broncoespasmo
Bradicardia
Emesis (vómito)
Lagrimeo
Sialorrea

11. ¿En qué se diferencia la presentación de la exposición a los agentes nerviosos de vapor de la exposición a agentes nerviosos líquidos?

La aparición de los síntomas será significativamente más rápida con la exposición al gas (por ejemplo, sarín) que con la exposición líquida (por ejemplo, VX). El inicio de los efectos de vapor se producirá en segundos, alcanzando un pico en cuestión de minutos (por ejemplo, 5 minutos más o menos). Los síntomas pueden incluir rinorrea (nariz con runny), miosis (pupilas constreñidas), dificultad para respirar (sibilancias) y debilidad muscular. La exposición grave puede causar convulsiones, disminución de la conciencia y parálisis. No habrá aparición tardía de los síntomas. Con una exposición líquida leve, los síntomas pueden retrasarse hasta 18 horas y pueden limitarse a la ubicación corporal de la exposición (con fasciculaciones musculares y diaforesis localizada); los hallazgos oculares pueden no estar presentes.

12. ¿Cuáles son los pilares del tratamiento para la exposición a agentes nerviosos?

Antes de administrar los medicamentos, pida al paciente que retire toda la ropa y luego descontamine con agua, idealmente enjuagando en una ducha. El acto simple de descontaminación dérmica elimina aproximadamente el 75-90% del contaminante. Dos fármacos comprenden el principal método para el tratamiento de pacientes sintomáticos de la exposición a agentes nerviosos: atropina y pralidoxime (también conocido como 2-PAM). La atropina debe administrarse primero (2 mg IM en un adulto) para ayudar a aliviar la broncoconstricción y el exceso de secreciones. Esto puede ser seguido por pralidoxime (1 gm IM o IV en un adulto) para ayudar a revertir la parálisis y acelerar la recuperación a largo plazo. La atropina debe repetirse hasta que las secreciones respiratorias se hayan resuelto, con un máximo de 20 mg en un adulto.

13. ¿Qué es un autoinyector Mark I?

El autoinyector Mark I es un dispositivo que contiene dosis premedidas de atropina (2 mg) y pralidoxime (600 mg) empaquetado individualmente en unidades que permiten una administración simple, precisa y rápida de fármacos (Fig. 1). Cada una de estas unidades contiene una aguja que se dispara desde la punta del dispositivo cuando se presiona contra la pierna. El medicamento presurizado se fuerza a través de la aguja en el tejido circundante durante aproximadamente un período de 10 segundos. Estas unidades, desarrolladas originalmente para uso militar, ahora están disponibles para el personal médico civil.

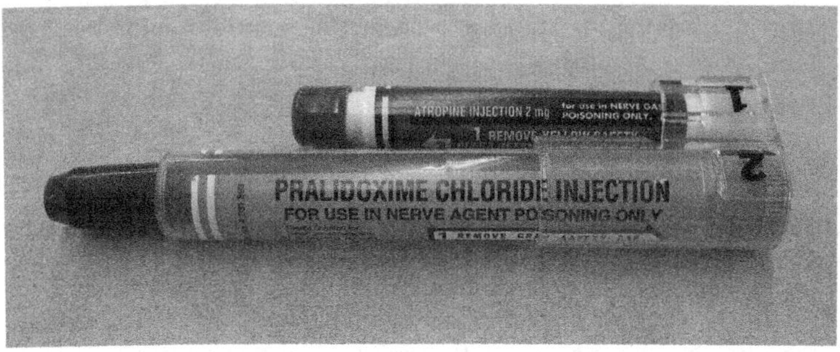

Figura 1: Mark I Auto-inyector: La unidad que contiene atropina está etiquetada como "1"; la unidad pralidoxime, "2"

14. He estado escuchando el término "DuodoteTM". ¿De qué se trata todo eso?

Los kits de autoinyectores Mark I que contenían dos autoinyectores separados, uno cada uno de atropina y pralidoxime, se están reemplazando gradualmente por un autoinyector llamado DuodoteTM. El autoinyector DuodoteTM contiene tanto la atropina como el pralidoxime en un solo dispositivo.

15. ¿Cómo utilizo el autoinyecdor Mark I o DuodoteTM?

Para utilizar un autoinyector Mark I:

Retire el autoinyector de medicamento #1 (atropina) del clip de seguridad, teniendo cuidado de no tocar la punta de color (que activará la aguja) Sosteniendo la unidad como una pluma, coloque el extremo de color contra la parte más gruesa del muslo

Presione el inyector firmemente contra el muslo, lo que hará que la aguja se extienda de la unidad hacia el tejido circundante y obligue a la medicación de la unidad

- Mantener en su lugar durante 10 segundos, luego retirar y desechar
- Masajear el área de inyección

- Repita con el #2 medicamento autoinyector (pralidoxime)

Si se proporciona el dispositivo DuodoteTM, los pasos son exactamente los mismos que para el kit Mark I, excepto que solo se utiliza un solo dispositivo.

16. ¿Es posible convertirse en una víctima secundaria de un incidente con agente nervioso?

En realidad, es bastante fácil: Si existe falta de conciencia situacional: estacionar su vehículo de respuesta demasiado cerca o hacia abajo de una posible escena de liberación de gas nervioso o entrar en una habitación donde varias personas están babeando, vomitando sin el equipo de protección personal adecuado

O si se proporciona atención a las víctimas contaminadas sin equipo de protección personal adecuado o se atienden primero sin descontaminar a las víctimas (En el ataque de sarín de Tokio, 10 por ciento de los socorristas se convirtieron en víctimas secundarias y 25% de los trabajadores del hospital mostraron signos de toxicidad.)

17. ¿Qué son los agentes blíster y cuál es el tratamiento inicial para la exposición a estos agentes?

Los agentes blíster (la mostaza de azufre y Lewisite) son vesicantes que representan una amenaza tanto en forma líquida como de vapor. Rápidamente se unen al tejido humano, eventualmente causando la muerte celular. Pueden tener un efecto importante en la piel, causando inicialmente eritema que luego progresa a vesículas que se unen en ampollas y bullas. Estos agentes también pueden causar lesiones significativas en los ojos y el revestimiento de las vías respiratorias. Las exposiciones significativas pueden ser mortales debido a la toxicidad sistémica, especialmente en la médula ósea que causa anemia aplásica (mostaza de azufre). Los síntomas pueden tardar horas en manifestarse después de una exposición a la mostaza de azufre, pero se desarrollarán inmediatamente después de la exposición a Lewisite. El tratamiento inicial consiste en una descontaminación inmediata y rápida de los ojos y la piel de la víctima con especial atención al riesgo de contaminación cruzada para el rescatador. Otro tratamiento es de apoyo, con cuidado de heridas e intubación, si es necesario.

18. ¿Hay antídotos para los vesicantes?

Lewisite tiene un antídoto que se puede administrar en el entorno hospitalario, si está disponible. Anti-Lewisite británico (BAL, dimercaprol) se unirá al arsénico en Lewisite y disminuirá los efectos sistémicos del agente, pero no afecta a las propiedades de producer ampollas una vez que se ha producido la exposición. No hay antídoto para la mostaza de azufre.

19. ¿Cuáles son los aspectos comunes de la exposición a tóxicos pulmonares?

Los tóxicos pulmonares incluyen fosgeno, cloro y amoníaco. Todos estos pueden causar una lesión grave que pone en riesgo la vida después de la inhalación.

Los síntomas iniciales pueden incluir tos, dificultad e irritación de los ojos y las vías respiratorias, aunque algunos síntomas pueden retrasarse hasta 72 horas después de la exposición, particularmente con fosgeno. El tratamiento incluye la eliminación de la fuente de exposición, la descontaminación y la atención de apoyo, incluidos los broncodilatadores, la intubación y la ventilación por presión positiva, si es necesario.

20. ¿Cuáles son los diferentes tipos de cianuro gaseoso que podrían utilizarse en un incidente químico?

Hay dos: cianuro de hidrógeno (fórmula química HCN) y cloruro de cianógeno (fórmula química CNCl).

21. ¿Cómo afecta el cianuro al cuerpo?

Ambas formas de cianuro son venenos celulares que desactivan la capacidad de la célula para metabolizar el oxígeno necesario para crear energía y mantener la célula viva. Esto significa que mientras que el oxígeno está disponible en los glóbulos rojos, no se puede extraer de la sangre, lo que conduce a la sangre venosa de color rojo brillante y una acidosis metabólica profunda sin cianosis. La exposición a concentraciones bajas puede dar lugar a la aparición gradual de síntomas de dolor de cabeza, debilidad, vómitos, aturdimiento y ataxia (marcha inestable). Con altas concentraciones, se puede observar un inicio rápido de convulsiones, rigidez, depresión respiratoria y paro cardíaco.

22. ¿El olor a almendra amarga del cianuro de hidrógeno es una prueba fiable?

No. En primer lugar, la nariz nunca debe considerarse como un dispositivo de detección. Sólo alrededor del 50 por ciento de la población es capaz de oler la fragancia de almendra amarga del cianuro de hidrógeno. Cloruro de cianógeno al parecer tiene un olor penetrante pero a menudo es enmascarado por su irritación de la nariz y las vías respiratorias. En segundo lugar, si usted forma parte del otro 50 por ciento de la población que puede olerlo y lo huele, eso sugeriría que usted está demasiado cerca de la fuente de cianuro.

23. ¿Cómo debe tratarse la exposición al cianuro en la escena?

El tratamiento de campo consiste en la extracción segura del paciente del área de exposición seguida de descontaminación por eliminación de ropa y un lavado. A continuación, se debe seguir el ABC, pero no se debe realizar la respiración bucal, ya que el paciente continuará exhalando cianuro. El paciente debe recibir oxígeno al 100 por ciento y transportarlo. Si está disponible, hidroxocobalamina (Cyanokit), una forma inyectable de vitamina B12 se puede administrar en el campo, que ocupará el cianuro, haciéndolo inofensivo. La dosis inicial de hidroxocobalamina es de 5 g y puede repetirse si es necesario.

24. ¿Cuál es el tratamiento definitivo para la exposición al cianuro?

El tratamiento definitivo de la intoxicación por cianuro incluye la administración de hidroxocobalamina (como se mencionó anteriormente) o la administración de amilo o nitrito sódico (para liberar el cianuro de las células), seguido de tiosulfato sódico para formar tiocianato, un compuesto no tóxico que luego se excreta en la orina.

PERLAS Y DECISIONES CRÍTICAS

- El posible diagnóstico de la posible exposición a agentes nerviosos debe realizarse mediante una evaluación situacional (múltiples bajas con síntomas similares, factores comunes de tiempo o ubicación) y la evaluación de los síntomas que presentan el paciente.
- El tratamiento de la intoxicación por agente nervioso puede requerir enormes dosis de atropina, tanto como 10-20 mg, a veces incluso más.
- Si no reconoce la situación o utiliza un EPP adecuado, puede convertirse en una víctima secundaria de un agente químico.
- A fin de mantener la seguridad del rescatista debe evitarse la respiración boca a boca después de la exposición a tóxicos pulmonares y cianuro.

LECTURAS SUGERIDAS:

1. Centers for Disease Control and Prevention: Emergency Preparedness and Response; Chemical Emergencies Overview. Available at https://emergency.cdc.gov/chemical/overview.asp (accessed 9/1/2018)
2. World Health Organization: Weapons of Mass Destruction; Coping with an Attack. Available at http://www.who.int/hac/techguidance/tools/4%20Weapons%20of%20Mass%20destruction%20-%20Coping%20with%20an%20attack.pdf (accessed 9/1/2018)
3. Center for Disease Control and Prevention: Emergency Preparedness and Response; Mustard gas (H) (sulfur mustard). Available at https://emergency.cdc.gov/agent/sulfurmustard/basics/facts.asp (accessed 9/1/18)
4. Centers for Disease Control and Prevention: The National Institute for Occupation Safety and Health; Lewisite (L): Blister Agent. Available at https://www.cdc.gov/niosh/ershdb/emergencyresponsecard_29750006.html (accessed 9/1/18)
5. Centers for Disease Control and Prevention: The National Institute for Occupation Safety and Health; Phosgene (CG): Lung Damaging Agent. Available at https://www.cdc.gov/niosh/ershdb/EmergencyResponseCard_29750023.html (accessed 9/1/18)

6. Field Management of Chemical and Biological Casualties Handbook. 5th Edition, Hurst CG (editor). Office of the Surgeon General, Borden Institute, Fort Sam Houston, Texas, 2016

7. *Medical Management of Chemical Casualties Handbook*, 5th Ed, Banks DE (editor-in-chief) Office of the Surgeon General, Borden Institute, Fort Sam Houston, Texas, 2014.

8. Costa C: Current issues in organophosphate toxicology. Clinica Chimica Acta 2006 Apr; 366 (1-2): 1-13

9. FDA: FDA approves drug to treat cyanide posisoning. Available at www.fda.gov/bbs/topics/NEWS/2006/NEW01531.html (accessed 3/20/07)

10. Okumura T, Takasu N, Ishimatsu S, et al: Report on 640 victims of the Tokyo subway sarin attack. Ann Emerg Med 1996 Aug; 28(2): 129-35.

11. *Medical Aspects of Chemical Warfare.*, Tuorinsky SD (senior editor) Office of the Surgeon General. United States Army, Falls Church Virginia, Borden Institute, 2008

12. Tokuda Y, Kikuchi M, Takahashi O: Prehospital management of sarin nerve gas terrorism in urban settings: 10 years of progress after the Tokyo subway sarin attack. Resuscitation 2006 Feb; 68(2): 193-202.

CAPÍTULO 23. ARMAS BIOLÓGICAS DE DESTRUCCIÓN MASIVA

1. ¿No es exagerada la amenaza del terrorismo biológico?

Realmente depende de qué tipo de ataque biológico se habla. El tipo de ataque que mataría a cientos de miles en una ciudad importante, aunque dentro del ámbito de la posibilidad, es poco probable. Existen desafíos técnicos y condiciones meteorológicas adversas que dificultan la realización de este tipo de eventos, incluso por parte de un grupo sofisticado y decidido de autores. Sin embargo, los ataques biológicos no tienen precedentes, como lo atestiguan los ataques de ántrax de 2001 y los ataques de Rajneeshee Cult en Oregón en 1984. Aunque muchos "expertos" se preocupan por agentes biológicos diseñados que pueden evadir la inmunidad inducida por vacunas o son resistentes a múltiples antibióticos, mucho más probable es que sean ataques que utilicen amenazas biológicas clásicas que no son completamente resistentes al tratamiento. Muchos de los principales agentes de amenazas biológicas pueden estar fácilmente disponibles en el medio ambiente, infectar a los animales y ser producidos o cultivados relativamente fácilmente. Muchas personas tienen la educación y la formación necesarias para convertirse en un terrorista biológico. Por último, la propia madre naturaleza puede ser la más probable "bioterrorista", ya que la historia revela que las infecciones naturales emergentes en nuevas localidades son eventos mucho más comunes que los ataques terroristas intencionales; algunos ejemplos son el Virus del Nilo Occidental, el SRAS, el MERS, el H1N1 y la gripe aviar. Sin embargo, debemos estar preparados para cualquiera de los dos.

2. ¿Qué agentes biológicos son los más preocupantes?

Hay muchas listas de agentes de amenazas biológicas. Probablemente el más conocido es la lista de agentes selectos de los CDC, que incluye los agentes de las categorías A, B y C con agentes A considerados las mayores amenazas. Los agentes de categoría A incluyen Bacillus anthracis o ántrax, Variola mayor o viruela, toxinas botulínicas derivadas de la bacteria Clostridium botulinum, Yersinia pestis o peste, Franciscella tularensis o tularemia, y agentes de la fiebre hemorrágica viral (VHF) como los virus del Ebola y Marburgo. Estos agentes están en la "Lista A" por una combinación de razones, incluyendo letalidad, rapidez de la enfermedad, potencial de concentración y armabilidad, disponibilidad, propagación de la enfermedad de persona a persona y dificultad para diagnosticar y tratar. Además, la mayoría de los agentes de la "Lista A" fueron previamente armados por los programas de armas biológicas patrocinadas por el estado-nación (la antigua Unión Soviética, los Estados Unidos y el Iraq incluidos). Sin embargo, hay que destacar que el armamentario del terrorista biológico sólo está limitado por su ingenio e imaginación atacantes históricamente biológicos han utilizado especies de Salmonella, especies de Shigella, ricina, muermo, Brucella, y otros agentes. Por orden de preocupación, la mayoría de los expertos enumerarían primero la viruela y el ántrax, las toxinas botulínicas y la peste en segundo lugar, y la tularemia y las VHC en tercer lugar.

3. ¿Cuáles son los indicadores de un ataque biológico intencional en lugar de una epidemia natural?

Hay varios indicadores epidemiológicos y pistas que podrían indicar un ataque biológico intencional.

Estos pueden incluir:

- alta tasa de ataque de enfermedades, especialmente si en un grupo específico de personas, área geográfica o área de particular interés terrorista;
- un brote de enfermedad inusual para una determinada zona geográfica o época del año, como el ébola que ocurre en Washington, D.C.; morbilidad y mortalidad superiores a lo esperado;
- rutas inusuales de exposición, como la vía aérea para enfermedades que se producen naturalmente por una vía de exposición diferente;
- una entidad de la enfermedad que no responde a la terapia estándar para ese tipo de enfermedad, como las neumonías adquiridas por la comunidad que son inusualmente graves y no responden al tratamiento estándar;
- un solo caso de enfermedad por un agente poco probable, como la viruela, que ya no ocurre de forma natural; enfermedad que ocurre en un grupo de edad inusual para esa enfermedad o síndrome;
- múltiples brotes de enfermedades con el mismo patógeno en zonas no contiguas, o múltiples epidemias con diferentes patógenos que se presentan simultáneamente;
- brotes de enfermedades animales centinelas o brotes simultáneos o temporalmente relacionados de enfermedades humanas y animales;
- Servicios de inteligencia que indican un ataque, reclamos por grupos terroristas, o el descubrimiento de un arma o medio de difundir un agente biológico.

Algunos de estos factores pueden indicar un brote de enfermedades infecciosas naturalmente emergentes también, pero se debe mantener un alto índice de sospecha de terrorismo biológico si alguno de estos está presente, hasta que se demuestre lo contrario.

4. ¿Qué agentes del terrorismo biológico pueden ser transmitidos de persona a persona? ¿Cuáles no se propagan de persona a persona?

De los agentes clave del bioterrorismo, la viruela, la peste y las fiebres hemorrágicas virales pueden propagarse de persona a persona. La viruela se propaga principalmente por gotas transmitidas por el aire y respiratorias, aunque las lesiones pueden ser infecciosas y la infección puede ocurrir por contacto con dichas lesiones. La peste puede propagarse por gotas respiratorias de persona a persona en un evento bioterrorista, y por el vector de pulgas en la enfermedad bubónica natural. Las fiebres hemorrágicas virales del ébola y Marburg se propagan generalmente de persona a persona por contacto directo con pacientes o individuos fallecidos y sus secreciones, incluyendo sangre y fluidos corporales. El carbunco, la tularemia y el botulismo no se propagan de persona a persona por lo general, aunque el carbunco cutáneo teóricamente puede propagarse por contacto directo entre la piel y la piel.

5. Para los agentes bioterroristas que se propagan de persona a persona, ¿cómo puedo protegerme?

Lo más importante es observar las precauciones estándar con todos los pacientes y tener cuidado de no estar expuestos a la sangre y a ciertos otros fluidos corporales. Un buen lavado de manos, usar guantes y otros equipos de protección, y evitar los pinchazos de aguja forman la base de las precauciones estándar. Se requieren precauciones estándar para los pacientes con ántrax, tularemia e intoxicación botulínica. Es necesaria una mayor protección cuando se sospecha de algunos agentes del bioterrorismo: si se sospecha de viruela, se deben utilizar precauciones aéreas; si se sospecha de peste neumónica, se deben tomar precauciones con gotas; si se sospecha fiebre hemorrágica viral, se deben observar precauciones de contacto, teniendo en cuenta con firmeza la observación de las precauciones transmitidas por el aire, ya que se han observado casos raros de propagación aérea de persona a persona. Las definiciones e información sobre las precauciones de aislamiento se pueden encontrar en: https:// https://www.cdc.gov/infectioncontrol/guidelines/isolation/index.html

6. Si ya estoy expuesto a un agente de terrorismo biológico, ¿hay alguna medida que se pueda tomar para evitar ser una víctima?

Para la mayoría de las exposiciones de agentes bioterroristas la respuesta es sí. Las personas no inmunizadas expuestas a la viruela pueden ser inmunizadas con la vacuna contra la viruela hasta 3 a 5 días después de la exposición, y todavía pueden estar protegidas de enfermedades o tener una versión más leve de la enfermedad. Las personas expuestas al ántrax, ya sea ambientalmente o en el propio ataque (el ántrax no se transmite persona a persona) pueden recibir antibióticos durante 45 a 60 días después de la exposición para prevenir la germinación de las esporas; la adición de tres dosis de vacuna contra el ántrax a este régimen puede acortar el tiempo que se necesitan antibióticos, pero los antibióticos deben administrarse un mínimo de 30 a 45 días, incluso con el uso posterior a la exposición de la vacuna contra el ántrax. Las personas expuestas a la peste y a la tularemia pero aún no enfermas pueden ser tratadas con antibióticos como la doxiciclina. Las personas expuestas a fiebres hemorrágicas virales (VHF) como la fiebre de Lassa, el HFRS (Fiebre hemorrágica con síndrome renal causada por hantavirus), el CCHF (fiebre hemorrágica de Crimea-Congo) o la fiebre del valle del Rift (RVF) pueden ser tratadas con el medicamento antiviral ribavirina, que tiene una disponibilidad limitada y debe administrarse bajo un protocolo de drogas en investigación. Ciertos VHF como el ébola y Marburgo no responden a la ribavirina. Los pacientes expuestos a toxinas botulínicas en un ataque teóricamente podrían ser tratados con antitoxinas botulínicas antes de la aparición de los síntomas mientras la toxina todavía está circulando; sin embargo, prácticamente sería muy difícil identificar a estos pacientes y, debido a los suministros limitados de antitoxinas, los pacientes probablemente serían tratados poco después de la aparición de los síntomas para tratar de detener la progresión de la parálisis.

7. ¿Cuáles son los signos y síntomas del ántrax?

Hay tres formas típicas de carbunco dependiendo de la vía de exposición: carbunco cutáneo, carbunco gastrointestinal (o faríngeo) y carbunco inhalatorio. La forma que se esperaría más después de un ataque bioterrorista en aerosol sería la forma inhalable de la enfermedad. Después de un período de incubación de uno a seis días, los signos y síntomas del ántrax inhalacional comienzan con un prodrome con fiebre, malestar y fatiga, que puede durar de 24 a 48 horas. Una tos no productiva y vaga molestia en el pecho también pueden estar presentes durante este período. Este pródromo puede ir seguido de una mejoría sintomática durante dos a tres días, o puede progresar directamente hasta el inicio abrupto de la dificultad respiratoria grave con disnea, estridor, diaforesis y cianosis. La bacteriemia, el shock séptico, la infección metastásica (meningitis en aproximadamente la mitad de los casos) y la muerte suelen seguir en un plazo de 24 a 36 horas. Anteriormente se pensaba que una vez que aparecen los síntomas del ántrax inhalatorio, el tratamiento sería casi invariablemente ineficaz; sin embargo, en los ataques de ántrax de 2001, más de la mitad de los pacientes clínicamente enfermos con ántrax inhalatorio sobrevivieron con cuidados agresivos e intensivos, incluyendo apoyo respiratorio, antibióticos y cuidados intensivos de apoyo.

8. ¿Cuáles son los signos y síntomas de la viruela?

Después de la exposición al aerosol, el período de incubación de la viruela es de 12 días, con un rango de 7 a 19 días. Esto es seguido por el inicio brusco de manifestaciones clínicas marcadas por toxicidad sistémica con malestar prominente, fiebre alta, rigores, vómitos, dolor de cabeza, postración y dolor de espalda; El 15% de los pacientes desarrollan delirio. Aproximadamente el 10% de los pacientes de piel clara presentan una erupción eritematosa durante esta fase. Dos o tres días después, las úlceras de la orofaringe y la lengua aparecen de forma concomitante con una erupción discreta en la cara, las manos y los antebrazos. Las lesiones ulcerosas de la membrana mucosa derraman secreciones orofaríngeas infecciosas en los primeros días de la enfermedad eruptiva. Estas secreciones respiratorias son el medio más importante pero no el único de transmisión del virus a los contactos. Después de erupciones en las extremidades inferiores, la erupción se extiende centralmente al tronco durante la semana siguiente. Las lesiones progresan rápidamente de las máculas a las pápulas y, finalmente, a las vesículas pustulares y a las pústulas umbillicadas. Las lesiones son más abundantes en las extremidades y la cara, y esta distribución centrífuga es una característica diagnóstica importante. En contraste con la varicela (viruela), las lesiones en varios segmentos del cuerpo permanecen generalmente sincrónicas en su etapa de desarrollo, mientras que las lesiones de varicela estallan en "cultivos", se encuentran en diferentes etapas de desarrollo simultáneamente, y son más abundantes en el tronco que las extremidades (distribución centrípeta). En la segunda semana después del inicio, las pústulas forman costras que dejan cicatrices deprimidas y despigmentadas en la curación. Aunque los títulos de variola en la garganta, la conjuntiva y la orina disminuyen con el tiempo, el virus se puede recuperar fácilmente de las costras durante toda la convalecencia. Por lo tanto, los pacientes deben ser aislados y considerados infecciosos hasta que todas las costras.

9. ¿Cuáles son los signos y síntomas de la intoxicación botulínica?

La aparición de síntomas de botulismo generalmente ocurre de 12 a 36 horas después de la exposición, pero puede variar según la cantidad de toxina absorbida, y la vía de exposición (oral versus inhalado). A diferencia de otros agentes bioterroristas, el botulum no es un arma de aerosol muy estable, por lo que un ataque con este agente puede ser de hecho transmitido por alimentos. Las parálisis del nervio craneal son signos tempranos prominentes, con síntomas oculares como visión borrosa debido a pupilas dilatadas, visión doble, ptosis y fotofobia, además de otros signos del nervio craneal como disartria, disfonía y disfagia. La parálisis muscular esquelética flácida sigue, de manera simétrica, descendente y progresiva. El colapso y la obstrucción de las vías respiratorias superiores pueden ocurrir debido a la debilidad de la musculatura orofaríngea. Como la debilidad motora descendente pronto involucra el diafragma y los músculos accesorios de la respiración, la insuficiencia respiratoria puede ocurrir abruptamente. La progresión desde la aparición de los síntomas hasta la insuficiencia respiratoria se ha producido en tan solo 24 horas en casos de intoxicación botulínica grave. Los signos y síntomas anticolinérgicos típicos manifiestan los efectos autonómicos del botulismo: sequedad de boca, íleo, estreñimiento y retención urinaria. Las náuseas y los vómitos pueden ocurrir como secuelas inespecíficas de un íleo. Las pupilas dilatadas (midriasis) se observan en aproximadamente el 50 por ciento de los casos. Por lo general, los síntomas sensoriales no se presentan. Las toxinas botulínicas no cruzan la barrera sanguíneo/cerebro y no causan manifestaciones del sistema nervioso central; por lo tanto, los pacientes permanecen alerta incluso cuando los músculos esqueléticos están paralizados.

10. ¿Cuáles son los signos y síntomas de la peste?

Hay tres formas clínicas principales de peste: bubónica, septicémica y neumónica. La forma más frecuentemente asociada con la enfermedad natural transmitida por pulgas es la forma bubónica (inflamación e infectados ganglios linfáticos). La forma esperada de enfermedad después de un ataque bioterrorista (inhalación de aerosoles infecciosos) sería la forma neumónica (pulmón). La peste neumónica comienza con la aparición repentina de los síntomas después de un período de incubación de uno a seis días. Los signos y síntomas incluyen fiebre alta, escalofríos, dolor de cabeza, malestar general, seguido de tos (a menudo con hemoptisis), progresando rápidamente a disnea, estridor, cianosis y muerte. Los síntomas gastrointestinales también están presentes a menudo. La muerte es el resultado de insuficiencia respiratoria, colapso circulatorio y diátesis sangrante. La peste bubónica se caracteriza por ganglios linfáticos dolorosos inflamados llamados bubones (a menudo en la zona inguinal), fiebre alta y malestar general. La peste bubónica puede progresar espontáneamente a la forma septicémica (shock séptico, trombosis, coagulación intravascular diseminada) o a la forma neumónica. La peste neumónica también puede progresar a la forma septímica. La meningitis por peste también es posible, aunque es menos frecuente que ocurre con el ántrax.

11. ¿Cuáles son los signos y síntomas de la tularemia?

Después de un período de incubación de tres a seis días (con un rango de uno a veintiún días; probablemente dependiente de la dosis), la aparición de la enfermedad suele ser aguda. Por lo general, la tularemia aparece en varias formas, que generalmente se pueden clasificar como tifoidales o ulceroglandulares. En los seres humanos, tan sólo diez a cincuenta organismos causarán enfermedades si se inhalan o inyectan por vía intradérmica, mientras que se requieren aproximadamente 108 organismos con desafío oral. La forma de tularemia más probable que se asocie con un ataque bioterrorista es la tularemia tifoidea (septicética), que ocurre principalmente después de la inhalación de aerosoles infecciosos. La enfermedad se manifiesta como un síndrome inespecífico que consiste en la aparición abrupta de la fiebre (38-40oC), dolor de cabeza, malestar general, mialgias y postración; pero a diferencia de la mayoría de las otras formas de enfermedad de la tularemia, se presenta sin linfadenopatía. Ocasionalmente, los pacientes presentarán náuseas, vómitos, diarrea o dolor abdominal. Las tasas de letalidad de casos son de aproximadamente el 35% en casos tifoideos no tratados y adquiridos naturalmente. La mortalidad es mayor si hay neumonía. La mortalidad es inferior al cinco por ciento en los casos tratados en general. Los sobrevivientes de tularemia no tratada pueden tener síntomas que persisten durante semanas o, con menos frecuencia, meses, con debilitación progresiva.

12. ¿Cuáles son los signos y síntomas de las fiebres hemorrágicas virales?

Las enfermedades clasificadas como VHF son diversas en la presentación clínica. La mortalidad puede variar de muy alta (50 a 90 por ciento) en el ebola y la enfermedad de Marburgo a menos del cinco por ciento en la fiebre del valle del Rift (FV). En su forma más grave, estas enfermedades se manifiestan como el síndrome de VHF, con fuga capilar, diátesis sangrante grave y compromiso hemodinámico que conduce a la hipotensión y el shock. Los primeros síntomas de la VHF no son descriptivos en la mayoría de los casos, que consisten en fiebre y síntomas constitucionales como malestar general, mialgias y dolor de cabeza. Esta constelación de hallazgos es difícil de discernir de cualquier número de otras enfermedades virales, bacterianas o parasitarias (tenga en cuenta las descripciones clínicas del ántrax, la peste, la tularemia y el ántrax anteriores). Se cree que la coagulación intravascular diseminada (DIC) subyacen a las características hemorrágicas del Valle del Rift,Marburg y la enfermedad del ébola; pero en la mayoría de los VHF, la etiología de la coagulopatía es multifactorial (por ejemplo, daño hepático, coagulopatía consumtiva y disfunción de la médula ósea primaria). Por qué algunas personas infectadas desarrollan VHF en toda regla, mientras que otras no se resuelven. La virulencia del agente infectante juega claramente un papel importante. El síndrome de VHF ocurre en la mayoría de los pacientes que manifiestan enfermedad por filovirus (Ebola y Marburg), CCHF y los virus de la fiebre hemorrágica de América del Sur (Junin, Machupo, Guanarito, Sabia), mientras que ocurre en una pequeña minoría de pacientes con dengue, RVF y fiebre de Lassa. Las razones de la variación entre los pacientes infectados con el mismo virus aún son desconocidas, pero probablemente se derivan de una compleja interacción entre las interacciones virus-huésped.

13. ¿Un paciente ya está clínicamente enfermo con un agente de bioterrorismo y va a morir automáticamente, o hay una terapia que puede salvar vidas incluso después de la aparición de los síntomas clínicos?

En muchos casos, los pacientes que ya están clínicamente enfermos de enfermedades relacionadas con el bioterrorismo todavía pueden salvarse. Aunque todos estos agentes pueden causar enfermedades y muertes muy graves, a veces rápidamente, hay modalidades de tratamiento disponibles que pueden ralentizar o incluso revertir la progresión de la enfermedad en algunos casos. Muchas de estas terapias se almacenan en el Arsenal Estratégico Nacional (Farmacéutico) (SNS) de la nación. Para las enfermedades bacterianas como el ántrax, la peste y la tularemia, se almacena una variedad de antibióticos. También se están realizando esfuerzos para desarrollar tratamientos alternativos (distintos de los antibióticos) como terapias complementarias para estas enfermedades bacterianas, en particular el ántrax y el ébola. Para la intoxicación botulínica, variosdiferentes antitoxinas están disponibles que se pueden utilizar una vez que los signos clínicos de botulismo son evidentes. Para las enfermedades virales, las terapias antivirales también están bajo investigación y desarrollo. El SNS también incluye modalidades de cuidado de apoyo como fluidos intravenosos, equipos de administración intravenosa y ventiladores.

14. ¿Qué importancia tiene la descontaminación en un evento bioterrorista?

Realmente depende del evento y del agente biológico utilizado y de cuánto tiempo ha transcurrido. La mayoría de los agentes biológicos se inactivarán durante horas o días cuando se exponen a la radiación ultravioleta del sol, incluidas las esporas de ántrax. En entornos más protegidos o en interiores, los agentes pueden persistir más tiempo y las esporas pueden persistir casi indefinidamente en los entornos adecuados. Como se ve en los ataques de ántrax de 2001, algunos individuos pueden ser más susceptibles a dosis más bajas de un agente biológico como el ántrax, incluso en ausencia de contaminación bruta. Por lo tanto, con ciertos agentes como el ántrax, la descontaminación máxima es muy importante, y puede que no haya ningún nivel completamente "seguro" de esporas residuales. La sangre y ciertos fluidos corporales de los pacientes con fiebres hemorrágicas virales también son muy peligrosos y deben descontaminarse en las superficies inmediatamente para evitar la exposición. Para la mayoría de los pacientes expuestos a un aerosol biológico, la contaminación de la piel y la ropa no será tan significativa, e incluso puede ya no estar presente después de que haya transcurrido el período de incubación – la eliminación y descarte de la ropa y el jabón y la descontaminación del agua de las superficies de la piel debe ser suficiente a menos que haya una contaminación muy grave. Una discusión completa sobre cuestiones de descontaminación biológica está fuera del alcance de este capítulo y se puede encontrar en varias de las referencias enumeradas al final de este capítulo.

15. ¿Cuáles son los principios más importantes (basados y modificados de los "Diez Mandamientos de Defensa Biológica", postulados por primera vez por el Dr. Ted Cieslak) para los proveedores de atención prehospitalaria y los primeros receptores en el manejo de las víctimas de un ataque de terrorismo biológico?

Mantener un alto índice de sospecha. En el caso de la guerra química o convencional y el terrorismo, las víctimas probablemente sucumbirían en una proximidad temporal y geográfica cercana a un dispositivo de dispersión o explosivo. Sin embargo, la complicación de la identificación de un ataque biológico es el hecho de que los agentes biológicos suelen demostrar períodos de incubación. Estos períodos de incubación, por lo general horas, días o incluso semanas, permiten la amplia dispersión de las víctimas (tanto en tiempo como en distancia) antes de los signos y síntomas. Además, hacen probable que el "primer respondedor" a un ataque biológico no sea el socorrista tradicional -bomberos, policías, paramédicos y EMT-, sino más bien médicos de atención primaria, personal del departamento de emergencias y funcionarios de salud pública. En tales circunstancias, es imperativo mantener un «índice de sospecha» sano. La mejor oportunidad que tenemos, todavía, para detectar un evento biológico inusual, natural o antinatural, es el astuto médico, socorrista, laboratorio o profesional de salud pública que dice, "hay algo inusual pasando aquí" incluso cuando no saben la naturaleza exacta del evento o enfermedad.

- **Protegerse.** Antes de que el personal médico se acerque a una posible víctima biológica, primero deben tomar medidas para protegerse. Estos pasos pueden implicar una combinación de formas físicas, farmacéuticas e inmunológicas de protección. El uso de una máscara N95 (o incluso una máscara quirúrgica) permitirá cierta protección respiratoria contra los agentes biológicos. La protección farmacéutica en general se refiere a la administración previa y/o posterior a la exposición de antibióticos, cuando la exposición se anticipa o se conoce después del hecho. La protección inmunológica implica principalmente la vacunación activa y se refiere principalmente a la protección previa a la exposición contra el ántrax y la viruela, cuando están disponible
- **Evalúe al paciente.** Esta evaluación inicial es algo análoga a la encuesta primaria de gestión de ATLS. Como tal, se debe garantizar la patencia de las vías respiratorias, la respiración adecuada y la función circulatoria adecuada antes de la gestión específica de agentes bioterroristas. La evaluación inicial se lleva a cabo antes de que finalice la descontaminación y, por lo tanto, debe ser breve. Si es posible, también debería recopilarse información histórica de interés potencial para el médico: esto podría incluir información sobre grupos de enfermedades entre familiares, amigos y compañeros de trabajo; la presencia de municiones o dispositivos de dispersión inusuales, fuentes recientes de alimentos y agua, exposiciones a vectores, historiales de viajes e inmunización, y tareas y exposiciones ocupacionales. El examen físico en este punto debe concentrarse en los sistemas pulmonar, circulatorio, neurológico y muscular, así como hallazgos dermatológicos inusuales.
- **Descontamine según corresponda.** Como se mencionó anteriormente, el período de incubación de agentes biológicos hace improbable que las víctimas de un ataque de bioterrorismo se presenten para atención médica hasta horas o días después de un ataque. En ese momento, y dependiendo del modo de exposición, la necesidad de descontaminación puede ser mínima o inexistente. En aquellos casos en los que la descontaminación está justificada, el simple jabón y agua ducharse o bañarse casi siempre será suficiente. El uso rutinario de sustancias cáusticas, como hipoclorito sódico o lejía,

especialmente en la piel humana, rara vez está justificado después de un ataque biológico.

- **Realice un buen control de infecciones.** Las precauciones estándar proporcionan una protección adecuada contra la mayoría de las enfermedades infecciosas, incluidas las que pueden emplearse en un ataque biológico. El carbunco, la tularemia, la brucelosis, la fiebre Q y las enfermedades mediadas por toxinas no son generalmente contagiosas, y las víctimas pueden controlarse de forma segura mediante precauciones estándar. Tales precauciones deben ser habituales para todos los socorristas y otros médicos. Además de las precauciones estándar, una de las tres formas de precauciones basadas en la transmisión está justificada con la viruela, la peste y las fiebres hemorrágicas virales. Las víctimas de la viruela deben ser atendidos con "precauciones aerotransportadas" (incluyendo, idealmente, una máscara filtrada por HEPA). La peste neumónica justifica el uso de "precauciones de gotas" (que incluyen, entre otras medidas, el uso de una máscara quirúrgica), y ciertas fiebres hemorrágicas virales requieren "precauciones de contacto". Una vez más, el sitio web de los CDC y varias de las referencias enumeradas entran en gran detalle sobre las precauciones de control de infecciones.
- **Alerta a las autoridades apropiadas.** Uno de los principales principios de la respuesta adecuada a un presunto ataque biológico es notificar a las autoridades apropiadas, tanto a la salud como a las fuerzas del orden. Tenga en cuenta que dicha notificación debe ser inmediata tras sospechar de un ataque, no espere a confirmarlo! La sospecha puede ser generada por un solo caso de una enfermedad inusual, o por grupos de enfermedades que se sospecha que son de origen no natural. Informar de las sospechas a las fuerzas del orden locales y al FBI debe ser simultánea con informar a los funcionarios de salud adecuados. En el campo, esto puede significar informar al control médico de la posibilidad de bioterrorismo; en el hospital generalmente significa ponerse en contacto con los profesionales del control de infecciones inmediatamente y reportar casos sospechosos a funcionarios del departamento de salud locales o regionales de una manera muy oportuna. En los Estados Unidos, las ciudades más grandes a menudo tienen sus propios departamentos de salud. En la mayoría de las otras áreas, el departamento de salud del condado representa la jurisdicción de salud más baja. En algunas zonas rurales, los profesionales accederían directamente al departamento de salud del estado. Una vez alertadas, las autoridades sanitarias locales y regionales normalmente están bien versadas sobre los mecanismos para solicitar apoyo adicional a los funcionarios de salud de las jurisdicciones superiores. Cada profesional debe tener un punto de contacto con dichos organismos y debe estar familiarizado con los

mecanismos para ponerse en contacto con ellos antes de que surja una crisis. También se debe notificar a los laboratorios clínicos hospitalarios y locales/regionales. Esto permitirá al personal de laboratorio tomar las precauciones adecuadas al manipular muestras, y también permitirá el uso óptimo de instalaciones especializadas y modalidades de diagnóstico adecuadas para las causas sospechosas relacionadas con el bioterrorismo. No se puede enfatizar lo suficiente: la capacidad de responder eficazmente a un ataque de bioterrorismo puede medirse en horas, y cuanto más rápido se pueda desencadenar la respuesta, mayor será la posibilidad de movilizar recursos y salvar vidas.

- **Colabore en la investigación epidemiológica y el manejo las consecuencias psicológicas.** Todos los proveedores de atención de la salud deben tener una comprensión básica de los principios epidemiológicos. Incluso en condiciones austeras, una investigación epidemiológica rudimentaria puede ayudar en el diagnóstico y en el descubrimiento de otras víctimas del bioterrorismo. Los médicos deben, como mínimo, consultar a los pacientes sobre la aparición y los síntomas de la enfermedad, las exposiciones potenciales, los familiares enfermos o compañeros de trabajo, el lugar de trabajo y residencia, las fuentes de alimentos y agua, la visión de municiones o dispositivos de pulverización inusuales y las exposiciones a vectores; además de elaborar una lista continua de posibles casos. El descubrimiento temprano de casos clínicos podría ayudar a identificar a las personas expuestas pero aún no enfermas, y permitir la profilaxis post-exposición, evitando así el exceso de morbilidad y mortalidad en las víctimas. Los funcionarios de salud pública normalmente llevarían a cabo investigaciones epidemiológicas más elaboradas y deberían ser contactados tan pronto como uno sospeche la posibilidad de un ataque biológico. Se debe consultar a los veterinarios sobre la presencia de enfermedades animales coexistentes que también pueden estar relacionadas con el ataque. Además de implementar evaluaciones diagnósticas específicas y contramedidas médicas e iniciar una investigación epidemiológica, el proveedor debe estar preparado para abordar los efectos psicológicos de un evento de terrorismo biológico conocido, sospechoso o temido. Una exposición real a un agente de bioterrorismo (o la amenaza de tal exposición) puede provocar miedo y ansiedad en la población y puede dar lugar a un número abrumador de pacientes que buscan evaluación médica y tratamiento.

Muchos de estos probablemente tendrán síntomas inexplicables y muchos pueden exigir antibióticos, antitoxinas y otras terapias, todas las cuales pueden estar en suministro limitado. Los síntomas y signos provocados por la ansiedad, así como los efectos secundarios de la profilaxis antibiótica postexposición, pueden sugerir enfermedades prodromales debido a la exposición a agentes biológicos, y plantear desafíos en el diagnóstico diferencial. Este "contagio conductual" es mejor prevenido y gestionado por una comunicación de riesgo buena, proactiva y de las autoridades gubernamentales. Dicha comunicación, como mínimo, debe incluir una evaluación realista del riesgo de exposición, información sobre la enfermedad resultante y qué hacer y a quién contactar para una exposición sospechosa. La comunicación de riesgos debe ser oportuna, precisa, coherente y bien coordinada. Debe planificarse con antelación para ser eficaz. Cada jurisdicción debe tener un plan de comunicación de riesgos bien pensado que se ha practicado y ejercido, antes de que ocurra un evento. Del mismo modo, deben establecerse planes (y también deben haberse ejercido) para desplegar rápidamente los recursos para la evaluación inicial y la administración de la profilaxis postexposición, desarrollar proactivamente herramientas de rastreo de pacientes y contactos y de detección de vacunas, acceder a vacunas y medicamentos almacenados, e identificar y preparar instalaciones locales y equipos de atención médica para la atención de víctimas masivas.

- **Mantener la competencia.** Afortunadamente, la amenaza del bioterrorismo ha seguido siendo teórica para la mayoría de las comunidades y el personal médico. Sin embargo, es extremadamente importante que los socorristas y los proveedores de atención primaria y de emergencia mantengan la conciencia y la competencia para lidiar con este problema de baja probabilidad, pero potencialmente de alta importancia. Esto se puede hacer, en parte, aprovechando varios recursos integrales. La respuesta del bioterrorismo de los CDC web site (http://www.bt.cdc.gov/bioterrorism/) and the USAMRIID web site (www.usamriid.army.mil) todos proporcionan una gran cantidad de información excelente; el sitio USAMRIID incluye el texto completo del manual de Gestión Médica de Víctimas Biológicas de USAMRIID. Numerosas emisiones de televisión por satélite patrocinadas por USAMRIID, así como otros recursos de video, proporcionan una discusión y capacitación en profundidad en biodefensa médica y enfermedades infecciosas emergentes.También se dispone de ayudas de formación por ordenador. Los programas de educación médica continua proporcionados por organizaciones de especulación médica como ama, ANA, ENA y ACEP están en curso, y algunas asociaciones médicas estatales y locales también proporcionan capacitación a proveedores de atención médica con licencia en sus jurisdicciones. El personal médico de primera línea, una vez consciente de la amenaza y educado sobre cómo lidiar con ella, debe asegurarse de que otro personal de sus organizaciones también reciba capacitación. Sólo a través de la educación y la formación continuas el personal estará dispuesto a hacer frente eficazmente al terrorismo biológico en caso de que se produzca. Debemos a nuestras familias, a nuestras comunidades y a nuestra sociedad tal preparación.

PERLAS Y DECISIONES CRÍTICAS

- La medida preventiva más importante que puede tomar un proveedor de campo es utilizar precauciones de infección estándar. Utilice el EPP adecuado tanto en usted como en el paciente.
- Todos los pacientes con síntomas respiratorios deben ser tratados como potencialmente infecciosos y se les debe colocar una máscara.
- La descontaminación generalmente no es necesaria en un ataque de armas biológicas, excepto por la exposición obvia al polvo.
- La mayoría de las víctimas de un ataque biológico presentarán días después de su exposición con un síndrome similar a la gripe y luego progresarán a una enfermedad más grave.

LECTURAS SUGERIDAS:

1. USAMRIID's Medical Management of Biological Casualties Handbook, Eighth Edition, Withers MR (Lead editor). U.S.Army Medical Research Institute of Infectious Diseases, Frederick, Maryland, April, 2014.
2. Franz DR, Jahrling PB, Friedlander AM, McClain DJ, Hoover DL, Byrne WR, Pavlin JA, Christopher GW, Eitzen EM Jr. Clinical Recognition and Management of Patients Exposed to Biological Warfare Agents. JAMA 1997; 278: 399-411.
3. Inglesby TV, Henderson DA, Bartlett JG, Ascher MS, Eitzen EM, et al. Anthrax as a Biological Weapon: Medical and Public Health Management. Consensus Statement of the Working Group on Civilian Biodefense. JAMA 1999; 281: 1735-1745.
4. Henderson DA, Inglesby TV, Bartlett JG, Ascher MS, Eitzen EM, et al. Smallpox as a Biological Weapon: Medical and Public Health Management. Consensus Statement of the Working Group on Civilian Biodefense. JAMA 1999; 281: 2127-2137.
5. Inglesby TV, Henderson DA, Bartlett JG, Ascher MS, Eitzen EM, et al. Plague as a Biological Weapon: Medical and Public Health Management. Consensus Statement of the Working Group on Civilian Biodefense. JAMA 2000; 283: 2281-2290.
6. Cieslak TJ, Rowe JR, Kortepeter MG, Madsen JM, Newmark J, Christopher GW, Culpepper RC, Eitzen EM Jr. A Field-expedient Algorithmic Approach to the Clinical Management of Chemical and Biological Casualties. Military Medicine 2000; 165(9):659-62.
7. Dennis DT, Inglesby TV, Henderson DA, Bartlett JG, Ascher MS, Eitzen EM, et al. Tularemia as a Biological Weapon: Medical and Public Health

Management. Consensus Statement of the Working Group on Civilian Biodefense. JAMA 2001; 285: 2763-2773.

8. Arnon SS, Schechter R, Inglesby TV, Henderson DA, Bartlett JG, Ascher MS, Eitzen E, et al. Botulinum Toxin as a Biological Weapon: Medical and Public Health Management. Consensus Statement of the Working Group on Civilian Biodefense. JAMA 2001; 285 (8), 1059-70.

9. Inglesby TV, O'Toole T, Henderson DA, Bartlett JG, Ascher MS, Eitzen E, et al. Anthrax as a Biological Weapon, 2002: Updated Recommendations for Management. Consensus Statement of the Working Group on Civilian Biodefense. JAMA 2002; 287(17): 2236-2252.

10. Borio L, Inglesby T, Peters CJ, Schmaljohn AL, Hughes JM, Jahrling PB, Ksiazek T, Johnson KM, Meyerhoff A, O'Toole T, Ascher MS, Bartlett J, Bremen JG, Eitzen EM Jr, et al. Hemorrhagic Fever Viruses as Biological Weapons: Medical and Public Health Management. Consensus Statement of the Working Group on Civilian Biodefense. JAMA 2002; 287(18), 2391-2405.

11. Medical Aspects of Biological Warfare. Bozue J, Cote CK, Glass PJ (Senior editors). Office of the Surgeon General. U.S. Army Medical Department Center and School, Borden Institute, Washington , DC. 2018

12. Joseph B, Brown CV, Diven C, Bui E, Aziz H, Rhee P. Current concepts in the management of biologic and chemical warfare causalities. J Trauma Acute Care Surg. 2013;75:582-9.

CAPITULO 24. ARMAS RADIOLÓGICAS DE DESTRUCCIÓN MASIVA

1. ¿Qué es la radiación?

La radiación es energía que proviene de una fuente y viaja a través del espacio o a través de algún material. La radiación liberada de un incidente nuclear o evento terrorista cae en la categoría de radiación ionizante, llamada así porque puede producir partículas cargadas (iones) en la materia. La radiación ionizante es liberada por átomos inestables que liberan energía o masa para alcanzar un estado estable; las sustancias que las liberan se denominan «radiactivas».

2. ¿Cuáles son los tipos de radiación ionizante?

Hay 4 tipos principales de radiación ionizante: partículas alfa, partículas beta, rayos gamma, neutrones.

3. ¿Qué son las partículas alfa?

Las partículas alfa se componen de dos protones y dos neutrones. Estas partículas normalmente solo viajan distancias cortas de su fuente emisora, y pueden detenerse mediante un blindaje mínimo (como un pedazo de papel o piel).

4. Si las partículas alfa se detienen tan fácilmente, ¿por qué son un peligro?

El principal riesgo de este tipo de radiación es la contaminación interna, ya sea por ingestión, inhalación o contaminación de heridas; en tales circunstancias, las partículas pesadas hacen daño directo al tejido con el que entran en contacto.

5. ¿Qué son las partículas beta?

Las partículas beta se componen de electrones, que son mucho más pequeños y más altos en energía que las partículas alfa. Estas partículas pueden viajar una distancia moderada de su fuente emisora y pueden penetrar en la capa de crecimiento de la piel, causando daño celular y lesiones tisulares. Estas partículas requieren que se detenga material de protección más robusto (como acero o madera gruesa).

6. ¿Y la radiación gamma?

Los rayos gamma se componen de fotones y actúan de forma similar a los rayos X convencionales. Estos fotones llevan gran energía y pueden penetrar profundamente, con el potencial de daño significativo de tejidos y órganos. Se requiere material muy denso para protegerse contra los rayos gamma, como el hormigón grueso o el plomo.

7. ¿Qué son los neutrones?

Los neutrones son partículas subatómicas del núcleo de un átomo. Estas partículas también son profundamente penetrantes y pueden causar daños significativos en los tejidos. Se requiere plomo o hormigón muy grueso para proteger estas partículas.

8. ¿Cuáles son los tipos de lesión por radiación?

La lesión por radiación se clasifica en 4 tipos.

- Exposición localizada: Esto es causado por el manejo directo de fuentes radiactivas. El daño generalmente se localiza en el área de contacto y los síntomas sistémicos no ocurren o no son tan graves como la exposición de todo el cuerpo. La lesión en sí aparecerá como una quemadura, que es muy similar a una quemadura térmica, excepto que probablemente aparecerá varios días después de la exposición original. Trate esta quemadura como cualquier otra con control del dolor, vendajes limpios y precauciones infecciosas.
- Exposición de todo el cuerpo (irradiación externa): Esto ocurre cuando todo el cuerpo está expuesto a una fuente de radiación externa. Los efectos de esa radiación dependen de la dosis. Los primeros síntomas de lesión de órganos o tejidos pueden comenzar a manifestarse en cuestión de horas desde el momento de la exposición o pueden no comenzar durante días. Generalmente, cuanto mayor sea la dosis de radiación, más pronto se manifestarán los síntomas iniciales. Es importante recordar que el paciente no es "radiactivo" y que no es necesario tomar precauciones al interactuar con esta persona.
    - Contaminación: Esto implica una exposición a alguna forma de radiación ionizante que resulta en partículas de material radiactivo que se depositan en o dentro del cuerpo. Por lo tanto, esta persona puede estar llevando partículas radiactivas en su cuerpo o ropa, en heridas abiertas, o puede haber ingerido o inhalado materiales radiactivos. Estas personas deben someterse a un proceso de descontaminación antes de interactuar con aquellos que no están contaminados.
    - Incorporación: Esta situación ocurre cuando el material radiactivo ha sido tomado por células, tejidos u órganos del cuerpo. La contaminación se produce necesariamente como precursor de la incorporación.

9. ¿Cuáles son los principios básicos de la protección contra la radiación ionizante?

La cantidad de exposición a la radiación a la que está sujeto un individuo depende de tres factores.

- **Tiempo:** Cuanto menor sea el tiempo que una persona esté expuesta a la radiación ionizante, menos daño será causado por esa radiación.
- **Distancia:** Cuanto más lejos esté de la fuente de emisión de la radiación, menor será el daño que causará la radiación.
- **Blindaje:** Cuanto más apropiado sea el blindaje para el tipo de radiación ionizante que se emite, menos daño causará la radiación.

10. ¿Qué es la "percepción del riesgo" y cómo se aplica a un incidente radiológico?

Tal como lo define Solvic1 en su artículo sobre la percepción del riesgo, dos factores aumentan significativamente el miedo general:

- "Amenaza", que particularmente tiene características de ser incontrolable, potencialmente fatal y con resultados adversos que no pueden ser fácilmente gestionados o reducidos, y
- "Observabilidad", que abarca la incapacidad de una persona para sentir la exposición a una amenaza y la posibilidad de efectos retardados de esa amenaza2.

Un desastre nuclear, o un evento terrorista nuclear, abarca ambos factores del miedo, elevando en gran medida la aprehensión que rodea cualquier forma de incidente nuclear. La radiación es una amenaza incontrolable, potencialmente mortal, que es esencialmente invisible y que tiene un efecto retardado.

11. ¿Qué tipos de métodos se pueden utilizar para llevar a cabo un ataque terrorista nuclear o radiológico a escala moderada a grande?

El uso de agentes radiológicos en un ataque terrorista puede caer en uno de varios métodos de entrega.

- **Bomba nuclear:** La fabricación de un arma nuclear requiere conocimientos científicos, adquisición de materiales nucleares altamente seguros y gran cuidado y tiempo en la producción del arma. Aunque la probabilidad de desarrollar un arma nuclear de grado arma es pequeña, se requiere menos experiencia y se obtiene material más fácilmente para crear un arma nuclear de bajo nivel (0,01KT-10KT fuerza explosiva).
- **Dispositivo de dispersión radiológica (RDD):** Esto implica el uso de un dispositivo explosivo convencional para dispersar material radiactivo de bajo nivel, probablemente en forma sólida o en polvo. Esto también se conoce como una "bomba sucia". Es poco probable que el área de exposición sea grande y dependería de la energía del explosivo convencional, la geografía de dónde ocurrió la explosión y las condiciones ambientales en el momento de la explosión. Aunque

es menos probable, un RDD también puede utilizar otros métodos de administración, como un aerosol o.

- **Dispositivo de exposición radiológica (RED):** Esta situación implica la colocación clandestina de una fuente o dispositivo de radiación no explosivo que expondrá a las personas cercanas a ella a la radiación.
- **Ataque a la central nuclear o ataque a las instalaciones de almacenamiento de desechos radiológicos:** Aunque ha habido muchos informes de los medios de comunicación que discuten la posibilidad de un ataque a una planta nuclear, es poco probable que este escenario ocurra. Estas instalaciones están bien protegidas tanto con guardias armados como con muchos puestos de control de seguridad. Un ataque desde el aire es posible, pero los núcleos del reactor están sellados en grandes cúpulas de hormigón y acero que son resistentes a fuerzas muy grandes. De hecho, una prueba de 1988 que implicaba volar un avión no tripulado a 480 mph en un muro de prueba de hormigón de 3,6 metros de espesor resultó en sólo unos pocos centímetros de penetración en la pared4. Sin embargo, los desastres naturales como los terremotos y tsunamis pueden representar una amenaza para las instalaciones nucleares. Como se vio en 2011 con el desastre nuclear de Fukushima Dai-ichi, las amenazas directas por causas ambientales, así como el diseño de la instalación, pueden conducir a la dispersión radiológica y al desastre. Menos seguros son los grandes depósitos para las pilas de combustible nuclear gastadas, pero teniendo en cuenta la pequeña cantidad de material nuclear que todavía queda en estas células gastadas, el riesgo de exposición a la radiación a la población circundante es mínimo. Las consecuencias psicológicas y la utilización posterior del sistema de salud después de un ataque de este tipo, sin embargo, probablemente serán muy significativas.

12. ¿Cuáles son los aspectos de una detonación de armas nucleares que pueden causar lesiones o enfermedades?

La fuerza inicial de la detonación nuclear, el tipo de radiación ionizante involucrada y la distancia de la víctima desde el lugar de la detonación son los principales factores en la determinación de la morbilidad y mortalidad. Los factores secundarios que afectarán a las lesiones y enfermedades subsiguientes son el entorno circundante (por ejemplo, hay edificios altos que ayudan con la contención de la radiación, el clima actual y los patrones de viento).

13. ¿Qué medidas se deben tomar durante la respuesta a un ataque radiológico/desastre?

Una vez confirmada la liberación de materiales nucleares, la comunicación inmediata de este hecho debe transmitirse a funcionarios locales y federales de gestión de emergencias. Debe facilitarse la coordinación de la comunicación entre los funcionarios locales de respuesta y los centros regionales de gestión de emergencias. Los socorristas deben estar equipados con un equipo de protección adecuado, incluidos los dosificadores radiológicos personales, y tan pronto como sea posible a partir de las lecturas de radiación locales, debe establecerse un área estimada de contaminación. Los patrones climáticos locales y la velocidad/dirección del viento deben evaluarse inmediatamente, ya que estos serán factores determinantes importantes del tamaño y la ubicación de las consecuencias radiactivas subsiguientes. Los sitios de clasificación y descontaminación deben establecerse fuera de las zonas radiactivas y vientos a favor de la zona del evento. El clima debe ser monitoreado constantemente ya que las áreas de clasificación pueden tener que ser movidos en muy poco tiempo debido a los cambios en la dirección atmosférica y del viento local.

14. ¿Qué tipos de lesiones se esperan en el lugar de un ataque/exposición nuclear?

Los tipos de lesiones causadas por una detonación de armas nucleares dependerán del tamaño del arma detonada y de la proximidad de la víctima al lugar de detonación. Generalmente, las lesiones sufridas inmediatamente después de la detonación de un dispositivo nuclear serán lesiones y quemaduras por explosión estándar. La onda expansiva consta de dos partes: 1) Una onda de choque de alta presión y 2) el viento de explosión. de choque de alta presión y 2) el viento de explosión. Los órganos de onda de choque, particularmente en las interfaces de fluidos de aire (rotura de la membrana timpánica, traumatismo pulmonar, ruptura intestinal, etc.), y el viento de explosión a menudo impulsa la metralla circundante a las víctimas que causan lesiones contundentes y penetrantes. Una detonación nuclear moderada o grande causará lesiones térmicas debido a destellos inmediatos o quemaduras de llama, así como debido a la tormenta de fuego subsiguiente. Estas lesiones deben tratarse como cualquier quemadura estándar, pero deben lavarse de cualquier posible ceniza o escombros radiactivos para minimizar la contaminación nuclear. Finalmente, la radiación producida por la detonación de un arma nuclear causará retraso en enfermedades y lesiones. La exposición a la radiación puede ser inmediata debido a la exposición primaria a la radiación ionizante en la propia detonación, pero muchas más se verán afectadas por las consecuencias radiactivas posteriores durante un período de tiempo más prolongado.

15. ¿Cómo debe tratar a las víctimas iniciales de un ataque/exposición nuclear?

Si el paciente está muy enfermo o tiene una lesión potencialmente mortal, se debe suponer que está contaminado y debe ser llevado a un hospital local. Si el tiempo lo permite, todos los pacientes que estén posiblemente contaminados deben ser descontaminados adecuadamente antes del tratamiento definitivo. La única excepción a esta regla es para el trauma – lesiones potencialmente mortales deben ser manejados sin demora para la descontaminación. Si se encuentra un gran número de pacientes, es probable que no sea posible la descontaminación en escena y que los pacientes menos heridos o no lesionados se del lugar de la liberación/caída de radiación. El personal de descontaminación debe utilizar precauciones universales y usar batas y guantes para desechar adecuadamente toda la ropa del paciente en bolsas selladas. Las máscaras N95 o una protección respiratoria similar pueden impedir que los rescatistas ingieren o inhalen partículas radiactivas de las víctimas. Las víctimas deben lavar todas las superficies de la piel para eliminar las partículas radiactivas tópicas, particularmente prestando atención a las áreas de mayor riesgo del cabello y la transpiración (cabeza, fosos de los brazos, ingle). Los hospitales deben ser notificados lo antes posible de un posible evento nuclear y de la probabilidad de recibir pacientes contaminados. Aquellos pacientes con lesiones potencialmente mortales deben ser transportados a un hospital inmediatamente independientemente de la descontaminación del campo. Las víctimas que se quejan de náuseas/vómitos deben ser transportadas a un hospital para evaluar la exposición a la radiación, pero se debe hacer un esfuerzo para transportar a estos pacientes a instalaciones alternativas que no estén cuidando a los que reciben a los enfermos graves y a los que tienen lesiones traumáticas.

16. ¿Cómo debe protegerse durante una respuesta de rescate para un ataque/exposición nuclear?

Todas las precauciones universales deben ser utilizadas por todos los trabajadores sanitarios. Si trabaja en la zona contaminada, el proveedor de atención médica debe recibir un dosímetro radiológico para realizar un seguimiento de la exposición personal a la radiación a fin de no exponerse a niveles peligrosos de radiación. Aquellos en áreas activas de radiación/caída deben abstenerse de comer/beber cualquier alimento o bebida posiblemente contaminado para evitar la contaminación interna. Inicialmente, el uso de SCBA y trajes químicos resistentes encapsulados puede ser apropiado cuando se desconoce si ha habido contaminación química/biológica junto con la liberación de materiales radiactivos. Una vez que se establece que sólo hay peligro radiactivo y no hay liberación de agentes biológicos/químicos, los socorristas deben usar batas/suites desechables, guantes, máscaras N95 si están disponibles y protectores oculares para su propia protección mientras descontaminan a los pacientes.

17. ¿Qué es el Síndrome de Radiación Aguda (ARS) y cuáles son sus síntomas?

Los síntomas y el posterior resultado del síndrome de radiación aguda y la enfermedad por radiación dependen directamente de la cantidad de radiación ionizante absorbida. El ARS es el resultado de la muerte celular en tejidos hematopoyéticos (producción de células sanguíneas), gastrointestinales y neurovasculares.

En el ARS se describen generalmente 4 etapas:

- Etapa prodromal – inicio es minutos a días después de la exposición y consiste en náuseas, vómitos, anorexia y posiblemente diarrea.
- Etapa latente – durante esta etapa, la víctima generalmente se sentirá bien durante horas o días.
- Etapa manifiesta de la enfermedad – Dosis-dependiente, que van desde la ligera depresión de la médula ósea a la deshidratación, desequilibrio de electrolitos, hemorragia, infección, edema cerebral, convulsiones y la muerte.
- Etapa de recuperación – esta etapa incluye la resolución de los síntomas de radiación aguda, pero incluye efectos de radiación ionizantes retrasados de la radiación ionizante incluyendo cáncer, cataratas, crecimiento y retraso mental y efectos genéticos2.

18. ¿Dónde deben internarse las víctimas para recibir tratamiento?

0.05 Gy Sin síntomas
0.5 Gy Disminuciones menores en el recuento de glóbulos blancos en algunas personas
1 Gy Náuseas/vómitos en el 10% de las personas dentro de las 48 horas de exposición
2 Gy Náuseas/vómitos en el 50% de las personas en un plazo de 24 horas, descenso marcado de glóbulos blancos
4 Gy Náuseas/vómitos en el 90% de las personas en un plazo de 12 horas, diarrea en el 10% dentro de 8 horas, 50% de mortalidad si no hay tratamiento médico
6 Gy 100% de mortalidad dentro de los 30 días sin tratamiento médico
10 Gy Dosis máxima de supervivencia con la mejor atención médica disponible
>10-30 Gy Náuseas/vómitos en <5 min, probablemente la muerte en 2-3 semanas
>30 Gy Daño del SNC, muerte en 24-72 horas

19. ¿Dónde deben tomarse las víctimas para recibir tratamiento?

Los centros de atención terciaria/centros de trauma deben utilizarse para los heridos graves/críticos, pero los hospitales locales deben tener capacidad para aquellos menos heridos con baja exposición a la radiación o quemaduras térmicas de bajo nivel/traumatismo de bajo nivel.

PERLAS Y DECISIONES CRÍTICAS

- La extracción de ropa de las víctimas contaminadas elimina aproximadamente el 90% de la contaminación
- Si está disponible, utilizar detectores de radiación que puedan identificar qué tipo de elementos radiactivos se liberaron, ya que esto guiará el tratamiento médico y la profilaxis para la mayoría de la población expuesta
- La comunicación precisa es fundamental.
- Si se dirige al público o a los medios de comunicación, asegúrese de que la información que está proporcionando sea precisa, actualizada y coherente con la información proporcionada por los líderes de gestión de emergencias.
- ¡La atención al paciente es lo primero! Si un paciente está gravemente herido o enfermo, trate al paciente; descontaminación del paciente, el equipo y el vehículo pueden venir más tarde. No hay razón para no tratar a un paciente enfermo de manera oportuna debido al miedo a la contaminación
- Todos los proveedores de atención médica que se ocupan de las víctimas de un incidente radiológico deben tomar las precauciones adecuadas (utilizar precauciones universales, tomar píldoras de yoduro de potasio en caso de una liberación de yodo131, y comprobar su dosis personal con frecuencia para controlar con precisión la exposición a la radiación acumulativa).

LECTURAS SUGERIDAS:

1. Slovic P. Perception of risk. Science. 1987;236:280-285.
2. Barnett J. et al. Understanding Radiologic and Nuclear Terrorism as Public Health Threats: Preparedness and Response Perspectives. J Nucl Med 2006;47:1653-1661.
3. Mettler,F.,Voelz,G. Major Radiation Exposure – What to Expect and How to Respond. N Engl J Med 2002;346:1554-1561.
4. Chapin DM, Cohen KP, Davis WK, et al. Nuclear power plants and their fuel as terrorist targets. Science. 2002;397:1997-1999
5. Mathews ZR, Koyfman A. Blast Injuries. J Emerg Med. 2015;49:573-587.
6. Armed Forces Radiobiology Research Institute. Medical management of radiologic casualties. 4th ed. Bethesda, Maryland, 2013.

7. Schleipman AR, Gerbaudo VH, Castronovo FP Jr. Radiation Disaster Response: preparation and simulation experience at an academic medical center. J Nucl Med Technol. 2004 Mar;32(1):22-7.

8. Lipscy, P, Kushida, K, Incerti, T. The Fukushima Disaster and Japan's Nuclear Plant Vulnerability in Comparative Perspective. Environmental Science & Technology. 2013; 47 (12): 6082–6088. doi:10.1021/es4004813

9. Planning Guidance for Response to a Nuclear Detonation. National Security Staff, Interagency Policy Coordination Subcommittee for Preparedness and Response to Radiological and Nuclear Threats. 2nd Ed, 2010. Available at: https://www.remm.nlm.gov/PlanningGuidanceNuclearDetonation.pdf Accessed January 27, 2019.

10. Hick JL, Bader JL, Coleman CN, et al. Proposed "Exposure And Symptom Triage" (EAST) Tool to Assess Radiation Exposure After a Nuclear Detonation. Disaster Med Public Health Prep 2018;12:386-395.

11. Ohtsuru A, Tanigawa K, Kumagai A, et al. Nuclear disasters and health: lessons learned, challenges, and proposals. Lancet. 2015;386:489-497.

12. Kyne D. Managing nuclear power plant induced disasters. J Emerg Manag. 2015;13:417-429.

CAPITULO 25. ARMAS EXPLOSIVAS DE DESTRUCCIÓN MASIVA

1. ¿Cuáles son las fuentes de lesiones por explosión?

- Accidentes industriales
- Accidentes domésticos
- Explosiones militares
- Explosiones terroristas
- Incendios domiciliarios
- Fuegos artificiales
- Minas terrestres

2. Las dos clases de explosivos y ejemplos.

- Explosivos de orden bajo: derivados de petróleo y pólvoras
- Explosivos de orden alto: nitroglicerina, dinamita, plástico (C-4), nitrato de amonio / aceite combustible (ANFO), trinitrotolueno (TNT)

3. ¿Cuál es la diferencia entre explosivos de orden bajo y alto?

Los explosivos de alto orden generan una onda de sobrepresión de explosión supersónica, mientras que las de orden bajo generan una vajilla de presión subsónica. Los explosivos de alto orden son mucho más propensos a causar lesiones debido a la onda de presión de explosión en sí que los explosivos de bajo orden no pueden producir.

4. ¿Qué son los IED?

Los artefactos explosivos improvisados (IED: Improvised Explosive Device) a diferencia de los dispositivos fabricados por el ejército, son aquellos que son "hechos" o se utilizan fuera de su propósito para causar daño y destrucción.

5. ¿Qué se hace para aumentar el daño y la letalidad de los artefactos IEDs?

Los IEDs a menudo se combinan con clavos, tornillos u otros objetos sólidos para generar un mayor efecto de metralla. Además, pueden ser fabricados con productos químicos o materiales radiactivos para contaminar la escena.

6. ¿Cuáles son los cuatro tipos de lesiones por explosión y describirlas?

- Lesión por explosión primaria - se produce como resultado directo de la explosión sobrepresión onda que daña el tejido en el cuerpo.
- Lesión de explosión secundaria - se produce como resultado de objetos, ya sea metralla o ambiental, siendo lanzado por la onda de sobrepresión de explosión o vientos de explosión en la víctima. Estas lesiones pueden resultar en fuerzas penetrantes o contundentes, y se manejan como tales.
- Lesión por explosión terciaria - se produce como resultado de la víctima siendo lanzada por la onda de sobrepresión de explosión o vientos de explosión en un objeto relativamente fijo en el espacio. Estas lesiones son típicamente contundentes, pero pueden ser fuerzas penetrantes o contundentes, y se manejan como tales.
- Lesiones por explosión diversas o cuaternarias- se produce como resultado de la explosión y no se clasifican de otro modo como lesiones por explosión primaria, secundaria o terciaria

7. ¿Cuáles son los principales tipos de lesiones por explosión diversas?

- Lesión térmica
- Lesión por inhalación de humo
- Lesión inhaladora tóxica (intoxicación por monóxido de carbono y gases de cianuro)
- Exposiciones químicas
- Lesión por radiación

8. ¿Cuál es la onda de sobrepresión de una explosión?

Una onda de sobrepresión de explosión es la onda de presión generada por la rápida conversión exotérmica de un material explosivo líquido o sólido en un gas. Esta onda de presión se extiende radialmente desde el punto de explosión y es responsable de lesiones por explosión primaria, generalmente involucrando estructuras llenas de aire como las orejas, los pulmones y el intestino.

9. ¿Qué son los "vientos de explosión"?

Después de una explosión, la onda de sobrepresión de la explosión desplaza los gases ambientales, causando vientos de explosión de alta velocidad lejos del punto de explosión. Estos vientos pueden alcanzar más de 1000 mph y contribuir a lesiones relacionadas con la explosión.

10. ¿Cuáles son los problemas importantes de seguridad de la escena después de una explosión?

- Los respondientes siempre deben considerar la posibilidad de dispositivos secundarios colocados cerca de la escena y cronometrados para detonar poco después de la llegada del personal de la policía, bomberos y EMS.
- A medida que los respondedores se acercan a la escena, se debe tener en cuenta la posibilidad de un aditivo para la bomba, como un agente químico o un material radiactivo para crear una bomba sucia.
- Después de una explosión, la estabilidad estructural de cualquier edificio involucrado debe ser evaluada para la posibilidad de colapso de la construcción.
- Los ambientes de partículas altas representan un riesgo de lesiones por inhalación a los respondedores desprevenidos que no han podido poner el EPP adecuado para el evento.

11. ¿Cuáles son las preocupaciones legales importantes de la escena después de una explosión?

Toda la escena es una escena del crimen y debe ser manejada como tal. Se debe tener cuidado de preservar cualquier evidencia que pueda permanecer en la escena y al tratar a las víctimas de la explosión.

12. ¿Qué es lo característico de la lesión primara por explosión con respecto a las otras formas de lesión por explosión?

En la lesión por explosión primaria, el mecanismo de lesión es tal que a menudo causa lesiones que no son externamente obvias para el proveedor prehospitalario, por lo que son fáciles de detectar. Como se mencionó anteriormente, estos típicamente involucran los pulmones, las membranas timpánicas y el intestino.

13. ¿Cuáles son las fuerzas mecánicas de las lesiones por explosión primaria?

1. Fuerzas de cizallamiento
2. Fuerzas de implosión explosión
3. Las fuerzas de Spalling (desprendimiento)

14. ¿Qué son las fuerzas de cizallamiento?

A medida que la energía de una onda de sobrepresión de explosión se transfiere al tejido, hace que el tejido se mueva en función de su densidad y fijación interna. Los tejidos menos densos y menos fijos se moverán en mayor medida que la mayor densidad, más tejidos fijos. Cuando estos tejidos yuxtaponen entre sí, las estructuras que puenten o conectan los tejidos se dañan por las estructuras de anclaje.

15. ¿Qué tejidos son susceptibles a las fuerzas de cizallamiento?

- Tejido cerebral - en la unión gris-blanca, lo que resulta en lesión axonal difusa
- Tejidos pulmonares - donde las estructuras vasculares, bronquiales y pulmonares están en estrecha conexión, lo que resulta en fístulas bronquio-vasculares
- Gastrointestinales - donde las estructuras vasculares, mesentéricas y entéricas están en riesgo de desgarro

16. ¿Qué son las fuerzas de implosión-explosión?

A medida que la onda de sobrepresión de explosión pasa a través de una estructura llena de aire, el aire contenido se vuelve extremadamente comprimido. Posteriormente, a medida que pasa la onda de presión, el aire se expande significativamente para ocupar un volumen mucho mayor. Este flujo rápido (< 10 ms) genera una gran tensión en las paredes de la cavidad llena de aire y puede resultar en daños o perforación de las paredes de la cavidad.

17. ¿Qué estructuras son susceptibles a las fuerzas de implosión-explosión?

Principalmente el gas que contiene estructuras del cuerpo, tales como:

- Estructuras auditivas - donde las membranas timpánicas (TM, tímpanos) pueden romperse como resultado del oído medio lleno de aire
- Estructuras Pulmonares - donde la unión alveolar-capilar puede ser interrumpida, resultando en edema pulmonar y contusión parénquima
- Estructuras gastrointestinales - donde la perforación y la lesión de la pared intestinal pueden ocurrir

18. ¿Qué son las fuerzas de spalling (desprendimiento)?

A medida que la onda de sobrepresión de explosión pasa de un medio/tejido de mayor densidad a un tejido/medios de menor densidad, la onda de presión reverbera en la interfaz causando la fragmentación de los medios de mayor densidad en los medios de menor densidad, lo que resulta en daño tisular.

19. ¿Qué estructuras son susceptibles a las fuerzas de desprendimiento?

En cualquier lugar que las diferentes densidades tisulares yuxtaponen, las fuerzas de desgarro pueden causar desgarro de las superficies tisulares (SNC, pulmonar, gastrointestinal, etc.)

20. ¿En qué pico de explosión sobre las presiones por encima de la presión de aire ambiente (15 psi o 1 atmósfera) es una estructura del cuerpo o víctima en riesgo de lesión por explosión primaria?

- 2-5 psi – Perforación de membrana timpánica
- 10-15 psi – Lesión pulmonar
- 15-20 psi – Lesión gastrointestinal
- 50 psi – LD50 (50% de las víctimas mueren)
- 99 psi – LD99 (99% de las víctimas mueren)

21. ¿Qué factores están relacionados con la sobrepresión de explosión máxima experimentada por la víctima?

- Tipo explosivo: los explosivos de alto orden crearán una explosión más grande sobre las presiones.
- Tamaño explosivo – una carga explosiva más grande creará una mayor explosión sobre las presiones
- Distancia de la explosión - cuanto más cerca esté una víctima de la explosión, mayor será la explosión sobre la presión experimentada por la víctima.
- El medios por donde se propaga la onda de presión: las explosiones submarinas generan presiones más altas
- Reflejo de las superficies en proximidad a la víctima – una superficie reflectante aumentará la explosión sobre la presión experimentada por la víctima, hasta un factor de 9 veces la fuerza original.
- Explosiones cerradas frente a espacio abierto - explosiones contenidas en un autobús o habitación generan presiones más altas dentro de ese espacio que hacen explosiones de espacio abierto

22. ¿Es una membrana timpánica rota (TM) un marcador de lesión por explosión pulmonar oculta o inminente?

No. Aunque las TMs se rompen en una PSI mucho menor, los estudios han demostrado que este hallazgo no es predictivo de la lesión por explosión pulmonar oculta. Los pacientes con evidencia de explosión pulmonar pueden no tener TMs rotos y viceversa.

23. ¿Qué porcentaje de las patentes con lesión por explosión tienen lesiones oculares significativas?

Un 10%

24. ¿Cuáles son las preocupaciones clínicas de la lesión primaria que afecta a los pulmones?

- Embolia aérea
- Rotura pulmonar (Blast Lung)

25. ¿Qué es la rotura pulmonar (Blast Lung)?

El pulmón de explosión es una forma de lesión pulmonar aguda que resulta de la sobrepresión de la explosión que causa daño a la membrana alveolar-capilar y parénquima pulmonar. El resultado final es una fuga capilar con edema pulmonar y hemorragia que resulta en hipoxia y daño tisular.

26. ¿Cuál es la tríada clásica de los hallazgos clínicos en Blast Lung?

- Apnea
- Bradicardia
- Hipotensión

27. ¿En qué período de tiempo se desarrolla Blast Lung?

A menudo se desarrolla inmediatamente después de la lesión por explosión, pero puede retrasarse hasta 48 horas desde el momento de la explosión. Como tal, todos los pacientes expuestos a una sobrepresión significativa deben ser cuidadosamente examinados para detectar quejas respiratorias y controlados durante al menos 4-6 horas para asegurar que la lesión no se desarrolle.

28. ¿Cuál es la importancia de las embolias aéreas?

Las embolias de aire son el resultado de fístulas bronquiales-vasculares. A nivel macroscópico, pueden causar isquemia y disfunción a casi cualquier órgano (cerebro, retina, cardiaco, extremidades, intestino) lo que resulta en estado mental o cambios neurológicos, alteraciones visuales o quejas cardiopulmonares y abdominales vagas. Cuando son masivas, resultan en síndromes de isquemia cerebrovascular, espinal, miocárdica o isquemia mesentérica.

29. ¿Cómo se puede minimizar el riesgo de embolia de aire en una persona en riesgo de lesión por explosión pulmonar?

Cuando sea posible, evite la ventilación positiva a la presión que puede empeorar las fístulas bronquiales vasculares. Si se requiere ventilación a presión positiva, se debe realizar con 100% de oxígeno que es rápidamente absorbido por los tejidos circundantes. La embolia de este gas es mucho menos dañina que el aire atmosférico que contiene 80% de nitrógeno y sólo 20% de oxígeno. Retrasar las cirugías no emergentes durante aproximadamente 48 horas puede reducir la incidencia de émbolos de aire agudos.

30. ¿Cuáles son las preocupaciones únicas con respecto a las lesiones gastrointestinales por lesiones por explosión primaria?

La lesión gastrointestinal puede presentarse agudamente debido a la perforación de una viscera, pero también puede retrasarse hasta 12 – 24 horas. En casos retrasados las perforaciones pueden ser pequeñas y por lo tanto requieren tiempo para que la inflamación se desarrolle y genere síntomas. Alternativamente, la lesión vascular, los hematomas en las serosas o la lesión mesentérica pueden ser el resultado de la isquemia focal de la pared intestinal con perforación retardada.

31. ¿Qué plazo de observación se requiere para excluir la lesión gastrointestinal?

Los pacientes con cualquier queja (calambres abdominales, náuseas o vómitos) deben ser evaluados para una lesión más grave. El paciente con una exposición significativa a la presión de explosión debe observarse de cerca para el desarrollo de síntomas retardados durante un mínimo de 4-6 horas.

32. ¿Cuál es el tratamiento en la escena de una víctima de una lesión por explosión?

Los pacientes con hallazgos evidentes de lesiones contundentes o penetrantes deben ser tratados según los protocolos de trauma estándar. Los pacientes con signos mínimos o ninguno de lesiones externas son un desafío mayor, ya que las lesiones ocultas y la aparición tardía de los síntomas no son inusuales. Todas estas víctimas deben ser transportadas al hospital para su posterior evaluación y observación. La saturación de oxígeno debe mantenerse por encima del 90% utilizando oxígeno suplementario según sea necesario. Se debe observar de cerca a los pacientes los primeros signos de explosión pulmonar, incluido el aumento de la taquipnea y la disminución de la saturación de oxígeno, así como cualquier signo de embolia de aire.

PERLAS Y DECISIONES CRÍTICAS

- La seguridad de la escena Prehospitalaria es primordial después de una explosión y debe tener prioridad.
- Las membranas timpánicas intactas después de la exposición a una onda de sobrepresión de explosión significativa no excluyen la posibilidad de lesión pulmonar o gastrointestinal.
- Las lesiones por explosión primaria a menudo son lesiones ocultas, ya que los signos externos de trauma pueden estar ausentes.
- Las lesiones por explosión secundarias y terciarias generalmente se pueden tratar de manera similar a otras lesiones contusas y penetrantes.
- Después de la exposición a una onda de sobrepresión de una explosión significativa, los pacientes sin quejas pulmonares o gastrointestinales igual deben ser observados para detectar presentaciones tardías de lesión por explosión primaria.

LECTURAS SUGERIDAS

1. Alfici R, Ashkenazi I, Kessel B. Management of Victims in a Mass Casualty Incident Caused by a Terrorist Bombing: Treatment Algorithms for Stable, Unstable, and In Extremis Victims. Mil Med 2006; 171:1155-62.
2. CDC. Explosions and Blast Injuries: A Primer for Clinicians. https://www.cdc.gov/masstrauma/preparedness/primer.pdf Accessed 1/29/2019.
3. Lavonis E, Pennardt A. Blast Injuries. http://www.emedicine.com/emerg/topic63.htm. Accessed 1/29/2019.
4. Leibovici D, Gofrit ON, Shapira SC. Eardrum Perforation in Explosion Survivors: Is It a Marker of Pulmonary Blast Injury? Ann Emerg Med 1999;34:168-172.
5. Wightman JM and Gladish SL. Explosions and blast injuries. Ann Emerg Med; June 2001; 37(6): 664-p678.
6. Scott TE, Kirkman E, Haque M, Gibb IE, Mahoney P, Hardman JG. Primary blast lung injury - a review. Br J Anaesth. 2017;118:311-316.
7. Mathews ZR, Koyfman A. Blast Injuries. J Emerg Med. 2015;49:573-587.
8. Plurad DS. Blast injury. Mil Med. 2011;176:276-82.

CAPÍTULO 26. REUNIONES MASIVAS Y MEDICINA DE EVENTOS

1. ¿Qué es una reunión masiva?

Un diccionario define una masa como un "gran cuerpo de personas en un grupo compacto" y una reunión como una "asamblea o concentración". Los involucrados en la planificación de la atención prehospitalaria generalmente consideran que cualquier evento que involucre al menos 1000 personas como una reunión masiva.

2. ¿Por qué se debería proporcionar atención médica en las reuniones masivas?

La mayoría de las reuniones masivas involucrarán sustancialmente a más de 1000 participantes. Por ejemplo, los grandes estadios deportivos generalmente tienen al menos 70.000 ocupantes. Por lo tanto, durante varias horas, la población de muchas ciudades pequeñas y medianas se puede encontrar en un área relativamente pequeña. Con una base de población de esta magnitud, es probable que ocurra un número significativo de eventos médicos. Si bien la mayoría de las quejas médicas pueden ser menores, es importante estar preparado para lidiar con los problemas verdaderamente emergentes que podrían ocurrir, desde paros cardíacos y el parto hasta situaciones de bajas masivas. Además, si no se proporciona atención médica en el lugar, se llamará al sistema local de servicios médicos de emergencia (EMS) para cada queja médica. Esto podría sobrecargar fácilmente el sistema EMS y perjudicar seriamente su capacidad para cumplir con sus responsabilidades rutinarias.

3. ¿Cuáles son los objetivos para proporcionar atención médica en una reunión masiva?

Esencialmente, uno debe crear un microcosmos de un sistema EMS. Cada componente del sistema, incluidas las comunicaciones, el personal, el equipo médico y los suministros, la respuesta in situ, la dirección médica y la capacidad de transporte, será necesario para proporcionar atención en una reunión masiva. Hay tres objetivos principales de la atención: Evaluar y manejar la enfermedad y las lesiones siguiendo protocolos consistentes con el estándar comunitario de atención médica. Conservar la capacidad y los recursos de los sistemas locales de EMS para satisfacer las necesidades de la comunidad. Prepárese para una víctima masiva o una respuesta ante desastres en caso de circunstancias extraordinarias.

4. ¿Cuál es la estructura para la planificación de eventos?

Por lo general, el organizador del evento se pone en contacto primero para determinar las características de la reunión masiva anticiaped para que pueda comenzar la planificación.

Aquellos que proporcionen dirección médica de EMS in situ y en la jurisdicción local deben incluirse en todos los aspectos de la planificación de eventos, incluida la preparación, la respuesta y el debriefing. Los temas específicos que se abordarán en la planificación incluyen:

- Factores de evento
- Necesidades de recursos y suministros
- Comunicaciones
- Personal médico de eventos
- Transporte y capacidad local de EMS
- Apoyo financiero para el costo de la atención médica
- Tal vez el problema más importante a aclarar es quién estará a cargo general de toda la atención médica y administrar la interfaz con las agencias y hospitales locales de EMS. Esto es particularmente importante para eventos que utilizarán personal de diferentes agencias o grupos de voluntarios. Muchas bandas, equipos deportivos o oradores pueden tener su propio personal médico con ellos. Determine el nivel de responsabilidad que asumirá para sus actividades de cuidado y cómo cumplir con otros requisitos que puedan tener, como el transporte

5. ¿Qué otras agencias u organizaciones, además de EMS, probablemente estén involucradas?

Para cualquier reunión grande, la policía local y los departamentos de bomberos generalmente estarán involucrados, y la planificación de eventos debe incluir un representante de cada parte interesada involucrada en el evento. Los eventos pueden tener sus propios detalles de seguridad o representantes de servicio al cliente. La educación y el enlace con cada uno de estos grupos mejorarán la capacidad de los participantes del evento para acceder a la atención médica. La comunicación interinstitucional se facilita mediante el uso de un puesto de mando, que normalmente contiene un representante de cada organismo participante, para la coordinación de eventos. En el caso de eventos que involucren a un jefe de Estado u otras preocupaciones de seguridad, agencias como el Servicio Secreto de los Estados Unidos pueden estar involucradas. La planificación conjunta es especialmente importante en tales casos para que el personal médico reciba las autorizaciones apropiadas y se pueda proporcionar atención bajo los auspicios de estas preocupaciones especiales de seguridad.

6. ¿Cómo influye el sitio físico de la recolección masiva en la planificación de la atención médica?

Los planificadores deben familiarizarse con el sitio en detalle, y esto incluirá el conocimiento del diseño geográfico, su ubicación dentro de la comunidad y las condiciones climáticas esperadas. ¿Dónde estarán las concentraciones de personas y cuáles son los puntos de acceso a las estaciones de primeros auxilios? Planificar la entrada y salida de ambulancias a la(s) sala(s) de primeros auxilios y al sitio. ¿Cuáles son las barreras para la respuesta de EMS a los participantes del evento o el acceso a salas de primeros auxilios? Determine dónde termina su responsabilidad en la atención médica y dónde comienza la del sistema EMS local. Por ejemplo, ¿quién responde frente a un evento que se ha producido en un lugar distante: por ejemplo: un derrumbe en un estacionamiento? Organizar anuncios de servicio público o señales que identifiquen claramente la ubicación de las salas de primeros auxilios y cómo el público puede acceder a la atención médica.

7. ¿Es necesaria una sala de primeros auxilios?

Sí, al menos una. Las salas de primeros auxilios sirven como una instalación central de tratamiento y fuente de suministros y operaciones. Deben identificarse claramente y ser fácilmente visibles y accesibles al público. Las cunas o camas deben estar presentes para que los pacientes puedan acostarse, según sea necesario, e, idealmente, deben permitir la privacidad del tráfico a pie. Un proveedor de EMS siempre debe estar presente en la sala de primeros auxilios, para estar presente para los pacientes a pie y evitar el uso no autorizado de suministros y equipos. Si se utilizan varias salas de primeros auxilios, puede ser útil designar la habitación más grande con mejor acceso al transporte en ambulancia como la sala principal de primeros auxilios donde se pueden almacenar la mayoría de los suministros y se atende a pacientes gravemente enfermos mientras esperan el transporte.

8. Funcionalmente, ¿cómo se llevaría a cabo una respuesta médica en una reunión masiva?

En primer lugar, las líneas de comunicación preestablecidas son primordiales. Un representante de EMS en el puesto de mando podría ser notificado de un incidente por un representante de seguridad. Si bien es útil para el representante del SME tener contacto con el sistema de EMS local, las operaciones médicas deben ser enviadas in situ a través de radio o dispositivo celular. Un paramédico es notificado y podría responder con carro eléctrico, bicicleta o a pie. En Denver, Colorado, por ejemplo, los paramédicos en bicicletas de montaña han logrado una reducción del 50% en el tiempo de respuesta en muchas concentraciones masivas. Dependiendo de la gravedad de la enfermedad, un paciente puede ser transportado a la sala de primeros auxilios en silla de ruedas, camilla o carro eléctrico para observación y terapia. Los hospitales serán notificados de la llegada inminente del paciente, y la dirección médica se puede dar en el sitio o de forma remota, en función de la necesidad prevista.

9. ¿Cuánta capacidad médica se necesita en un sitio?

Si bien la mayoría de los problemas médicos serán menores, como las solicitudes de primeros auxilios o paracetamol, la mayoría de las autoridades están de acuerdo en que se deben preparar para que el personal y el equipo se ocupen de problemas potencialmente mortales como paro cardíaco, quejas respiratorias y lesiones traumáticas. Como mínimo, si no se dispone de soporte vital avanzado, deben estar presentes desfibriladores externos automatizados y técnicos médicos de emergencia capacitados en su uso.

10. ¿Son útiles los desfibriladores externos automatizados (DEA) en estos ajustes?

Sí. Un gran ensayo prospectivo que utilizó voluntarios no paramédicos capacitados en áreas de alto riesgo, como centros comerciales y complejos de apartamentos, demostró que los laicos capacitados pueden usar DEA en estos entornos. Más importante aún, las víctimas de un paro cardíaco fuera del hospital en el grupo de RCP y DEA tuvieron una tasa mucho mayor de supervivencia al alta hospitalaria. Motyka y sus colegas describen un método para determinar el número de DEA en un estadio o estadio que se basa en traducir los tiempos de respuesta previstos en la distancia y utilizar esos valores para calcular el número de DEA que un sitio requiere.

11. ¿Los eventos al aire libre se manejan de manera diferente a los eventos en interiores?

Sí. Los eventos al aire libre permiten la exposición a los elementos y pueden tener requisitos especiales adicionales. El factor ambiental más grande suele ser la temperatura. Mientras que la hipotermia puede ser una preocupación para los eventos celebrados en temperaturas frías, las reuniones masivas celebradas en climas cálidos generalmente producen un mayor número de pacientes que experimentan deshidratación y agotamiento por calor. Los sitios cerca de grandes masas de agua pueden requerir capacidades de rescate acuático. La mayoría de los eventos en interiores están climatizados e involucran a participantes sentados, disminuyendo así el potencial de problemas médicos.

12. ¿Es suficiente conocer la asistencia estimada a una reunión masiva para determinar los niveles de personal?

No, pero conocer la asistencia estimada y la probabilidad de que el paciente tenga una tasa de presentación (PPR) es un factor importante para estimar las necesidades de personal. Una regla general ha sido proporcionar un médico para 40.000 a 50.000 personas y un técnico médico-paramédico de emergencia o una enfermera por cada 10.000 personas. Sin embargo, un análisis más sofisticado de la PPR (pacientes por cada 10.000 asistentes) a partir de datos históricos muestra una amplia variación generalmente de 5 a 900 por cada 10.000, dependiendo de otras características del evento. Las estimaciones de la gravedad prevista también se pueden hacer a partir de datos históricos calculando el número de pacientes transportados al hospital por cada 10.000 asistentes, y una proporción cada vez mayor puede mostrar la necesidad de personal médico adicional. Idealmente, si un evento similar se ha celebrado antes o en un lugar similar, uno debe tener buenos datos en los que basar la planificación futura.

13. ¿Qué otras características de una reunión masiva son importantes?

Más allá del clima, otros factores ambientales importantes a tener en cuenta incluyen: la naturaleza del lugar (cerrado vs abierto), asientos (asignados contra espectadores móviles) y la densidad de multitudes esperada. Cada tipo de evento (deportivo, político, religioso, concierto, juego) tiene comportamientos individuales específicos y dinámicas sociales que varían ampliamente y se ha demostrado que influyen en el volumen y las categorías de problemas médicos. Por ejemplo, cuando es probable que el abuso de alcohol y sustancias, las tasas de PPR a menudo sean mucho más altas. Un ejemplo es que hay más pacientes con secuelas de abuso excesivo de alcohol y drogas en conciertos de rock que en eventos de música clásica. El riesgo de violencia o trauma varía mucho entre los acontecimientos y aumenta dramáticamente en eventos entre rivales, donde se prevé el consumo excesivo de alcohol, o durante las manifestaciones de protesta pública.

La edad de los asistentes es un factor importante. Se deben anticipar problemas médicos más significativos de una población mayor, y aumentar la duración de un evento también puede ser un factor potente para una mayor utilización médica. Por ejemplo, en eventos relacionados con deportes y conciertos en Cleveland Ohio en 2003, los diagnósticos críticos (por ejemplo, paro cardíaco, dolor torácico, síncope, trauma y disnea) ocurrieron con más frecuencia con eventos de fútbol que en lugares de béisbol o arena. La asistencias del EMS se produjo con mayor frecuencia para las quejas relacionadas con el alcohol en los partidos de fútbol, mientras que las asistencias en partidos de béisbol casi siempre se producía por lesiones.

La experiencia histórica muestra que la demanda de servicios médicos varía ampliamente entre los eventos, incluso entre aquellos que a primera vista podrían esperarse que den resultados similares. Junto con la naturaleza heterogénea de las reuniones masivas, el uso de modelos para predecir con precisión la demanda de recursos sigue siendo un desafío. Sin embargo, Hartman y sus colegas fueron capaces de utilizar un sistema de estratificación simple que clasificó los eventos como menores, intermedios y mayores, basado en factores ambientales, demografía, número de asistencia y presencia de alcohol que predijo la demanda de recursos.

14. ¿Los médicos necesitan participar?

Puede haber casos en que la participación directa del médico en el lugar en las reuniones masivas sea necesaria. En primer lugar, la mayor parte de la investigación publicada sobre la atención médica proporcionada en las reuniones masivas ha sido realizada por los médicos que han diseñado e implementado planes para tales eventos. Si bien la mayor parte de la atención médica puede y será proporcionada por paramédicos o enfermeras, ocasionalmente se requiere mayor experiencia médica del médico de emergencia. Tal vez lo más importante, el médico puede aceptar la responsabilidad de tratar y dar de alta a los pacientes que de otra manera podrían requerir transporte cuando se siguen los protocolos prehospitalarios de rutina. Se ha demostrado que los médicos en el lugar disminuyen el número de pacientes transportados, lo que se traduce en una disminución de los costos de atención y una mayor satisfacción para los pacientes y los organizadores de eventos.

15. ¿Son eficaces las estrategias de tratamiento y alta?

Sí, normalmente esta política se utiliza cuando se anticipan problemas médicos relativamente simples y se anticipan asistencias muy grandes. Dado que cuantos más casos menores se atiendan y se resuelvan rápidamente en el punto de asistencia, los recursos se mantendrán disponibles para las pacientes más gravemente enfermos o lesionados. Esto puede implicar la dosificación de productos farmacéuticos como el paracetamol o la difenhidramina utilizando protocolos médicos predeterminados. En tiempos de necesidad, otros enfoques pueden proporcionar alternativas a los protocolos tradicionales. Por ejemplo, en el entorno de quejas típicas de agotamiento por calor y signos de deshidratación, los equipos de tratamiento paramédico pueden administrar líquido intravenoso y liberar a aquellos pacientes que responden adecuadamente, sin necesidad de transporte hospitalario. Cualquier recopilación masiva de protocolos médicos que se desvíe de la práctica local habitual de EMS debe ser aprobado en la planificación previa al evento por el director médico del evento.

16. ¿Es necesario documentar cada contacto con el paciente?

Sí. Para las primeras ayudas menores y las solicitudes analgésicas, uno puede optar por simplemente registrar datos demográficos (tiempo, nombre, edad), queja principal, tratamiento y disposición. Cualquier queja de mayor gravedad requiere la documentación completa habitual requerida de una respuesta de EMS o visita al departamento de emergencias. La compulsividad en esta área permite una mayor protección medicolegal y recopilación de datos para la planificación futura y la mejora de la calidad.

17. Además de los eventos típicos, ¿alguna otra situación especial justifica este tipo de planificación?

La mayoría de los principales aeropuertos deben ser considerados en el mismo contexto que una reunión masiva. Tienden a estar distantes de las principales áreas metropolitanas, hasta 23 millones de pasajeros pueden pasar anualmente, y hasta 15.000 empleados pueden estar en el lugar. Los volúmenes de llamadas anuales han oscilado entre 800 y 6.000. Algunos aeropuertos cuentan con clínicas médicas in situ con médicos y enfermeras, y otros proporcionan habitaciones de primera respuesta y primeros auxilios paramédicos. Se debe establecer un sistema independiente de proporcionar atención médica in situ que se ajuste a las regulaciones de la Administración Federal de Aviación. Dependiendo de la distancia a un hospital, el transporte en helicóptero puede ser necesario para pacientes gravemente enfermos o heridos.

18. ¿Cuál es el peor escenario?

Cada reunión masiva es un evento de víctimas masivas que espera a suceder. El plan local de desastres del SME se puede iniciar en tales circunstancias, pero cada reunión masiva tiene un conjunto específico de logística que se puede anticipar y analizar de antemano. Los sitios fijos, como los estadios, pueden tener planes de desastre específicos del sitio, que se pueden probar mediante el uso de ejercicios de simulaciones y a gran escala (simulacros) y deben utilizar una estructura local basada en el sistema de comandos de incidentes.

PERLAS Y DECISIONES CRÍTICAS

- La prestación de atención médica en una recolección masiva requiere la duplicación de cada elemento de un sistema de EMS.
- Todos los eventos no son iguales, tenga en cuenta el tipo y la edad prevista de los asistentes.
- Crée un plan de desastre específico para cada sitio de reunión masiva.
- Planificar DEA en sitios de aglomeración de personas.
- Los laicos capacitados con DEA se pueden utilizar para la cobertura tradicional de soporte vital avanzado en un área más grande.
- Tenga siempre en cuenta las condiciones ambientales y los factores de comportamiento al planificar y cubrir una recolección masiva.
- Usted puede ser fácilmente superado por pacientes con enfermedades o lesiones de baja gravedad.
- Las estrategias de tratamiento y alta en el lugar son esenciales para evitar el colapso del SME local con los traslados. La demanda de transporte se reduce al tener un médico en el lugar.

LECTURAS SUGERIDAS

1. Alquthami AH, Pines JM: A Sytematic Review of Noncommunicable Health Issues in Mass Gatherings. Prehosp Disaster Med 2014;29(2): 167-175.
2. Cwinn AA, Dinerman N, Pons PT, et al: Prehospital care at a major international airport. Ann Emerg Med 17:1042–1048, 1988.

3. Masterson S, McNally B, Cullinan J, et al. Out-of-hospital cardiac arrest survival in international airports. Resuscitation. 2018;127:58-62.

4. Hartman N, Williamson A, Sojka B, et al: Predicting Resource Use at Mass Gatherings Using a Simplified Stratification Scoring Model. Am J Emerg Med 2009;27: 337-343.

5. Mass Gathering Medical Care. NAEMSP Position Statement. Prehosp Emerg Care 2015;19(4): 558.

6. Moore R, Williamson K, Sochor M, et al: Large-event Medicine: Event Characteristics Impacting Medical Need. Am J Emerg Med 2011;29: 1217-1221.

7. Motyka TM, Winslow JE, Newton K, et al: Method for determining automatic external defibrillator need at mass gatherings. Resuscitation 65:309-14, 2005.

8. Ranse J, Hutton A, Keene T, et al: Health Service Impact From Mass Gatherings: A Systematic Review. Prehosp Disaster Med 2017;32(1):71-77.

9. Schwartz B, Nafziger S, Milsten A, et al: Mass Gathering Medical Care: Resource Document for the National Association of EMS Physicians Position Statement. Prehosp Emerg Care 2015;19(4): 559-568.

10. Tallman TA, Peacock WF IV, Telban DJ, et al: Spectator risk at professional sporting events: An analysis of the Cleveland Clinic Event Medicine Program(abstract). Ann Emerg Med 46:S114, 2005.

CAPÍTULO 27. PARAMEDICINA COMUNITARIA

1. ¿Qué es la paramedicina comunitaria?

La paramedicina comunitaria es un programa donde los paramédicos, que están acostumbrados a trabajar de manera independiente en el entorno fuera del hospital, reciben educación y capacitación adicionales con el fin de ampliar su base de conocimientos y habilidades para trabajar con médicos locales y otros recursos de salud pública para evaluar a los pacientes en sus hogares, conectar a las personas con los recursos locales y proporcionar atención médica a pacientes que podrían no tener acceso a la atención médica. Las comunidades que utilizan paramédicos comunitarios lo hacen de diversas maneras. Algunos organismos se centran en reducir las admisiones al hospital; algunos hacen hincapié en la reducción de los "consultadores frecuentes" del sistema 9-1-1; otros sistemas pueden centrarse en la desintoxicación o la salud mental, mientras que algunos se centran en todos esos desafíos. Cuando los paramédicos involucrados en la respuesta de emergencia 9-1-1 suelen tener descripciones de trabajo similares en todo el país, los paramédicos comunitarios tienen un vasto y variado conjunto de habilidades y metas.

2. ¿Cuál es la historia de la paramedicina comunitaria?

La primera interacción de la paramedicina comunitaria en los Estados Unidos llegó a principios de la década de 1990 en Red River, Nuevo México (a unas 40 millas de Taos). Esta iniciativa, llamada "Proyecto Río Rojo", fue efímera a medida que los paramédicos capacitados se alejaron. Sin embargo, el programa redujo significativamente los traslados en ambulancia de Red River a Taos. La versión moderna del programa de paramedicina comunitaria comenzó en Nueva Escocia, Canadá, proporcionando de nuevo atención médica rural. En 2005, se formó la Mesa Redonda Internacional sobre Paramedicina Comunitaria y se introdujo un plan de estudios oficial. La versión uno fue implementada y poco después se inició un programa piloto en Minnesota. La segunda versión del plan de estudios fue lanzada un año más tarde y se inició un programa piloto en las zonas rurales de Colorado. La versión tres fue lanzada en 2012 y para entonces 35 universidades en los Estados Unidos estaban organizando el plan de estudios. En 2015, la primera prueba nacional para paramédico de la Comunidad, "Paramédico Comunitario – Certificado (CP-C)" fue presentada a través de la Junta Internacional de Certificación de Especialidades. A partir de este escrito, hay más de 1.000 programas de paramédicos comunitarios que operan en los Estados Unidos.

3. ¿Qué implica la formación para la paramedicina comunitaria?

Al igual que los programas típicos de capacitación de paramédicos, los programas de paramédicos comunitarios tienen componentes didácticos y clínicos.

4. ¿Cuáles son los componentes didácticos típicos de un programa paramédico comunitario?

El plan de estudios didáctico típico de un programa de paramédico comunitario proporcionará antecedentes y educación sobre las siguientes preocupaciones de salud:

- Determinantes Sociales de la Salud
- Atención Primaria del paciente
- Problemas de Salud Pública
- Prevención
- Dispositivos Médicos

5. Hábleme de los Determinantes Sociales de la Salud.

Los Determinantes Sociales de la Salud son uno de los conceptos más vitales del plan de estudios y es la columna vertebral de cualquier programa exitoso y la atención subsiguiente dada por el Paramédico Comunitario. Según los Centros para el Control de Enfermedades, los determinantes sociales de la salud se definen como "las circunstancias en las que las personas nacen, crecen, viven, trabajan y envejecen. Esto también incluye los sistemas en vigor para ofrecer atención médica y servicios a una comunidad. Estas circunstancias a su vez están moldeadas por un conjunto más amplio de fuerzas: economía, políticas sociales y política". Entender los factores externos que influyen en la salud del paciente es una parte clave de ser capaz de preparar al paciente para el éxito. Evaluar al paciente y ver que es, por ejemplo, un diabético incontrolado, eso es sólo el primer paso en el manejo de su atención. Uno debe profundizar y averiguar las razones por las que el paciente podría estar luchando. ¿Cómo están sus finanzas? Evaluar esto puede mostrarle que no pueden pagar sus medicamentos. Tal vez están luchando para permitirse alternativas de alimentos saludables. Tal vez su paciente no puede pagar un vehículo y no tiene acceso al transporte público que limita su capacidad de ver a su proveedor de atención médica para recibir la atención adecuada. Ser un buen detective es tan importante para el Paramédico comunitario como ser un buen clínico. Después de que se reconozcan las necesidades sociales, el Paramédico comunitario puede utilizar sus habilidades y recursos locales para conectar al paciente con los programas u organizaciones adecuados para obtener ayuda en la gestión de sus necesidades.

6. ¿Cuál es el rol en la Atención Primaria del Paramédico Comunitario?

La Atención Primaria es otro componente clave de la experiencia en el aula y se centra en el papel del proveedor de atención primaria y en cómo se relaciona con el paramédico de la comunidad. En el entorno 9-1-1, el paramédico es una extensión de un médico de emergencia, donde los objetivos principales son tratar emergencias potencialmente mortales y trasladarse a un nivel más alto de atención. El Paramédico Comunitario es una extensión del proveedor de atención primaria del paciente. La palabra extensión se enfatiza porque de ninguna manera un paramédico comunitario reemplaza el papel del médico de atención primaria. Los paramédicos de la comunidad son los ojos y oídos del proveedor principal en el hogar del paciente. La gente se pone su "mejor domingo" cuando van al médico, los paramédicos los ven en su "peor jueves". Obtener una comprensión más profunda del papel del médico de atención primaria, incluyendo la gestión de problemas de salud a largo plazo, la comprensión de los valores de laboratorio, la historia detallada y los exámenes físicos y muchos otros conceptos permiten al Paramédico de la Comunidad ofrecer una mayor atención, comunicarse eficazmente con el médico de referencia y posteriormente ofrecer un mayor beneficio al paciente.

7. ¿Cómo encaja la Salud Pública con el Paramédico Comunitario?

La Salud Pública es un vínculo directo con el modelo de Determinantes Sociales de la Salud. Comprender el papel y los conceptos detrás del modelo, así como los programas ofrecidos dentro de esa escena, son tan importantes para que el Paramédico de la Comunidad lo entienda al igual que los paramédicos 9-1-1 entienden los hospitales como destinos especializados.

8. ¿Cuál es el rol del Paramédico Comunitario en materia de prevención?

Uno de los principales objetivos de la paramedicina comunitaria es la prevención. Cuando la medicina de emergencia es tal vez 90% tratamiento y 10% prevención, la salud pública es 90% prevención y 10% tratamiento. Hay un sinfín de maneras en que los paramédicos comunitarios contribuyen. En particular, la conciliación de medicamentos y la educación pueden tener un impacto significativo para un paciente, incluso aquellos que pueden tener incluso un régimen de medicación simple. Otro ejemplo es proporcionar capacitación en dispositivos médicos, donde el Paramédico Comunitario garantiza que los glucómetros, inhaladores, CPAP, inyecciones, etc. se utilicen de forma correcta y segura. Otros ejemplos incluyen la seguridad en el hogar, la nutrición, la asignación de recursos, el seguimiento posterior al ingreso hospitalario y muchos otros servicios que realiza el Paramédico comunitario son parte del espectro de prevención.

9. ¿El Paramédico de la Comunidad se ocupa de algún dispositivo médico especializado?

Los dispositivos médicos especializados son otra área en la que se puede pedir al paramédico comunitario que vaya a la casa de un paciente para evaluar y administrar los suministros y equipos que no tienen los médicos 9-1-1, como bolsas de colostomía e ileostomía, puertos, líneas PICC, líneas centrales y catéteres, por nombrar algunos. Tener un conocimiento detallado de cómo funcionan y cómo cuidar estos dispositivos es parte de cada plan de estudios de paramédicos de la comunidad. Además, el Paramédico de la Comunidad también lleva y utiliza equipos especiales que incluyen un otoscopio, oftalmoscopio, horquilla de afinación, monitores PT/INR, pruebas de laboratorio de punto de atención y equipos de cuidado de heridas.

10. ¿Cuáles son los objetivos clínicos típicos de un programa de capacitación de paramédicos comunitarios?

La parte clínica del plan de estudios a veces se realiza junto con, o después de la parte didáctica. De cualquier manera, tener rotaciones clínicas fuertes, variadas y detalladas es vital para convertirse en un paramédico comunitario competente y productivo. Gran parte de la porción clínica se realiza dentro del consultorio del médico de atención primaria, ya que una parte significativa de lo que hace un paramédico comunitario es el manejo a largo plazo de los problemas de atención médica. Es en este entorno donde el paramédico obtendrá vastos conocimientos y habilidades relacionados con el manejo de enfermedades crónicas, al mismo tiempo que aprende sobre la prevención. Variar entre las prácticas de atención adulta, pediátrica y aguda garantizará que el estudiante reciba una experiencia clínica completa.

El manejo de medicamentos caseros es un enfoque importante para el estudiante en todos estos. Aprender qué medicamentos se prescriben rutinariamente, en qué dosis y para qué problemas ayudará en gran medida al Paramédico Comunitario en su práctica y se transferirá a la salud a largo plazo de los pacientes a los que sirven. La recolección de muestras como esputo, orina, heces, exudados de heridas, nasal y garganta, son elementos que el paramédico de la comunidad puede muy bien pedir que reúna en el entorno doméstico. Por último, ser competente con el otoscopio y el oftalmoscopio, tanto en pacientes pediátricos como adultos es esencial.

La salud pública desempeña un papel importante en la experiencia clínica educativa. El estado de vacunación, los horarios y la administración son a menudo lo que se pide a un paramédico comunitario que evalúe y realice en el hogar. Es en este entorno clínico que el estudiante tendrá la oportunidad de realizar muchas inyecciones, específicamente en la población pediátrica, y aprender valiosas técnicas y habilidades que les ayudarán a convertirse en mejores clínicos.

En obstetricia, si son posibles las rotaciones en el área de cuidado neonatal, permitirán al estudiante obtener un nivel más profundo de comprensión y comodidad en lo que respecta al embarazo y los pacientes recién nacidos con los que inevitablemente entrarán en contacto en sus programas. La comprensión adecuada del pesaje de los bebés y el saber qué es y qué no es aceptable en la pérdida de peso / ganancia es vital para cuidar de esta delicada población. Los especialistas en lactancia también desempeñan un papel en este entorno. Conocer técnicas para ayudar a la mamá en el hogar, le permitirá ofrecer un mayor cuidado. A menudo se necesitan equipos como palitos bajalenguas y tubos de recogida, oximetría de pulso neonatal, luces caseras para fototerapia de bilirrubina y otros equipos especiales para ser utilizados por el Paramédico de la Comunidad.

Las rotaciones de la UCI y la PCU expondrán al estudiante a muchos de los equipos discutidos anteriormente que el Paramédico de la Comunidad entrará en contacto y tendrá que solucionar problemas en el entorno doméstico. Conocer la técnica adecuada para acceder y cuidar adecuadamente los puertos, las líneas centrales, la colostomía, la ileostomía, los tubos PEG y las líneas PICC debe hacerse a un nivel en el que el Paramédico comunitario se sienta cómodo al cuidarlos en el hogar.

Por último, cualquier otro campo especializado en el que su programa de paramédicos comunitarios se enfoque debe agregarse también a la parte clínica. El abuso de sustancias, la desintoxicación y la salud mental son ejemplos principales. Si el Paramédico Comunitario participará en estos programas, es vital que reciban capacitación y experiencia de campo en el tratamiento de este tipo de pacientes.

11. ¿Hay regulación legal para la paramedicina comunitaria?

Debido a la aprobación de la legislación para el Paramédico Comunitario en muchos estados y con más por venir en el futuro, muchos estados ahora están exigiendo ciertas certificaciones para que el Paramédico de la Comunidad pueda practicar. Un gran empujón es asegurarse de que cada paramédico de la Comunidad reciba un certificado de finalización de una universidad acreditada. Esto se hace para asegurar que el plan de estudios tiene altos estándares y el programa de capacitación es enseñado y monitoreado por un instructor calificado.

12. ¿Existe un proceso de certificación especial para los paramédicos de la comunidad?

La *International Board of Specialty Certification* (IBSC) y *la Board of Critical Care Transport Paramedic Certification* (BCCTPC) son unas organizaciónes sin fines de lucro a nivel nacional que emiten certificaciones de nivel avanzado para los paramédicos que desean ampliar su papel. Según la website de IBSC (https://www.ibscertifications.org), actualmente ofrecen las sigiunetes certificaciones especializadas –

- *Certified Community Paramedic* (CP-C)
- *Certified Critical Care Paramedic* (CCP-C)

- *Certified Flight Paramedic* (FP-C)
- *Certified Medical Transportation Safety Professional* (MTSP-C)
- *Certified Tactical Paramedic* (TP-C)
- *Certified Tactical Responder* (TR-C)

Al igual que con la finalización del curso de nivel universitario, una certificación a través del IBSC es ahora un requisito común en muchos estados para que un paramédico de la comunidad practique. Para obtener esta certificación, el posible paramédico de la Comunidad debe sentarse y pasar con éxito la prueba escrita.

13. Usted se imagina que el Paramédico Comunitario necesita de una habilidad clave, como es tener habilidades excelentes de comunicación. ¿Es eso correcto?

Si, una de las habilidades más importantes de un buen paramédico comunitario es la comunicación. La idea de "cerrar el bucle" durante cada encuentro de atención al paciente debe ser un enfoque para cada programa de paramédicos de la comunidad. Un ejemplo de esto sería un paciente con insuficiencia cardíaca congestiva que es visto por su médico, se prescriben medicamentos, se colocan en una dieta específica y se envían a casa. Una semana más tarde, el paciente llama al médico quejándose de un aumento de la hinchazón en sus piernas. A continuación, el médico solicita que un paramédico comunitario visite la casa para verificar el estado del paciente. Cuando el paramédico llega, descubren que el paciente no ha estado tomando sus medicamentos a la dosis correcta, es capaz de educar al paciente, e informa de ello al médico. Sin embargo, si a su llegada se diera cuenta de que el paciente no cumplía con las normas debido a otras cuestiones, como la falta de fondos, tendrían que informar inmediatamente al médico y el paramédico de la Comunidad se inscriba en el uso de otros recursos, como los servicios sociales, para encontrar soluciones al problema.

14. ¿Cuáles son algunos de los servicios muy específicos prestados por un paramédico comunitario?

Como se mencionó a lo largo de este capítulo, hay muchos servicios diferentes que los paramédicos de la Comunidad proporcionan. La siguiente lista es un ejemplo de algunos de esos servicios.

- Verifica el bienestar
- Verifica el complimiento de la medicación
- Evalúa las heridas / cambio de vendajes
- Evalúa la seguridad en el hogar
- Evalúa la nutrición

- Evalúa los servicios de Atención médica
- Realiza la atención de seguimiento hospitalaro
- Control de la presión arterial
- Flebotomía
- Evalúa el asma y el correcto uso de los MDI
- Cumplimiento del uso del nebulizador
- ECG de 12 derivaciones
- Seguimiento diabético / Educación
- Evaluación neurológica
- CPAP / BiPAP
- Uso del medidor de flujo pico
- Evaluación general con H&P
- Exámenes de oído
- Post enfermedad / seguimiento de lesiones
- Evaluación de accidente cerebrovascular
- Comprobaciones de peso
- Investigación de enfermedad
- Control de bienestar
- Vacunas, Inmunizaciones
- Seguimiento psiquiátrico
- Alcohol / seguimiento de drogas
- iStat (analizador de bioquímica)
- TP/INR
- Recolección de heces
- Recolección de orina
- Seguimiento de la insuficiencia Fallo cardíaca congestiva / EPOC

Esta es sólo una pequeña muestra de los muchos servicios que proporcionan los paramédicos comunitarios. Una de nuestras historias favoritas, es al inicio de nuestro programa paramédico comunitario, fuimos enviados a la casa de una anciana para evaluarla por una depresión menor. Durante nuestro tiempo con ella nos enteramos de que su hija y su familia se habían mudado recientemente fuera de la zona y ella estaba triste porque ella no podía ir a ver a su nieta. Al pasar un tiempo extra en la casa pudimos crear una cuenta de Skype para ella, que le permitió estar en contacto y ver a su nieta. Fue un pequeño acto que hizo un mundo de diferente.

15. ¿Qué es necesario para iniciar un programa de paramédicos comunitarios?

Hay una serie de pasos y componentes cruciales que se necesitan para iniciar un programa de paramédicos comunitarios. Estos incluyen los siguientes:

- Evaluación de necesidades de la comunidad
- Financiación y sostenibilidad
- Dirección médica y supervisión
- Revisión de calidad y mejora
- Procedimiento de derivación
- Procedimiento de implementación

16. ¿Qué implica evaluar las necesidades de una comunidad?

Una evaluación de las necesidades de la comunidad es el primer paso que cualquier organización debe dar antes de iniciar un programa de paramédicos comunitarios. Este es un proceso de recopilación de información que debe hacerse en colaboración con todos los miembros de la comunidad de atención médica dentro del área de servicio de la organización. Idealmente, la salud pública, las organizaciones hospitalarias, las oficinas de atención primaria y las clínicas (incluidas las clínicas de salud gratuitas y los centros de salud calificados a nivel federal), los hogares de ancianos, los funcionarios del gobierno local y cualquier otra parte interesada.

Como se mencionó anteriormente, hay muchos modelos diferentes de programas de paramédicos comunitarios en todo el mundo y cada uno es único en esa área. A través de la evaluación de las necesidades de la comunidad, cada parte interesada podrá compartir áreas donde consideren que la atención médica podría faltar en el área y un programa de paramédicos comunitarios podría ayudar a llenar ese vacío. Por ejemplo, si durante la evaluación de las necesidades de la comunidad se encuentra que una de las principales áreas de preocupación en su localidad es una alta tasa de reingresos de los pacientes con insuficiencia cardíaca congestiva, entonces ese podría ser uno de los objetivos para su programa de paramédicos comunitarios.

Entonces tendría una dirección para entrar y sería capaz de trabajar con recursos hospitalarios, nutricionistas, médicos, salud pública y otras agencias para poder combatir el problema. Si por otro lado, se encuentra que hay un problema con el acceso a la atención en su área, debido a los limitados recursos médicos, el programa de paramédicos de la comunidad podría centrarse más en la atención primaria.

Es esencial que su programa se centre en los problemas de atención médica y las brechas que existen en su localidad. Sería una pérdida de tiempo y recursos centrarse en un supuesto problema que en realidad no existe.

17. ¿Cómo se financian los programas paramédicos comunitarios?

La financiación y la sostenibilidad pueden ser una de las partes más difíciles para iniciar y mantener un nuevo programa de paramédicos comunitarios. Con los cambios recientes en la legislación y las compañías de seguros que ven los ahorros de costos que este tipo de programa puede proporcionar, ahora hay más oportunidades de financiamiento disponibles. Sin embargo, al ser un concepto tan nuevo en el ámbito de la salud, seguirá llevando tiempo para que se desarrolle. Muchos programas están encontrando diferentes maneras de financiar sus programas. Las subvenciones parecen ser una de las rutas más populares a tomar, ya que los financiadores de subvenciones siempre están buscando programas para financiar que ofrezcan una mayor atención a la población más vulnerable. Esto es, por supuesto, lo que muchos programas de paramédicos comunitarios se esfuerzan hoy.

Las asociaciones entre agencias de ambulancias y hospitales, o sistemas de ambulancias basados en hospitales, están encontrando maneras de financiar programas que están demostrando reducir los transportes de ambulancias y las tasas de readmisión a los hospitales.

Algunos programas son autofinanciados a través de la agencia de ambulancias que sirve como el hogar del programa en sí. El objetivo de este modelo de entrega tiende a estar más centrado en reducir las llamadas de alta frecuencia y uso que su agencia podría experimentar.

18. ¿Cómo es una típica estructura de la dirección médica de un programa de paramédicos comunitarios?

La dirección médica es crítica. Tener un director médico fuerte, apasionado e involucrado, es la columna vertebral de un programa de paramédico comunitario saludable y de alta calidad. Generalmente hay dos rutas separadas para lograrlo. Uno es utilizar el mismo director médico que proporciona supervisión médica a su sistema 9-1-1. Este médico normalmente tiene antecedentes de medicina de emergencia y ocupa ambos roles de director médico de SEM, así como director médico paramédico de la comunidad.

Otros sistemas emplean a un segundo director médico que es del mundo de la atención primaria para servir como director médico del Programa de Paramédicos Comunitarios. Esta opción puede ayudar en gran medida a un programa en muchas áreas diferentes. Los médicos de atención primaria practican la atención para procesos agudos y crónicos. Gran parte de su práctica se dedica al manejo a largo plazo de la enfermedad. Están íntimamente familiarizados con el manejo de medicamentos, múltiples procesos de la enfermedad y el cuidado de los pacientes durante un largo período de tiempo.

19. ¿Cuál será exactamente el papel del director médico de un Programa de Paramédicos Comunitarios?

El director médico tiene múltiples funciones dentro de la organización en la que sirve. En primer lugar, al igual que en los sistemas 9-1-1, son la licencia que garantiza la calidad de la atención dada. Es a través de ellos que el Paramédico comunitario es capaz de proporcionar la atención que ofrecen. En segundo lugar, el director médico debe aprobar todos los protocolos bajo los cuales opera el Paramédico Comunitario. Pueden escribirlos ellos mismos, ayudar a escribirlos o firmar protocolos que ya están en vigor o propuestos y desarrollados por miembros del personal de paramédicos. Por último, el director médico debe participar activamente en el proceso de control de calidad. Tener sus llamadas de revisión de director médico, ya sea una parte de ellos o todos ellos, permitirá que el programa no sólo mantenga una alta calidad de atención, sino que también ayudará al programa y a sus médicos a identificar áreas de mejora. Un director médico dedicado debe ofrecer no sólo supervisión, sino también retroalimentación constante que ayudará a los paramédicos de la comunidad a mejorar sus evaluaciones y habilidades diagnósticas.

20. ¿Le ofrece más información sobre el proceso de evaluación y mejora de la calidad (QRI por sus siglas en inglés)?

El QRI debe ser una parte integral de cada agencia de ambulancias. Mientras que algunos programas tienen la suerte de tener una o más personas cuya asignación es la revisión y mejora de la calidad, otros encuentran maneras de incorporar a su personal en él. De cualquier manera, es imperativo que, al igual que el sistema 9-1-1, el programa Paramédico de la Comunidad tenga múltiples capas de controles y equilibrios que examinan todos los aspectos de la atención proporcionada por el programa. Este proceso garantizará que se cumplan todas las directrices reglamentarias y se mantenga la calidad de la atención.

Las encuestas de satisfacción del paciente son otra forma de garantizar que su programa satisfaga las necesidades de los pacientes a los que sirve. Una encuesta rutinaria de una parte o de todos sus pacientes permite a la organización encontrar otras necesidades y formas de brindar atención que pueden no haber sido evidentes si no fuera por la retroalimentación del paciente.

El gerente/supervisor del programa paramédico comunitario es la capa final del programa de garantía de calidad. Las operaciones diarias, la gestión de los documentos del paciente, el mantenimiento de los equipos y más deben ser manejados por alguien que tenga un conocimiento íntimo de todos los aspectos del programa. Es su trabajo asegurarse de que todos los componentes del sistema funcionen como deberían y que se satisfagan las necesidades del paciente.

21. ¿Qué es el proceso de derivación de paramédicos comunitarios?

El proceso de derivación es la forma en que los médicos pueden referir a los pacientes al programa paramédico comunitario. Debe hacerse de tal manera que permita que la información médica privilegiada se comparta de forma segura. La remisión también debe contener toda la información necesaria que permita al paramédico responder y realizar las tareas necesarias. La información demográfica que incluye tanto la dirección como el número de teléfono, el diagnóstico, el motivo de la visita y todas las evaluaciones y procedimientos deben incluirse en la referencia. Además de esto, si el Paramédico comunitario no tiene acceso a los archivos médicos del paciente, la información pertinente también debe incluirse con la referencia. Esto puede incluir notas de la oficina, resultados de laboratorio e imágenes y cualquier otra información que el proveedor considere necesaria.

22. ¿Cómo se despliegan los paramédicos comunitarios?

El despliegue de paramédicos comunitarios varía en función de los objetivos del programa y los tipos de pacientes a los que sirven, y también si trabajan de forma independiente o con otro proveedor. Por lo general, los paramédicos de la comunidad no deben ir a la casa de un paciente en una ambulancia. Cuando la gente ve una ambulancia estacionada fuera de la casa de uno de sus vecinos tiende a llamar la atención que el paciente puede no desear. Una respuesta más pequeña o un vehículo de personal es una opción mucho más apropiada.

Muchos programas de paramédicos comunitarios utilizan tanto un paramédico como un profesional de enfermería o un asistente médico para visitar al paciente. Este doble nivel de servicio puede conducir a un mayor nivel de atención, particularmente la capacidad de recetar medicamentos mientras está en el hogar. Algunos programas también tendrán paramédicos comunitarios responder a la escena de una llamada 9-1-1 cuando el equipo de campo ha encontrado que el paciente no necesita ir al hospital, pero necesita algún otro tipo de ayuda. En este modelo, normalmente el equipo de campo llamará a su centro de despacho y solicitará un paramédico de la comunidad.

Por último, hay algunos programas que tienen paramédicos comunitarios responder a la escena de una llamada 9-1-1 simultáneamente con el equipo de campo cuando hay un tipo específico de queja. Las llamadas psiquiátricas, de abuso de alcohol y de quejas menores son ejemplos de este tipo de respuesta. En última instancia, el modelo de implementación debe servir mejor a las necesidades de la comunidad.

PERLAS Y DECISIONES CRÍTICAS

- Reúnase con todos, sin importar cuál sea su campo. Nunca se sabe qué ideas pueden surgir.
- Cree una extensa red de recursos.

- Contrate gente buena, no sólo buenos médicos.
- Sea generoso con su información siempre dispuesto a ayudar a otros programas. Aprenderá tanto, como ellos compartiendo.
- Trabaje duro para "comprarse" a todo el personal. Nada perjudica a un programa más que una sensación de separación.
- No desarrolle en partes, ningún aspecto de su programa. Asegúrese de que todo esté en su lugar antes de comenzar.
- No prometa lo que no puede realizar. Comprender sus limitaciones y acepte las solicitudes apropiadamente.
- No espere ver un flujo de ingresos. El valor del paramédico comunitario está en la prevención para descender los traslados en ambulancias innecesarios y las consultas a la Puerta de Emergencia.

LECTURAS RECOMENDADAS

1. https://www.chcf.org/wp-content/uploads/2017/12/PDF-CommunityParamedicsReduceReadmissions.pdf
2. http://vitalysthealth.org/wp-content/uploads/2016/02/Community-Paramedicine-February-2016.pdf
3. https://www.hrsa.gov/sites/default/files/ruralhealth/pdf/paramedicevaltool.pdf
4. http://www.ncsl.org/research/health/expanding-the-primary-care-role-of-first-responder.aspx
5. https://www.ruralhealthinfo.org/topics/community-paramedicine
6. https://www.chcs.org/media/Thedacare-TCC-profile_050318.pdf

CAPÍTULO 28. TOMA DE DECISIONES E INTERPRETACIÓN CRÍTICA DE LOS SIGNOS VITALES

1. ¿Por qué es importante conocer los signos vitales?

La toma precisa y la interpretación crítica de los signos vitales es primordial para determinar el estado del paciente y las estrategias de triage. Si se toman con precisión y se interpretan críticamente, los signos vitales, combinados con la dolencia principal, ayudarán a identificar a la gran mayoría de los pacientes amenazados con la vida.

2. ¿Qué son los signos vitales?

Además de ser las medidas de la frecuencia cardíaca, la presión arterial, la frecuencia respiratoria y la temperatura, los signos vitales son la manifestación de la función corporal del paciente, durante o después del insulto o enfermedad. Recuerde que vital significa "contribuir a", o "esencial para la vida". Los signos vitales por sí solos a menudo pueden determinar la estabilidad clínica del paciente con o sin una historia completa, mecanismo de lesión o la propia verbalización del paciente de una queja principal.

3. ¿Cómo se toma la temperatura de un paciente en la escena sin un termómetro?

No se puede determinar una temperatura precisa sin un termómetro. Sin embargo, tocar directamente la piel del paciente se podría determinar si tiene fiebre alta o hipotermia significativa. Esto se puede realizar, si usa guantes, retirándose la parte del guante que está en la porción dorsal (posterior) de nuestra mano, y ésta parte expuesta de la mano se usa para tocar la piel del paciente, y así determinar la temperatura y la humedad.

4. ¿Por qué discutir el estado mental en un capítulo sobre signos vitales?

El estado mental es un indicador muy sensible de la perfusión cerebral y la oxigenación. Los cambios de estado mental deben servir como una bandera roja para el proveedor prehospitalario. El uso de una prueba estandarizada (por ejemplo, Glasgow Coma Scale, A-V-P-U, etc.) ayudará a transmitir la información del paciente al centro receptor. Una vez que se indique cualquier cambio, el proveedor debe determinar rápidamente la causa de esta alteración (ver capítulo 35, Estado mental alterado).

5. ¿Cuáles son algunos de los cambios de estado mental a buscar?

Confusión, agitación, disminución del nivel de conciencia o inconsciencia.

6. ¿Qué factores afectan los signos vitales "normales"?

- Edad – muy jóvenes o ancianos
- Condición física
- Medicamentos – simpaticomiméticos, betabloqueantes, bloqueadores de canales Ca++,
- medicamentos de venta libre
- Embarazo
- Entorno

7. ¿Cómo influye la edad en los signos vitales normales?

La siguiente tabla identifica algunas pautas que se pueden utilizar para ayudar a identificar una gama de signos vitales normales basados en la edad y el peso de los pacientes.

Peso y Signos Vitales por Grupo de Edad				
[redacted]				
Recién nacido	3-4 kg (6-9 lb)	30-50	120-160	60-80
6 m-1 a	8-10 kg (16-22 lb)	30-40	120-140	70-80
2-4 a	12-16 kg (24-34 lb)	20-30	100-110	80-95
5-8 a	18-26 kg (36-55 lb)	14-20	90-100	90-100
8-12 a	26-50 kg (55-110 lb)	12-20	80-100	100-110
>12 a	>50 kg (110 lb)	12-20	60-90	100-120
Adulto		12-20	60-100	120

8. ¿Hay alguna cosa específica de la edad que deba saber sobre los signos vitales además de los números?

Sí. Los niños tienen una mayor reserva cardíaca que los adultos y son menos propensos a presentar hipotensión que los adultos con el mismo porcentaje de pérdida de volumen intravascular. En el otro extremo del espectro de edad, puede no ocurrir la respuesta fisiológica esperada, manifestada por signos vitales anormales como taquicardia o fiebre. Por lo tanto, los signos vitales "normales" tanto en los jóvenes como en los ancianos no descartan una amenaza inmediata para la vida. Es posible que se necesite una evaluación adicional de los signos y síntomas para identificar la afección no diagnosticada del paciente.

9. ¿Qué es la tendencia de los signos vitales?

Las tendencias de los signos vitales se producen cuando se compara un conjunto de signos vitales del paciente con conjuntos anteriores. El conjunto inicial de signos vitales se conoce como el conjunto de la línea de base. Cada vez que se toma un conjunto repetido de signos vitales, se deben comparar con los conjuntos de líneas de base. Esta comparación repetida está buscando tendencias y cambios en los signos vitales para identificar si la condición del paciente es estable, mejor o la tendencia a la baja.

10. ¿Cuáles son los diagnósticos diferenciales relacionados a la hipotensión?

La hipotensión o el shock se pueden clasificar aún más en función de la causa probable como:

- Hipovolémico,
- Cardiogénico,
- Neurogénico (lesión de la médula espinal, anafilaxia)
- Hipotermia.

11. ¿Por qué es importante tocar la piel de un paciente hipotenso?

Es debido a que sentir la piel de un paciente hipotenso puede ayudar a proporcionar pistas sobre el tipo de shock que el paciente está experimentando. Si la piel está fresca y húmeda o diaforética, el paciente se encuentra en un shock cardiogénico o hipovolémico. La piel cálida y seca se asocia con shock neurogénico, séptico o anafiláctico.

12. ¿Cuáles son los diagnósticos diferenciales relacionados a la hipertensión?

La hipertensión puede ser causada por:

- Aumento de la presión intracraneal

- Inducida por drogas – cocaína o anfetaminas
- Disección aórtica
- Eclampsia/preeclampsia
- Hipertensión esencial crónica

13. ¿Cuáles son los diagnósticos diferenciales relacionados a la taquicardia?

La taquicardia puede ser causada por:

- Shock
- Hipertermia –ambiental o infección –
- Arritmias cardíacas -TVS, VT o Fibrilación auricular rápida oFlutter auricular
- Hipertiroidismo
- Dolor
- Ansiedad
- Medicamentos/drogas de abuso – Simpaticomiméticos, antihistamínicos, anticolinérgicos

14. ¿Cuáles son los diagnósticos diferenciales relacionados a la bradicardia?

La bradicardia puede ser causada por:

- Shock descompensado
- Bloqueo cardíaco
- Hipotermia
- Reflejo de Cushing (aumento de la presión intracraneal)
- Aumento del tono vagal
- Sobredosis de medicamentos – betabloqueantes
- Hipotiroidismo
- Excelente condición física

15. ¿Cuáles son los diagnósticos diferenciales relacionados a la taquipnea?

La taquipnea puede ser causada por:

- Hipoxia

- Acidosis metabólicas
- Hipertermia
- Hipertiroidismo
- Sobredosis de drogas – cocaína o anfetaminas
- Ansiedad
- Dolor

16. ¿Cuáles son los diagnósticos diferenciales relacionados a la bradipnea?

La bradipnea puede ser causada por:

- Depresión del SNC – narcóticos /hipnóticos sedantes/OH, incremento PIC
- Insuficiencia respiratoria
- Hipotermia

17. ¿Cómo afectan los medicamentos a los signos vitales?

Muchos medicamentos, como los antihipertensivos, los betabloqueantes, los bloqueadores de los canales de calcio y los antiarrítmicos, pueden inhibir las respuestas fisiológicas normales. Por ejemplo, un paciente con betabloqueantes en shock hipovolémico puede no manifestar una taquicardia compensatoria. Es importante que el proveedor entienda el mecanismo de acción de los medicamentos recetados y el efecto potencial que tendrán en los signos vitales del paciente.

18. ¿Qué debe considerar acerca de los medicamentos sin receta y las drogas recreativas en relación a los signos vitales?

Hay medicamentos de venta libre (OTC, por sus siglas en inglés) que pueden opacar a la fiebre (aspirina, ibuprofeno y paracetamol), o causar taquicardia (antihistamínicos y pseudoefedrina). Los simpaticomiméticos como la cocaína y las anfetaminas tomadas como droga recreativa causarán taquicardia e hipertensión.

19. ¿Cuáles son los signos vitales "ortostáticos" y cómo los obtiene?

Los signos vitales ortostáticos comparan la presión arterial y el pulso en la posición supina (acostada) con la posición sentada o de pie y se utilizan para evaluar la presencia de hipovolemia. La presión arterial y el pulso se miden con el paciente en la posición supina y luego se obtienen, en forma repetida, inmediatamente después de asumir la posición sentada o de pie. Si el paciente presenta síntomas de síncope inminente o tiene una disminución de la presión arterial sistólica >10 mmHg o más y un aumento del pulso de >10 cpm, los signos vitales ortostáticos generalmente se consideran positivos para una posible hipovolemia.

20. ¿Cuándo están contraindicados los signos vitales ortostáticos?

NO se deben tomar los signos vitales ortostáticos si el paciente ya tiene una presión arterial baja o una frecuencia cardíaca elevada mientras está en supino o, el paciente se quejó de sentirse mareado o débil, estas anomalías ya indican que el paciente puede estar hipovolémico y en shock.

21. ¿Cuándo deben realizarse signos vitales en el examen físico?

Tan pronto como sea posible, después de la anamnesis primaria y de la evaluación del estado de la vía aéreas y manejado, si es necesario, ya que son parte de la respiración y la evaluación general de la condición. Sin embargo, la adquisición de signos vitales no debe tener prioridad sobre las habilidades de intervención crítica, como el manejo de la vía aérea y la administración de O2.

22. ¿Cuál es el quinto signo vital y cuándo debo obtenerlo?

La mayoría, si no todos, de los proveedores del SEM ahora tienen la capacidad de medir la saturación de O2 (SatO2) de la sangre a través de la oximetría de pulso. La SatO2 debe determinarse en cualquier paciente que muestre signos vitales anormales, aparezca gravemente enfermo o herido, tenga quejas respiratorias o aparezca disneico. La oximetría de pulso debe obtenerse siempre que se considere la intubación o la intervención activa de la vía aérea, ya que es una ayuda inestimable para tomar esta decisión. Debe ser monitoreado continuamente en el camino a la Puerta de Emergencia.

23. ¿Cómo interpreto las lecturas de la SatO2?

La interpretación de "normal" debe ajustarse para la altitud. Por ejemplo, a nivel del mar un SatO2 normal es 98-100%, a 5.000 pies la SatO2 es 95%, y a 8.000 pies la SatO2 es 87%.

24. ¿Qué puede causar lecturas falsas de SatO2 de pulso?

La intoxicación por monóxido de carbono (CO) causará una SatO2 falsamente elevado, mientras que el shock hipovolémico y la vasoconstricción darán lugar a una lectura falsamente disminuida.

25. ¿Qué otras consideraciones son importantes?

Los signos vitales son una cuestión de interpretación. Si los hallazgos son cuestionables, deben repetirse inmediatamente; si son anormales, deben repetirse lo antes posible. Las presiones arteriales anormales deben confirmarse tomando una presión arterial en el brazo opuesto.

26. ¿Cuándo son anormales los signos vitales "normales"?

Cuando el paciente está más allá de la etapa de compensación por su enfermedad o lesión, por ejemplo, un paciente con traumatismo contuso con hemorragia intraabdominal y que ya no está taquicárdico, o el asmático agudo que ya no se presenta taquipnéico y ahora tiene una frecuencia respiratoria "normal". Este período representa una etapa de inminente descompensación precipitada para el paciente. El proveedor prehospitalario debe reconocer al paciente en riesgo e intervenir de forma inmediata y agresiva.

27. ¿Qué efecto tiene el tamaño inadecuado del manguito del esfigmomanómetro en las lecturas de presión arterial?

Si el manguito es demasiado pequeño dará una lectura falsamente elevada, y si es demasiado grande dará una lectura falsamente baja. Por lo tanto, asegúrese de dimensionar correctamente el manguito utilizado para medir la presión arterial al tamaño del paciente.

28. ¿Hay algún "no" absoluto con respecto a los signos vitales?

Sí: no tomar los signos vitales. La adquisición de signos vitales es un simple acto que requiere poco tiempo. No se debe subestimar la importancia de un conjunto preciso de signos vitales. No hay excusas para no tomar signos vitales precisos y completos.

29. ¿Cuál es la pregunta clave que debe hacer al formular un diagnóstico diferencial?

¿Cuál es la causa más grave posible para estos signos y síntomas que presenta este paciente? Si esta pregunta no se plantea para cada encuentro del paciente, entonces las amenazas potenciales de la vida serán pasadas por alto y las medidas adecuadas para estabilizar y tratar al paciente no se llevarán a cabo.

30. ¿Cómo me acerco a un paciente con una queja crónica recurrente?

Pregúntele: "¿Hay algo diferente ahora acerca de su queja (por ejemplo, dolor de cabeza, tórax, espalda o dolor abdominal)?" No le sugiera nuevos síntomas al paciente. Por ejemplo, no le pregunte: "¿Es este el peor dolor de cabeza que has tenido?" Además, haga preguntas neutrales y no judiciales.

PERLAS Y DECISIONES CRÍTICAS

- Cuente siempre, nunca calcule la frecuencia respiratoria.
- Tomar la presión arterial con el esfingomanómetro y el estetoscopio siempre que sea posible.

- Tenga en cuenta cuando los signos vitales "normales" son realmente anormales e identifique a un paciente inestable amenazado por la vida.
- Al formular un diagnóstico diferencial, considere siempre primero el diagnóstico más grave y no el más probable.

LECTURAS SUGERIDAS

1. Markovchick VJ. Decision Making in Emergency Medicine. In: Emergency Medicine Secrets. Bakes K, Buchanan J, Moreira M, Bynny R, Pons PT (eds) 7th ed. Elsevier, Philadelphia, 2020.
2. Hewes H, Hunsaker S, Christensen M, Whitney J, Dalrymple T, Taillac P. Documentation of pediatric vital signs by EMS providers over time. J Pediatr Surg. 2016;51:329-32.
3. Bruijns SR, Guly HR, Bouamra O, Lecky F, Wallis LA. The value of the difference between ED and prehospital vital signs in predicting outcome in trauma. Emerg Med J. 2014;31:579-582.
4. Kamikawa Y, Hayashi H. Predicting in-hospital mortality among non-trauma patients based on vital sign changes between prehospital and in-hospital: An observational cohort study. PLoS One. 2019 Jan 31;14(1):e0211580.

CAPÍTULO 29. EVALUACIÓN PREHOSPITALARIA DEL PACIENTE

1. ¿Cuál es el propósito de la evaluación del paciente?

El objetivo de hacer una evaluación inicial del paciente es identificar y tratar rápidamente cualquier enfermedad o lesión potencialmente mortal. La evaluación proporciona una base de datos objetiva sobre la que establecer prioridades de tratamiento. Un buen examen físico más una historia bien tomada son los elementos esenciales para hacer un diagnóstico inicial y establecer un plan de tratamiento.

2. ¿Qué herramientas se necesitan para realizar una evaluación del paciente?

En el mundo moderno de hoy en día de la medicina y la tecnología, hay muchas herramientas y dispositivos que pueden proporcionar información valiosa y objetiva sobre la condición del paciente. Algunos ejemplos son los oxímetros de pulso, la capnografía de forma de onda, los monitores de ECG y los glucómetros sanguíneos. Sin embargo, las herramientas primarias que un proveedor del SEM utiliza para evaluar a cualquier paciente son sus ojos (inspección), sus manos (palpación) y sus oídos (auscultación) para establecer los elementos clave de la historia y el examen, y su cerebro para organizar la información y sintetizar las posibles causas subyacentes para la presentación. Además de estas "herramientas", el proveedor del SEM también debe tener empatía, respeto y compasión por el paciente para promover la confianza necesaria para obtener una evaluación precisa y la historia médica.

3. Los pacientes parecen tan diferentes entre sí. ¿Debo evaluar cada uno de ellos de manera diferente?

No, de hecho, un sello distintivo de un buen practicante es la consistencia de su enfoque para la evaluación del paciente. Siempre hay ciertos componentes de la evaluación del paciente que deben llevarse a cabo primero, sin importar lo enfermo o bien que se presente el paciente. Esto se conoce como la evaluación o encuesta primaria y se debe identificar y abordar de inmediato cualquier enfermedad o lesión que amenaza la vida.

4. ¿La evaluación del paciente, es sólo sobre el paciente?

No. Debido a que los proveedores de SEM trabajan en la escena, cada situación y escenario serán diferentes. Independientemente de la ubicación, la hora del día, el tipo de llamada o el número de pacientes hay ciertos detalles que deben ser examinados, incluso antes de evaluar al paciente directamente. La *seguridad de la escena* es primordial, para usted, cualquier otra persona en el equipo de rescate, el(los) paciente(s) y los espectadores. Determinar el número de pacientes involucrados y si se requieren recursos adicionales específicos. Observar las pistas de la escena puede ayudar a determinar si la queja principal del paciente puede ser el resultado de traumatismos.

5. Entonces, ¿cuáles son los componentes de una evaluación del paciente?

Después de *valorar la escena*, la evaluación del paciente se puede desglosar en tres áreas amplias adicionales: *la encuesta o evaluación primaria*; *la encuesta o evaluación secundaria* (historia y examen físico); y *reevaluación* (o evaluación en curso). Además, hay algunas diferencias entre la evaluación de un paciente de trauma y la evaluación de un paciente médico. Hay 4 categorías generales de pacientes encontrados por proveedores del SEM: pacientes de trauma con mecanismos mayores de lesión, pacientes traumatizados con mecanismos menores de lesión, pacientes médicos que están conscientes, y pacientes médicos que están experimentando un estado mental alterado.

6. ¿Cuáles son los componentes de la evaluación primaria?

Cada evaluación primaria comienza con una *impresión general* de la condición del paciente. Esto puede ser bastante simple: el paciente lo mira a medida que usted se acerca, le estrecha la mano cuando usted se la extiende y responde a sus preguntas de manera apropiada y fácil. Mientras que el paciente todavía puede estar enfermo, sus mecanismos básicos del cuerpo están trabajando lo suficientemente bien como para perfundir el órgano fin de objetivo primario, el cerebro. Por otro lado, un paciente puede presentar alteraciones, no responde, o con distres cardiopulmonar o en paro. En estas situaciones críticas, se *debe* completar los siguientes pasos de evaluación y tratamiento antes de continuar con la evaluación. Mientras que los pasos se enumeran secuencialmente, en función de la presentación del paciente, es posible que deba completar los pasos "fuera de secuencia" (por ejemplo, controlar una hemorragia extensa antes de abrir la vía aérea) o dos o más acciones simultáneamente:

- **Vía aérea** – Establecer y mantener una permeable (abierta y expedita) vía aérea para asegurar el paso y el intercambio de oxígeno y dióxido de carbono. Simultáneamente, si se sospecha una lesión en la zona, estabilice manualmente la columna cervical. Si la vía aérea no está permeable, realice maniobras de la vía aérea, como la inclinación de la cabeza o una elevación de la barbilla, e inserte un dispositivo de vía aérea oral o nasal para la lengua quede colocada alejada de la parte posterior de la faringe. Considere la posibilidad de colocar un acolchado en los hombros para ayudar a levantar la cabeza para corregir el posicionamiento de las vía aérea. Pueden ser necesarios procedimientos avanzados como intubación y cricotirotomía si los procedimientos básicos fallan.

- **Respiración** – Establecer que el paciente es capaz de *ventilar* y está recibiendo suficiente oxígeno para sostener los procesos metabólicos del cuerpo. Corrija inmediatamente cualquier situación inadecuada – comience las ventilaciones manuales con una máscara de bolsa para una condición de hipoventilación, y proporcione oxígeno suplementario en cualquier momento en que se sospeche hipoxia. Pueden ser necesarios procedimientos específicos como la descompresión con aguja y el sellado de una herida torácica soplante para preservar la capacidad respiratoria.
- **Circulación** – Establecer que el paciente tiene un pulso adecuado y evaluar los signos de la piel para evaluar la adecuada perfusión al cuerpo. Controlar el sangrado masivo inmediatamente, si no lo hizo inicialmente al arribo, y corregir las condiciones de hipoperfusión a través del posicionamiento del cuerpo. Mantenga al paciente caliente para evitar el desarrollo de hipotermia. El apoyo farmacológico y la infusión de volumen cristaloides pueden ser necesarios si los procedimientos básicos no corrigen la afección.
- **Discapacidad** – El uso de la escala AVDI es un método simple para establecer el nivel de conciencia del paciente. Identifique si el paciente está **A**lerta, responde a estímulos **V**erbales o **D**olorosos, o **I**nconsciente.
- **Exposición** – Retire la ropa del paciente según corresponda para visualizar el cuerpo en busca de signos de lesión o enfermedad. Mantener el pudor y cubrir inmediatamente al paciente con una manta o sábana después para ayudar a mantener la temperatura corporal.

7. ¿Cuándo se realiza la evaluación secundaria?

A veces, posiblemente, usted nunca llegue a realizar la evaluación secundaria. Si durante la evaluación primaria, se identifica una afección potencialmente mortal, debe actuar inmediatamente y corregir la situación antes de pasar a la evaluación secundaria. Por ejemplo, es posible que deba gastar todo su esfuerzo y atención para aliviar una vía aérea completamente obstruida, y así nunca pueda obtener información sobre los antecedentes del paciente. La regla general es que debe comenzar la evaluación secundaria *solamente* después de estar satisfecho de haber manejado los problemas potencialmente mortales encontrados durante la evaluación primaria.

8. ¿Cuáles son los componentes de la evaluación secundaria y cómo se organizan?

Hay dos componentes generales de la evaluación secundaria.

El primer componente, es la toma de la anamnesis, implica tanto la descripción subjetiva de la presentación del paciente (OPQRST), como cualquier antecedente clínico, medicamentos, alergias, historial de las ingestas, y eventos que conducen a la condición actual (Historia SAMPLE). (véase el capítulo 6 para las descripciones de OPQRST y SAMPLE)

El segundo componente, es el examen físico, se evalúa el cuerpo en busca de pistas objetivas adicionales sobre la causa subyacente de la condición del paciente. El examen físico puede centrarse en una o más partes del cuerpo que pueden estar relacionadas con la condición del paciente, o puede ser un estudio detallado y exhaustivo de todo el cuerpo.

La Figura 28-1 puede ayudar a organizar los componentes de la evaluación secundaria. Para un paciente de trauma, realice un examen físico de las "zonas de muerte potenciales", la cabeza, el cuello, el tórax y la pelvis para encontrar algo perdido durante la evaluación primaria. En un paciente médico consciente, obtener primero la historia del paciente puede proporcionarle más información relacionada con posibles afecciones; seguidamente un examen físico puede proporcionarle las pistas necesarias para formular un plan de tratamiento.

Paciente con Trauma Mayor	**Paciente con Trauma Menor**
Comenzar transporte Evaluación primaria Examen físico	Examen físico centrado en problemas
Signos vitales	Signos vitales
OPQRST	OPQRST
SAMPLE	SAMPLE
Examen físico de cabeza a los pies	Examen físico de cabeza a los pies (si es necesario)

Paciente Medico Consciente	**Paciente Medico con nivel de consciencia Alterado**
OPQRST	Evaluación primaria
Signos Vitales	Signos Vitales
SAMPLE	OPQRST (a los testigos presentes)
Examen físico	SAMPLE (a los testigos presentes)
	Examen de cabeza a pies

Figure 28-1. Organización de Evaluación Secundaria.

9. ¿Cuándo se realiza un examen físico de la cabeza a los pies?

Una vez que se manejaron todas las amenazas de vida mayores identificadas durante la evaluación primaria y se determinan los principales hallazgos secundarios, se puede realizar un examen físico detallado exhaustivo para garantizar que no se pierda nada más de elementos. En un paciente gravemente enfermo o lesionado, este examen puede no realizarse hasta que el paciente esté en el hospital.

10. ¿Cómo encajan los signos vitales en la evaluación del paciente?

La frecuencia respiratoria, la frecuencia del pulso, la presión arterial, y la saturación de oxígeno son hallazgos objetivos esenciales para evaluar el estado respiratorio, de ventilación y perfusión del paciente. Deben tomarse a tiempo, repetidamente y con precisión, para identificar los cambios de la condición del paciente. El primer conjunto completo de signos vitales, también conocido como línea base, generalmente se toma después de la finalización de la evaluación primaria, y a partir de entonces te controlan a cada pocos minutos. Cada conjunto de signos vitales debe compararse con los anteriores, para ayudar a evaluar la condición en curso del paciente y la eficacia del tratamiento proporcionado. Los proveedores del SEM a menudo toman un último conjunto de signos vitales justo antes de llegar al hospital.

11. ¿Cuándo debo reevaluar al paciente?

Esta es una pregunta difícil, ya que se basa en el paciente y su evaluación. La respuesta difícil es "siempre", como en el hecho de que la reevaluación debe estar sucediendo constantemente. Mientras el paciente está a su cuidado, usted es responsable de ayudar a mantener la vía aérea, la respiración y el estado circulatorio de esa persona. Por lo tanto, usted debe estar constantemente evaluando y reevaluando al paciente, su condición, y cualquier tratamiento proporcionado. Usted tendrá que reevaluar los signos vitales del paciente y monitorear si hay signos de mejoría después de cada intervención.

12. ¿Qué otra información es importante saber al evaluar al paciente de trauma?

Como parte de la valoración de la escena, tenga en cuenta el *mecanismo lesional* que el paciente presentó durante el evento. Determinar si estaban involucradas fuerzas contusas o penetrantes y cómo se aplicaron esas fuerzas a la víctima, puede ayudarle a predecir el patrón de lesiones que el paciente pudo haber recibido. Si sospecha que hay una lesión crítica real o potencial, *no retrase el traslado* para completar las evaluaciones o tratamientos innecesarios. Empaquete al paciente durante la evaluación primaria como se indica y comience el traslado tan pronto como sea posible.

13. ¿Y el paciente médico?

A diferencia de la inmediatez de los acontecimientos que rodean a un paciente de trauma, la *naturaleza de la enfermedad* que puede estar causando las quejas del paciente puede haber tardado días, semanas o incluso años en desarrollarse. Su capacidad como detective en la investigación de los detalles sutiles de la historia OPQRST y SAMPLE del paciente será primordial para establecer una lista de posibles causas de la condición del paciente. Para el paciente médico inconsciente o alterado, esto se vuelve aún más crucial. Tendrá que recopilar mucha información, para encontrar posibles causas, con pistas de la escena y de los presentes. Al igual que el trauma, hay circunstancias específicas que justifican el traslado inmediato. Los pacientes con infartos de miocardio y accidentes cerebrovasculares en evolución son ejemplos que se beneficiarán en gran medida del traslado rápido a un hospital receptor adecuado.

14. ¿Es muy importante hacer un diagnóstico?

Absolutamente no. Un diagnóstico es agradable de tener, pero los principios más importantes son la realización de una historia clínica completa y un examen físico, identificar problemas potencialmente mortales y realizar la intervención adecuada. Si el diagnóstico no es obvio, esa presunción no debe transmitirse al centro receptor. Esto podría inducir a un error en el triage o retrasar la realización de un diagnóstico definitivo.

15. ¿Por qué no debería ser capaz de hacer un diagnóstico?

Sería maravilloso si eso fuera siempre el caso, pero no lo es. Hay casos en los que claramente podrá hacer un diagnóstico formal y otros en los que no será posible. Algunos pacientes requerirán las capacidades de diagnóstico que solo están disponibles en el hospital. Una evaluación del paciente es un ejercicio de sutileza. Los signos y síntomas que un paciente puede tener y que usted observa para una enfermedad específica pueden no ser *exactamente* los mismos que el siguiente paciente con la misma enfermedad o condición. A menudo, lo que lees y aprendes sobre los estados de la enfermedad son los llamados signos y síntomas *clásicos* que la mayoría de los pacientes tienden a presentar. Claramente, no es lo mismo para TODOS los pacientes. No se deje engañar por el paciente que no se presenta como un caso llamado "de libro".

16. ¿Qué es la psicoesclerosis?

Psicoesclerosis es un término utilizado para describir el "*endurecimiento de categorías*". Otros lo llaman *visión en túnel*, mientras que otros pueden llamarlo "*saltar a conclusiones*". Independientemente del término que utilice, los resultados son los mismos; si llega rápidamente a la conclusión de que una enfermedad en particular está causando los signos y síntomas del paciente, puede hacer usted mismo (y al paciente) un daño. Muchos pacientes experimentarán una amplia variedad de signos y síntomas asociados con una enfermedad específica. Además, algunos pacientes tendrán más de una causa subyacente para la queja que están experimentando. Encerrarse en un diagnóstico le desviará y le hará perder de vista la(s) causa(s) real(es).

PERLAS Y DECISIONES CRÍTICAS

- Recuerde tus modales. Sea empático, cortés, educado y honesto al evaluar a sus pacientes.

- Lo primero es lo primero. Complete la evaluación primaria y el tratamiento de las condiciones potencialmente mortales antes de pasar a la evaluación secundaria.
- En caso de duda volver al principio. Si se encuentra confundido o perdido mientras asiste al paciente, deténgase y vuelva a la evaluación primaria.
- Reevalúe continuamente a su paciente para verificar cambios. Una enfermedad o lesión es evolutiva a lo largo del tiempo y la reevaluación frecuente es obligatoria.
- Los signos vitales son vitales. No estime ningún signo vital. Siempre contarlos con precisión.
- Los pacientes no leen el libro y no siempre presentan signos y sistemas clásicos.
- No desarrolle psicosclerosis ni visión de túnel.

LECTURAS SUGERIDAS

1. Bickley, L. Bate's Guide to Physical Examination and History taking. 12th Ed. Wolters Kluwer, Philadelphia, PA:, 2017.
2. Chen L, Reisner AT, Gribok A, Reifman J. Exploration of prehospital vital sign trends for the prediction of trauma outcomes. Prehosp Emerg Care 2009;13:286-294.
3. Deakin CD and Low JL. "Accuracy of the advanced trauma life support guidelines for predicting systolic blood pressure using carotid, femoral, and radial pulses: observational study." British Medical Journal 2000; 321: 673-674
4. Lovett, PB. "The vexatious vital: neither clinical measurements by nurses nor an electronic monitor provides accurate measurements of respiratory rate in triage." Annals of Emergency Medicine 45.1 (2005): 68-76.
5. Hu P, Galvagno SM, Sen A. et al. Identification of Dynamic Prehospital Changes With Continuous Vital Signs Acquisition. Air Med J 2014;33:27-33.
6. Price, S. and Wilson L. Pathophysiology: Clinical Concepts of Diseases Processes. 6th ed. St. Louis, MO: Mosby Yearbook, 2003.
7. Patton K, Thibodeau G.. The Human Body in Health and Human Disease. 7th ed. Elsevier, St. Louis, MO: 2018.

CAPÍTULO 30. ARRITMIAS CARDIACAS

1. ¿Cuáles son las primeras preguntas que se debe hacer al evaluar a un paciente con una arritmia cardíaca?

- ¿El paciente está clínica y hemodinámicamente estable?
- ¿La frecuencia cardíaca es rápida o lenta?
- ¿Los complejos son anchos o finos?
- ¿El ritmo es regular o irregular?

2. 2. ¿Qué es estar clínicamente inestable?

Son los signos físicos de bajo gasto cardíaco como edema pulmonar, dolor torácico, obnubilación y diaforesis.

3. ¿Qué es estar hemodinámicamente inestable?

Las definiciones difieren según varios autores, pero incluyen una presión arterial sistólica < 90 mmHg, una presión arterial media de <60 mm Hg o la ausencia de un pulso radial.

4. Defina una taquicardia de complejos finos.

Es un ritmo rápido (> 100 bpm) y que tiene un complejo QRS fino (< 3 cuadraditos de ancho o sea 0,12 seg. en el ECG)

5. Describa las causas comunes de una taquicardia regular de complejo fino.

Taquicardia sinusal, flutter auricular, taquicardia nodal, taquicardia auricular y taquicardias recíprocas, como Taquicardia Auricular por Reentrada Nodal (TRN) y Síndrome de Wolff-Parkinson-White en la taquicardia recíproca ortódmica.

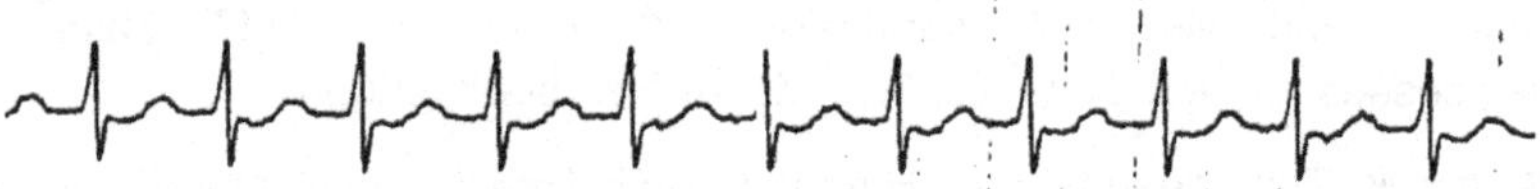

ECG #1—Taquicardia auricular por reentrada nodal. Observe la ausencia ("enterramiento") de la onda P.

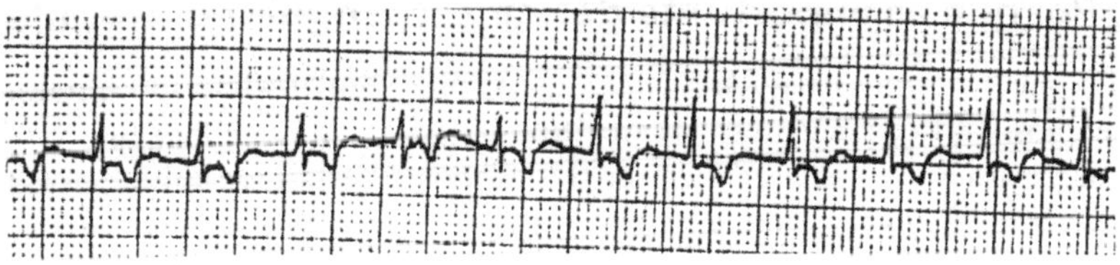

ECG #2—Taquicardia por Síndrome Wolff-Parkinson-White, "baja por el nodo y sube por la vía". Observe las ondas P invertidas después del complejo QRS.

6. Nombre las causas comunes de la taquicardia irregular de complejo fino.

Fibrilación auricular, Flutter auricular con bloqueo variable y taquicardia auricular multifocal.

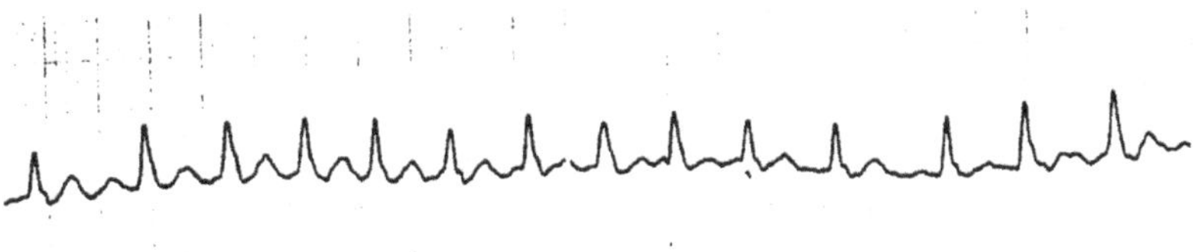

ECG #3— Fibrilación auricular. Observe el ritmo irregularmente irregular.

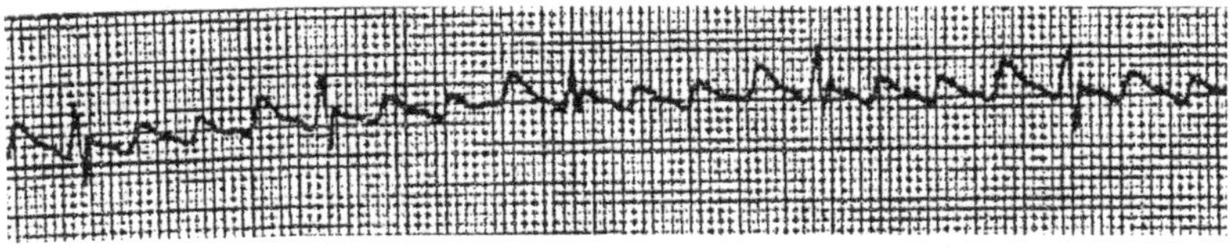

ECG #4—Flutter auricular con conducción 4:1 conducción. Observe el patrón característico de hoja de sierra.

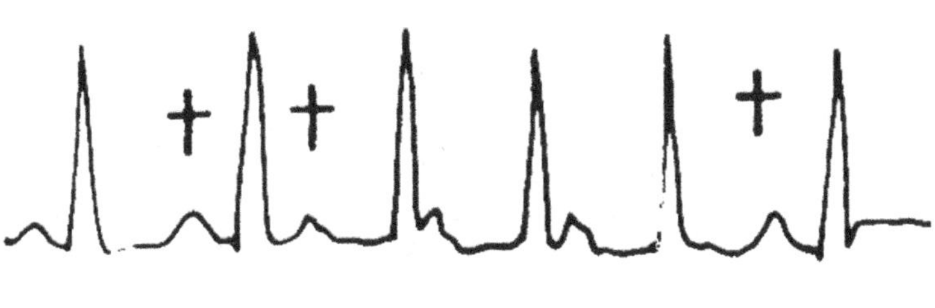

ECG #5—Taquicardia auricular multifocal. Observe al menos 3 ondas P con morfología diferentes.

7. ¿Por qué es importante definir si es regular o irregular?

Porque los ritmos irregulares (y algunos ritmos regulares) no son tratables con adenosina. Los pacientes con un ritmo irregular, de complejo fino y hemodinámicamente estables, deben ser trasladados. Si están inestables, usted debe ponerse en contacto con la base y prepararse para cardiovertir al paciente.

8. ¿Cómo se diagnostica una fibrilación auricular con una respuesta ventricular rápida?

A veces es obvio mirando el ritmo, pero otras ocasiones, si el ritmo es lo suficientemente rápido y regular, puede parecerse a una Taquicardia SupraVentricular regular (TSV). El diagnóstico es fácil si se palpa el pulso y simultáneamente se mira el monitor o se ausculta el corazón. La fibrilación auricular es el único ritmo que presenta en un pulso irregularmente irregular con intensidad variable y un déficit de pulso (se palpa menos latidos de los que son visibles en el monitor o se oyen con el estetoscopio).

9. ¿Cómo se debe tratar una taquicardia de complejo fino y estable?

Suponiendo que se haya descartado una taquicardia sinusal, un flutter auricular o una taquicardia auricular multifocal, intente realizar una maniobra vagal (como Valsalva) es un primer paso razonable. Si esto no revierte el ritmo, administre adenosina, 6 mg en bolo rapido IV, preferentemente en una vena antecubital o en una yugular externa, seguido de un bolo de 20 cc de suero salino normal para lavado.

10. Qué pasa si con la dosis de 6 mg IV de adenosina no funciona?

Pruebe una segunda dosis de adenosina, pero ahora con 12 mg en bolo rápido IV. La tasa de éxito de la conversión de una TSV paroxística es de aproximadamente 60% con 6 mg y más de 90% con 12 mg. Si esto tampoco funciona, se puede administrar una tercera dosis de adenosina, tambien de 12 mg.

11. ¿Cómo actúa la adenosina?

La adenosina coloca al nodo AV en una "llave de candado" o "bloqueo de cabeza", lo inhabilita por unos 6 segundos, por lo tanto termina cualquier arritmia que utilice al nodo AV como parte de su circuito (por ejemplo, taquicardia por reentrada nodal o una taquicardia recíproca ortodrómica por Wolff-Parkinson-White). No revertirá la taquicardia sinusal, el flutter auricular o la fibrilación auricular.

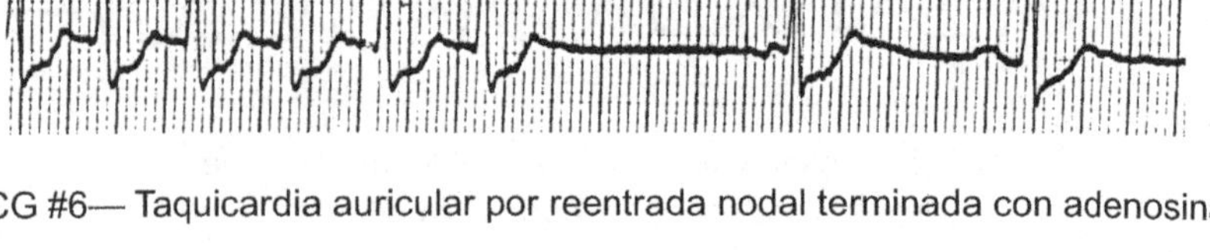

ECG #6— Taquicardia auricular por reentrada nodal terminada con adenosina.

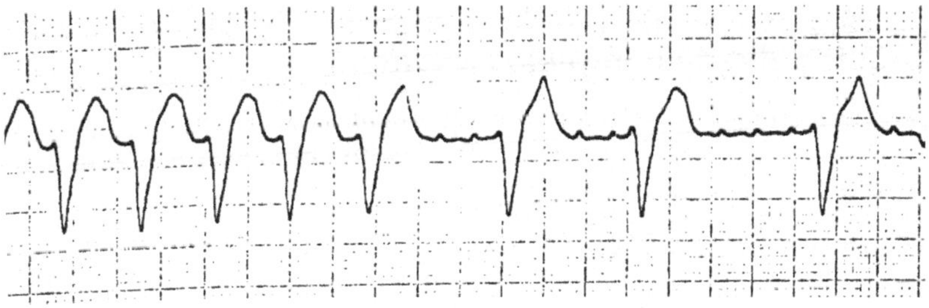

EKG #7—La adenosina *desenmascara* un flutter auricular como la causa de la taquicardia.

12. Cuáles son los tres resultados posibles después de administar adenosina?

- Terminación de la taquicardia
- Desenmascaramiento de la actividad auricular subyacente (como el flutter auricular)
- Ningún efecto en absoluto. La taquicardia en realidad "se ríe" de usted.

13. Qué medicamentos recetados interactúan con la adenosina?

Dipiridamol (Persanina) y Carbamazepina (Tegretol) potencian el efecto de la adenosina, mientras que la teofilina los negativiza.

14. En qué grupo de pacientes está relativamente contraindicada la adenosina?

La adenosina causa broncoespasmo prolongado en pacientes asmáticos; en algunos casos, ha precipitado el paro respiratorio que requiere intubación.

15. ¿Qué pasa si con la adenosina no funciona y el paciente todavía está estable?

Iniciar el traslado y considerar verapamilo IV (si está disponible) 2,5-5 mg en bolo IV o, diltiazem IV 15 a 20 mg (0,25 mg/kg) administrado durante 2 minutos. Por lo general, el diltiazem IV es el medicamento preferido. También se han utilizado betabloqueantes como el metoprolol (2,5-5 mg IV lento) y la amiodarona (150 mg de IV lento, durante 10 minutos) para terminar la taquicardia.

16. ¿Qué es una taquicardia de complejo ancho?

Es un ritmo rápido (> 100 bpm) y que tiene un complejo QRS ancho (> 0,12 seg o 3 cuadraditos en el ECG)

17. ¿Qué gran decisión se debe tomar en pacientes con taquicardia de complejos anchos?

Se debe distinguir entre Taquicardia Ventricular y TSV con *aberrancia*, si bien parece un problema importante, no lo es tanto, como lo es el determinar si el paciente está hemodinámicamente estable o no.

18. ¿Qué significa aberrancia?

La aberrancia, es una conducción anormal del impulso eléctrico de las aurículas a los ventrículos. Ejemplos de aberrancia incluyen los bloqueos de rama derecha e izquierdo, o la conducción por una vía accesoria como se ve en el síndrome de Wolff-Parkinson-White.

19. ¿Qué debe asumir cuando se presenta una taquicardia de complejos anchos?

Se presupone que es una Taquicardia Ventricular (TV), ya que es 6 veces más común que la TSV con aberrancia.

20. ¿Qué es lo que *nunca* debe utilizar para tratar una taquicardia de complejos anchos?

No usar los bloqueadores de los canales de calcio, como el verapamilo, y los betabloqueantes, como el metoprolol, ya que pueden provocar hipotensión y luego fibrilación ventricular y paro.

21. ¿La historia clínica tiene algún valor al intentar diferenciar la TV de la TSV con aberrancia?

Sí, si el paciente ha tenido un infarto de miocardio, hay un 98% de probabilidades de que sea una TV.

22. ¿Se puede distinguir clinicamente una TV de la TSV con la aberrancia por signos vitales?

No. Ambos pueden tener signos vitales estables o inestables, dependiendo del paciente.

23. ¿La frecuencia cardíaca, puede ayudar a distinguir la TV de la TSV con la aberrancia?

No. Hay demasiada superposición entre los dos.

24. ¿Cómo se puede distinguir la TV de la TSV con la aberrancia en una tira larga de ritmo?

Con algunas reglas simples se puede hacer diagnóstico de TV en una tira larga de ritmo:

- Si el ancho de los complejos es mayor que 3,5 cuadraditos, es más probable que sea TV.

- La disociación auriculoventricular, reconocida por las ondas P que marchan a través de los complejos QRS, está presente en la TV.
- Una onda P, puede capturar el ventrículo en el momento correcto, dando lugar a un "latido de captura", que parece un complejo PQRST normal en el medio una taquicardia de complejos anchos.
- Se puede observar un latido de fusión, que resulta cuando el ventrículo es, al mismo tiempo, estimulado por sí mismo y desde la aurícula. Su anchura es, por lo tanto, menor que la un latido procedente del ventrículo.

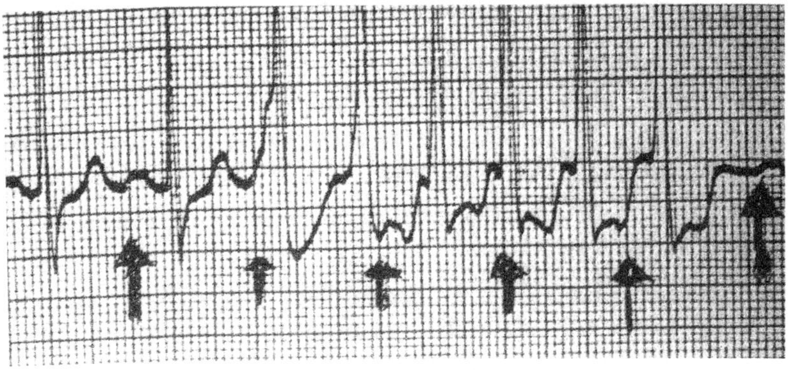

ECG #8—Taquicardia Ventricular con onda P visible (evidencia de disociación auriculo-ventricular).

25. ¿Vale la pena el esfuerzo de intentar distinguir entre TV y TSV con aberrancia?

No. Simplemente suponga que es TV y trate en consecuencia.

26. ¿Cuál es el primer medicamento que le daría a un paciente con taquicardia de complejos anchos y estable? ¿por qué?

Si el ritmo podría ser una TV o no está seguro, igualmente administre amiodarona 150mg IV durante 10 minutos. Recuerde que la TV es 6 veces más común que la TSV con aberrancia. Continuar con dosis repetidas de amiodarona hasta 2.2 g/24 horas, pero tenga cuidado con la hipotensión.

27. ¿Qué debe hacer si la amiodarona no funciona y el paciente todavía está estable?

Si usted todavía está seguro de que es una TV, repetir la amiodarona 150mg IV durante 10 minutos. Como alternativa, está la procainamida a una velocidad de infusión de 20-50 mg/minuto hasta una dosis total de 15-17 mg/kg, o 1) el ritmo termina, 2) se desarrolla hipotensión, o 3) el QRS se ensancha un 50%.

28. ¿Qué se debe hacer si la TSV con conducción aberrante es altamente sospechosa?

Intente una maniobra vagal, pero tenga en cuenta de que, la mayoria de las veces, es casi tan útil como una puerta moquitero en un submarino. Puede dar adenosina 6mg en bolo rápido IV, y si no hay conversión, tratar con 12mg en bolo rápido IV. Traslade al paciente monitorización cardiaca continua. Importante: si el ritmo subyacente es del síndrome Wolff-Parkinson-White la adenosina podría conducir a una frecuencia cardíaca muy acelerada y colapso hemodinámico. Conecte al paciente a un monitor/desfibrilador antes de administrar adenosina.

29. ¿Qué pasa si el paciente se vuelve inestable en el camino?

La cardioversión sincronizada es el siguiente paso.

30. Además de TV y TSV con aberrancia, ¿qué mas puede causar taquicardia de complejos anchos?

Se deben considerar la hiperpotasemia, las torsades de pointes y la intoxicación por antidepresivos tricíclicos.

31. Un paciente con TV estable pierde repentinamente el pulso y se ve obnubilado. ¿Qué es lo que hace?

Iniciar RCP, y en cuanto el desfibrilador esté disponible, aplique inmediatamente un shock de 360 julios monofásicos o 120-200 julios energia bifásica (esto es específico de cada dispositivo). Luego reanudar la RCP durante un mínimo de 2 minutos antes de volver a comprobar ritmo. Todos los shocks subsiguientes deben estar en el máximo del dispositivo, 360 julios monofásicos o 200 julios bifásicos. Una vez más, conoce tu desfibrilador, ya que estas energías son específicas del dispositivo. Si el paciente todavía no tiene pulso, continúe con la RCP, ventile con oxígeno al 100% y dé epinefrina intravenosa 1 mg cada 3-5 minutos. El manejo de la vía aérea nunca debe interrumpir la RCP, considerar un dispositivo supraglótico (DSG) en lugar de un tubo endotraqueal (TET). Se recomienda encarecidamente la monitorización del CO2 al final de la espiración incluso en el paciente no intubado.

32. ¿Cuál es la razón de este enfoque de tratamiento?

La mayoría de las reanimaciones exitosas dependen de la RCP temprana y la desfibrilación. La epinefrina restaura la perfusión de la arteria coronaria y posiblemente aumenta las probabilidades de que el shock eléctrico restablezca la circulación espontánea.

33. ¿Hay alguna ventaja práctica para dar epinefrina en dosis altas a pacientes en paro cardíaco?

No hay datos que demuestren que la epinefrina en dosis altas mejoren la supervivencia o la recuperación neurológica en comparación con la dosis estándar de epinefrina. Hasta que se disponga de estos datos, no se debe utilizar epinefrina en dosis altas.

34. ¿Qué es el asistolia? ¿En qué circunstancias es reversible?

La asistolía, es más a menudo una confirmación de línea plana de la muerte, mas que una arritmia para ser tratada. Rara vez resulta de un tono vagal elevado o bloqueo cardíaco completo y es potencialmente reversible.

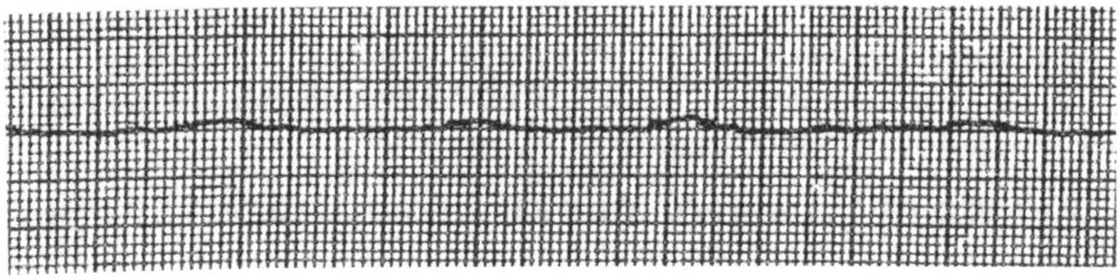

ECG #9—Asistolia.

35. ¿Cuándo es necesario confirmar la asistolia en dos derivaciones?

Los autores de ACLS hicieron esta recomendación sobre la base de un informe en un caso en el cual un paciente en realidad estaba evidente en fibrilación ventricular en dos de las tres derivaciones, aunque la tercera se mostró como asístole. El autor del informe del caso supuso que la fibrilación ventricular puede tener un vector (dirección) determinado, por lo que todos los casos de asistolia deben confirmarse en dos derivaciones. Otros dicen que esta teoría es inconsistente y que la mejor razón para confirmar la asistolia en dos derivaciones es asegurarse de que el equipo de monitoreo y los cables estén conectados correctamente.

36. ¿Debe intentar una estimulación transcutánea en todos los casos de asístole?

Absolutamente no. La investigación prehospitalria ha demostrado que la posibilidad de restablecer la circulación espontánea con marcapasos es muy baja si el período de asistolía es de más de 5 minutos. Ahorre el marcapasos para el raro paciente con bradicardia sintomática que no responde a la administración de atropina.

37. ¿Qué medicamentos se recomiendan para el asistolía?

Después de obtener un acceso IV, se puede dar 1mg epinefrina para ayudar a restaurar la circulación. Si esto es ineficaz, la epinefrina se puede repetir cada 3 a 5 minutos. La atropina ya no está recomendada por la AHA para el tratamiento de la asistole. Si el paciente permanece asistólico después de que la vía aérea se maneja con un BVM (balón valvula máscara), dispositivos suplaglóticos o un tubo endotraqueal, y se han administrado varias rondas de RCP y epinefrina, considere seriamente declararlo muerto en la escena, evitando así el traslado innecesario y el aumento de los costos para la familia. Los criterios que pueden ser útiles para poner fin a la reanimación incluyen: 1) paro NO presenciado por el personal de SEM, 2) no hay ritmo shockable presente, 3) no hay retorno de la circulación espontánea después de 3er epinefrina y 4) un CO2 al final de la espiración de < 10 mm/Hg presente después de 20 minutos de RCP.

38. Defina qué es una bradicardia absoluta y relativa.

La bradicardia absoluta es cunado la frecuencia cardíaca es inferior a 60 cpm. La bradicardia relativa se refiere a una frecuencia cardíaca superior a 60 cpm, en pacientes con bajo gasto cardíaco que pueden beneficiarse de un aumento de la frecuencia. Es posible que sea necesario tratar la bradicardia absoluta y relativa de acuerdo con el algoritmo ACLS.

39. ¿Cuándo se considera normal un pulso de 40-59 cpm?

En un atleta bien preparado, este es su pulso basal normal.

40. La bradicardia debe ser tratada en cuales tres circunstancias?

Síntomas. El simple hecho de que un paciente tiene una frecuencia cardíaca de 50 no significa que usted deba empezar a preparar la aguja de atropina! Los síntomas clínicos justifican el tratamiento.

- BAV de segundo grado Mobitz 2.
- BAV de tercer grado.

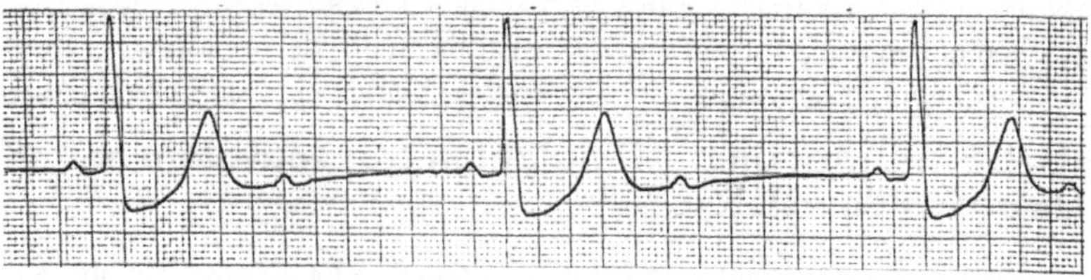

ECG #10—Bloqueo auriculoventricular (BAV) de segundo grado Mobitz tipo 2, que conduce a un ritmo bradicárdico.

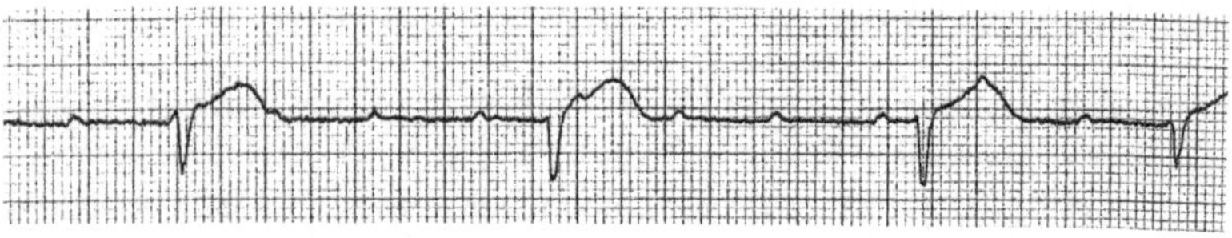

ECG #11—BAV completo (tercer grado), en el contexto de un IAM de cara inferior.

41. ¿Cuál es el medicamento de primera línea para la bradicardia? ¿Cómo funciona?

La atropina ejerce un fuerte efecto anticolinérgico sobre el nodo AV (NAV), bloqueando así el efecto bradicárdico del nervio vago.

42. Cuándo la atropina no tiene ningún efecto en lo absoluto?

La atropina no funciona en pacientes con trasplante cardíaco, en los que se ha cortado el nervio vago. En su lugar, la epinefrina es el medicamento de elección en pacientes transplantados. La atropina puede empeorar las bradicardias que resultan del bloqueo cardíaco por debajo del NAV, que parece paradójico. Sin embargo, la atropina sigue siendo el medicamento de primera línea para la bradicardia. Si la tasa ventricular disminuye después de una dosis, esté preparado para usar epinefrina.

43. ¿Se necesitan medicamentos adicionales para aumentar la frecuencia?

La Dopamina a una dosis de 2 a 10 mcg/kg/min es tan aceptable como la perfusión de epinefrina desde 2 a 10 mcg por minuto y se va valorando a la respuesta. Además, también se puede utilizar el isoproterenol entre 2-10 mcg/minuto. Sin embargo, si el paciente permanece sintomático, se debe considerar fuertemente un marcapaso transcutáneo.

44. Si in paciente tiene BAV de tercer grado con algunas contracciones ventriculares prematuras (CVP). ¿Se debe administrar amiodarona o lidocaína?

No. Lidocaína y amiodarona suprimen esos marcapasos ventriculares que son los que mantienen vivo al paciente.

45. ¿Qué debo saber sobre el marcapasos transcutáneo?

Coloque una almohadilla en la cara anterior del tórax justo a la izquierda del esternón, y la otra en la espalda sobre la columna vertebral. La mayoría de los pacientes capturarán con menos de 70 miliamperios. La captura puede no ocurrir en pacientes con tórax grandes, enfermedad pulmonar obstructiva crónica, cardiomiopatías dilatadas y derrames pleurales o pericárdicos. Es terapia probada para la bradicardia sintomática, a diferencia de los medicamentos que pueden tener desventajas, como la atropina. A menudo, se requieren benzodiacepinas de forma concomitante, porque las descargas eléctricas pueden ser dolorosas.

46. ¿Qué es la torsades de pointes?

Significa literalmente "torsión de puntas", describe la apariencia en huso de este tipo único de taquicardia ventricular polimórfica.

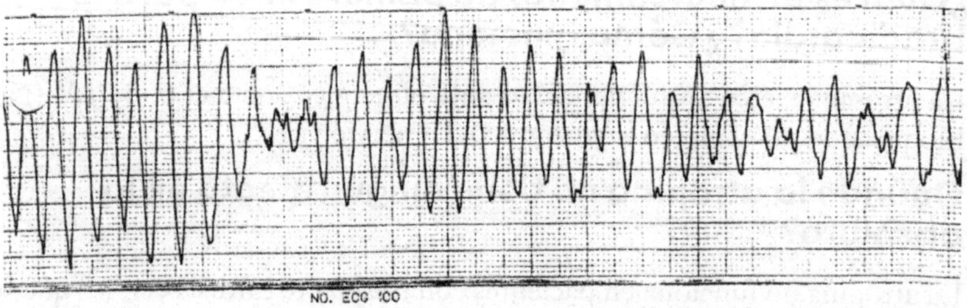

ECG #12—Torsades de pointes

47. ¿Qué hace que un paciente entre en torsades de pointes?

Medicamentos antiarrítmicos (quinidina, procainamida, disoperamida, sotalol), antihistamínicos (Benadryl, hismanal, Seldane), alteraciones electrolíticas (hipopotasemia, hipomagnesemia) e isquemia cardíaca.

48. ¿En qué se diferencia la torsades de la TV monomórfica?

La Torsades de pointes es a menudo intermitente y rápida (> 300 cpm), y cada complejo se ve diferente al anterior (es decir, polimórfico). Si existe un registro de tira de ritmo previo a la torsades de pointes, se podria observar la asociación con un intervalo QT largo.

49. ¿En qué se diferencia el tratamiento para las torsades y la VT monomórfica?

El tratamiento primario de pacientes estables con torsades consiste en eliminar la causa que conduce al intervalo QT prolongado. Acelerar el ritmo con Isoproterenol 2 mcg/min en adultos, y/o la sobreestimulación con marcapasos en el hospital, con un marcapasos transvenoso puede terminar el ritmo. Por lo tanto, al acelerar la frecuencia del seno, el intervalo QT se acorta y disminuye la predisposición del corazón a volver al "huso" de las torsades. El sulfato de magnesio, 2 gr IV, también es un tratamiento eficaz para las torsades y parece funcionar incluso en pacientes que no son hipomagnésémicos. La lidocaína y la fenitoína pueden acortar el potencial de acción y pueden ser eficaces. La procainamida IV y otros antiarrítmicos de clase IA están absolutamente contraindicados porque prolongan aún más el intervalo QT.

50. ¿Qué pasa si un paciente tiene un huso prolongado de torsades y se vuelve inestable?

Se debe desfibrilar al paciente con 200 julios. Pueden ser necesarios choques múltiples antes de que el paciente pueda estabilizarse.

51. ¿Quése hace con los CVP? ¿Siempre requieren terapia?

No. Son comunes en pacientes médicos adultos.

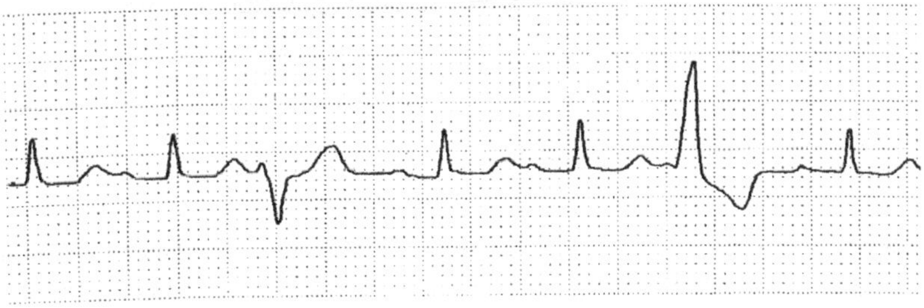

ECG #13—Contracciones ventriculares prematuras (CVP) multifocales.

PEERLAS Y DESICIONES CRÍTICAS

- Trate al paciente, no al monitor.
- Mire antes de saltar. Tómese unos segundos para estudiar el trazado antes de actuar.
- La TV es seis veces más común que la TSV con aberrancia, por lo tanto, suponer que una taquicardia de complejos anchos es VT hasta que demostrar lo contrario. Busque los signos reveladores de TV incluyendo un complejo QRS mayor que 3,5 cuadraditos, ritmos de captura, ritmos de fusión, disociación AV y concordancia (en un registro de 12 derivaciones la polaridad de las derivaciones de V1-V6 son todo arriba o todo abajo). Confundir la TV como TSV con conducción aberrante y tratarla con verapamilo puede causar un colapso cardiovascular.
- Las taquicardias irregulares de complejos finos, como la fibrilación auricular, el flutter auricular con un bloqueo variable, la taquicardia auricular con bloqueo variable y la taquicardia auricular multifocal no responden a la adenosina.
- Esperar demasiado tiempo para administrar terapias que salvan vidas, como el marcapaso transvenoso, cardioversión y medicamentos antiarrítmicos disminuirá la posibilidad de respuesta deseada.
- Prepárese para hacer frente a los posibles efectos secundarios del tratamiento. Por ejemplo, la amiodarona causa hipotensión, la dopamina y la epinefrina pueden exacerbar la isquemia y desencadenar arritmias ventriculares, la atropina puede exacerbar el bloqueo cardíaco, y el marcapasos transcutáneo es doloroso y puede requerir benzodiazepinas.

- Tenga cuidado en diferenciar las torsades de pointes (TV polimórfica) de la TV monomórfica. Se diferencia en su respuesta a la lidocaína y la amiodarona, su tratamiento (magnesio, marcapasos de sobrestimulación, cronotrópicos), su predisposición a repetir, y su necesidad de múltiples shocks hasta que se pueda acortar el intervalo QT tratando su causa.

LECTURAS SUGERIDAS:

1. Page, RL, Jogter, JA, Caldwell, MA, et al, "2015 ACC/AHA/HRS Guideline for the Management of Adult Patients with SVT: A Report of the American College of Cardiology/American Heart Association Task Force on Clinical Guidelines and the Heart Rhythm Society", J Am Coll Cardio, 2016 Apr 5, 67 (13)

2. Jabre P, Bougoun W, Durris F, et al, "Early Identification of Patients with Out Of Hospital Cardiac Arrest (OHCA) with no Chance of Survival and Consideration for Organ Donation", Ann Intern Med, 2016: 165911) 770

3. Kusomoto F, "2018 ACC/AHA/HRA Guidelines on the Evaluation and Management of Patients with Bradycardia and Conduction Delay, A Report of the American College of Cardiology/American Heart Association Task Force on Clinical Practice Guidelines and the Heart Rhythm Society", J Am Coll Cardiol, 2018, November 6

4. Khan LA, "Long QT Syndrome: Diagnosis and Management", Am Heart J, 2005;143 (1) 7

5. Dan QA, Martinez-Rubio A, Agewall S, et al, "Antiarrythmic Drugs-Clinical Use and Clinical Decision Making: a Consensus Document from the European Heart Rhythm Association (EHRA) and the European Society of Cardiology (ESC) Working Group on Cardiovascular Pharmacology", Europace 2018:20:731

6. Link MS, "Clinical Practice. Evaluation and Initial Treatment of Supraventricular Tachycardia", N Engl J Med, 2012; 367:1438

7. January CT, Wan LS, Calkins H, et al, "2019 AHA/ACC/HRS Focused Update of the 2014 AHA/ACC/HRS Guidelines for the Management of Patients with Atrial Fibrillation", Circulation 2019

8. Grmec S, Klemen P, "Does End Tidal Carbon Dioxide (EtCO2) Concentrations Have Prognostic Value During Out of Hospital Cardiac Arrest?", Eur J Med, 2001;8(4) 263

CAPÍTULO 31. PARO CARDÍACO

1. ¿Qué tan común es el Paro Cardíaco Extrahospitalario (PCREH)

Aproximadamente 350.000 personas en los Estados Unidos experimentan PCREH cada año.

2. ¿Qué porcentaje de todos los pacientes con PCREH de cualquier edad, tratados por SEM sobreviven al alta hospitalaria?

11.4%.

3. ¿Cuáles son las causas más comunes de Paco Cardio-Respiratorio (PCR)?

La causa más común de PCR es el síndrome coronario agudo (SCA) resultante de la enfermedad de las arterias coronarias subyacentes. Este síndrome produce fibrilación ventricular (FV), es el ritmo inicial más común encontrado en pacientes que experimentan PCREH. Otras etiologías de la FV incluyen toxicidad de fármacos, alteraciones de electrolitos (por ejemplo, hiperpotasemia) e hipoxemia prolongada. Si no se trata, la FV se pasará a una asistolía, debido a la hipoxia grave y la acidemia. Otras causas de asistolía incluyen toxicidad de fármacos, alteraciones de electrolitos e hipotermia. La Actividad Eléctrica Sin Pulso (AESP) también suele ser el resultado de una FV prolongada y no tratada. Otras causas de AESP incluyen hipovolemia, hipoxia, taponamiento cardíaco, embolia pulmonar masiva, neumotórax tensional, acidosis profunda, alteraciones electrolíticas, hipotermia, toxicidad de fármacos o SCA.

4. ¿Cómo se debe tratar la fibrilación ventricular?

La FV se trata desfibrilando. La desfibrilación inmediata, el nivel de energía recomendado es de 200 julios (bifásicos). Como regla general, el personal de emergencia debe dar un shock a un alto nivel de energía (por ejemplo, 200 julios), luego reanudar las compresiones torácicas esforzándose por minimizar las interrupciones de la compresión.

5. ¿Cómo se realizan mejor las compresiones torácicas y por qué es importante minimizar las interrupciones de compresión torácica?

En un adulto, las compresiones torácicas se deben realizar a 100-120 compresiones por minuto con una profundidad de aproximadamente 2 pulgadas (5-6 centímetros). Se debe permitir que el pecho retroceda completamente después de cada compresión y, como tal, los rescatistas deben evitar apoyarse en el pecho entre las compresiones. Para obtener mejores resultados, el paciente debe estar en posición supina en una superficie dura con el rescatador arrodillado o de pie a su lado. Si se realiza correctamente, el flujo sanguíneo generado por las compresiones torácicas proporciona una pequeña pero crítica cantidad de oxígeno y glucosa, al cerebro y al corazón. Es importante minimizar las interrupciones de compresión torácica (por ejemplo, para comprobar si hay pulso o evaluar el ritmo cardíaco) porque en ese periodo se presenta un estado sin flujo, lo que implica que se haga cada vez más difícil generar un flujo sanguíneo adecuado después de cada interrupción.

6. ¿Por qué se recomiendan ahora las compresiones torácicas antes de la ventilación?

Las Directrices de la Asociación Americana del Corazón (AHA) para la Reanimación Cardiopulmonar (RCP) y el Cuidado Cardíaco de Emergencia cambiaron la secuencia básica de soporte vital de "A-B-C" (vía Aérea, Respiración, Compresión torácica) a "C-A-B" (Compresiones de pecho, Vía Aérea, Respiración). La priorización de la circulación sobre la ventilación se basó en el principio fisiológico de que la necesidad de ventilación es de menor prioridad debido a la disponibilidad de un contenido adecuado de oxígeno arterial en el momento de un PCR repentino. Además, si la vía aérea está abierta, se cree que los jadeos ocasionales y el retroceso pasivo del pecho proporcionan un poco de intercambio de gases.

7. El nivel de capacitación de los rescatistas determina el tipo de RCP recomendado?

Sí. Los rescatistas laicos no entrenados y los rescatistas laicos capacitados en RCP solo con compresiones, deben proporcionar RCP solo con compresiones torácicas. Para los rescatistas laicos entrenados en RCP utilizando compresiones torácicas y ventilación, se recomienda proporcionar ventilación además de las compresiones en una relación de 30:2 (con el objetivo de que las pausas sean menos de 10 segundos para entregar 2 respiraciones de rescate). Una vez que se asegura una vía aérea avanzada, se recomienda que un proveedor capacitado entregue 1 ventilación cada 6 segundos (es decir, 10 respiraciones por minuto) mientras se realizan compresiones continuas en el pecho.

8. ¿Qué porcentaje de pacientes con FV sobrevive al alta hospitalaria?

Depende, pero en general, si un paciente desarrolla FV y se somete a una desfibrilación inmediata, la supervivencia es de aproximadamente el 80%. Por cada minuto que transcurre sin desfibrilación, este porcentaje disminuye en aproximadamente un 10% (sin RCP) o un 5% (con RCP). Por lo tanto, después de aproximadamente ocho minutos sin RCP, la supervivencia del paciente se acerca al 0%. Esto pone de relieve la importancia del reconocimiento inmediato de la aparición de un paro cardíaco, el inicio de la RCP de alta calidad y el rendimiento de la desfibrilación.

9. Ha escuchado hablar de "RCP antes de la desfibrilación". ¿Cuál es la teoría y cuáles son las recomendaciones actuales?

La RCP antes de la desfibrilación, se refiere a realizar RCP durante aproximadamente dos minutos antes de intentar la desfibrilación para pacientes con PCREH sin testigos, o en un PCR donde el tiempo de inactividad probablemente se prolongue. Un enfoque de "RCP primero" se basa en evidencia que sugiere la existencia de 3 fases sensibles al tiempo de detención de la FV: fase eléctrica (0-4 minutos), fase circulatoria (5-10 minutos), fase metabólica (>10 minutos). Los investigadores sugirieron que un período de RCP antes de la desfibrilación podría conferir un beneficio al "cebar la bomba" durante la fase circulatoria. Esto se basó en evidencia de estudios en animales en los que la FV no tratada prolongada fue inmediatamente desfibrilada, el ritmo posterior al choque resultante era comúnmente AESP o asistolia, dos ritmos menos tratables; y realizar RCP durante un corto período de tiempo antes de la desfibrilación aumentó la probabilidad de convertir la FV en un ritmo con perfusión.

En consecuencia, las Directrices de la AHA para el RCP de 2015 recomiendan: 1) en los PCR con FV, realizar una desfibrilación inmediata sin demora; (2) en PCR sin testigos o no supervisado, realizar RCP de alta calidad hasta que el equipo de desfibrilación esté disponible y listo, luego realizar la desfibrilación.

10. ¿Qué intervenciones prehospitalarias se han demostrado para mejorar la supervivencia en un PCR?

Se ha demostrado que la RCP de alta calidad temprana, mínimamente interrumpida, la desfibrilación temprana y que se evite la ventilación excesiva, mejoran los resultados de supervivencia del PCR. Las intervenciones más críticas durante los primeros minutos de PCR son el rendimiento de compresiones torácicas eficaces seguidas de desfibrilación.

11. ¿Cuál es la frecuencia ventilatoria adecuada para alguien en PCR?

La frecuencia ventilatoria adecuada es de 10 respiraciones por minuto. Desafortunadamente, la hiperventilación involuntaria en PCR es común. Dos estudios informaron que existía ventilación excesiva durante la reanimación por parte del personal del prehospitalario, y se ha demostrado que la ventilación excesiva se asocia con una disminución del retorno de la circulación espontánea y la supervivenci, al obstaculizar la perfusión coronaria.

12. ¿Cuál es el método "aprieta, suelta, suelta" para proporcionar ventilación mecánica?

"aprieta, suelta, suelta" fue descrito por primera vez en 1997 como una técnica con la BVM (bolsa- válvula-máscara) para proporcionar niveles adecuados de ventilación a los pacientes pediátricos. Posteriormente, esta técnica se ha extendido a los pacientes adultos, y consiste en realizar la ventilación apretando la bolsa de BVM a una velocidad mantenida con alguien que dice, "aprieta, suelta, suelta". Este enfoque se aproxima a la frecuencia de ventilación adecuada.

13. Una vez que un paciente es intubado después de PCREH, ¿existe un papel para la capnometría (ETCO2)?

La capnometria ha recibido atención en los últimos años como un indicador fisiológico potencial de rendimiento o éxito de reanimación. Los niveles de ETCO2 reflejan el gasto cardíaco generado durante las compresiones torácicas. Aunque los estudios son relativamente pequeños, la evidencia sugiere que los niveles más bajos de ETCO2 (por ejemplo, < 10 mmHg) están asociados con un resultado más pobre de éxito y resultados, mientras que los niveles más altos de ETCO2 (por ejemplo, > 20 mmHg) están asociados con un mejor éxito y resultados. Sin embargo, las mediciones ETCO2 no deben utilizarse por sí solas como indicación para la terminación de los esfuerzos de reanimaciones.

14. ¿Cómo funcionan los dispositivos de soporte de circulación, como el dispositivo de umbral de impedancia (ITD) y el dispositivo de RCP de compresión-descompresión activa (ACD), y se ha demostrado que benefician la supervivencia?

El ITD es una válvula sensible a la presión que se une a un tubo endotraqueal, dispositivos supraglotóticos (DSG) o máscara facial. Está diseñado para prevenir la entrada de gases respiratorios en el tórax durante el retroceso de la pared torácica durante las compresiones cardíacas que reducen la presión intratorácica y mejorando el retorno sanguíneo al corazón. El dispositivo ACD-CPR es un dispositivo de mano con una ventosa aplicada sobre el esternón medio del tórax que se utiliza para levantar activamente el pecho durante las compresiones para mejorar la presión intratorácica negativa generada por el retroceso torácico, aumentando así el retorno venoso y la salida cardíaca.

En los últimos 5 años, varios ensayos controlados aleatorios (RCT) han examinado los beneficios de incorporar dispositivos ITD de forma aislada, así como de ITD en conjunto con dispositivos ACD-CPR. Si bien los estudios preliminares en humanos y animales fueron favorables, hasta la fecha ningún RCT ha demostrado un beneficio de supervivencia de la adición de la ITD de forma aislada en comparación con la RCP convencional. Un RCT que comparó ACD-CPR con ITD frente a RCP convencional demostró una mejora marginal en el alta hospitalaria con una función neurológica favorable, pero había muchas limitaciones en este ensayo haciendo que la interpretación del verdadero efecto clínico fuera difícil. En consecuencia, no se recomienda el uso rutinario de la ITD como complemento durante la RCP convencional. De acuerdo con el RCT único, el uso rutinario de ACD-CPR+ITD como alternativa a la RCP convencional puede servir como una alternativa razonable a la RCP convencional en entornos con equipos disponibles y personal debidamente capacitado.

15. ¿Funciona el Soporte Vital Cardíaco Avanzado (ACLS)?

Depende. Sólo un estudio ha evaluado sistemáticamente la adición de ACLS a un sistema SEM existente con soporte vital básico (BLS) y capacidades de desfibrilación. Este estudio, realizado en Canadá, no demostró ningún beneficio de supervivencia para PCREH con la adición de servicios ACLS, destacando la importancia crítica de realizar un buen BLS (es decir, RCP y desfibrilación).

16. ¿Cuáles son las dosis de adultos de los medicamentos ACLS?

- Epinefrina (Adrenalina) – 1 mg IV en bolo cada 3 – 5 minutos.
- Atropina – 1 mg IV en bolo cada 3 – 5 minutos (máximo de 3 mg).
- Amiodarona – 300 mg IV en bolo (puede repetirse en 150 mg IV en bolo).
- Lidocaína – 1,0 – 1,5 mg/kg IV (puede repetirse a 0,5 – 0,75 mg/kg IV cada 5 – 10 minutos hasta un máximo de 3 mg/kg).
- Magnesio – 1 – 2 gramos IV en bolo.

17. He oído hablar de vasopresina como un vasopresor potencial para la reanimación. ¿Debe usarse en PCREH?

La vasopresina ofrece un beneficio similar al de la epinefrina, y no se ha demostrado la eficacia de los dos fármacos juntos. Por lo tanto, en un esfuerzo por simplificar el enfoque hacia el paciente que experimenta PCREH, ya no se recomienda la vasopresina.

18. ¿En qué se diferencian las dosis de medicamentos de soporte vital avanzado pediátrico de las dosis de adultos?

- Epinefrina (Adrenalina) – 0,01 mg/kg (0,1 ml/kg) 1:10.000 IV en bolo, cada 3- 5 minutos.

- Atropina – 0,02 mg/kg IV en bolo (dosis mínima: 0,1 mg).
- Amiodarona – 5 mg/kg IV en bolo(puede repetirse hasta 2 veces para FV refractario / VT
- sin pulso).
- Lidocaína – 1mg/kg de dosis de carga, seguido de un mantenimiento de 20-50 mcg/kg por minuto de perfusión (repetir la dosis de bolo, si se inicia la perfusión >15 min después del tratamiento inicial con bolo).

19. ¿Hay alguna manera de simplificar la forma en que se administran los medicamentos para la atención de emergencia en pediatría?

Sí, hay dos sistemas que se han desarrollado recientemente para simplificar la forma en que se administran los medicamentos a los niños, mientras se minimizan los errores de dosificación. CertaDose® es un sistema de jeringa codificado por colores que corresponde a los colores de la cinta Broselow. Se ha demostrado para reducir los errores de dosificación mientras que también facilita la administración de medicamentos. Handtevy™ es un sistema basado en la edad o la longitud para la administración de medicamentos pediátricos que también simplifica la forma en que se administran los medicamentos.

20. ¿En qué se diferencia la desfibrilación en pediatría?

Se desconoce la dosis de energía más baja para una desfibrilación efectiva y el límite superior para la desfibrilación segura en lactantes y niños. Las recomendaciones actuales incluyen 2 julios/kg para el primer shock, 4 julios/kg para el segundo shock y >4 julios/kg (máximo 10 julios/kg o dosis adulta) para los siguientes shocks.

21. ¿Cómo se determina el tamaño endotraqueal adecuado para un niño?

(Edad/4) + 4. Por ejemplo, un niño de 4 años debe requerir un tubo endotraqueal de 5.0. Ya que: (4/4) + 4 = 1 + 4 = 5.

22. ¿Cuál es la causa más común de paro en pediatría?

Es el Paro respiratorio. El primer paso en estas situaciones, entonces, es permeabilizar la vía aérea y proporcionar oxigenación y ventilación de alta calidad.

23. ¿Qué es un acceso vascular intraóseo (IO) y qué medicamentos del ACLS se pueden administrar a través de ella?

La colocación de agujas intraóseas proporciona un acceso vascular para la administración líquidos, sangre y medicamentos. Una vía IO es tan eficiente como una vía intravenosa y se puede insertar rápidamente incluso en los pacientes con mala perfusión. La tibia proximal es el sitio preferido para una vía

IO. La aguja debe insertarse perpendicular al hueso con un movimiento de atornillado o el uso de un taladro. Se liberará ligeramente cuando se introduzca en la cavidad de la médula. Una vez en su lugar y asegurado, la vía IO debe lavarse con 10 ml de solución salina normal. Todos los medicamentos del ACLS se pueden administrar a través de una vía IO.

24. ¿Qué es el "Manejo con Control de la Temperatura" (MCT) y por qué se utiliza en un PCR?

El MCT describe el proceso de enfriamiento de la temperatura central de un sobreviviente comatoso de PRCEH llevado entre 32 y 36 grados Celsius durante aproximadamente 24 horas, seguido de un retorno gradual (aproximadamente 0,25gradosC/hora) hasta la normotermia. El fin crítico es prevenir la hipertermia, que se cree que es perjudicial para la recuperación neurológica. El MCT se utiliza en el período posterior a la reanimación para mejorar la recuperación neurológica a largo plazo y generalmente es bien tolerado sin complicaciones significativas.

25. ¿Cuándo debe iniciarse MCT y, hay un papel para iniciarlo en el contexto prehospitalario?

Aunque el estudio clínico principal permitió alcanzar la temperatura del punto objetivo en un plazo de cuatro horas (y la mediana de tiempo para alcanzar las temperaturas objetivo fue de ocho horas), la mayoría de los expertos creen que debe iniciarse lo antes posible después del retorno de la circulación espontánea. Actualmente, no hay ningún papel para el enfriamiento prehospitalario rutinario de los pacientes después de ROSC, especialmente dados los tiempos de traslado prehospitalario relativamente cortos. Las Directrices para la RCP de la AHA de 2015 recomiendan la refrigeración prehospitalaria basada en cinco TCR publicados entre 2007 y 2014 que compararon el uso post ROSC de líquidos intravenosos fríos para inducir hipotermia contra ningún líquido. Estos estudios no encontraron beneficios, y un estudio sugirió daño potencial (encontró aumento en el edema pulmonar y re-PCR en el grupo tratado con infusión prehospitalaria de 2L de líquidos fríos), aunque no hay aumento en la mortalidad general. Se necesita más investigación para informar mejor cuándo comenzar la refrigeración, la tasa óptima de enfriamiento, la duración de la refrigeración y los mejores métodos de enfriamiento.

26. ¿Cuándo pueden terminarse los esfuerzos de reanimación en el prehospitalario?

La reanimación prehospitalaria puede ser interrumpida por el personal del SEM cuando hay una orden válida sin RCP. Además, la mayoría de las directrices actualizadas, recomiendan la consideración de la terminación de la reanimación antes de dirigirse a la ambulancia para su traslado cuando se aplique TODO lo siguiente: 1) Paro no presenciado; 2) no se proporcionó RCP por los presentes; (3) ningún ROSC después de la atención completa de ALS en la escena; y (4) no se entregaron shocks de DEA. Las acciones de ALS incluyen intubación endotraqueal exitosa, logro del acceso IV y administración de medicamentos indicados, determinación de asistolia persistente o un ritmo agónico, y cuando no se identifica ninguna causa reversible para el PCR.

27. ¿En qué se diferencia el manejo del PCR traumático al de un PCR no traumático?

En el PCR traumático, la RCP a tórax cerrado es menos efectiva. En el traumatismo, la causa del paro puede ser un taponamiento cardíaco, neumotórax a tensión o exsanguinación del tórax, abdomen o extremidades. Se indica el control de la hemorragia externa, la descompresión con aguja para el neumotórax a tensión y el traslado inmediato a un centro de trauma designado.

28. ¿Cuál es la lesión más común que se encuentra en aquellos pacientes que sobreviven al paro traumático?

Taponamiento pericárdico.

29. ¿Qué otras etiologías conducen a un paro cardíaco después de un traumatismo?

- Hipoxia, debido a paro respiratorio, obstrucción de la vía aérea o lesión traqueobronquial.
- Lesión grave en la cabeza con colapso cardiovascular secundario.
- Pérdida masiva de sangre por trauma toracoabdominal, lo que conduce a hipovolemia.
- Obstrucción cardiopulmonar por neumotórax a tensión, embolia de aire o taponamiento pericárdico.

30. ¿En qué se diferencia el tratamiento del paro cardíaco en una paciente embarazada?

La mejor esperanza para la supervivencia fetal es la supervivencia materna. Las principales diferencias terapéuticas en este ajuste incluyen realizar compresiones torácicas más altas en el esternón, hay tener en cuenta que el diafragma está elevado por el útero agrandado, y colocar al paciente en la posición lateral izquierda a aproximadamente 15 – 30 grados desde el plano horizontal. Inclinar la paciente desplaza el útero grávido hacia la izquierda y lejos de la vena cava inferior y la aorta, mejorando así el retorno venoso al corazón y el gasto cardíaco, respectivamente.

31. ¿Dónde puede encontrar más información sobre el manejo del paro cardíaco?

https://eccguidelines.heart.org

PERLAS Y DECISIONES CRÍTICAS

- La RCP y la desfibrilación son los determinantes prehospitalarios más importantes de la supervivencia del paro cardíaco fuera del hospital.
- La técnica de compresión torácica es fundamental para proporcionar un excelente tratamiento de los pacientes en paro cardíaco. No pase por alto las maniobras básicas de soporte vital.
- Minimice las interrupciones de compresión torácica durante la reanimación. Cada vez que se interrumpe la RCP, se hace cada vez más difícil restaurar el gasto cardíaco adecuado una vez que se reanuda la RCP.
- No hiperventile a los pacientes en paro cardíaco. La tasa de ventilación adecuada es de 10 respiraciones por minuto.
- Si no se puede obtener acceso intravenoso, considere la posibilidad de pasar rápidamente al acceso intraóseo (IO). Se cree que la administración de medicamentos del ACLS mediante una vía IO es mejor que administrarlos a través de un tubo endotraqueal.
- Recuerde, la supervivencia de un paro cardíaco fuera del hospital es baja, pero los proveedores de atención médica prehospitalaria son el grupo más propenso a afectar este proceso de la enfermedad. La diligencia en la reanimación es importante cuando se acerca a alguien en paro cardíaco.

LECTURAS SUGERIDAS

1. Benjamin EJ, Virani SS, Callaway CW et al. Heart Disease and Stroke Statistics 2018-Update: A Report from the American Heart Association. Circulation 2018;137:e67-e492.
2. 2015 American Heart Association Guidelines Update for Cardiopulmonary Resuscitation and Emergency Cardiovascular Care. Circulation 2015;132:S315-S542.
3. Huang Y, He Q, Yang LJ, et al. Cardiopulmonary resuscitation (CPR) plus delayed defibrillation versus immediate defibrillation for out-of-hospital cardiac arrest. Cochrane Database Syst Rev. 2014;9:CD009803.
4. Wallace S, Abella B, Becker L. Quantifying the effect of cardiopulmonary resuscitation quality on cardiac arrest outcomes. A systematic review and meta-analysis. Circ Cardiovasc Qual Outcomes. 2013;6:148–56.
5. Aufderheide TP, Laure KG. Death by hyperventilation: a common and life-threatening problem during cardiopulmonary resuscitation. Crit Care med 2004;32:S345-S351.

6. Touma O, Davies M. The prognostic value of end tidal carbon dioxide during cardiac arrest: A systematic review. Resuscitation. 2013;84:1470–1479.

7. Aufderheide TP, Frascone RJ, Wayne MA, et al. Standard cardiopulmonary resuscitation versus active compression decompression cardiopulmonary resuscitation with augmentation of negative intrathoracic pressure for out-of-hospital cardiac arrest: a randomized trial. Lancet. 2011;377:301–311.

8. Stiell IG, Wells GA, Field B, et al. Advanced cardiac life support in out-of-hospital cardiac arrest. N Engl J Med 2004;351:647-656.

9. Nichol G, Huszti E, Kim F, et al. American Heart Association Get With The Guideline- Resuscitation Investigators. Does induction of hypothermia improve out- comes after in-hospital cardiac arrest? Resuscitation. 2013;84:620–625.

10. Morrison LJ, Verbeek PR, Zhan C, et al. Validation of a universal prehospital termination of resuscitation clinical prediction rule for advanced and basic life support providers. Resuscitation. 2009;80:324–328.

CAPÍTULO 32. GENERALIDADES DE SHOCK

1. ¿Cuándo el cuerpo experimenta shock?

El cuerpo experimenta shock cuando las demandas de oxígeno de los tejidos no pueden ser satisfechas por el sistema circulatorio. Cuando esto sucede, los tejidos del cuerpo se ven obligados a dirigirse a una forma mucho menos eficaz de producción de energía, llamada respiración anaeróbica. En la mayoría de los casos, el shock es causado por un problema en uno o más de los componentes del sistema de suministro de oxígeno. En algunos casos, hay una mayor demanda de oxígeno que no puede ser satisfecha por el sistema de entrega. Esto se denomina insuficiencia con alto gasto. A los efectos de este capítulo nos centraremos en el shock secundario al deterioro del sistema de oxigenación.

2. ¿Cuáles son los componentes del sistema de suministro de oxígeno?

Para que se produzca la oxigenación de los tejidos, debe haber un sistema de suministro de oxígeno intacto. Estos componentes son:

- Un sistema respiratorio y de vía aérea intactas.
- Una cantidad adecuada de hemoglobina y que funcione normalmente.
- Un sistema circulatorio cerrado que tenga un volumen y un tono normales.
- Un corazón que funcione normalmente para bombear.
- Tejidos que puedan descargar y utilizar correctamente el oxígeno para la producción de energía.

3. ¿Cuáles son los diferentes tipos de shock?

- **Hipovolémico**- Es debido a un bajo volumen circulatorio. Se provoca una disminución de la presión de perfusión en los tejidos y, por lo tanto, disminuye la cantidad de sangre y oxígeno suministrado.
- **Hemorrágico**- Existe una disminución en el volumen sanguíneo y una disminución en la capacidad de transporte de oxígeno a través de la pérdida de hemoglobina, (algunos clasifican esto como un subconjunto de shock hipovolémico)
- **Cardiogénico**- Es debido a un mal bombeo del corazón. Esto puede ser intrínseco, secundario al daño muscular cardíaco o a una

enfermedad valvular. También puede ser extrínseca, debido a la compresión del corazón desde el exterior por el pericardio lleno de sangre o líquido, causando taponamiento o debido a la presión de un pulmón colapsado en el caso de un neumotórax a tensión; estas situaciones se clasifican generalmente en la categoría de "shock obstructivo". En ambos casos, el problema es la disminución del llenado del corazón y, por lo tanto, el bajo gasto cardíaco.

- **Neurogénico**- Se afecta el tono vascular del sistema circulatorio, mediante la disminución de la actividad neurológica en el músculo liso de los vasos, por lo que los vasos sanguíneos tienden relajarse y se dilatan. Generalmente, esto solo se observa con una lesión significativa de la médula espinal.
- **Séptico**- En la sepsis, tanto el corazón como los vasos sanguíneos pueden verse afectados por las toxinas liberadas por las bacterias. Los vasos pierden el tono y los capilares presentan fugas, lo que resulta en un bajo volumen circulatorio. Al principio, el corazón puede estar bombeando vigorosamente y el cuadro inicial se presenta como una insuficiencia con alto gasto, pero finalmente la función cardíaca también se deprime.
- **Anafiláctico**- En la verdadera anafilaxia, el sistema vascular pierde el tono y los capilares presentan fugas resultando en shock por perfusión inadecuada. Otros signos de anafilaxia generalmente que también están presentes son: disnea, sibilancias, hinchazón, urticaria.

4. ¿Qué es la respiración anaeróbica?

Cuando el suministro de oxígeno es capaz de mantenerse al día con la demanda, las células producen energía por respiración aeróbica. Esta es una forma muy eficiente de producción de energía y que la ofrece en gran cantidad para que las células la puedan utilizar para sobrevivir y funcionar normalmente. Cuando la demanda de oxígeno, requerida por la célula, no puede ser suministrada por el cuerpo, las células se ven obligadas a producir energía por un medio mucho más ineficiente, llamado respiración anaeróbica. La respiración anaeróbica no utiliza oxígeno, por lo que produce mucha menos energía y, se forman subproductos como el ácido láctico que son tóxicos. La respiración anaeróbica no puede satisfacer la necesidad energética de las células durante mucho tiempo y pronto éstas se dañarán y morirán si no se puede producir cantidades adecuadas de energía al volver a la respiración aeróbica. Este proceso de daño celular y muerte durante la respiración anaeróbica es la base del shock.

5. ¿Cuáles son las etapas del shock?

El shock progresa a través de una serie de etapas a medida que disminuye la perfusión de los órganos vitales y el cuerpo trabaja para compensarlo. La rapidez con la que un paciente pasa por estas etapas depende del grado de insulto al sistema de suministro de oxígeno y la capacidad del cuerpo para compensarlo. Los signos externos de shock son el resultado de esta batalla entre la disminución de la perfusión y el aumento de la compensación.

- **Etapa 1**- Esto ocurre generalmente cuando se pierden cantidades modestas de sangre o volumen. Los signos de esta etapa temprana están relacionados con los efectos de la entrega de oxígeno alterando el cerebro, el órgano más sensible al oxígeno del cuerpo. El paciente puede sentirse ansioso o agitado, sin saber necesariamente qué es lo que está mal. La frecuencia cardíaca y la presión arterial pueden ser relativamente normales.
- **Etapa 2**- A medida que se pierde más volumen, el cuerpo comenzará a compensarse aumentando la fuerza con la que el corazón bombea. Esto provoca un aumento en la diferencial de la "presión de pulso". La presión arterial sistólica aumenta debido al aumento de la contractilidad y las caídas diastólicas son debidas a la disminución del volumen vascular o del tono. También puede comenzar a aparecer una taquicardia. La frecuencia respiratoria aumentará y el estado mental será más confuso. A finales de esta etapa, la piel puede enfriarse a medida que el cuerpo comienza a desviar la sangre de los órganos menos esenciales a los más esenciales.
- **Etapa 3**- El paciente en esta etapa, se parece más a la imagen típica de lo que uno piensa como shock. El estado mental es anormal. El paciente está muy taquicárdico y pálido, mientras el cuerpo trata de mantener una entrega adecuada de oxígeno a los órganos esenciales. También la presión arterial disminuye.
- **Etapa 4**- El cuerpo está descompensado. El paciente deja de responder; la frecuencia respiratoria es agónica. El corazón puede pasar de la taquicardia a la bradicardia, ya que también se vuelve hipóxico. La presión arterial cae ya que el tono vascular no se puede mantener y el volumen es muy bajo. La muerte es inminente.

Es importante recordar que la presentación clínica puede no ser típica en todos los pacientes. Una presión arterial "normal" en los ancianos, puede ser en realidad una hipotensión relativa e indicar inestabilidad hemodinámica. Una frecuencia cardíaca normal en pacientes con betabloqueantes no es tranquilizadora, ya que el medicamento puede enmascarar una taquicardia compensatoria.

6. ¿Qué órganos se ven afectados por el shock?

Cada uno de los sistemas de órganos se ve afectado por la disminución de la perfusión. Algunos son más sensibles que otros. El cerebro es generalmente el órgano más sensible a las alteraciones en la entrega de oxígeno y por lo tanto un cambio en la función cerebral es a menudo el signo más temprano y más sutil de disminución de la perfusión. Dado que la piel es la más resistente al shock y puede durar más tiempo con la perfusión disminuida, su propio suministro de sangre suele ser el primero en ser desviado. Esto se presenta como diaforesis, piel fresca y palidez. Luego, el hueso, el músculo, y los sistemas Gastrointestinal y Genitourunario generalmente se ven afectados posteriormente. Esto continuará hasta que se revierta la hipoperfusión o hasta que se produce la muerte.

7. ¿Cuáles son los efectos a largo plazo de la mala perfusión de órganos?

Cada órgano tiene su propio umbral para llegar a lesiones irreversibles. El cerebro es el órgano más sensible a la hipoxia, e incluso, la hipoxia a corto plazo puede conducir a una lesión cerebral anóxica permanente. Puede haber insuficiencia hepática e insuficiencia renal aguda. El daño al tejido pulmonar puede provocar fugas capilares y SDRA (Síndrome de Dificultad Respiratoria Aguda), y la hipoxia del tejido en todo el cuerpo puede provocar daño celular que desencadena la Coagulación Intravascular Diseminada (CID). La clave es cuánto tiempo cada tipo de órgano o célula ha sido privado de una oxigenación adecuada.

8. ¿Cuál es el tratamiento del shock?

Las dos estrategias generales en el tratamiento del shock son:

1. detener o al menos disminuir la causa del shock
2. administrar tratamientos dirigidos a restaurar el sistema de administración de oxígeno. El sangrado debe ser controlado por cirugía, si es necesario. Es imperioso revertir los problemas de la función de la bomba cardíaca. Por ejemplo, si un neumotórax a tensión es la causa del problema, la descompresión con aguja aliviará temporalmente la presión que está causando la disminución del retorno de la sangre al corazón. Otros tratamientos, dependiendo de la causa, incluyen líquidos, oxígeno suplementario, ventilación asistida, agentes para aumentar la contractilidad cardíaca y mejorar el tono vascular, y la terapia antibiótica adecuada.

9. ¿Los líquidos ayudan en el tratamiento del shock?

Hay algunas indicaciones bastante claras para el uso de fluidos en el shock, pero existe cierta controversia sobre el uso de fluidos en el shock hemorrágico. Los líquidos se administran en la mayoría de las causas del shock. La administración de fluido en el shock cardiogénico puede, potencialmente, empeorar el edema pulmonar, por lo que los proveedores deben tener cuidado si el paciente tiene estertores en el examen pulmonar. La mayor controversia se relaciona con el uso de fluidos intravenosos para tratar el shock por sangrado. Las investigaciones han demostrado que el uso prehospitalario de fluidos intravenosos puede afectar negativamente a los pacientes con traumatismos que sufren de shock de dos maneras:

- La primera, es que el tiempo necesario para establecer una vía intravenosa e iniciar la infusión de líquidos retrasará el traslado y el tratamiento definitivo necesario para detener el sangrado.
- El segundo problema, es que el aumento del volumen sanguíneo con líquidos, diluye los factores de coagulación y altera los coágulos al aumentar la presión vascular.

La investigación sobre este efecto involucró a pacientes con trauma penetrante. Es útil obtener y seguir las recomendaciones de los centros de trauma locales. A pesar de todo, el problema más importante en el shock hemorrágico es detener la causa del sangrado lo más rápido posible. Citando a un instructor de paramédicos, "Los dos medicamentos más importantes en el tratamiento del trauma son el oxígeno y la gasolina y ambos van en el carburador".

10. ¿Qué tipo de líquidos puede darle a su paciente?

Hay dos tipos de fluidos adecuados para su uso en el entorno prehospitalario. Estos son la Solución Salina Normal (SSN) y Suero Ringer Lactato (SRL). Ambos cristaloides son isotónicos (la misma osmolaridad que la sangre) y se consideran seguros. Otros fluidos como la Solución Salina Hipertónica (SSH) o coloides como el Dextran, Hespan o la albúmina se han estudiado para su uso como fluidos de reanimación, pero no han sido ampliamente adoptados ya que la relación costo-beneficio no está clara.

11. ¿Usted debe conseguir primero una vía IV y luego realizar el traslado?

En aquellos pacientes que sufren lesiones traumáticas, el factor más importante en la supervivencia es el traslado rápido a un centro de trauma, donde se le puede proporcionar atención definitiva. Por esta razón, no se debe dedicar tiempo en la escena a la colocación de vía IV. Si el traslado se retrasa debido a otros factores como el atrapamiento, se podrían iniciar los fluidos intravenosos. De lo contrario, traslade sin demora y establezca los fluidos IV durante el traslado.

12. ¿Se puede dar productos sanguíneos en la ambulancia?

El uso de productos sanguíneos en el cuidado prehospitalario es un área de investigación creciente. Existen varios tipos. Los primeros, son los componentes tradicionales del producto sanguíneo, como glóbulos rojos, plaquetas y plasma. La experiencia de las guerras en Irak y Afganistán ha demostrado que dar estos tres productos en una proporción de 1:1:1 parece ser el mejor método para mejorar el resultado. Es probable que el uso de sangre entera, que es la que no se ha separado en sus diversos componentes, sería lo ideal. El problema con todos estos productos es que deben mantenerse refrigerados o congelados, y hay complicaciones asociadas con su uso, como las reacciones transfusionales. Por estas razones logísticas, y de costos, y debido al suministro limitado de productos sanguíneos, estos se han reservado generalmente para su uso en el entorno hospitalario. Algunas investigaciones se han hecho en el área con los sustitutos sintéticos de la hemoglobina portadora de oxígeno. Estas sustancias aún no han demostrado ningún beneficio para los pacientes con trauma en el entorno prehospitalario y permanecen únicamente para su uso en investigación y ensayos clínicos.

13. ¿Cómo es el tratamiento del shock cardiogénico y el neurogénico?

Para responder a esta pregunta, véase el capítulo 34 (Síndromes coronarios agudos) y el Capítulo 56 (Trauma de columna vertebral y médula espinal).

14. ¿En qué se diferencia el shock diabético?

El shock diabético no entra en la definición tradicional de shock, ya que no hay deterioro de la entrega de oxígeno a los tejidos. Sin embargo, el cerebro depende de la glucosa como fuente de energía, y los efectos del bajo nivel de azúcar en la sangre sobre el cerebro, son esencialmente los mismos que la entrega inadecuada de oxígeno. El paciente hipoglucémico pasará de la inquietud y la confusión a la agitación (a menudo violenta) a una mala capacidad de respuesta y al coma similar al paciente con un estado de shock típico. Así que el término shock diabético estará con nosotros durante mucho tiempo.

PERLAS Y DECISIONES CRÍTICAS

- La fisiopatología básica del shock es la entrega inadecuada de oxígeno a los tejidos y células.
- El shock “compensado” se manifiesta por el mantenimiento de la presión arterial sistólica, pero un aumento de la presión del pulso y taquicardia.
- El shock hipovolémico se manifiesta por hipotensión, taquicardia y aumento de la resistencia vascular sistémica (piel fría).
- El shock de capacitancia (séptico, neurogénico o anafiláctico) presenta hipotensión, taquicardia y piel seca tibia.
- El tratamiento inicial del shock, es la administración de oxígeno y un bolo cristaloides intravenoso.
- En pacientes con traumatismos, que están con hemorragias activas, iniciar una vía intravenosa para administrar líquidos, pero nunca debe retrasar el control de hemorragias externas o el traslado en ambulancia.

LECTURAS SUGERIDAS

1. Bickell WH, Wall WJ, Pepe PE, et al: Immediate versus delayed fluid resuscitation for hypotensive patients with penetrating torso injuries. N Engl J Med 331:1105–1109, 1994.
2. Shackelford SA, Del Junco DJ, Powell-Dunford N, et al. Association of Prehospital Blood Product Transfusion During Medical Evacuation of Combat Casualties in Afghanistan With Acute and 30-Day Survival. JAMA. 2017;318:1581-1591.
3. Samuels JM, Moore HB, Moore EE. Damage Control Resuscitation. Chirurgia (Bucur). 2017;112:514-523.
4. Mebazaa A, Tolppanen H, Mueller C,et al. Acute heart failure and cardiogenic shock: a multidisciplinary practical guidance. Intensive Care Med. 2016;42:147-163.
5. Haukoos JS: Shock. In Markovchick VJ, Pons PT, Bakes KM, Buchanan JA (eds): Emergency Medicine Secrets, 6th ed. Philadelphia, PA, Elsevier, 2016, pp 24-28.
6. Holler JG, Bech CN, Henriksen DP, Mikkelsen S, Pedersen C, Lassen AT. Nontraumatic hypotension and shock in the emergency department and the prehospital setting, prevalence, etiology, and mortality: a systematic review. PLoS One. 2015;10:e0119331.

CAPÍTULO 33. DOLOR TORÁCICO

1. ¿Cómo es el problema del dolor torácico?

¡Muy grande! Más de 5 millones de pacientes se presentan en los departamentos de emergencias cada año con quejas de dolor torácico, representan casi el 5% de todos los pacientes atendidos en los departamentos de emergencia en los Estados Unidos. Más de 650.000 personas mueren de enfermedad de las arterias coronarias cada año, y casi dos tercios de ellas implican muerte súbita cardíaca fuera del hospital. Otros 1,3 millones de personas tienen infartos no fatales cada año, lo que resulta en más de 1,5 millones de admisiones a las unidades de atención coronaria al año. La embolia pulmonar es la tercera causa de muerte más común en los Estados Unidos, con casi 650.000 muertes al año. Más importante aún, los estudios han sugerido que el diagnóstico se omite casi 400.000 veces al año. Por último, aunque no es tan frecuente, la disección aórtica no tratada tiene una mortalidad del 25% en un día, del 50% a una semana y del 90% a un año. El dolor torácico obviamente debe tomarse muy en serio, y sin embargo, la gran mayoría de los pacientes que presentan como principal queja el dolor torácico, no tienen un proceso patológico significativo en ese momento. El dolor torácico requiere un gran número de recursos y una gran cantidad de tiempo, y diferenciar el dolor torácico que representa una patología grave de la que no lo es, puede ser muy difícil.

2. ¿La ubicación del dolor ayuda en el diagnóstico?

En su mayor parte, no. Hay dos medios por los cuales se transmiten las señales que comunican el "dolor" del tórax. El dolor somático que surge de enfermedades que afectan a la pared torácica es transportado por nervios aferentes muy específicos a la médula espinal, y tiende a ser un dolor agudo y bien localizado. Esto permite un mapeo muy específico del estímulo doloroso. Por otro lado, el dolor visceral surge en el corazón y los pulmones, así como en el esófago y el estómago y tiende a ser un dolor vago y difuso. Estos órganos son escasamente inervados y las señales entran en la médula espinal a múltiples niveles, lo que resulta en una especificidad muy pobre en cuanto a dónde se originó el dolor. Como tal, el dolor por causas menos graves puede ser idéntico al dolor por causas potencialmente mortales, y ambos pueden presentarse como dolor prácticamente en cualquier parte del tórax. Las conexiones entre las fibras somáticas y viscerales pueden dar lugar a que el dolor visceral se perciba como originario o se derive a lugares que están inervados somáticamente, como el cuello, la mandíbula o el hombro.

3. ¿Cuál es el mejor enfoque inicial para tomar con un paciente que se queja de dolor en el tórax?

Hay dos conceptos básicos que debe recordarse al evaluar a un paciente con dolor en el tórax. En primer lugar, concéntrese siempre en identificar causas potencialmente mortales: cardiopatía isquémica o infarto de miocardio, embolia pulmonar, disección aórtica, neumotórax a tensión o ruptura esofágica. En segundo lugar, si hay alguna duda, trate siempre al paciente de acuerdo con el peor escenario posible que la historia y los hallazgos físicos podrían representar. La herramienta más importante para evaluar el dolor torácico es una buena historia, seguida de un examen físico y un electrocardiograma de 12 derivaciones. Antes de realizar estudios de diagnóstico, se debe iniciar: oxígeno suplementario si es necesario, un acceso intravenoso y monitorización cardíaca en la mayoría de los pacientes.

4. ¿Cuáles son los elementos más importantes en la historia del dolor torácico del paciente?

Algunos elementos clave que se deben tener en cuenta incluyen la ubicación, el inicio, la duración, el carácter, la calidad y la gravedad. La irradiación y los síntomas asociados, como dificultad para respirar, náuseas, sudoración o síncope, también son importantes. Los factores precipitantes como el esfuerzo o la inspiración pueden ser útiles, así como cualquier factor de alivio como el descanso, los medicamentos o ciertas posiciones. Más allá de los antecedentes del dolor torácico actual, también puede ser útil recabar la historia clínica pasada que incluye factores de riesgo de dolor torácico, medicamentos y antecedentes familiares pertinentes.

5. ¿Cuáles son los elementos de la historia que sugieren enfermedad de las arterias coronarias?

Clásicamente, el dolor se describe como vago u opresivo y es retroesternal o hacia el lado izquierdo del pecho. En general, el dolor aumenta con una duración de 10 minutos, o menos para la angina de pecho. El dolor que se irradia al cuello o a los brazos, es tres a cuatro veces mas probable de que sea un infarto agudo de miocardio (IAM), al igual que el dolor asociado con la diaforesis, las náuseas o la dificultad para respirar. La disnea, puede ser el unico sintoma en aproximadamente el 15% de los pacientes que tienen un IAM, o asociado en el 50%. Cinco factores de riesgo cardíacos clave que deben evaluarse en cada paciente incluyen: antecedentes de consumo de tabaco, antecedentes familiares de enfermedad de las arterias coronarias (IAM en la madre < 55 años, padres/hermanos < 45 años), diabetes mellitus, hipertensión e hipercolesterolemia; aunque la ausencia de factores de riesgo NO debe, por sí misma, disminuir la preocupación del proveedor por la enfermedad de las arterias coronarias. Sin un electrocardiograma (ECG), y en algunos casos ECG seriados, puede ser muy difícil diferenciar la angina inestable de un IAM. De los pacientes que tienen un IAM, alrededor del 40% será un IAM sin elevación ST (IMSEST) y, por lo tanto, no será evidente en el ECG.

6. ¿Qué pasa con el dolor descrito como ardor de estómago o "como dolores de gases"?

La "indigestión" siempre debe considerarse un síntoma muy peligroso, ya que podría representar una serie de cosas, incluida la isquemia cardíaca, y sin embargo la queja en sí parece implicar un diagnóstico benigno y puede llevarnos a estar menos preocupados. Un estudio observó que de los pacientes con dolor torácico "opresivo", el 24% tenía infartos y otro 30% tenía dolor anginoso. También señalaron que, de los pacientes que describían sintomas "urentes" o de "indigestión", el 23% tenía infartos y el 21% tenía angina inestable. Hay numerosos casos de pacientes con indigestión que tienen cierto alivio después de eructos o un movimiento intestinal, pero pasan a ser diagnosticados con enfermedad de las arterias coronarias. También se ha informado que entre el 7 y el 10% de los pacientes con infarto agudo de miocardio tuvieron un alivio completo de su dolor, solo con antiácidos.

7. ¿Qué es lo que se debe tener en cuanta en el examen físico de la enfermedad coronaria?

Probablemente el hallazgo físico más importante es la apariencia general del paciente. Un paciente que está ansioso y diaforético con una sensación de fatalidad inminente debe elevar la preocupación por una patología grave. También es muy importante identificar signos de shock cardiogénico (pálidez, frialdad, pegajoso, estertores, hipotensión, cambio de estado mental, distensión venosa yugular). Dado que el tratamiento para el shock cardiogénico es una re-vascularización urgente en el laboratorio de cateterismo, estos pacientes es mejor trasladarlos y que seean evaluados en un centro habilitado para un cateterismo cardíaco. La palpación de la pared torácica puede revelar sensibilidad localizada, pero recuerde que el 10% o más de los pacientes con síndrome coronario agudo tienen dolor reproducible en la pared torácica en el examen.

8. ¿Y el tratamiento?

A pesar de que los estudios actuales han estado explorando la utilidad de la administración de oxígeno en pacientes con dolor torácico, sigue siendo una práctica estándar tratar la hipoxia con O2 suplementario en presencia de dolor torácico. El oxígeno suplementario debe ser valorado para mantener una saturación de oxígeno superior al 94% a nivel del mar.(registre si ayuda o no.) A menos que sean alérgicos, todos los pacientes con dolor torácico no traumático deben recibir aspirina (325 mg). Los beneficios de la terapia con aspirina en pacientes que sufren de isquemia cardíaca o infarto, superan cualquier riesgo asociado con la terapia de aspirina de rutina. Incluso si el paciente ya ha tomado una aspirina más temprano en el día, si el dolor en el pecho comenzó después de que se tomó la aspirina allí hay un probable beneficio para una aspirina adicional y prácticamente sin ningún riesgo. La nitroglicerina sublingual (ya sea en aerosol o tableta) actúa como un dilatador directo de las arterias coronarias y a menudo proporcionará un alivio significativo del dolor de la angina de pecho, pero puede mostrar poco efecto con un IAM.

9. ¿Cuándo se debería pensar en un tromboembolismo pulmonar (TEP)?

Más del 95% de los casos de TEP se presentarán como uno de los tres síndromes: (1) Infarto pulmonar con inicio agudo de dolor torácico pleurítico, disnea y hemoptisis. (2) Cor pulmonale agudo (insuficiencia cardíaca del lado derecho) con disnea aguda, cianosis e hipotensión. (3) Disnea inexplicable. Estos síntomas son muy inespecíficos y pueden ser difíciles de resolver, especialmente si el paciente tiene una enfermedad pulmonar preexistente. Un número relativamente bajo de pacientes (aproximadamente 20%) presentará con los hallazgos clásicos de dolor torácico pleurítico, disnea y hemoptisis.

10. ¿Cuáes son los factores de riesgo que predisponen al desarrollo de TEP?

Con frecuencia se describen factores de riesgo que incluyen antecedentes de trombosis venosa profunda, lesión o cirugía en las extremidades inferiores, inmovilidad, obesidad, cáncer, tabaco y píldora anticonceptiva, antecedentes de trastornos de la coagulación, fibrilación auricular, períodos prolongados de reposo en cama o sentado, y edades avanzadas.

11. ¿Cuáles son los signos o síntomas que sugieren TEP?

No hay signos o síntomas que sean diagnósticos de TEP. Es importante recordar el TEP en pacientes que se presentan con dolor torácico y/o dificultad respiratoria. Los síntomas más comunes son disnea (84%), dolor pleurítico (74%), desasosiego (63%) y tos (50%). El síncope es más común en el TEP masivo. El signo más frecuente de TEP es la taquipnea (85%). La taquicardia, los estertores localizados y la fiebre se producen en aproximadamente el 50% de los pacientes.

12. ¿Quién está en riesgo de padecer una disección aórtica espontánea (no traumática)?

La disección aórtica ocurre principalmente en individuos de 50 a 70 años de edad. Aunque es relativamente raro antes de los 40 años, ocurre en poblaciones seleccionadas. La hipertensión es el factor de riesgo más común, que ocurre en el 70-90% de los pacientes con disección espontánea. Los factores de riesgo para pacientes menores de 40 años incluyen enfermedades del tejido conectivo (síndromes de Marfan y Ehlers-Danlos), anomalías congénitas (válvula aórtica bicúspide y coartación aórtica), anomalías cromosómicas (síndrome de Turner) y embarazo (la mitad de todos los casos femeninos menores de 40 años).

13. ¿Hay diferencias entre el dolor de la disección aórtica y la de la enfermedad coronaria o el TEP?

El dolor de la disección aórtica es comúnmente descrito por el paciente como "desgarrante". Hasta el 70% de los pacientes el dolor migra, moviéndose hacia atrás a medida que avanza la disección. Desde el inicio suele ser máximo en intensidad en vez de progresivo, como el dolor isquémico. Sólo raramente (10%)

se produce una disección indolora. Es poco probable que el dolor mejore significativamente con la terapia con narcóticos. Los proveedores deben considerar la disección aórtica en cualquier paciente que se queje de dolor torácico con cualquier síntoma neurológico ya que la disección puede interrumpir el suministro de sangre a la médula espinal y sus raíces nerviosas.

14. ¿Cuáles son los signos o síntomas neurológicos, o de otro tipo, que están asociados con la disección aórtica?

Los pacientes tienden a tener uno de los tres patrones neurológicos: (1) accidente cerebrovascular, (2) neuropatía periférica isquémica (con una extremidad isquémica), (3) paraparesia o paraplejia si el suministro de sangre a la médula espinal está deteriorado. Cualquier síntoma neurológico asociado con el dolor torácico debe levantar la sospecha de disección aórtica. Los pacientes a menudo pueden aparecer "en shock" (pegajosos, frios, diaforéticos), aunque la presión arterial puede ser normal o elevada. La disminución de pulsos periféricos o pulsos desiguales al comparar extremidades sugiere disección, pero no depende de esto, ya que menos del 50% de los pacientes con disección aórtica tendrán pulsos disminuidos o desiguales. Una diferencia de presión arterial de más de 20 mmHg entre las dos extremidades superiores debe aumentar la preocupación por la disección aórtica.

15. ¿Cuáles son las causas de un neumotórax?

El traumatismo es la causa más común de un neumotórax. Aunque es más frecuente en el trauma penetrante, el traumatismo contuso también puede causar un neumotórax. Los neumotórax pueden ocurrir espontáneamente, más comúnmente en varones de 20 a 40 años que son más altos que el promedio. Otras situaciones en las que se desarrollan neumotórax son el asma, el consumo de tabaco (enfisema) y el barotrauma (accidentes de buceo). Los pacientes suelen describir dolor torácico (en 90%) que es pleurítico (punzante y empeora en la inspiración). La disnea también ocurre en hasta el 80% de los pacientes.

16. ¿Cómo se debe tratar un neumotórax en el campo?

Si el paciente está hemodinámicamente estable, se debe administrar oxígeno de alto flujo a través de una máscara de no recirculante. Cuando sea posible, se puede utilizar un vendaje no oclusivo para cubrir una herida. Sólo si los pacientes están empezando a mostrar signos de neumotórax a tensión (alteración mental, hipotensión, ausencia de sonidos respiratorios y taquicardia) se indica una toracostomía con aguja. Recuerde que una tráquea desviada es un hallazgo tardío en un paciente con neumotórax a tension. El neumotórax a tension es raro en las víctimas con traumas contusos.

17. ¿De qué otra manera se puede presentar un barotrauma pulmonar?

Uno de los métodos más comunes es la tos o la exhalación forzada contra una glotis cerrada, como cuando se fuma crack cocaína o marihuana. Esto puede derivar en neumotórax o neumomediastino. Los pacientes con neumomediastino a menudo se quejan de dolor torácico subesternal pleurítico agudo, similar a los pacientes con neumotórax. Pueden tener evidencia de enfisema subcutáneo moviéndose hacia el cuello. El hallazgo físico clásico es "el signo de Hamman", que es un sonido crujiente que se escucha en la auscultación en el área subesterna sobre el corazón, con cada latido del corazón.

18. ¿Existen otras causas de neumomediastino?

La ruptura esofágica también puede provocar neumomediastino. Esto se conoce a menudo como síndrome de Boerhaave. Suele ocurrir en pacientes varones de 50 a 70 años de edad, a menudo con antecedentes significativos de consumo de alcohol. Una historia de emesis importante, seguida de dolor torácico severo, disnea y enfisema subcutáneo es la presentación clásica. El dolor torácico pleurítico y el abdomen agudo sugieren ruptura esofágica.

19. ¿Cómo es el tipo de dolor torácico que se asocia con el consumo de cocaína?

El dolor torácico es el problema médico más común relacionado con la cocaína, que afecta a unos 64.000 pacientes al año. La cocaína puede causar vasoespasmo de arteria coronaria significativa (potenciada por el consumo de tabaco), aunque es posible que no cause isquemia cardíaca en la medida en que se sospechaba. El consumo prolongado de cocaína también causa aterosclerosis acelerada y debe considerarse un factor de riesgo para la enfermedad de las arterias coronarias. El verdadero infarto de miocardio ocurre en menos del 10% de los dolores torácicos por cocaína. En su mayor parte, el dolor torácico por cocaína, se maneja como si tratara a cualquier otro dolor isquémico en el pecho. Aquellos pacientes con ansiedad significativa, presión arterial elevada o aumento de la frecuencia cardíaca deben ser tratados con benzodiazepinas como agente de primera línea. Esto reduce la toxicidad de la cocaína en el sistema nervioso central y cardíaco. No olvide la aspirina cuando trate a cualquier paciente con dolor torácico no traumático, salvo que sea alérgico.

20. ¿Qué pasa con el dolor torácico en pacientes con enfermedad de células falciformes?

El síndrome torácico agudo es una complicación común y muy grave en la enfermedad de células falciformes. Se caracteriza por dolor pleurítico en el pecho, estertores y fiebre. Puede ser muy difícil distinguir de la neumonía, aunque la tos puede ser más prominente en pacientes con neumonía. La terapia incluye oxigenoterapia agresiva a través de mascarilla no recirculante, así como administración de fluidos con cristaloides intravenosos. El ingreso al hospital a menudo será requerido.

21. ¿En qué se diferencia el enfoque al dolor torácico de los niños?

El dolor torácico en niños es frecuente, con casi 650.000 consultas al año. En comparación con los adultos, el dolor torácico es más a menudo crónico, en una serie, un 30% de los niños lo han tenido durante 6 meses o más,. Afortunadamente, las causas graves de dolor torácico son relativamente raras, representando sólo alrededor del 5% de los casos en la mayoría de las series.

22. ¿En qué se diferencia el enfoque del dolor torácico con pacientes de edad avanzada y las mujeres?

La presentación de los síntomas es más probable que sea atípico en los pacientes de edad avanzada (así como en diabéticos y algunas mujeres). El dolor torácico isquémico en los ancianos puede presentarse como la aparición repentina de dificultad para respirar, dolor abdominal o saciedad, debilidad, mareos, confusión o síncope en vez del dolor en el pecho. Si bien estos síntomas pueden representar isquemia en cualquier paciente, es más probable que se encuentren en los ancianos. Los pacientes de edad avanzada (especialmente en diabéticos) pueden tener una percepción del dolor alterada que causa una presentación atípica.

23. ¿Cuál es el rol del electrocardiograma de 12 derivaciones en el entorno prehospitalario?

Los estudios han demostrado que los paramédicos son plenamente capaces de obtener e interpretar electrocardiogramas (ECG) en el área prehospitalaria, con buena calidad, y que al agregar datos del ECG a la valoracion clinica del paramedico mejora la sensibilidad para detectar angina e IAM (del 60% al 90%). También se ha demostrado que los ECG prehospitalarios de 12 derivaciones se correlacionan bien con los ECG realizados en la Puerta de Emergencia, y pueden acelerar el diagnóstico de enfermedades isquémicas del corazón. Al menos un estudio ha mostrado reducciones significativas en el tiempo entre la llegada a la Puerta de Emergencia y la recepción de la terapia trombolítica cuando los ECG prehospitalarios se transmiten a los médicos de la Puerta de Emergencia. Estudios recientes también han sugerido, que el personal prehospitalario con capacidad de realización e interpretación del ECG puede reducir el tiempo desde la llegada a la Puerta de Emergencias y la admisión del paciente al centro de cateterismo cardíaco. Repetir los ECG, puede ser muy valioso, particularmente si existe un cambio significativo en los síntomas.

Aunque se ha demostrado que el personal prehospitalario puede obtener un ECG y que aumenta su sensibilidad para detectar isquemia, todavía no se ha demostrado que mejore la atención al paciente. Algunos estudios sugieren que el personal prehospitalario llama a la isquemia. Gran parte del diagnóstico de isquemia depende de la historia y que un ECG negativo en la escena (o en la Puerta de Emergencia) no se puede utilizar de forma confiable para decidir qué pacientes no tienen cardiopatía isquémica. Realizar un ECG en la escena podría retardar la llegada del paciente a la Puerta de Emergencia.

Varios sistemas de SEM han instituido un programa en el que el personal prehospitalario activan el centro de cateterismo ya desde la escena, sobre la base del ECG de 12 derivaciones. En un sistema de este tipo, el tiempo adicional para obtener un ECG de 12 derivaciones en la escena puede ser compensado por la reducción del tiempo al centro de cateterismo en pacientes apropiados. Se está llevando a cabo más investigaciones, pero ha habido avances significativos en la participación prehospitalaria en la activación del centro de de cateterismo cardíaco, que puede afectar los tiempos puerta-balón más que cualquier cambio en el proceso que se ha implementado después de la llegada del paciente a la Puerta de Emergencia. Es posible que pronto estaremos viendo el "tiempo de contacto del SEM- tiempo balon" como una medida para regular los sistemas en lugar de los tiempos de puerta-balon.

24. ¿Debe iniciarse la terapia trombolítica en la escena?

Lo Bueno: El tiempo es miocardio. Se ha demostrado que la administración temprana de la terapia trombolítica conduce a mejores resultados y menos complicaciones. Varios estudios europeos han demostrado que dar trombolíticos en la escena reduce el tiempo de terapia trombolítica de 40 a 50 minutos sin complicaciones significativas.

Lo Malo: La terapia trombolítica ya no es la mejor opción en muchos sistemas. Ningún estudio hasta la fecha ha demostrado un mejor resultado cuando el personal prehospitalario administra en la escena la terapia trombolítica. Si bien el tiempo para la terapia trombolítica puede ser importante, el retraso de un tiempo mayor proviene de pacientes sintomáticos que no acceden a atención médica de emergencia, no de retrasos en recibir terapia trombolítica. Un estudio estadounidense también mostró que de los pacientes clasificados como IAM, basados en su ECG prehospitalario, sólo el 51% realmente tenía uno. El inicio de trombolíticos en estos pacientes los expone a posibles complicaciones hemorrágicos. En su lugar, se prefiere el transporte rápido a un centro de dolor torácico adecuado con capacidad de cateterismo cardíaco.

PERLAS Y DECISIONES CRÍTICAS

- Siempre tener en cuenta las causas que amenazan de vida en los que consultan por dolor torácico.
- Piense en el TEP y en la disección aórtica, además del IAM.
- Trate el dolor torácico asociado con el consumo de cocaína como cualquier otro dolor torácico, pero agregue benzodiazepinas al tratamiento.
- Un neumotórax simple no requiere tratamiento en la escena.

- La “indigestión” es un síntoma muy peligroso.
- Recuerde que cualquier persona, en particular los ancianos, las mujeres y los pacientes con diabetes, pueden tener síntomas atípicos y estar padeciendo una isquemia cardíaca.
- La repetición del ECG, especialmente con un cambio significativo en los síntomas, es muy valiosa.
- La respuesta a la nitroglicerina o los antiácidos no diagnostica ni descarta la isquemia cardíaca.

LECTURAS SUGERIDAS

1. Jollis JG, Al-Khalidi HR, Roettig ML, et al. Impact of Regionalization of ST-Segment-Elevation Myocardial Infarction Care on Treatment Times and Outcomes for Emergency Medical Services-Transported Patients Presenting to Hospitals With Percutaneious Coronary Intervention: Mission: Lifeline Accelerator-2. Circulation 2018;137(4):376-87
2. Vora AN, Wang TY, Hellkamp AS, et al. Differences in Short- and Long-Term Outomes Among Older Patients With ST-Elevation Versus Non-ST-Elevation Myocardial Infarction with Angiographically Proven Coronary Artery Disease. Circ Cardiovasc Qual Outcomes 2016;9(5):513-22
3. Crowder JS, Hubble MW, Gandhi S, et al. Prehospital Administration of Tenecteplase for ST-Segment Elevation Myocardial Infarction in a Rural EMS System. Prehosp Emerg Care 2011;15(4):499-505
4. Brouwer MA, Martin JS, Maynard C. Influence of early prehospital thrombolytic therapy on mortality and event-free survival. Am J Cardiol 1996;78:497-503
5. Agrawal PR, Scarabelli TM, Saravolatz L, et al. Current Strategies in the Evaluation and Management of Cocaine-Induced Chest Pain. Cardiol Rev 2015;23(6):303-11
6. Levis JT, Garmel GM: Cocaine-Associated Chest Pain. Emerg Med Clin North Am 2005;23(4):1083
7. Tanguay A, Lebon J, Lau L, et al. Detection of STEMI Using Pre-Hospital Serial 12-Lead Electrocardiograms. Prehosp Emerg Care 2018;22(4):419-426
8. Goodacre, S, Locker, T, Morris, F, Campbell, S: How useful are clinical features in the diagnosis of acute, undifferentiated chest pain? *Acad Emerg Med* 9:203, 2002

9. Goldman, L, Kirtane, AJ: Triage of patients with acute chest pain and possible cardiac ischemia: the elusive search for diagnostic perfection. *Ann Intern Med* 139(12):987, 2003

10. Scott G, Clawson JJ, Gardett I, et al. 9-1-1 Triage of Non-Traumatic Chest Pain: Association with Hospital Diagnosis. Prehosp Emerg Care 2017;21(4):525-534

11. Kline JA, Kabrhel C. Emergency Evaluation for Pulmonary Embolism, Part 1: Clinical Factors that Increase Risk. J Emerg Med 2015;48(6):771-80

12. Lee, PY, Alexander, KP, Hammill, BG, et al: Representation of elderly persons and women in published randomized trials of acute coronary syndromes. *JAMA* 286:708, 2001.

13. Stub D, Smith K, Bernard S, Nehme Z, Stephenson M, Bray JE, et al. Air versus oxygen in ST-segment-elevation myocardial infarction. *Circulation*. 2015;131:2143–50.

14. Hald EM, Rinde LB, Lochen ML, et al.. Atrial Fibrillation and Cause-Specific Risks of Pulmonary Embolism and Ischemic Stroke. J Am Heart Assoc. 2018;7:e006502. DOI: 10.1161/JAHA.117.006502. Available at: https://www.ahajournals.org/doi/pdf/10.1161/JAHA.117.006502 Accessed March 20, 2019

CAPÍTULO 34. SÍNDROME CORONARIO AGUDO (SCA)

1. ¿Qué es el Síndrome Coronario Agudo?

El Síndrome Coronario Agudo (SCA) describe afecciones o síndromes clínicos que causan malestar isquémico (dolor en el pecho), siendo el resultado de la rotura de la placa ateromatosa en las arterias coronarias. La alteración de la placa, desencadena una respuesta inflamatoria que conduce a la formación de coágulos. La formación de coágulos, disminuye o bloquea el flujo sanguíneo a través del vaso coronario, lo que puede provocar isquemia y lesión del músculo cardíaco. La interrupción del flujo sanguíneo a través de un vaso, también puede ser causada por un espasmo o una reducción del flujo sanguíneo por otras causas, como shock y arritmias. La formación de placa es el resultado de la arterosclerosis.

2. ¿Qué es exactamente la aterosclerosis y por qué es importante?

La aterosclerosis es una enfermedad en la que se acumula una placa de ateroma dentro de las arterias. Proviene de las palabras griegas atero (que significa papilla o pasta) y esclerosis (que significa dureza). La placa está formada por grasa, colesterol, calcio y otras sustancias. A medida que la placa se adhiere a las paredes de las arterias coronarias, se estrecha la luz arterial y se reduce la cantidad de sangre y oxígeno que llega al miocardio. Cuando la aterosclerosis se encuentra dentro de las arterias coronarias, se la conoce como Enfermedad de las Arterias Coronarias (EAC). Los pacientes con EAC desarrollan SCA. Los dos SCA más comunes son la angina de pecho y el infarto agudo de miocardio (IAM). El IAM se puede dividir en infarto de miocardio con elevación del segmento ST (STEMI) e infarto de miocardio sin elevación del segmento ST (NSTEMI).

3. ¿Cuál es la diferencia entre la angina de pecho y el infarto agudo de miocardio?

La Angina de pecho significa literalmente "dolor en el pecho" y es causado por un suministro de sangre inadecuado de una arteria coronaria, estrechada por oclusión parcial por una placa. Este dolor generalmente aparece con el ejercicio o el estrés y dura de 3 a 5 minutos, a veces hasta 15 minutos. El reposo y la nitroglicerina alivian este dolor. Las causas menos comunes de angina, incluyen espasmo de la arteria coronaria, inflamación arterial resultante de una infección y causas extrínsecas no relacionadas directamente con la arteria coronaria, como hipoxia, hipotensión, taquicardia y anemia. La mayoría de los pacientes que desarrollan angina de pecho por estas causas tienen antecedentes médicos de EAC o angina de pecho. Una forma rara de SCA puede venir del uso de cocaína o metanfetamina, ya que aumentan la demanda de oxígeno del miocardio y pueden causar disección de la arteria coronaria.

El IAM, por otro lado, es causado por un coágulo o trombo que se forma en una arteria coronaria estrechada por una placa que se ha roto, lo que hace que las plaquetas se agreguen y se forme un coágulo. Si la arteria coronaria se obstruye por completo, las células del músculo cardíaco más allá de la obstrucción, comenzarán a morir si no se restaura la circulación con sangre rica en oxígeno. Esto puede causar daño permanente al músculo cardíaco y comúnmente se conoce como ataque cardíaco.

4. ¿Cómo se involucra el SEM en los casos de SCA?

Los proveedores del SEM recibirán llamadas frecuentes por el síntoma más común asociado con el SCA, el dolor en el pecho. Dado que el tratamiento eficaz para el SCA es urgente, es importante que el proveedor del SEM reconozca rápidamente la posible presencia de SCA y proporcione un tratamiento dentro de las primeras horas de su aparición para reducir la probabilidad de muerte súbita cardíaca.

5. ¿Qué tan prevalente es la EAC que causa el SCA?

La enfermedad de las arterias coronarias es el tipo más común de enfermedad cardíaca. Aunque comúnmente se asocia con grupos de mayor edad, se estima que 1 de cada 13 estadounidenses mayores de 18 años tiene EAC. El ochenta y cinco por ciento de las muertes por EAC ocurren en personas de 65 años o más. Es la principal causa de muerte en los Estados Unidos tanto en hombres como en mujeres (1 de cada 4 muertes). Cada año, 950,000 estadounidenses, sufren un ataque cardíaco y 610,000 de ellos son su primer ataque cardíaco.

6. ¿Qué factores de riesgo están asociados con la EAC y el desarrollo de un SCA?

Varios factores aumentan el riesgo de EAC y de desarrollar SCA. Cuantos más factores de riesgo tenga, mayor será la probabilidad de desarrollar SCA. Algunos factores de riesgo no se pueden modificar, pero otros sí.

Los factores de riesgo que no podemos modificar incluyen: la edad, el sexo y la herencia. Cuanto mayor sea, más probabilidades tendrá de tener EAC. Los hombres tienen EAC a una edad más temprana y es más probable que mueran a causa de un SCA, pero la enfermedad cardíaca también sigue siendo la principal causa de muerte en las mujeres, en particular en las posmenopáusicas. El estrógeno en mujeres más jóvenes tiene un efecto cardioprotector; sin embargo, después de la menopausia, la incidencia de SCA en hombres y mujeres es similar. Un historial familiar de EAC es un factor de riesgo importante, especialmente si a su padre o hermano le diagnosticaron una enfermedad cardíaca antes de los 55 años, o si a su madre o hermana le diagnosticaron antes de los 65 años. El control de otros factores de riesgo puede disminuir la influencia genética de la EAC.

Los factores de riesgo que sí podemos modificar incluyen: hipertensión, tabaquismo, colesterol alto, diabetes, obesidad, estrés y falta de actividad física. Estudios más recientes también relacionan la apnea del sueño, el estrés y el alcohol como factores de riesgo que contribuyen a la EAC.

La hipertensión, según la definición de la Asociación Americana del Corazón (AHA), como una presión arterial superior a 140/90 mmHg o más; sin embargo, si tiene diabetes o enfermedad renal crónica, la presión arterial alta se define como 130/80 mmHg o más. Se diagnostica fácilmente y se puede controlar con éxito con dieta, ejercicio y medicamentos. La hipertensión hace que el corazón trabaje más de lo debido y con el tiempo hace que se agrande y se debilite.

Fumar aumenta el riesgo de desarrollar SCA y es la causa de muerte más prevenible en los Estados Unidos. El riesgo de ataque cardíaco de los fumadores es más del doble que el de los no fumadores. La nicotina y el monóxido de carbono en el humo del tabaco reducen la cantidad de oxígeno en la sangre y dañan las paredes de los vasos sanguíneos, lo que provoca acumulación de placa. El humo del tabaco también puede provocar la formación de coágulos de sangre. Fumar promueve las enfermedades cardíacas al reducir el colesterol HDL ("bueno"). Dejar de fumar reduce el riesgo de sufrir SCA incluso si ha fumado durante años.

El colesterol alto es otro problema de fácil diagnóstico que se puede controlar con dieta, ejercicio y medicamentos. Una dieta saludable para el corazón, rica en frutas y verduras y baja en grasas y carbohidratos, reduce el colesterol LDL ("malo").

La resistencia a la insulina y la diabetes, aumentan en gran medida el riesgo de enfermedad cardíaca. De hecho, la mayoría de las personas con diabetes mueren a causa de algún tipo de enfermedad cardíaca o de los vasos sanguíneos. Muchas personas con diabetes también tienen presión arterial alta, lo que aumenta aún más su riesgo.

La obesidad, el estrés y la falta de ejercicio aceleran el proceso aterosclerótico aumentando las posibilidades de tener SCA. Sin embargo, podemos reducir la velocidad a la que ocurre la EAC reduciendo así nuestro riesgo de desarrollar SCA. Al reconocer la presencia de factores de riesgo modificables y tomar medidas para reducirlos, la EAC se retrasará y la posibilidad de desarrollar SCA se reducirá significativamente.

7. Angina de pecho (angor pectoris).

La angina de pecho (literalmente "asfixia en el pecho") es el síntoma principal de la EAC. Es un dolor en el pecho por isquemia del miocardio causado por una disminución de la circulación al músculo cardíaco. A menudo se alivia con reposo o nitroglicerina. En sí misma, la angina de pecho es un signo de una enfermedad cardíaca grave, y puede provocar un IAM si se vuelve inestable. La angina se considera inestable cuando se presenta con una frecuencia creciente, en reposo o es más grave que los episodios "normales" de angina que experimenta un paciente. Si no se trata, la angina inestable puede provocar un IAM.

8. ¿Qué consecuencias se asocian con un IAM?

Un IAM, puede provocar un ritmo cardíaco irregular, un ritmo cardíaco letal, como la fibrilación ventricular o insuficiencia cardíaca congestiva que puede conducir al desarrollo de edema pulmonar agudo o shock cardiogénico y la muerte. El infarto del ventrículo izquierdo que afecta al 40% o más del miocardio suele provocar insuficiencia cardíaca izquierda, shock cardiogénico y conlleva una alta tasa de mortalidad. El infarto o isquemia del ventrículo derecho, ocurre en hasta el 50% de los pacientes que presentan un IAM de la pared inferior y puede derivar en insuficiencia cardíaca derecha o hipotensión, especialmente si se administran nitratos para el dolor torácico.

9. ¿Cuáles son los signos y síntomas de un SCA?

Los signos y síntomas clásicos del SCA incluyen una aparición repentina de dolor u opresión localizados en el centro del pecho debajo del esternón. Este dolor u opresión puede irradiarse hacia el cuello o la mandíbula y hacia el brazo izquierdo. Se describe como constante, que suele durar más de 15 minutos. El paciente también puede quejarse de disnea, como si su pecho estuviera en una prensa o que como que gran peso estuviera sobre su pecho, lo que le dificulta el respirar. También pueden tener otros signos y síntomas asociados como diaforesis; piel pálida, moteada y fría; debilidad o aturdimiento; puede quejarse de náuseas o vómitos; y puede tener una sensación de muerte inminente. La presencia de estertores y roncus, con o sin distensión de la vena yugular, puede estar presente con un IAM grande, o repetido, que indica la presencia de insuficiencia cardíaca congestiva (ICC). Estos signos y síntomas clásicos de SCA pueden estar presentes, o solo algunos. Las personas mayores, o con diabetes y las mujeres posmenopáusicas mayores de 55 años pueden presentarse sin dolor ni malestar, pero en cambio, se presentan como si estuvieran teniendo un inicio repentino de síntomas similares a los de la gripe. No considerar esto último como un SCA en este grupo de pacientes puede conducir al desarrollo de consecuencias graves y potencialmente mortales.

10. ¿Cómo evalúa un SCA?

El reconocimiento temprano de que un paciente tiene SCA es el objetivo principal de la evaluación. Muchos pacientes niegan los síntomas y esperarán de 2 a 3 horas antes de buscar ayuda médica. Este retraso puede provocar un daño cardíaco duradero o, peor aún, la muerte. Dado que aproximadamente el 50% de todos los pacientes con SCA pueden morir antes de llegar al hospital, su evaluación, al igual que la evaluación de todos los pacientes médicos, comienza con el ABC.

La evaluación inicial comienza con la determinación del nivel de conciencia. Si su paciente está inconsciente y sufre un paro cardíaco, consulte el capítulo 31 (Paro cardíaco).

Si su paciente está consciente, y no se encuentran amenazas graves para la vida al verificar el ABC, puede comenzar un examen físico y una anamnesis focalizada, con la historia SAMPLE. Se puede evaluar el síntoma de dolor u opresión en el pecho, utilizando la nemotecnia: OPQRST. Entonces, comencemos primero con el OPQRST:

- **O- Origen o Inicio** - ¿Qué estaba haciendo el paciente cuando se presentó el dolor o malestar en el pecho? Recuerde que no tiene que estar trabajando duro para que ocurra un SCA; de hecho, la mayoría ocurre en reposo. Si el dolor se produjo repentinamente con la actividad o durante una situación estresante, se justifica una evaluación adicional para determinar el antecedente de angina. Un el inicio fue gradual puede sugerir pericarditis, o si inició un día después de levantar objetos pesados o una tos fuerte puede sugerir una afectación de los músculos de la pared torácica.

- **P- Provocación / Paliación** - ¿Qué provocó el dolor o la incomodidad? ¿Qué hace que el dolor o la incomodidad mejoren o empeoren? El dolor del SCA suele ser constante y, por lo general, no empeora con una respiración profunda o cuando se palpa el área donde se siente el dolor. No mejora con una posición en particular o entablillando el pecho con una almohada. Si el reposo o la nitroglicerina alivian el dolor o la presión, entonces el SCA puede ser una angina de pecho. De lo contrario, el dolor o la incomodidad podrían ser el resultado de una angina inestable o un IAM. Si el dolor aumenta con la palpación o la inspiración, piense en otros diagnósticos diferenciales como neumonía, neumotórax o tromboembolismo pulmonar. Se debe realizar una evaluación adicional de esos signos y síntomas.

- **Q- Calidad** - ¿Cómo es que siente el dolor / malestar? Haga que el paciente describa el dolor o la incomodidad con sus propias palabras. Pregúntele si es agudo o vago; puede limitarle su respuesta a aquellos términos que pueden no describir con precisión de cómo se sienten. El dolor relacionado con el corazón a menudo se describe como una sensación de presión, opresión o ardor. Puede describirse como "indigestión" en aquellos pacientes que niegan la posibilidad de un IAM.

- **R- Radiación** - ¿Este dolor o malestar se irradia o se parece ir a alguna parte? Por lo general, irradiará hacia el cuello, la mandíbula o los brazos, pero también puede irradiarse hacia la espalda, el abdomen o las piernas. Puede irradiar a cualquier parte. El dolor que se siente en el hombro derecho puede provenir del corazón o estar asociado con una enfermedad de la vesícula biliar. El dolor de una disección aórtica generalmente se irradia directamente hacia la espalda y puede asentarse en el costado o el escroto en los hombres. Se justificarán más evaluaciones de esos tipos de dolor.

- **S- Severidad**. Haga que el paciente califique su dolor o malestar en una escala del 1 al 10, siendo 1 la cantidad mínima y 10 el peor dolor o malestar que jamás haya sentido. Darle un número al dolor o la incomodidad le informará a qué nivel está el dolor ahora. Si el tratamiento que proporciona es eficaz, el número debería baja. Si el dolor o la incomodidad del paciente empeoran, el número debería aumentar. Los hombres suelen calificar su dolor en un número más alto que las mujeres. A menudo, el tratamiento para el dolor de pecho en los hombres se toma más en serio debido a cómo describen la intensidad de su dolor. Las mujeres pueden tener poca o ninguna queja de dolor, pero en cambio se quejan de un inicio repentino de debilidad con los signos y síntomas asociados de IAM, como náuseas, mareos y malestar.
- **T- Tiempo** - ¿Cuánto tiempo ha durado este dolor? Dependiendo de qué tan cerca esté el paciente de la terapia definitiva o de un centro de dolor torácico capaz de realizar un cateterismo cardíaco, es posible que el paciente necesite un medicamento fibrinolítico o "anticoagulante" o una angioplastia con colocación de stent, para ayudar a abrir la obstrucción en la arteria coronaria, si es el SCA lo que está causando el cuadro clínico. Existe una pequeña ventana de oportunidad en la que la administración de un medicamento fibrinolítico será beneficiosa. Los proveedores del SEM deben saber cuáles son las capacidades de las instalaciones a las que trasladan al paciente y qué instituciones tienen un centro de cateterismo cardíaco. El traslado nunca debe retrasarse para obtener una historia o un examen físico completo.

Después de completar el OPQRST, uno debería tener una buena idea de la probabilidad que su paciente esté sufriendo un SCA y si se trata de una angina estable, angina inestable o IAM. Por ejemplo, si el paciente estuvo quitando nieve pesada, y de repente presenta un dolor en el pecho subesternal, constante, que se irradia al cuello, la mandíbula y el brazo izquierdo, le dificulta respirar, lo describe como un "elefante sentado sobre su pecho" y lo califica con intensidad en 10+, y se ha prolongado por aproximadamente una hora, no se ha aliviado con el reposo o con su propia nitroglicerina. Este paciente está teniendo un IAM. Y si aún, no hemos completado un ECG de 12 derivaciones y no tenemos la capacidad de observar los marcadores cardíacos en la sangre, podemos emitir con cierta certeza la impresión clínica en la escena de un IAM.

11. ¿Cuál es el siguiente paso después de obtener la historia del síntoma?

Si el tiempo lo permite, es apropiado obtener un poco más de información durante el traslado, completando la historia SAMPLE.

- S- **S**ignos y **S**íntomas: busque los signos y síntomas asociados de un SCA, como dolor o malestar en el pecho, aparición repentina de síntomas similares a los de la gripe; debilidad; mareo; piel pálida, fría y húmeda o sensación de muerte inminente. Es importante tener en cuenta los aspectos negativos pertinentes, como el dolor que no se alivia con el descanso o después de recibir su nitroglicerina.
- A- Las **A**lergias a cualquier medicamento son importantes, ya que es probable que a este paciente se le administre aspirina junto con otros medicamentos para su SCA.
- M- Los **M**edicamentos, incluidos los recetados, a base de hierbas o de venta libre, son importantes para determinar, y pueden indicar, el antecedente de EAC o que tienen una historia cardíaca previa. Los medicamentos como nitroglicerina, aspirina, los usados para reducir el colesterol, los de la hipertensión arterial como los IECA, betabloqueantes o bloqueadores de los canales de calcio; los hipoglucemiantes orales, son todos indicadores de una posible EAC. Tenga en cuenta si el paciente ha tomado inhibidores de la fosfodiesterasa (Viagra, Cialis o Lavitra) en las últimas 24 a 36 horas usados para la disfunción eréctil, ya que se deben evitar los nitratos, porque pueden presentar una hipotensión profunda cuando se combinan con estos medicamentos.
- P- el **P**asado, o sea, los antecedentes personales pertinentes: ¿Tiene antecedentes de enfermedad cardíaca? ¿Hay antecedentes familiares de enfermedades cardíacas? ¿Alguna vez se ha tenido un IAM, le relizaron cineangiocoronariografía (CACG) o una angioplastia coronaria transluminal percutánea (ACTP) con colocación un stent para abrir un vaso coronario? Responder afirmativamente a estas preguntas debería hacer que el proveedor de SEM tenga alta sospecha de un posible SCA.
- L- **L**a última ingesta, puede indicar la presencia de estómago lleno y un mayor riesgo de vómitos en caso de que sientan náuseas.
- E - **E**ventos previos a la llamada al 911. ¿El paciente estaba realizando una actividad física o en una situación de alto estrés o se despertó de un sueño con dolor o malestar? ¿Ha habido uso de cocaína o metanfetaminas?

12. Una vez completada la historia, ¿ahora qué?

Ahora puede continuar con la evaluación física, incluido un conjunto básico de signos vitales, mirar, escuchar y sentir las áreas del cuerpo asociadas con las principales molestias. Los signos vitales de referencia incluyen el registro de:

- **Respiraciones:** evalúe el ritmo, la regularidad y la profundidad. Las respiraciones pueden ser rápidas si el paciente está ansioso y cree que está teniendo un ataque cardíaco, o si el paciente está hipóxico. Las respiraciones normales son 12-20 rpm, sin esfuerzo, sin dolor y sin ruido. No deben esforzarse mucho para respirar ni hacer ruidos al respirar. La respiración ruidosa es una respiración obstruida y requiere una evaluación adicional en cuanto a su causa. Considere la insuficiencia cardíaca izquierda con edema agudo de pulmón, en el paciente con antecedentes positivos de SCA con estertores y roncus.

- **Pulso:** evalúe la frecuencia, la regularidad y la fuerza. La frecuencia normal del pulso es de 60 a 100 cpm, y regular. Un pulso rápido, lento o irregular puede indicar la presencia de una arritmia y un pulso débil puede ser una indicación de presión arterial inadecuada o un signo temprano de shock. Un pulso brusco puede ser una indicación de hipertensión arterial o posible uso de cocaína o metanfetamina.
- **Presión arterial:** debe ser normal (120/80mmHg) a menos que el paciente tenga antecedentes de hipertensión. Puede estar elevado como resultado de la ansiedad o puede ser bajo, lo que indica la presencia de shock cardiogénico. También servirá como un indicador de qué tan bien está tolerando el paciente la frecuencia cardíaca lenta, rápida o irregular.
- **Temperatura:** la temperatura corporal normal es de 37 grados Celsius (98,6 grados Fahrenheit) y es un signo vital importante que a menudo se pasa por alto. Una temperatura elevada puede indicar la presencia de una infección, pericarditis, embolia pulmonar, sobredosis de aspirina o consumo de cocaína o metanfetamina. Las temperaturas elevadas aumentan la demanda de oxígeno del miocardio al aumentar la frecuencia cardíaca hasta el punto de causar dolor o malestar en el pecho.

Se debe monitorear la oximetría de pulso para evaluar la presencia o el desarrollo de hipoxia manifestada por la disnea, aumento del trabajo respiratorio, taquipnea y saturaciones de oxígeno de menos del 95% al nivel del mar. Si bien, la administración de oxígeno lo antes posible en el SCA siempre se ha considerado como de alta prioridad para todos los pacientes con síntomas y signos de isquemia miocárdica, la evidencia reciente sugiere que, a menos que el paciente esté hipóxico, el oxígeno no es necesario y, en algunos casos, puede ser dañino. Por lo tanto, la administración de oxígeno debe considerarse cuidadosamente y limitarse principalmente a aquellos pacientes con hipoxia documentada. Por otro lado, si un paciente clínicamente está hipóxico, aunque no se haya podido obtener la lectura de la oximetría, se desaconseja enérgicamente retrasar la administración de oxígeno, ya que necesita oxígeno en forma obvia.

13. ¿Por qué el ECG de 12 derivaciones es una parte importante en la atención prehospitalaria?

Se debe colocar un monitor cardíaco con capacidad de ECG de 12 derivaciones (o colocar un monitor y aparte un electrocardiógrafo), en todos los pacientes con SCA. Los paramédicos capacitados en la interpretación de los cambios agudos en un ECG de 12 derivaciones y que lo notifiquen al centro receptor antes de la llegada, reducen el tiempo "puerta-droga" o el tiempo "puerta-cateterismo" en pacientes que son candidatos para fibrinólisis o intervención coronaria percutánea (ACTP). La clasificación adicional de los pacientes con SCA en uno de los tres subtipos de grupo, según los hallazgos del ECG de 12 derivaciones, guía al paramédico en las opciones de tratamiento y traslado, y predice la gravedad de las posibles complicaciones (cuadro 34-1).

- Los pacientes con IAM, con elevación del ST (STEMI) o un nuevo bloqueo de rama izquierda (BRI) tienen un riesgo mayor de desarrollar complicaciones graves asociadas con el SCA y deben ser evaluados para la necesidad de ACTP o la administración de fibrinolíticos.
- La depresión del segmento ST define el grupo de pacientes de alto riesgo con angina inestable o IAM sin elevación de ST (NSTEMI) que no requieren reperfusión.
- Finalmente, aquellos con ECG de 12 derivaciones normales generalmente requieren ECG seriados y una evaluación adicional, ya que es posible que aún no muestren los signos de diagnóstico, pero su historial es sospechoso de SCA.

Interpretación Inicial del ECG de 12 derivaciones

Elevación ST o BCRI nuevo o presuntamente nuevo Fuerte sospecha de injuria	**Depresión ST o Inversion dinámica de ondaT Fuerte sospecha de isquemia**	**ECG no diagnóstico Ausencia de cambios en ST o T Riesgo intermedio /bajo**
IAM con elevación ST (STEMI)	Alto riesgo de angina inestable IAM sin elevacion (NSTEMI)	Angina Inestable

Tabla 34-1. Estratificación de Riesgo Basado en el ECG de 12 derivaciones

14. ¿Realmente se necesita saber cómo identificar la ubicación de un IAM agudo en el ECG?

Si. Conocer la localización donde está ocurriendo la isquemia o la lesión en el corazón y las complicaciones esperables, asociadas a los tratamientos estándar, mejorará la capacidad del paramédico para ajustar esos tratamientos según sea necesario. (Cuadro 34-2). Por ejemplo, el paramédico debe sospechar un infarto del ventrículo derecho en el infarto de cara inferior, como lo evidencian los segmentos ST elevados en las derivaciones II, III y AVF. Por lo que, se debe obtener un ECG del lado derecho, pasando las derivaciones V del lado izquierdo del tórax hacia el lado derecho (figura 34-1). La elevación del segmento ST mayor de 1 mm en la derivación V4R es sensible al infarto del ventrículo derecho. Los pacientes con infarto agudo del ventrículo derecho dependen del mantenimiento de la presión de "llenado" del ventrículo derecho para mantener el gasto cardíaco. Por lo que se debe evitar cualquier medicamento como nitratos, diuréticos y otros vasodilatadores (morfina, inhibidores de la ECA) que disminuyan la precarga porque disminuyen también la presión de "llenado" del ventrículo derecho y pueden causar hipotensión grave. Esta hipotensión puede corregirse con un bolo de líquido intravenoso suponiendo que haya establecido la vía intravenosa antes de administrar la nitroglicerina. Puede ser necesaria la administración de 1 a 2 litros de líquidos y deben administrarse en bolos de 250 a 500 ml siempre que el examen repetido muestre que los pulmones están limpios y no hay evidencia de edema pulmonar agudo. La administración de líquidos por vía intravenosa en un paciente con edema pulmonar agudo empeorará el edema. Los técnicos de emergencias médicas básicas que administran nitroglicerina sin saber que el ventrículo derecho está involucrado podrían causar hipotensión, lo que refuerza la necesidad de un nivel de soporte vital avanzado capaz de interpretar el ECG de 12 derivaciones siempre que sea posible.

Derivaciones del ECG con cambios agudos	Arteria relacionada	Área de daño	Complicaciones asociadas
V1 – V2	ACI: ADA- rama septal	Septum, haz de His , Ramas del haz	Bloqueo Infranodal BRH
V2 – V3	ACI:ADA- rama diagonal	Cara anterior del VI	Disfunction VI, ICC, BRH, CVPs
I, aVL, V5 – V6	ACI; rama circunfeja	Cara lateral alta del VI	Disfunción VI, BAV
II, III, aVF	ACD: rama descendente posterior	Cara inferior y posterior del VI	Hipotensión, sensibilidad a nitratos y morfina
V4R (II, III, aVF)	ACD: rama proximal	Ventrículo derecho, cara inferior y posterior de ventrículo izquierdo	Hipotensión, BAV supranodal BAV , FA / Flutter, CAPs
V1 – V4 (marcada depresión del ST)	Rama Descendente Posterior ya sea de ACI rama circunfleja o ACD	Cara posterior del VI	Disfunción ventricular izquierda

Tabla 34-2. Cambios en las derivaciones del ECG y las complicaciones asociadas

ACI– Arteria Coronaria Izquierda
ADA – Arteria Descendente Anterior, izquierda
RCA – Arteria Coronaria Cerecha
VI – Ventriculo Izquierdo
ICC – Insuficiencia Cardiaca Congestiva
BRH – Bloqueo de Rama de His
CVP – Contracción Ventricular Prematura
CAP – Contraccion Auricular Prematura
BAV – Bloqueo Auriculo Ventricular

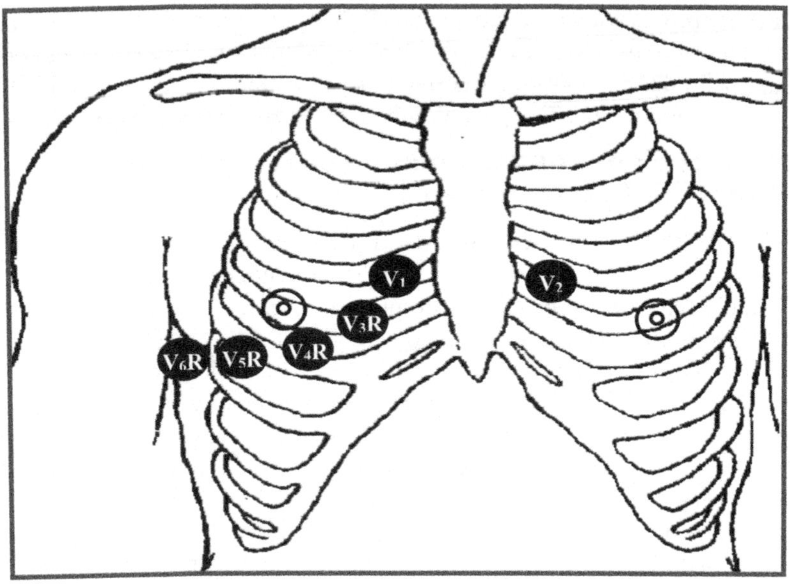

Figura 34-1. Ubicación de las derivaciones Derechas, del ECG de 12 dervaciones

15. Después de haber completado el OPQRST, obtenido la historia, los signos vitales y aplidor el equipo diagnóstico, ¿qué hago ahora?

La evaluación de los proveedores del SEM deben dirigirse a completar el examen físico, centrándose en el área del cuerpo asociado al síntoma principal. Los ruidos pulmonares deben ser auscultados por la presencia de estertores crepitantes o roncus. Los pulmones húmedos pueden ser el resultado de la insuficiencia cardíaca izquierda (ICC) y el edema agudo de pulmón (EAP) que indica shock cardiogénico. La presencia de tos con esputo rosado espumoso también puede ser evidencia de EAP. Si el paciente tiene tos, ¿normalmente tiene tos? Si es así, ¿por qué? ¿Tienen antecedentes médicos de enfermedad pulmonar obstructiva crónica (EPOC)? Si normalmente tosen, ¿es productivo? ¿Es lo que están tosiendo de cantidades y de color normales? Un paciente con EPOC o neumonía puede tener tos productiva. Señalar si esto es diferente puede ayudarle a determinar si lo que está escuchando es espuma de edema o esputo productivo normal. La distensión de la vena yugular y el edema de miembros inferiores pueden estar presentes si la insuficiencia cardíaca derecha ha ocurrido secundariamente a la insuficiencia cardíaca izquierda. Examine el pecho en busca de cicatrices anteriores que indiquen la presencia de un marcapasos, o una cirugía cardíaca pasada, ya que apoyaría su impresión en la escena de SCA. Escuche atentamente el corazón y evalúa el ritmo, así como la presencia de sonidos anormales como soplos. Examine el abdomen, ya que muchos procesos abdominales pueden imitar problemas cardíacos. Evaluar las extremidades para tomar pulsos y constatar edema. Después de haber completado su evaluación, puede hacer una impresión clínica en la escena de SCA y un tratamiento específico para el tipo de SCA establecido.

16. ¿Qué opciones de tratamiento en la escena están disponibles para los SCA?

El TEM Básico debe ser capaz de proporcionar la siguiente atención prehospitalaria para un presunto SCA. Inicialmente, hasta que se produzca la estratificación del riesgo con la interpretación del ECG de 12 derivaciones, el SCA se trata de manera similar. La mnemotécnia "MONA" (Morfina, Oxígeno, Nitroglicerina y Aspirina) se ha utilizado a menudo como una ayuda de memoria para las intervenciones necesarias, una vez que se ha determinado la impresión clínica inicial del SCA, sin embargo, con la excepción de la aspirina, los otros componentes deben ser abordados con gran precaución. No sugiere un orden particular de administración de los medicamentos, o una importancia particular de un medicamento sobre el otro. Si bien no se permite a los TEM Básicos administrar narcóticos (morfina), todos pueden proporcionar oxígeno si es necesario y muchos estados permiten la administración de aspirina y ayudar a los pacientes a tomar nitroglicerina si ya se les ha recetado. Consulte con su director médico y el alcance de la práctica dentro de su estado para conocer la idoneidad de los fundamentos del TEM que administran medicamentos.

- El Acido Acetil Salicílico (AAS) 160 – 325 mg (*Aspirina), se debe masticar y tragar a la primera señal de SCA. Los proveedores primero deben asegurar que el paciente no es alérgico a AAS, no tiene antecedentes de úlceras hemorrágicas recientes o está teniendo un ataque de asma. Los pacientes con asma pueden desarrollar una afección conocida como Asma Inducida por Aspirina (AIA). Cuando se les administra aspirina, los pacientes con asma pueden desarrollar un ataque de asma que ocurre gradualmente, pero es más intenso y difícil de romper. La administración temprana de aspirina en pacientes con SCA se ha asociado con una disminución de las tasas de mortalidad en varios ensayos clínicos. Por lo tanto, la aspirina debe administrarse lo antes posible. La AHA aboga por que los despachadores le den instrucciones previas al arribo para tomar aspirina siempre que sea posible. Los supositorios de aspirina (300 mg) son seguros y se pueden considerar para pacientes con náuseas graves, vómitos o trastornos del tracto gastrointestinal superior.

- El oxígeno, es apropiado según sea necesario para corregir los signos de hipoxia. Varios estudios han demostrado que la administración de oxígeno en ausencia de hipoxia no mejora la supervivencia y, en algunos casos, en realidad puede empeorar el resultado del paciente. Si la dificultad para respirar es grave o se observa un edema pulmonar grave o agudo secundario a la insuficiencia cardíaca izquierda, entonces el oxígeno se debe administrar con presión positiva continua en las vía aérea (CPAP), o al menos usando una BVM para proporcionar presión positiva. Consulte con su director médico y el alcance de la práctica dentro de su estado para la idoneidad de TEM Básico administrando CPAP.

- La nitroglicerina, se puede administrar por vía sublingual como un comprimido de 0,4 mg o un aerosol de dosis medida. Se puede repetir cada 3 - 5 minutos tres veces, siempre y cuando la presión arterial sistólica del paciente permanezca por encima de 90 mmHg. Esta administración puede ser apropiada después de consultar con la dirección médica. La nitroglicerina disminuye el dolor de la isquemia al disminuir la precarga y el consumo de oxígeno cardíaco y dilata las arterias coronarias aumentando el flujo colateral cardíaco. Se debe administrar en pacientes con SCA, elevación o depresión del segmento ST, y para aquellas consecuencias asociadas con el IAM que incluyan insuficiencia ventricular izquierda (EAP o ICC). Utilícelos con extrema precaución en el infarto ventricular derecho, ya que estos pacientes requieren una precarga adecuada. No debe administrarse a pacientes con hipotensión, bradicardias extremas o taquicardias. No administre nitroglicerina a pacientes que hayan tomado un inhibidor de la fosfodiesterasa (Viagra, Cialis, Levitra) para la disfunción eréctil en las últimas 24 - 36 horas. Ya que puede reducir aún más la presión arterial en un paciente cuyo sistema vascular ya está dilatado. Esté atento al dolor de cabeza, una caída de la presión arterial, el síncope y la taquicardia. El paciente debe sentarse o acostarse durante su administración.

17. OK, esos son los pasos que todos los proveedores de atención prehospitalaria deben realizar en pacientes con SCA. ¿Hay tratamientos específicos que los proveedores avanzados deben considerar?

Los proveedores avanzados del SEM con su conocimiento de los ritmos y la interpretación del ECG de 12 derivaciones pueden:

- Establecer una vía IV con Solución Salina Normal (SSN) como un acceso para la administración de medicamentos y líquidos. Si la hipotensión ocurre después de la administración de nitroglicerina, se deben infundir rápidamente cantidades juiciosas de líquido para aumentar las presiones de llenado ventricular derecha. Algunos protocolos requieren de 1 a 2 litros en bolos de 250-500 ml, comprobando la presión arterial y los ruidos pulmonares después de cada bolo. Los líquidos deben evitarse en presencia de EAP secundario a insuficiencia cardíaca izquierda y cuidadosamente valorados para evitar el desarrollo de edema pulmonar. Se pueden infundir medicamentos como la noradrenalina o la dopamina para mejorar la función de bombeo del corazón.

- Algunos servicios de paramédicos iniciarán una perfusión intravenosa de nitroglicerina para el dolor torácico no aliviado por reposo, oxígeno, nitroglicerina sublingual o morfina. La perfusión a menudo se inicia a 10 mcg/min y se titula hasta aliviar del dolor, que la presión sistólica caiga por debajo de 90 mmHg, o que la presión arterial caiga un 30% desde el inicio, o 30 mmHg en los pacientes hipertensos.
- La Morfina IV, ha sido el medicamento tradicionalmente utilizado para el dolor, no aliviado, por la nitroglicerina. Estudios recientes sugieren que la morfina, mientras que alivia el dolor de la isquemia cardíaca, puede empeorar el resultado. La AHA continúa recomendándolo como el medicamento de primera línea. Esté alerta para una caída de la presión arterial, especialmente en pacientes con agotamiento del volumen, o infarto ventricular derecho. Puede producirse depresión respiratoria y la naloxona (Narcan™) debe estar disponible para revertir esa complicación. Si el paciente es alérgico a la morfina, otros analgésicos pueden ser una opción. Pueden incluir fentanilo, Toradol™ o dilaudid. Consulte con su director médico y el alcance de la práctica dentro de su estado con respecto a su uso para estos pacientes.
- En pacientes con SCA e hipotensión o EAP, algunos servicios pueden considerar infundir norepinefrina, dopamina o dobutamina para mejorar la presión arterial y aliviar la congestión pulmonar. Se requiere una estricta adherencia al protocolo e idealmente el uso de bombas de perfusión para administrar estos medicamentos. El protocolo local, la participación del director médico y el alcance de la práctica dentro de su estado determinarán si es apropiado para su servicio.
- El furosemide (Lasix™) también se puede administrar además de nitroglicerina y morfina para aliviar el edema pulmonar en pacientes con signos de sobrecarga de líquidos y presiones sistólicas superiores a 90 mmHg. Generalmente 0.5 – 1 mg/kg IV, en bolo, durante 1 –2 minutos es aceptable. Tenga cuidado si el paciente está agotado o deshidratado en función de la hipotensión. Si está normovolémico, el paciente orinará en grandes cantidades en un corto período de tiempo.

Determinar la presencia de cambios agudos, que indiquen isquemia o lesión, en el ECG de 12 derivaciones, puede apoyar la necesidad de un tratamiento adicional, incluyendo los siguientes:

- Bolo de heparina, cuando se utiliza como terapia adyuvante con fibrinolíticos específicos en el STEMI. Mientras que la mayoría de los servicios terrestres no están infundiendo goteos de heparina, algunos están dando un bolo en STEMI confirmado por la historia y el ECG de 12 derivaciones.

- La administración de betabloqueantes IV reduce el tamaño del infarto y la mortalidad en pacientes que no reciben tratamiento fibrinolítico. También reducen la incidencia de ectopía ventricular y fibrilación. Los betabloqueantes IV disminuyen la isquemia postinfarcción y la AMI no fecal en pacientes que sí reciben agentes fibrinolíticos. Los betabloqueantes IV también pueden ser beneficiosos para los SCA tipo NSTEMI. Debido a esto los betaloqueantea IV deben administrarse a todos los pacientes sin contraindicaciones. Las contraindicaciones a los betabloqueantes son: insuficiencia ventricular izquierda de moderada a grave y edema pulmonar, bradicardia, hipotensión, signos de perfusión periférica deficiente, BAV de segundo o tercer grado, y asma. Metoprolol, atenolol, propranolol, esmolol y labetalol son aceptables y los paramédicos deben seguir su protocolo local. Se deben tomar signos vitales entre dosis para garantizar que la frecuencia cardíaca y la presión arterial sigan siendo adecuadas.
- La administración de fibrinolíticos, fuera del hospital, a pacientes con STEMI que no tienen contraindicaciones es segura, factible y razonable, para pacientes con duración de los síntomas hasta 6 horas. Los servicios que ofrecen fibrinolíticos hospitalarios, requieren una estricta adhesión a los protocolos, adquisición e interpretación de ECG de 12 derivaciones, experiencia en ACLS, la capacidad de comunicarse con la institución receptora y un director médico con experiencia en la gestión del STEMI. Se requiere un proceso de evaluación de calidad asistencial para evaluar todas las llamadas donde se utilizaron fibrinolíticos. La mayoría de los servicios de SEN tienen tiempos de traslado lo suficientemente cortos como para centrarse en el diagnóstico temprano con ECG de 12 derivaciones, completar una lista de verificación fibrinolítica (Tabla 34-3), administrar medicamentos de primera línea y notificar previamente al centro receptor. La selección del fibrinolítico adecuado requiere una comprensión exhaustiva de sus propiedades y complicaciones.

Tabla 34-3. Checklist para la indicación de Fibrinoliticos

Esta lista de verificación se utiliza para detectar el SCA y ayudar en el triage en la escena, dirigido a aquellos pacientes que se les podría indicar la terapia fibrinolítica o la Intervención Coronaria Percutánea (PCI).

I. Criterios de **INCLUSIÓN** de fibrinólisis: Para que un paciente sea candidato a fibrinólisis o PCI, generalmente requiere que los primeros 3 elementos a continuación se comprueben como "**SÍ**", y que un ECG de 12 derivaciones muestre elevaciones del ST en al menos dos derivaciones contiguas, y/o que haya un bloqueo de rama izquierda BRI presumiblemente nuevo.

	SI	NO
ECG 12 derivaciones realizado		
Disconfort torácico no pleurítico contínuo (>20 min o < 12 hours)		
Paiente está orinetado y coopera		

II. Criterios de **EXCLUSIÓN** de fibrinólisis: Para ser considerado un candidato inmediato para la fibrinólisis, todas las respuestas siguientes deben ser verificadas como "**NO**":

	SI	NO
PA > 180/110 mm Hg		
Antecedente de stroke o AIT		
Transtorno hemorrágico conocido		
Sangrado activo interno en las pasadas 4 semanas		
Cirugía o trauma significativo en las pasadas 4 semanas		
Enfermedad terminal		
Ictericia, hepatitis, o insuficiencia renal		
Uso de anticoagulants		
RCP de más de 10 minutos		
Embarazo		

PA Sistólica/Diastólica: ________/________ mmHg

18. ¿Qué es la "cadena de supervivencia"?

La AHA aboga por una cadena de supervivencia, de 4 eslabones, cada uno representa acciones, que si se siguen, aumentan las posibilidades de supervivencia de un paciente en caso de que ocurra un paro cardíaco. Los 4 eslabones son: "acceso temprano", "RCP temprana", "desfibrilación temprana" y "atención avanzada temprana". Los proveedores del SEM siguen desempeñando un papel importante en la reducción de la muerte por SCA en los 4 eslabones de la cadena de supervivencia, identificando rápidamente el SCA y proporcionando tratamiento para incluir, la desfibrilación, la interpretación del ECG de 12 derivaciones y la administración de medicamentos.

Los pacientes con STEMI, requieren una reperfusión rápida. Cuanto menor sea el intervalo de tiempo desde la aparición de los síntomas hasta la reperfusión, mayor será el beneficio. El tiempo es músculo, y el proveedor del SEM puede desempeñar un papel importante en la recuperación de ese músculo. Los pacientes con angina de pecho, NSTEMI o con ECG inespecíficos requieren estratificación de riesgos y un tratamiento adecuado similar al STEMI antes de arribar al hospital. Los esfuerzos también deben centrarse en el reconocimiento temprano de la SCA por parte de los pacientes y los miembros de la familia. Muchos pacientes mueren antes de llegar al hospital porque los pacientes, sus familiares y el público en general no reconocen los signos de l SCA y además no activan el sistema SEM. Sólo cuando fortalezcamos todos los eslabones de la cadena de supervivencia estaremos haciendo realmente todo lo posible por los pacientes con SCA.

PERLAS Y DECISIONES CRÍTICAS

- Cualquier queja de dolor torácico debe tomarse en serio en todos los pacientes ya que no reconocer el síntoma de dolor torácico como SCA podría conducir a complicaciones graves para el paciente y un riesgo legal médico significativo para el proveedor.
- Los ancianos, los diabéticos y las mujeres posmenopáusicas mayores de 55 años, pueden presentar síntomas atípicos de la SCA, como no sentir dolor o malestar, pero en su lugar presentan una aparición repentina de dificultad para respirar o síntomas similares a los de la gripe.
- Mientras que el dolor del SCA es típicamente retroesternal e irradia al brazo izquierdo, el dolor puede estar en cualquier parte del pecho o la parte superior del abdomen e irradiar a cada lado. Recuerde que no todos los pacientes con SCA experimentan dolor en el pecho.
- Se deben evitarse los nitratos en pacientes que toman medicamentos para la disfunción eréctil, ya que pueden tener un efecto profundo en la caída de la presión arterial.
- La notificación temprana y/o la transmisión del ECG de 12 derivaciones al hospital receptor, permitirá la activación del equipo de intervención cardíaca y disminuirá el tiempo desde el arribo al hospital hasta la reperfusión de la arteria coronaria involucrada.

LECTURAS SUGERIDAS

1. Daudelin DH, Sayah AJ, Kwong M, et al. Improving use of prehospital 12-lead ECG for early identification and treatment of acute coronary syndrome and ST-elevation myocardial infarction. Circ Cardiovasc Qual Outcomes. 2010;3:316-23.
2. Drew BJ, Sommargren CE, Schindler DM, Benedict K, Zegre-Hemsey J, Glancy JP. A simple strategy improves prehospital electrocardiogram utilization and hospital treatment for patients with acute coronary syndrome (from the ST SMART Study). Am J Cardiol. 2011;107:347-52.

3. Ducas RA, Labos C, Allen D, et al. Association of Pre-hospital ECG Administration With Clinical Outcomes in ST-Segment Myocardial Infarction: A Systematic Review and Meta-analysis. Can J Cardiol. 2016;32:1531-1541.

4. Kerem Y, Eastvold JS, Faragoi D, Strasburger D, Motzny SE, Kulstad EB. The role of prehospital electrocardiograms in the recognition of ST-segment elevation myocardial infarctions and reperfusion times. J Emerg Med. 2014;46:202-7.

5. Khoshnood A, Carlsson M, Akbarzadeh M, et al. Effect of oxygen therapy on myocardial salvage in ST elevation myocardial infarction: the randomized SOCCER trial. Eur J Emerg Med. 2018;25:78-84.

6. O;Connor RE, Al Ali AS, Brady WJ, et al. Part 9:Acute Coronary Syndromes. In: 2015 American Heart Association Guidelines Update for Cardiopulmonary Resuscitation and Emergency Cardiovascular Care. Circulation 2015;132:S483–S500

Websites:

1. Coven DL. Acute Coronary Syndrome. http://www.emedicine.com/EMERG/topic31.htm. Accessed March 9, 2019

2. Heart Attack and Stroke Symptoms. https://www.heart.org/en/about-us/heart-attack-and-stroke-symptoms Accessed March 9, 2019

3. http://www.nhlbi.nih.gov/health/dci/Diseases/HeartAttack/HeartAttack_Treatments.html Accessed March 9, 2019

4. Acute Coronary Syndromes. In: https://eccguidelines.heart.org/index.php/circulation/cpr-ecc-guidelines-2/part-9-acute-coronary-syndromes/ Accessed March 9, 2019

5. Athersclerosis. Https://www.nhlbi.nih.gov/health-topics/atherosclerosis Accessed March 9, 2019

CAPÍTULO 35. ESTADO MENTAL ALTERADO Y DELIRIO

1. ¿Qué significa "estado mental alterado" y "delirio"?

Los términos estado mental alterado (EMA) y delirio se utilizan a menudo indistintamente. EMA es una presentación común y desafiante. Está presente en hasta el 10% de las consultas al Departamento de Urgencias y se observa en todas las poblaciones de pacientes, desde pediatría hasta geriátrica. El uso del término "estado mental alterado" es genérico y se puede utilizar para describir cualquier condición desde comportamiento extraño, confusión, estupor, hasta coma. El Delirio tiene criterios diagnósticos específicos en el Manual Diagnóstico y Estadístico de los Trastornos Mentales, Quinta Edición (DSM-5). El Delirio es un cambio agudo en el estado mental desde el inicio con fluctuación en la conciencia, atención, y la función cognitiva, causada por una condición médica, intoxicación, o abstinencia. El delirio puede causar tanto trastornos de la función cognitiva (como deterioro de la memoria, pensamiento desorganizado y desorientación) como síntomas emocionales (ansiedad, trastornos del comportamiento y cambios en el ciclo del sueño).

2. ¿Cómo se puede saber si la confusión es principalmente médica o psiquiátrica?

Puede ser muy difícil. La confusión mental asociada con la desorientación de la persona, el lugar y el tiempo, junto con el deterioro del lenguaje y la memoria pueden implicar un trastorno orgánico subyacente. El delirio hiperactivo puede imitar una fase maníaca aguda o una descompensación esquizofrénica, mientras que el delirio hipoactivo puede confundirse con una depresión profunda. La enfermedad preexistente y el curso del tiempo son elementos clave para discernir la medicina orgánica de la psiquiátrica. Las enfermedades bipolares y esquizofrénicas generalmente se asocian con antecedentes de episodios anteriores. Es poco frecuente desarrollar una enfermedad psiquiátrica grave después de los 40 años. Los síntomas psiquiátricos tienden a repetirse. Los síntomas nuevos o inusuales deben sugerir una causa no psiquiátrica. El delirio tiende a desarrollarse más rápidamente y a fluctuar con períodos de relativa claridad, mientras que los trastornos psiquiátricos son más estables. La aparición de trastornos psiquiátricos es casi siempre subaguda. Los trastornos psiquiátricos son más propensos a manifestar alucinaciones auditivas. Las alucinaciones visuales tienden a ser orgánicas (causa médica) o de base toxicológica. Los signos vitales tienden a ser estables en el paciente psiquiátrico, mientras que puede haber una marcada inestabilidad autonómica en el delirante.

3. ¿Qué tan frecuente es el delirio?

Aproximadamente 2,3 millones de pacientes cada año son diagnosticados con delirio, lo que resulta en costos anuales totales de atención médica de más de 4 mil millones de dólares. Estas cifras son probablemente bajas ya que está bien establecido que el delirio se pierde con frecuencia. El Delirio representa entre el 10 y el 20% de los ingresos a hospitales de cuidados agudos. Entre el diez y el 20% de los pacientes de 70 años o más, ingresados en el hospital están delirando al momento del ingreso y otros 10 a 20% se vuelven delirantes durante su estadía. La incidencia del delirio postoperatorio también es bastante alta. Casi uno de cada cuatro pacientes, experimentan delirio después de procedimientos electivos y el doble lo hacen después de una intervención quirúrgica de emergencia. Los pacientes con cáncer comparten la misma incidencia que los pacientes de cirugía electiva. Entre el 30 y el 40 por ciento de los pacientes hospitalizados con VIH están delirando. Hasta el 60 por ciento de los internados en residencias de ancianos pueden tener delirio en cualquier momento. Con la derivación más precoz desde los entornos de cuidados agudos a los centros de rehabilitación, residencias de ancianos y cuidados en el hogar, es probable que la incidencia del delirio en la comunidad esté aumentando. En un estudio reciente, el 38% de los pacientes que cumplían los criterios para el delirio fueron dados de alta desde la Puerta de Emergencia.

4. ¿Quiénes son los que están en riesgo?

Los hospitalizados y los ancianos son los grupos de mayor riesgo. Además de los pacientes quirúrgicos, oncológicos e inmunocomprometidos mencionados antes, aquellos pacientes con trastornos subyacentes del SNC como los que presentan ACV, la demencia o la enfermedad de Parkinson, los que están tomando más de 3 medicamentos, los que tienen múltiples condiciones médicas, enfermedades crónicas o cualquier enfermedad en etapa terminal, pérdida o deprivación sensorial (disminución de la audición, degeneración macular, enfermedad grave por cataratas), o la privación del sueño; tienen un mayor riesgo de delirio. Finalmente, aquellos que abusan de las drogas y el alcohol o que bruscamente las suspenden, pueden volverse delirantes. En resumen, cualquier enfermedad subyacente significativa puede predisponer al delirio. La enfermedad física es más comúnmente la causa en los más jóvenes y los mayores de 60 años. El delirio debido al abuso de sustancias es más común durante la tercera y cuarta décadas de vida.

5. ¿El delirio se resuelve por completo?

El delirio se considera potencialmente reversible, pero con frecuencia hay consecuencias a largo plazo. Se duplica la mortalidad en los enfermos graves. A menudo, hay un deterioro funcional a largo plazo e irreversible. El delirio puede persistir durante 12 meses o más. En un estudio de seguimiento a largo plazo, sólo un tercio de los pacientes que habían experimentado delirio todavía vivían independientemente en la comunidad después de dos años. El impacto es mayor en los pacientes que tienen delirio cuando están hospitalizados que en aquellos que desarrollan delirio durante la hospitalización.

6. ¿Cómo sé si alguien está delirando?

A menudo, el delirio se minimiza. En algunos informes, esto sucede en más del 70 por ciento de los casos. Conocer el estado mental basal de un paciente es difícil y, sin embargo, es una información indispensable. No es necesario realizar pruebas formales de estado mental antes del hospital. Los pacientes, a menudo, no pueden participar de la anamnesis de su propia historia, por lo que es importante entrevistar a familiares, amigos y personal del residencial. Pregunte por el nivel del estado funcional anterior del paciente.

Las características distintivas del delirio son déficits en la atención, la memoria y la orientación. Su confusión fluctúa. Pida ejemplos. Las observaciones simples y algunas preguntas pueden evaluar rápidamente el nivel de confusión de un paciente. Observar el hogar del paciente y el órden en la casa. ¿La apariencia es típica o inusual? ¿Necesita el paciente que se le repitan las instrucciones u olvida las preguntas que se le hacen? ¿Están distraídos? La atención se puede probar deletreando "MUNDO" al revés o nombrando los días de la semana en forma inversa. Haga siempre las preguntas básicas de orientación. Los pacientes pueden tener dificultades con el lenguaje y el habla. ¿Pueden nombrar objetos simples (lápiz, linterna, sombrero)? ¿Su discurso es claro o es inentendible? ¿El habla murmurada está desorganizada o simplemente mal pronunciada? Una de las pruebas más sensibles es nombrar tres objetos y luego repetirlos unos minutos más tarde.

Los niños se consideran en mayor riesgo de delirio por las ingestiones y la fiebre, independientemente de la fuente de la fiebre. Evaluar la cognición y la atención es difícil en los más jóvenes. Pregúntele siempre a los padres. Los padres están mucho más en sintonía con los cambios sutiles en el comportamiento y la atención. Un niño que retuerce hace fuerza en el examen, pero se consola con los padres, mostrando conciencia del entorno y haciendo contacto normal con los ojos puede ser asumido como un estado de alerta normal. Los adolescentes pueden tener dificultad para describir claramente sus síntomas.

7. ¿Qué otras preguntas debo hacer en la anamnesis?

¿Qué medicamentos toma el paciente, incluidos los medicamentos de venta libre y los suplementos herbales? ¿Qué otros medicamentos hay en la casa? ¿Podría haber pedido prestado o accedido inadvertidamente a otra medicación? ¿Ha habido cambios recientes en el régimen farmacológico del paciente? Busque específicamente drogas callejeras, alcohol y medicamentos. Pregunte acerca de la enfermedad reciente, cirugía u hospitalización. Pregunte sobre enfermedades médicas y psiquiátricas crónicas. ¿Existe un trastorno endocrino preexistente (diabetes o enfermedad tiroidea)? ¿Ha habido alguna exposición reciente a toxinas o lesiones ambientales? ¿Hay algún episodio previo de confusión? Es útil determinar cuánto tiempo el paciente ha tenido cambios en el estado mental y si el cambio fue abrupto o gradual. En pacientes con demencia crónica o síndromes cerebrales orgánicos es importante determinar cómo su estado mental actual difiere de su estado mental basal.

8. ¿Qué causa el delirio?

Prácticamente cualquier condición médica puede precipitar el delirio en una persona susceptible. Las condiciones más comúnmente asociadas con el delirio incluyen: enfermedad subyacente del SNC (ACV, convulsiones); alteraciones de líquidos y electrolitos (deshidratación, hiponatremia e hipocalcemia); infecciones (meningitis, encefalitis, vías urinarias, vías respiratorias, piel y tejido blando); toxicidad por drogas o alcohol; retiro del alcohol o las drogas; abstinencia o toxicidad de los medicamentos psicoactivos (medicamentos neurolépticos de ISRS, TCA); trastornos metabólicos (uremia, insuficiencia hepática); trastornos endocrinos (diabetes, tiroides); temperaturas extremas (hipo e hipertermia); estados de perfusión baja (shock, insuficiencia cardíaca); postoperatorios; toxisíndromes (simpaticomiméticos, narcóticos, colinérgicos, anticolinérgicos, aspirina, síndrome de serotonina). En aproximadamente 10 a 20% de los pacientes, no se identifica ninguna causa específica. La fisiopatología exacta del delirio no se entiende bien. Con tantas etiologías dispares es probable que haya varios mecanismos que comparten una vía final común que conduce a la disfunción cognitiva global.

9. ¿Hay una manera más fácil de recordar esto?

Existen varios dispositivos mnemotécnicos conocidos para recordar las causas más comunes del delirio y desencadenar la intervención. Pruebe éste: DELIRIOUS EMT-Ps.

Basado en sus siglas en ingles.

- **D**rug, Drogas de abuso y abstinencia de drogas, particularmente alcohol
- **E**lectrolyte, Electrolitos (sodio, calcio) y desordenes **E**ndocrinos (diabetes, tiroides, paratiroides)
- **L**iver, enfermedades del Hígado (encefalopatía hepatica)
- **I**nfection, **I**nfección (meningitis, renal, pulmonar, piel) e **I**squemia (cardiaca e intestino)
- **R**educed, **R**educción del sensorio (disminución auditiva y visual) y **R**eversal agents, agentes de **R**eversión (Naloxone and D-50)
- **I**ntra-cranial lesion, Lesión Intracraneal (stroke, tumor)
- **O**xygen, Oxígeno (hipoxia and suplemento de oxígeno)
- **U**remia
- **S**urgery, Cirugía; y **S**eizure, Convulsiones

- **E**nvironment, Ambiente (hipotermia, hipertermia, altitud)
- **M**edications, **M**edicamentos (mas de 3 y camvbios recientes) y **M**emory impairment, deterioro de **M**emoria
- **T**oxidromes (sindromes tóxicos) y **T**rauma
- **P**erfusión
- **S**cene safety, **S**eguridad en la e**S**cena

10. ¿Qué elementos del examen debe buscar?

El examen físico puede ser "desafiante" en el paciente agitado con delirio. Si bien, hay pocos hallazgos en el examen que revelarán claramente una causa subyacente para el delirio, hay varios elementos típicos del estado de la enfermedad.

Además del aliento alcohólico, los pacientes pueden tener otros olores extraños. La cetoacidosis diabética tiene un olor afrutado, mientras que el fetor hepático está asociado con la encefalopatía hepática es sensiblemente desagradable. El paciente hipóxico puede parecer oscuro. La ictericia puede revelar insuficiencia hepática. La intoxicación por CO puede presentarse con labios rojo cereza. ¿Son evidentes las huellas de agujas o abscesos? Una lengua mordida o la pérdida del control de la vejiga pueden sugerir una convulsión reciente y la consiguiente preocupación por el estado epiléptico. Los ruidos pulmonares anormales pueden sugerir neumonía, que es una causa común de delirio en los ancianos. La sensibilidad abdominal a la palpación y descompresión, o la rigidez de nuca pueden localizar un foco infeccioso. La toxicidad anticolinérgica ("rojo como una remolacha, seco como hueso, ciego como murciélago, enloquecido como el Sombrerero, y caliente como liebre"), puede causar delirio tanto en los ancianos que toman múltiples medicamentos como en los jóvenes que abusan de los preparados para la tos.

Examine cuidadosamente la cabeza y la cara en busca de signos de trauma. Determinar los signos neurológicos focales, puede estar confuso y tener la conciencia alterada por falta de atención del paciente. Si es posible, es muy importante observar las respuestas pupilares y los movimientos extraoculares. El temblor y la asterixis pueden estar presentes en el paciente despierto. En sujetos severamente obnubilados, pueden ocurrir posturas de decorticación y decerebración. Los signos vitales a menudo se alteran ya que la inestabilidad autonómica es característica del delirio. En pacientes embarazadas con hipertensión considere la preeclampsia.

11. ¿Qué debe buscar en un paciente que ha ingerido alcohol?

El alcohol es la causa más común de estado de conciencia anormal encontrado por los TEM en la escena. Inicialmente puede manifestarse como excitación o agitación. Esto puede ser seguido por un efecto depresor en el sistema nervioso central, incluyendo una alteración de la coordinación motora y de los reflejos. Una alto grado de alcohol en la sangre puede provocar coma y paro respiratorio.

Sin embargo, es de suma importancia determinar si el paciente tiene otras causas de alteración del estado mental, incluyendo lesiones en la cabeza o la ingestión de otras toxinas o venenos. Se debe suponer que un paciente tiene alterado su estado mental por el alcohol sólo después de que se han descartado otras causas tratables como hipoglucemia o sobredosis de narcóticos.

En los niños es importante considerar la posibilidad de hipoglucemia causada por el alcohol. En el bebedor ingenuo, particularmente aquellos con un habito corporal delgado, las reservas de glucógeno pueden agotarse rápidamente durante la intoxicación por alcohol con una posterior caída repentina de la glucosa sérica. Estos pacientes tienen un riesgo particular de daño cerebral irreversible secundario a hipoglucemia prolongada si no se reconocen y tratan.

12. ¿Cómo se evalúa un paciente con convulsiones con estado mental alterado?

Los pacientes con un trastorno convulsivo conocido que tienen alteracion de conciencia pueden estar en estado postictal como resultado de una convulsión reciente. Estos pacientes suelen estar confunsos y combativos. El período postictal es variable y puede durar brevemente hasta varios días. Los pacientes pueden requerir restricción física durante este período. Se deben buscar otros hallazgos físicos que puedan apoyar el diagnóstico de una convulsión reciente, como la mordedura de lengua o labios, o la incontinencia intestinal o vesical. Uno debe observar las etiquetas de alerta médica. Los pacientes con un trastorno convulsivo tienen una mayor incidencia de hemorragia intracraneal.

13. ¿Cómo se evalúan los pacientes diabéticos?

Los pacientes que dependen de la insulina o toman hipoglucemiantes orales, están predispuestos a dos problemas: hipoglucemia e hiperglucemia. La sobremedicación o sobredosis intencional de hipoglucemiantes pueden terminar en hipoglicemia, que generalmente se manifiesta por un cambio bastante repentino en el estado de conciencia asociado con taquicardia y diaforesis. Estas son respuestas simpáticas a la hipoglicemia repentina. Las manifestaciones neurológicas pueden incluir parestesias, parálisis del nervio craneal, hemiplejia transitoria, clonus, diplopia y posturas de decerebración. Los pacientes con hipoglicemia y fiebre, siempre deben ser evaluados para detectar una posible fuente de infección. La hipoglicemia puede ocurrir en alcohólicos crónicos con enfermedad hepática, intoxicación alcohólica aguda en bebedores inexpertos y en pacientes con tumores pancreáticos productores de insulina.

La hiperglicemia es el resultado de una deficiencia de insulina relativa o absoluta y se manifiesta en uno de los dos estados de la enfermedad: cetoacidosis diabética (CAD) (tipo I o diabetes dependiente de insulina) o hiperglucemia no cetósica hiperosmolar (diabetes tipo II o de aparición adulta). La CAD se asocia con respiraciones de Kussmaul (respiración profunda y laboriosa), deshidratación y un aliento con olor frutado (cetósico). Los estados hiperosmolares no cetóticos se asocian con deshidratación e hiperosmolalidad sin cetoacidosis y son más propensos que la CAD a causar cambios significativos en el estado de conciencia, que se manifiestan principalmente como disminución del nivel de conciencia.

14. Si se sospecha de ingestión de opiáceos, ¿cómo debe tratarse al paciente?

El síndrome opiáceo, se asocia clásicamente con la depresion de conciencia, un estado confusional y pupilas puntiformes. La depresión respiratoria y el paro respiratorio se pueden asociar con el uso de opiáceos. Hay efecto depresor aditivo del SNC con los opiáceos y drogas como alcohol, barbitúricos y benzodiazepinas. Muchas preparaciones de opiáceos están disponibles para su uso como analgésicos, supresores de la tos, y antidiarreicos. Es importante que el proveedor prehospitalario reconozca estos medicamentos.

Preparaciones Opiáceas comúnmente recetadas	
Nombre genérico	**Nombre comercial**
Codeina	Tylenol #3
Meperidina	Demerol
Hidrocodona	Vicodin, Lorcet, Lortab
Oxicodona	Percodan, Percocet, Tylox
Hidromorfina	Dilaudid
Difenoxilato	Lomotil

Los opiáceos son drogas callejeras populares que vienen en una variedad de preparaciones que contienen heroína, metadona, morfina, opio y codeína. Pueden venir en una variado grado de concentración y pureza. No es inusual que un departamento de emergencias experimente un aumento repentino en el número de sobredosis de opiáceos basadas en la llegada de un lote de medicamentos particularmente potente. Los efectos de los opiáceos se invierten rápidamente con el uso de naloxona (Narcan™), que se puede administrar en casos sospechosos de sobredosis de opiáceos a través de las vías intravenosas, intranasales o intraósas. Algunos opiáceos, particularmente el difenoxilato pueden requerir dosis más altas para una reversión satisfactoria. Si inicilmente hay un efecto con la administración de naloxona y la condición del paciente se deteriora repentinamente, se debe administrar más naloxona. Pero, frente a la ausencia de una respuesta a la naloxona, esto puede implicar que haya una sobredosis concomitante con otros depresores del sistema nervioso central, que no son revertidos por la naloxona, como los barbitúricos o benzodiazepinas.

15. ¿Cómo se puede determinar si alguien tiene una alteración mental debido a uremia o insuficiencia hepática?

La alteración mental en un paciente urémico se produce debido al aumento del nitrógeno de la urea sanguínea y a los cambios posteriores en la osmolalidad sérica. Los pacientes urémicos avanzados pueden desarrollar una afección llamada "escarcha urémica" en la que una alta concentración de urea en el sudor produce una apariencia "escarcha" en la piel a medida que el sudor se seca. La piel de un paciente urémico también puede tener un color amarillento y resplandeciente, resultante de una acumulación de pigmentos similares al caroteno. Los pacientes con enfermedad hepática avanzada pueden desarrollar un temblor fino o asterixis, una afección en el período precomatoso, que se presenta como movimentos no rítmicos, en el momento que realiza una postura sostenida voluntaria de las extremidades, la cabeza y el tronco. El paciente también puede tener ictericia y puede tener un abdomen distendido secundario a la ascitis o a hepatomegalia hepático.

Por lo general, se sospechará uremia o insuficiencia hepática debido a los antecedentes médicos o a los hallazgos que sugieren la enfermedad subyacente, como una derivación de diálisis renal en el antebrazo o la ictericia.

16. ¿Qué debe incluir el examen si el paciente tiene una lesión en la cabeza?

Además de todos los signos y síntomas habituales de una lesión en la cabeza, cada examen debe incluir una evaluación de (1) el estado mental del paciente, (2) la respuesta pupilar a la estimulación de la luz, y (3) la mejor respuesta motora y verbal para calcular el Glasgow Coma Score. Siempre hay que tener en cuenta la posibilidad de lesiones en la columna cervical en pacientes que han sufrido un trauma en la cabeza. Los cambios de estado mental de una lesión en la cabeza pueden variar desde la agitación y la combatividad hasta los niveles vacilantes de la conciencia y, en última instancia, hasta el coma.

17. ¿Cómo pueden las temperaturas extremas cambiar el estado mental?

Se desconoce el mecanismo exacto de disfunción cerebral asociado con los extremos de la temperatura; existen algunos patrones bien reconocidos. A medida que disminuye la temperatura corporal central, el flujo sanguíneo cerebral disminuye y se producen cambios en el estado mental que se asemejan a la intoxicación por alcohol: habla sorda, incoordinación motora, confusión mental y letargo. Estos cambios pueden ocurrir a temperaturas corporales por debajo de los 32 oC (90 oF). A medida que las temperaturas corporales caen por debajo de los 30 oC (86 oF), puede ocurrir coma, pupilas no reactivas dilatadas y disritmias cardíacas. (véase el capítulo 46)

La elevación de la temperatura corporal puede dar lugar a varios síndromes distintos. Los cambios de estado mental no suelen estar asociados con calambres por calor o agotamiento por calor. El golpe de calor, sin embargo, es una verdadera emergencia médica asociada con disfunción generalizada de órganos (incluyendo neurológica) y puede ocurrir a una temperatura corporal de 41,1 oC (106 oF) o superior. Los cambios neurológicos en el golpe de calor pueden incluir alucinaciones, comportamiento irritable o extraño, combatividad, anomalías pupilares, posturas, hemi o cuadripléjica, estado epiléptico, o coma. La sudoración puede estar presente o no. (véase el capítulo 47)

Los niños con fiebre moderada a alta pueden presentar una alteración mental que puede adoptar la forma de confusión aguda, alucinaciones y pesadillas. Estos síntomas dependen de la temperatura y no implican necesariamente enfermedades graves. Otra causa pueden ser las convulsiones febriles y requerir una evaluación especial para excluir la patología subyacente grave. (véase el capítulo 65)

18. ¿Qué procesos infecciosos pueden dar lugar a una alteración mental?

Meningitis, encefalitis, así como otras afecciones. La meningitis es una infección viral o bacteriana de las meninges que rodean el cerebro y que inicialmente se manifestará como dolor de cabeza con fiebre y signos de irritación meningea (cuello rígido). El estado mental puede ser normal, pero, a medida que la enfermedad progresa, el paciente puede tener una disminución progresiva en el nivel de conciencia.

La encefalitis es una infección que afecta al parénquima cerebral; generalmente afecta el lóbulo temporal, pero puede involucrar otras áreas del cerebro. La encefalitis se inicia de forma bastante abrupta con un estado confusional agudo asociado con agitación y desorientación que puede progresar a letargo, ataxia, convulsiones y coma. En ocasiones, los pacientes con encefalitis se pueden presentar como una psicosis aguda. Pueden requerir restricciones físicas y/o químicas. Estos pueden ser un dilema diagnóstico difícil, pero la presencia de fiebre generalmente llevará al médico al diagnóstico correcto.

Los abscesos cerebrales también pueden causar sindrome confusional y generalmente se asocian con dolor de cabeza y fiebre. Otros síntomas pueden incluir déficits neurológicos focales y convulsiones.

19. ¿Cómo se aborda el paciente con una sospecha de envenenamiento?

El proveedor prehospitalario astuto tendrá los principales síndromes tóxicos presentes en su memoria. Estos toxisíndromes incluyen: simpaticomiméticos, narcóticos, colinérgicos, anticolinérgicos, y otros síndromes. Dependiendo del agente tóxico involucrado, se le debe advertir al que asiste, sobre la necesidad de descontaminación del paciente, por la posible autocontaminación durante la fase inicial de evaluación y tratamiento. Se debe prestar especial atención al ABC, así como al tratamiento inicial, incluido el establecimiento de una vía intravenosa y la administración de oxígeno. El paciente debe ser colocado en un monitor cardíaco y transportado oportunamente al centro de tratamiento más cercano.

20. ¿Puede un accidente cerebrovascular (ACV) dar lugar a una alteración mental?

Sí, pero no siempre. El ACV es un término general amplio que se refiere a un evento vascular intracraneal, que puede incluir un evento isquémico como un ataque isquémico transitorio (AIT) o un infarto real de tejido cerebral. Generalmente se debe a un émbolo o trombo que bloquea uno de los vasos sanguíneos cerebrales. El ACV también puede referirse a un evento hemorrágico en el que hay sangrado en el parénquima del cerebro. Un ACV a menudo se asocia con un estado mental normal, pero la función motora anormal, esto puede hacer que el paciente tenga difcultad para hablar o una incapacidad para expresar pensamientos o enunciar palabras claramente. Tal estado puede parecerse una confusión mental incluso cuando el paciente tiene un estado mental normal.

21. ¿Puede el shock dar lugar a una alteración mental?

Sí.

22. ¿Qué tan baja debe ser la presión arterial antes de que se produzcan cambios en el estado mental?

Los mecanismos fisiológicos ayudan a mantener el flujo sanguíneo cerebral cuando la presión arterial sistólica disminuye. Hay un punto crítico, sin embargo, más allá del cual el flujo sanguíneo cerebral comienza a disminuir. Esto generalmente es anunciado por signos generalizados de mala perfusión, que pueden incluir disminución del nivel de conciencia, relleno capilar pobre, y piel fría. Los signos generalmente se asocian con otros cambios fisiológicos, incluyendo el aumento de las frecuencias cardíacas y respiratorias, disminución de pulsos periféricos y disminución de la producción de orina. La presión arterial exacta a la que disminuye el flujo sanguíneo cerebral y los cambios alterados del estado mental pueden variar. El punto en el que esto sucede puede depender de estados de enfermedad subyacentes como la enfermedad vascular periférica aterosclerótica y otros factores. Generalmente se entiende que una presión arterial sistólica inferior a 80-90 mm Hg dará lugar a un estado mental alterado.

23. ¿Qué tratamiento se debe iniciar?

En primer lugar, garantizar la seguridad del paciente y de usted mismo. La privación sensorial empeora el delirio; recuérdele que use los anteojos y audífonos, si corresponde. Sólo una pequeña minoría de pacientes se presentarán agresivos y agitados. Los ancianos agitados pueden ser heridos inadvertidamente por médicos bien intencionados. Por el contrario, los médicos pueden resultar heridos por la población más joven que abusa de sustancias. Como parte de la seguridad de la escena y del personal, cualquier paciente debe ser descontaminado ante la sospecha de intoxicación ambiental o química (por ejemplo, pesticida).

Una vez establecida la seguridad de la escena, siga el ABC. Mida la SatO2 y administre oxígeno suplementario. Realice una monitorización cardíaca e inserte una vía IV. La mayoría de las organizaciones ahora pueden realizar un ECG completo de 12 derivaciones. Tratar las amenazas a la vida y considerar la administración empírica de naloxona. Se debe realizar una medición de la glucosa en sangre en todos los pacientes con estado mental alterado, seguido de la administración de D-50 si el azúcar es bajo. El manejo activo de la vía aérea es apropiado cuando esa vía aérea está en riesgo o cuando el paciente está en coma y no tiene respuesta a la naloxona o tiene un reflejo nauseoso deficiente.

No hay ningún medicamento para tratar la agitación que sea a la vez de acción rápida y universalmente seguro. El Haloperidol se ha estudiado con mayor frecuencia en el manejo sintomático del delirio, pero conlleva el riesgo de efectos secundarios extrapiramidales, prolongación de QTc, y torsades de pointes. También existe el riesgo de sobresedación, pero en el paciente extremadamente agitado este es un resultado aceptable, si no deseable. La risperidona y la olanzapina son antipsicóticos atípicos relativamente nuevos y pueden tener mejores perfiles de seguridad, aunque no se utilizan comúnmente ni están disponibles en el entorno prehospitalario. La sedación inmediata no ocurrirá ya que el inicio de la acción de estos medicamentos puede ser de 30 minutos o más. Las benzodiazepinas tienen un inicio de acción más rápido que los antipsicóticos, pero comúnmente empeoran la confusión y la sedación y pueden causar depresión respiratoria. Las benzodiacepinas son las drogas de elección sólo en casos de abstinencia de fármacos sedantes y alcohol o delirio agitado por cocaína y anfetaminas. Recientemente, la ketamina se ha utilizada con éxito para el delirio excitado. Tiene un rápido inicio de sedación; sin embargo, ha habido varios informes de aumento de las tasas de intubación en pacientes tratados con ketamina, por lo que deben ser monitorizados cuidadosamente. Finalmente, utilice restricciones físicas si es necesario.

24. ¿Qué pasa si el paciente no quiere ir al hospital?

Es importante determinar si un paciente que está rechazando la atención tiene una capacidad de decisión normal. Esto es poco probable en el establecimiento de cambios agudos en el estado mental o confusión fluctuante.

El paciente debe tener procesos de pensamiento normales, orientación, y ser capaz de tomar decisiones que una "persona en plenas facultades" tomaría con respecto a su atención médica. El paciente debe entender la condición subyacente y cuáles complicaciones pueden aparecer de no tratar la condición médica. Al tratar a alguien con un estado mental alterado, las leyes de consentimiento implícito deben prevalecer. Siempre es apropiado actuar en el mejor interés del paciente independientemente de los deseos expresados por el paciente cuando el paciente está claramente alterado. Esto puede implicar solicitar ayuda de la familia o incluso de las fuerzas del orden y restringir física o farmacológicamente al paciente. El registro médico debe reflejar plenamente la capacidad deteriorada del paciente y por qué el paciente no tiene capacidad de decisión normal.

25. ¿Qué hay de los Tasers y el delirio excitado?

Hay mucha controversia sobre este tema. "Dispositivos Electro-Convulsivos" (ECD, por sus siglas en inglés) están claramente aquí para quedarse. No hay duda de que son menos letales y más seguros que las pistolas o la fuerza física. Sin embargo, algunos pacientes han muerto bajo custodia policial después de que se ha utilizado un ECD. Algunas de estas muertes se han asociado con una restricción en posición prona o "atado como cerdo". Casi todos estos están asociados con un delirio agitado. Si lo llaman a una escena en la que se ha utilizado un ECD para someter a un sospechoso, trate el delirio agitado subyacente y con el paciente en una posición supina, conténgalo según sea necesario, ya sea física o farmacológicamente.

PERLAS Y DECISIONES CRÍTICAS

- Mantenga siempre un alto índice de sospecha de delirio, ya que habitualmente se infradiagnostica.
- Asumir que un estado alterado mental es psiquiátrico, es pasar por alto una condición médica subyacente grave.
- Distraerse de los objetivos por el comportamiento amenazante o combativo.
- Perder la vista del cambio agudo en una condición crónica.
- No tratar las causas reversibles del delirio, especialmente la hipoglucemia y la sobredosis de drogas

LECTURAS RECOMENDADAS

1. Francis J. Delirium and acute confusional states: Prevention, treatment, and prognosis. UpToDate. February 1, 2019. Accessed March 30, 2019
2. Chalela JA and Kasner SE. Acute toxic-metabolic encephalopathy in adults. UpToDate. June 26, 2018. Accessed March 30, 2019
3. Chiriboga CA. Acute toxic-metabolic encephalopathy in children. UpToDate. November 8, 2017. Accessed March 30, 2019
4. American Psychiatric Association. Neurocognitive Disorders. In *Diagnostic and statistical manual of mental disorders (5th ed.)*. Washington, DC: American Psychiatric Publishing, 2013.
5. Sanello A, Gausche-Hill M, Mulkerin W, et al. Altered Mental Status: Current Evidence-based Recommendations for Prehospital Care. *West J Emerg Med.* 2018;19(3):527-541.
6. Wilber ST and Ondrejka JE. Altered Mental Status and Delirium. *Emerg Med Clin North Am.* 2016 Aug;34(3):649-65.

7. Odiari EA, Sekjon N, Han JY, David EH. Stabilizing and Managing Patients with Altered Mental Status and Delirium. *Emerg Med Clin North Am.* 2015 Nov;33(4):753-64.

8. Jauchem JR. Deaths in custody: are some due to electronic control devices (including TASER devices) or excited delirium? J Forensic Leg Med. 2010;17:1-7.

9. Shin RD. “Delirium, dementia, and amnesia in Emergency Medicine.”http://emedicine.medscape.com/article/793247-overview Accessed March 30, 2019.Mankowitz SL, Regenberg P, Kaldan J, Cole JB. Ketamine for Rapid Sedation of Agitated Patients in the Prehospital and Emergency Department Settings: A Systematic Review and Proportional Meta-Analysis. J Emerg Med. 2018;55:670-681.

10. Cole JB, Klein LR, Nystrom PC, et al. A prospective study of ketamine as primary therapy for prehospital profound agitation. Am J Emerg Med. 2018;36(5):789-796.

11. Olives TD , Nystrom PC , Cole JB , Dodd KW , Ho JD . Intubation of profoundly agitated patients treated with prehospital ketamine. Prehosp Disaster Med. 2016;31(6):593-602.

12. Scaggs TR , Glass DM , Hutchcraft MG , Weir WB . Prehospital ketamine is a safe and effective treatment for excited delirium in a community hospital based EMS system. Prehosp Disaster Med. 2016;31(5):563-569.

13. Gerold KB, Gibbons ME, Fisette RE Jr, Alves D. Review, clinical update, and practice guidelines for excited delirium syndrome. J Spec Oper Med. 2015;15(1):62-9.

CAPÍTULO 36. EMERGENCIAS AGUDAS NEUROLÓGICAS (CEFALEAS,AIT,ACV)

1. ¿Qué causa un dolor de cabeza?

Un dolor de cabeza (cefalea) resulta de la activación de receptores de dolor periféricos dentro del cráneo y otras estructuras. El dolor puede originarse en múltiples fuentes, como la contracción de los músculos extracraneales del cuello y el cuero cabelludo, o la dilatación y distensión de los vasos intracraneales. También puede ser causada por la inflamación de los vasos periféricos y los nervios de la cabeza, cuello u meninges que cubren el cerebro, así como la tracción en las estructuras intracraneales de la irritación meningeal y el aumento de la presión intracraneal (ICP). Algunas personas también pueden llevar genes que los hacen más propensos a desarrollar tales dolores de cabeza.

2. ¿Hay diferentes tipos de dolores de cabeza?

Se reconocen comúnmente cuatro tipos de dolor de cabeza: vascular, contracción muscular (tensión), tracción e inflamatoria.

3. ¿Cómo se diferencian los diferentes tipos de dolores de cabeza?

Los dolores de cabeza por migraña, el tipo más común de dolor de cabeza vascular, se caracterizan comúnmente por dolor intenso en uno o ambos lados de la cabeza, acompañado de náuseas y a veces visión borrosa. Hay varios tipos diferentes de dolores de cabeza por migraña, incluyendo algunas formas que pueden presentar con síntomas neurológicos que podrían confundirse con un accidente cerebrovascular. Los dolores de cabeza tensional son el tipo más común de dolor de cabeza en general. Generalmente se caracterizan como de intensidad leve a moderada y por lo general no están bien localizados. Los dolores de cabeza de tracción se producen cuando las estructuras intracraneales se extraen, desplazan o estiran como resultado de algún otro proceso de enfermedad, por ejemplo, un tumor cerebral. Por último, los dolores de cabeza inflamatorios se producen como resultado de procesos infecciosos como la meningitis aguda o la irritación que ocurre con entidades como la hemorragia subaracnoidea.

4. ¿Qué es una "cefalea en racimo"?

Una cefalea en racimo es un tipo de dolor de cabeza vascular que causa "ataques" repetidos o episodios de dolor intenso, que ocurren en patrones cíclicos o "clusters". Los "períodos" de racimo, o episodios de ataques frecuentes, pueden durar de semanas a meses, aunque cada dolor de cabeza individual generalmente dura solo 1-2 horas. Luego pueden ser seguidos por períodos en los que los ataques entran en remisión (se detienen por completo), y no se produce dolor de cabeza durante meses o a veces años. Aunque los ataques de cefalea en racimos son extremadamente dolorosos, no ponen en riesgo la vida. También puede considerar el tratamiento de un ataque agudo con oxígeno según lo permitido por el protocolo local, ya que la administración de oxígeno mejorará el dolor de cabeza en algunos pacientes.

5. ¿Qué es lo que en última instancia es importante entender acerca de las quejas de dolor de cabeza?

La mayoría de las veces no es el resultado de una enfermedad subyacente; sin embargo, puede indicar la necesidad de una investigación adicional si es de origen agudo o se vuelve crónico. Los dolores de cabeza que se manifiestan abruptamente y son graves, a veces descritos como sensación de "explosión", pueden ser extremadamente graves, ya que pueden representar una hemorragia subaracnoidea. Otros tipos de dolor de cabeza, cuando se acompaña de fiebre, rigidez en el cuello, erupción cutánea, confusión mental, convulsiones, visión doble, debilidad, entumecimiento, o dificultades del habla pueden indicar una serie de problemas graves, incluyendo meningitis, encefalitis, tumor cerebral, y ataque cerebrovascular.

6. ¿Pueden algunos dolores de cabeza primarios desencadenarse por factores de estilo de vida?

Absolutamente. Algunos ejemplos son:

- Alcohol, particularmente vino tinto
- Ciertos alimentos, como las carnes procesadas que contienen nitratos
- Cambios en el sueño o falta de sueño
- Mala postura
- Comidas omitidas
- Estrés

7. ¿Qué son los dolores de cabeza secundarios?

Un dolor de cabeza secundario es un síntoma de una enfermedad que activa los nervios sensibles al dolor de la cabeza. Cualquier número de afecciones, que varían mucho en gravedad, puede causar dolores de cabeza secundarios. Los ejemplos incluyen (pero no se limitan) a:

- Disección carotídea o vertebral
- Trombosis venosa

- Aneurisma intracraneano
- Malformación arteriovenosa (MAV)
- Tumor cerebral
- Intoxicación por monóxido de carbono
- Malformación de Arnold- Chiari
- Concusión cerebral
- Deshidratación
- Encefalitis o meningitis
- Arteritis a células gigantes
- Glaucoma
- Intoxicación etílica
- Hipertensión arterial

8. ¿Qué es un "AIT"?

Un "AIT" o ataque isquémico transitorio es un accidente cerebrovascular transitorio (temporal) que dura de unos minutos a unas pocas horas (menos de 24 horas). Los AIT son causados por una oclusión trombótica o embólica temporal en un vaso sanguíneo del cerebro con posterior restauración del flujo sanguíneo a la zona afectada y a veces se conoce como un "mini-accidente cerebrovascular". Los AIT pueden ser un predictor importante de un evento de accidente cerebrovascular importante a seguir. Más de un tercio de las personas que experimentan uno o más AIT tendrán un ataque cerebrovascular en la evolución.

9. ¿Qué es un ataque cerebrovascular?

Un ataque cerebral vascular (ACV), más comúnmente conocido como un accidente cerebrovascular, ocurre cuando el suministro de sangre a un área del cerebro se interrumpe, ya sea a través de la oclusión o de la ruptura de un vaso sanguíneo. Esto resulta en una pérdida de oxígeno y otros nutrientes causando daño celular a esa parte del cerebro más allá del punto de oclusión o en el punto de ruptura. Un accidente cerebrovascular puede afectar cualquier parte del cerebro. La forma en que una persona se ve afectada por su accidente cerebrovascular depende de dónde se produce el accidente cerebrovascular en el cerebro y cuánto se daña el cerebro. Por ejemplo, alguien que tuvo un accidente cerebrovascular pequeño solo puede tener problemas menores, como debilidad temporal de un brazo o una pierna. Las personas que tienen accidentes cerebrovasculares más grandes pueden estar permanentemente paralizadas en un lado de su cuerpo o perder su capacidad para hablar. Algunas personas se recuperan completamente de los accidentes cerebrovasculares, pero más de 2/3 de los sobrevivientes tendrán algún tipo de discapacidad.

10. Estadísticas de Enfermedades Cardíacas y Accidentes Cerebrovasculares 2018

La fuente de las estadísticas de salud es la Actualización de Estadísticas de Enfermedades Cardíacas y Accidentes Cerebrovasculares 2018 de la Asociación, que es compilada anualmente por la Asociación Americana del Corazón, los Centros para el Control y la Prevención de Enfermedades, los Institutos Nacionales de Salud y otras fuentes gubernamentales.

Enfermedades cardíacas, accidentes cerebrovasculares y otras enfermedades cardiovasculares

- Las enfermedades cardiovasculares, catalogada como la causa subyacente de la muerte, representan casi 836.546 muertes en los Estados Unidos. Eso es aproximadamente 1 de cada 3 muertes en los EE.UU.
- Alrededor de 2.300 estadounidenses mueren de enfermedades cardiovasculares cada día, un promedio de 1 muerte cada 38 segundos.
- Las enfermedades cardiovasculares se consiguen más vidas cada año que todas las formas de cáncer y la enfermedad respiratoria crónica en combinación.
- Alrededor de 92,1 millones de adultos estadounidenses viven con algún tipo de enfermedad cardiovascular o los efectos posteriores del accidente cerebrovascular.
- Se estima que los costos directos e indirectos del total de enfermedades cardiovasculares y accidente cerebrovascular ascienden a más de 329.700 millones de dólares; que incluye tanto los gastos sanitarios como la pérdida de productividad.
- Casi la mitad de todos los adultos negros de NH tienen algún tipo de enfermedad cardiovascular, el 47,7 por ciento de las mujeres y el 46,0 por ciento de los hombres.
- La enfermedad coronaria es la principal causa (43,8 por ciento) de muertes atribuibles a enfermedades cardiovasculares en los Estados Unidos, seguida de accidente cerebrovascular (16,8 por ciento), insuficiencia cardíaca (9,0 por ciento), presión arterial alta (9,4 por ciento), enfermedades de las enfermedades (3,1 por ciento) y otras enfermedades cardiovasculares (17,9 por ciento de las arterias).
- Las enfermedades cardíacas son de 1 de cada 7 muertes en los Estados Unidos.

11. ¿Cuáles son los factores de riesgo frecuentes de enfermedades cardíacas, accidentes cerebrovasculares y enfermedades cardiovasculares?

La Asociación Americana del Corazón mide la salud cardiovascular de la nación mediante el seguimiento de siete factores y comportamientos clave de salud que aumentan los riesgos de enfermedades cardíacas y accidentes cerebrovasculares. Muchos de estos pueden ser abordados por cambios en el estilo de vida.

- Fumar; En todo el mundo, el tabaquismo (incluido el humo de segunda mano) fue uno de los 3 principales factores de riesgo de enfermedad y contribuyó a unas 7,2 millones de muertes estimadas en 2015.
- Inactividad física;
- Nutrición;
- Obesidad;
- Colesterol;
- Diabetes;
- Presión arterial alta; Utilizando la Guía ACC/AHA 2017 para la Prevención, Detección, Evaluación y Manejo de la Presión Sanguínea Alta en Adultos, el 45.6 por ciento de los adultos estadounidenses tienen hipertensión.

12. ¿Cuáles son algunos factores de riesgo que no se pueden cambiar?

No puedes cambiar los siguientes factores de riesgo para un ataque isquémico transitorio y un accidente cerebrovascular. Pero saber que estás en riesgo puede motivarte a cambiar tu estilo de vida para reducir otros riesgos.

- Historia familiar
- Edad.
- Sexo.
- Ataque isquémico transitorio previo.
- Raza y etnia

13. ¿Cuáles son los síntomas de un AIT y un accidente cerebrovascular?

Los síntomas de un AIT y un accidente cerebrovascular incluyen: Entumecimiento repentino o debilidad de la cara, brazo o pierna, generalmente en un lado del cuerpo Confusión repentina, dificultad para hablar o entender Problemas para salir de uno o ambos ojos Problemas al caminar, mareos, pérdida de equilibrio o coordinación Repentino, dolor de cabeza intenso sin causa conocida

14. Usted ha sido llamado para evaluar a una mujer de edad avanzada cuya familia describe una queja de dolor de cabeza, habla con dificultad y presenta debilidad en su mano derecha. Observando a la paciente, no hay signos de disfasia o debilidad y se queja sólo de un dolor de cabeza leve que ella afirma que es "normal" para ella. Si sus signos vitales están dentro de los parámetros normales, ¿todavía necesita ir al ED?

Sí, la historia clínica del paciente por sí sola dicta la necesidad de transporte. Se recomienda la evaluación a nivel médico del paciente dentro de los 60 minutos siguientes a la aparición de un posible AIT. La identificación de la fuente, o causa, de la AIT ayudará a determinar la terapia adecuada, incluyendo terapia farmacológica o cirugía, para reducir el riesgo de más eventos o un accidente cerebrovascular en toda regla, o CVA (accidente cardiovascular).

15. ¿Se puede diferenciar un ACV y un AIT en el entorno prehospitalario?

Si el paciente todavía tiene síntomas neurológicos en el momento de su evaluación, entonces la respuesta es No, no se puede diferenciar entre un AIT y un ACV. Sólo si los síntomas se han resuelto completamente en menos de 24 horas, el episodio puede llamarse AIT.

16. ¿Hay diferentes tipos de accidente cerebrovascular?

El accidente cerebrovascular se clasifica de dos maneras: Isquémico o Hemorrágico. Accidente cerebrovascular isquémico (más común 87%) ocurre cuando una arteria cerebral se bloquea, disminuyendo gravemente u obstruyendo el flujo sanguíneo. Esto priva a las células distales de oxígeno y nutrientes, así como bloquea la eliminación de residuos, causando células cerebrales isquémicas al infarto, sin esperanza de recuperación a menos que la perfusión se restablezca rápidamente. El accidente cerebrovascular hemorrágico ocurre después de la ruptura de una arteria cerebral. Sin el flujo de oxigenado, las células arteriales del cerebro se vuelven isquémicas y eventualmente infarto, tal como sucede en un accidente cerebrovascular oclusivo. Además, sin embargo, en el accidente cerebrovascular hemorrágico, la sangre de la arteria rota forma un hematoma intracraneal, que puede expandirse rápidamente, comprimiendo y herniando tejido cerebral.

17. ¿Hay más de un tipo de accidente cerebrovascular oclusivo?

Sí, trombótico y embólico. El accidente cerebrovascular trombótico ocurre después de que los depósitos de placa aterosclerótica estrechan el lumen de una arteria cerebral, disminuyendo gradualmente el flujo de sangre arterial.

Cuando una arteria se estrecha significativamente, las plaquetas se adhieren a la superficie rugosa de las paredes del vaso, creando un trombo que ocluye completamente la arteria. El accidente cerebrovascular embólico, al igual que el accidente cerebrovascular trombótico, ocurre a partir de la oclusión de una arteria cerebral. La diferencia es que la oclusión resulta cuando un émbolo (placa o coágulo) se libera de un sitio proximal como el corazón o la arteria carótida y se aloja en un vaso más distal como una arteria cerebral. Además, los accidentes cerebrovasculares de arterias grandes son una forma de accidentes cerebrovasculares isquémicos. Ocurren cuando una arteria grande que alimenta el cerebro está bloqueada, como puede suceder después de un trauma, y causa un accidente cerebrovascular. Debido a que estas arterias más grandes suministran grandes porciones del cerebro, estos accidentes cerebrovasculares son generalmente más graves que los debidos a oclusión de pequeños vasos.

18. ¿Qué arterias grandes se pueden bloquear y provocar un accidente cerebrovascular?

- **Arteria carótida interna izquierda o arteria cerebral media:** Estas arterias suministran sangre a gran parte del lado izquierdo del cerebro. Cuando estas arterias están bloqueadas, los síntomas pueden incluir debilidad del cuerpo derecho, dificultad para comunicarse, entumecimiento del cuerpo derecho y pérdida de la visión en una parte del lado derecho del campo visual.
- **Arteria carótida interna derecha o arteria cerebral media:** Estas arterias suministran sangre a gran parte del lado derecho del cerebro. Cuando estas arterias están bloqueadas, los síntomas pueden incluir debilidad del cuerpo izquierdo, entumecimiento del cuerpo izquierdo y pérdida de la visión en una parte del lado izquierdo del campo visual.
- **Arteria vertebral izquierda, arteria vertebral derecha o arteria basilar:** Estas arterias suministran sangre a gran parte de la base del cerebro (el tronco encefálica) y la parte posterior del cerebro. Cuando estas arterias están bloqueadas, los síntomas pueden incluir debilidad o entumecimiento a ambos lados del cuerpo, náuseas, vómitos, inestabilidad al caminar, mareos graves (vértigo) o coma.

19. ¿Cuáles son los "8 D' de Cuidado de ACV "?

Un sistema para el tratamiento de accidente cerebrovascular, los "8 D de Cuidado de Accidentes Cerebrovasculares" son **D**etección, **D**espacho, Entrega (**D**elivery), puerta (**D**oor-llegada y triaje urgente en el ED), **D**atos, **D**ecisión y Administración de **D**rogas, **D**isposición. Este sistema proporciona un medio para una mayor eficiencia y eficacia de la atención del accidente cerebrovascular y destaca los principales pasos en el diagnóstico y el tratamiento, así como los puntos clave en los que pueden ocurrir retrasos en el tratamiento.

20. ¿Es importante determinar un accidente cerebrovascular oclusivo frente a un accidente cerebrovascular hemorrágico en la etapa prehospitalario?

No, es casi imposible determinar definitivamente el "tipo" de accidente cerebrovascular sin una tomografía computarizada, pero realmente no importa ya que los objetivos de gestión prehospitalaria son los mismos independientemente del tipo de accidente cerebrovascular. El objetivo en el manejo prehospitalario es tratar los signos y síntomas que se presentan, y llevar a cabo un transporte rápido a la instalación más cercana y apropiada, para minimizar las lesiones cerebrales y maximizar la recuperación del paciente.

21. ¿Qué herramientas pueden utilizar los proveedores de EMS para identificar a los pacientes con accidente cerebrovascular?

Los signos y síntomas del accidente cerebrovascular pueden ser sutiles y la necesidad de identificar a las posibles víctimas de accidentes cerebrovasculares es una prioridad sensible al tiempo para obtener resultados óptimos del paciente. El uso de herramientas abreviadas fuera del hospital, como la Escala de Accidentes Prehospitalarios de Cincinnati (CPSS) o la Pantalla de Trazo Prehospitalario de Los Angeles (LAPSS) y el Triage de Accidentes de Evaluación de Campo para Destino de Emergencia (FAST-ED, por sus datos) puede ayudar a los proveedores de EMS a identificar a los pacientes con accidente cerebrovascular con una precisión razonable.

22. ¿Qué es el CPSS?

La Escala de Accidentes Cerebrovasculares Prehospitalario de Cincinnati (CPSS, por su sigla en inglés) se basa únicamente en el examen físico. Los proveedores de atención médica comprueban si hay 3 hallazgos: caída facial, debilidad del brazo y anomalías del habla. Primero, busca caída facial haciendo que la persona sonría o muestre sus dientes. Una respuesta normal es que ambos lados de la cara se mueven por igual. Una respuesta anormal es que un lado de la cara no se mueve tan bien como el otro (o en absoluto). A continuación, compruebe si hay deriva del brazo. Pida al paciente que cierre los ojos y sostenga los brazos justo delante durante unos 10 segundos. Si un brazo no se mueve, o un brazo se desvecha más que el otro, eso es anormal. Por último, comprueba el discurso del paciente haciéndoles decir: "No puedes enseñarle a un perro viejo nuevos trucos", o a algún otro dicho sencillo y familiar. Si la persona insulta las palabras, tiene algunas palabras equivocadas, o es incapaz de hablar, esa es una respuesta anormal. Un hallazgo anormal en cualquiera de estos tres componentes podría representar un accidente cerebrovascular. Si alguno de estos signos es "anormal", la probabilidad estadística de accidente cerebrovascular es del 72%.

23. ¿Qué es el LAPSS?

La LAPSS (Los Angeles Prehospital Stroke Screen) primero requiere que los proveedores de atención médica determinen si el paciente tiene más de 45 años, no tiene antecedentes de convulsiones previas, si las quejas neurológicas comenzaron en las últimas 24 horas, pudieron ambularse antes de la aparición de los nuevos síntomas, y tiene un nivel de glucosa en sangre entre 60 y 400 mg/dl. A continuación, el respondedor debe evaluar si hay anomalías en cualquiera de las 3 categorías de examen físico: sonrisa facial o mueca, agarre y fuerza del brazo. Si la respuesta a todos los elementos de la primera parte de la herramienta de cribado es sí y hay una anomalía física, entonces hay una gran probabilidad de un accidente cerebrovascular.

24. ¿Qué es el FAST-ED?

La escala FAST-ED se basó en elementos de la Escala de Accidentes Cerebrovasculares de los Institutos Nacionales de Salud (NIHSS) y tiene un valor predictivo más alto para la Oclusión de Grandes Vasos (OGV)y se probó en la cohorte "STOP Stroke", en la que los pacientes se sometieron a una angio-TC dentro de las primeras 24 horas de inicio del accidente cerebrovascular. Las OGV se definieron por oclusiones totales que involucran la arteria carótida interna intracraneal (ICA), la rama M1 de la arteria cerebral media (MCA-M1), la rama MCA-M2 o las arterias basilar. La escala FAST-ED (Parálisis facial (puntuada 0–1), Debilidad del brazo (0–2), Cambios del habla (0–2), Desviación ocular (0-2), Negación/Negligencia (0-2)) y Tiempo (documentación para la toma de decisiones pero sin puntos) se diseñó basándose en elementos del NIHSS con mayor valor predictivo para OGV. Además, se incluyó tiempo considerando su importancia en el algoritmo de decisión prehospitalaria.

25. ¿Por qué es tan importante determinar el momento de la aparición de los síntomas al sospechar del diagnóstico de accidente cerebrovascular?

Los estudios han encontrado que muchos pacientes con accidente cerebrovascular que recibieron terapia farmacológica fibrinolítica dentro de las tres horas posteriores al inicio de los síntomas del accidente cerebrovascular tenían al menos un 30% más probabilidades de recuperarse con una discapacidad limitada o nula después de tres meses. La ventana actual para la terapia trombolítica se ha aumentado de 3 a 4,5 horas para algunos pacientes. Además, hay una ventana de 24 horas para radiología neurointervencionista para ayudar en el diagnóstico y el tratamiento. La rápida identificación de los signos clínicos de un posible accidente cerebrovascular, así como de la educación comunitaria y profesional, es esencial para aumentar con éxito la proporción de víctimas de accidente cerebrovascular que pueden ser tratadas con éxito con terapia fibrinolítica.

26. ¿Cuáles son los factores importantes para el tratamiento y el transporte de pacientes con accidente cerebrovascular?

La determinación del SME o la alta sospecha de accidente cerebrovascular incluye establecer la última vez que se observó que el paciente era normal o "último tiempo conocido" (hora exacta de inicio de los síntomas) ya sea reportado por amigos, transeúntes o recuerdo del paciente. El transporte rápido a un centro médico que es capaz de proporcionar atención definitiva para la gestión de accidentes cerebrovasculares y la notificación previa a la llegada al centro receptor es primordial para el mejor resultado del paciente. Mientras está en camino a la instalación, apoyar la función cardiopulmonar, controlar el estado neurológico y comprobar si hay glucosa en sangre (si está autorizado por protocolo) como parte de su manejo prehospitalario. El oxígeno debe administrarse a pacientes hipoxémicos (saturación de oxígeno inferior al 95%). Además, monitoree al paciente para el compromiso respiratorio de la aspiración, obstrucción de las vías respiratorias superiores, hipoventilación y (aunque raro) edema pulmonar neurogénico. . Los hospitales deben predefinidos su capacidad para el tratamiento de pacientes con accidente cerebrovascular, comunicando este estado al SME y a las comunidades circundantes, a fin de garantizar que los pacientes con accidente cerebrovascular estén siendo transportados a la instalación más adecuada para el manejo definitivo del accidente cerebrovascular

27. ¿Deben los servicios médicos de emergencia transportarse al centro de accidentes cerebrovasculares primarios más cercano o pasar a un centro de accidentes cerebrovasculares integrales con capacidades endovasculares?

No se discute que los nuevos datos que demuestran la eficacia significativa de la terapia endovascular (EVE) en el accidente cerebrovascular isquémico agudo (ACVIA) son un cambio de paradigma. Para pacientes seleccionados con accidente cerebrovascular de circulación anterior, oclusión proximal de vaso grande (OGV) y imágenes cerebrales de apoyo, la reperfusión oportuna mediante trombectomía del recuperador de stent aumenta sustancialmente las probabilidades de un resultado favorable. Sin embargo, la sugerencia de que el SME debe eludir los centros de accidente cerebrovascular primario (PSC) para proceder a centros integrales de accidente cerebrovascular (CSC) para pacientes con sospecha de AIS moderada/grave es prematura. Las Directrices de Gestión Temprana de Accidentes Cerebrovasculares AHA/ASA 2018 establecen lo siguiente: "Se desconoce si sería beneficioso para los servicios médicos de emergencia eludir un hospital con capacidad de tPA IV más cercano para un hospital con capacidad de trombectomía. Si bien este enfoque puede retrasar la administración de TPA IV en pacientes que son y que no son candidatos a trombectomía mecánica, este enfoque aceleraría la trombectomía para aquellos que son candidatos a trombectomía mecánica".

28. ¿Qué define un Centro Primario de ACV?

Se trata de una certificación que se otorga en conjunto por la American Heart Association/American Stroke Association y la Joint Commission, the nation's largest independent healthcare evaluation body.

La certificación de Centro Primario de ACV reconoce a los hospitales que cumplen con los estándares para apoyar mejores resultados para la atención de accidentes cerebrovasculares. Los estándares de elegibilidad incluyen:

- Un programa dedicado centrado en el accidente cerebrovascular
- De personal por profesionales médicos calificados capacitados en atención de accidente cerebrovascular
- Atención individualizada para satisfacer las necesidades de los pacientes de accidente cerebrovascular
- La participación del paciente en su atención hospitalaria
- Coordinación del control del paciente después del alta basada en las recomendaciones de la Coalición de Ataque Cerebral y las directrices publicadas por la Asociación Americana del Corazón/Asociación Americana de Accidentes Cerebrovasculares o directrices equivalentes
- Flujo simplificado de la información del paciente al tiempo que protege los derechos de los pacientes, seguridad y privacidad
- Colección de los datos de rendimiento del hospital y tratamiento de accidentes cerebrovasculares
- Datos de rendimiento del equipo del hospital
- Uso de datos para evaluar y mejorar continuamente la calidad de la atención de los pacientes con accidente cerebrovascular

29. ¿Qué define un Centro Integral de Stroke (CSC)?

La Certificación Integral del Centro de Accidentes reconoce a los hospitales que cumplen con los estándares para tratar los casos de accidentes cerebrovasculares más complejos. Los estándares de elegibilidad incluyen todos los componentes de un Centro de Accidentes Cerebrovasculares Primarios más:

- Disponibilidad de técnicas avanzadas de imagen, incluyendo imágenes por resonancia magnética (RM), angiografía por resonancia magnética (MRA), angiografía por tomografía computarizada (CTA), angiografía por resta digital (DSA) y ultrasonografía Doppler transclánial (TCD)
- Disponibilidad del personal capacitado en neurología, neurocirugía y procedimientos endovasculares
- 24/7 disponibilidad de personal, imágenes, quirófano e instalaciones endovasculares

- Instalaciones y capacidades de la UCI/neurociencia
- Experiencia y experiencia en el tratamiento de pacientes con grandes accidentes cerebrovasculares isquémicos, hemorragia intracerebral y hemorragia subaracnoidea

30. Enumere los pasos y los "objetivos de tiempo" generalmente aceptados para el manejo de ataques cerebrovasculares prehospitalarios.

Los "objetivos del tiempo" del Instituto Nacional de Trastornos Neurológicos y Accidentes Cerebrovasculares (NINDS) describen la naturaleza tiempo-dependiente del manejo del accidente cerebrovascular isquémico agudo. Estos objetivos son:

- Identificar signos de posible accidente cerebrovascular
- Evaluaciones y acciones críticas del :
- Apoyar ABCs,
- Administrar O2 según sea necesario,
- Realizar evaluación de accidente cerebrovascular prehospitalario,
- Establecer la hora de la última presentación normal conocida del paciente,
- Transporte a un centro con cuidado de accidente cerebrovascular definitivo si procede (traer información de testigo o contacto si es posible para confirmar la aparición de los síntomas),
- Alertar al hospital,
- Comprobar la glucosa si es posible
- La META del TIEMPO : 10 minutos para la llegada al departamento de emergencias si es posible

31. ¿Pueden los niños tener accidentes cerebrovasculares?

Sí. Los efectos del accidente cerebrovascular en niños son generalmente los mismos que se ven en adultos, y pueden incluir hemiparesia, afasia, disminución del campo de visión y problemas con la percepción visual. Los niños también pueden experimentar pérdida de control emocional y cambios de humor, problemas con la memoria, juicio y/o resolución de problemas, así como cambios de comportamiento y personalidad, o lenguaje o acciones inadecuadas.

32. ¿Qué causa el accidente cerebrovascular en los niños?

Identificar la causa del accidente cerebrovascular en los niños es vital para proporcionar el tratamiento adecuado, así como para prevenir lesiones adicionales.

La causa más común de accidente cerebrovascular isquémico en niños es un coágulo de sangre, a menudo debido a defectos cardíacos congénitos o infección que se forma en el corazón y viaja al cerebro. En la enfermedad de células falciformes, las células sanguíneas enfermas no pueden transportar oxígeno al cerebro y los vasos sanguíneos pueden haberse estrechado o cerrado. Alrededor del 10% de los niños con enfermedad de células falciformes sufren uno o más accidentes cerebrovasculares. El riesgo de estos eventos puede reducirse con transfusiones de sangre. Los accidentes cerebrovasculares hemorrágicos en niños suelen ser causados por sangrado de malformaciones arteriovenosas o pueden ser el resultado de un abuso físico.

33. ¿Qué es la "Cadena de Carrera de Supervivencia"?

La "Cadena de Supervivencia de Stroke" describe eslabones, o acciones definitivas que deben tomar los pacientes, la familia y los proveedores de atención médica para maximizar la recuperación del accidente cerebrovascular. Los eslabones son:

- Reconocimiento rápido y reacción a las señales de advertencia de accidente cerebrovascular
- Despacho de la ayuda médica del EMS inmediato
- Transporte rápido del sistema EMS y la prenotificación hospitalaria
- Diagnóstico y tratamiento rápido en el hospital

Incluso los pacientes de alto riesgo no reconocen, niegan o racionalizan los signos de un accidente cerebrovascular, haciendo que los esfuerzos continuos en la educación de pacientes, comunidades y proveedores de atención médica sean esenciales en el manejo y los resultados de accidentes vasculares cerebrales.

PERLAS Y DECISIONES CRÍTICAS

- Dolores de cabeza son un común, a veces cada día ocurrencia, sin embargo, suponiendo que no justifican más consideración es potencialmente extremadamente peligroso.
- Al igual que otros tipos de dolor, los dolores de cabeza pueden servir como una señal de una enfermedad más grave.
- Un ACV a veces se llama un "ataque cerebral" debido a la progresión de la isquemia al infarto
- Un AIT y el accidente cerebrovascular son la misma enfermedad, pero el AIT es una manifestación leve y temporal, mientras que el accidente cerebrovascular es grave y puede causar discapacidad permanente.
- La comprobación de los soplos en el cuello antes del masaje carotideo puede evitar que se desarrolle un accidente cerebrovascular.

- Transportar a testigos de transeúntes, familiares o cuidadores (si es posible) o información de contacto con el paciente para verificar la hora de inicio de los síntomas.
- Permanecer en escena para completar una evaluación y tratamiento en profundidad retrasa en gran medida el tiempo hasta la atención definitiva.
- **No dar nada al paciente para comer o beber.** El accidente cerebrovascular puede causar dificultad con el control muscular, incluida la capacidad de tragar.
- **No dar aspirina al paciente.** Para muchos accidentes cerebrovasculares, la aspirina es una muy buena idea, pero para muchos otros accidentes cerebrovasculares, la aspirina empeorará mucho las cosas. Se debe contar con una tomografía computarizada para saber cuál de esos dos grupos está experimentando una víctima de accidente cerebrovascular.

LECTURAS SUGERIDAS:

1. Mayo Clinic: Cluster headache. http://www.mayoclinic.com/health/cluster-headache/DS00487 Accessed March 10, 2019
2. Mayo Clinic: Concussion: https://www.mayoclinic.org/diseases-conditions/concussion/symptoms-causes/syc-20355594 Accessed March 10, 2019
3. Mehta S: Cerebellar Hemorrhage: eMedicine., http://www.emedicine.com/neuro/topic51.htm Accessed March 10, 2019
4. National Institute of Neurological Disorders and Strokes: Stroke Information Page, http://www.ninds.nih.gov/disorders/stroke/knowstroke.htm Accessed March 10, 2019
5. Mayo Clinic: HEADACHES https://www.mayoclinic.org/symptoms/headache/basics/causes/sym-20050800 Accessed March 10, 2019
6. What is stroke? National stroke association, http://www.stroke.org/understand-stroke/what-stroke Accessed June 4, 2018
7. Heart Disease and Stroke Statistics 2018 At-a-Glance, Heart disease and stroke statistics - 2018 update: a report from the American Heart Association http://circ.ahajournals.org/content/137/12/e67 Accessed Jun 2, 2018
8. 8. Mayo Clinic, Transient ischemic attack (TIA) https://www.mayoclinic.org/diseases-conditions/transient-ischemic-attack/symptoms-causes/syc-20355679 Accessed Jun 12, 2018
9. UW Medicine, Large Artery Stroke https://www.uwmedicine.org/health-library/Pages/large-artery-stroke.aspx Accessed Jun 20, 2018

10. US National Library of Medicine National Institute of Health, The Field Assessment Stroke Triage for Emergency Destination (FAST-ED): A Simple and Accurate Pre-Hospital Scale to Detect Large Vessel Occlusion Strokes https://www.ncbi.nlm.nih.gov/pmc/articles/PMC4961538/ Accessed Jun 18, 2018

11. Comprehensive Stroke Center Certification, http://www.heart.org/HEARTORG/Professional/HospitalAccreditationCertification/ComprehensiveStrokeCenterCertification/Comprehensive-Stroke-Center-Certification_UCM_455446_SubHomePage.jsp Accessed Jun 14, 2018

12. Suspected Large Vessel Occlusion Should Emergency Medical Services Transport to the Nearest

13. Primary Stroke Center or Bypass to a Comprehensive Stroke Center with Endovascular Capabilities? http://stroke.ahajournals.org/content/strokeaha/47/7/1965.full.pdf Accessed Jun 12, 2018

14. American College of Cardiology, 2018 AHA/ASA Stroke Early Management Guidelines http://www.acc.org/latest-in-cardiology/ten-points-to-remember/2018/01/29/12/45/2018-guidelines-for-the-early-management-of-stroke Accessed Jun 12, 2018

15. UC Irvine Health, Do's and don'ts if someone is having a stroke. https://www.ucirvinehealth.org/blog/2016/05/stroke-dos-and-donts Accessed March 10, 2019

16. Tsze DS, Valente JH. Pediatric Stroke: A Review. Available on-line at: https://www.ncbi.nlm.nih.gov/pmc/articles/PMC3255104/pdf/EMI2011-734506.pdf Accessed March 10, 2019

CAPÍTULO 37. EMERGENCIAS HIPERTENSIVAS

1. ¿Qué se considera hipertensión?

La respuesta a esta pregunta continúa evolucionando y varía a medida que la hipertensión se ha definido de diversas maneras. La mayoría de los profesionales coinciden en que la hipertensión es una lectura de la presión arterial sistólica de más de 140 mmHg y una lectura diastólica de más de 90 mmHg. El Octavo Informe del Comité Nacional Conjunto de Prevención, Detección, Evaluación y Tratamiento de la Presión Sanguínea Alta divide la hipertensión de acuerdo con los siguientes criterios:

- Presión arterial normal – Presión arterial sistólica (SBP) inferior a 120 y presión arterial diastólica (DBP) inferior a 80 mm Hg
- Etapa 1 HT – SBP 140-159 o DPB 90-99
- Etapa 2 HT – SBP > 160 o DBP > 100

2. ¿Puedo hacer el diagnóstico de hipertensión en la escena?

Un paciente puede tener una lectura elevada de la presión arterial durante un encuentro de atención prehospitalaria por una variedad de razones, incluyendo dolor o ansiedad, que pueden no indicar hipertensión subyacente. Si bien las lecturas de presión arterial marcadamente elevadas en el campo pueden indicar hipertensión subyacente y son una buena indicación para el seguimiento de la atención primaria, los proveedores de atención prehospitalaria deben tener cuidado al etiquetar a cualquier paciente como que tiene hipertensión hasta que el diagnóstico se haya hecho en el entorno de atención primaria. Un paciente debe tener al menos 3 lecturas elevadas de la presión arterial en tres visitas al consultorio ambulatorias separadas antes de ser diagnosticado con hipertensión.

3. ¿Qué tan frecuente es la hipertensión?

Muy común, y ha sido descrito como endémico. Afecta a casi un tercio de los estadounidenses y a más de 1.000 millones de personas en todo el mundo. Los números exactos no se conocen como hasta el 25% de las personas con hipertensión no son conscientes de que la tienen y permanece incontrolada en más del 50% de los pacientes.

4. ¿Cuál es la causa más común de hipertensión?

La causa más común de la hipertensión es la hipertensión esencial. En otras palabras, se desconoce la causa real de la hipertensión en la mayoría de los pacientes. Factores como la edad, la herencia, la raza, la obesidad, la cantidad de sodio dietético y las alteraciones en la función cardíaca y renal pueden jugar un rollo. Aunque la hipertensión esencial es la forma más común de hipertensión, existen causas específicas. Estos incluyen enfermedad renal, enfermedad arterial, terapia con esteroides, enfermedad tiroidea y paratiroidea, y la ingestión de alimentos que contienen grandes cantidades de tiramina (como quesos envejecidos o vino), particularmente en pacientes que toman inhibidores de la monoaminooxidasa (IMAO).

5. ¿Cuándo existe una emergencia hipertensiva?

Los pacientes que presentan deterioro agudo de un sistema de órganos (daño de órganos objetivo – TOD) junto con el hallazgo de hipertensión están experimentando una emergencia hipertensiva. Estas emergencias hipertensivas ocurren en aproximadamente el 1% de todos los pacientes hipertensos. Es importante recordar que la presencia de una emergencia hipertensiva depende de la presencia de daño agudo de órgano objetivo, no del valor absoluto de la lectura de la presión arterial. En otras palabras, siempre tratar al paciente, no el número.

6. ¿Qué es el daño a los órganos diana (TOD)?

El daño de los órganos diana es la disfunción orgánica que se puede ver en el sistema cardiovascular, sistema nervioso central, sistema renal, e incluso durante el embarazo. Algunos ejemplos son la encefalopatía hipertensiva, el infarto agudo de miocardio (MI), la insuficiencia cardíaca congestiva y la preeclampsia/eclampsia. Contrariamente a lo que algunos podrían pensar, un dolor de cabeza solo en el entorno de la hipertensión grave no es una emergencia hipertensa a menos que el estado mental alterado está involucrado.

7. ¿Se pueden reconocer emergencias hipertensas en la escena?

Sí, reconociendo evidencia de daño en el órgano final (como estado mental alterado, MI o edema pulmonar) en el entorno de hipertensión grave.

8. ¿Cómo se trata la hipertensión en la escena?

Por lo general no es tratada. La hipertensión generalmente no se trata en la escena debido al riesgo de reducir la presión arterial demasiado rápido con la mayoría de los medicamentos utilizados en el campo, y el hecho de que rara vez se necesita bajar agudamente la presión arterial. Las excepciones incluyen pacientes con dolor torácico que se refiere a síndrome coronario agudo/infarto agudo de miocardio o pacientes con edema pulmonar que son hipertensos. Estos pacientes pueden ser tratados, en muchos casos, con nitroglicerina para controlar sus síntomas, lo que a menudo disminuirá la presión arterial. Otro ejemplo donde la hipertensión puede ser tratada en el campo es el paciente que presenta signos de preeclampsia grave o eclampsia.

9. ¿Qué debo hacer para un paciente con hipertensión grave y evidencia de edema pulmonar en el examen?

Tratar el edema pulmonar y también estará tratando la hipertensión. La nitroglicerina sublingual ayudará en el tratamiento del edema pulmonar reduciendo la precarga (y la carga posterior hasta cierto punto), y disminuyendo la presión arterial también. También se puede utilizar furosemida (Lasix™), pero será más eficaz después de lograr la reducción de la precarga.

10. ¿Cuáles son las consecuencias del sistema nervioso central (SNC) de la hipertensión?

Una manifestación importante de hipertensión que afecta al SNC es un mayor riesgo de ACV, tanto hemorrágico como isquémico. Otra complicación grave es la encefalopatía hipertensiva. Esto se ve generalmente como un aumento agudo y repentino de la presión arterial, por encima del nivel de 200/130 mmHg que se asocia con el estado mental alterado. Los signos y síntomas comunes de la encefalopatía hipertensiva incluyen: dolor de cabeza intenso, náuseas, vómitos, convulsiones, afasia, ceguera y otros síntomas similares a los accidentes cerebrovasculares.

11. ¿Cuál es la mejor manera de manejar a un paciente con hipertensión grave y déficits neurológicos agudos en el campo?

Como regla general, no trate la presión arterial en el campo. Aunque hasta el 85% de los accidentes cerebrovasculares son isquémicos, y por lo tanto el 15% son hemorrágicos, será difícil distinguir entre estos en el campo. Debido a que la hipertensión en pacientes con accidentes cerebrovasculares isquémicos es a menudo cercana a la presión arterial basal del paciente, y los pacientes con accidentes cerebrovasculares hemorrágicos pueden tener presión arterial muy lábil, a menudo es bastante difícil controlar con seguridad la presión arterial en estos pacientes. Bajar la presión arterial demasiado rápido o incluso reducir la presión arterial a lo que el proveedor de atención médica podría considerar una presión arterial "normal" puede ser bastante peligroso. La hipertensión en el entorno de un accidente cerebrovascular no debe tratarse en el campo. La gestión prehospitalaria debe concentrarse en la atención de apoyo y el transporte rápido a una instalación adecuada.

12. ¿Por qué no debería tratar la presión arterial en la escena en pacientes con estado mental alterado?

La autoregulación cerebral es el proceso por el cual el flujo sanguíneo cerebral se mantiene a un ritmo constante a pesar de una presión arterial periférica elevada. Cuando se ha producido una autorregulación en respuesta a la presión arterial crónicamente elevada, es posible que el paciente no pueda mantener una perfusión cerebral adecuada en lo que podríamos considerar como presión arterial "normal". Bajar la presión arterial por debajo del nivel al que el paciente ha autoregulado puede provocar hipoperfusión cerebral y empeorar la lesión cerebral. No será posible saber en qué medida se ha producido la autoregulación en su paciente, por lo que debe tener mucho cuidado al bajar la presión arterial para no inducir hipoperfusión cerebral.

13. ¿La hipertensión conduce a otras complicaciones?

Absolutamente. Con el paso del tiempo, el golpe constante de sangre expulsada del ventrículo izquierdo contra la pared de la aorta puede debilitar la aorta proximal, aumentando el riesgo de aneurisma. El daño puede conducir a un desgarro en la pared del recipiente produciendo un doble lumen en la aorta; uno es el verdadero lumen y el otro se conoce como un falso lumen. Con cada contracción, la sangre se fuerza entre las capas dañadas de la aorta, así como a través del lumen normal. Esta disección eventualmente comprometerá el flujo sanguíneo a los órganos distales o la ruptura, y la muerte rápidamente sigue.

14. ¿Cuáles son las quejas y hallazgos típicos de una disección aórtica?

Algunos de los hallazgos que puede esperar ver son los siguientes:

- dolor en el pecho, o una sensación de "desgarramiento, desgarro", a menudo ubicado entre los omóplatos. El paciente puede afirmar que es el peor dolor que ha experimentado.
- Por lo general, no hay otros síntomas "precursores". El dolor suele ser intenso, de aparición repentina y sin advertencias.
- Mala o ausencia de circulación a una extremidad (brazo o pierna)
    - Tome una lectura de la presión arterial en ambos brazos; una diferencia de 10 mmHg o más en el entorno clínico adecuado sugiere la presencia de un aneurisma.
    - Siempre es una buena idea tomar la presión arterial en ambos brazos en cualquier paciente con dolor en el pecho o cualquier otra situación cardiovascular o queja para ayudar a evaluar para una disección.

El paciente con un aneurisma disecante de aorta tiene algunas necesidades básicas: transporte rápido, oxígeno, alivio del dolor, y sobre todo un transporte rápido! Estos pacientes requieren una evaluación inmediata en el Departamento de Emergencias y potencialmente un cirujano cardiovascular para reparar la lesión.

15. ¿Qué hay de la hipertensión en la paciente embarazada?

La hipertensión se observa en hasta el 8% de los embarazos. La paciente embarazada normalmente tendrá una presión arterial más baja de lo habitual, por lo que una presión arterial superior a 140/80 en la paciente embarazada es motivo de preocupación. Esto puede ocurrir típicamente en cualquier lugar entre 20 semanas de gestación y 2 semanas después del parto. El riesgo de hipertensión inducida por el embarazo es mayor en mujeres menores de 20 años, en las que tienen su primer embarazo (primigestas) y en las que tienen embarazos gemelares.

16. ¿Cuándo debo preocuparme por la presión arterial y la preeclampsia en mujeres embarazadas?

La preeclampsia se define como "un aumento de la PAS de 30 mmHg y/o un aumento de DPB de 15 mmHg en dos ocasiones que están separadas por lo menos 6 horas en asociación con edema periférico y proteína en la orina (que no se prueba en el campo)." Una presión arterial de 140/90 o superior debe considerarse anormal y preocupante en la paciente embarazada. Tenga en cuenta que en el embarazo, la presión arterial materna generalmente disminuye, por lo que lo que puede ser una lectura "normal" de 124/80 puede ser realmente hipertensa para un paciente dado. Esto depende de la presión arterial basal. Si su presión arterial fue 90/70 al principio de su embarazo, su 124/80 actual es de preocupación obvia.

17. ¿Qué es la preeclampsia grave?

La preeclampsia grave es una elevación marcada de la presión arterial (generalmente superior a 160/110) asociada con sensibilidad epigástrica o hepática, alteraciones visuales o dolor de cabeza intenso. La preeclampsia grave debe controlarse de la misma manera que la eclampsia.

18. ¿Qué es la eclampsia?

La eclampsia es la aparición de convulsiones en un paciente con preeclampsia (o presunta preeclampsia). La progresión de la preeclampsia a la eclampsia es impredecible y puede ocurrir muy rápidamente. La eclampsia se debe considerar en cualquier mujer visiblemente embarazada que haya experimentado un trauma (como un MVA o una caída) sin una causa obvia.

19. ¿Cómo se trata la eclampsia?

En los Estados Unidos, la eclampsia y la preeclampsia grave se tratan con sulfato de magnesio. La dosis es de 6 gramos IV, seguido de 2 gramos IV por hora según sea necesario. Tenga cuidado con la hipoventilación por depresión respiratoria o parálisis en pacientes que reciben dosis tan grandes de magnesio. Valium también se puede utilizar para el control de convulsiones si el magnesio no está disponible o no detiene la actividad convulsiva. En última instancia, el tratamiento de campo de la eclampsia es el transporte rápido del paciente para el parto del feto en el hospital en cualquier paciente que no esté ya en el período posparto.

PERLAS Y DECISIONES CRÍTICAS

- La hipertensión rara vez necesita ser tratada en la escena
- La presencia o ausencia de daño agudo de los órganos diana determina si existe una emergencia hipertensiva
- Los pacientes sin evidencia de daño agudo en los órganos rara vez requerirán una reducción urgente de su presión arterial, ya sea en la escena o en el hospital
- Bajar la presión arterial demasiado rápido, particularmente en pacientes con síntomas de un accidente cerebrovascular, puede ser peligroso.
- Por tentador que sea, nunca trate una cifra, trate siempre un paciente.

LECTURAS SUGERIDAS

1. James PA, Oparil S, Carter BL, et al: 2014 evidence-based guideline for the management of high blood pressure in adults: report from the panel members appointed to the Eighth Joint National Committee (JNC 8). JAMA 2014;311:507-20.
2. Mozaffarian D, Benjamin EJ, Go AS, et al: Heart Disease and Stroke Statistics – 2015 update: a report from the American Heart Association. Circulation 2015;131:e29-e322.
3. Egan BM, Li J, Hutchinson FN, et al: Hypertension in the United States, 1999 to 2012: progress toward Healthy People 2020 goals. Circulation 2014;130:1692-1699.
4. Steegers EA, von Dadelszen P, Duvekot JJ, et al: Pre-eclampsia. Lancet 2010;376:631-44.
5. Essentials of Paramedic Care 2nd edition, update ; Bledsoe, Porter, and Cherry: Pearson Education Inc., Upper Saddle River, New Jersey 2011
6. Emergency Care in the Streets 8th Edition: Nancy Caroline and AAOS: Jones and Bartlett Learning, Sudbury, Massachusetts: 2017
7. Kuan PX, Tan PW, Jobli AT, Norsila AR: Discrepancy in blood pressure between the left and right Arms – importance of clinical diagnosis and role of radiologic imaging. Med J Malaysia 2016;71(4):206-8.
8. Adebavo O, Rogers RL: Hypertensive Emergencies in the Emergency Department. Emerg Med Clin North Am 2015;33(3):539-51.

9. Murthy VL, Shah RV, Rubenfire M, et al: Comparison of the treatment implications of American Society of Hypertension and International Society of Hypertension 2013 and Eighth Joint National Committee Guidelines: an analysis of National Health and Nutrition Examination Survey. Hypertension 2014;64:275-80.

10. Stergiou GS, Dolan E, Kollias A, et al: Blood pressure measurement in special populations and circumstances. J Clin Hypertens 2018;20(7):1122-7.

CAPÍTULO 38 . CONVULSIONES

1. ¿Qué es una convulsión y por qué debo saber sobre ellas?

Una convulsión es el resultado de descargas neuronales excesivas y desordenadas en la corteza cerebral. Se estima que 300.000 personas experimentarán una primera convulsión cada año con aproximadamente 2,7 millones de estadounidenses de todas las edades afectadas por convulsiones, o entre 8 al 10 por ciento de la población a lo largo de su vida, lo que las convierte en una de las principales quejas prehospitalarias más comunes y entre el 1 y 2 por ciento de todas las consultas a la sala de emergencias.

2. ¿Los términos convulsión y epilepsia significan lo mismo?

Una convulsión es el resultado de descargas neuronales eléctricas paroxísticas y excesivas en la corteza cerebral y puede deberse a muchas causas. Las convulsiones son un síntoma de epilepsia. La epilepsia es un grupo de trastornos relacionados que se caracterizan por la tendencia a las convulsiones recurrentes.

3. ¿Existen diferentes tipos de convulsiones?

Sí, las convulsiones pueden ser generalizadas (involucran todo el cuerpo) o parciales (focales, que afectan solo a una parte del cuerpo). Tónica generalizada (rigidez repentina y contracción muscular) clónicas (espasmos rítmicos o sacudidas de uno o varios músculos), o convulsiones de gran mal, causadas por una actividad eléctrica anormal que se propaga por todo el cerebro, dando lugar a la pérdida de conciencia y actividad muscular tónico clónica generalizada. La ausencias, o petit mal suelen implicar sólo una perdida o "ausencia " breve de la actividad consciente, que generalmente dura sólo unos pocos segundos o minutos, pero muchos episodios pueden ocurrir en un solo día. Las convulsiones parciales o focales simples comienzan en un área localizada del cerebro, afectan un área particular del cuerpo y permanecen focales. Los pacientes que experimentan una convulsión focal también permanecen conscientes.

4. ¿Qué es el "ictus"?

El ictus es el período en el que se produce la convulsión. Por lo tanto, preictal describe el período antes de una convulsión y postictal es el período después de la convulsión. Los pacientes que tienen convulsiones pueden tener una advertencia preictal, o aura, que la convulsión está a punto de comenzar.

5. ¿Qué es una marcha Jacksoniana?

En aquellos casos en los que una convulsión focal se propaga a través de la corteza cerebral, es posible observar que lo que comenzó como una actividad tónico-clónica focal se extienda a otras partes del cuerpo. Por ejemplo, la actividad tónico-clónica puede comenzar en el brazo de un paciente y luego extenderse a su cara, otro brazo y piernas. Esto se conoce como "la marcha Jacksoniana".

6. ¿Qué es una convulsión febril?

Las convulsiones febriles son convulsiones generalmente asociadas con fiebre que ocurren en la infancia o la niñez, generalmente entre los tres meses y cinco años de edad, en niños sin anomalías neurológicas subyacentes. Una convulsión febril suele ser de breve duración (menos de 5 minutos) y a menudo es un evento aislado.

7. ¿Cualquiera puede tener una convulsión?

Sí, cualquier persona puede tener una convulsión cuando se expone a factores estresantes adecuados, tales como hipoxia, fiebre, hipoglucemia, toxinas (cocaína o anfetaminas), o una lesión intracraneal .

8. Defina el término "umbral de convulsiones".

El concepto de " umbral de convulsiones" sugiere que todo el mundo tiene un cierto equilibrio, que probablemente está determinado genéticamente, entre las fuerzas excitadoras e inhibitorias en el cerebro. Uno puede tener un umbral más alto o más bajo que otros, pero nunca tiene una convulsión mientras que otros tienen convulsiones sin una razón obvia. Esta teoría conceptual afirma que un bajo umbral de convulsivo facilita el desarrollo de la epilepsia y/o que una persona experimente convulsiones.

9. ¿Qué son las convulsiones criptogénicas?

Las convulsiones criptogénicas, también conocidas como convulsiones idiopáticas o primarias, son de etiología indeterminada. Se producen con mayor frecuencia en la infancia y pueden estar asociados con una predisposición genética o fisiológica. A menudo, hay antecedentes familiares de epilepsia; sin embargo; sin embargo, en todos los casos de convulsiones criptogénicas, no se puede identificar la causa exacta .

10. ¿Cuál es el diagnóstico diferencial de las crisis?

Las convulsiones pueden confundirse con una serie de afecciones, que incluyen ataque de pánico, síncope, migraña, vértigo, postura de descerebración, hiperventilación y trastornos del movimiento. Los ataques que contienen la respiración suelen confundirse con convulsiones. Estos eventos suelen ocurrir en niños menores de seis años que se sienten frustrados o enojados. Se presentan con llanto, con temblores incontrolables seguidos de cese de la respiración, y luego cianosis. Incluso pueden progresar a letargo, flacidez y falta de respuesta.

Si es necesario, se debe determina un diagnóstico diferencial adecuado a partir de la historia de los factores desencadenantes, junto con los exámenes de diagnóstico apropiados.

11. ¿Qué es el "*status epilepticus*"?

El estado epiléptico es una emergencia potencialmente mortal que tradicionalmente se define como más de 5 minutos de actividad convulsiva continua o una serie de convulsiones sin un retorno completo de la conciencia entre ellos. El estado epiléptico prolongado puede provocar hipertermia e hipoxia, lo que resulta en daño neurológico.

12. ¿Cuáles son algunas de las causas metabólicas de las convulsiones?

Son sus causas la hipoglucemia o hiperglucemia, hipernatremia o hiponatremia, hipocalcemia, hipomagnesemia, uremia, acidosis metabólica y la fiebre.

13. ¿Cuáles son los medicamentos comunes anticonvulsivos?

- Fenitoína (Dilantin™)
- Carbamazepina (Tegretol ™)
- Felbamato (Felbatol ™)
- Tiagabina (Gabitril ™)
- Levetiracetam (Keppra ™)
- Lamotrigina (Lamictal ™)
- Pregabalina (Lyrica ™)
- Gabapentina (Neurontin ™)
- Divalproex sódico (Depakote ™)
- Ácido valproico (Depakene ™)
- Etosuximida (Zarontin ™)
- Fenobarbital

14. Lo convocan a una escena de una persona caída. Su paciente no responde pero está despierto cuando ud. llega. Sus amigos le dicen que el paciente tiene antecedentes de convulsiones. ¿Qué preguntas se deben hacer con respecto a lo que vieron?

- ¿Qué hacía el paciente antes del evento?
- ¿El paciente perdió el conocimiento?

- ¿Se cayó?
- ¿Se lesionó al caer?
- ¿Cuánto duró la convulsión?
- ¿Cómo fue el evento?
- ¿Existe algún antecedente de traumatismo craneoencefálico reciente o fiebre?
- ¿Hubo un estado postictal?

Recuerde, todos los pacientes con convulsiones de gran mal tendrán una pérdida de conocimiento o pueden lesionarse a sí mismos a medida que caen. También es común que estén confusos después del evento como parte del período postictal.

Las convulsiones generalizadas pueden manifestarse como actividad tónica generalizada, clónica o tónico-clónica. Las convulsiones focales raramente resultan en una pérdida de la conciencia y normalmente implican sólo una extremidad o la cara, pero luego pueden extenderse bajo ciertas circunstancias.

15. ¿Por qué a veces se confunde un evento sincopal con una convulsión ?

Las personas que experimentan un síncope vasovagal (un simple desmayo) pueden tener actividad clónica (espasmos musculares), se cree que es causada por una transitoria pero extremadamente baja presión arterial transitoria durante el episodio sincopal. Los testigos a menudo lo confunden con actividad convulsiva. Sin embargo, inmediatamente después del evento, el estado mental del paciente es normal, en contraste con el estado postictal de un paciente con pérdida del conocimiento secundaria a una verdadera convulsión. La mordedura de lengua, la incontinencia y la confusión o amnesia posterior al evento no se asocian generalmente con eventos sincopales, pero sí con las convulsiones.

16. ¿Cómo distingo las " pseudoconvulsiones " (convulsiones psicógenas) de las convulsiones verdaderas?

Las pseudoconvulsiones suelen durar más que las verdaderas convulsiones y rara vez tienen un período postictal. Los pacientes están despiertos durante estos episodios y a menudo recuerdan los eventos que ocurrieron durante el evento. Algunas de las caracteristicas de la actividad motora que se asocian con pseudocrisis incluyen agitación de la cabeza de lado a lado, empuje pélvico, el movimiento de las extremidades asíncrona (bicicleta), llanto, tartamudeo y arqueo de la espalda. Los pacientes con pseudoconvulsiones no tienen alteraciones en el trazo electroencefalográfico durante la "convulsión " y no tienen acidosis transitoria con brecha aniónica transitoria inmediatamente después de la "convulsión" (ver pregunta 25) .

17. ¿Qué hallazgos son comunes en el examen físico de un paciente que ha experimentado una convulsión tónico-clónica generalizada?

Algunos de los hallazgos comunes son la alteración del estado mental (confusión postictal), trauma oral o laceraciones de la lengua, letargo, debilidad focal o pérdida de la sensibilidad, y la incontinencia. Realice un examen completo para tratar de determinar la causa subyacente de la convulsión. Verifique cuidadosamente si hay signos de traumatismo general o de craneoencefálico, así como evidencia de consumo de alcohol o drogas. Por último, asegúrese de realizar un examen neurológico.

18. Además de las alteraciones metabólicas, qué otras condiciones pueden causar convulsiones?

Las convulsiones pueden resultar de un tumor cerebral, trauma, hematoma subdural, hemorragia subaracnoidea, un accidente cerebro vascular y hemorragia intracraneal. Las infecciones, incluidas la meningitis y la encefalitis. La sobredosis o el uso de diversas sustancias como antidepresivos tricíclicos, cocaína, anfetaminas, antihistamínicos, teofilina e isoniazida (INH). La abstinencia alcohólica es una causa comun. Una de las causas más comunes de una convulsión son los niveles niveles subterapéuticos de medicamentos anticonvulsivos.

19. En una paciente que tiene 36 semanas de embarazo y convulsiva, ¿cuál es la causa más grave?

Se debe suponer que una convulsión generalizada en cualquier mujer embarazada en el tercer trimestre es secundaria a la eclampsia. La eclampsia incluye también hipertensión, hiperreflexia y proteinuria. El tratamiento consiste en la administración de 4 a 6 gramos de sulfato de magnesio por vía intravenosa durante 10 a 15 minutos, seguida de un parto de emergencia del feto y la placenta en el hospital.

20. ¿Son necesarias las precauciones espinales en todos los pacientes con convulsiones?

La restricción de movimiento de la columna cervical debe ser considerado para todos los pacientes con convulsiones que han experimentado una caída, incluso desde su altura. La inmovilización espinal no es necesaria en pacientes con una convulsión que no se ha asociado con trauma en la cabeza o una caída.

21. ¿Cómo es el manejo del paciente que sufre una actividad convulsiva?

Proteger al paciente de lesiones secundarias a la actividad tónico clónica. No intente introducir nada en la boca durante la convulsión. Administrar oxígeno, iniciar una IV y determinar el nivel de glucosa en sangre.

22. ¿Qué medicamentos deben administrarse para tratar las convulsiones en el entorno prehospitalario?

La mayoría de las convulsiones son breves, autolimitadas, y ya habrán cedido de forma espontánea antes o poco después de su llegada. Si el paciente todavía está convulsivando, o tiene una convulsión recurrente, las benzodiazepinas son el fármaco de elección para su uso en el ámbito prehospitalario. Diazepam (Valium ™) se ha usado tradicionalmente dosis recomendadas de 5-10 mg IV en bolo para un adulto (0,1 mg/kg en un niño), Midazolam (Versed ™), Lorazepam (Ativan ™), Thiopental , o Pentobarbital también son eficaces para controlar las convulsiones . Además, se debe realizar una determinación de glucosa en sangre en todos los pacientes con antecedentes de convulsiones y diabetes. Si el paciente tiene un bajo nivel de azúcar, administrar 25 gramos de SG50% bolo IV lento.

23. Su paciente comienza a tener convulsiones y no puede establecer una vía intravenosa. ¿Qué haces?

Diastat®, una forma de gel de Diazepam , se puede administrar por vía rectal con una dosis recomendada de 0,2-0,5 mg/kg. Midazolam (Versed), 0,2 mg / kg, se puede administrar por vía intranasal o por vía bucal , cuando no es posible el acceso intravenoso , especialmente en niños. Todos los medicamentos intravenosos se pueden administrar mediante una aguja intraósea (IO) permeable.

24. ¿Todos los pacientes con convulsiones deben ser trasladados a una puerta de emeregencia ?

Se debe trasladar a los pacientes de nuevo inicio, convulsiones postraumáticas y el estado epiléptico. Los pacientes con un trastorno convulsivo conocido, especialmente aquellos que experimentan un corto período postictal y un retorno al estado mental normal, pueden rechazar el traslado si tienen la capacidad para hacerlo. Se debe contactar a la Dirección Médica o al control médico si hay alguna duda con respecto a la capacidad de un paciente para rechazar el tratamiento y el traslado.

Si no se trasladan, se debe indicarles claramente que no conduzcan vehículos motorizados hasta que esté autorizado después de seguimiento con su médico de atención primaria.

25. ¿Por qué es importante obtener un tubo de sangre en la escena para los electrolitos séricos?

Una acidosis metabólica transitoria (menos de 30 minutos) ocurre después de una convulsión de gran mal debido a la actividad muscular de la convulsión. Si el diagnóstico de convulsión está cuestionado, los electrolitos normales de la sangre extraída en la escena, inmediatamente después de la convulsión, sugieren que se produjo algo distinto de una convulsión y evitarán costosas pruebas diagnósticas y etiquetar al paciente con un diagnóstico de epilepsia.

PERLAS Y DECISIONES CRÍTICAS:

- Observe cuidadosamente y documente el tipo exacto de los movimientos anormales durante el evento para ayudar a determinar qué tipo de convulsión tuvo el paciente.
- Obtenga un historial detallado sobre las circunstancias de la “convulsión”
- Observe y documente cualquier estado postictal.
- Administrar benzodiazepinas para convulsiones prologadas o recurrentes de gran mal.
- Asumir eclampsia en una paciente embarazada en tercer trimestre con convulsiones
- Recuerde que las causas tratables prehospitalarias de las convulsiones son la hipoxia y la hipoglucemia.
- Considere las lesiones espinales en cualquier paciente que haya tenido una caída asociada con su convulsión.

LECTURA SUGERIDA

1. EpilepsyFoundation:https://www.epilepsy.com/learn Accessed March 10, 2019
2. Boggs JG. Simple Partial Seizures. http://emedicine.medscape.com/article/1184384-overview Accessed March 10, 2019
3. Christophe FL, Westermeyer RR. Seizures in Children. http://www.emedicinehealth.com/seizures_in_children/article_em.htm Accessed March 10, 2019
4. Steven C Schachter, MD; Evaluation and management of the first seizure in adults. https://www.uptodate.com/contents/evaluation-and-management-of-the-first-seizure-in-adults?search=seizures&source=search_result&selectedTitle=1~150&usage_type=default&display_rank=1 Accessed March 10, 2019
5. Zelcer M, Goldman RD. Intranasal midazolam for seizure cessation in the community setting. Can Fam Physician. 2016;62:559-61.
6. Silverman EC, Sporer KA, Lemieux JM, et al. Prehospital Care for the Adult and Pediatric Seizure Patient: Current Evidence-based Recommendations. West J Emerg Med. 2017;18:419-436.

CAPÍTULO 39. FIEBRE

1. Un paciente con una temperatura de 104 grados Fahrenheit (40 grados Celsius) tiene fiebre. ¿Verdadero o falso?

¡Quizás! Una fiebre en términos médicos se define como una elevación de la temperatura corporal que se produce porque el termostato interno del cuerpo se ha restablecido a un nivel máximo. Esto es más comúnmente causado por infecciones. Las elevaciones de la temperatura corporal que no son causadas por el "reseteo" del termostato se producen cuando la producción de calor del cuerpo excede la pérdida de calor. Esto no se define como fiebre; más bien, el término médico para esta condición es hipertermia.. Esto no se define como fiebre; más bien, el término médico para esta condición es hipertermia.

2. ¿Cómo regula el cuerpo la temperatura?

El hipotálamo del cerebro regula la producción de calor (aumentando el metabolismo y el temblor) y la pérdida de calor (variando el flujo sanguíneo a la piel y sudando). Mide directamente la temperatura de la sangre y tiene un punto de ajuste intrínseco de aproximadamente 98,6 grados Fahrenheit (37 grados Celsius) en la mayoría de las personas.

3. ¿Cuál es la principal fuente de producción de calor en el cuerpo?

La principal fuente de producción de calor es la descomposición y el metabolismo de los alimentos en energía. La tasa metabólica basal puede aumentarse o disminuir dependiendo de las necesidades del cuerpo. El calor también se produce durante el ejercicio físico.

4. Explique las cuatro maneras en que el cuerpo pierde calor.

La mayoría del calor corporal se pierde a través de la *radiación* del calor de la piel expuesta. La *evaporación* del sudor también permite la pérdida de calor; la eficacia de este método depende de la humedad del aire ambiente (cuanto mayor sea la humedad, menos efectiva se vuelve la evaporación del sudor). La *convección* es un tercer proceso de pérdida de calor; viento que sopla a través de la piel expuesta "tirará" el calor del cuerpo. La pérdida de calor a través de la convección aumenta cuando la piel o la ropa están húmedas. La pérdida de calor también puede ocurrir a través de la *conducción* (una transferencia directa de calor del cuerpo a otro objeto o sustancia). La conducción es responsable de un porcentaje significativo de pérdida de calor cuando una persona está sumergida en agua.

5. ¿Por qué es importante conocer el sitio anatómico donde se midió la temperatura?

Las temperaturas rectales y de la membrana timpánica reflejan la temperatura central del cuerpo. En general, una temperatura rectal es aproximadamente 1grado Fahrenheit (0,6° Celsius) más alta que la temperatura oral. Por lo tanto, una temperatura rectal normal es de 99,6 °F (37,6 °C). Por el contrario, las temperaturas que se toman en la axila de un paciente serán aproximadamente 1°F (0,5°C) inferiores a las temperaturas orales. Una temperatura axilar de 98,6°F (37°C) equivale a una temperatura oral de unos 99,6°F (37.5°C). Las temperaturas axilares pueden tardar de 5 a 7 minutos en obtenerse y son bastante variables, y por lo tanto no son completamente confiables. Una temperatura siempre debe ser reportada como la lectura real en la forma en que se tomó. Por ejemplo, una temperatura rectal debe notificarse como "102°F (38.8°C) rectal". No reporte la temperatura como "101° (38.3°C)" para ajustar para la elevación de 1 grado F ("0.5""°C) de una temperatura rectal. Las lecturas axilares y orales de temperatura deben notificarse de la misma manera.

6. ¿Cómo es que causa fiebre una infección?

Los agentes infecciosos (virus, bacterias u hongos) causan la liberación de sustancias químicas conocidas como pirógenos. Estos pirógenos dan lugar a una elevación del punto de ajuste hipotalámico por encima del punto de ajuste habitual de 98,6°F (37°C). Se cree que una fiebre ayuda a combatir la infección en el cuerpo, ya que algunas infecciones pueden ser sensibles a un aumento de la temperatura corporal. Sin embargo, la fiebre puede causar daños graves en el cuerpo. El enfoque de tratamiento común es reducir la fiebre a una temperatura corporal segura.

7. ¿Qué otras afecciones (además de la infección) resultan en una elevación de la temperatura?

Los accidentes cerebrovasculares y los tumores pueden afectar directamente al hipotálamo, lo que resulta en una disfunción del sistema regulador de la temperatura. Las drogas simpaticomiméticas como las anfetaminas o la cocaína pueden resultar en un aumento de la producción de calor, al igual que el estado adrenérgico asociado con la abstinencia de drogas o alcohol. Si el cuerpo no puede perder este calor, se produce una temperatura elevada. Las altas temperaturas ambientales, la alta humedad o la actividad física extrema en un día caluroso pueden abrumar la capacidad del cuerpo para perder el exceso de calor.

8. En un paciente con antecedentes de fiebre, ¿qué preguntas se deben hacer?

¿Cuántos años tiene el paciente? ¿Cuándo empezó la fiebre? ¿Qué tan alta es la fiebre? ¿Algún viaje reciente? ¿Existen síntomas asociados como dolor, vómitos o diarrea o convulsiones? ¿Hay alguna condición médica crónica, que comprometa el sistema inmunológico. ¿El paciente ha estado expuesto recientemente a alguna enfermedad? ¿Hay alguien más en el hogar enfermo? Si el paciente es un niño, esté al día con las vacunas infantiles recomendadas. ¿Qué medicamentos antipiréticos se han tomado? ¿Cuándo? ¿Qué dosis? ¿Qué resultados se observaron, si los hay?

9. ¿Qué pacientes corren un riesgo especial al padecer fiebre?

La fiebre en los bebés y los niños siempre debe preocuparse. Cualquier fiebre en un niño menor de 3 meses de edad es anormal y puede indicar una emergencia potencialmente mortal como la meningitis. Todos estos niños deben ser evaluados de inmediato por un médico. Aunque los pacientes de edad avanzada pueden desarrollar infecciones graves sin fiebre, la presencia de fiebre en esta población requiere una evaluación médica completa. La fiebre en los huéspedes inmunocomprometidos, incluidos los pacientes con diabetes, SIDA o cáncer, suele ser el presagio de enfermedades graves.

10. Explique el efecto que la temperatura elevada puede tener en los otros signos vitales.

La frecuencia cardíaca de un paciente aumentará aproximadamente 10 latidos por minuto por cada aumento de temperatura de 1°C (1,8°F). En un esfuerzo por soplar el exceso de calor corporal, la frecuencia respiratoria también aumenta a medida que aumenta la temperatura. La hipotensión en el entorno de una fiebre es un signo siniestro y generalmente indica un proceso infeccioso grave o sepsis.

11. ¿Cuál es el examen más importante para evaluar en los pacientes febriles?

La observación más importante es lo bien que el paciente está tolerando la fiebre. ¿Se ve tóxico? ¿Cuál es el estado mental? En los niños, tenga en cuenta si son juguetones, sonrientes, alerta e interactivos con usted y sus cuidadores, o si son letárgicos y no están tan alerta como normales.

12. ¿Qué es púrpura y cuál es su importancia?

La púrpura son manchas púrpuras o granate en la piel que no desaparece con la presión. A menudo se asocia con meningitis. Otras infecciones graves pueden resultar en una variedad de erupciones cutáneas. Realice siempre un examen cuidadoso de la piel al evaluar a un paciente febril.

13. Definir sepsis y bacteriemia.

La bacteriemia ocurre cuando las bacterias invaden el torrente sanguíneo. Estas bacterias pueden liberar toxinas que causan vasodilatación, hipotensión y shock. La sepsis se refiere al shock potencialmente mortal que puede resultar de la bacteriemia. Todos los pacientes sépticos son bacterémicos, pero no todos los pacientes bactérimos están septicos.

14. Está tratando a una mujer diabética de 62 años que tiene una frecuencia cardíaca de 112, presión arterial de 88/64 y una frecuencia respiratoria de 28. Está ligeramente confundida, y su piel se siente caliente y seca al tacto. ¿Cuál sería el tratamiento adecuado en la escena?

Dada la edad de la paciente y la historia clínica pasada de diabetes, está en riesgo de desarrollar una infección bacteriana grave y todas sus consecuencias. La hipotensión y la mentalidad alterada deben ser motivo de preocupación; supongo que está séptica hasta que se demuestre lo contrario. El tratamiento en la escena incluirá la aplicación de oxígeno de alto flujo, la comprobación de un nivel de glucosa en sangre y la administración de glucosa si se justifica. La administración de líquidos intravenosos para tratar la hipotensión y la deshidratación es apropiada. Se puede aplicar un monitor cardíaco para monitorear cualquier cambio cardíaco o anomalía que pueda resultar de la temperatura corporal elevada del paciente.

15. ¿Qué es una convulsión febril? ¿Cuáles son sus características? ¿Quién está en riesgo?

Una convulsión febril es una convulsión tónico-clónica generalizada que puede ocurrir en niños (generalmente entre 3 meses y 5 años de edad con mayor riesgo entre los 12 y 18 meses de edad) cuando tienen una temperatura que sube rápidamente. Los niños que han tenido una convulsión febril corren un mayor riesgo de tener una segunda convulsión, ya sea durante el estado infeccioso actual o durante una enfermedad febril futura. Las convulsiones febriles suelen ser convulsiones breves e individuales con períodos postictales cortos. Los niños que se presentan en estado epiléptico que son afebriles en su evaluación deben tener otras causas consideradas. Los niños deben ser manejados farmacológicamente según las instrucciones médicas o el orden preestablecido. Una convulsión febril debe tratarse de forma similar a cualquier otra convulsión con respecto al tratamiento prioritario dado a las vías respiratorias, la respiración y la circulación y proteger al paciente de lesiones.

16. Enumere los tratamientos adecuados en la escena para temperaturas elevadas.

Los pacientes con temperatura elevada a menudo se deshidratan, y la administración intravenosa de líquidos es crítica. Se debe administrar oxígeno a todos los pacientes taquipneicos, así como a los que tienen dificultades respiratorias, y se debe considerar la monitorización cardíaca. Se deben iniciar medidas de campo para reducir la temperatura en pacientes con una temperatura superior a 104° Fahrenheit (40°C).

17. Describa los métodos apropiados para bajar la temperatura de un paciente.

Desnude al paciente tanto como sea posible y colóquelo en un ambiente fresco. Una esponja con agua algo tibia es muy eficaz. Evite los baños de agua helada; si la piel del paciente se enfría demasiado rápido, apaerecerá el temblor y conducirá a una mayor producción de calor.

PERLAS Y DECISIONES CRÍTICAS

- La fiebre implica el reseteo del termostato del cuerpo a una temperatura más alta.
- La hipertermia es cuando la acumulación de calor excede la pérdida de calor.
- La frecuencia cardíaca sube aproximadamente 10 cpm por cada aumento de 1 grado centígrado de temperatura.
- Las medidas de enfriamiento demasiado agresivas harán que el paciente tiemble y aumente la producción de calor.

LECTURAS RECOMENDADAS

1. Wilkinson A. Pre-hospital assessment of a child under one year old with fever. Emerg Nurse. 2017;24:28-33.
2. Suffoletto B, Frisch A, Prabhu A, Kristan J, Guyette FX, Callaway CW. Prediction of serious infection during prehospital emergency care. Prehosp Emerg Care. 2011;15:325-30.
3. DiCorpo JE, Harris M, Merlin MA. Evaluating Temperature is Essential in the Prehospital Setting. JEMS 42:2017. Available at: https://www.jems.com/articles/print/volume-42/issue-11/features/evaluating-temperature-is-essential-in-the-prehospital-setting.html Accessed March 12, 2019
4. Lee LMM, Goldstein S. EMS, Clinical Diagnosis Without The Use Of A Thermometer. StatPearls. Available at: https://www.ncbi.nlm.nih.gov/books/NBK470318/ Accessed March 12, 2019: Updated 2-25-2019.
5. Doyle JF, Schortgen F. Should we treat pyrexia? And how do we do it? Critical Care (2016) 20:303. Available at: https://ccforum.biomedcentral.com/track/pdf/10.1186/s13054-016-1467-2 Accessed March 12, 2019.

CAPÍTULO 40. DOLOR ABDOMINAL

1. ¿Qué significa "Abdomen Agudo"?

Este es un término utilizado por los cirujanos y médicos de emergencia para describir las condiciones abdominales que requieren exploración quirúrgica. La mayoría de los procesos de la enfermedad son el resultado de una infección, obstrucción, isquemia o perforación. Ejemplos de tales afecciones incluyen un apéndice infectado o perforado, úlcera gástrica o duodenal perforada, intestino estrangulado, absceso intraperitoneal roto, rotura del bazo o hígado, y rotura de embarazo ectópico. Un paciente con un abdomen agudo por lo general tiene una pared abdominal rígida (en tabla), dura o con sensibilidad de rebote al examinar y el pacioente prefiere permanecer quieto con un movimiento mínimo. Puede quejarse de los baches en la carretera durante el viaje en coche o ambulancia al hospital.

2. ¿Cuáles son los elementos clave de información que debe obtener de la historia del paciente?

Comprender la cronicidad y las características del dolor es importante para el tratamiento inmediato en la escena y cuando el paciente llega al hospital. La descripción del dolor abdominal del paciente es importante para evaluar clínicamente el dolor. Usando algunas preguntas básicas, con respecto al inicio u **O**rigen (**O**nset), la **L**ocalización (**L**ocation) del dolor, su **D**uración (**D**uration), tipo y **C**arácter (**C**haracter), cualquier cosa que hayan tomado o hecho para **A**liviar/Agravar (**A**lleviate/**A**ggravate), donde va y su ir**R**adiación (**R**adiation), la evolución en el **T**iempo (**T**iming), y su **S**everidad o gravedad (**S**everity), (**OLD CARTS**), el paciente le dirá la mayor parte de lo que necesita saber. Nunca olvide preguntar acerca de cualquier trauma o lesión reciente en el abdomen.

El dolor que comienza repentinamente y es grave generalmente implica una causa grave. La distribución y la calidad del dolor pueden reducir los diagnósticos diferenciales. Por ejemplo, el dolor que comienza en la región periumbilical y progresa hacia el cuadrante inferior derecho es típico de la apendicitis. Por el contrario, el dolor que es periumbilical e irradia hacia la espalda es más probable que se deba a la pancreatitis. El dolor que aumenta con la inspiración profunda puede deberse a la irritación del diafragma, como en la colecistitis (o émbolo pulmonar o neumonía que puede imitar afecciones abdominales). Un inicio agudo de dolor unilateral en el flanco que se irradia hacia el abdomen y la ingle en el mismo lado sugiere un diagnóstico de cólico renal. Los factores agravantes y los que alivian también proporcionan pistas para el posible diagnóstico. Por ejemplo, el dolor abdominal superior derecho que se produce después de la ingestión de una comida grasa es una pista para el diagnóstico de colelitiasis (cálculos biliares). Los síntomas asociados también pueden ser importantes para el diagnóstico. La fiebre y los escalofríos suelen estar presentes en los casos de infección, mientras que las náuseas, los vómitos y la anorexia son síntomas inespecíficos. Los vómitos que siguen a la aparición del dolor abdominal pueden indicar obstrucción intestinal, pancreatitis, apendicitis o colecistitis. La presencia de sangrado intestinal es un factor importante a tener en cuenta en el diagnóstico de dolor abdominal. La historia menstrual en las mujeres, los antecedentes de consumo de alcohol, la presencia de disuria o hematuria, los informes de aumento o pérdida de peso, y el patrón anormal de deposiciones también deben obtenerse. Por último, un historial de dolor similar previo y cirugías abdominales previas pueden ayudar a diagnosticar y controlar el dolor abdominal del paciente.

3. ¿Cuáles son los puntos clave del examen físico prehospitalario en un paciente con dolor abdominal?

Uno debe comenzar con una evaluación general del paciente. ¿Qué tan enfermo parece estar el paciente? ¿El paciente se retuerce de dolor, respira rápidamente, o está conversando tranquilamente sobre la naturaleza de su dolor? Luego viene la evaluación de los signos vitales del paciente. ¿Él está taquicárdico, como la mayoría de los pacientes con abdomen agudo? ¿Está hipotenso? Las causas de la hipotensión incluyen hemorragia gastrointestinal o vascular, sepsis, rotura del embarazo ectópico, pancreatitis y una respuesta vagal al dolor. ¿Tiene fiebre al tacto? ¿Qué tan intenso es el dolor en una escala de 1 a 10? ¿Está pálido, diaforético (sudoroso) o ictérico (amarillo)? El examen adicional incluye la auscultación del corazón y los pulmones y la inspección visual, la auscultación y la palpación del abdomen. ¿El abdomen está distendido e hinchado o plano? ¿Están presentes los ruidos intestinales? ¿El abdomen es blando o rígido? Siempre palpar primero lejos de la región de mayor dolor abdominal para obtener un examen confiable. ¿Están presentes los pulsos de pedios?

4. ¿Qué se entiende por "signos peritoneales"?

Los signos peritoneales o signos de inflamación peritoneal son hallazgos valiosos durante el examen físico. Son causadas por un insulto primario dentro del abdomen que hace que el revestimiento peritoneal interno se inflame y proporcionan una constelación consistente de signos que se pueden utilizar para evaluar y priorizar a un paciente enfermo en la presentación. Estos signos incluyen sensibilidad al rebote (dolor que es intenso con la liberación de presión del abdomen del paciente), rigidez de la pared abdominal cuando se palpa, dolor con la tos, movimiento de la camilla del paciente o golpetear el talón del paciente, dolor con flexión y extensión de la cadera o cambios en la posición sentada. Los signos peritoneales y la peritonitis generalmente requieren una evaluación quirúrgica urgente y una exploración eficaz.

5. ¿Qué significa dolor cólico y qué lo causa?

Los pacientes con cálculos biliares o cálculos renales obstruidos pueden presentar dolor cólico, lo que significa que el dolor va y viene, aumenta y disminuye en intensidad. Tienen un inicio agudo de dolor abdominal en los cuadrantes superiores y flancos. Los pacientes tienden a retorcerse, apareciendo inquietos en sus intentos de encontrar posiciones cómodas.

6. ¿Cuáles son los ejemplos más comunes que causan dolor abdominal gastrointestinal?

Causa de dolor	Descripción
Gastritis	Inflamación del revestimiento estomacal asociado con la producción excesiva de ácido gástrico e irritantes gástricos como agentes antiinflamatorios no esteroideos y alcohol
Ulcera gástrica o duodenal	Erosión del revestimiento mucoso del estómago o, más comúnmente, del duodeno. A menudo debido a antiinflamatorios no esteroideos (AINE) o infección con la bacteria Helicobacter pylori
Colelitiasis	Formación de cálculos biliares que pueden causar obstrucción y dolor
Colecistitis	Infección dentro de la vesícula biliar
Obstrucción intestinal	Generalmente causada por adherencias de cirugías previas o hernias
Apendicitis	Infección del apéndice, es un anexo del intestino grueso
Diverticulitis	Inflamación de divertículos (pequeñas bolsas de tejido) del intestino grueso, observada en pacientes de edad avanzada
Enfermedad inflamatoria intestinal	La colitis ulcerosa y la enfermedad de Crohn pueden causar dolor, sangrado, obstrucción y absceso
Pancreatitis	Inflamación del páncreas, puede ser causada por obstrucción por cálculos biliares, medicamentos o alcohol
Hepatitis	Inflamación del hígado causada por infección viral, alcohol o medicamentos
Gastroenteritis	Infección viral o transmitida por los alimentos asociada con vómitos, diarrea y deshidratación

7. ¿Cuáles son algunos ejemplos comunes de causas genitourinarias de dolor abdominal?

Causa de Dolor	Descripción
Nefrolitiasis	Los cálculo renales, especialmente si obstruyen el lumen del uréter, pueden causar dolor que se refiere al abdomen, la espalda o la ingle
Enfermedad inflamatoria pélvica	Las enfermedades de transmisión sexual (ETS) que no se tratan pueden progresar para infectar el útero, los ovarios o las trompas de Falopio; puede llevar al absceso tubo-ovario
Torsión de ovario	Torsión del ovario, con isquemia resultante y dolor unilateral
Embarazo ectópico	Un embarazo ubicado en cualquier lugar, excepto en su ubicación habitual dentro del útero; frecuentemente asociado con sangrado intraabdominal y vaginal
Ruptura de quiste de ovario	Conduce a síntomas de peritonitis a medida que el líquido del quiste irrita el peritoneo
Cistitis	Infección de la vejiga; generalmente con síntomas asociados de disuria, frecuencia y urgencia urinaria
Torsión testicular	Torsión del testículo con isquemia resultante y dolor intenso en el escroto que puede irradiarse al abdomen
Epididimitis	Infección del epidídimo en el escroto que causa dolor que puede irradiarse al abdomen

8. ¿Cuáles son las causas cardiovasculares del dolor abdominal?

El debilitamiento de la pared de la aorta abdominal conduce a la formación de un aneurisma. Los aneurismas pueden agrandarse, filtrarse o romperse, lo que provoca un dolor abdominal y de espalda significativo. La insuficiencia arterial en el abdomen (debido a la aterosclerosis, tromboembolismo o hipotensión) puede conducir a isquemia intestinal y/o infarto. Algunos pacientes con isquemia o infarto de miocardio, pericarditis o miocarditis experimentan dolor que se localiza o irradia al epigastrio.

9. ¿Cómo se presenta un paciente con un aneurisma de la aorta abdominal?

Clásicamente, un paciente con un aneurisma sintomático de la aorta abdominal describe la aparición aguda de dolor abdominal que irradia hacia la espalda. El dolor se puede describir como desgarrante y severo. En el examen se puede percibir una masa abdominal pulsátil y uno podría encontrar ausencia de pulsos de pedios. En el examen físico, los pacientes también pueden tener hematomas característicos en el abdomen y los flancos anteriores/periumbilicales. La hipotensión, a menudo asociada con el síncope, es un signo siniestro en un paciente con una AAA porque sugieren la ruptura del aneurisma con hemorragia retroperitoneal o intraabdominal. La mortalidad de un AAA roto es extremadamente alta. Desafortunadamente, la mayoría de los pacientes que presentan una AAA roto no han sido diagnosticados con AAA en el pasado.

10. ¿Hay causas de dolor abdominal que se originan por fuera del abdomen?

Algunas enfermedades de órganos que no residen dentro del abdomen pueden causar dolor abdominal. Por ejemplo, el infarto agudo de miocardio se puede asociar con dolor en el epigastrio. La neumonía del lóbulo inferior, el neumotórax, el tromboembolismo pulmonar o el derrame pleural pueden causar inflamación del diafragma y provocar dolor abdominal pleurítico. Los pacientes con faringitis estreptocócica, hipercalcemia, cetoacidosis diabética o picadura de araña viuda negra con frecuencia se quejan de dolor abdominal. El herpes zóster es otra afección que puede causar dolor abdominal.

11. ¿De qué manera el dolor abdominal de un paciente de edad avanzada podría ser diferente de uno más joven?

En general, el paciente de edad avanzada representa un mayor riesgo de enfermedades graves. Con frecuencia, los pacientes de edad avanzada tienen comorbilidades significativas como enfermedad cardiovascular o renal. Algunas afecciones como la rotura del aneurisma de la aorta abdominal, la isquemia mesentérica aguda, la diverticulitis y el cáncer son más frecuentes en pacientes mayores de 65 años. Son más propensos a retrasar la búsqueda de atención médica para su dolor y sus tolerancias al dolor tienden a ser más altas o al menos contundentes. Pero a menudo son más enfermos, y tienden a tener presentaciones más sutiles y menos clásicas de afecciones abdominales. Cuando presentan pueden haber sufrido deterioro en sus condiciones, ya que ha progresado más allá que si el mismo insulto ocurriera en un individuo joven y sano. Por ejemplo, son menos propensos a ser febriles o taquicárdicos con infección, son más propensos a presentar una mente alterada con patología abdominal subyacente y son menos propensos a manifestar signos peritoneales. Por todas estas razones su tasa de morbilidad y mortalidad debido al dolor abdominal aumenta.

12. ¿Cuáles son los diagnósticos más comunes de dolor abdominal en niños?

En frecuencia decreciente: dolor abdominal de causa desconocida, gastroenteritis, apendicitis, estreñimiento, infección del tracto urinario, enfermedad viral, faringitis estreptocócica, neumonía y otitis. Las causas inusuales pero graves de dolor en los niños incluyen estenosis pilórica (normalmente observada en 4-8 semanas de edad recién nacidos y asociada con vómitos de proyectiles), invaginación intestinal (invaginación del intestino asociada con dolor abdominal cólico, vómitos y heces sangrantes), vólvulo (malrotación del intestino que conduce a la obstrucción), hernia inguinal encarcelada y torsión testicular. Una vez más, un examen cuidadoso y preguntas apropiadas sobre el dolor pueden ayudar a ahorrar tiempo cuando el paciente es evaluado en el hospital

13. ¿En qué se diferencian los síntomas y signos del dolor abdominal en las pacientes embarazadas?

Casi todas las pacientes embarazadas experimentan algún grado de dolor abdominal durante el embarazo. Los síntomas como náuseas y vómitos pueden deberse al embarazo solo o a alguna otra causa. El aumento de la frecuencia urinaria y la urgencia son comunes y pueden ser el resultado de la compresión de la vejiga por el útero o la infección del tracto urinario. A medida que el útero se agranda desplaza el contenido abdominal y puede distorsionar la presentación clásica de un abdomen quirúrgico. Por ejemplo, una paciente embarazada con apendicitis puede quejarse de dolor en el cuadrante superior derecho porque el apéndice se desplaza superiormente. Las pacientes embarazadas tienen frecuencias cardíacas más rápidas que el valor basal, lo que dificulta la interpretación de la gravedad de las alteraciones en los signos vitales. Uno debe permanecer atento a cualquier síntoma o signo de embarazo ectópico debido a la posibilidad de descompensación rápida en un paciente con rotura del embarazo ectópico.

14. ¿Por qué es importante saber si un paciente está inmunosuprimido?

Los pacientes inmunosuprimidos debido a la quimioterapia oncológica, el virus de la inmunodeficiencia humana, las afecciones reumatológicas u otros trastornos inmunológicos pueden tener dolor abdominal debido a cualquiera de las condiciones antes mencionadas o a una serie de otras etiologías únicas del dolor abdominal. Por ejemplo, los pacientes con tumores intraabdominales pueden ser más propensos a tener obstrucción intestinal, o debido a la quimioterapia contra el cáncer puede ser más susceptible a la sepsis intraabdominal. Los pacientes en etapa SIDA pueden tener enterocolitis con diarrea grave y deshidratación o pancreatitis causada por medicamentos retrovirales. Un paciente con artritis reumatoidea tratado con medicamentos inmunosupresores como la prednisona puede no manifestar fiebre con una infección significativa o puede ser hipotenso debido a la supresión suprarrenal en el entorno de la patología intraabdominal.

15. ¿Cuáles son las prioridades para el manejo prehospitalario del paciente con dolor abdominal?

Siempre se debe emplear la adhesión a los principios básicos de soporte vital cardíaco y de trauma, incluida la evaluación de los signos vitales y el seguimiento de las vías respiratorias, la respiración y la circulación del paciente. Se debe permitir que el paciente asuma una posición de comodidad. En el caso de un paciente hipotenso esa posición debe ser supina. Un paciente con náuseas debe colocarse en la posición de decúbito lateral izquierdo y una cuenca de emesis colocada cerca. Se pueden indicar antieméticos. Dado que el sangrado o el infarto de órganos vitales, como el intestino delgado, son posibles en un paciente con dolor abdominal, se debe proporcionar oxígeno. La administración intravenosa de líquidos es apropiada en la fase prehospitalaria, y la cantidad dada depende del grado de anormalidad en los signos vitales del paciente. Cuando esté disponible y cuando esté en ruta hacia el hospital, los pacientes siempre deben tener un equipo de monitoreo adecuado colocado para evaluar la frecuencia cardíaca, la presión arterial y la oxigenación; esto puede demostrar cambios mínimos en los signos vitales. Se le debe prohibir tomar cualquier cosa por vía oral antes de su llegada al departamento de emergencia (ED).

16. ¿Se recomienda dar a los pacientes medicación adecuada para aliviar su dolor abdominal en el camino al hospital?

Tradicionalmente, los analgésicos opiáceos se han retenido hasta que un paciente con dolor abdominal fue examinado por un cirujano debido a la preocupación de que la administración de analgésicos enmascararía los hallazgos físicos y retrasaría el diagnóstico definitivo. Múltiples estudios han demostrado que la administración de opiáceos como la morfina causa una reducción del dolor abdominal sin afectar o retrasar la capacidad de diagnosticar la causa del dolor. En algunos casos, la localización y el diagnóstico del dolor son más fáciles debido a la mejora de la comodidad del paciente después de administrar la analgesia. Actualmente, se recomienda que los pacientes con dolor abdominal significativo se administren la analgesia narcótica adecuada. La hipotensión es una contraindicación importante a la administración de analgesia narcótica.

17. ¿Qué debe hacer el proveedor prehospitalario si un paciente con dolor abdominal se niega a ser trasladado al hospital?

Puede ser difícil, si no imposible, diagnosticar la causa exacta del dolor abdominal de un paciente en la escena; es igualmente difícil tranquilizar al paciente sobre la naturaleza de su dolor abdominal. Todos los pacientes con dolor abdominal deben ser trasladados al hospital para su posterior evaluación y tratamiento, según lo indicado. Si el paciente es competente, coherente y comprende los riesgos de negarse a recibir más atención, incluidas posibles complicaciones catastróficas, incluida la muerte, se puede presentar un caso para permitirle rechazar la atención contra el asesoramiento médico y en consulta con el médico de la estación de base.

18. Si el paciente es trasladado al hospital para una evaluación adicional del dolor abdominal, ¿qué tipo de procedimientos puede esperar?

Además de un examen físico completo, que incluye un examen rectal, y en las mujeres un examen pélvico, al paciente se le puede extraer sangre para un hemograma completo, prueba de embarazo (si está indicado), y pruebas de función hepática o electrolitos dependiendo de la naturaleza del dolor. A menudo se realiza un análisis de orina. Se puede ordenar ultrasonografía, radiografías con enfoque abdominal plano o tomografía computada. Cualquier paciente con un abdomen agudo requerirá consulta quirúrgica. A pesar de esos minuciosos estudios, el diagnóstico más común de dolor abdominal en la puerta de emergencia es "dolor abdominal de causa desconocida". En tales casos, los pacientes pueden ser observados en el hospital o programados para un seguimiento ambulatorio cercano.

PERLAS Y DECISIONES CRÍTICAS

- La aparición aguda de dolor abdominal y dorsal en asociación con hipotensión en un paciente mayor de 50 años es un aneurisma aórtico roto hasta que se demuestre lo contrario.
- La aparición aguda de dolor abdominal e hipotensión en una mujer en edad fértil es una ruptura del embarazo ectópico hasta que se demuestre lo contrario.
- El dolor epigástrico puede ser el resultado de causas abdominales o cardíacas.
- Retener analgésicos hasta que el paciente sea evaluado por un cirujano es un concepto obsoleto.
- En un paciente que parece estable y no gravemente herido o sucumbiendo activamente a su enfermedad, tómese unos segundos adicionales para recopilar un historial sobre su dolor.

LECTURA SUGERIDA

1. American College of Emergency Physicians: Clinical Policy: Critical Issues for the Initial Evaluation and Management of Patients Presenting with a Chief Complaint of Nontraumatic Acute Abdominal Pain. Ann Emerg Med 36(4):406-413, 2000.
2. D'Agostino J: Common Abdominal Emergencies in Children. Emerg Med Clin N Am 20(1): 139-153, 2002.
3. Flasar MH, Cross R, Goldberg E: Acute Abdominal Pain. Prim Care Clin Office Pract 33(3):659-684, 2006.

4. Gallagher EJ, Esses D, Lee C, et al: Randomized Clinical Trial of Morphine in Acute Abdominal Pain. Ann Emerg Med 48(2):150-160, 2006.

5. Goldman RD, Crum D, Bromberg R, et al: Analgesia Administration for Acute Abdominal Pain in the Pediatric Emergency Department. Ped Emerg Care 22(1):18-21, 2006.

6. Lyon C, Clark DC: Diagnosis of Acute Abdominal Pain in Older Patients. Am Fam Phys 74(9):1537-1544, 2006.

7. Martinez JP, Mattu A: Abdominal Pain in the Elderly. Emerg Med Clin N Am 24(2):371-388, 2006.

8. McCormick D: His and Hers Abdominal Pain: Gender-specific factors. Emerg Med Svcs 34(5): 83-85, 2005.

9. Miller SK, Alpert PT: Assessment and Differential Diagnosis of Abdominal Pain. Nurs Pract 31(7): 38- 47, 2006.

10. Ranji SR, Goldman LE, Simel DL, et al: Do Opiates Affect the Clinical Evaluation of Patients with Acute Abdominal Pain? JAMA 296(14):1764-1774, 2006.

11. Rinckenbach S, Albertini JN, Thaveau F, et al. Prehospital treatment of infrarenal ruptured abdominal aortic aneurysms: a multicentric analysis. Ann Vasc Surg. 2010;24:308-14.

12. Thomas SH, Silen W, Cheema F, et al: Effects of Morphine Analgesia on Diagnostic Accuracy in Emergency Department Patients with Abdominal Pain: A Prospective, Randomized Trial. J Am Coll Surg 196(1):18-31, 2003.

13. Townsend, Courtney M., et al. Sabiston Textbook of Surgery: the Biological Basis of Modern Surgical Practice. “Chapter 42: The Acute Abdomen” 20th ed., Elsevier, 2017.

CAPÍTULO 41. HEMORRAGIA GASTROINTESTINAL

1. ¿Qué tan grave es el sangrado gastrointestinal?

La mortalidad general del sangrado gastrointestinal es del 8-10% y se ha mantenido constante durante más de una generación. El dos por ciento de los ingresos hospitalarios y el 5% de las admisiones en la puerta de emergencia (PE) son por sangrado gastrointestinal. El diez por ciento de los pacientes requieren intervención para controlar la hemorragia y el sangrado se resuelve espontáneamente en el 90% restante. El sangrado gastrointestinal alto (HDA, hemorragia digestiva alta) se produce en 100 a 200 casos por cada 100.000 habitantes, mientras que el sangrado gastrointestinal bajo (HDB, hemorragia digestiva baja) se produce en 20-27 casos por cada 100.000 habitantes. La HDB tiene una tasa de mortalidad del 2% al 4%, mucho menor que la HDA. El sangrado que ocurre mientras un paciente está hospitalizado con lleva una mortalidad mucho mayor.

2. ¿Cómo se presenta la hemorragia gastrointestinal?

El sangrado gastrointestinal alto se presenta comúnmente con hematemesis y/o melena. El sangrado gastrointestinal bajo generalmente se presenta con hematoquezia o sangre roja brillante por recto.

3. ¿Alto? ¿Bajo? ¿Cuál es la diferencia?

En 1857 el médico y anatomista austríaco llamado Wenzel Treitz (1819-1872) describió el ligamento suspensor del duodeno, el tejido que conecta el duodeno del intestino delgado con el diafragma. Consiste en músculo esquelético del diafragma y músculo liso de la tercera y cuarta parte del duodeno. Este parte de tejido ahora lleva su nombre. El ligamento de Treitz es más que un punto de referencia anatómico conveniente. El tracto gastrointestinal alto (GI) incluye todo el tracto gastrointestinal previo al ligamento de Treitz, mientras que el tracto gastrointestinal bajo está distal al ligamento. El sangrado desde las ubicaciones distales al ligamento de Treitz rara vez refluyen de nuevo en el duodeno proximal y el estómago para causar sangrado GI alto.

4. ¿Cuál es la diferencia entre hematemesis, melena y hematoquezia?

La **hematemesis** es el vómito de sangre con apariencia de café molido. La sangre parcialmente digerida adquiere un aspecto negro. Esto generalmente resulta de sangrado proximal al ligamento de Treitz. Los vómitos de café molido suelen indicar un sangrado no activo. La emesis de color rojo brillante, por otro lado, indica una fuente de sangrado activo. La sangre tragada también puede parecer hematemesis, por lo que obtener una historia cuidadosa es importante.

La **melena** es densa, negra, con olor fétido o de aspecto alquitranado y por lo general indica una fuente de sangrado del tracto gastrointestinal alto. Ocasionalmente la melena resultará de un sangrado colónico del lado derecho. La melena también puede presentarse como un líquido negro y tiene un olor muy característico. Es la sangre que se degrada parcialmente por la digestión. Se necesitan al menos 100 ml de sangre para formar melena.

La **hematoquezia** es sangre de color rojo brillante o granate con o sin coágulos frescos que pasan por el recto. Típicamente indica sangrado del cólon, aunque hasta un 11 por ciento de los pacientes tendrán sangrado gastrointestinal alto. Una HDA masiva se presentará con hematoquezia. Debe haber signos concomitantes de agotamiento del volumen y shock hemorrágico. A pesar de estas distinciones típicas, no se puede atribuir de forma fiable una fuente de sangrado gastrointestinal basada únicamente en el color de las heces.

5. ¿Qué más puede colorear a las heces?

Varios alimentos y medicamentos pueden dar a las heces un aspecto sangrante o negro. El hierro, el bismuto (PeptoBismol™) y el carbón vegetal las pueden colorear de negro, mientras que la fenolftaleína y el jarabe de tetraciclina pueden volverlas rojas. La dieta también influirá en el color de las heces. Las cerezas, las galletas Oreo™ y las dietas con alto contenido de carnes pueden colorear de negro a las heces. La remolacha y la gelatina Jello™ roja (o alimentos teñidos similares) pueden volverlas rojas. Las heces dejadas al aire se oscurecerán con el tiempo.

6. ¿Cuánta gelatina Jello™ roja tengo que comer para poner mi heces roja?

Eso es muy difícil de decir, tal vez muy poco. Los gatos que se alimentaban con 0,5 ml de pasta de panadero, un tinte para alimentos o una cucharadita de purpurina al día tenían heces claramente coloridas.

7. ¿Qué preguntas se deben hacer en la historia clínica?

Es importante saber cuándo comenzó el sangrado, con qué frecuencia y cuánto tiempo duró, de dónde proviene (es decir, emesis o heces sangrantes) y el color de la sangre. Pregunte si el sangrado es doloroso o indoloro. Pregunte sobre el color y la consistencia de cualquier heces asociada. Cualquier episodio previo de sangrado, procedimientos pasados (endoscopia, colonoscopia o cirugía) y la necesidad de transfusiones de sangre también son elementos importantes de información. La historia clínica pasada es crucial. Pregunte si el paciente tiene alguna enfermedad predispuesta como úlceras pépticas, diverticulosis, cáncer o enfermedad inflamatoria intestinal. Incluya preguntas sobre la enfermedad hepática subyacente (hematomas fáciles, ictericia y cambios en el color de las heces), trastornos de la coagulación (hemofilia, TVP), cirugías abdominales (injertos vasculares o AAA), hipertensión y enfermedad cardiovascular. En los bebés, pregunte acerca de los hábitos de alimentación, la pérdida de peso y la irritabilidad.

Muchos medicamentos pueden erosionar las paredes del estómago y del intestino y provocar hemorragia gastrointestinal. Particularmente problemáticos son los antiinflamatorios no esteroideos (AINE) como el ibuprofeno y la aspirina, pero asegúrese de preguntar acerca de los anticoagulantes como la coumadina (warfarina) u otros "diluyentes de la sangre" y el uso de esteroides. El historial de medicamentos, debe preguntar específicamente acerca de los betabloqueantes (que pueden enmascarar la taquicardia), inhibidores de la bomba de protones o bloqueadores H-2 (indicando enfermedad ulcerosa subyacente) y agentes anticoagulación. El alcohol puede ser el irritante gastrointestinal más generalizado y erosivo y se asocia comúnmente con sangrados GI graves y repetidos. Por último, pregunte siempre acerca de los síntomas asociados. El estrés causado por la pérdida significativa de sangre puede gravar excesivamente a un corazón débil y puede resultar en infarto de miocardio.

8. ¿Qué causa el sangrado gastrointestinal?

En los adultos, la mayoría de las hemorragias gastrointestinal alto (HDA) proviene de la enfermedad ulcerosa péptica y erosiones, várices gastroesofágicas, malformaciones arteriovenosas, desgarros de Mallory-Weiss, tumores y lesión de Dieulafoy (una anomalía congénita de las arterias submucosas en el estómago). En las últimas dos décadas la incidencia de úlcera péptica ha disminuido. Los irritantes de la mucosa gástrica como el alcohol, la aspirina o el ibuprofeno también son causas de HDA.

El sangrado gastrointestinal bajo (HDB) surge más comúnmente de diverticulosis; angiodisplasia (vasos submucosos dilatados); colitis (enfermedad inflamatoria intestinal, isquemia e infecciones), cáncer, proctitis y hemorroides.

Mientras que la mayoría de los pacientes tienen un sangrado menor, la diverticulosis representa entre el 30 y el 50 por ciento de los casos de HDB masiva. El sangrado es indoloro y no hay signos de diverticulitis (inflamación/infección de las diverticular).

9. ¿Hay diferencias de edad en la hemorragia gastrointestinal?

La hematoquezia puede ser más probable en niños que en adultos (particularmente en neonatos y lactantes) debido a lo reducido del tiempo de tránsito intestinal. Las causas del sangrado gastrointestinal en los niños varían con la edad del niño. En todas las edades, las causas comunes de las HDA son úlceras gástricas y duodenales, esofagitis, gastritis, várices y a la etapa SIDA, mientras que las causas comunes de HDB son colitis infecciosa o alérgica y fisuras anorrectales. Cuanto mayor sea el niño, más similares son las causas del sangrado a un adulto.

Recién nacidos: En esta edad, las causas específicas del sangrado gastrointestinal incluyen alergia a la leche de vaca, malformaciones congénitas y sangre materna ingerida. La enterocolitis necrosante (ECN) es una causa de sangrado grave. Aunque la mayoría de los bebés con ECN nacen prematuramente, uno de cada 6 casos ocurre en bebés a término. Estos bebés generalmente parecen enfermos y tóxicos. Es probable que los bebés a término tengan una enfermedad subyacente o un defecto congénito.

Bebés y niños pequeños: En este grupo de edad se debe considerar la posibilidad de ingestión de cuerpos extraños, incluyendo la esofagitis de la píldora y la ingestión cáustica. También considerar la intususcepción ileocólica y el divertículo de Meckel. La invaginación intestinal, donde una parte del intestino se invagina o con forma de "telescopio" en la sección adyacente del intestino, ocurre típicamente en bebés entre los tres meses y tres años de edad, la mayoría de los casos ocurren antes de los dos años de edad. Los pacientes pueden despertarse del sueño con dolor abdominal intenso y cíclico. Clásicamente, están irritables, mueven sus piernas, vomitan y expulsan una heces tipo "jalea de grosella" (ensangrentada y mucoide). El divertículo de Meckel es una malformación congénita del intestino delgado. Estos siguen la "regla de dos". Ocurre en el 2% de la población, tiene una relación hombre-mujer de 2:1, se encuentra a dentro de 2 pies de la válvula ileocecal (2 pies=60,96cm), tiene dos pulgadas de largo (2 pulgadas=5.08cm) y 2% desarrolla una complicación. Por lo general, el sangrado es indoloro.

En menores de 50 años, las hemorroides son la causa más común de sangrado rectal indoloro.

En el otro extremo del espectro de edad, la neoplasia es responsable de aproximadamente el 10% de los casos de sangrado rectal en pacientes mayores de 50 años. El daño a la mucosa gastrointestinal por los tratamientos de radiación también puede provocar hemorragias. Los pacientes de edad avanzada también son susceptibles a la colitis isquémica y al sangrado concomitante. Las fístulas aortoentéricas son una causa poco frecuente de sangrado HDA aguda, pero a veces es masivo. Son una comunicación directa entre la aorta y el tracto gastrointestinal y típicamente se forman a partir de aneurismas de aorta ateroscleróticas o cirugía previa con colocación de un injerto aórtico protésico. Los pacientes pueden presentar un sangrado inicial precursor o sangrado intermitente que se manifiesta por hematemesis y/o hematoquezia. Otros hallazgos físicos pueden incluir dolor, fiebre, apariencia tóxica, un hematoma abdominal o una masa abdominal palpable. Una fístula aortoentérica no tratada provocará la muerte del paciente.

10. ¿Qué debo hacer para tratar a un paciente con sangrado gastrointestinal?

Si la fuente de sangrado es el tracto gastrointestinal alto o bajo, el tratamiento en la escena es similar. La administración de oxígeno suplementario es siempre apropiada ya que estos pacientes tendrán disminución de la capacidad de transporte de oxígeno secundaria a su pérdida de sangre. Se debe iniciar un traslado inmediato para pacientes con signos evidentes de shock, ya que el reemplazo sanguíneo necesario solo puede ocurrir en el hospital receptor. Se debe considerar el traslado urgente para todos los demás pacientes con hemorragia gastrointestinal, ya que el sangrado no es visible y estos pacientes pueden deteriorarse rápidamente. El acceso intravenoso y la administración del volumen deben realizarse según el protocolo local. En raras ocasiones, el sangrado GI alto puede ser masivo y comprometer las vías respiratorias de un paciente que requiere la intervención activa de las vías respiratorias, como la intubación endotraqueal.

PERLAS Y DECISIONES CRÍTICAS:

- La hemorragia gastointestinal es un problema potencialmente mortal con una tasa de mortalidad de aproximadamente el 10%.
- La línea divisoria entre el sangrado GI alto y bajo es el ligamento de Treitz en el duodeno.
- Las vías respiratorias deben estar protegidas de la aspiración de sangre o contenido estomacal. Si el paciente está embotado o en shock, se indica intubación emergente.
- Considere siempre que el sangrado gastrointestinal es una etiología subyacente en pacientes con síncope, síndromes cardíacos o paro, confusión, hipotensión y ACV.
- El tratamiento para la hemorragia gastrointestinal, incluida la transfusión y la endoscopia, sólo se puede realizar en el hospital receptor, por lo que el transporte debe considerarse tempranamente en el prehospitalario.
- Dado que la mayoría de las hemorragias gastrointestinales no son visibles externamente, los pacientes pueden parecer estables y luego deteriorarse repentinamente.

LECTURAS SUGERIDAS:

1. Lee D. Gastrointestinal Emergencies. In: EMS Medicine. Cooney DR (ed). McGraw-Hill, 2016, pages 282-288.
2. Ansari P. Overview of GI Bleeding. Available at: https://www.merckmanuals.com/professional/gastrointestinal-disorders/gi-bleeding/overview-of-gi-bleeding Accessed August 7, 2018.
3. Reid SM. Gastrointestinal bleeding in infants and children. In: Tintinalli JE (Ed). Emergency Medicine: A comprehensive study guide. 8th Edition. McGraw-Hill Education, New York, 2016, pages 864-871.

4. Ziebell CM, Kitlowski A, Welch JM, Friesen PA. Upper Gastrointestinal Bleeding. In: Tintinalli JE (Ed). Emergency Medicine: A comprehensive study guide. 8th Edition. McGraw-Hill Education, New York, 2016, pages 503-506.

5. Lo BM. Lower Gastrointestinal Bleeding. In: Tintinalli JE (Ed). Emergency Medicine: A comprehensive study guide. 8th Edition. McGraw-Hill Education, New York, 2016, pages 506-508.

6. Cole MA, Takhar SS. Upper Gastrointestinal Bleeding. In: Wolsfon AB (ed). Harwood-Nuss' Clinical Practice of Emergency Medicine. 6th edition. Wolters Kluwer, Philadelphia, 2015, pages 540-544.

7. Banh KV. Lower Gastrointestinal Bleeding. In: Wolsfon AB (ed). Harwood-Nuss' Clinical Practice of Emergency Medicine. 6th edition. Wolters Kluwer, Philadelphia, 2015, pages 545- 547.

CAPÍTULO 42. VÓMITOS Y DIARREA

1. ¿Qué debo anotar en la historia de un paciente con vómitos?

La emesis (vómitos) se observa en una variedad de condiciones médicas, que incluye principalmente, pero no se limita, a problemas gastrointestinales (GI). Es importante comenzar con preguntas muy generales. Pregunte sobre el dolor abdominal, la diarrea y la fiebre. Pida al paciente que describa exactamente cómo aparece la emesis. ¿Es sanguinolenta o parece una borra de café? Los vómitos biliares (líquido amarillo manchado de bilis) en niños, deben diferenciarse de la regurgitación normal de la leche o fórmulas relacionadas con el eructo. En una obstrucción de intestino delgado distal o de intestino grueso, el paciente eventualmente vomitará material fecaloideo. Pregunte siempre por un traumatismo, porque una lesión en la cabeza puede causar vómitos. Pregunte y anote la frecuencia de los episodios y cuándo comenzaron los vómitos. Otras quejas neurológicas como dolor de cabeza o convulsiones pueden indicar la posibilidad de una causa neurológica. Pregunte sobre la historia clínica del paciente y si el paciente está tomando algún medicamento regular. Esto puede sugerir una ingestión de tóxicos (ej. aminofilina) o problemas metabólicos (ej. cetoacidosis diabética). Los pacientes que tienen condiciones de salud reguladas por medicamentos pueden tener graves repercusiones médicas agudas si no son capaces de mantener sus medicamentos en el estomago el tiempo suficiente para que funcionen. Nunca olvide que la isquemia miocárdica puede presentar náuseas y vómitos con o sin dolor en el pecho. Esto se observa con frecuencia en el infarto de miocardio de pared inferior. Pregunte si el paciente ha sido capaz de mantener los alimentos o líquidos abajo para evaluar la probabilidad de deshidratación.

2. ¿Qué es importante en el examen físico?

Evalúe cuidadosamente los signos vitales. Una fiebre puede indicar una causa infecciosa. Los cambios ortostáticos en la presión arterial y el pulso son indicativos de pérdida significativa de líquidos y deshidratación. Una inspección cuidadosa del abdomen puede revelar cicatrices quirúrgicas. La cirugía abdominal previa es un factor de riesgo para la obstrucción intestinal. Observe cualquier sensibilidad, protección y rigidez en la palpación suave del abdomen. Un abdomen rígido y sensible sugiere una catástrofe intraabdominal que requiere intervención quirúrgica. Observe la emesis para detectar la presencia de bilis, sangre o olor fecal. Anote la apariencia de la piel y de las zonas mucosas en busca de signos de deshidratación.

3. ¿Cuáles son las complicaciones de los vómitos?

Además de la deshidratación, el paciente está en riesgo de sufrir anomalías electrolíticas y desgarros esofágicos o gástricos que conducen a perforaciones o sangrado, generalmente después de vómitos contundentes y prolongados. Un desgarro en el esófago después de vomitar se conoce como un desgarro de Mallory-Weiss, y la ruptura completa del esófago se llama Síndrome de Boerhaave.

4. ¿Y las vías respiratorias?

No olvide el ABC sólo porque el paciente tiene principalmente una queja GI. Es imperativo evaluar las vías respiratorias de cualquier paciente con vómitos porque está en riesgo de aspiración y neumonía posterior. Si un paciente está intoxicado o tiene un estado mental alterado, la aspiración es más probable. Es particularmente importante ser consciente de la posible aspiración en cualquier paciente inmovilizado en una posición supina sobre una tabla con un collar cervical. Estos pacientes se aspirarán si no tienen un reflejo de deglución y pueden requerir maniobras avanzadas de las vías respiratorias, como la intubación. La succión debe estar fácilmente disponible cada vez que un paciente se coloca en la posición supina.

5. ¿Un paciente que está intoxicado y vomita, no debería ser intubado para proteger su vía respiratoria?

No. La intoxicación y los vómitos por sí mismos no son buenas indicaciones para intubar a un paciente a menos que el paciente no pueda colocarse en el lado izquierdo con la cabeza hacia abajo (por ejemplo, después de un traumatismo); que el paciente no tenga un reflejo deglutorio; o el paciente está claramente hipoventilando (es decir, tiene una frecuencia respiratoria inferior a 10 por minuto que no aumenta con la estimulación).

6. ¿Qué drogas ingeridas de pueden causar vómitos?

Muchos medicamentos diferentes pueden causar vómitos. Algunas sobredosis comunes que causan náuseas y vómitos incluyen paracetamol, hierro (particularmente común en niños), digoxina y teofilina.

7. ¿Qué significa cuando un paciente vomita "borra de café"?

Esta es una descripción común de la emesis en un paciente que previamente ha sangrado el estómago. El ácido estomacal cambia el color y la apariencia de la sangre. El tratamiento es el mismo que para cualquier paciente que vomite sangre roja brillante. Se deben insertar rápidamente dos líneas IV periféricas de gran diámetro y administrar un bolo de líquidos intravenosos (20 ml/kg de solución salina normal o ringer lactado) si el paciente es hipotenso o taquicárdico.

8. ¿Cuáles son los síntomas de la intoxicación alimentaria?

Diferentes tipos de intoxicación alimentaria causarán diferentes síndromes. Muchas etiologías bacterianas de la intoxicación alimentaria causan principalmente vómitos o primariamente diarrea. La aparición de síntomas después de la ingestión del agente infractor puede comenzar poco después de la comida (sólo de 1 a 2 horas), o puede tomar días para que aparezcan los síntomas, dependiendo de la causa exacta. Puede ser difícil hacer un diagnóstico de intoxicación alimentaria a menos que varios pacientes reporten síntomas después de la ingestión de una comida común.

9. ¿Qué es lo importante de la historia clínica en la diarrea?

Pregunte siempre acerca de la frecuencia y la cantidad de la diarrea, porque la gravedad de los síntomas puede sugerir deshidratación asociada. Es importante tener en cuenta si la diarrea es sangrante porque esto puede indicar infección, enfermedad inflamatoria intestinal, o isquemia intestinal. Un historial de heces negras, tardías y con olor fétido sugiere melena, que es el resultado de sangrado GI alto (generalmente del estómago o duodeno proximal). La sangre se oscurece con la exposición al ácido estomacal; actúa como un catártico y viaja rápidamente a través del intestino. Los viajes recientes a otro país a menudo se asocian con diarrea infecciosa.

10. ¿Hay algo diferente en los niños con vómitos y diarrea?

Los niños con múltiples episodios de vómitos o diarrea son más propensos a deshidratarse y a parecer enfermos o letárgicos porque tienen un volumen menor de líquidos corporales que los adultos y son incapaces de tolerar las pérdidas de líquidos. Los vómitos en proyectil verdaderos en un bebé requieren de una evaluación médica para la estenosis pilórica, un defecto congénito que requiere reparación quirúrgica. La emesis biliar nunca es normal en los lactantes y siempre debe evaluarse en un centro de emergencia para detectar la posible presencia de una lesión intestinal obstructiva. Los niños con desencadenantes violentos de tos pueden vomitar después de dejar de toser, como en la tos ferina o el asma.

11. ¿Qué pasa con los pacientes geriátricos con prolongados o múltiples episodios de vómitos o diarrea?

Al igual que los niños, los adultos mayores a menudo tienen menos reservas fisiológicas que los adultos más jóvenes y son más propensos a la deshidratación. Los pacientes gravemente deshidratados pueden parecer confusos o incluso comatosos.

12. ¿Cuándo debo administrar un antiemético en la escena?

No hay necesidad de la administración de rutina un antiemético a menos que el paciente tenga arcadas, persistentes y severas. Estos episodios de vómitos pueden causar ruptura del esófago (síndrome de Boerhaave).

13. ¿Qué antiemético debo administrar?

Ondansetron (Zofran) 4mg IV, Metoclopramida (Reglan) 5mg IV o IM, y Prochlorperazine (Compazine) son antieméticos eficaces si no hay contraindicaciones como el embarazo, el síndrome neuroléptico maligno o la enfermedad de Parkinson.

PERLAS Y DECISIONES CRÍTICAS:

- La mayoría de los pacientes adultos con vómitos o diarrea no se deshidratan.
- La deshidratación es común en niños con vómitos y diarrea.
- Por lo general, los antieméticos no son necesarios a menos que los vómitos sean persistentes.
- No colocar al paciente correctamente para proteger las vías respiratorias puede provocar aspiración.

LECTURAS SUGERIDAS

1. Gale AR, Wilson M. Diarrhea: Initial Evaluation and Treatment in the Emergency Department. Emerg Med Clin North Am. 2016 May;34(2):293-308.
2. MacDonald RD. Diarrhea: In Chapter 48:Infectious Diseases and Bioterrorism. In: Cooney's EMS Medicine. Cooney DR (ed). McGraw-Hill Education, New York, 2016, pg 332.
3. Hang BD, Bork S, Ditkoff J. Nausea and Vomiting (chapter 72). In: Tintinalli's Emergency Medicine. A Comprehensive Study Guide. 8th Edition, Tintinalli JE (Editor-in-chief). McGraw Hill Education, New York, 2016, pgs 489-492.
4. Kman NE, Werman HA. Disorders Presenting Primarily with Diarrhea (chapter 73). In: Tintinalli's Emergency Medicine. A Comprehensive Study Guide. 8th Edition, Tintinalli JE (Editor-in-chief). McGraw Hill Education, New York, 2016, pgs 492-500.

CAPÍTULO 43. DISNEA

1. ¿Qué es la disnea?

La disnea es la percepción subjetiva de dificultad para respirar.

2. ¿Cómo evalúo a un paciente que tiene disnea?

Visualmente primero se debe obtener una impresión general mediante la determinación del estado mental, color de la piel, signos evidentes de dificultad respiratoria, incluyendo la presencia de aleteo nasal, el uso de músculos accesorios, frecuencia respiratoria, y evaluar el ABC. ¿Hay alguna evidencia de obstrucción de las vías respiratorias superiores? ¿El paciente está taquipnéico? ¿Los sonidos de la respiración están presentes e iguales? ¿Hay sonidos anormales (es decir, sibilancias, rales y roncus)? ¿Cuál es la saturación de oxígeno en el aire de la habitación? Evalúe EtCO2 con dispositivos de puntas nasales si está disponible. Busque hallazgos de gravedad que indiquen que el paciente se está cansando, incluyendo un estado mental alterado, disnea de dos a tres palabras, o que esté combativo (por hipoxia) a menudo manifestada por quitarse la máscara de oxígeno o rechazar el nebulizador. Evalúe la historia clínica pasada y el cumplimiento de los medicamentos recetados. Evalúe la tos y el esputo y su cantidad, el color y la consistencia.

3. ¿Qué se debe hacer de forma concomitante con esta evaluación?

Si determina una anomalía potencialmente mortal deténgase y estabilice. Algunos ejemplos son: colocar oxígeno a todos los pacientes disneicos, aspirar secreciones, colocar en la vía aérea una cánula nasofaríngea, asistir la ventilación a través del BVM, y para la obstrucción de las vías respiratorias superiores pueden ser necesaria la intubación. La administración de broncodilatadores como el albuterol nebulizado está indicado para las sibilancias.

4. ¿Por qué debo colocarle oxígeno a todos los pacientes disnéicos?

Todos estos pacientes con dificultad respiratoria obvia deben presumirse como hipóxicos, y el oxígeno suplementario puede mejorar esto. Si bien hay preocupación acerca de la generación de radicales libres con la administración de oxígeno, no es el caso cuando alguien está hipóxico. Además, si un paciente se deteriora y sufre un paro respiratorio, la preoxigenación proporcionará más tiempo para establecer una vía respiratoria o intubar al paciente antes de que la saturación de O2 del paciente caiga a un nivel peligrosamente bajo.

5. ¿Qué son los radicales libres y por qué son una preocupación?

Los radicales libres son moléculas que son inestables y pueden dañar el núcleo y las membranas de las células.

6. ¿Qué afecciones causan disnea y dolor torácico pleurítico?

Embolia pulmonar, neumotórax, neumonía y pleuresía. Si el dolor torácico aumenta en la inspiración profunda, lo más probable es que el dolor torácico no sea cardíaco.

7. ¿Qué afecciones causan disnea y sibilancias difusas?

Bronquiolitis (en niños menores de 2 años), asma aguda, anafilaxia, enfermedad pulmonar obstructiva crónica (EPOC), insuficiencia cardíaca congestiva (ICC) y bronquitis.

8. ¿Cómo distingo entre EPOC e ICC?

Pídele una radiografía de tórax. A menos que tenga esto disponible en su ambulancia, es imposible tomar esta determinación con certeza en el campo. Dicho esto, un historial cuidadoso a menudo será útil ya que muchos pacientes sabrán cuál es su enfermedad pulmonar subyacente y si los síntomas actuales son típicos de sus episodios anteriores. También es común que los pacientes con EPOC también puedan tener ICC. Tener uno no descarta tener ambos.

9. ¿Por qué están contraindicados los narcóticos en un paciente con EPOC?

La morfina puede suprimir el accionamiento respiratorio y puede causar hipoventilación, retención de dióxido de carbono e insuficiencia respiratoria. El fentanilo tiene menos efecto depresivo, pero aún hay que tener cuidado.

10. ¿Hay algo que pueda hacer para apoyar al paciente con edema pulmonar agudo?

Sí. La presión positiva continua de las vías respiratorias (CPAP) se ha convertido en el estándar de atención para el tratamiento del edema pulmonar en el entorno prehospitalario. Muchos estados ahora permiten que los TEM básicos inicien CPAP antes de la llegada del soporte vital avanzado. Al aumentar la presión restante en las vías respiratorias al final de la expiración, el alvéolo se mantiene abierto contra la presión del líquido de edema pulmonar, aumentando así el intercambio de oxígeno. A menudo puede evitar la necesidad de intubación endotraqueal cuando se usa de forma proactiva.

11. ¿Hay alguna contraindicación para CPAP?

Sí. La adición de presión a la cavidad torácica disminuye la precarga. Si bien esto puede ser beneficioso en el edema pulmonar agudo cuando el paciente tiene un aumento de la presión arterial, si el paciente está en shock cardiogénico, disminuir la precarga disminuirá aún más la presión arterial. Es necesario un control cuidadoso de la frecuencia cardíaca y la presión arterial.

12. Definiendo el asma.

El asma es el broncoespasmo causado por factores intrínsecos o extrínsecos, manifestado por disnea y sibilancias difusas. El asma puede manifestarse en la infancia o como adulto. Por suerte, algunos con asma infantil se resolverán total o parcialmente a medida que maduren hasta la edad adulta.

13. ¿Cómo debo tratar el asma?

Administrar oxígeno para mantener la saturación de oxígeno superior al 92%, beta2-agonistas inhalados como el albuterol, anticolinérgicos como el ipratropio, y epinefrina inhalada, subcutánea o intramuscular según sea necesario. Hay algunas pruebas de que el sulfato de magnesio inhalado puede ser beneficioso cuando se han maximizado los regímenes de tratamiento estándar. Los medicamentos inhalados se pueden administrar de forma continua o en línea a pacientes intubados.

14. ¿Cuándo un signo vital de valor normal es muy anormal en un asmático?

Una frecuencia respiratoria "normal" de 12 a 18 es un signo nefasto en un paciente con sibilancias difusas e indica un paciente fatigado, con insuficiencia respiratoria y paro respiratorio inminente. Una frecuencia respiratoria de más de 24 indica que el paciente todavía tiene la capacidad de realizar el trabajo de respiración necesario para mantener una oxigenación adecuada.

15. ¿Qué es el síndrome de hiperventilación?

Es la disminución de los niveles de CO_2 en la sangre causada por respiraciones muy profundas y rápidas secundarias a la ansiedad aguda y malestar emocional. Se debe tener cuidado de no etiquetar a alguien como que tiene síndrome de hiperventilación sin un historial y examen físico detallados para descartar todas las otras causas posibles.

16. ¿Cuáles son los síntomas del síndrome de hiperventilación y por qué se presentan?

El paciente tendrá una frecuencia respiratoria rápida asociada con entumecimiento y hormigueo, primero aparece alrededor de la boca y los labios, es seguido por espasmo carpopedal o tétanos. Estos ocurren porque la hiperventilación disminuye dramáticamente el pCO_2 en la sangre, que causa alcalosis respiratoria e hipocalcemia.

17. He oído que todos los pacientes que están hiperventilando pueden ser tratados con respiración en una bolsa o máscara.

Absolutamente no, ya que los pacientes que son hipóxicos o gravemente acidóticos de otras causas también se presentarán con taquipnea y a veces con respiración profunda o aumento del volumen tidal. Si estos pacientes son tratados con técnicas de respiración pensando que tienen síndrome de hiperventilación, puede disminuir aún más el nivel de O2 en la sangre y conducir a consecuencias desastrosas.

18. Si la reinhalación con una bolsa de papel es peligrosa, ¿cómo manejo a un paciente que parece tener síndrome de hiperventilación?

En primer lugar, debe descartar otras causas de disnea y taquipnea. Un enfoque tranquilo y tranquilizador y un intento de "hablarles" para disminuir la profundidad y la tasa de respiración son más a menudo exitosos y siempre seguros. Otras causas de taquipnea como cetoacidosis diabética o hipoxia no mejorarán; todos estos pacientes deben ser tratados con O2 por mascarilla o cánula nasal.

19. ¿Cómo sospecho del diagnóstico de neumonía?

Los signos y síntomas que presentan la neumonía, corresponden a la infección en los alvéolos de los pulmones, incluyen tos productiva con esputo verde-amarillo, disnea, taquipnea, fiebre, escalofríos, dolor torácico pleurítico, roncus, rales localizados y aleteo nasal con la inspiración. Todos estos pacientes deben ser tratados con cuidados de soporte y apoyo en las vías aéreas, incluida la administración de oxígeno según sea necesario.

20. ¿Qué es el tromboembolismo pulmonar?

El tromboembolismo pulmonar (TEP) es un coágulo de sangre que se originó en las venas de las extremidades inferiores o la pelvis, se rompe, y pasa por dentro y a través del ventrículo derecho y hacia los pulmones a través de la arteria pulmonar.

21. ¿Cómo hago el diagnóstico de TEP?

El diagnóstico no se puede hacer en la escena; es un diagnóstico difícil de hacer incluso con la ayuda de sofisticadas técnicas de diagnóstico por imágenes. Debe sospecharse en cualquier paciente con inicio repentino de dolor torácico pleurítico, disnea, taquipnea y taquicardia.

22. Qué pacientes tienen mayor riesgo de desarrollar TEP?

Los ancianos (es decir, los mayores de 70 años), las mujeres posparto, las mujeres que toman píldoras anticonceptivas, cualquier persona que tenga inmovilidad prolongada (por ejemplo, viajes prolongados, reposo en cama o yeso largo de piernas), y pacientes con cáncer o estados hipercoagulables (por ejemplo, deficiencia de proteína C o S).

23. Cuál es el tratamiento?

O2 de alto flujo a través de una mascarilla no reinhalatoria, monitorización cardíaca, transporte rápido al Departamento de Emergencias para su evaluación y tratamiento con trombolíticos. Algunos servicios más rurales y de vuelo están iniciando trombolíticos antes de su llegada al hospital. Algunos pacientes con TEP masivo pueden ser colocados en oxigenación con membrana extracorpórea (ECMO), esto sin embargo, por lo general sólo puede acceder en centros de atención terciaria más grandes.

24. ¿Qué es HAPE?

Por sus siglas en ingles: *High Altitude Pulmonary Edema, es el* Edema Pulmonar por Gran Altitud, que ocurre en individuos susceptibles que viajan a lugares por encima de 8000 pies de altitud. Puede llegar a ser mortal. El tratamiento primario es el descenso rápido a una altitud más baja. Los resultados notables se pueden obtener con un descenso de tan solo mil pies. El oxígeno debe administrarse si está disponible, pero el traslado del paciente a una altitud más baja debe tener prioridad. No espere a que llegue oxígeno para iniciar su descenso.

25. ¿Qué signo vital tomado en la escena es más probable que sea inexacto y por qué?

La mayoría de las veces la frecuencia respiratoria es estimada en vez de contarse con precisión durante 20 a 30 segundos, esto se debe a que la mayoría de los proveedores prehospitalarios (y de los proveedores hospitalalarios) están orientados a la acción y a veces no se toman el tiempo necesario para determinar la frecuencia respiratoria con precisión en pacientes que no se quejan de disnea o que parecen disneicos.

26. ¿Por qué estimar la frecuencia respiratoria es una práctica peligrosa?

Algunos pacientes muy enfermos se pueden pasar por alto, particularmente aquellos con acidosis metabólica secundaria a la sepsis o las ingestiones tóxicas, ya que muchos de estos pacientes no tienen quejas de disnea y no parecen tener dificultad respiratoria.

27. ¿Cuál es el mensaje de este capítulo?

CONTAR, NO ESTIMAR la frecuencia respiratoria y administrar O2 a cada paciente disneico.

28. ¿Qué tecnología hay para ayudarme a controlar a mi paciente?

La oximetría de pulso está actualmente disponible en todas las ambulancias y en la mayoría de las unidades de primera respuesta. La oximetría de pulso se debe utilizar para mejorar las buenas habilidades de evaluación del paciente.

Mientras que muchos proveedores experimentados pueden determinar fácilmente si un paciente es hipóxico sin el uso de un oxímetro de pulso, el oxímetro de pulso es una gran herramienta para los cambios de tendencia en el estado de oxigenación del paciente.

29. ¿El oxímetro de pulso me hablará de las ventilaciones del paciente?

No. Sin embargo, estará la CO2 al final de la espiración (EtCO2) de la capnografia. Los monitores de capnografía con EtCO2 están disponibles como una unidad independiente o integrado en monitores cardíacos. El monitor EtCO2 se puede conectar a pacientes que respiran espontáneamente utilizando un dispositivo similar a una cánula nasal o se puede conectar a un tubo endotraqueal, LMA o Vía Aérea de doble luz.

30. ¿EtCO2 se correlaciona directamente con PaCO2 en una gasometría arterial?

Hay una buena correlación entre EtCO2 y PCO2 arterial. Los estudios han demostrado que EtCO2 es aproximadamente 4 mm Hg inferior al PCO2 arterial.

31. ¿Cuándo debo usar la capnografía de EtCO2?

Como cuestión de práctica, se recomienda el monitoreo continuo de EtCO2 con capnografía de forma de onda en todos los pacientes intubados. Los documentos de consenso de la Asociación Nacional de Médicos de SEM apuntan a muchos estudios que muestran que el uso de capnografía tanto para la confirmación de la colocación del tubo como como la detección de un tubo desprendido producen mejores tasas de éxito de intubación prehospitalario. El uso de capnografía de forma de onda en pacientes con respiración espontánea no sólo puede documentar el nivel de angustia, sino también utilizarse para evaluar la eficacia de la terapia broncodilatadora.

PERLAS Y DECISIONES CRÍTICAS:

- Todos los pacientes disneicos deben tener una medición de saturación de O2 y colocarle en oxígeno.
- Las sibilancias deben tratarse con broncodilatadores inhalados. Pero no todas las sibilancias son asma.
- Los narcóticos se deben utilizar con precaución en pacientes disneicos, ya que pueden suprimir el impulso respiratorio.
- Monitoree continuamente a todos los pacientes disneicos con un oxímetro de pulso y ETCO2 si está disponible.
- La CPAP es un complemento útil para el tratamiento del edema pulmonar, EPOC y asma.

- La acidosis metabólica grave (por ejemplo, cetoacidosis diabética y sepsis) puede manifestarse como disnea y taquipnea

LECTURAS SUGERIDAS

1. Felten S, Cydulka R. Asthma, chronic obstructive pulmonary disease, and pneumonia. In: Markovchick V, et al (eds): Emergency Medicine Secrets. 6th Edition, Elsevier, Philadelphia, 2016, pp 177-189.
2. Sankoff J, Richards DB. Breathing and ventilation. In: Markovchick V, et al (eds): Emergency Medicine Secrets. 6th Edition, Elsevier, Philadelphia, 2016., pp 171-176.
3. Wolf SJ. Venous thromboembolism. In: Markovchick V, et al (eds): Emergency Medicine Secrets. 6th Edition, Elsevier, Philadelphia, 2016. pp 190-195.
4. Oost J, Daya M. Respiratory Distress. In: Cone DC, (ed) Emergency Medical Services: Clinical Practice and Systems Oversight, 2nd ed., vol. 1, Wiley, 2015, Pages 53-59.
5. Mossesso V, Jameson AM. Oxygenation and Ventilation. In: Cone DC, (ed). Emergency Medical Services: Clinical Practice and Systems Oversight, 2nd ed., vol. 1, Wiley, 2015, Pages 60-68
6. Strecker-McGraw M, Ratcliff T. Pulmonary Emergencies. In: EMS Medicine. Cooney DR (ed). McGraw-Hill, 2016, pages 272-281.
7. Sahu N, Matthews P, Groner K, Papas MA, Megargel R. Observational Study on Safety of Prehospital BLS CPAP in Dyspnea. Prehosp Disaster Med. 2017;32:610-614.
8. Nielsen VM, Madsen J, Aasen A, et al. Prehospital treatment with continuous positive airway pressure in patients with acute respiratory failure: a regional observational study. Scand J Trauma Resusc Emerg Med. 2016 Oct 10;24(1):121.

CAPÍTULO 44. DOLOR Y TRAUMA EN EXTREMIDADES

1. ¿Quién puede desarrollar problemas dolorosos en las extremidades?

Las personas de todas las edades pueden tener problemas en las extremidades que causan dolor y malestar. La edad del paciente y la historia obtenida ayudarán a determinar la causa probable del dolor del paciente. Los pacientes pediátricos a menudo caen sobre una mano extendida (a veces conocida como *FOOSH*). Este tipo de caída puede resultar en una fractura del radio y el cúbito o, más proximalmente, en el húmero distal. Los pacientes mayores también a menudo caen terminando en unaa fractura de la cadera o de hombro, muchas veces incluso cuando caen sólo unos pocos centimetros (como el tropiezo / una caída desde una posición de pie) porque tienen huesos frágiles secundarios a la osteoporosis. Además, una amplia variedad de problemas no traumáticos pueden producir dolor en las extremidades y en las articulaciones en pacientes de todas las edades.

2. Se lo llama al domicilio de un paciente de edad avanzada que se queja de dolor de rodilla. ¿Cuál es la parte más importante de la historia que debe saber acerca de esta queja?

La parte más importante de la historia es lo pertinente al antecedente de que si hubo algún traumatismo en la extremidad. ¿Se cayó el paciente? ¿Cayó sobre o se torció la rodilla? Además de la lesión directa en la rodilla, la lesión de la cadera puede presentar con dolor referido a la rodilla y ocasionalmente el dolor de rodilla será la única queja.

3. ¿Cómo puedo saber si una cadera está fracturada?

La única manera de saberlo con certeza es mediante la evaluación por rayos X, pero el examen clínico (evaluación del paciente) puede ser sugerente. La mayoría de los pacientes de edad avanzada fracturan la cadera en el cuello femoral, y la pierna afectada generalmente aparecerá acortada en comparación con la otra pierna y girada externamente. La mayoría de los pacientes no podrán soportar peso y pueden tener dolor intenso, mientras que otros pueden ser capaces de deambular con dolor. Siempre sospechar una fractura en un paciente de edad avanzada con quejas de dolor de cadera o rodilla.

4. ¿Por qué es importante determinar el mecanismo de daño cuando se trata de lesiones en las extremidades?

Determinar el mecanismo lesional puede conducir a la sospecha y el reconocimiento de lesiones críticas. La transferencia de energía con bajo impacto de energía frente a un impacto de alta energía, o una caída de un objeto estacionario frente a ser lanzado desde un objeto en movimiento, produce diferentes patrones de lesión y gravedad. El conocimiento de los patrones típicos de lesión asociados con diferentes tipos de transferencia de energía le ayudará a guiar su evaluación de las lesiones previstas.

5. ¿Cuál es el "ruta de la lesión"?

La ruta de la lesión se refiere a la vía que la fuerza aplicada a una víctima de trauma suele seguir. Hay una serie de ejemplos a tener en cuenta:

- Si un paciente cae de una altura aterrizando sobre sus pies primero, usted sospecharía que las fuerzas primarias se aplicarán primero a las extremidades inferiores y luego se pasan hacia arriba a través del esqueleto y los órganos. La ruta de una posible lesión, por lo tanto, comenzaría con posibles fracturas del calcáneo (hueso del talón), tobillo, tibia, peroné, fémur, pelvis y columna vertebral, y podría incluir lesiones de órgano hueco o cizallamiento aórtico. Además, puede haber lesiones abdominales, de las extremidades superiores o de la cabeza secundarias resultantes de cualquier caída continua hacia adelante del cuerpo. Por último, el tipo de superficie afectada puede inferir a la gravedad potencial de las lesiones en esta ruta.
- Un niño que corre a la calle y ve un vehículo que se aproxima normalmente se congelará en su lugar, frente al vehículo. Una vez que el niño es golpeado por el vehículo en movimiento, por lo general el parachoques impactará uno o ambos muslos produciendo fractura de los fémures. El niño impactado caerá hacia el vehículo golpeando su pecho en la parrilla o la capucha causando lesiones torácicas, la cabeza golpeará el vehículo produciendo traumatismo craneoencefálico, y finalmente el niño es lanzado resultando en lesiones adicionales.
- Por el contrario, un adulto que ve un vehículo que se aproxima normalmente girará hacia un lado tratando de evitar la colisión, lo que resulta en que el parachoques golpee y se fracture la tibia y el peroné. El adulto caerá hacia es capó golpeando la parte inferior del pecho y el abdomen lateral seguido por la cabeza golpeando de el parabrisas y finalmente es expulsado.

6. ¿Por qué siempre debo comprobar si hay pulsos, movimiento y sensación de la extremidad antes y después de la férula?

Una extremidad sin pulso antes de cualquier intervención puede indicar una lesión vascular o un síndrome compartimental. Es importante establecer una presencia de línea de base para pulsos, movimiento y sensación antes de la astilla. Una pérdida de cualquiera de estos indicadores clínicos importantes podría indicar una férula inadecuada y un mal manejo de las extremidades con el potencial de causar lesiones adicionales en la extremidad.

7. ¿Qué es el síndrome compartimental?

El síndrome compartimental es una afección que amenaza las extremidades en la que el aumento de la presión en los compartimentos de los músculos de la extremidad puede comprimir los vasos sanguíneos de esa extremidad y causar el compromiso del suministro de sangre a la extremidad. Las dos causas más comunes del síndrome compartimental son la hemorragia por una fractura o lesión vascular y el edema del tercer espacio creado cuando el tejido muscular isquémico que se reperfunde después de un período de disminución o ausencia de flujo sanguíneo.

8. ¿Cuándo debo sospechar el síndrome compartimental??

Los dos primeros signos de un síndrome compartimental en desarrollo son dolor y parestesias. La parestesia se define como una sensación dérmica anormal, como hormigueo, pinchazos, escalofríos, ardor o sensación de entumecimiento en la piel. Al considerar el mecanismo de una fractura, lesión por aplastamiento o compresión de la extremidad, la evaluación física puede revelar una sensación tensa y apretada, así como sensibilidad a la palpación de los músculos del compartimiento involucrado de la extremidad, asociado a dolor en el movimiento pasivo de la parte distal de la extremidad. A medida que el síndrome compartimental progresa y se desarrolla la isquemia de la extremidad involucrada, el paciente desarrollará las "Cinco P".

9. ¿Qué son las "Cinco P"?

Las "Cinco P" son:

- Falta de Pulso
- Dolor (Pain)
- Parestesia
- Palidez
- Parálisis.

Se puede comprobar estos cinco signos clínicos durante la evaluación del paciente para determinar si hay evidencia de isquemia de las extremidades. Un pulso distal palpable en la extremidad indicaría perfusión aceptable; sin embargo, si la extremidad es fría y pálida o no se sienten pulsos, es probable que no está perfundida. La parestesia (sensación de hormigueo) puede reflejar isquemia y daño a los nervios. La isquemia nerviosa grave durante un período prolongado de tiempo puede resultar en la pérdida de la sensación de la extremidad y la parálisis del músculo. Todos o algunos de estos signos pueden ser evidentes en el síndrome compartimental. La evaluación de estos signos y la gestión adecuada es importante para mitigar la pérdida de la función o la pérdida de la propia extremidad.

10. ¿Qué más puede causar compromiso del flujo sanguíneo arterial?

La oclusión arterial de una extremidad puede presentarse como una extremidad sin pulso. La oclusión arterial puede ocurrir como resultado de un traumatismo (p. ej., herida de bala o desgarro del revestimiento interno de una arteria), émbolo de un coágulo de sangre en el corazón o coagulación de una arteria parcialmente ocluida (similar a un infarto agudo de miocardio). A medida que el tiempo isquémico progresa, la extremidad se volverá pálida, fría e insensible. La extremidad puede ser salvada si se trata a tiempo.

11. ¿Qué puede suceder cuando se ocluye una vena?

La oclusión de una vena profunda en la pierna o la pelvis se define como una trombosis venosa profunda (TVP). La oclusión de una vena profunda conduce a la hinchazón y el dolor de la extremidad, y a veces puede palpar un cordón sensible en la extremidad que representa la vena involucrada. Un coágulo en una vena puede romperse y viajar hacia el corazón y hacia la circulación pulmonar, causando una embolia pulmonar. Un paciente que presenta signos y síntomas de la TVP necesita una evaluación médica formal, más a menudo un ultrasonido, para hacer este diagnóstico. Una TVP requiere tratamiento con anticoagulantes (es decir, heparina) para evitar la propagación del coágulo.

12. ¿Qué pasa con las luxaciones?

Una luxación es una alteración en la relación anatómica normal de los huesos que componen una articulación. El paciente puede tener antecedentes de luxaciones previas; además, las luxaciones también pueden estar asociadas con una fractura. La luxación anterior del hombro es el tipo más común de luxación, y generalmente es causada por una caída en el interior de un brazo superior, que luego se secuestra (se aleja de la línea media del cuerpo) y se gira externamente. Compruebe siempre si hay pulsos distales y sensación durante la evaluación de una luxación y, a continuación, ensancha la zona afectada en la posición encontrada. No intente reubicar la articulación en la escena, sino que traslade al paciente en su posición de comodidad y considere el manejo del dolor en ruta.

13. Cómo se debe controlar el dolor en pacientes con lesiones en las extremidades?

Ya sea que esté tratando una fractura, luxación o incluso un esguince, las intervenciones básicas como la inmovilización, los paquetes de hielo, la elevación y la buena comunicación con el paciente para disminuir la ansiedad deben intentarse inicialmente al tratar lesiones en las extremidades. También se debe considerar la administración de medicamentos analgésicos como sulfato de morfina, fentanilo, meperidina, hidromorfona, óxido nitroso u antiinflamatorios no esteroideos en pacientes con traumatismo de extremidades aisladas.

14. ¿Qué es "codo de niñera"?

Este es el término de un lego para la subluxación de la cabeza radial en la articulación del codo en un niño pequeño. Esta lesión ocurre con mayor frecuencia en niños de entre 1 y 5 años. La lesión generalmente resulta de la tracción, o tirón, del brazo extendido y pronado, que puede ocurrir al levantar a un niño por el brazo. El niño a menudo se presenta con llanto y no usará la extremidad afectada. No hay deformidad obvia ni compromiso neurovascular. El tratamiento en la escena es un entablillado, medidas sintomáticas para aliviar el dolor, y el traslado para la evaluación y reubicación de la cabeza radial subluxada en el departamento de emergencia.

15. ¿Qué es la enfermedad de Buerger?

La enfermedad de Buerger es una inflamación aguda y trombosis (coagulación) de arterias y venas pequeñas y medianas que afectan las manos y los pies, que normalmente se encuentran en fumadores, predominantemente hombres jóvenes. Los síntomas incluyen dolor en los pies y/o manos inducidas por un flujo sanguíneo insuficiente durante el ejercicio, o dolor en estas áreas en reposo. El dolor puede ser muy intenso en las regiones afectadas. Los signos y síntomas adicionales pueden incluir entumecimiento y/o hormigueo en las extremidades distales, incluyendo la presencia del fenómeno de Raynaud, una condición en la que la piel de las extremidades distales (dedos, dedos de las manos, manos y pies) se vuelve blanca cuando se expone al frío. Las ulceraciones cutáneas y la gangrena de los dedos de las manos y pies son comunes.

16. ¿Por qué los pacientes con enfermedad de células falciformes tienen dolor óseo?

El dolor óseo constante y severo puede ocurrir debido a la presencia de glóbulos rojos enfermos anormales que oclúyen pequeños vasos sanguíneos que nutriten al hueso, causando así isquemia durante una crisis vaso-oclusiva. En los lactantes, la dactilitis (síndrome de manos y pies), causada por infartos de los huesos pequeños y que se presenta como una hinchazón simétrica dolorosa de las manos y los pies, puede ser la manifestación inicial de la anemia de células falciformes.

17. ¿Cómo se trata el dolor en las extremidades en niños que experimentan una crisis de células falciformes?

El tratamiento prehospitalario de la crisis de células falciformes se determina a través de la recopilación de la información, incluida la edad del paciente, la ubicación y la gravedad del dolor, y los protocolos de manejo del dolor. El control médico directo en línea puede ser necesario en casos atípicos. El tratamiento para crisis vaso-oclusivas es hidratación y analgesia. La solución isotónica intravenosa se administra a una velocidad de 1-1,5 veces la tasa de mantenimiento, si no se puede mantener la hidratación oral. El uso de analgesia se basa en la gravedad de los síntomas y la respuesta a las terapias en el hogar antes de la presentación del paciente en la puerta de emergencia. El dolor leve a menudo se puede controlar con ibuprofeno, paracetamol o ketorolac. El sulfato de morfina, la meperidina, la hidromorfona o la oxicodona también se utilizan para el manejo del dolor y algunos pacientes pediátricos se han beneficiado con dosis altas de metilprednisolona IV.

18. ¿Qué causa una articulación roja y caliente?

Hay múltiples posibilidades y las causas específicas son difíciles de diagnosticar en lugar de la escena. Más comúnmente se ve la gota, un tipo de artritis causada por cristales de ácido úrico que se forman en el espacio articular. Esto a menudo afecta el dedo gordo del pie y puede ser tan doloroso que incluso el peso de una sábana hace que el paciente se encoja. Es difícil diferenciar la gota de una articulación infectada por examen, y el diagnóstico requiere aspirar líquido del espacio articular, verlo al microscópico y un análisis químico de ese líquido articular obtenido.

Una articulación que tiene una infección bacteriana, puede presentarse de manera similar y es bastante grave porque la infección Puede destruir el tejido y el cartílago, dejando una articulación deformada e inútil si no se trata. La celulitis es una inflamación o infección de los tejidos blandos, a menudo de una extremidad, y puede llegar a ser bastante grave. La presencia de celulitis generalmente indica una infección aguda e incontrolada de la dermis y los tejidos subcutáneos, a través de los sistemas linfáticos o circulatorios. Los microorganismos, generalmente bacterias grampositivas, pueden desencadenar una respuesta inflamatoria que resulta en dolor, enrojecimiento, calor e hinchazón cuando no se tratan.

19. ¿Qué es la osteomielitis?

La osteomielitis es una infección ósea aguda o crónica generalmente causada por bacterias que se originan en otra parte del cuerpo y se propagan al hueso a través de la sangre o como resultado de una lesión ósea directa, más comúnmente después de un trauma penetrante o fractura abierta. Otros factores conocidos que pueden aumentar el riesgo de osteomielitis incluyen diabetes, hemodiálisis, enfermedad de células falciformes, esplenectomía y uso de drogas intravenosas. Los síntomas incluyen dolor en el hueso, hinchazón local, enrojecimiento y calor en las extremidades, así como fiebre, náuseas y malestar general. En los casos de osteomielitis crónica, puede producirse un drenaje de pus a través de la piel. El objetivo del tratamiento para la osteomielitis es eliminar la infección y prevenir su retorno a través de la terapia antibiótica a largo plazo. El tratamiento prehospitalario se limita al tratamiento de los síntomas, principalmente fiebre y control del dolor.

20. ¿Qué son los trastornos reumáticos?

Los trastornos reumáticos son una clase no específica de trastornos autoinmunes que afectan los huesos, las articulaciones y la piel, así como el corazón, los riñones y los pulmones. Los términos "artritis" y "reumatismo" cubren por sí solos 200 condiciones diferentes. Algunos de los principales trastornos reumáticos que puede encontrar durante la evaluación prehospitalaria son bursitis/tendinitis, fibromialgia, dolor de cuello, osteoartritis, fiebre reumática, cardiopatía reumática (una complicación a largo plazo de la fiebre reumática) artritis reumatoide y lupus. Los trastornos reumáticos comparten dos características: causan dolor crónico (a menudo intermitente) y son bastante comunes. El tratamiento prehospitalario para trastornos reumáticos es generalmente permitir una posición de comodidad y manejo del dolor.

21. ¿Qué problemas articulares se encuentran los hemofílicos?

Los hemofílicos pueden sangrar en los espacios musculares y articulares después de sufrir un trauma relativamente menor. La gravedad del sangrado depende de la gravedad de la enfermedad. Los pacientes con un nivel muy bajo de factores de coagulación generalmente serán diagnosticados a una edad temprana y tienen múltiples episodios de sangrado que conducen a articulaciones gravemente deformadas.

PERLAS Y DECISIONES CRÍTICAS:

- La deformidad grosera de las extremidades después del trauma puede distraer a los proveedores de la evaluación de posibles lesiones internas potenciales para la vida
- Asumir que un hueso no está roto si un paciente puede caminar sobre él o usarlo.
- La comprobación de los cinco signos clínicos de isquemia de las extremidades o lesión nerviosa debe ocurrir antes y después de la férula de la extremidad, no sólo antes o después.
- Las luxaciones a menudo tienen fracturas asociadas.
- El dolor de rodilla puede indicar una lesión en la cadera y la pelvis.
- Los analgésicos manejan el dolor, los sedantes abordan la ansiedad.

LECTURAS SUGERIDAS:

1. Maakaron JE: eMedicine- Sickle Cell Disease: Updated 2019-01-29.https://emedicine.medscape.com/article/205926-overview Accessed February 23, 2019
2. Kishner S: Osteomyelitis. Updated March 2018. In Medscape. Available at: https://emedicine.medscape.com/article/1348767-overview 8/2006. Accessed February 23, 2019
3. 4. Herchline TE: Cellulitis. Updated October 2018. In Medscape. Available at: https://emedicine.medscape.com/article/214222-overview Accessed February 23, 2019
4. CDC. Arthritis. Available at: https://www.cdc.gov/arthritis/basics/index.html Accessed February 23, 2019
5. Patel K. Deep Venous Thrombosis. In: Emedicine.Medscape. Updated July 2017
6. Available at: https://emedicine.medscape.com/article/1911303-overview Accessed February 23, 2019
7. Rasul AT. Acute Compartment Syndrome. Updated April 2018. Available at: https://emedicine.medscape.com/article/307668-overview Accessed February 23, 2019
8. Wolfram, W: eMedicine-Pediatrics, Nursemaid Elbow. Updated December 2018. Available at: http://www.emedicine.com/emerg/topic392.htm Accessed February 23, 2019
9. Mayo Clinic: Buerger's Disease. Available at: https://www.mayoclinic.org/diseases-conditions/buergers-disease/symptoms-causes/syc-20350658 Accessed February 23, 2019.

CAPÍTULO 45. SOBREDOSIS E INTOXICACIONES

1. ¿Qué tan frecuente es la exposición a los venenos?

La Asociación Americana de Centros de Control de Venenos registró 2.607.413 casos de exposición a venenos humanos en 2017. Aproximadamente el 90% de estos ocurrieron en el hogar, y aproximadamente el 85% fueron accidentales. La gran mayoría de estos casos ocurrieron sin enfermedad o fue solo menor. Casi la mitad de todas las exposiciones involucran a niños menores de 6 años; sin embargo, sólo el 0,8% de las 3208 muertes reportadas involucraron a niños menores de 6 años. Aunque la intención suicida estuvo presente en sólo el 13% de los casos, las exposiciones suicidas representaron aproximadamente el 30% de las muertes. La gran mayoría de las llamadas (65,5%) a un centro de toxicología no resulta en la derivación a un centro de atención médica.

2. ¿Cuáles son las sustancias más comunes involucradas en exposiciones reportadas a centros de toxicología?

Las sustancias más comunes son analgésicos (11,1%), productos de limpieza del hogar (7,4%), productos cosméticos y de cuidado personal (6,8%), medicamentos sedantes/hipnóticos/antipsicóticos (5,7%) y antidepresivos (5%).

3. ¿Cuáles son las sustancias más peligrosas?

Las cinco categorías con mayor número de muertes son analgésicos (incluyendo acetaminofeno y narcóticos), medicamentos sedantes/hipnóticos/antipsicóticos, estimulantes y drogas callejeras, drogas cardiovasculares (antagonistas del calcio y betabloqueantes) y alcoholes.

4. ¿Cómo están expuestos los pacientes a los venenos?

La ingestión es la vía de exposición más común, seguida de exposiciones dérmicas, inhalaciones u oculares; mordeduras y picaduras; y exposiciones parenterales (intravenosas) o de aspiración. En una ingestión, el veneno debe ser absorbido a través de la mucosa gastrointestinal antes de que se produzcan síntomas tóxicos. El estómago puede servir como un reservorio de veneno para el intestino delgado, donde se produce la mayor parte de la absorción. Las lesiones por inhalación por humos nocivos pueden ser inmediatas o retrasadas. La hipoxia es la mayor amenaza para la vida y se produce por obstrucción de las vías respiratorias causada por edema, laringospasmo o broncoespasmo o al desplazamiento de oxígeno por los propios gases inhalados. La absorción del contacto con la piel suele ser lenta, a menos que la barrera cutánea se interrumpa por abrasiones, laceraciones o quemaduras. La exposición dérmica a los corrosivos puede ser muy dolorosa y desfiguradora, pero con pocas excepciones, no es una amenaza para la vida. A pesar de un reflejo de parpadeo rápido, el ojo está relativamente desprotegido de las exposiciones. El daño ocular puede ser inmediato e irreversible. Las rutas intravenosas son obviamente las vías de exposición más rápidas. Estos pueden ocurrir en consumidores de drogas intravenosas o inadvertidamente en el establecimiento de la terapia intravenosa en el hogar.

5. ¿Cuáles son las prioridades de la escena para una exposición desconocida?

La primera prioridad, como siempre, es la seguridad de la escena tanto para los rescatistas como para el paciente. Los peligros ambientales o el material peligroso pueden requerir equipo especial o equipo de protección. Sin embargo, dado que la mayoría de las exposiciones se producen en un entorno público o residencial, las medidas extraordinarias generalmente serán innecesarias. Obtenga tanta información como sea posible de la familia y los transeúntes. El tiempo, la cantidad y la ruta de la ingestión son piezas cruciales de información. Los medicamentos de acción prolongada o de liberación prolongada son preocupaciones por intoxicaciones tardías o prolongadas. Asegúrese de preguntar acerca de la prescripción del paciente y el uso de drogas ilegales, así como cualquier medicamento o medicamento disponible en la escena. Intente determinar si la ingestión fue intencional o accidental. Reúna las botellas o recipientes vacíos y llévelos con el paciente. Si hay más de un paciente, pregunte acerca de las exposiciones comunes a todos, como alimentos, trabajo o productos químicos industriales, humo o fuentes de calor (monóxido de carbono). El Manejar el ABC, como en cualquier enfermedad, pero tenga en cuenta que luego de una ingestión o la exposición a toxicos puede desencadenrar un deterioro precipitado.

6. ¿Qué tipo de descontaminación se puede hacer en la escena?

¡Retire al paciente de la fuente de exposición! Evacuar el área de tóxicos potencialmente inhalados y quitarse la ropa contaminada. Irrigar la piel y los ojos con solución salina normal o agua corriente. Aplicar oxígeno de alto flujo por máscara. El agua inhalada nebulizada puede ayudar a diluir los irritantes nasofaríngeos. Nunca intente "neutralizar" una base con un ácido o un ácido con una base. Esto sólo contaminará aún más al paciente, y es probable que la reacción libere grandes cantidades de calor y agregue quemaduras térmicas a la lesión química inicial. Recientemente, varios estudios han evaluado la administración prehospitalaria de carbón activado como tratamiento para la exposición al veneno oral. Si bien estos estudios han demostrado que esta intervención acorta el tiempo de administración del carbón, estudios en el departamento de emergencias han encontrado que el carbón activado no es útil para el manejo de las ingestiones de rutina. Como la utilidad del carbón como intervención no está clara, no hay ningún papel para la administración rutinaria de carbón activado en el prehospitalario.

7. ¿Cuáles son los peligros de ingerir los diferentes tipos de alcohol?

Cualquier persona que trabaje en el entorno prehospitalario pronto aprecia el daño que el abuso del alcohol puede causar. El etanol es el alcohol que se encuentra en la cerveza, el vino y el licor. Otros alcoholes fácilmente disponibles son metanol (en el líquido de lavado de parabrisas), isopropanol (en alcohol de frotar) y etilenglicol (en anticongelante). Todos los alcoholes son depresores del SNC y mostrarán los signos familiares de intoxicación: ataxia, nistagmo, habla arrastrada, labilidad emocional y disminución del sensorio. Eventualmente, las ingestiones tóxicas graves progresan a depresión respiratoria y coma. El metanol se metaboliza al ácido fórmico, que causa una acidosis metabólica grave seguida de disminución de la visión e incluso ceguera a partir de 6 a 12 horas después de la ingestión. El alcohol isopropílico deja un olor a acetona en la respiración. Puede causar coma en los niveles sanguíneos que sólo sería levemente intoxicante con etanol. El etilenglicol es de sabor dulce y a menudo visualmente atractivo, lo que lo hace atractivo para niños y animales. El metabolismo del etilenglicol produce una acidosis metabólica e insuficiencia renal durante varias horas después de la exposición.

8. Muchas personas están tomando medicamentos para la depresión. ¿Existen graves peligros con una sobredosis de estos medicamentos? ¿Cómo se trata una sobredosis?

Absolutamente. Entre el 10% y el 20% de la población general se deprime en algún momento de sus vidas. Es la perturbación psicológica más común. Hay varias clases de medicamentos destinados a aliviar los síntomas de la depresión. Los antidepresivos tricíclicos (ADT) causan la mayor preocupación, mientras que los nuevos inhibidores de la recaptación de serotonina tienen un margen de seguridad más amplio. Las ADT incluyen imipramina, amitriptilina, desipramina y doxepin, entre otros, y tienen una variada gama de marcas. Los síntomas de sobredosis incluyen delirium, coma, convulsiones, hipotensión, disritmias cardíacas y colapso cardiovascular. Los síntomas pueden progresar rápidamente y los pacientes pueden progresar de estar normales a una toxicidad grave en una hora. El tratamiento para el delirio y el coma es intubación para la protección de las vías respiratorias. Las convulsiones se tratan con benzodiacepinas. La hipotensión requiere reanimación de volumen y vasopresores adrenérgicos como las infusiones de dopamina o epinefrina. La taquicardia amplia y compleja se debe tratar con bicarbonato sódico hipertónico (1-2 meq/kg). La sobredosis de los otros antidepresivos generalmente produce somnolencia, pero esto puede progresar al coma que requiere el manejo de la vía aérea. Las convulsiones pueden ocurrir y generalmente responden a las benzodiacepinas. Las arritmias son muy poco frecuentes, pero deben tratarse con bicarbonato de sodio (1-2 mEq/kg).

9. El acetaminofen (paracetamol) se encuentra en muchos medicamentos de venta libre, por lo que debe ser seguro, ¿verdad?

Cuando se toma como se indica, es seguro y eficaz. En grandes cantidades, sin embargo, puede ser fatal. Una de las dificultades con una sobredosis del paracetamol es el reconocimiento de la ingestión en sí. En primer lugar, hay numerosos medicamentos de venta libre y recetados que se combinan con paracetamol. La mayoría de los medicamentos para el resfriado o los senos paranasales y las prescripciones analgésicas lo contienen. En segundo lugar, la intoxicación por paracetamol no produce síntomas hasta 24 horas después de la exposición. Por lo tanto, cada ingestión se analiza rutinariamente para paracetamol. Veinte comprimidos de dosis *forte* o 30 píldoras de dosis simple son tóxicos en un adulto de tamaño medio. Dado que el sitio primario del daño es el hígado, los alcohólicos o pacientes con daño hepático preexistente tienen un mayor riesgo de lesión. Inicialmente, puede haber poca evidencia de efectos tóxicos; sin embargo, el momento óptimo para la terapia de antídoto con acetilcisteína es dentro de las primeras 8 horas de ingestion.

10. La aspirina también se encuentra en muchos remedios recetados y de venta libre. ¿En una sobredosis, hay algún hallazgo característico?

El nombre químico de la aspirina es ácido acetilsalicílico (AAS). Los salicilatos son la familia de compuestos que incluyen la aspirina y sus preparaciones de primos de subsalicilato de bismuto (Pepto-Bismol™), salicilato de magnesio (píldoras de Doan), salicilato de metilo (aceite de verde invernal), y otros medicamentos recetados para la enfermedad inflamatoria intestinal y el control del dolor. En una sobredosis, estos medicamentos pueden formar concreciones llamadas bezoares en el estómago, que pueden retrasar y prolongar la absorción. Treinta comprimidos de aspirina en un adulto es la dosis minima de toxicidad aguda; el doble puede resultar en una intoxicación severa. Inicialmente, los pacientes presentan náuseas, vómitos, dolor abdominal, hiperventilación y tinnitus, que es un sonido o zumbido en los oídos. Esto se puede desarrollarse durante más de 10 a 15 horas en peoría del estado mental, deshidratación, y sordera. Los síntomas del salicilismo grave o tardío incluyen convulsiones, depresión respiratoria, hipertermia, hipotensión y coma. El tratamiento es generalmente de apoyo y puede incluir el manejo de la vía aérea, los líquidos intravenosos y el diazepam para las convulsiones. La infusión de bicarbonato de sodio puede aumentar la excreción de aspirina, pero los pacientes con intpoxicaión grave de salicilato requieren diálisis.

11. ¿Cómo se presentan los pacientes que toman demasiada medicación para el corazón?

Los bloqueadores de los canales de calcio (BCCa) se utilizan para la hipertensión, la angina de pecho y la insuficiencia cardíaca. Actualmente hay varios BCCa diferentes disponibles. Los más comunes son diltiazem, verapamil, nifedipino y amlodipino. Estos fármacos actúan para frenar la conducción del nódulo auriculoventricular (AV), ralentizar la actividad del nódulo sinusal y causar vasodilatación tanto en las circulaciones coronarias como periféricas. En consecuencia, un paciente con sobredosis de BCCa presentará hipotensión y bradicardia. Los betabloqueantes (BB) son otro medicamento ampliamente prescrito utilizado no sólo para la hipertensión y las enfermedades del corazón, sino también para el hipertiroidismo y ocasionalmente para las migrañas. Una vez más, la hipotensión y la bradicardia son características cardinales de una sobredosis. La hipoglucemia o las convulsiones pueden ocurrir después de una sobredosis de BB. La Digoxina se utiliza en el tratamiento de la insuficiencia cardíaca congestiva y la fibrilación auricular. Se cree que cierto grado de síntomas tóxicos ocurre en el 5–20% de los pacientes que toman digoxina. La toxicidad se presenta inicialmente con trastornos gastrointestinales. Náuseas, vómitos, diarrea y distensión abdominal son quejas comunes. Además, el paciente puede quejarse de visión borrosa o ver en color amarillo, letargo y confusión. Finalmente, las alteraciones de conducción cardíaca son el efecto tóxico más mortal. La taquicardia auricular paroxística con bloqueo AV es clásica, pero cualquier combinación de taquicardia y bloqueo cardíaco es sospechosa por sobredosis de digoxina.

El tratamiento es similar para las tres ingestiones. El tratamiento inicial incluye monitoreo cardíaco, líquidos intravenosos para la hipotensión y atropina para la bradicardia. También puede ser necesario un marcapaso cardíaco. La hipotensión por intoxicación por BCCa o BB puede responder transitoriamente al calcio IV. Vasopresores adrenérgicos (dopamina o epinefrina) son la siguiente terapia importante. El magnesio o la lidocaína pueden ser útiles en el tratamiento de las disrritmias inducidas por digoxina.

12. ¿Qué son los toxindromes y cómo pueden ayudarme a identificar las intoxicaciones?

Los toxindromes son una constelación característica de síntomas causados por intoxicaciones. En la Tabla 1 se muestran varios toxindromes comunes, sus síntomas y causas comunes. Si bien los toxindromes son útiles cuando están presentes, no están presentes universalmente y pueden ser alterados por la co-ingestión de otro veneno.

Toxindrome	Síntomas	Tóxicos
Colinérgico	**S**alivación, **L**agrimeo, (**U**rination) micción, **D**iarrea, **G**astrointestinal con colicos, **E**mesis (**SLUDGE**)	Plaguicidas de carbamato y organofosfato, gas nervioso (Sarin), algunos hongos
Anticolinérgico	Piel enrojecida, boca seca, disminución de la motilidad intestinal, delirio, convulsiones, pupilas dilatadas	Antihistaminicos, atropina, escopolamine, hierba de Jimson
Opioide	Depresion respiratoria, depresion del estado mental, pupila miótica	Heroína, morfina, codeína y otros opioides
Simpaticomimetico	Taquicardia, diaforesis, ansiedad, pupilas midriáticas, convulsiones	Cocaína, amfetamina, cafeína, metilfenidato

13. ¿Existen exposiciones a tóxicos comunes en el entorno rural?

Los insecticidas más comunes (organfosforados y carbamatos) comúnmente utilizados en entornos rurales y agrícolas están relacionados con los gases nerviosos y los agentes de guerra química. Estos compuestos inhiben la acetilcolinesterasa, que deja el sistema nervioso colinérgico efectivamente "bloqueado." Los síntomas pueden ser recordados por el acrónimo "SLUDGE" que se muestra en la tabla de toxisindromes. En los casos graves, pueden ocurrir fasciculaciones musculares y convulsiones. El manejo inicial es la protección de la vía aérea y la descontaminación del paciente seguida de atropina intravenosa. Grandes dosis de atropina son a menudo necesarias para el tratamiento. La Pralidoxima (2-PAM) bloquea la acción de algunos organofosforados y normalmente se administrará en conjunto con atropina o en el departamento de emergencias. Hay muchos otros pesticidas comunes utilizados diariamente. Los venenos para ratas y ratones suelen contener warfarina o anticoagulantes relacionados. En general, una sola ingestión en una persona sana no causa sangrado significativo, sin embargo, las exposiciones repetidas pueden causar una coagulopatía 24-72 horas después de la exposición. Hay muchos otros pesticidas utilizados, la mayoría son benignos, pero algunos pueden contener estricnina, cianuro u otros venenos potencialmente peligrosos. Es fundamental determinar el producto exacto.

14. ¿Cuál es el tratamiento para la intoxicación anticolinérgica?

Los pacientes con intoxicación anticolinérgica generalmente requieren poco más que cuidados de apoyo. Sin embargo, los pacientes con agitación pueden requerir sedación con benzodiazepinas. Las benzodiacepinas también se utilizan para tratar las convulsiones. Los pacientes con depresión del SNC pueden requerir intubación para el manejo de su vía aérea. Muy raramente los pacientes con sobredosis de antihistamínicos desarrollarán arritmias cardíacas que requieren tratamiento con bolos de bicarbonato de sodio (1-2 mEq/kg).

15. ¿Y las drogas callejeras?

La cocaína, las anfetaminas y los simpaticomiméticos relacionados están comúnmente disponibles ilícitamente, en medicamentos de dieta de venta libre y con receta médica. El toxisindrome simpaticomimético se describe en la tabla de toxisindromes. Las complicaciones potencialmente mortales de estos medicamentos son las convulsiones, la hipertermia y las disritmias ventriculares. En algunos casos, se desarrollará psicosis que es indistinguible de la esquizofrenia o la fase maníaca del trastorno bipolar. El infarto de miocardio y el accidente cerebrovascular se han producido secundarios al consumo de cocaína. El tratamiento para estos pacientes es la sedación rápida con benzodiacepinas.

Los opiodes son muy comúnmente encontrados. Los pacientes pueden estar expuestos a través de sobredosis de medicamentos, inyección o inhalación de heroína, o incluso por uso transdérmico o abuso del parche de fentanilo. El primer paso del tratamiento es abrir la vía aérea e iniciar la ventilación. Después de la oxigenación y la ventilación, la depresión respiratoria se puede revertir con naloxona. La dosis inicial IV, 2 mg IV, puede repetirse en casos de sospecha de sobredosis grave. La naloxona también está disponible para inyección intranasal o IM. La naloxona no debe administrarse rutinariamente a pacientes sin depresión respiratoria. La naloxona suele causar síntomas de abstinencia en pacientes dependientes de opioides.

16. Hablando de abstinencia, ¿qué tan peligroso es?

Eso depende de lo que el paciente ha estado tomando. La aparición de los síntomas puede variar desde unas pocas horas en el caso de la sobredosis de cocaína y alcohol a uno o dos días para algunos opiáceos. El etanol se asocia con el síndrome de abstinencia más común, que puede ser mortal. Se manifiesta como una intensa estimulación del sistema nervioso simpático. No se requiere un nivel de alcohol en sangre de cero para que se produzca la abstinencia. En los alcohólicos crónicos, los niveles de alcohol sérico por encima del límite legal de 100 mg/dL pueden producir síntomas de abstinencia. La abstinencia de etanol tiene cuatro etapas que comienzan con temblores, taquicardia, hipertermia e hipertensión. Esto es seguido por una progresión a través de convulsiones, alucinaciones, y finalmente delirio franco. Diazepam o lorazepam es el tratamiento de elección para la sedación y el control de la disfunción autonómica.

La abstinencia de opiáceos es mucho más benigna, aunque muy incómoda. La constelación de síntomas incluye rinorrea, lagrimeo, vómitos, diarrea, agitación y elevaciones leves en la frecuencia cardíaca y la presión arterial. La piloerección (pelo erizado) es común, mientras que las convulsiones, los cambios de estado mental y la hipertermia son raros. La retirada puede precipitarse por el uso de naloxona. La naloxona tiene una vida media corta, sin embargo, los síntomas pueden resolverse en dos o tres horas si se precipita por la administración de naloxona. La abstinencia de cocaína o anfetamina suele terminar con depresión y letargo. No se indica ningún tratamiento específico.

17. ¿Cuáles son los venenos inhalados mas importantes?

El monóxido de carbono se produce en un incendio y también por calentadores de gas, escape del motor y quemadores de carbón. Se une a la hemoglobina 200 veces más que el oxígeno. La hemoglobina unida por monóxido de carbono no puede transportar oxígeno. El síntoma más temprano es dolor de cabeza seguido de disnea, irritabilidad y fatiga, taquicardia, confusión, coma y convulsiones (con creciente toxicidad). El tratamiento incluye retirar al paciente del ambiente tóxico, oxígeno de alto flujo y posiblemente oxígeno hiperbárico.

El gas cianuro procedente de plásticos en llamas o en entornos industriales se absorben fácilmente. Los pacientes declinan rápidamente y se quejan de cefalea, náuseas y ansiedad. Parecen confusos, y la hipertensión inicial y la bradicardia pueden progresar a hipotensión y taquicardia y rápidamente a la apnea. El oxígeno de alto flujo es la medida inicial. La hidroxocobalamina fue aprobada en los Estados Unidos como un antídoto para el cianuro y se ha convertido en el tratamiento prehospitalario preferido para la intoxicación por cianuro. Si la hidroxocobalamina no está disponible, entonces se administra el tratamiento tradicional del nitrito de sodio IV y tiosulfato. Todos ellos están contenidos en un kit de antídoto de cianuro preenvasado.

18. ¿Qué pasa con las ingestiones de plantas?

Las ingestiones vegetales, aunque son comunes, no están entre las 15 principales causas de muerte por ingestión. De hecho, las ingestiones vegetales son generalmente benignas, con pocas excepciones. Las preparaciones vegetales de infusiones de tés o de semillas en polvo pueden ser peligrosas. Tratar los síntomas de la ingestión en lugar de la ingestión en sí. Lleve una muestra de la planta o preparación al departamento de emergencias si está disponible. Los hongos crecen en casi todas partes, y las variedades venenosas tienden a ser irritantes gastrointestinales. El hongo blanco indeterminado *Amanita phalloides* es peligroso y puede resultar en necrosis hepática fatal. Estos son diferentes de la colorida y danzante *Amanita muscaria* de la película de Disney "Fantasía". Estos hongos causan un síndrome anticolinérgico.

19. ¿Qué se debe hacer en la ingestión desconocida?

El primer paso debe ser las medidas de reanimación estándar: Asegurar la vía aérea, administrar oxígeno de alto flujo y ventilar al paciente. Dado que muchos venenos causan una acidosis metabólica, los pacientes con sobredosis generalmente deben recibir hiperventilación controlada. La hipotensión se trata con bolos de líquido isotónico seguidos de un vasopresor adrenérgico si es necesario. Dar bicarbonato de sodio para taquicardias muy complejas. Tratar la agitación y las convulsiones con benzodiacepinas. Por último, recuerde comprobar la glucosa en sangre en pacientes con estado mental alterado.

PERLAS Y DECISIONES CRÍTICAS:

- Asuma que una taquicardia de complejos anchos que ocurre después de una sobredosis es causada por un medicamento que bloquea los canales de sodio. Considere la administración de bicarbonato de sodio a estos pacientes.
- La mayoría de los pacientes envenenados mueren por no manejar su vía aérea - intubar a los pacientes temprano!
- Si bien la mayoría de los pacientes envenenados requieren poco más que atención de apoyo, los pacientes con síntomas causados por otras causas (como traumatismos o infecciones) requieren un tratamiento específico. Nunca asuma un diagnóstico de envenenamiento cuando otros problemas pueden explicar los síntomas del paciente.
- La falta de llevar envases etiquetados con el paciente puede llevar a un diagnóstico o tratamiento inapropiado.

LECTURAS SUGERIDAS:

1. Lavonas EJ, et al. Special Circumstances of Resuscitation, Part 10. . 2015 AHA Guidelines Update for CPR and ECC. Circulation. 2015; 132:S501–S518
2. Juurlink DN. Activated charcoal for acute overdose: a reappraisal. Br J Clin Pharmacol. 2016;81:482-7.
3. St-Onge M, Anseeuw K, Cantrell FL, et al. Experts Consensus Recommendations for the Management of Calcium Channel Blocker Poisoning in Adults. Crit Care Med. 2017;45(3):e306-e315.
4. Smollin CG, Hoffman RS. Cocaine. In: Nelson LS; Howland MA; Lewin NA; Smith SW; Goldfrank LR; and Hoffman RS; Editors. Goldfrank's Toxicologic Emergencies. 11th ed. New York: McGraw Hill; 2019; chapter 75.
5. Roth D, Bayer A, Schrattenbacher G, et al. Exposure to carbon monoxide for patients and providers in an urban emergency medical service. Prehosp Emerg Care. 2013;17(3):354-60.
6. Gummin DD, Mowry JB, Spyker DA, Brooks DE, Osterthaler KM, et al. 2017 Annual Report of the American Association of Poison Control Centers' National Poison Data System (NPDS): 35th Annual Report. Clin Toxicol (Phila). 2018 Dec 21;1-203.
7. Valento M, Liebelt EL. Cyclic Antidepressants. In: Nelson LS; Howland MA; Lewin NA; Smith SW; Goldfrank LR; and Hoffman RS; Editors. Goldfrank's Toxicologic Emergencies. 11th ed. New York: McGraw Hill; 2019;chapter 68.

8. Nelson LS, Goldfrank LR. Plants. In: Nelson LS; Howland MA; Lewin NA; Smith SW; Goldfrank LR; and Hoffman RS; Editors. Goldfrank's Toxicologic Emergencies. 11th ed. New York: McGraw Hill; 2019; chapter 118.

9. Stork CM. Serotonin reuptake inhibitors and atypical antidepressants. In: Nelson LS; Howland MA; Lewin NA; Smith SW; Goldfrank LR; and Hoffman RS; Editors. Goldfrank's Toxicologic Emergencies. 11th ed. New York: McGraw Hill; 2019; chapter 69.

10. Diaz JH. Poisoning by Herbs and Plants: Rapid Toxidromic Classification and Diagnosis. Wilderness Environ Med. 2016;27(1):136-52.

CAPÍTULO 46. HIPOTERMIA Y CONGELAMIENTO

1. ¿Qué es la hipotermia accidental?

La hipotermia se produce cuando la temperatura corporal central cae por debajo de los 35°C (95°F). La hipotermia se clasifica como leve (32,2-35°C,, 90-95°F) moderada (27-32,2°C; 80-90°F), grave (<27°C, <80°F).

2. ¿Por qué necesito saber sobre hipotermia?

La hipotermia puede ocurrir en cualquier lugar. Además, los heridos, los enfermos, los jóvenes y los ancianos son particularmente susceptibles al frío. Por lo tanto, los proveedores del SEM deben estar familiarizados con las causas, la prevención y el cuidado de la hipotermia.

3. ¿Qué causa la hipotermia?

La hipotermia ocurre siempre que el cuerpo pierde calor en el medio ambiente más rápido de lo que puede producirlo. La hipotermia también puede ser el resultado de un deterioro de la termorregulación o de una disminución de la producción de calor.

4. ¿Cuáles son los mecanismos de pérdida de calor?

El calor se pierde por cinco mecanismos: conducción, convección, radiación, evaporación y respiración, por lo que ciertos factores ambientales pueden aumentar la pérdida. La pérdida por conducción se ve reforzada por el contacto directo con objetos fríos (como los tumbados sobre el hormigón, superficie metálica o nieve) y la humedad, ya que el agua conduce y elimina el calor mucho más rápido que el aire. Por ejemplo, la pérdida de calor conductiva aumenta 25 veces con la inmersión en agua fría. La pérdida por convección aumenta por el movimiento del aire, por lo que las condiciones de viento eliminan mucho más calor que la calma; por eso el concepto de frío del viento. La pérdida por radiación aumenta con la eliminación de ropa y otras capas aislantes. La radiación puede explicar más del 50% de la pérdida de calor. La pérdida de calor por evaporación aumenta con condiciones de viento y baja humedad. La respiración en ambientes fríos pierde calor.

5. ¿Quién es más propenso a la hipotermia?

Las características del paciente que aumentan la pérdida de calor o disminuyen la producción de calor incluyen aumento de la superficie en comparación con el volumen (lactantes y niños), disminución del metabolismo (ancianos, estado de shock, intoxicado), aumento de la pérdida de líquido (sudoración, diarrea, quemaduras), y ser desprendido para la evaluación y tratamiento de enfermedades o lesiones.

6. ¿Cómo se diagnostica?

Las temperaturas centrales fiables son difíciles de obtener en la escena. Se recomienda una evaluación clínica simplificada, pero tenga en cuenta que muchas otras afecciones causan un cuadro clínico similar.

- Leve
    - Confusión
    - Habla arrastrada
    - Presión arterial normal
    - Fuerte temblores
- Moderado
    - Poco o ningún temblor
    - Arritmias
    - Pupilas dilatadas
    - Estupor/ mala perfusión
- Severo
    - Sin reflejo o respuesta
    - Hipotensión significativa
    - Máximo riesgo de fibrilación ventricular
    - Sin respuesta pupilar

7. ¿Cuándo debe sospecharse la hipotermia?

Las presentaciones sutiles son comunes en las zonas urbanas. Los cambios mentales asociados con la hipotermia pueden imitar la intoxicación, así como cualquier otra condición neurológica o psiquiátrica.

8. Además del aislamiento para evitar una mayor pérdida de calor, ¿cómo se trata la hipotermia en la escena?

Resumidamente es el rescate, examinar, aislar y transportar. Durante el rescate de montaña, considere métodos para disminuir la pérdida de calor, incluido el uso de sacos de dormir, contacto directo entre cuerpo y cuerpo, almohadillas de calor químicas y botellas de agua caliente. La mayoría de los pacientes con hipotermia están depleccionados de volumen. Si está disponible, se deben administrar perfusiones intravenosas calentadas. Limite el recalentamiento activo a la inhalación calentada y la aplicación de calor en el tronco. Cuando traslade a un paciente con sospecha de hipotermia mantenga el compartimiento del paciente más caliente de lo normal.

9. ¿Cómo deben prepararse los pacientes hipotérmicos para el transporte?

Siempre intente mantener al paciente en posición horizontal. No permita que el paciente se esfuerce. Retire suavemente o corte preferiblemente la ropa húmeda y use aislamiento seco. Estabilice cualquier fractura y cubra las heridas abiertas durante el empaquetamiento.

10. ¿Cuándo debe iniciarse la RCP en el paciente gravemente hipotérmico?

La RCP debe iniciarse en todos los pacientes con hipotermia excepto en aquellos con:

- Un estado de DNR (Directiva de No Reanimación)
- Lesiones obviamente letales
- Una pared torácica congelada que no se puede deprimir
- Ausencia de signos de vida (línea plana en el ECG), o
- cuando los rescatistas estarán en peligro por retrasos de evacuación o condiciones cambiantes.

No niegue la RCP solo porque las compresiones continuas no se puedan garantizar. El flujo sanguíneo intermitente puede ser preferible a ninguno. Un médico fue resucitado con éxito de 13,7°C (56,7° F) después de 165 minutos de RCP.

11. ¿Puedo confundir la hipotermia con la muerte?

Sí, y de hecho ha ocurrido muchas veces. Los pacientes profundamente hipotérmicos pueden parecer muertos debido a una tasa metabólica drásticamente disminuida (es decir, respiraciones superficiales lentas y bradicardia).

12. ¿Qué hallazgos en el ECG son comunes en la hipotermia?

Son comunes diferentes ritmos y patrones, dependiendo del grado de hipotermia. A medida que la temperatura central comienza a bajar, a menudo se observa bradicardia sinusal. Esto puede progresar a la fibrilación auricular con una respuesta ventricular lenta. Se puede ver la prolongación de varios intervalos como el PR, QRS y QTc. A medida que aumenta el grado de hipotermia, es frecuente observar una onda J u Osborn (deflexión hacia arriba inmediatamente después del QRS) (figura 2).

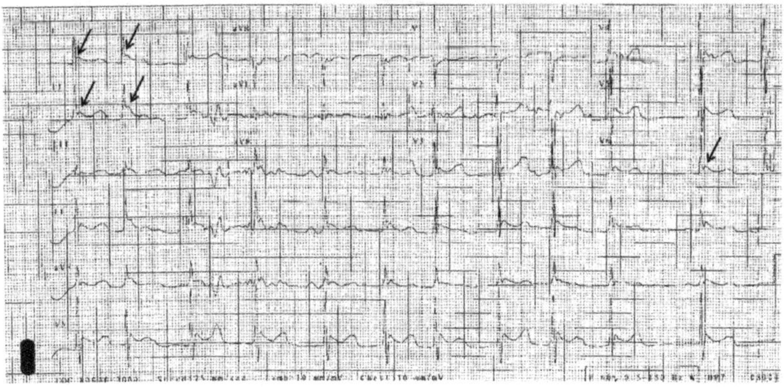

Figure 2 – ECG que muestra ondas J (Osborn) asociadas a hipotermia.

13. ¿Cuáles son las pautas actuales de ACLS en hipotermia?

El corazón frío es menos sensible a los medicamentos, la estimulación eléctrica y la desfibrilación. Se indica un único intento de desfibrilación para la FV, así como una sola ronda de fármacos ACLS. Si no se obtiene ninguna respuesta, vuelva a calentar por encima de 30°C (86°F) antes de nuevos intentos.

14. ¿Debe realizarse intubación traqueal al paciente hipotérmico gravemente?

Las vías respiratorias son siempre la primera prioridad y deben estar aseguradas en el paciente hipotérmico comenzando con los procedimientos básicos y pasando a procedimientos avanzados como se indica. La preocupación de que la intubación endotraqueal puede causar fibrilación ventricular es exagerada. Además, la preoxigenación con oxígeno de alto flujo y ventilación de la máscara de bolsa ayudará a prevenir esta arritmia. La intubación endotraqueal facilitará el uso de sistemas de oxígeno humidificado y calentado, así como protegerá las vías respiratorias del paciente.

15. ¿Cuáles son algunas de las estrategias para dar fluidos en la escena?

Se prefiere la perfusión caliente. La improvisación durante el traslado puede ayudar. Las bolsas intravenosas de plástico pueden colocarse aisladas y debajo del paciente y para mantener el calor. Los paquetes que producen calor se pueden pegar en bolsas intravenosas. Una variedad de calentadores comerciales en línea están disponibles para ser utilizados con energia electrica tanto contínua como alterna. Las perfusiones intraóseas son otra opción en pacientes deshidratados vasocontraídos.

16. ¿Qué consideración especial se le debe dar al paciente con trauma hipotérmico?

El paciente con trauma hipotérmico es un desafío único. La investigación muestra que debido a los cambios fisiológicos asociados con la hipotermia (coagulación deteriorada, alteración de la función plaquetaria y coagulación intravascular diseminada), puede ocurrir una pérdida considerable de sangre. El paciente con mayor riesgo tendrá un traumatismo abdominal cerrado o penetrante, así como hipotermia. Se deben hacer esfuerzos agresivos para recalentar a estos pacientes o para minimizar su pérdida de calor. Evite el uso de líquidos intravenosos fríos, la ventilación con oxígeno frío y la exposición del paciente durante largos períodos de tiempo.

17. ¿Puedo causar hipotermia?

Sí. La exposición de los muy jóvenes y los muy viejos mediante la eliminación de la ropa durante períodos relativamente breves de tiempo causará hipotermia. Además, la aplicación de apósitos húmedos a una quemadura corporal superior al 10% de la superficie corporal promoverá la hipotermia.

18. ¿Qué es el congelamiento?

El congelamiento se produce siempre que la temperatura del tejido está por debajo de 0°C. Los cristales de hielo se desarrollarán, dañarán las células y causarán trombosis microvascular.

19. ¿Cuáles son algunos de los factores de riesgo?

Los más comunes incluyen el contacto de la piel con buenos conductores térmicos (metal, agua, volátiles), exposición al viento y frío, y ropa o calzado constrictivo húmedo.

20. ¿Cuáles son los síntomas?

Inicialmente se producen varios déficits sensoriales. La "escarcha" es simplemente hormigueo transitorio o entumecimiento. La congelación consiste en anestesia de la parte afectada.

21. ¿Deben descongelarse los tejidos congelados en la escena?

No en pacientes gravemente hipotérmicos. La sangre de las extremidades frías que regresa al corazón reducirá aún más la temperatura del corazón – a esto se le denomina caida posterior de la temperatura central. La recongelación de tejidos también es desastrosa. Idealmente, la rápida descongelación completa por inmersión en agua circulante a 40°C es lo mejor en cualquier entorno. Nunca use calor seco y no frote ni masajee el tejido.

PERLAS Y DECISIONES CRÍTICAS:

- La evaluación precisa de la temperatura central en la escena es muy difícil. Supongamos que los pacientes que no responden que no están temblando son gravemente hipotérmicos.
- El software informático generalmente diagnostica erróneamente las ondas J como corriente de lesión en ECG de 12 plomos (Figura 2). La terapia trombolítica prehospitalaria en hipotermia podría exacerbar las coagulopatías y ser mortal.
- Los corazones fríos se fibrilan fácilmente. Evite el manejo brusco, como las camillas rodantes rápidamente o el transporte rápido de "código 3 luces y sirenas completas". Considere la evacuación aeromédica en terrenos irregulares.
- Recuerda que ninguna escala neurológica de pronóstico, incluida la Escala Coma de Glasgow, es válida durante la hipotermia. Como ejemplo extremo, muchos pacientes se han recuperado completamente en la morgue.
- Los pulsos periféricos son difíciles de palpar en pacientes vasocontraídos y profundamente bradicardicos. Compruebe el monitor durante al menos un minuto antes de iniciar las compresiones, ya que la fibrilación ventricular iatrogénica es un peligro real.
- La sobreinflación de un manguito de tubo endotraqueal con aire ambiente frío puede torcer el tubo cuando el aire en el manguito se calienta y se expande.
- Si los cables del monitor no se pegan a la piel fría, pruebe con benzoína o use electrodos de aguja que se pueden hacer simplemente perforando la almohadilla de monitor convencional de espuma de gel con una aguja de calibre pequeño e insertando las agujas en los lugares habituales de colocación de los electrodos.
- Un error extremadamente común es el apoyo ventilatorio excesivo durante la ventilación. La producción de dióxido de carbono es mínima, y la irritabilidad ventricular por hipocapnia es peligrosa.
- Para transportes largos, la temperatura ambiente ideal del vehículo no está clara. La comodidad del personal de rescate es importante para el rendimiento, y es poco probable que una temperatura interior de alrededor de 25°C induzca vasodilatación y dañe al paciente.
- Evite la descongelación prehospitalaria del tejido congelado si existe la posibilidad de volver a congelarse: se perderá más tejido.

LECTURAS SUGERIDAS

1. Hypothermia-related deaths (by Sex) - United States, 1999-2011. *MMWR Morb Mortal Wkly Rep* 61:51 1050, 2013.
2. Gilbert, M; Busund, R; Skagseth, A; Nilsen, P; Solbo, J: Resuscitation from accidental hypothermia of 13.7° C with circulatory arrest. *Lancet* 355:375, 2000.
3. American Heart Association. Web-based Integrated 2010 & 2015 American Heart Association Guidelines for Cardiopulmonary Resuscitation and Emergency Cardiovascular Care, Part 10.13: Cardiac Arrest in.Hypothermia. Accessible at: https://eccguidelines.heart.org/wp-content/themes/eccstaging/dompdf-master/pdffiles/part-10-special-circumstances-of-resuscitation.pdf Accessed March 4, 2019.
4. Danzl, DF: Hypothermia. *Semin Respir Crit Care Med* 23:57, 2002.
5. Moran, DS; Heled, Y; Shani, Y; Epstein, Y: Hypothermia and local injuries in combat and non-combat situations: The Israeli experience. *Aviat Space Environ Med* 74:281, 2003.
6. Zafren K. Out-of-Hospital Evaluation and Treatment of Accidental Hypothermia. Emerg Med Clin North Am. 2017;35:261-279.
7. Haverkamp FJC, Giesbrecht GG, Tan ECTH. The prehospital management of hypothermia - An up-to-date overview. Injury. 2018;49:149-164.
8. Petrone P, Asensio JA, Marini CP. Management of accidental hypothermia and cold injury. Curr Probl Surg. 2014;51:417-31.
9. Handford C, Thomas O, Imray CHE. Frostbite. Emerg Med Clin North Am. 2017;35:281-299.

CAPÍTULO 47. ENFERMEDAD POR CALOR

1. ¿Qué es la enfermedad por calor?

La enfermedad por calor representa un espectro de enfermedades provocadas desde la exposición del cuerpo al calor excesivo y/o la incapacidad del cuerpo para librarse del exceso de calor. La enfermedad por calor incluye las entidades de: calambres por calor, agotamiento por calor y el golpe de calor a veces letal.

2. Describa los calambres por calor.

Los calambres por calor ocurren en grupos musculares que están fatigados por el trabajo pesado y son provocados por ejercicios extenuantes prolongados, como en los trabajadores de la construcción, cortadores de caña de azúcar y mineros. El inicio se produce después de terminar el trabajo pesado y durante la relajación. Se diferencian de los calambres musculares de los atletas, que se producen durante el ejercicio y se resuelven espontáneamente. Los calambres por calor son el resultado de una sudoración copiosa durante el esfuerzo con un reemplazo inadecuado de la sal perdida en el sudor. El tratamiento de los calambres por calor consiste en el reemplazo de cloruro de sodio (NaCl), que generalmente se puede realizar por vía oral o por la administración intravenosa de solución salina normal. La temperatura corporal en estas víctimas con calambres por calor suele ser normal

3. ¿Cuáles son los síntomas y signos de agotamiento por calor?

El paciente puede quejarse de cualquier combinación de debilidad, fatiga, dolor de cabeza frontal, vértigo, náuseas y vómitos, sed, disminución de la producción de orina y calambres. Se cree que esto se debe al agotamiento del volumen y a la pérdida de electrolitos. La temperatura corporal del paciente es normal o mínimamente elevada. La función mental sigue siendo normal. Puede ocurrir taquicardia, hipotensión ortostática y signos clínicos de deshidratación. La piel es pálida, fresca y húmeda, y puede estar enrojecida. La sudoración persiste y puede ser profusa.

4. ¿Cuál es el tratamiento para el agotamiento por calor?

Retirar del calor y descansar en un lugar fresco y sombrío. El reemplazo de fluidos y electrolitos es esencial. La rehidratación oral con soluciones como Gatorade™, Powerade™ o bebidas de azúcar diluidas con media cucharadita de sal por litro puede ser muy eficaz. Si hay hipotensión significativa, se deben iniciar líquidos intravenosos. Se debe vigilar al paciente en busca de más signos de enfermedad progresiva porque el agotamiento por calor puede progresar a golpe de calor.

5. ¿Qué es el golpe de calor?

El golpe de calor se define como tener una temperatura corporal rectal de 40,5°C (105°F) o superior después del ejercicio extenuante y/o la exposición al aumento de la temperatura y la humedad con presencia de un estado mental alterado u otra disfunción neurológica (ataxia, alucinaciones, coma, convulsiones). Dado que la mayoría de los proveedores de atención prehospitalaria no tienen la capacidad de tomar una temperatura en la escena, el diagnóstico de campo debe hacerse en función de la presentación y la historia del paciente. Tenga en cuenta que la sudoración o su ausencia NO es un criterio para el golpe de calor.

6. ¿Por qué una temperatura rectal de 40,5°C es el límite?

Cualquier temperatura por encima de este umbral indica el fallo del cuerpo para disipar el exceso de calor y representa un fallo del mecanismo termorregulador del cuerpo.

7. ¿Cuáles son los dos tipos de golpe de calor? ¿Cómo se presentan?

El golpe de calor clásico no se asocia con el ejercicio, sino con el tiempo de la exposición al calor y la elevada humedad. Esta forma de golpe de calor tiene un inicio lento, a menudo se desarrolla con los días. Es común en los ancianos y los enfermos crónicos, que pueden presentar anorexia, náuseas, vómitos, dolor de cabeza, mareos, confusión e hipotensión. La anhidrosis (falta de sudoración) es común. El golpe de calor por esfuerzo generalmente afecta a los jóvenes con buena salud que hacen ejercicio en un ambiente cálido y húmedo. Es de inicio rápido. Las náuseas, los mareos y la confusión son comunes. También puede ocurrir fatiga, ataxia, convulsiones, coma y rigidez o posturas. Estos pacientes a menudo sudando en el momento de la presentación.

8. ¿Qué poblaciones tienen un riesgo mayor de desarrollar un golpe de calor?

- En las edades extremas, debido a una regulación relativamente deficiente de la temperatura en los jóvenes y los ancianos
- Enfermos crónicos, especialmente con los medicamentos que predisponen a las enfermedades por calor (betabloqueantes, Bloqueadores de canales de calcio, antihistamínicos, antipsicóticos y estimulantes como la cocaína).
- Reclutas militares, especialmente los del norte no climatizados entrenando en el sur
- Los atletas, más comúnmente jugadores de fútbol y corredores

- Obreros, especialmente si las pérdidas de agua no han sido reemplazadas
- Individuos obesos, la disipación de calor se ve comprometida
- Las personas se visten inapropiadamente por su entorno o nivel de actividad

9. ¿Qué es el "índice de calor medio" y cómo es útil?

El "índice de calor medio" es una medida recientemente ideada y desarrollada por el Servicio Meteorológico Nacional, como una medida de que tan caliente una persona siente realmente el ambiente en el transcurso de un día. Este valor se calcula a partir de una ecuación de regresión múltiple basada en la temperatura ambiente y los extremos de humedad encontrados durante un período de 24 horas. Se considera que valores superiores a 85°F (29,5°C) son peligrosos para la población en general. El Servicio Meteorológico Nacional ha desarrollado una metodología para crear un pronóstico que da la probabilidad de que una configuración regional supere un cierto índice de calor medio en los próximos 7 días. Estos pronósticos pueden ser utilizados por funcionarios locales de salud y emergencias para preparar al público para tiempos de mayor riesgo de calor y golpe de calor.

10. ¿Cuál es la tasa de mortalidad del golpe de calor?

Las tasas de mortalidad varían de cero a 76% en diferentes informes. Esta alta variabilidad se debe a las diferencias en las poblaciones estudiadas. Los individuos jóvenes y sanos con golpe de calor por esfuerzo generalmente lo hacen bastante bien, mientras que los ancianos, enfermos crónicos que sufren un golpe de calor clásico a menudo les va bastante mal.

11. ¿Qué diagnósticos diferenciales se deben considerar en pacientes que presenten una temperatura rectal superior a 40,5°C?

- Meningitis
- Fiebre tifoidea
- Malaria
- Fiebre maculosa de las Montañas Rocosas
- Síndrome neuroléptico maligno
- Hipertermia maligna
- Tormenta tiroidea
- Delirium tremens
- Lesión cerebral hipotalamica

- Sobredosis de anfetamina
- Sobredosis de drogas anticolinérgicas
- Sobredosis de cocaína

12. ¿Cuál es el aspecto más importante en el tratamiento del golpe de calor?

Refrigeración rápida. El golpe de calor es una verdadera emergencia médica donde cuentan los minutos. El mal resultado del paciente está más relacionado con el tiempo que la temperatura permanece elevada que con el grado absoluto de hiperpirexia. El tratamiento en n la escena debe comenzar tan pronto como se sospeche el diagnóstico, y debe incluir la extracción del paciente del ambiente caliente, la eliminación de la ropa constrictiva y la institución de enfriamiento rápido.

13. ¿Qué modalidades de tratamiento son eficaces para el enfriamiento rápido?

La inmersión en agua helada es efectiva, aunque muchos sienten que esto debe ir acompañado de un vigoroso masaje de la piel para contrarrestar la vasoconstricción cutánea que realmente puede impedir la pérdida de calor. Esta modalidad puede no ser apropiada en el paciente comatoso o combativo y generalmente no es práctica en una ambulancia. La refrigeración evaporativa agresiva, que consiste en el tratamiento con agua tibia y una corriente de aire forzada de un ventilador (o transporte en una ambulancia con ventanas abiertas) ha resultado exitosa y es preferida por muchos. También se pueden usar paquetes de hielo y masajes. Los esfuerzos de enfriamiento deben cesar cuando la temperatura del paciente desciende a 38,5°C (101,3°F) para evitar estremecimiento y temblores.

14. ¿Cómo se puede prevenir la enfermedad por calor?

- Manténgase bien hidratado. Esto es esencial para prevenir las enfermedades por calor.
- Evite la exposición prolongada a ambientes cálidos y húmedos y descanse con frecuencia durante el ejercicio extenuante.
- Use ropa bien ventilada, holgadamente tejida y transpirable para mantenerse fresco y use un sombrero para protegerse de la exposición directa al sol.
- Evite las drogas que predisponen a una termorregulación deficiente, como anfetaminas, diuréticos, antihistamínicos, cocaína y alcohol. Recuerde que la enfermedad por calor es completamente prevenible.

PERLAS Y DECISIONES CRÍTICAS

- La presencia de sudoración no descarta el diagnóstico de golpe de calor.
- El cuidado prehospitalario prestado a pacientes con golpe de calor puede ser vital.
- El enfriamiento debe comenzar en la escena tan pronto como se sospeche el diagnóstico.
- Rociar al paciente con agua tibia, y seguidamente abanicarlo es un método prehospitalario simple para comenzar a enfriar al paciente.
- La enfermedad por calor es completamente prevenible.

LECTURAS SUGERIDAS

1. Bourchama A, Knochel J: Heat stroke. N Engl J Med 346:1978-1988, 2002.
2. Binkley HM, Beckett J, Casa DJ, Kleiner DM, Plummer PE. National Athletic Trainers' Association Position Statement: Exertional Heat Illnesses. Journal of Athletic Training 2002;37(3):329–343 Available at: http://www.nata.org/sites/default/files/ExternalHeatIllnesses.pdf (Last accessed March 4, 2019.
3. Atha WF. Heat-related illness. Emerg Med Clin North Am. 2013;31:1097-108.
4. Sankoff J. Heat illnesses: a hot topic in the setting of global climate change. Aust Fam Physician. 2015;44:22-6.
5. Casa DJ, DeMartini JK, Bergeron MF, et al. National Athletic Trainers' Association Position Statement: Exertional Heat Illnesses. J Athl Train. 2015;50:986-1000.
6. Becker JA, Stewart LK. Heat-related illness. Am Fam Physician. 2011;83:1325-30.
7. Centers for Disease Control. Warning Signs and Symptoms of Heat-Related Illness. Available at: https://www.cdc.gov/disasters/extremeheat/warning.html Accessed March 4, 2019.

CAPÍTULO 48. ENFERMEDADES DE ALTITUD

1. ¿Cómo se mide la altitud y por qué se ven afectadas las personas por los aumentos de la elevación?

La altitud se mide en pies o metros sobre el nivel del mar. La presión parcial de oxígeno (cantidad de oxígeno disponible en el aire que tomamos con cada respiración) disminuye con un aumento en la altitud. Por lo tanto, los síntomas y signos asociados con la gran altitud son directa e indirectamente el resultado de la hipoxia. Cada individuo tiene una respuesta diferente a esta hipoxia y, por lo tanto, diferentes susceptibilidades a la enfermedad de altitud. En pocos minutos en altitud, se puede detectar una disminución en la saturación de oxígeno en la sangre y aumentar la ventilación. Este resultado se denomina respuesta ventilatoria hipóxica. La homeostasis de los fluídos está alterada también causando una redistribución del líquido desde el espacio intravascular a los espacios intra y extracelulares que resulta en edema periférico y, ocasionalmente, pulmonar y cerebral.

2. ¿Cuáles son los síndromes más comunes causados por una enfermedad de altitud?

La enfermedad de altitud es un continuo de síntomas y signos que pueden ir desde una pérdida leve de apetito y dolor de cabeza hasta edema cerebral y pulmonar, coma y muerte. A los efectos de la clasificación, estos síndromes se han descrito como enfermedad aguda de montaña (AMS) leve, moderada y grave, la AMS grave implica edema cerebral de gran altitud (HACE) o edema pulmonar de gran altitud (HAPE)

3. ¿Cuáles son los síntomas, signos y tratamientos para la AMS leve?

Síntomas y signos: Dolor de cabeza que alivia con reposo y medicamentos, náuseas, fatiga, mareos y anorexia. La alteración del sueño que originalmente formaba parte de la puntuación de AMS se ha eliminado en el documento de consenso más reciente. No hay hallazgos característicos del examen físico.

Tratamiento: Es importante mantenerse bien hidratado y continuar una nutrición adecuada incluso a la luz de la anorexia. El ibuprofeno, la aspirina o el paracetamol pueden ser beneficiosos para el tratamiento del dolor de cabeza. La mayoría de las personas pueden aclimatarse dentro de 1-2 días. La acetazolamida ayudará a reducir los síntomas. Uno no debe seguir ascendiendo hasta que los síntomas hayan disminuido.

4. ¿Cuáles son los síntomas, signos y tratamientos para la AMS moderada?

Síntomas y signos: Dolor de cabeza no aliviado por reposo o medicación, anorexia, náuseas con vómitos, dificultad para respirar, fatiga y debilidad en reposo, e insomnio.

Tratamiento: Es necesario descender al menos 1000 pies y a veces 2000 pies o más. La hidratación y la nutrición son esenciales. El oxígeno mejorará significativamente los síntomas porque la hipoxia es la causa subyacente de la AMS. Dado que el descenso en sí es el equivalente a proporcionar oxígeno adicional, uno nunca debe retrasar el descenso para esperar oxígeno suplementario. Se recomiendan medicamentos para el dolor de cabeza y, si hay vómitos persistentes, un antiemético como la proclorperazina por supositorio. La acetazolamida también será útil. Es importante vigilar de cerca al paciente por el deterioro.

5. ¿Cuáles son los síntomas, signos y tratamientos para la AMS grave?

Síntomas y signos: Todos los hallazgos anteriores para la AMS moderada más la ataxia, la fatiga y la negligencia personal. El descuido puede progresar hasta el punto de que el paciente no está comiendo, bebiendo o vistiéndose. Hay disnea y taquicardia en reposo. Pueden desarrollarse HACE y/o HAPE. HAPE y HACE se pueden ver de forma independiente, pero ambos suelen estar presentes hasta cierto punto.

Tratamiento: El tratamiento exitoso depende del reconocimiento temprano de la progresión de la AMS. El descenso inmediato de al menos 1500-3000 pies es el tratamiento de elección. El oxígeno es esencial si está disponible. La acetazolamida y la dexametasona se pueden utilizar para la HACE si el descenso se retrasa. Sin embargo, la medicación por sí sola no funciona: el descenso es obligatorio.

6. Si el descenso no es una alternativa inmediata, ¿hay algo más que pueda hacer?

Una cámara hiperbárica portátil es una bolsa que se puede inflar a 2 PSI para simular un descenso de 4000-6000 pies. Este cambio barométrico generalmente mejorará los síntomas del paciente. Una a dos personas pueden caber en este dispositivo que proporciona una medida de temporización hasta que se pueda hacer un descenso formal. El uso de un dispositivo hiperbárico portátil sólo debe considerarse en casos de AMS grave. Nunca deben utilizarse para "engañar" la aclimatación adecuada o para permitir el ascenso continuo. Aunque son efectivas, las cámaras portátiles tienen restricciones severas y no están disponibles con frecuencia.

7. ¿Qué es HAPE – Edema Pulmonar de Gran Altitud?

HAPE se desarrolla insidiosamente con acumulación de líquido en los pulmones que inicialmente causa una disminución de la resistencia y una tos seca persistente. Por lo general golpea la segunda noche a una nueva altitud y rara vez sucede después de más de cuatro días a una altitud particular. Se pueden escuchar rales dispersos en la auscultación pulmonar. Al final de la enfermedad, se puede desarrollar una tos productiva de esputo espumoso teñido en sangre. El descanso de la taquipnea y la taquicardia, así como la hipoxia, progresan. La fiebre rara vez está presente. El descenso y/o el oxígeno casi siempre tienen éxito en la resolución de los síntomas. HAPE leve a moderado se puede tratar con reposo y oxígeno suplementario sin descenso que se realiza en muchos centros turísticos de gran altitud. La oximetría de pulso y los síntomas se pueden utilizar para guiar el tratamiento. Si un paciente no mejora a una saturación superior al 90% después de 5 minutos de oxígeno de alto flujo, se indica el descenso. Si HACE también está presente, el descenso es obligatorio. Los medicamentos están indicados si no hay descenso ni oxígeno disponible. La Nifedipina se puede utilizar para el tratamiento, así como la prevención, de HAPE. También se ha demostrado que Sildenafilo (Viagra) o Tadalafilo (Cialis) previenen la HAPE y se utiliza comúnmente para el tratamiento, aunque los estudios para su uso en el tratamiento no son definitivos. Los beta-agonistas inhalados tienen un beneficio modesto. La presión espiratoria final positiva (PEEP) a través de la máscara se puede utilizar como una medida de temporización. La furosemida no está indicada porque el HAPE no es cardiogénico en origen.

8. ¿Qué es HACE- Edema Cerebral de Gran Altitud?

HACE es la etapa final de AMS. Se manifiesta por un cambio en el estado mental que puede incluir desorientación, somnolencia, confusión, combatividad, estupor y coma. La causa de la muerte por HACE es la hernia cerebral secundaria al edema cerebral. El descenso inmediato es imperativo. La dexametasona está indicada para HACE.

9. ¿Qué son las medidas de prevención para la AMS?

La mejor prevención es el ascenso gradual. Una vez por encima de una altitud de 8000 pies, la altitud para dormir no debe superar más de 2000 pies en 24 horas y se debe dedicarse uun dia mas aclimatándose por cada aumento de 2000 pies. La acetazolamida es el medicamento preferido para la prevención de la AMS, pero la dexametasona también se puede utilizar si la acetazolamida está contraindicada. Ginkgo Biloba no se ha demostrado ser útil en forma constante. La aspirina profiláctica o el AINE reducirán el dolor de cabeza asociado con la AMS. Mantenerse bien hidratado es una necesidad, pero la hidratación excesiva con agua ha causado hiponatremia, que puede confundirse con la HACE si el nivel de sodio es lo suficientemente bajo. Se deben evitar los sedantes y el alcohol porque pueden causar hipoventilación que puede exacerbar los síntomas de la AMS.

10. ¿Hay alguna diferencia entre el tratamiento de la enfermedad de altitud a altitud moderada (8000-10000 pies) en comparación con una altitud más alta?

Sí. En altitudes moderadas como comunidades de centros turísticos de montaña, se puede utilizar oxígeno, acetazolamida, dexametasona y nifedipino y permitir que el paciente permanezca en altitud. Sin embargo, en zona deserticas a mayor altitud, además de las intervenciones anteriores, debe estar disponible una bolsa de cámara hiperbárica portátil o el acceso a la evacuación aeromédica y el descenso se convierte en obligatorio.

11. Qué es la acetazolamida, cómo funciona y cuáles son sus indicaciones de uso?

La acetazolamida es un inhibidor de la anhidrasa carbónica que indirectamente provoca una mayor aclimatación ventilatoria y disminuye la producción de líquido cefalorraquídeo. Es el medicamento de elección para la profilaxis de la AMS. También está indicado para su uso durante el ascenso rápido (es decir, para aquellos que participan en un esfuerzo de rescate), para personas con antecedentes de AMS moderada o HAPE, y para el tratamiento de la AMS que ya se ha desarrollado.

12. ¿Acetazolamida tiene efectos secundarios?

Sí. Es un medicamento a base de sulfa y pueden existir alergias. Dado que la acetazolamida es un diurético, causa poliuria y puede conducir a la deshidratación si no se mantiene una ingesta adecuada. También pueden ocurrir parestesias periféricas, miopía e impotencia. Un efecto secundario desagradable es que arruina el sabor de las bebidas carbonatadas.

13. ¿Qué es la dexametasona, cómo funciona y cuáles son sus indicaciones para su uso?

La dexametasona es un esteroide que tiene efectos antiinflamatorios. Es eficaz en el tratamiento de la AMS y la HACE. Sin embargo, los síntomas pueden rebotar una vez que se detiene el medicamento. Por lo tanto, su uso como medicamento profiláctico para la AMS se limita a aquellos con efectos secundarios intolerables de acetazolamida.

PERLAS Y DECISIONES CRÍTICAS:

- La enfermedad aguda leve de montaña (AMS) se manifiesta por dolor de cabeza, anorexia, insomnio, fatiga y náuseas
- La hidratación oral, reposo y analgésicos son el tratamiento para la AMS moderada leve,
- La AMS moderada se trata por descenso de al menos 1000-2000 pies

- La AMS grave puede ser mortal y debe ser tratada por descenso inmediato o una cámara hiperbárica portátil.
- Si se utiliza una cámara hiperbárica portátil , asegúrese de que un paciente tenga una bolsa de emesis con ellos y es muy recomendable pretratar al paciente con un antiemético.
- Un paciente en una cámara hiperbárica debe ser monitoreado continuamente y el flujo de aire debe mantenerse para prevenir la intoxicación por CO2.
- HACE es la forma más grave y potencialmente mortal de AMS.
- La Acetazolamida (Diamox) se utiliza en la profilaxis de la AMS

LECTURAS SUGERIDAS

1. Macholz F1, Sareban M2, Berger MM1. Diagnosing Acute Mountain Sickness. JAMA. 2018 Apr 10;319(14):1509
2. Roach RC1, Hackett PH1, Oelz O2, Bärtsch P3, Luks AM4, MacInnis MJ5, Baillie JK6,7; Lake Louise AMS Score Consensus Committee. The 2018 Lake Louise Acute Mountain Sickness Score. High Alt Med Biol. 2018 Mar;19(1):4-6.
3. Davis C, Hackett P; Advances in the Prevention and Treatment of High Altitude Illness. Emerg Med Clin North Am. 2017 May;35(2):241-260
4. Bartsch P., and Swenson E.R.: Clinical practice: acute high-altitude illnesses. N Engl J Med 2013; 368: pp. 2294-2302
5. Chow T, Browne V, Heileson HL, Wallace D, Anholm J, Green SM. Ginkgo biloba and acetazolamide prophylaxis for acute mountain sickness: a randomized, placebo-controlled trial. Arch Intern Med. 2005 Feb 14; 165(3):296-301
6. Hackett PH, Roach RC. High-altitude illness. N Engl J Med. 2001 Jul 12; 345(2):107-14. Review.
7. Honigman B, Theis MK, Koziol-McLain J, Roach R, Yip R, Houston C, Moore LG, Pearce P. Acute mountain sickness in a general tourist population at moderate altitudes. Ann Intern Med. 1993 Apr 15; 118(8):587-92.
8. Richalet JP, Gratadour P, Robach P, Pham I, Dechaux M, Joncquiert-Latarjet A, Mollard P, Brugniaux J, Cornolo J.
9. Sildenafil inhibits altitude-induced hypoxemia and pulmonary hypertension. Am J Respir Crit Care Med. 2005 Feb 1; 171(3):275-81.
10. Th. Küpper Th, U. Gieseler U, J. Milledge J. Consensus Statement of the UIAA Medical Commission. Vol.3: Portable Hyperbaric Chambers. Intended

for doctors, interested non-medical persons and trekking or expedition operators Consensus Statement of the UIAA Medical Commission 2018. Feb 14 Available at: https://www.theuiaa.org/documents/mountainmedicine/English_UIAA_MedCom_Rec_No_3_Portable_Hyperbaric_Chambers_2012_V3-2.pdf Accessed July 16, 2018.

11. Küpper Th, Gieseler U, Angelini C, Hillebrandt D, Milledge J. Consensus Statement Of The UIAA Medical Commission. Vol. 2: Emergency Field Management of Acute Mountain Sickness, High Altitude Pulmonary Edema, and High Altitude Cerebral Edema. 2012. Available at: https://www.theuiaa.org/documents/mountainmedicine/English_UIAA_MedCom_Rec_No_2_AMS_HAPE_HACE_2012_V3-2.pdf Accessed July 16, 2018.

12. Simancas-Racines D, Arevalo-Rodriguez I, Osorio D, Franco JV, Xu Y, Hidalgo R. Interventions for treating acute high altitude illness. Cochrane Database Syst Rev. 2018

CAPITULO 49. EMERGENCIAS OBSTÉTRICAS Y GINECOLÓGICAS

1. ¿Cuál es la presentación más frecuente de las mujeres con emergencias obstétricas o ginecológicas en los SEM?

Generalmente, las mujeres con emergencias obstétricas o ginecológicas pedirán asistencia de SEM debido a quejas por dolor abdominal, sangrado vaginal o ambos. El trastorno más común del embarazo precoz es el aborto espontáneo, mientras que solo el 20% de los abortos espontáneos ocurren después del primer trimestre. La queja ginecológica más común que se le presenta SEM es el sangrado vaginal, aunque representa un pequeño porcentaje de las llamadas al 911 en la mayoría de los sistemas.

2. ¿Cuándo debe considerar que una mujer con dolencias médicas puede estar embarazada?

Cualquier mujer que sea mayor de edad (generalmente de 10 a 50 años de edad) debe considerarse embarazada hasta que se demuestre lo contrario a los efectos de la evaluación de emergencia. Siempre debe considerarse la posibilidad de embarazo en el diagnóstico diferencial, especialmente cuando una mujer presenta dolor abdominal agudo o sangrado vaginal. Incluso si la paciente niega la posibilidad de estar embarazada. El comprender qué actividades pueden llevar a un embarazo puede ser diferente en algunas personas, y las pacientes pueden no darse cuenta de que sus dolencias son, de hecho, síntomas de embarazo o problemas relacionados con el embarazo.

3. Además de las quejas de dolor o sangrado, ¿qué se debe preguntar en la anamnesis?

La información importante a obtener en la anamnesis incluye la fecha del último período menstrual, los cambios en la duración y la cantidad de sangrado, los métodos anticonceptivos utilizados, la secreción vaginal, los embarazos previos y su resultado, y las operaciones previas.

4. ¿Qué causa un aborto espontáneo y cómo se presenta?

El aborto espontáneo, es definido por la Organización Mundial de la Salud como la pérdida del embarazo antes de las 20 semanas y es relativamente frecuente, ocurriendo en aproximadamente 20% a 40% de las mujeres que están embarazadas. De las mujeres que tienen sangrado vaginal durante el embarazo, casi la mitad tienen embarazos normales y la otra mitad de aborto espontáneo. Alrededor del 80% de los abortos espontáneos ocurren en los primeros 3 meses, y la mayoría son causados por un crecimiento anormal del feto, ya sea a anomalías cromosómicas o a anomalías dentro del útero. En el segundo trimestre, después de 14 semanas, el aborto espontáneo puede ser más complicado y estar asociado con sangrado más abundante.

Los síntomas comunes son calambres abdominales inferiores y sangrado vaginal. Se considera amenaza de aborto espontáneo antes de que el útero expulse el tejido fetal. Cuando el cuello uterino se abre, el aborto espontáneo se considera inevitable o incompleto. El aborto espontáneo completo ocurre después de que todo el tejido relacionado con el embarazo ha sido expulsado. Para ayudar en la evaluación del paciente en el servicio de urgencias, es importante llevar cualquier coágulo y / o tejido que la paciente halla expulsado. El análisis patológico de este tejido puede ayudar a determinar si se ha producido un aborto espontáneo y si está completo o no.

5. ¿Qué es un embarazo ectópico y cómo se presenta?

Un embarazo ectópico es un embarazo que se implanta y crece fuera del útero. El óvulo fertilizado puede implantarse en la trompa de Falopio (más comúnmente), el ovario o en la cavidad peritoneal. Los síntomas relacionados con el embarazo ectópico generalmente ocurren en las primeras 12 semanas de embarazo, a veces incluso antes de que la paciente pierda un período menstrual. El peligro es que si el embarazo ectópico se rompe, el sangrado puede ser sustancial y potencialmente mortal. Debido a que el sangrado puede ser intraperitoneal, puede no ser obvio en el examen. El embarazo ectópico debe considerarse en cualquier mujer en edad fértil que presente dolor abdominal inferior unilateral o bilateral.

6. Cambios fisiológicos a tener en cuenta que ocurren durante el embarazo.

- Aumento de la frecuencia cardíaca
- Aumento de la frecuencia respiratoria
- Disminución de la presión arterial
- Disminución de la reserva respiratoria
- Aumento de la presión venosa en las piernas
- Hipotensión supina
- Peritoneo desensibilizado con pérdida de hallazgos peritoneales tales como protección.

7. ¿Cómo debe ser trasladada una paciente embarazada?

Después de las 20 semanas, el posicionamiento supino puede causar hipotensión, que ocurre cuando el útero gravido comprime la vena cava inferior, obstruyendo el retorno venoso al corazón. Colocar a la mujer en la posición lateral izquierda (situada en su lado izquierdo) puede aumentar la el gasto cardíaco hasta un 30% y prevenir el síndrome de hipotension supina. Por esta razón, todas las mujeres embarazadas más allá de las 20 semanas (utero a nivel del umbligo) deben ser trasladades sobre su lado izquierdo o, si se inmovilizan en una tabla rigida, atada a la tabla e inclinada 15 grados a la izquierda. El desplazamiento manual del útero es otra opción si la postura lateral izquierda es dificil de realizar.

8. ¿Cuáles son las principales causas de sangrado en una mujer que está embarazada de más de 20 semanas?

Las dos causas principales de sangrado vaginal en la segunda mitad del embarazo son la placenta previa y *abruptio placentae*. La placenta previa se debe a una implantación baja de la placenta en o cerca del cuello uterino. A medida que el útero crece, los pequeños vasos puente que se superponen en el cuello uterino pueden desgarrarse y causar sangrado, que generalmente es indoloro y de color rojo brillante. Un examen digital del cuello uterino puede causar sangrado incontrolado y, por lo tanto, no debe realizarse en la escena prehospitalaria. *Abruptio placentae* es la separación prematura de la placenta, que generalmente es dolorosa y se asocia con sensibilidad uterina y contracciones. Los factores de riesgo de *abruptio placentae* incluyen traumatismo en el abdomen, abuso de sustancias como metanfetaminas o cocaína, hipertensión y eclampsia. El tratamiento prehospitalario de pacientes con placenta previa o desprendimiento se centra en la reanimación del volumen y el transporte rápido a un hospital adecuado. Otras causas de sangrado vaginal después de 20 semanas incluyen parto prematuro, lesiones del cuello uterino y laceraciones vaginales.

9. ¿Qué es la preeclampsia y cómo se diferencian la preeclampsia y la eclampsia?

La preeclampsia, o hipertensión gestacional, es una afección vasoespástica única en el embarazo en la que el paciente desarrolla hipertensión, proteína en la orina y, a veces, edema. La eclampsia es la aparición de convulsiones en una paciente embarazada con preeclampsia. La eclampsia puede ocurrir hasta 4 semanas después del parto. El vasospasmo asociado con eclampsia causa lesiones en múltiples órganos, incluyendo el hígado, riñón y cerebro. Los signos de alarma para la eclampsia incluyen hiperreflexia, alteraciones visuales, dolor en el cuadrante superior derecho, debilidad focal o dolor de cabeza intenso. Aunque es poco frecuente, la eclampsia puede presentarse con convulsiones en ausencia de elevación de la presión arterial.

10. ¿Cómo deben tratarse las convulsiones eclampéticas?

El tratamiento específico de elección es sulfato de magnesio, 4-6 g IV dosis de carga seguida de 2 g por hora de perfusión. Durante la perfusión, se deben controlar los reflejos y tratar la depresión respiratoria con ventilación asistida. Si no se puede establecer una vía intravenosa, el sulfato de magnesio 10 g IM (5 g IM en cada glúteo) puede administrarse como alternativa. Las convulsiones refractarias deben tratarse con una benzodiazepina, como diazepam 5–10 mg IV o lorazepam 2-4 mg IV/IM, como ocurre con las convulsiones sin embarazo. El manejo definitivo de la eclampsia es la extracción del feto, que está fuera del control del proveedor prehospitalario en la mayoría de las situaciones.

11. ¿Qué más puede causar convulsiones en el embarazo?

Los pacientes pueden tener una mayor frecuencia de convulsiones epilépticas; accidentes cerebrovasculares trombóticos o hemorragias intracraneales; y convulsiones por toxinas o sobredosis. Recuerde siempre la posibilidad de hipoglucemia en la paciente embarazada con convulsiones.

12. ¿Cómo se debe tratar la taquicardia supraventricular paroxística (TSVP) durante el embarazo?

Lo mismo que en las mujeres no embarazadas. La primera prioridad debe ser determinar que la taquicardia es de hecho primaria y no es causada en segundo lugar por hipovolemia, sepsis, fiebre u otra enfermedad. La adenosina se puede utilizar de forma segura durante el embarazo, y la cardioversión cuando sea necesario también es segura para el feto.

13. ¿Cuándo se considera al feto por separado si la madre está críticamente enferma?

Después de 24-26 semanas, típicamente el útero está a 4 dedos o mas por encima del umbligo, y se considera que es el punto en el que el feto es potencialmente viable fuera del útero. El traslado rápido para considerar una cesárea de emergencia debe hacerse siempre cuando la cúpula del útero esté en o por encima de un punto definido por la mitad de la distancia entre el umbligo y la apofisis xifoide.

14. ¿Qué puede causar un paro cardíaco durante el embarazo?

Es necesario considerar causas específicas del embarazo: hipovolemia debida a ruptura uterina o *abruptio placentae*, ruptura hepática o esplénica, o ruptura del embarazo ectópico. Además, pueden ocurrir émbolos pulmonares, émbolos del líquido amniótico y otras complicaciones. La reanimación cardiopulmonar es difícil durante el embarazo debido al gran tamaño del útero. Hasta 24 semanas, el objetivo debe ser la máxima reanimación de la madre. Después de 24 semanas, existen dos pacientes: el feto y la madre. La mejor manera de cuidar al feto es casi siempre centrarse en la reanimación de la madre. Se deben administrar líquidos; se debe considerar el oxígeno suplementario y el manejo temprano de las vías respiratorias; el paciente debe inclinarse al menos 15 grados hacia el lado izquierdo para evitar la compresión de la vena cava inferior; y se deben emplear los medicamentos habituales de Soporte Vital Cardíaco Avanzado (ACLS). Debido a que la reanimación cardiopulmonar tiene resultados generales deficientes, se indica el traslado rápido para una posible cesárea o toracotomía. La extracción del feto a veces puede mejorar las posibilidades de supervivencia de la madre, así.

15. En un accidente automovilístico, ¿cuáles son los riesgos especiales en el embarazo?

La principal preocupación es *abruptio placentae* (desprendimiento placentario). Los signos frecuentes del examen físico de traumatismo abdominal contundente a menudo son más difíciles de evaluar en la víctima de trauma embarazada y es posible que no tengan dolor abdominal o sangrado vaginal, incluso cuando se ha producido un desprendimiento significativo. Un trauma menor, como un resbalón y una caída desde una posición de pie, pueden causar desprendimiento, por lo que se debe considerar que las víctimas de trauma embarazadas tienen lesiones significativas hasta que se demuestre lo contrario.

16. ¿Cuándo se debe detener la ambulancia con una mujer en trabajo de parto y usted se prepara para dar a luz?

Se debe considerar el parto inminente si la paciente se está pujando activamente, si hay coronación de la cabeza (visible en el introito vaginal), o si la paciente es una mujer multipara que le dice que está a punto de dar a luz.

17. ¿Cuáles son las prioridades para el parto prehospitalario de una mujer embarazada?

La primera prioridad es controlar la velocidad del parto y, por lo tanto, evitar el trauma en el perine materno. Se puede realizar haciendo que la paciente jadee y con una mano enguantada se hace una contrapresión suave contra la cabeza del bebé para mantener la flexión y el parto lento. Después de que la cabeza haya dado a luz, el cuello del bebé debe ser inspeccionado para ver si existe el cordón umbilical (circular de cordón). Si está presente, la circular de cordon debe levantarse cuidadosamente sobre la parte posterior de la cabeza para extraerlo alrededor del cuello, o clampeo do abrazadera y corte si es necesario. Después de la salida de la cabeza, succionar las vías respiratorias del bebé y esperar el resto del parto. La rotación externa se producirá para que la cabeza se realinee con los hombros anterior y posterior. El hombro anterior debe ser retirado primero con una suave tracción hacia abajo durante la siguiente contracción, y luego la tracción es hacia arriba seguida por la salida del hombro posterior y el resto del bebé. No tire del cuello del bebé, eso es todo lo que se requiere.

18. ¿Deberías esperar a que la placenta salga?

No. La paciente puede ser trasladada después del parto del bebé y el clampeo del cordón. La tracción manual de la placenta puede causar desgarro, separación incompleta de la placenta y sangrado incontrolado. Por lo tanto, lo mejor es dejar que el parto de la placenta ocurra por sí solo o por el personal del hospital.

19. Resuma el tratamiento de la enfermedad crítica en el embarazo.

- Manejo precoz de las vía aérea
- Reanimación agresiva incluyendo productos sanguíneos cuando estén disponibles
- Posición sobre el lado izquierdo / tabla larga rigida a 15 grados a la izquierda en cualquier paciente con más de 20 semanas de gestación
- Protocolo ACLS habitual
- Traslado rápido después de las 24 semanas de gestación para considerar el rescate fetal

20. ¿Qué consideraciones prehospitalarias son importantes en la paciente que es víctima de una supuesta agresión sexual?

El paramédico es responsable del tratamiento de las lesiones traumáticas y de preservar las pruebas. Toda la ropa usada por la víctima durante el asalto debe ser traída con la paciente, se debe notificar a la policía, y el Departamento de Emergencias debe ser alertado de que está siendo transportada una posible víctima de agresión sexual. La paciente debe tener el mayor control posible sobre su cuidado, ya que el trauma ha causado impotencia. El personal prehospitalario solo debe obtener la historia clinica necesaria para realizar un examen médico y un tratamiento adecuados. La sensibilidad al estado emocional de la víctima debe demostrarse en todo momento.

21. ¿Cuáles son algunas de las causas más comunes de dolor abdominal relacionado con ginecológico en la mujer no embarazada?

Además de las causas no ginecológicas del dolor, como la apendicitis o la enfermedad de la vesícula biliar, en las mujeres se deben incluir problemas como quistes de ovarios (posiblemente rotos), torsión del ovario e infecciones pélvicas incluyendo además a la salpingitis aguda (trompa de Falopio infectada) y el absceso tubo-ovario. La obtención de una historia cuidadosa y bien detallada a menudo ayudará a reducir las posibilidades.

22. ¿Qué haría usted para tratar a una paciente con dolor abdominal, que probablemente no esté embarazada, y pueda tener una causa ginecológica?

El manejo en la escena esta dado principalmente por medidas de apoyo. Los líquidos intravenosos son apropiados para cualquier paciente que se presente con depleción de volumen. Se debe considerar oxígeno suplementario para pacientes que están taquicárdicos, hipóxicos, hipotensos o que tienen signos de shock. También es apropiado el tratamiento del dolor con analgésicos y para las náuseas con antieméticos.

23. ¿Se pueden administrar antieméticos a pacientes que están embarazadas y que sufren de vómitos excesivos?

Sí. Si bien la mayoría de los antieméticos son de categoría C para el embarazo, lo que significa que no se ha demostrado que sean seguros para el feto, también es potencialmente peligroso que las pacientes embarazadas se deshidraten como resultado de los vómitos. Los antieméticos se pueden suspender en el entorno prehospitalario si la paciente no está vomitando activamente, de lo contrario son apropiados para el control de los síntomas.

PERLAS Y DECISIONES CRÍTICAS:

- La posibilidad de embarazo siempre se debe considerar en mujeres en edad fértil.
- La aparición repentina de dolor abdominal e hipotensión, con o sin sangrado vaginal, en mujeres en edad fértil es un embarazo ectópico hasta que se demuestre lo contrario.
- El mejor cuidado para el feto es el cuidado adecuado de la madre.
- Cualquier coágulo o tejido que haya pasado por la vagina en una mujer embarazada debe ser transportado al hospital con la paciente para su evaluación.
- Incluso un traumatismo leve puede provocar desprendimiento de la placenta y hemorragia potencialmente mortal en pacientes embarazadas.

LECTURAS SUGERIDAS

1. ACOG Committee on Practice Bulletins--Obstetrics. ACOG practice bulletin. Diagnosis and management of preeclampsia and eclampsia. Number 33, January 2002. *Obstet Gynecol*. 2002;99(1):159-67.
2. Deak TM, Moskovitz JB. Hypertension and pregnancy. Emerg Med Clin North Am 2012;30(4):903-17

3. Heniff M, Fleming HRB. Abdominal and pelvic pain in the non-pregnant female. In: Tintinalli's Emergency Medicine: A Comprehensive Study Guide. Eighth edition. McGraw-Hill Education, New York, 2016

4. Hirsch DJ. Physiology of pregnancy: EMS implications. In Cone DC et al (eds): Emergency Medical Services: Clinical Practice and Systems Oversight, 2nd Edition. NAEMSP, 2015

5. Huancahusri N. Emergencies in early pregnancy. Emerg Med Clin North Am 2012;30(4):837-47

6. Lucia A, Dantoni SE. Trauma management of the pregnant patient. Crit Care Clin 2016;32(1):109-117

7. Marik PE. Hypertensive disorders of pregnancy. Postgrad Med 2009;121(2):69-76

8. Mendez-Figueroa H, Dahlke JD, Vrees RA, Rouse DJ. Trauma in pregnancy: an updated systematic review. Am J Obstet Gynecol 2013;209(1):1-10

9. Pour TR, Tibbles CD. Selected gynecologic disorders. In: Walls et al (eds): Rosen's Emergency Medicine: Concepts and Clincal Practice. 9th Edition. Elsevier, Philadelphia, 2018

CAPÍTULO 50. ALERGIA Y ANAFILAXIA

1. ¿Qué son las alergias y cuál es la relación con la anafilaxia?

Una alergia es cuando el sistema inmunitario de una persona reacciona anormalmente cuando está expuesto a una sustancia extraña o alergeno. Los ejemplos comunes incluyen la reacción de la piel a la hiedra venenosa o zumaque venenoso, la picazón de los ojos y la mucosidad de la nariz que algunas personas experimentan durante la exposición con alto contenido de polen y las reacciones más graves que ciertas personas tienen cuando se les administran medicamentos como la penicilina. Para desarrollar una alergia a una sustancia, una persona primero debe estar expuesta a ella y el sistema inmunitario desarrollará una respuesta a ella. En la mayoría de las personas, esta respuesta es benigna y beneficiosa, protegiendo el cuerpo de la sustancia extraña. Esto se logra principalmente por la producción de anticuerpos IgE específicos para esa activación de alérgenos y mastocitos. En algunos casos, sin embargo, la respuesta es más vigorosa y la reacción del sistema inmunitario conduce a síntomas graves, incluso amenazantes. En el pasado, a las reacciones mediadas por IgE se las denominaban anafilácticas y los eventos no IgE se los referían como anafilactoides. La Organización Mundial de la Alergia los desglosa ahora como:

- Anafilaxia inmunológica, reacciones mediadas por IgE
- Anafilaxia no inmunológica, causada por agentes que inducen la desgranulación masiva de mastocitos sin inmunoglobulinas.

Clínicamente, estos se presentan idénticos y el tratamiento es el mismo.

2. La IgE y los mastocitos.

El sistema inmunitario del cuerpo humano es una enorme variedad de células y proteínas diseñadas para defender el cuerpo de los "invasores extranjeros". Las inmunoglobulinas (Ig), también conocidas como anticuerpos, son moléculas de proteínas que se pueden construir con un número casi infinito de combinaciones diferentes diseñadas para reconocer y responder a los alergenos. Hay cinco clases de Ig, de las cuales IgE es una. Los mastocitos son células individuales localizadas en el tejido conectivo y concentradas, entre otros lugares, cerca de superficies mucosas, vasos sanguíneos y en la piel. Estas células contienen sustancias químicas preformadas listas para ser liberadas en el tejido circundante. Cuando la IgE está ubicada en la superficie de los mastocitos reconoce y se une a un antígeno, las células liberan su almacenamiento de productos químicos y causan los signos y síntomas resultantes.

3. ¿Cómo se afecta el cuerpo a la liberación de estos productos químicos preformados?

El mediador químico más reconocido de la alergia es la histamina. La histamina causa vasodilatación y aumento de la permeabilidad vascular que determina el hallazgo clínico más común de reacciones alérgicas: los hallazgos cutáneos de urticaria, enrojecimiento o eritema, y picazón. Estos cambios vasculares también pueden causar hipotensión; en algunos casos hipotensión profunda y refractaria. La histamina también puede provocar hinchazón (edema) de la cara y las membranas mucosas, comprometiendo potencialmente la vía aérea superior. La histamina también causa contracción muscular lisa que puede derivar en sibilancias, calambres abdominales o diarrea. En conclusión la vía aérea, la respiración y la circulación se pueden afectar profunda y rápidamente.

4. ¿Cómo se diagnostica una anafilaxia?

Es muy probable que exista anafilaxia cuando se presenta con cualquiera de los tres criterios siguientes:

- Enfermedad de inicio agudo, desde minutos a varias horas, con afectación de la piel, tejido mucoso o ambos, y al menos uno de los siguientes:
    a. Compromiso respiratorio
    b. Descenso de la presión arterial o síntomas como colapso o síncope
- Dos o más de los siguientes elementos que se producen rápidamente después de la exposición a un alérgeno:
    a. Afectación de la piel, o del tejido mucoso
    b. Compromiso respiratorio
    c. Descenso de la presión arterial
    d. Síntomas GI, como dolor abdominal o vómitos.
    e. Descenso de la presión arterial después de la exposición a un alérgeno conocido para ese paciente.

5. ¿Cuál es la diferencia entre una alergia y una anafilaxia?

Las alergias son trastornos inmunológicos que abarcan un amplio espectro de enfermedades. En un extremo está la anafilaxia como se definió anteriormente. Otros síndromes alérgicos menos mortales incluyen la dermatitis de contacto, dermatitis atópica (eccema) y la urticaria aguda, o erupción. La erupción puede desarrollarse a partir de una reacción alérgica, sin embargo, sin el compromiso respiratorio o cardiovascular asociado, no se clasificaría como una reacción anafiláctica. La principal diferencia es que en las reacciones anafilácticas hay una ruptura masiva de los mastocitos y los basófilos, que liberan grandes cantidades de sustancias químicas inflamatorias en la sangre. Estos incluyen histamina, triptasa, heparina y otras sustancias. El efecto neto de esta liberación masiva es causar depresión miocárdica junto con arritmias e isquemia, broncoespasmo y edema laríngeo. Curiosamente, los pacientes que sufren de una reacción anafiláctica mortal rara vez tienen urticaria o erupción.

6. ¿Cuáles son las causas más comunes de reacciones anafilácticas graves/fatales?

La comida es un desencadenante anafiláctico muy común, frecuentemente son los maníes (cacahuates), los mariscos, la leche y los huevos. De las picaduras de insectos, se destacan las abejas/avispas/avispones. Dentro de los medicamentos, especialmente están los antibióticos, especialmente si se administran por vía intravenosa, pueden provocar tanto reacciones alérgicas simples como anafilácticas. Así como también el polen, látex y algunos aditivos alimentarios. Todos los anteriores son "típicas" reacciones mediadas por IgE. Algunos ejemplos de desencadenantes no inmunológicos de las reacciones anafilácticas/alérgicas son con algunos medicamentos como los opioides, antiinflamatorios no esteroideos y los medios de radiocontraste.

7. ¿Un paciente que nunca estuvo en contacto con un medicamento previamente, puede causarle una reacción anafiláctica?

Sí y no. Una reacción anafiláctica mediada por IgE requiere de una exposición previa de un antigeno para inducir la "memoria" de ese antígeno en particular. Así que la verdadera anafilaxia no se desarrollaría. Sin embargo, pueden producirse reacciones no inmunológicas en la primera exposición. Estas reacciones causan la liberación directa de histamina sin necesidad de unión con IgE. Las reacciones sistémicas a medicamentos como los AINES (antiinflamatorios no esteroideos, por ejemplo: ibuprofeno), los opiáceos y el material de radiocontraste son generalmente reacciones no inmunológicas. Además, las reacciones a factores físicos, como el calor, el frío y el ejercicio, entran en esta categoría. Estas reacciones van desde simples erupciones y prurito, hasta el compromiso de la vía aérea y vascular potencialmente mortal.

8. ¿Es difícil reconocer una reacción alérgica o anafiláctica?

Generalmente no. La mayoría de los pacientes pueden decirle a usted que piensan que están teniendo una reacción alérgica. Además, más del 90% de los pacientes tendrán hallazgos cutáneos como urticaria, enrojecimiento, prurito o angioedema. El angioedema, una alergia tardía que se asocia con mayor frecuencia con los medicamentos conocidos como los IECA (inhibidores de la enzima convertidora de angiotensina), a menudo se presenta con hinchazón aislada del labio o de la lengua, que puede ser tan grave como para ocluir completamente la vía aérea. Otras posibles emergencias en la vía aérea, como obstrucción de cuerpos extraños, epiglotitis o absceso retrofaríngeo, generalmente mostrarán pistas obvias de la historia o la encuesta secundaria. La intoxicación por peces escromboides, causada por bacterias en la carne oscura de pescado como el atún, el mahi-mahi o la caballa, se presenta con enrojecimiento de la piel y, a veces, urticaria que puede confundirse con una reacción alérgica. Cuando este tipo de pescado se maneja incorrectamente, las bacterias prosperan y producen toxinas similares a la histamina que, cuando se ingiere, resultan en enrojecimiento y urticaria. Los pacientes a menudo desarrollan diarrea, dolor de cabeza, palpitaciones y calambres abdominales. También pueden presentar náuseas y vómitos. Estas toxinas son estables al calor y, por lo tanto, no se ven afectadas por la cocción. La tasa de ataque es muy alta, y por lo tanto otras personas probablemente se verán afectadas, lo que es una buena pista de que los síntomas son causados por escromboidosis en lugar de una reacción alérgica.

En una reacción anafiláctica, puede o no existir una reacción cutánea. Es probable que se observe hipotensión, dificultad para respirar y/o tragar, así como una sensación de miedo o fatalidad inminente. Muchos de estos pacientes sabrán exactamente a qué son alérgicos y si han estado expuestos o no a esa sustancia.

9. ¿Qué pasa con el paciente que está hipotenso, pero no tiene erupción o enrojecimiento de la piel?

Ocasionalmente hay casos de anafilaxia con hipotensión, pero no de hallazgos cutáneos, respiratorios ni gastrointestinales. El proveedor de tratamiento debe incluir el diagnóstico de anafilaxia en estos pacientes si hubo una exposición a un alérgeno conocido. Un ejemplo podría ser un niño en la escuela con una alergia conocida al maní, que sin saberlo come la galleta de un amigo que los contiene. De repente se enferma y se constata que está hipotenso, pero sin los otros hallazgos clínicos discutidos anteriormente. En este paciente, se debe considerar la anafilaxia en el diferencial de las posibles causas. Sin embargo, es importante enfatizar que el proveedor debe pensar y buscar otras posibles causas de hipotensión. El tercer criterio diagnóstico para la anafilaxia tiene en cuenta al paciente expuesto a un alergeno probable con el rápido desarrollo de dos de los cuatro criterios siguientes: afectación mucocutánea, compromiso respiratorio, hipotensión o síntomas gastrointestinales persistentes. Por lo tanto, el paciente que recientemente comió mariscos y ahora presenta compromiso respiratorio o hipotensión junto con calambres abdominales cumpliría los criterios de anafilaxia.

10. ¿Cómo es el encare a un paciente con posible anafilaxia?

Como siempre, comience con los ABC y recuerde reevaluarlo periódicamente ya que la condición del paciente puede cambiar rápidamente. El oxígeno debe proporcionarse inmediatamente. Si el paciente está hablando, tiene una vía aérea permeable, esto será útil para que él pueda decirle si está teniendo más dificultad para respirar. Además, escuche el estridor, los roncus y las sibilancias, y observe cualquier incapacidad para manejar las secreciones. En casos graves, es posible que se necesite una vía aérea definitiva. Es fundamental obtener una presión arterial precisa y repetir la toma periódicamente. Si está hipotenso, coloque al paciente en posición supina con las piernas elevadas. Esta maniobra simple, pero a menudo olvidada, aumenta el volumen y el gasto cardíaco en el paciente en shock. La encuesta secundaria también debe evaluar la presencia de hallazgos cutáneos. Una breve historia y la evaluación de la piel, además de la vía aérea, la respiración y la circulación, es todo lo que se necesita para determinar si un paciente cumple o no con los criterios de anafilaxia. Si se cumplen los criterios, se indica la administración inmediata de adrenalina. Debe establecerse un acceso intravenoso, excepto en los casos más leves de urticaria sin evidencia compromiso de la via aérea, respiración o vascular. Se debe administrar un bolo de suero salino normal (suero "fisiologico" 0.9%) a tiempo (ver más abajo).

11. ¿Qué debo hacer si la vía aérea está comprometida?

Se indica actuar inmediatamente. Además de prepararse para intubar al paciente, debe administrar adrenalina 1:1000, 0.3 a 0.5 mg por vía intramuscular (IM) en el muslo anterolateral, que puede llegar a ser una acción que salva vidas. No retrase la administracion de adrenalina por establecer una vía intravenosa o colocarle al paciente un monitor cardíaco. Si el paciente no tiene una vía aérea y no puede ser ventilado con una máscara de bolsa-balón, la preparación para una vía aérea quirúrgica debe ocurrir simultáneamente con la administración de adrenalina, ya que la intubación endotraqueal puede ser imposible debido al grado avanzado del edema laríngeo. La adrenalina puede repetirse cada 5 a 15 minutos, o más frecuentemente para el paciente *in extremis*. Si el paciente no está mejorando, se debe iniciar una solución intravenosa de adrenalina para perfusión continua (ver pregunta 14).

12. Si el paciente tiene sibilancias debe administrarse albuterol?

Sí. En pacientes con broncoespasmo (sibilancias), el albuterol nebulizado puede ser beneficioso. Sin embargo, la adrenalina sigue siendo el tratamiento de elección, y debe administrarse primero.

13. ¿Cuáles son las indicaciones para la intubación en la escena?

Si las vía aérea se ve comprometida en la anafilaxia debido al edema tisular masivo, la intubación puede ser extremadamente difícil, y los intentos fallidos de intubación pueden convertir una vía aérea minima pero utilizable en una vía aérea completamente obstruida. Sin embargo, si es posible, los pacientes en peligro deben ser tratados y trasladados inmediatamente en una posición de comodidad a las instalaciones más cercanas. En el paciente que no responde y los intentos mecánicos de ventilación de con máscara-bolsa-balon no tienen éxito, puede ser necesaria una intubación, o incluso una vía aérea quirúrgica. La comunicación con el hospital receptor debe ser clara con respecto a la necesidad potencial de una vía aérea quirúrgica.

14. Hemos cubierto la vía aérea y la respiración, pero ¿y la circulación?

Se debe obtener una toma de la presión arterial y el acceso IV en todos los pacientes con reacciones anafilácticas. Los pacientes hipotensos necesitarán un bolo de suero salino normal o ringer lactato. Es adecuada rápida infusión de un litro de líquido (20 ml/kg) y luego reevaluarlo. En pacientes de edad avanzada y aquellos con posible enfermedad cardíaca, sería un enfoque más prudente, un bolo de 500 ml seguida de una reevaluación del paciente. A cualquier paciente inestable se le debe colocar un monitor cardíaco. Una vez más, el tratamiento principal del fármaco será la adrenalina 1:1000, 0.3 a 0.5 mg IM.

Se puede requerir acceso intravenoso adicional y múltiples litros de cristaloides en el paciente persistentemente hipotenso. En estos raros casos, considere la adrenalina IV. El modo de administración más seguro es preparar una perfusión de adrenalina es diluyendo 1 ml de 1:1.000 adrenalina (1 mg; observar la dilución cuidadosamente!) en 250 ml de suegro glucosado al 5% para producir una concentración de 4 mcg/ml. Esto debe ser infundido con un equipo de microgotero (60 microgotas/minuto = 1 ml/minuto = 60 ml/h) comenzando con una velocidad de 1 mcg/min (15 microgotas/minuto) y titulando lentamente hacia arriba hasta lograr el efecto o hasta una velocidad máxima de 10 mcg/min. La adrenalina también podría administrarse en forma de bolo intravenoso lento diluyendo 1 ml de 1:10.000 adrenalina (0,1 mg) en 10 ml de solución salina normal y administrándola lentamente durante 3 a 5 minutos. Algunos pacientes con betabloqueantes pueden no responder a la adrenalina. En ese caso, la administración de glucagón 1-5 mg durante 5 minutos puede ser beneficiosa. Esto puede ser seguido de una infusión de mantenimiento con 5-15 mcg/minuto.

15. ¿Por qué dar adrenalina IM en lugar de ser por vía subcutánea?

Varios estudios en personas no anafilácticas han demostrado una absorción más rápida y niveles más altos de adrenalina plasmática cuando se administran en el músculo del muslo anterolateral en lugar de ser por vía subcutánea. Además, los niveles plasmáticos de adrenalina fueron más altos y más rápidamente alcanzados cuando se les dio IM en el muslo anterolateral que cuando se les dio IM en la parte superior del brazo (deltoides). Por lo tanto, las recomendaciones actuales son para la administración de adrenalina en el muslo anterolateral. Sin embargo, cabe señalar que no se han completado estudios que muestren mejores resultados con esta vía de administración.

16. ¿Debe administrarse adrenalina a un paciente que sólo tiene urticaria?

En general, la difenhidramina (Benadryl), 25–50 mg de VO o IV, es todo lo que es necesario para esta condición no mortal pero incómoda. Sin embargo, en el entorno clínico adecuado, como el paciente con antecedentes de anafilaxia potencialmente mortal para picaduras de abejas que acaba de ser picado por una abeja y ahora tiene urticaria o enrojecimiento de rápido progreso, se debe considerar la administración de adrenalina. Cabe señalar que la administración tardía de adrenalina en la anafilaxia se ha asociado con peores resultados. Los antihistamínicos, como la difenhidramina, tienen poco efecto sobre la presión arterial y tienen un inicio de acción más largo que la adrenalina. Por lo tanto, se consideran terapia de segunda línea en anafilaxia. Además, se puede administrar un bloqueador de H2, como la ranitidina a todos estos pacientes. Aunque tomará horas para tener un efecto, la administración temprana de un glucocorticoide como metilprednisolona 125 mg IV, debe administrarse si está disponible a prácticamente todos estos pacientes en el entorno prehospitalario.

17. ¿Y los pacientes pediátricos?

La principal diferencia es la dosis de medicación. La dosis de adrenalina IM es de 0,01 mg/kg de la solución 1:1000 (que será de 0,01 ml/kg; dosis máxima de 0,5 mg IM). Iniciar un goteo de adrenalina a 0,1 mcg/kg/minuto, incrementando de a 0,1 mcg/kg/min hasta un máximo de 1,5 mcg/kg/min. La dosis de difenhidramina es de 1 mg/kg (máx. 50 mg).

18. ¿Cuáles son las contraindicaciones relativas de la adrenalina?

La palabra clave aquí es "relativo". En el paciente con anafilaxia potencialmente mortal, no hay contraindicación para el uso de este tratamiento que es salva vidas. Sin embargo, debe utilizarse con precaución en los ancianos, pacientes con hipertensión significativa, enfermedad coronaria conocida o dolor torácico isquémico. Considere comenzar con dosis más pequeñas en estos pacientes. Hay muy poca evidencia de resultados adversos de adrenalina IM o SC. La mayoría de los acontecimientos adversos notificados en la literatura están relacionados con la administración intravenosa de adrenalina, o con la falta de administración de adrenalina cuando se indica.

19. ¿Debe ser trasladado cada paciente que presente una reacción alérgica a un hospital para una evaluación adicional?

Si se aplica algún tratamiento en la escena, el paciente debe ser trasladado a la puerta de emergencia para su posterior tratamiento y observación. La razón de esto es doble. En primer lugar, los medicamentos administrados en la escena son de acción relativamente corta, y la reacción alérgica podría repetirse cuando la adrenalina desaparece. En segundo lugar, hasta el 20% de los pacientes que experimentan una reacción anafiláctica tendrán una segunda reacción hasta 72 horas más tarde, aunque la mayoría ocurren dentro de las 10 horas. Esto se conoce como la reacción bifásica. Desafortunadamente, no hay manera de predecir de manera confiable qué pacientes son propensos a tener esta reacción. Por lo tanto, generalmente se recomienda un período de observación en la puerta de emergencia o en el hospital.

PERLAS Y DECISIONES CRÍTICAS:

- Si un paciente nunca ha estado expuesto a un alimento o medicamento en particular, incluso todavía puede tener una reacción no inmunológica (anafiláctica) potencialmente mortal.
- La adrenalina intramuscular es el tratamiento de elección para la anafilaxia.
- La mayoría de las reacciones adversas de la adrenalina se producen cuando se administra demasiado rápido en del bolo por la vía IV.
- Usted no puede vigilar las concentraciones de adrenalina demasiado cerca. Muchos errores de medicación ocurren al dar la concentración incorrecta a través de una ruta particular, por ejemplo, dando 1:1,000 dilución IV en lugar de la preparación 1:10,000.
- Los intentos fallidos de laringoscopia aumentarán la hinchazón del tejido y podrían convertir una vía aérea sostenible en una completamente obstruida. La mayoría de los pacientes pueden ser oxigenados a través de la ventilación con máscara-bolsa-balón.
- La mayoría de las muertes asociadas con la anafilaxia se producen en pacientes con antecedentes de enfermedad reactiva de las vías respiratorias. Esté más atento con estos pacientes.
- Se los debe disuadir a los pacientes que rechazan el traslado incluso después de experimentar una marcada mejoría con el tratamiento.
- Los efectos adversos de la adrenalina en bolo IV son taquicardia, hipertensión, dolor torácico, arritmias cardíacas y raramente infarto de miocardio.

LECTURAS SUGERIDAS

1. Sampson HA, Munoz-Furlong A, Campbell RL, et al, Second Symposium on the Definition and Management of Anaphylaxis: Summary Report-2nd National Institute of Allergy and Infectious Disease/Food Allergy and Anaphylaxis Network Symposium, J Allergy Clin Immunol 2006: 117:391

2. Simons KJ, Simons FE, Epinephrine and its Use in Anaphylaxis: Current Issues, Curr Opin Allergy Clin Immunol. 2010;10(4)354
3. Kanwar M, Irvin CB, Frank JJ et al, Confusion about Epinephrine Dosing Leading to Iatrogenic Overdose: A Life-Threatening Problem with a Potential Solution, Ann Emerg Med. 2010;55(4):341
4. Campbell RL, Bellolio MF, Knutson BD, et al, Epinephrine in Anaphylaxis: Higher Risk of Cardiovascular Complications and Overdose After Administration of Bolus Epinephrine Compared with Intramuscular Epinephrine. J Allergy Clin Immunol Pract 2015:3:76
5. Brown SG, Stone SF, Fatovich DM, et al, Anaphylaxis: Clinical Patterns, Mediator Release and Severity. J Allergy Clin Immunol 2013: 132:739

CAPÍTULO 51. EMERGENCIAS DIABETICAS

1. ¿Qué es la diabetes?

La palabra "diabetes" proviene de Grecia en el año 200 DC y significa "sifón". La diabetes describe la micción constante de los pacientes que presentaban esa enfermedad. Siglos más tarde se añadió la palabra latina "mellitus" y significaba miel o dulce como los médicos notaron que la orina de los diabéticos contenía azúcar (aunque no vamos a preguntar cómo lo descubrieron). Poco se sabía de la enfermedad hasta que dos descubrimientos del siglo XIX arrojaron mucha luz sobre la diabetes mellitus. En 1869, mientras examinaba el tejido pancreático bajo un microscopio, el estudiante de medicina alemán Paul Langerhans notó grupos de células diminutas como islas en medio de un mar. No lo sabía en ese momento, pero estos islotes de Langerhans, como se llaman hoy en día, contienen las células beta que producen insulina. Más tarde se descubrió que otras células especializadas llamadas células alfa secretan la hormona glucagón y que las células delta producen somatostatina. En 1889, mientras exploraban cómo el cuerpo metaboliza la grasa, los científicos europeos Joseph von Mering y Oskar Minkowski descubrieron que cuando extirparon el páncreas de un perro, el animal comenzó a orinar incontrolablemente. Analizaron la orina y descubrieron que contenía glucosa. Reconociendo que el perro había desarrollado diabetes mellitus, los científicos concluyeron que la clave de la enfermedad residía en el páncreas y tenía algo que ver con las células beta, y lo que producían.

El descubrimiento y aislamiento de insulina en la Universidad de Toronto en 1921–22 fue uno de los mayores acontecimientos en la historia de la medicina. Por primera vez, los médicos sabían que la diabetes era causada por la falta de producción de insulina, lo que conduce a niveles excesivos de glucosa en el torrente sanguíneo y luego en la orina. Además, el científico ahora también se dio cuenta de que la terapia con insulina que sería necesaria para evitar la sencentcia de muerte que se había asociado previamente con el diagnóstico de diabetes mellitus dependiente de insulina.

2. ¿Con qué frecuencia se presenta la diabetes?

La diabetes mellitus ha sido y sigue siendo el trastorno endocrino más común y a diferencia de otras enfermedades está en un aumento alarmante, particularmente en los niños. Se estima que 30,3 millones de personas en los Estados Unidos, el 9,4% de la población, tienen diabetes, una afección grave de por vida. De esos 30,3 millones de pacientes, 23,1 millones son diagnosticados y

7,2 millones no están diagnosticados. Además, según la Asociación Americana de la Diabetes, "la diabetes sigue siendo la segunda causa de muerte en los Estados Unidos en 2015, con 79.535 certificados de defunción que la enumeran como la causa subyacente de muerte" (2018). El sistema SEM es llamado con frecuencia por los pacientes, sus familias o transeúntes cuando ocurre una emergencia por diabétes. Es importante que los proveedores prehospitalarios conozcan los tipos de emergencias por diabetes, qué opciones de tratamiento se pueden emplear, y que sean conscientes no sólo de los problemas directamente asociados con la diabetes mellitus, sino también de las complicaciones relacionadas con la enfermedad.

3. ¿Cuál es el nivel normal de glucosa y cuáles son los efectos de los niveles anormales?

El metabolismo normal de la glucosa mantiene los azúcares en la sangre dentro del rango de 70 – 110 mg/dL. Debido a que la diabetes se asocia con anomalías en el metabolismo de la glucosa, los niveles de glucosa en sangre pueden ser anormalmente altos o bajos, lo que afecta a muchos órganos, y si no se trata conducirá a múltiples complicaciones. Con el tiempo, tener demasiada glucosa en la sangre puede dañar los ojos, los riñones y los nervios. Tener un nivel demasiado bajo de glucosa en sangre puede conducir a daño cerebral y la muerte. La diabetes también aumenta el riesgo de enfermedad cardíaca, accidente cerebrovascular, ceguera y enfermedad vascular periférica que conduce a la amputación de las extremidades.

4. ¿Exactamente qué es la insulina y qué hace?

La insulina es una hormona producida en el páncreas por las células beta de los islotes de Langerhans y se libera en el torrente sanguíneo en respuesta a elevaciones en los niveles de glucosa en sangre. La insulina ayuda en el metabolismo de la glucosa y la absorción por las células, permite que el exceso de glucosa pueda ser almacenado como glucógeno en el hígado y el músculo, y se utiliza en la síntesis de grasa. La falta de una cantidad suficiente de insulina o ninguna insulina conduce a un exceso de glucosa en el torrente sanguíneo, ya que no hay insulina para facilitar el transporte de glucosa a las células. Otras células en el cuerpo producen diferentes hormonas que también son importantes en el metabolismo de la glucosa. Uno de ellos es el glucagón. Cuando la glucosa no está entrando en las células, debido a la falta de ingesta de alimentos o la falta de producción de insulina, el cuerpo percibe un estado de ayuno y libera glucagón para tratar de aumentar el nivel de glucosa en sangre. Glucagon causa la descomposición de los azúcares almacenados en el hígado, y luego de la grasa corporal almacenada, que resulta en la producción de cetonas como un producto de descomposición. Las cetonas son ácidas y conducen a un pH en la sangre más bajo (acidosis). Es este proceso de formación de cetona y ácido (cetoacidosis) que ayuda a conducir a una de las complicaciones graves observadas en el diabético. En ausencia de glucagón, se libera otra hormona contrarreguladora, epinefrina (adrenalina). La epinefrina ayuda a movilizar glucosa, pero por lo general no hasta que los niveles de glucosa en sangre sean inferiores a 50 mg/dL. La liberación de epinefrina es la causa de varios de los signos y síntomas de nivel bajo de glucosa en sangre (hipoglucemia). Estos signos y síntomas pueden incluir taquicardia, diaforesis y estado mental alterado o inconsciencia.

5. ¿Cómo afecta la diabetes mellitus a los niveles de glucosa en sangre?

La diabetes mellitus es causada por inadecuadas cantidades de insulina. Dado que se requiere insulina para que la glucosa se transporte al interior de las células, cantidades inadecuadas o falta de insulina conducen a niveles elevados de glucosa en sangre (hiperglucemia). Debido a que las células no tienen suficiente glucosa, se derivan uno mecanismos compensatorios para la la liberación de glucagón que convierte el glucógeno almacenado en glucosa. Este proceso de descomposición del glucógeno se conoce como glucogenolisis. El glucagón descompone mas aún la proteína y la grasa para liberar glucosa y cetonas en el torrente sanguíneo, pero sin insulina para transportar la glucosa a la célula, los niveles de glucosa en sangre aumentan. Este proceso se conoce como gluconeogensis.

6. ¿Cuáles son los tipos de diabetes mellitus que existen?

La enfermedad diabetes mellitus (DM) se puede dividir en dos presentaciones. El tipo I, también conocido como diabetes mellitus insulinorrequiriente (DMIR), generalmente se desarrolla antes de la edad adulta temprana, pero puede ocurrir a cualquier edad por lo que el término anterior de "inicio juvenil" ya no se utiliza comúnmente a menos que se desarrolle temprano en la vida. Los pacientes con DMIR de tipo I casi no producen insulina y, en consecuencia, pueden desarrollar niveles de glucosa notablemente altos (hiperglucemia). Los pacientes con DMIR dependen de la terapia con insulina para sobrevivir y representan alrededor del 10% de la población diabética.

El tipo II, también conocido como diabetes mellitus no insulino requiriente (DMNIR), es el resultado de una combinación de resistencia a la insulina con deficiencia relativa de insulina. DMNIR son capaces de producir insulina, pero lo hacen en cantidades disminuidas, y lo que se produce a menudo no es utilizado correctamente por el cuerpo. La mayoría de los estadounidenses que son diagnosticados con diabetes tipo II. La DMNIR o tipo II se está produciendo a una velocidad alarmante en los niños. Una enfermedad que antes se observaba en pacientes de 40 años o más se observa ahora en pacientes de 20 años y el 45% de todas las nuevas diabetes tipo II se presentan en adolescentes. La DMNIR o tipo II representa el 90% de la población diabética. Los pacientes con DMNIR o tipo II requieren control de la dieta, medicamentos orales o, en algunos casos, insulina adicional para controlar los niveles de azúcar en sangre.

La cetoacidosis rara vez ocurre en pacientes con diabetes tipo II porque se produce algo de insulina. Sin embargo, estos pacientes son su aceptables a una condición conocida como Síndrome Hiperglucémico Hiperosmolar No Cetósico (SHHNC) si sus niveles de glucosa permanecen altos durante un largo período de tiempo. Esta condición tienc signos y síntomas similares a la cetoacidocis diabética, sin embargo, los pacientes no producen cetonas. El SHHNC puede provocar coma, acidosis grave e incluso la muerte. Las diferencias entre los dos tipos de diabetes se enumeran en la Tabla 1. La Tabla 2 enumera los medicamentos comunes para la diabetes tipo II.

Tabla 1: Tipos de Diabetes Mellitus (DM)

	Tipo I Diabetes Mellitus (DM)	Tipo II Diabetes Mellitus (DM)
Nombre	DM Insulino Requiriente	DM No Insulino Requiriente
Patología	No producción de insulina	Baja producción de insulina
Tratamiento requerido	Insulina	Dieta, hipoglicemiantes orales, insulina
Cetoacidosis	Fuerte Tendencia	Rara tendencia

Tabla 2 Medicación hipoglucemiante oral

Clase de droga	Nombre comercial	Genérico
Sulfonilureas	DiaBeta	Glyburide
	Micronase	Glyburide
	Glynase	Glyburide (micronized)
	Glucotrol	Glipizide
	Glucotrol XL	Glipizide
	Amaryl	Glimepiride
Meglitinidas	Prandin	Repaglinide
	Starlix	Nateglinide
Biguanidas	Glucophage	Metformin
	Glucophage XR	Metformin
Thiazolidinedionas	Actos	Pioglitazone
	Avandia	Rosiglitazone
Inhibidores de la alfa-glucosidasa	Precose	Acarbose
	Glyset	Miglitol
Inhibidor de la Dipeptidil peptidasa-4 (DDP4) y combinaciones	Januvia	Sitagliptin
Combination	Glucovance	Glyburide/ Metformin

7. ¿Hay un tercer tipo de diabetes que afecta a las mujeres embarazadas?

La diabetes gestacional afecta aproximadamente al 4% de todas las mujeres embarazadas, lo que resulta en unos 135.000 casos en los Estados Unidos cada año. La placenta sostiene al bebé a medida que crece y las hormonas de la placenta ayudan al bebé a desarrollarse. Sin embargo, estas hormonas también pueden bloquear la acción de la insulina de la madre en su cuerpo, lo que conduce a la resistencia a la insulina. La resistencia a la insulina dificulta el uso de insulina en el cuerpo de la madre. Puede necesitar hasta tres veces más insulina. La diabetes gestacional comienza cuando la madre no es capaz de hacer y usar toda la insulina que necesita para el embarazo. Las mujeres con diabetes gestacional tienen 7 veces más probabilidades de desarrollar diabetes tipo II después del embarazo.

8. ¿Por qué los pacientes diabéticos solicitan acceso al sistema 911?

Es probable que los pacientes convoquen al SEM cuando tienen muy poco o demasiado azúcar (glucosa) en la sangre. El nivel de azúcar en sangre anormalmente bajo, que se conoce como hipoglucemia, puede resultar de cuando un paciente con diabetes tipo I toma su insulina pero no come, come más tarde de lo previsto o come el tipo incorrecto de alimento por la cantidad de insulina que se ha administrado ellos mismos. Los pacientes con diabetes tipo II que no están tomando insulina pero que toman agentes hipoglucémicos orales (Tabla 3) también corren el riesgo de hipoglucemia hasta 36 horas después de tomar estos medicamentos. La hipoglucemia no reconocida puede llevar a la muerte. Las células del cuerpo, especialmente el cerebro, dependen de la glucosa para funcionar. El daño cerebral permanente puede ocurrir en pacientes que sobreviven a eventos hipoglucémicos porque las células del cerebro no tienen la capacidad de almacenar o utilizar otras fuentes de energía como lo hace el resto del cuerpo. La hipoglucemia es una verdadera emergencia médica que requiere reconocimiento y tratamiento inmediatos para prevenir daños cerebrales permanentes.

Los niveles anormalmente altos de glucosa en sangre, conocidos como hiperglucemia, pueden ocurrir en un paciente con diabetes no diagnosticada o cuando un paciente con diabetes conocida no toma su agente hipoglucémico o se adhiere a su dieta diabética. Cantidades insuficientes de insulina deterioran el transporte de glucosa a las células, dejando la glucosa en la sangre, aumentando así el azúcar en la sangre; a su vez, el hígado libera glucosa almacenada en la sangre, causando más hiperglucemia. Una vez que estas reservas de glucógeno se han agotado, las grasas corporales que contienen ácidos grasos se descomponen para formar más glucosa. A medida que los niveles de glucosa en sangre continúan aumentando, el aumento de la presión osmótica extrae agua de las células, deshidratando y alterando su capacidad para funcionar. Una vez que el azúcar en la sangre alcanza los 185 mg/dL, la capacidad del riñón para retener la glucosa se abruma, y la glucosa se pierde en la orina. La glucosa en la orina hace que los riñones extraigan agua y electrolitos de la sangre y también entren en la orina. Esto provoca un aumento de la micción secundaria a la gran cantidad de glucosa en la orina, lo que resulta en pérdida de volumen y deshidratación. La pérdida de volumen en pacientes adultos puede variar de 4 a 10 litros. Además de la hiperglucemia, los subproductos resultantes de la descomposición de los ácidos grasos son cetonas ácidas, que hacen que el pH de la sangre se vuelva ácido. Cetoacidosis diabética (CAD) es el término dado para esta hiperglucemia con desequilibrio de electrolitos y acidosis metabólica y es una complicación peligrosa de la diabetes mellitus. El paciente no sólo está tratando con una acidosis metabólica, sino también con la deshidratación. La mortalidad total es de 5 a 15% por episodio. Generalmente ocurre en pacientes que son dependientes de la insulina, pero se ha notificado que es la primera manifestación de diabetes mellitus no diagnosticada en el 20% de todos los casos de CAD. Entre el 70 y el 80% de los diabéticos dependientes de la insulina con CAD, el incumplimiento de infecciones y medicamentos fueron factores precipitantes comunes.

9. 9 ¿Un nivel elevado de glucosa en sangre siempre conduce a la CAD?

No. Los niveles elevados de glucosa en sangre (hiperglucemia) pueden ocurrir en algunos pacientes sin el desarrollo de CAD. Con la diabetes tipo II, después de una comida, el azúcar en la sangre aumenta y hay suficiente insulina para permitir la nutrición celular parcial. La glucosa no utilizada permanece en la sangre causando que los niveles de glucosa en sangre aumenten. El estado ácido-base normal se mantiene porque las células reciben algo de glucosa por lo que la necesidad de metabolismo de las grasas está ausente. La deshidratación por el exceso de niveles de glucosa en sangre es el problema. Esta afección, conocida como Síndrome Hiperglucémico Hiperosmolar No Cetósico (SHHNC), es más común en personas mayores de 60 años y se caracteriza por disfunción, del sistema nervioso central asociada con hiperglucemia grave y deshidratación. La mortalidad puede llegar hasta el 50%. La presentación predominante es un estado mental anormal, que puede variar de letargo a coma, y es causada por la deshidratación y desequilibrio de electrolitos, los niveles de glucosa en sangre en pacientes con SHHNC son a menudo mayores de 600mg/dL. Los síntomas del SHHNC generalmente se resuelven mediante el tratamiento del estado hiperosmolar con insulina y terapia de fluidos agresivo.

10. ¿Qué factores pueden causar problemas en el control de la diabetes mellitus?

Muchos pacientes diabéticos se administran una insulina de acción prolongada por la mañana para acompañarlos a través del día y luego se inyectan múltiples dosis durante todo el día para cubrir lo que acaban de comer. Otros utilizan una bomba de insulina con una tasa basal establecida y pueden aumentar la cantidad de insulina o inyectarse con un tipo diferente de insulina dependiendo de la dieta y la actividad. Si la ingesta de alimentos se retrasa, si calculan mal la dosis o el tipo de insulina, o si hacen ejercicio más de lo previsto y gastan más glucosa a medida que aumentan los requisitos metabólicos, entonces la hipoglucemia se produce.

Los factores precipitantes comunes en el desarrollo de estados hiperglucémicos incluyen una dieta inadecuada, infección o una enfermedad, incumplimiento de medicamentos o una bomba de insulina que no funciona correctamente. La infección y la enfermedad causan un aumento en el azúcar en la sangre como el estrés que pone en el cuerpo libera epinefrina (adrenalina) y cortisol para ayudar a aumentar la energía y combatir la infección. El hígado libera reservas de azúcar y los niveles de glucosa en sangre aumentan. A largo plazo, el paciente que está enfermo puede omitir la alimentación, buscar una solución rápida (alimentos ricos en carbohidratos o azúcares simples como papas fritas, o dulces), comer en exceso, o no tener ganas de tomar sus medicamentos.

11. ¿Cuál es el objetivo de la evaluación del paciente?

Al evaluar a un paciente diabético que entra en el sistema SEM, el proveedor prehospitalario generalmente está tratando de diferenciar la hipoglucemia de la hiperglucemia y la necesidad de reemplazo de glucosa frente a la terapia agresiva de fluidos. Estas condiciones, que deben ser reconocidas con prontitud y tratadas adecuadamente, se identifican con frecuencia mediante una historia focalizada, un examen físico y una rápida determinación de la glucosa en sangre. Debido a que la hipoglucemia puede causar daño cerebral o la muerte, y es fácilmente reversible, el reconocimiento de hipoglucemia es el objetivo principal de la evaluación del paciente, y el manejo puede preceder a completar su historia focal y examen físico. Un simple análisis de sangre determinará la presencia de hipoglucemia y se debe realizar en todos los pacientes sospechosos o conocidos por tener diabetes, así como aquellos con estados mentales alterados.

12. ¿Pueden los signos físicos ser útiles para distinguir entre hipoglucemia e hiperglucemia?

Al llegar a la escena, después de garantizar la seguridad de la escena y el aislamiento adecuado de sustancias corporales, busque pistas en la escena de que el paciente pueda tener diabetes. ¿Hay jeringas de insulina o frascos de insulina visibles? ¿Hay un kit de glucagón, o pasta de glucosa o tabletas de azúcar diabética? ¿Existen suministros para análisis diabéticos, como glucómetro, lancetas o tiras de prueba? ¿Hay algún dispositivo protésico que indique la pérdida de una extremidad? ¿El paciente lleva una bomba de insulina o tiene una etiqueta de alerta médica que indica que tiene diabetes? Los pacientes con hipoglucemia suelen demostrar piel pálida, fresca y húmeda, con diferentes niveles de diaforesis. Los pacientes hipoglucémicos suelen estar bien hidratados y tendrán turgencia cutánea normal, así como piel húmeda y membranas mucosas. Su frecuencia cardíaca suele ser rápida con un pulso amplio debido a la activación del sistema nervioso simpático y la liberación de epinefrina (adrenalina). La hipotermia puede ser una presentación común de la pérdida de calor por evaporación y a la falta de glucosa para producir calor. La frecuencia respiratoria suele ser lenta o normal. Los cambios de estado mental ocurren rápidamente en cuestión de minutos. Inicialmente, los pacientes pueden presentar un comportamiento extraño, irritabilidad o combatividad antes de la falta de respuesta. Las convulsiones pueden ocurrir secundarias a la hipoglucemia y generalmente se resuelven con la administración de glucosa y la corrección de los niveles de glucosa en sangre a niveles casi normales. Esta presentación puede confundirse fácilmente con la de un paciente intoxicado por alcohol, y asumir que el paciente que huele o actúa intoxicado no tiene ningún otro problema puede conducir a que la hipoglucemia no se diagnostice y puede ocurrir daño cerebral permanente o la muerte. Una estrategia más prudente es asumir lo contrario, que la hipoglucemia está presente cuando el alcohol está involucrado.

Por el contrario, los pacientes con hiperglucemia presentan signos de deshidratación, ya que pueden experimentar de 4 a 10 litros de pérdida de volumen. Examine la piel en busca de signos de deshidratación que incluyan piel seca y caliente que comprime cuando se pellizca, lo que indica una mala turgencia. Las alteraciones importantes en los rasgos faciales pueden incluir ojos hundidos, una lengua surcada y membranas mucosas secas. El paciente puede tener quejas gastrointestinales como náuseas, vómitos, calambres abdominales y dolor. La frecuencia cardíaca es taquicárdica por deshidratación, y la presión arterial puede disminuir. El aliento del paciente puede oler como a "frutado" indicando la presencia de cetonas, lo que sugiere la presencia de CAD. Un ligero aumento en la frecuencia respiratoria se observa con la CAD de este modo el paciente intenta exhalar mas dióxido de carbono (CO2) con el fin de corregir la acidosis metabólica producida por el metabolismo de las grasas. La respiracion de Kussmaul (profunda, rápida e intensa) puede desarrollarse en los casos más graves de CAD. Los cambios de estado mental son graduales en el inicio, por lo general ocurren durante varios días y progresan desde una inquietud y letargo (una apariencia apática) hasta una falta de respuesta, causados por la deshidratación, desequilibrio de electrolitos y acidosis. Con la hiperglucemia, las células cerebrales obtienen todo el azúcar que necesitan. En su lugar, su disfunción está relacionada con la deshidratación, desequilibrio de electrolitos, y acidosis metabólica. El paciente exhibe las 3 "P" o "polis": polidipsia (sed excesiva), poliuria (micción frecuente), y polifagia (deseo de comer con frecuencia) son comunes y representan síntomas de reciente aparición o empeoramiento de la diabetes, también son características del estado hiperosmolar y la deshidratación observada con hiperglucemia.

Para tener una CAD, el paciente debe tener hiperglucemia, desequilibrio de electrolitos y acidosis metabólica. Si bien el nivel de glucosa en sangre se puede medir en la escena, los electrolitos y el pH no pueden mensurar, por lo tanto, debemos confiar en nuestra capacidad para reconocer los signos y síntomas clínicos de la CAD. La Tabla 3 describe las diferencias entre hipoglucemia, hiperglucemia y SHHNC.

Tabla 3: Signos y Sintomas de Emergencias Diabéticas

Hipoglicemia	Hiperglicemia - CAD	SHHNC
En minutos	Gradualmente en 3 dias	Gradualmente en 12 dias
Tipo I, DMIR	Tipo I, DMIR	Tipo II, DMIR
Se administró insulina, pero no comió	No se administró insulina	No está tomando medicación oral
Comió tarde o la comida no fue la correcta	Transgresión dietética (atracón)	Dieta con alto grado de azucares y carbohidratos
Excesivo ejercicio	Cansancio, enfermedad	Cansancio, enfermedad
Pálido, frio, húmedo	Piel seca, cálida y tensa	Piel seca, calida y tensa
Taquicardia	Taquicardia	Taquicardia
Pulso Amplio	Pulso débil	Pulso débil
PA elevada	PA baja	PA baja
Glicemia < 60	Glicemia > 180	Glicemia > 600
Comportamiento bizarro, convulsiones, estado mental alterado desde letargo a coma	Estado mental alterado desde letargia a coma	Estado mental alterado, convulsions, hemiplejia
	"Poli's": poliuria, polidipsia, polifagia	"Poli's" – poliuria, polidipsia, polifagia
	Respiración de Kussmaul	No cetosis, No respiración de Kussmaul
	Aliento a frutas	No aliento a frutas
	Nauseas, vómitos, calambres abdominales	Nauseas, vómitos, calambres abdominales

13. ¿Qué estrategias en el manejo prehospitalario son apropiadas para los pacientes diabéticos?

Cualquier paciente con dificultad respiratoria requiere una evaluación de la vía aérea y la administración de oxígeno de alto flujo por máscara si está hipoxico. La oximetría de pulso, el color de la piel y los signos de dificultad respiratoria deben evaluarse para determinar si la taquipnea es de naturaleza respiratoria o está relacionada con la acidosis metabólica asociada con la CAD. Si existe respiración rápida y profunda no debe ser descartada como que el paciente simplemente está hiperventilando. Es apropiada la monitorización cardíaca en cualquier paciente con pulso rápido o estado mental alterado. Se debe considerar la necesidad de un electrocardiograma de 12 derivaciones, ya que los diabéticos pueden tener síndromes coronarios agudos silentes. Un diabético que tiene un síndrome coronario agudo puede presentar debilidad o síntomas similares a los de la gripe y sin dolor torácico aplastante e irradiaciones. No reconocer esta presentación puede conducir a un mal tratamiento y la posibilidad de que el síndrome coronario empeore. Si está disponible, se puede medir la temperatura del paciente para verificar si hay hipotermia o fiebre que sugiera un proceso infeccioso o enfermedad.

Una rápida determinación del azúcar en sangre es adecuada para todos los pacientes sospechosos o diabeticos conocidos y todos aquellos con un estado mental alterado, preferentemente antes de la administración de glucosa. Debe recibir glucosa intravenosa cualquier adulto que no esté despierto y consciente, con una lectura de glucosa en sangre de 70 mg/dL o menos. La literatura ahora recomienda que los pacientes deben recibir un bolo de 10% de dextrosa (suero glucosado-SG) en incrementos de 100 ml. Si el SG10% no está disponible, el proveedor puede administrar 50 ml de SG50% por vía intravenosa a través de un catéter intravenoso de gran diámetro. La extravasación deñ SG50% en los tejidos subcutáneos causará necrosis tisular, por lo que es importante asegurarse de que la VÍA INTRAVENOSA fluya libremente. Los niños deben recibir de 2 a 4 ml/kg de SG25%. El SG25% se logra mezclando en partes iguales de agua estéril o Suero Salino Normal (SSN) o Suero Fisiolófico 0.9%-SF con el SG50%. Los pacientes despiertos con niveles de glucosa inferiores a 70 mg/dL pueden recibir jugo u otras formas orales de glucosa por vía oral, siempre y cuando sean capaces de beber y tragar el líquido ellos mismos sin ayuda. Si no se puede establecer una vía intravenosa, el paciente debe recibir 1 mg de glucagón por vía intramuscular. El glucagón liberará cualquier reserva de azúcar que quede en el hígado aumentando el azúcar en la sangre. El inicio máximo de acción del glucagón puede tardar hasta 15 minutos en ocurrir.

Los pacientes hipotensos y otros pacientes con signos de deshidratación o hipoperfusión deben recibir líquidos intravenosos como el SSN (o SF) o solución de Lactato Ringer para reponer el volumen del líquido. Los niños deben recibir 20 ml/kg de SSN (o SF) en un bolo líquido inicial. Esto puede repetirse dos veces si los signos vitales no responden. A los adultos se les deben administrar bolos líquidos de 500 ml de SSN (SF), que pueden repetirse a un volumen total de 2 litros mientras evalúan con frecuencia los ruidos pulmonares. El reemplazo de líquidos es el pilar de la terapia para CAD y SHHNC y debe administrarse agresivamente para reemplazar la enorme cantidad de volumen de líquido ya perdido. El tratamiento definitivo es la administración de insulina, la corrección del desequilibrio electrolítico y la acidosis metabólica es un problema complejo y se realiza después del transporte al hospital.

14. ¿Qué pasa si no se puede determinar el nivel de azúcar en sangre en el campo?

En pacientes que no responden, si el nivel de glucosa en sangre es desconocido, se debe administrar glucosa intravenosa. Si está hipoglucémico, evitará un posible daño cerebral o la muerte. Pero si el paciente diabético está hiperglucémico, la administracion de una dosis unica de SG10% no tiene un efecto clínico nocivo demostrado. La única preocupación ha sido la administración de glucosa a un paciente que está teniendo un accidente cerebrovascular (ACV). La glucosa puede exacerbar la cantidad de daño producido en última instancia. Por lo tanto, si la hipoglucemia es una preocupación real en un paciente con un ACV potencial, se prefiere que se determine de glucosa antes de la administración de azúcar. Si el tiempo de traslado es corto y la medición de glucosa no está disponible en el entorno prehospitalario, la perfusión de glucosa puede retrasarse hasta su llegada al hospital. De lo contrario, se debe administrar glucosa. Se Deberá consultar sus propios protocolos y al director médico para obtener información.

15. ¿Hay consideraciones específicas para los pacientes alcohólicos o emaciados?

Sí. Si hay posibilidad de que el paciente sea alcohólico o esté emaciado, la administración de SG50% debe ir precedida de 50 -100 mg de tiamina administrados por vía intravenosa, si su protocolo lo permite. La tiamina se utiliza como cofactor en el metabolismo de la glucosa, y el paciente alcohólico o emaciado generalmente ha agotado la mayor parte de su tiamina almacenada. Si bien existe controversia sobre esto, algunas pruebas sugieren que la encefalopatía de Wernicke puede precipitarse por una gran carga de glucosa, que luego agota rápidamente la pequeña cantidad de tiamina almacenada.

PERLAS Y DECISIONES CRÍTICAS

- La hipoglucemia es una verdadera emergencia médica que puede resultar en daño cerebral permanente si no se reconoce y se corrige.
- a hipoglucemia se identifica fácil y rápidamente en la escena con un glucómetro.
- Siempre se debe controlar un nivel de glucosa en sangre en cualquier paciente que presente una alteración mental, incluso si la causa presuntiva es evidente.
- La pérdida de volumen en casos de CDA o SHHNC puede conducir a una deshidratación significativa (4-10 litros).
- Los pacientes diabéticos que tienen un infarto agudo de miocardio pueden presentar síntomas atípicos como cansancio o "síntomas de gripe" y no quejarse de dolor torácico.
- La extravasación del SG50% puede causar necrosis tisular, así que asegúrese de que tiene una vía venosa permeable.
- Suponiendo que un paciente impresiona o actúa como intoxicado sin otro problema evidente, la hipoglicemia no diagnosticada puede derivar en daño cerebral permanente o muerte.
- La hipotermia puede ser una presentación común de hipoglucemia, por la falta de glucosa para producir calor y la pérdida de calor por evaporación.

LECTURAS SUGERIDAS

1. National Diabetes Statistics Report 2017 Available at: https://www.cdc.gov/diabetes/pdfs/data/statistics/national-diabetes-statistics-report.pdf Accessed July 17, 2018
2. American Diabetes Association. Statistics About Diabetes (2018). . Available at: http://www.diabetes.org/diabetes-basics/statistics/ Accessed July 17, 2018
3. American Diabetes Association. What is Gestational Diabetes? Available at: http://www.diabetes.org/diabetes-basics/gestational/what-is-gestational-diabetes.html Accessed July 17, 2018
4. Kiefer MV, Hern HG, Alter HJ, Barger JB. Dextrose 10% in the Treatment of Out-of-Hospital Hypoglycemia. Prehosp Disaster Med 2014;29:190-194.
5. Diabetes. Available at: http://www.nlm.nih.gov/medlineplus/diabetes.html Accessed July 17, 2018
6. The National Institute of Diabetes and Digestive and Kidney Diseases Health Information Center. Health Statistics. Available at: https://www.niddk.nih.gov/health-information/health-statistics#category=diabetes Accessed July 17, 2018
7. Landsberg DM. Endocrine and Immunologic Emergencies. In: EMS Medicine. Cooney DR (ed). McGraw-Hill, 2016, page 290.
8. Cabanas JG, Falcon-Chevere JL, Brice JH. Diabetic Emergencies. In: Cone DC, (ed) Emergency Medical Services: Clinical Practice and Systems Oversight, 2nd ed., vol. 1, Wiley, 2015 Pages 184-189.

CAPÍTULO 52. EMERGENCIAS PSIQUIATRICAS Y CONDUCTUALES

1. ¿Qué es una emergencia por trastornos de conducta?

Es una situación en la que el paciente presenta comportamientos inusuales, desordenados o socialmente inapropiados. Normalmente, el inicio del comportamiento anormal es relativamente rápido.

2. ¿Cuáles son las categorías de las emergencias por trastornos de conducta?

La categorización principal se basa en la causa subyacente de esa emergencia conductual: orgánico o funcional. En pacientes con una causa orgánica, el comportamiento anormal es el resultado de una enfermedad fisiológica o tóxina como hipoglucemia, hipoxia, infección, trastorno metabólico, enfermedad endocrina, alcohol o drogas. En pacientes con una causa funcional, no hay una causa fisiológica definible para su comportamiento y se cree que es el resultado de la función cerebral intrínseca anormal, enfermedad psiquiátrica, o para ser un trastorno psicótico transitorio provocado por un estrés agudo o crisis.

3. ¿Es importante distinguir entre estas dos amplias categorías en el entorno prehospitalario?

Es extremadamente importante tener una comprensión de este concepto porque el tratamiento será en última instancia muy diferente. Sin embargo, a menudo es muy difícil hacer esta distinción en el entorno prehospitalario. Por lo general, es más seguro asumir que la emergencia conductual es secundaria a una causa orgánica, ya que podrá descartar emergencias médicas como hipoglicemia.

4. ¿Cuáles son los ejemplos de las causas orgánicas de trastornos del comportamiento?

Algunos ejemplos incluyen: meningitis, traumatismo craneoencefálico, hipoglucemia, hipotermia, hiponatremia, enfermedad tiroidea, insuficiencia hepática y disrritmias. La causa más común de comportamiento anormal es el alcohol u otras drogas.

5. ¿Qué pistas ayudarían a diferenciar las causas orgánicas de las causas funcionales (psiquiátricas)?

Obtener la historia de la enfermedad actual, así como la historia clínica pasada a menudo proporcionará las pistas iniciales. Trate de obtener una historia e información de los miembros de la familia. Si no hay familia disponible, trate de obtener un número de teléfono de una persona que conozca al paciente.

- Pacientes con enfermedad orgánica, a menudo tienen:
    - Nivel alterado de conciencia
    - Letargia
    - Alucinaciones visuales
    - Uno o más signos vitales anormales
    - Cambios en el comportamiento agudos, que ocurren durante horas o días
    - Evidencia de drogas, alcohol o medicamentos en la escena

- Pacientes con un trastorno funcional, típicamente:
    - No tienen un nivel alterado de conciencia
    - Por lo general, están orientados y con la memoria reciente intacta
    - Tienen un proceso de pensamiento desordenado
    - Puede presentar alucinaciones auditivas
    - Un proveedor prehospitalario no debe hacer un diagnóstico inicial de trastorno funcional del comportamiento debido a la dificultad en la diferenciación y el potencial de daño si se olvidan las causas orgánicas.

6. ¿Hay alguna herramienta de ayuda-memoria para recordar los factores que pueden ser útiles en diferenciar las causas orgánicas de las funcionales?

Sí, la mnemotecnia **MADFOCS**.

Por sus siglas en ingles sería: **M**emory deficit (**M**emoria alterada), **A**ctivity (**A**ctividad), **D**istortions (**D**istorsiones), **F**eelings (**F**enomenos Sentimentales), **O**rientation (**O**rientación), **C**ognition (**C**onciencia) y

Some other findings (**A**lgunos **O**tros hallazgos). Para recordarlo en español queda: **MADSOCO**.

	Organicas	**Functionales**
Memory deficits	Deterioro reciente	Deterioro tardío
Actividad	Retraso psicomotor Temblor Ataxia	Actividad repetitiva Postura Balanceo
Distorción	Alucinaciones visuals	Alucinaciones auditivas
Sentimientos	Labilidad emotional	Afecto aplanado

Orientación	Desorientacion	Orientado
Conociemiento	Lucidez "en islas" Percepción ocasional Atiende ocasionalmente Focalizado	Pensamientos dispersos continuos Percepción no filtrada Incapaz de attender
Otros hallazgos	Edad >40 Aparición repentina Examen fisico a menudo anormal Signos vitales tal vez sean anormales Inmodestia social Afasia Conciencia deteriorada	Edad <40 Inicio gradual Examen físico normal Signos vitals usualmente normales Modestia social Habla inteligible Despierto y alerta

Modificado por Frame DS, Kercher EE: Acute psychosis: Functional vs. organic. Emerg Med Clin North Am 9:123, 1991

7. ¿Qué se debe hacer si se sospecha de una causa orgánica?

La mejor manera de comenzar es revisar en forma completa los signos vitales y glucosa en sangre. Si los resultados son anormales, debe intervenir inmediatamente para corregir la deficiencia.

8. ¿Por qué algunos pacientes con emergencias conductuales actúan de manera tan extraña?

El comportamiento y el habla extraños son manifestaciones de psicosis y son el resultado de una pérdida de contacto con la realidad. Los síntomas psicóticos típicos se clasifican como delirios, alucinaciones y cambios de comportamiento.

Los delirios son creencias erróneas que generalmente implican una interpretación errónea de percepciones o experiencias. Los delirios comunes incluyen:

- persecución (la gente está fuera para atraparlo, el gobierno lo está monitoreando)
- referencia (las personas / medios de comunicación están hablando de él)
- control (los pensamientos o sentimientos del paciente están siendo controlados por otros)
- grandiosidad (el paciente tiene poderes especiales, por ejemplo, es famoso o importante)

Las alucinaciones son falsas percepciones de estímulos sensoriales.

- Las alucinaciones auditivas (voces auditivas) son las más comunes y normalmente se observan en pacientes con trastornos funcionales.
- Las alucinaciones visuales son la segunda más común. Estas son más probables en pacientes con enfermedad orgánica, pero pueden estar presentes en pacientes con enfermedad funcional.
- Las alucinaciones táctiles, gustativas y olfativas son poco comunes y sugieren causas orgánicas.

Los cambios de comportamiento son acciones y respuestas que no parecen ser apropiadas para el medio ambiente. Estos pueden ser el resultado de pacientes que responden a alucinaciones o delirios, o que reaccionan a un proceso de pensamiento desordenado.

9. La psicosis se asocia típicamente con enfermedades mentales, especialmente esquizofrenia. ¿Se debe asumir que algún paciente con psicosis es esquizofrénico hasta que se demuestre lo contrario?

No. La psicosis se puede observar en pacientes con trastornos del estado de ánimo, como depresión, así como en esquizofrenia. También hay que considerar la posibilidad de que el comportamiento psicótico sea de etiología orgánica. Muchas alteraciones metabólicas y toxicológicas presentan síntomas que imitan los trastornos psicóticos funcionales. Dos de las causas orgánicas más comunes del comportamiento psicótico son la intoxicación por drogas y los síndromes de abstinencia de drogas.

10. ¿Usted cómo debe acercarse a un paciente con una emergencia conductual?

Debe identificarse claramente y explicar su propósito. Hablar con calma. Establecer una relación con el paciente a través de la escucha activa. Demuestre que está interesado en él o en ella y en la situación actual. Si bien es importante validar los sentimientos del paciente, evite validar delirios o pensamientos irracionales, ya que esto puede empeorar la psicosis. Trate de tener una presencia tranquila y solidaria tratando de reducir el estrés y evitar la confrontación.

11. ¿Debe esperar que los pacientes con emergencias conductuales sean violentos o peligrosos?

La mayoría de los pacientes psicóticos no son violentos o inminentemente peligrosos. Sin embargo, tienen un mayor potencial de comportamiento impredecible debido a una dificultad en el control de impulsos y tendencia a actuar sobre estímulos internos. Por lo tanto, uno siempre debe estar alerta al potencial de peligro y estar preparado para responder.

12. Dado que estos pacientes pueden ser violentos o fácilmente propensos a un comportamiento impredecible, ¿cómo deben abordarse?

Hay una serie de pasos importantes para recordar y tomar al tratar con una persona que puede llegar a ser agresiva o violenta.

- Identificarse claramente y explicar su propósito hablando con la mayor calma posible y evitar declaraciones amenazantes.
- Respete el espacio personal del paciente.
- Si el paciente se aleja, no intente acercarse a él o ella inmediatamente de nuevo; el paciente le está diciendo que se alejó.
- No toque al paciente sin pedir permiso primero.
- Acérquese con una postura abierta y trate de asegurarse de que tu posición y postura no hagan que el paciente se sienta amenazado o acorralado.
- No bloquee la vía de salida, pero asegúrese de que usted también tiene una salida.
- Evite los brazos cruzados.
- No coloque las manos detrás de la espalda ni hable susurrando con los demás. Los pacientes pueden interpretar estas acciones como un intento de ocultar algo o un plan para hacerles algo.
- A medida que se acerca al paciente, evalúe continuamente el escenario para detectar la posibilidad de una situación insegura.

13. ¿Hay alguna pista sobre qué pacientes pueden volverse violentos?

Primero, si usted no piensa en la violencia como una posibilidad, no podrá dispersarla antes de que comience. En general, si el alcohol o las drogas están involucrados, hay un mayor potencial de violencia debido a una pérdida del control de impulsos. Las situaciones en las que ya se ha producido violencia son intrínsecamente peligrosas. Al evaluar el potencial de violencia se deben considerar cuatro áreas: historia pasada, postura, actividad vocal y actividad física.

- **Antecedentes:** de comportamiento hostil, agresivo o violento indica una mayor probabilidad de comportamiento violento recurrente.
- **Postura:** los signos de advertencia incluyen sentarse en el borde de una silla, de pie, musculatura rígida, puños apretados y aparecer visiblemente tenso.
- **Signos vocales:** voz fuerte amenazante, con obscenidades y habla errática.

- **Actividad física:** las señales de advertencia de son movimineto rítmicos, la agitación psicomotora, evitar el contacto visual, asustarse fácilmente y ser protector de los límites físicos.

14. ¿Qué se debe hacer para mantener la seguridad personal y de la escena?

- En primer lugar, siempre esté atento, a su entorno y a la potencial violencia.
- Si siente que está en peligro, actúe apropiadamente.
- Permanezca a una distancia segura del paciente cuando no se requiere contacto directo él para la evaluación física o el tratamiento. Mantenga al menos sus dos brazos y piernas alejados del paciente para evitar que usted pueda recibir un puñetazo o una patada fácilmente o para evitar invadir su espacio personal.
- Mantenga presente un camino de escape sin obstáculos entre usted y la salida. No permita que el paciente se interponga entre usted y la salida. A la vez, sea consciente que el paciente no se sienta atrapado por el bloqueo que usted mismo le hace.
- Evalúe la escena en busca de objetos que podrían ser utilizados como armas. Si está presente, trabaje tranquilamente para negarle el acceso fácil a esos objetos.
- Evite declaraciones amenazantes, lenguaje corporal amenazante y confrontación.
- Siga el ejemplo del paciente. Si él o ella se están alejando, entonces dele su espacio. Si el paciente está cada vez más agitado, entonces dé al paciente más espacio y evalúe la escena para saber qué puede estar causando tal agitación.
- Trate de reducir la cantidad y la intensidad de estímulos externos, por ejemplo, excluya a las personas de la escena que lo puedan estar agitando, o retire al propio paciente de un ambiente hostil. Puede utilizar a los amigos o los familiares para ayudar a desactivar la situación si parecen ser una fuerza calmante.
- Si el paciente se acerca a usted y no se siente seguro, aléjese de él hasta que esté a una distancia segura.
- No permita que un TEM o paramédico esté solo con el paciente.

15. ¿Se puede realizar una restricción física a un paciente?

Cuando un paciente es un peligro para sí mismo o para los demás, las restricciones físicas pueden ser necesarias. Debe considerarse como una última opción cuando las técnicas de desescalada verbal no tienen éxito y existe un riesgo razonable de violencia. Esta no es una situación en blanco y negro, por lo que se necesita un uso juicioso de las restricciones. Si son necesarias las restricciones, pida y espere ayuda. (Un mínimo de cinco personas es óptimo, uno por cada extremidad en la articulación y un líder de equipo para la cabeza.) Idealmente, los pacientes deben ser restringidos por o con la ayuda los agentes de la ley. Al aplicar las restricciones físicas, utilice la menor cantidad de fuerza necesaria y solo el líder del equipo es el que habla. Si se considera seguro hacerlo, antes de colocar al paciente con restricciones físicas definitivas, le ofrece la oportunidad de cooperar aplicandole esas restricciones. Después de esa demostración de fuerza algunos pacientes permitirán que las restricciones se apliquen sin mayor resistencia. Incluso si el paciente es dócil, las restricciones todavía deben aplicarse en este momento. Si se requiere fuerza para contener físicamente a un paciente, aplique las restricciones de la forma más humana posible. No retenga a un paciente en la posición prona o con brazos y piernas restringidos detrás del paciente.

16. Después de que el paciente ha sido colocado con restricciones físicas, ¿qué más debe hacer usted?

Un paciente con restricciones físicas necesita un monitoreo frecuente de su estado respiratorio, circulatorio y musculoesquelético. Usted necesita asegurarse de que los sistemas respiratorios y circulatorios del paciente no se vean comprometidos por las restricciones físicas o posicionamiento. Y tampoco que estén causando lesiones físicas o compromiso neurovascular de las extremidades del paciente. Si es necesario, reposicione o afloje las restricciones, se debe retener una extremidad a la vez con un número adecuado de personas para controlarlo de forma segura. Estas reevaluaciones y acciones correctivas, si las hubiera, deben documentarse en su informe, así como los comportamientos que requirieron las restricciones físicas.

17. ¿Cuándo se indican las restricciones farmacológicas?

Si los pacientes continúan golpeando violentamente a pesar de las restricciones físicas, pueden estar en condiciones de lastimarse a sí mismos o a otros. Además, la evaluacion y la atención médica adicional pueden ser imposibles. En estas situaciones, se necesitan restricciones farmacológicas.

18. ¿Qué medicamentos se utilizan para la restricción farmacológica?

El medicamento "ideal" debe tener un inicio rápido, poder administrarse a través de cualquier vía y tener efectos secundarios mínimos. Los medicamentos más utilizados son lo neurolépticos como el haloperidol, y las benzodiazepinas como Lorazepam y Midazolam. Los neurolépticos y las benzodiazepinas se han utilizado eficazmente solos o en combinación para una rápida sedación de pacientes agitados o violentos. Se ha demostrado que el uso de un neuroléptico y una benzodiazepina juntos proporciona una sedación más eficaz que la única y es una práctica común en las puertas de emergencia. Estos medicamentos pueden ser adminstrados por vía intramuscular (IM) o por vía intravenosa (IV). En el paciente agitado/violento establecer una vía IV puede ser un procedimiento de riesgo, así que considere la administración IM. Las dosis típicas por via IM son: haloperidol 5-10 mg, lorazepam 2 mg, y midazolam 5 mg. El inicio de la acción de estos medicamentos es de 10 a 20 minutos. El medicamento utilizado para restringir químicamente a los pacientes dependerá de los protocolos de tratamiento locales. Los neurolépticos de segunda generación también son eficaces para la restricción química, aunque no están comúnmente disponibles en el prehospitalario. Estos incluyen olanzapina (5-10mg IM) o ziprasidona (10-20 mg IM), la Ketamina también se puede utilizar en pacientes que sufren de delirio agitado, se puede administrar por vía intravenosa o IM. La dosificación típica es de 1mg/kg IV o 4-5 mg/kg IM. El inicio de la acción es de 1-2 minutos si se administra IV y 4-5 minutos IM.

19. ¿Cuáles son los posibles efectos adversos de las benzodiazepinas y los neurolépticos?

Las benzodiazepinas pueden causar sedación excesiva o depresión respiratoria. Los neurolépticos pueden causar hipotensión, distonía, acatisia y el raro síndrome neuroléptico maligno. La distonía es la contracción continua involuntaria de los músculos de la cara, el cuello o la espalda. Las reacciones distónicas se pueden tratar con 25 mg – 50 mg de difenhidramina. La acatisia es la inquietud motora caracterizada por una necesidad física de estar en constante movimiento. Los pacientes no quieren estar en constante movimiento, pero sienten la necesidad de hacerlo. Si un paciente sufre de acatisia grave, el tratamiento adecuado es de 25 mg – 50 mg de difenhidramina. La administración de neurolépticos está contraindicada en pacientes con un intervalo Q-T prolongado conocido en su electrocardiograma. Los neurolépticos de segunda generación también pueden causar prolongación del intervalo QT, pero tienen menos efectos secundarios extrapiramidales. La Ketamina no suele causar depresión respiratoria; sin embargo, provocará un aumento de la frecuencia cardíaca, la presión sanguínea y también vómitos.

20. ¿Qué necesita saber sobre la depresión?

El personal del prehospitalario a menudo se envía para evaluar a los pacientes con quejas vagas con depresión como el problema subyacente real. Los criterios de diagnóstico son explícitamente establecidos por la Asociación Americana de Psiquiatría. Los síntomas se clasifican en áreas de estado de ánimo, actividad psicomotora, cognición y signos vegetativos. Estos incluyen sentimientos de desesperanza, pérdida de interés en actividades placenteras, actividad motora reducida o lenta, disminución de la concentración y productividad, trastornos del sueño y del apetito, así como pensamientos recurrentes de la muerte. Si los síntomas son persistentes y duran más de 2 semanas, un paciente puede ser diagnosticado con depresión mayor.

21. ¿Cómo pueden presentarse los pacientes con depresión?

Las demostraciones de depresión pueden ser tan abiertas como una persona que está de pie en un puente que amenaza con saltar o tan sutil como la anciana que vive sola, que llama porque "no se siente bien". Los pacientes también pueden demostrar síntomas psicóticos. Si deliran, pueden afirmar que ya están muertos o que su cuerpo se está pudriendo. Si alucinan, normalmente describirán escuchar voces que están haciendo declaraciones negativas sobre ellas o diciéndoles que se dañen a sí mismos. El suicidio, es la principal amenaza vital que debe ser abordada y es la octava causa de muerte en los Estados Unidos. Si hay alguna preocupación acerca de la depresión, se debe preguntar al paciente acerca de los pensamientos de suicidio y si él o ella ha hecho algo que pueda indicar el potencial de autolesiones.

22. Si usted le pregunta a una persona sobre el suicidio, ¿no existe el riesgo de darle la idea?

No. No hay evidencia de que preguntar sobre la ideación suicida haga que las personas intenten suicidarse. Las personas que están deprimidas han pensado en el suicidio, hasta cierto punto, mucho antes de ser interrogados. Los pacientes a menudo están dispuestos a hablar de ello cuando se les pregunta, pero pueden ser indecisos para mencionarlo por su cuenta. Por lo tanto, es realmente esencial preguntar sobre el suicidio para no perder la posibilidad de salvar la vida de alguien.

23. ¿Qué más debo saber sobre los pacientes potencialmente suicidas?

Los pensamientos o ideas suicidas se clasifican como pasivos o activos. La ideación suicida pasiva significa que el paciente ha pensado en el suicidio, pero no tiene un plan para intentar suicidarse. La ideación suicida activa significa que el paciente tiene pensamientos suicidas, y también ha decidido un método para llevar a cabo estos pensamientos. Un paciente con ideación suicida activa es una amenaza mucho mayor para sí mismo que uno con ideación suicida pasiva. Además de los actos o declaraciones manifiestas, un proveedor debe sospechar de las señales no verbales tales como accidentes o lesiones mal explicados o inverosímiles, o declaraciones hechas por el paciente que demuestren una falta de preocupación por su bienestar. Si tiene alguna preocupación o sospecha de que el paciente está teniendo pensamientos suicidas, pregúntele al paciente.

24. ¿Hay alguna manera de identificar a los pacientes con alto riesgo de intentar suicidarse?

La escala SADPERSONS modificada es útil para evaluar los factores de riesgo de suicidio y tratar de cuantificar el riesgo de suicidio. Sin embargo, no debe utilizarse en la escena prehospitalaria para determinar si un paciente debe ser trasladado. Todos los pacientes que expresen activamente pensamientos suicidas o en los que existan preocupaciones sobre la seguridad del paciente deben ser trasladados al hospital. La mayoría de los estados tienen medidas legales que se pueden tomar rápidamente para ordenar tales traslados. Cuando se usa, una puntuación SADPERSONS de 6 o más pondría al paciente en mayor riesgo.

Factor (en ingles)	Factor (en español)	Puntos asignados
Sex (male)	**S**exo (masculino)	1
Age (<19 or >45)	**Aparece** entre los 19 y 45 años de **edad**	1
Depression or hopelessness	**D**epresión o deseperación	2
Previous attempts or psychiatric care	**P**revios intentos o asistencia psiquiatrica	1
Excessive alcohol or drug use	**E**xcesivo uso de alcohol o drogas	1
Rational thinking loss	**R**aciocinio perdido	2
Separated, divorced, or widowed	**S**eparado, divorciado o viudo	1
Organized or serious attempt	**O**rganiza el intento o es muy severo	2
No social supports	**N**o hay soporte social	1
Stated future intent	**S**ostiene o mantiene un intento futuro	2
Hockberger RS, Rothstein RJ: J Emerg Med 6:99 1988		

25. ¿Qué es el trastorno bipolar?

El trastorno bipolar, o depresión maníaca, es un trastorno del estado de ánimo. Las personas diagnosticadas con trastorno bipolar tendrán episodios de depresión grave; sin embargo, los episodios depresivos están separados por ciclos de manía, o estado de ánimo elevado. Los ciclos de estado de ánimo entre la manía, lo normal, y la depresión pueden ocurrir en horas, pero por lo general el ciclo es a lo largo de días, meses o hasta dos años. Los signos y síntomas de la manía incluyen agitación, inquietud, movimiento constante, pensamiento incontrolado, pensamientos acelerados, habla rápida o presionada, disminución de la necesidad de dormir y estallidos emocionales. En episodios más graves de manía los pacientes pueden presentar síntomas psicóticos. En la fase maníaca, las personas tienden a perder el control de los impulsos y tienen una autoestima hiperinflada o delirios de grandeza. Por ejemplo, pueden estar en la calle dirigiendo el tráfico o gastando dinero en forma irracional y descuidada (por ejemplo, pueden gastar todo lo que poseen, incluyendo la casa y el coche, en cuestión de días).

26. ¿Qué necesito saber sobre la esquizofrenia?

La esquizofrenia es un trastorno de los procesos de pensamiento. Esta alteración en el pensamient, puede ser vista como una pérdida del procesamiento del pensamiento lineal o racional que puede afectar la percepción del paciente de sí mismo y su relación con el mundo real.

- El contenido del pensamiento puede ser anormal con delirios definidos como ideas o creencias que no tienen base fáctica y pueden ser obviamente falsas. Los delirios comunes incluyen:
    - Persecución.
    - La posesión de habilidades especiales (puede volar, puede leer mentes, los cuerpos son indestructibles).
    - Estar en "misiones especiales" para el gobierno.
    - Hiperreligiosidad.
- Su percepción sobre de la visión y los sonidos puede estar alterada y manifestarse como alucinaciones. Son típicamente auditivos, pero pueden ser visuales, táctiles o olfativos.
- El deterioro de la percepción y el procesamiento del pensamiento, se les hace difícil para ellos diferenciar entre los estímulos del mundo real y los estímulos internos (como las voces en la cabeza o las alucinaciones visuales) por lo que responden a sus alucinaciones como si fueran reales. Esta es una de las razones de los comportamientos extraños característicos que a menudo se ven con pacientes diagnosticados con esquizofrenia.
- El procesamiento de pensamiento desordenado resulta en un juicio deteriorado y puede poner en riesgo al paciente y a quienes los rodean, ya que los pacientes pueden actuar sobre sus delirios o alucinaciones y dañar a aquellos a quienes perciben como una amenaza.
- Los pacientes con esquizofrenia corren un alto riesgo de suicidio o de lesiones accidentales debido a su percepción distorsionada de la realidad.
- Es importante recordar que tener esquizofrenia no elimina la posibilidad de una causa orgánica para la emergencia conductual del paciente.

Mientras que los pacientes con esquizofrenia suelen demostrar síntomas psicóticos cuando se descompensan, un paciente con psicosis no necesariamente tiene esquizofrenia. El paciente puede tener un trastorno del estado de ánimo con características psicóticas, una reacción de estrés grave, o puede tener una emergencia que es orgánica en etiología.

27. ¿Cómo se debe controlar a los pacientes con síndrome de hiperventilación?

Un paciente con ansiedad grave puede hiperventilar. Mientras que los pacientes con síndrome de hiperventilación pueden sentirse mareados, quejarse de que no pueden respirar y que van a morir, este no suele ser el caso y la hiperventilación en estos entornos rara vez causa daño al paciente. En casos graves, los pacientes pueden desarrollar parestesias y espasmos periorales, manos y pies; sin embargo, estos síntomas son reversibles una vez que el paciente deja de hiperventilar. El tratamiento principal es la tranquilidad y hacer que disminuyan la frencuencia repiratoria voluntariamente. Hacer que un paciente respire en una bolsa de papel se ha descrito en los legos y en la literatura médica como tratamiento para el síndrome de hiperventilación. Se creía que con la rehinalación de dióxido de carbono exhalado los pacientes corregirán los bajos niveles de dióxido de carbono en la sangre provocados por la hiperventilación y revertirían los síntomas. Sin embargo, los estudios han demostrado que la respiración en una bolsa de papel no aumenta significativamente los niveles de dióxido de carbono en la sangre y puede causar hipoxia significativa que, en última instancia, podría causar más daño. Por lo tanto, no se puede recomendar la respiración de un paciente en una bolsa de papel como terapia para el síndrome de hiperventilación.

28. He oído hablar de los Sitios de Contención de Salud Mental (SCSM). ¿Quién calificaría para un SCSM?

Aunque hay alguna variación de estado a estado, en Estados Unidos, (debe estar familiarizado con la ley en su estado), se puede disponer de un SCSM para un paciente que es un riesgo para él o ella misma (suicida), un riesgo para otros (homicida), o gravemente discapacitado (incapaz de proporcionar alimentos, refugio y ropa para sí mismos) como resultado de una enfermedad psiquiátrica. El SCSM permite que el paciente sea retenido contra su voluntad durante un período de tiempo especificado (normalmente hasta 72 horas) con el fin de completar una evaluación psiquiátrica de emergencia. Es importante entender que los SCSM están destinados a ser utilizados para pacientes con enfermedades psiquiátricas funcionales y no para pacientes con discapacidad grave o capacidad disminuída debido a enfermedad orgánica.

29. ¿Quién puede indicar que un poaciente sea derivado a un SCSM?

Esto también varía de un estado a otro, pero generalmente incluye proveedores de atención médica independientes con licencia designados y oficiales de policía. Curiosamente, en la mayoría de los estados los proveedores prehospitalarios generalmente no están incluidos en este grupo a pesar del contacto frecuente con los pacientes que necesitan ser colocados en sitios de contención. Por lo tanto, en general se les requiere involucrar a la policía o a los directores médicos con el fin de colocar una retención en el entorno prehospitalario.

30. ¿Qué pasa con los pacientes que quieren negarse a recibir atención?

Permitir que los pacientes con emergencias conductuales rechacen la atención y firmen contra el consejo médico es una propuesta de alto riesgo. Antes de que pueda considerarse, es necesario hacer una valoración de cinco puntos del paciente para determinar si el rechazo de la atención es incluido como una opción posible.

- El paciente debe ser capaz de la toma de decisiones para rechazar la atención médica, demostrando una comprensión clara de la situación, lo que usted desea hacer para cuidarlo y los riesgos de rechazar la atención propuesta. Deben tener una línea racional de pensamiento para rechazar la propuesta, y comprender las consecuencias de su decisión.
- Descartar, razonablemente, una etiología orgánica para esta emergencia conductual.
- No ha demostrado recientemente ni actualmente un comportamiento suicida o agresivo.
- Saber que el paciente tiene una historia psiquiátrica con un comportamiento similar y no ha requerido previamente evaluación, estabilización u hospitalización.
- Tiene apoyo social adecuado disponible y está dispuesto a aceptar y utilizar el apoyo.

Si el paciente no cumple con todos esos puntos de detección a su satisfacción, no se debe permitir que el paciente rechace la atención. La política y el procedimiento bajo el cual el paciente será transportado contra su voluntad depende de la ley estatal de salud mental y su sistema EMS local.

PERLAS Y DECISIONES CRÍTICAS

- Mantener al menos los dos brazos y las piernas a distancia de su paciente.
- Mantenga una vía de escape sin obstáculos entre usted y la salida.
- Cuando los pacientes requieran restricciones físicas y después de la demostración de fuerza, ofrézcales una última oportunidad para cooperar y permitir voluntariamente que las restricciones se apliquen.
- Los pacientes con restricción necesitan un seguimiento frecuente de sus sistemas respiratorios y circulatorios.
- Nunca retenga a un paciente en la posición prona o maniatado por detrás.

- Los síntomas de la psicosis y las emergencias conductuales pueden ser orgánicos en la etiología. Asegúrese de buscar y corregir las causas reversibles.
- Un paciente con psicosis no necesariamente tiene esquizofrenia. La psicosis puede tener muchas causas, tanto funcionales como orgánicas.
- Los pacientes con enfermedades psiquiátricas conocidas también pueden tener causas orgánicas por su comportamiento anormal
- MADSOCO es una mnemotécnia que se puede utilizar para ayudar a diferenciar entre las causas orgánicas y funcionales de las emergencias conductuales
- La escala SADPERSONS es una herramienta útil para evaluar el riesgo de suicidio.
- Hablar con un paciente acerca de pensamientos suicidas no aumenta su riesgo de suicidio. De hecho, a menudo es un alivio que se le pregunte.
- No se debe hacer que los pacientes que están hiperventilando respiren en una bolsa de papel, ya que esto puede causar hipoxia
- Los pacientes que usted creen que pueden ser un peligro para sí mismos o para otros, o incapaces de cuidarse a sí mismos no deben permitirse rechazar la atención y deben ser transportados a un hospital.
- Los sitios de contención de salud mental están destinados a ser utilizados en pacientes con trastornos funcionales (no orgánicos) que representan un peligro inmediato para sí mismos o para otros.

LECTURAS SUGERIDAS

1. Iwanicki J: Acute Physhosis. In: Markovchick VJ, Pons PT, Bakes KM, Buchanan JE (eds.), Emergency Medicine Secrets, 6th ed, Elsevier, Philadephia, PA, p 635-639, 2016
2. Rund DA: Depression and Suicide. In: Markovchick VJ, Pons PT, Bakes KM, Buchanan JE (eds.),Emergency Medicine Secrets, 6th ed, Elsevier, Philadelphia, PA, p 640-646, 2016
3. Nordstrom K. Management of the Violent Patient. In: Markovchick VJ, Pons PT, Bakes KM, Buchanan JE (eds.), Emergency Medicine Secrets, 6th ed, Elsevier, Philadephia, PA, p 647-652, 2016
4. Nobay F, Simon BC, Levitt MA, Dresden GM: A Prospective, Double Blind, Randomized Trial of Midazolam versus Haloperidol versus Lorazepam in the Chemical Restraint of Violent and Severely Agitated Patients. *Acad Emerg Med.* 2004; 11(7):744-749

5. Hockberger RS, Rothstein RJ: Assessment of Suicide Potential by Non-Psychiatrists using the SAD PERSONS score. *J Emerg Med* 1988; 6:99

6. Callaham M: Hypoxic Hazards of Traditional Paper Bag Rebreathing in Hyperventilation Patients. *Ann Emerg Med.* 1989; 18(6):622-628

7. Moore G, Pfaff JA: Assessment and Emergency Management of the Acutely Agitated or Violent Adult. *Up to Date*, 2017; www.uptodate.com/contents/assessment-and-emergency-management-of-the-acutely-agitated-or-violent-adult? Accessed June 27, 2018.

8. Vilke GM, Bozeman WP, Dawes DM, Demers G, Wilson MP. Excited delirium syndrome (ExDS): treatment options and considerations. J Forensic Leg Med. 2012;19:117-21.

9. Fishe JN, Lynch S. Pediatric Behavioral Health-Related EMS Encounters: A Statewide Analysis. Prehosp Emerg Care. 2019 Jan 7:1-9.

10. Trivedi TK, Glenn M, Hern G, Schriger DL, Sporer KA. Emergency Medical Services Use Among Patients Receiving Involuntary Psychiatric Holds and the Safety of an Out-of-Hospital Screening Protocol to "Medically Clear" Psychiatric Emergencies in the Field, 2011 to 2016. Ann Emerg Med. 2019;73:42-51.

11. Ritchie JD, Wilson AG. Evaluation and Management of Psychiatric Emergencies in the Prehospital Setting. J Emerg Med Serv. July 2014. Available at: https://www.jems.com/articles/print/volume-39/issue-7/features/evaluation-and-management-psychiatric-em.html Accessed March 14, 2019

CAPÍTULO 53. MANEJO DEL PACIENTE VIOLENTO

1. ¿Cúales son los factores que aumentan las posibilidades de experimentar un encuentro violento con el paciente?

La violencia puede estallar casi en cualquier lugar y en cualquier momento. En ocasiones, no habrá absolutamente ninguna señal de advertencia y usted se encontrará en medio de una situación difícil. Lo más probable es que haya señales y advertencias que usted debe notar para ayudar a tomar medidas evasivas. En este capítulo se analizarán algunos de los factores que conducen a la violencia.

2. ¿Cuáles son algunas situaciones comunes que pueden conducir a la violencia?

- Procesos médicos del paciente. Las condiciones médicas diagnosticadas que causan alteración del estado mental y la mala toma de decisiones, pueden incluir pero no limitarse a: hipoglucemia, hipoxia (que puede tener muchas causas, incluyendo nuestro método de restricción), convulsiones, ACV o traumatismo craneoencefálico, y psicosis aguda.
- Ingestión de drogas, cocaína, metanfetamina, alcohol, alucinógenos, opiáceos, etc. El escenario de las drogas ilícitas está en constante cambio, con nuevas variaciones en las drogas viejas, combinaciones de drogas y nuevas drogas de diseño. A menos que usted siga el ritmo de la nueva literatura en el tema y mantenga el oído en las calles, es posible que no esté al tanto de la última combinación de medicamentos o drogas que están disponibles. Al considerar la restricción química, es importante saber lo que el paciente ha ingerido para elegir el medicamento de retención química más adecuado.
- Problemas personales. Muchos pacientes que terminan recurriendo a la violencia, simplemente han perdido la capacidad de hacer frente a su propia vida, por lo tanto hacen lo que le es más fácil: expresarse físicamente. Aunque es fácil culpar a los pacientes por su comportamiento violento, no se olvide de sus actitudes, el habla y la comunicación no verbal. La forma en que usted se para, sostiene las manos, hace contacto visual o no, y el tono de voz puede ser la gota

que colma el vaso. Si un paciente se da cuenta de esto, piensa que realmente no quiere estar allí o se preocupa por su crisis, la violencia puede estar en su futuro. En el tema de comunicaciones: sólo el 7% es lo que usted dice, el 38% es cómo lo dice, ¡y el 55% es la comunicación no verbal! Se puede encontrar una lista de algunas pistas no verbales en la Tabla 53 -1.

Pistas no verbales	Significado percibido
Mirar a los lados	Sospecha
Frotarse el cuello	Frustración
Manos en el bolsillo	Inseguridad
Puño cerrado	Defensa / agresión inminente
Manos abiertas	Franqueza
Sonriente	Confianza
Cuerpo inclinado hacia adelante	Cooperación
Acariciarse la barbilla	Evaluación
Mirar rodando los ojos	Apatia, descreimiento

Tabla 53-1. Comunicación no verbal

3. ¿Cuál es la mejor manera de acercarse al paciente violento?

Si antes del contacto con el paciente, usted sabe que hay un problema de seguridad de la escena, ¡manténgase alejado! Esté a una distancia segura. Permita que las fuerzas del orden aseguren la escena y que le avisen cuando es seguro entrar. En algunos sistemas SEM, el personal seleccionado tiene doble función (policía / TEM). A menos que esté capacitado y equipado para manejar los problemas de seguridad de la escena, deje que los otros profesionales se encarguen.

Una vez que la escena es segura, acérquese al paciente lentamente y con los ojos, los oídos y la mente abierta. Respete su espacio personal y manténgase a unos 2 brazos (aprox. 1,5 m) de distancia, siempre que sea posible. Háblele despacio y con calma, tratando de no hacer ningún movimiento repentino. Si el paciente es verbalmente abusivo, use palabras y voz tranquilas, reconozca sus preocupaciones, responda a sus preguntas y asegúrele que usted está allí para ayudar. No tome los insultos como algo personal, aunque puede ser difícil. Si usted se enoja, pierde su capacidad de pensar con claridad y tomar buenas decisiones, lo que puede llevar a un estallido emocional y con ello a una atención inapropiada del paciente.

No se olvide de las pistas no verbales que está usando. Asegúrese de que está cerca y tiene una vía de salida clara, sin bloquearle esa vía al paciente. Escanee constantemente la escena en busca de peligros, como armas u otras personas que entren en la zona. Una gran multitud puede reunirse rápidamente, así que asegúrese de ser consciente de la situación a medida que cambia.

4. ¿Cuáles son algunos signos de violencia inminente?

La violencia puede estallar en cualquier momento, por lo que si se puede predecir o presentir, usted se quedara más seguro. Notará que de los signos enumerados, varios pueden estar asociados con la respuesta de "huir o luchar". Si puede reconocer los indicadores fisiológicos de violencia inminente, estará a un paso adelante. Los signos de violencia inminente pueden incluir:

- Ira
- Agitación
- Cánticos
- Puños cerrados
- Blasfemias
- Cara sonrojada
- Narinas ensanchadas
- Movimientos oculares rápidos
- Pupilas dilatadas
- Señalando (con el dedo o mano)
- Marcando el paso
- Arrebatos fuertes

5. ¿Cuándo debo usar las restricciones?

Las restricciones deben utilizarse en situaciones en las que exista un riesgo significativo de lesiones para usted o el paciente. El uso de restricciones puede estar justificado si el comportamiento del paciente es de tal grado, que pueda llegar a ocurrir una lesión a cualquier persona involucrada. Sólo tenga en cuenta los protocolos locales con respecto a la restricción física. El control médico puede tener que ser aconsejado y dar la orden de restricción. Familiarícese con los procedimientos locales. Es posible que desee utilizar restricciones en cualquiera de las siguientes situaciones:

- proteger al mismo paciente de los daños.
- proteger al personal asistencial, a los familiares, y los transeúntes.
- permitir la evaluación y el tratamiento adecuado (pacientes no cooperativos)
- proteger a los pacientes desorientados de lesiones y peligros externos (caídas, etc.).

Antes de la restricción a todos los pacientes, se les debería revisar la saturación de oxígeno y la glicemia para asegurar que la causa de su comportamiento no es fácilmente reversible!

6. ¿Cuáles son los peligros del uso de restricciones?

El riesgo más grave de restringir a los pacientes es la muerte súbita. Los estudios identifican actualmente seis factores que contribuyen a malos resultados:

- Excitación delirante,
- sobredosis de drogas,
- comorbilidades médicas,
- esfuerzo extremo reciente,
- lucha contra las restricciones,
- restricciones inadecuadas.

7. ¿Qué es la excitación delirante?

La excitación delirante es una grave perturbación en el nivel de conciencia durante un corto período de tiempo, manifestada por la excitación mental y fisiológica, la agitación, la hostilidad y la estimulación simpática aumentada. Se ha demostrado que los pacientes en asistencia, que ahora luchan contra la restricción, aumentan su riesgo de arritmias cardíacas, dificultad respiratoria e IAM. La liberación masiva de catecolaminas durante un largo período de tiempo junto con el abuso de sustancias y cualquier condición médica preexistente puede conducir a la muerte mientras está en restricción.

8. ¿Qué son las restricciones inapropiadas?

Hay muchas maneras de restringir eficazmente a alguien; sin embargo, necesitamos hacerlo de forma segura. Los días de "emparedar" a los pacientes entre tablas largas han terminado, al igual que los días de la gente "atando cerdos". No se debe emplear ningún método de restricción en posición prona. Durante mucho tiempo se ha pensado que una persona que no puede despegar de su abdomen puede terminar con compromiso respiratorio. Una vez en prono, el esfuerzo respiratorio del paciente puede verse afectado, especialmente en aquellos individuos con un abdomen grande y colgante. Estos pacientes están, o han estado, luchando recientemente y tienen una mayor demanda de oxígeno, y ahora están en una posición que puede comprometer su cadena de suministro de oxígeno. Esto se llama asfixia posicional y se pensó que era una causa de muerte súbita y una causa para acciones legales contra los respondedores de emergencia. Investigaciones recientes ahora cuestionan este concepto y argumentan que, en cambio, la muerte súbita es un problema multifactorial que probablemente no esté relacionado con el posicionamiento del paciente. Estos factores incluyen intoxicación por drogas, delirio excitado y compresión involuntaria del tórax al sostener al paciente con una rodilla. Dicho esto, es prudente colocar al paciente supino y no agravar potencialmente uno de esos factores.

9. ¿Cómo usted puede usar la restricción física y no ponerse en peligro a sí mismo o al paciente?

Se puede pensar en el proceso de restricción en tres pasos: verbal, físico y químico. Cada situación requiere una cuidadosa consideración en cuanto a cuál es el mejor método para el paciente. El objetivo es utilizar el método de restricción que es menos restrictivo mientras que todavía le permite proporcionar la atención necesaria por el paciente.

10. Bien, ¿qué tal empezar con la desescalada verbal y describir lo que implica?

En primer lugar, hable con el paciente lentamente, con calma y respeto. No permita que su ira, comportamiento o provocaciones lo enojen. Dígale al paciente que si continúa amenazando a los respondedores con violencia tendrán que restringirlos. Hacerles saber qué comportamientos no son aceptables (establecer límites) les da opciones y esto puede ser la clave para evitar una confrontación física.

11. ¿Cuál es el siguiente paso si hablar con el paciente no funciona?

Si la desescalada verbal no controla eficazmente al paciente, la restricción física es la siguiente. En pocas palabras, "hay fuerza en los números". Utilice todos los recursos disponibles. Por lo general, 5 personas pueden manejar la restricción física. Si bien hay casos de fuerza "superhumana", generalmente inducida por drogas, donde 8-9 personas no son suficientes para restringir adecuadamente a alguien, estos casos son raros. Cuando se enfrente a la necesidad de utilizar la restricción física, recuerde lo siguiente: utilice sólo la cantidad mínima de fuerza necesaria para controlar al paciente.

Se debe tener cuidado al agarrar la ropa, dada la posibilidad de armas o parafernalia de drogas como agujas en los bolsillos. Como siempre, los guantes deben ser usados por todas las personas que se dedican a la restricción física. Disponga al menos de un respondedor para controlar cada una de las cuatro extremidades y uno para controlar la cabeza. Deben cubrir y controlar las articulaciones grandes. Por ejemplo, sostener una rodilla es mucho más eficaz que controlar el pie.

Hay dispositivos comerciales disponibles para la sujeción "suave", o puede utilizar el viejo modo de la venda de gasa, para contener cada extremidad. Para aquellos que utilizan restricciones duras (esposas por la policía) o cueros de 4 puntos, asegúrese siempre de tener una llave para quitarlos o ajustarlos rápidamente, por si la condición del paciente cambia repentinamente. Su protocolo local puede requerir que la policía viaje en la ambulancia con usted cada vez que se utilicen esposas. Esto es especialmente cierto si los pacientes son esposados a la camilla. Una vez más, la seguridad es la primera prioridad.

Algunos pacientes pueden querer escupir, así que use una protección adecuada para los ojos y tal vez incluso un escudo facial. El viejo truco de colocar una máscara de oxígeno en el paciente para evitar escupir funciona, sólo asegúrese de abrir el flujo de oxígeno!

12. ¿Qué debe hacer si el paciente sigue fuera de control?

Si no puede controlar físicamente al paciente o le preocupa su seguridad mientras está con restricciones físicas, la restricción química es la siguiente opción. Muchos medicamentos que se encuentran comúnmente en su valija de drogas se pueden utilizar para este propósito. Cuando se procede a la restricción química, los riesgos para el paciente aumentan al igual que su nivel de atención a la condición del paciente. Usted necesita estar en la búsqueda de posibles interacciones de medicamentos, y no sólo de los medicamentos recetados! La Tabla 53 -2 enumera algunos medicamentos comunes utilizados para la restricción química.

Droga	Dosis inicial	Comienzo	Efecto pico	Duración
Haldol (Haloperidol)	2-5 mg IM	10-30 min	30-45 min	12-38 hrs
Inapsine (Droperidol)	2.5-5 mg IV/IM	3-10 min	30 min	2-4 hrs
Valium (Diazepam)	2-5 mg IV/ IM	<2 min	3-4 min	15-60 min
Ativan (Lorazepam)	1-3 mg IV/IM	1-5 min IV 15-30 min IM	15-20 min IV 30-60 min IM	6-24 hrs
Versed (Midazolam)	1-3 mg IV/IM	1-5 min IV 15-20 min IM	5-30 min IV 15-30 min IM	2-6 hrs
Ketamina	4 mg/kg IM	1-5 min	5-10 min	0.5 – 2 hrs
Haldol 5 mg y Ativan 2 mg = Son usadas comúnmente en combinación para la sedación y control				

Tabla 53 – 2: Drogas usadas comunmente para la restricción química

Las dos familias de medicamentos más utilizados para la restricción son las butirofenonas (Haloperidol, Droperidol) y benzodiazepinas (lorazepam, diazepam y midazolam). Todos estos medicamentos pueden ser dados IV o IM, que es una ventaja definitiva, dado que el paciente violento rara vez se quedará quieto el tiempo suficiente para permitir el acceso por vía intravenosa. Las investigaciónes actuales y prometedoras también están examinando la eficacia de alternativas, actualmente muy costosas, como Geodon (ziprasidona),

Respiridal (rispiridona), y Zyprexa (olanzepina) para la situación de retención química aguda, así como la Ketamina para pacientes con delirio excitado.

13. ¿Cuáles son los peligros potenciales de la restricción farmacológica?

Los peligros más graves de la restricción farmacológica residen en efectos secundarios cardiovasculares y respiratorios. La administración de benzodiacepinas puede provocar hipoventilación o incluso un paro respiratorio. Además, ésta clase de medicamentos puede inducir hipotensión de moderada a grave y, en algunos casos, paradójicamente puede causar agitación en lugar de la sedación deseada.

El haloperidol y droperidol presentan desafíos especiales con respecto a los efectos secundarios. Los síntomas extrapiramidales pueden consistir en reacciones distónicas, inquietud motora y signos parkinsonianos. El tratamiento para estos síntomas es Benadryl (difenhidramina) 25-50 mg IV/IM/VO o Cogentin (benztropina) 1-2mg IM/VO. Las pacientes embarazadas no deben recibir Haldol o Inapsina, ya que se ha demostrado que tienen efectos potencialmente perjudiciales en el feto, ya que atraviesa la placenta. De gran preocupación, sin embargo, son los efectos secundarios cardiovasculares de las butirofenonas, particularmente droperidol (Inapsina). Si bien estas arritmias son poco frecuentes, los pacientes pueden experimentar mezcla de extrasistolías, arritmias ventriculares como Torsades de Pointes, o bradicardia. Por lo tanto, a cada paciente que se le realiza una restricción química necesita que se le coloque un monitor cardíaco. Si hay una prolongación del intervalo Q-T, el haloperidol y droperidol están contraindicados.

Los pacientes que reciben ketamina deben ser vigilados atentamente por la posibilidad de insuficiencia respiratoria. Estudios recientes sugieren una correlación entre dosis altas de ketamina prehospitalaria y la necesidad de colocación de las vías aérea avanzada en la puerta de emergencias luego de la admisión hospitalaria.

14. ¿Cómo es el manejo del paciente que ha sido controlado con un TASER?

En el cumplimiento de la ley, se está desarrollando continuamente nuevos medios menos letales para controlar sujetos violentos y poco cooperativos. El TASER es un dispositivo que dispara dos "puntas" de metal y luego entrega una carga eléctrica destinada a incapacitar al objetivo brevemente para permitir el control del individuo. El TASER es un dispositivo de alta tensión y baja potencia. El voltaje puede ser de alrededor de 50.000 voltios, pero si bien el amperaje es mínimo tiene el poder de incapacitarlo brevemente. Las dos puntas pueden atravesar hasta 2 pulgadas de material, haciendo innecesario el contacto real con la piel. Estas puntas tienen anzuelos como púas, lo que las hace difíciles de eliminar, incluso para los respondedores. Si los protocolos locales permiten el retiro de las puntas en el prehospitalario, el mejor método para hacerlo es tirar de la piel alrededor de la punta incertada, y tirar hacia arriba para su eliminación. Este proceso puede ser algo doloroso, así que tenga cuidado con la posible reacción del paciente. En el caso de que la punta no se pueda extraer fácilmente, o se encuentre en un lugar preocupante, como los tejidos alrededor del ojo o el ojo en sí, debe estabilizarse en el lugar y trasladar al paciente a la Puerta de Emergencia para su extracción por un médico.

Aunque es dolorosa y eficaz para incapacitar temporalmente, la mayoría de las lesiones tratables de TASERS son secundarias a la caída que ocurre una vez que el paciente ha recibido la descarga. Recuerde tratar adecuadamente la columna vertebral tomando las precauciones necesarias según los protocolos. La corriente eléctrica del TASER generalmente no es suficiente para causar fibrilación ventricular. Sin embargo, ha habido varios casos de muerte súbita después del uso del TASER, posiblemente que sea secundario a la entrega de la descarga eléctrica durante el período refractario relativo. Los respondedores deben estar atentos a esta complicación rara pero mortal.

PERLAS Y DECISIONES CRÍTICAS

- Coloque a los pacientes retenidos en posición supina o lateral.
- Nunca deje desatendida a una persona restringida.
- Cualquier paciente que se considere con un riesgo conductual debe ser "cacheado", buscando armas potenciales o reales, antes de ser colocado en su ambulancia.
- Tenga cuidado al administrar haloperidol o droperidol a un paciente con antecedentes de convulsiones o exposición a cocaína, anfetamina o antidepresivos tricíclicos, ya que puede reducir aún más el umbral de convulsiones.
- En aquel paciente con ingestión aguda de cocaína, que necesita ser restringido, las benzodiazepinas (Ativan, Valium) son el medicamento de elección.
- Esté atento a la aparición de depresión respiratoria, paro respiratorio e hipotensión arterial, en cualquier paciente al cual se le administró una benzodiazepina o ketamina para la restricción química.

LECTURAS SUGERIDAS:

1. Burnett AM, Peterson BK, Stellpflug SK, et al. The association between ketamine given for prehospital chemical restraint with intubation and hospital admission. Amer J Emerg Med, 2015;33:76 – 79.
2. Hall C, Votova K, Heyd C, et al. Restraint in police useof force events: examining sudden in custody death for prone and not-prone positions. J Forensic Leg Med 2015; 31: 29–35.

3. Savaser DJ, Campbell C, Castillo EM, et al. The effectof the prone maximal restraint position with and with-out weight force on cardiac output and other hemo-dynamic measures. J Forensic Leg Med 2013; 20:991–995.

4. Sloane C, Chan TC, Kolkhorst F, et al. Evaluation of the ventilatory effects of the prone maximum restraint(PMR) position on obese human subjects. Forensic SciInt 2014; 237: 86–89.

5. Karch SB, Brave MA, Kroll MW. On positional asphyxia and death in custody. Med Sci Law. 2016;56:74-5.

6. Nordstrom K. Management of the Violent Patient. In: Markovchick VJ, Pons PT, Bakes KM, Buchanan JE (eds.), Emergency Medicine Secrets, 6th ed, 2016, Elsevier, Philadephia, PA, p 647-652.

7. Brice JH, Pirrallo RG, Racht E, Zachariah BS, Krohmer J. Management of the violent patient. Prehosp Emerg Care. 2003;7:48-55.

8. Scheppke KA, Braghiroli J, Shalaby M, Chait R. Prehospital use of i.m. ketamine for sedation of violent and agitated patients. West J Emerg Med. 2014;15:736-41.

9. Scaggs TR, Glass DM, Hutchcraft MG, Weir WB. Prehospital Ketamine is a Safe and Effective Treatment for Excited Delirium in a Community Hospital Based EMS System. Prehosp Disaster Med. 2016;31:563-9.

CAPÍTULO 54. PRINCIPIOS GENERALES EN TRAUMA

1. ¿Qué es una lesión traumática?

El trauma puede ocurrir cuando se aplica una fuente de energía externa al cuerpo. Las fuentes de energía pueden ser mecánicas, térmicas o radioctivas. La gran mayoría de las lesiones traumáticas son el resultado de la transferencia de energía mecánica. En la discusión diaria, los significados de los términos "trauma" y "lesiones mecánicas" son idénticos. Las lesiones térmicas y radiactivas se discuten en otros capítulos.

2. ¿Qué es una lesión mecánica?

La lesión mecánica, o "trauma", resulta cuando un objeto golpea el cuerpo humano o viceversa. La transferencia de energía de esta colisión resulta en la deformación de una parte o de todo el cuerpo. También puede resultar en la deformación del objeto, como en un parabrisas destrozado por la cabeza de un ocupante. Si la energía que se imparte al cuerpo es suficiente, se producirá un daño al tejido.

3. ¿Cuáles son los tipos comunes de lesiones traumáticas tisulares?

El traumatismo en los tejidos del cuerpo va desde contusiones (moretones), que resultan de la rotura capilar de los vasos sanguíneos, hasta la interrupción real de la integridad de la superficie y las capas más profundas del tejido blando (laceraciones). El tejido esquelético (hueso y dientes) se fracturará si se aplica una fuerza suficiente. De la misma manera los órganos huecos (p. ej., tracto gastrointestinal, vejiga, corazón) pueden romperse y los órganos sólidos (por ejemplo, hígado, bazo) pueden lesionarse.

4. ¿Cómo se clasifica el mecanismo del trauma?

El trauma se divide comúnmente en: penetrante y contuso.

5. ¿Qué es un trauma penetrante?

El trauma penetrante es causado por objetos externos que penetran en la superficie exterior del cuerpo y causan daño a estructuras más profundas. En el caso de balas u otros proyectiles, el objeto infractor puede permanecer dentro del cuerpo. El trauma penetrante es fácil de identificar en el entorno prehospitalario, ya que normalmente hay una herida abierta en el lugar de penetración. Conocer o sospechar la presunta vía del objeto ayuda a determinar qué órganos pueden haber resultado heridos.

6. ¿Cuáles son los sitios en donde se pasa por alto más comúnmente las heridas de entrada?

Tanto las heridas de puñaladas como las de balas pueden pasarse por alto incluso en un examen físico moderadamente detallado, especialmente si se utilizaron balas de pequeño calibre o instrumentos estrechos (como un pico de hielo). La axila, la ingle, el escroto, las nalgas, la orofaringe, debajo de los senos en las mujeres, y el cuero cabelludo son los sitios más comunes de heridas de entrada no objetivadas. No existe sustituto que el palpar el cuero cabelludo con las manos enguantadas para encontrar tales heridas. La espalda y las nalgas deben ser examinadas en cada paciente sospechoso, o conocido, por haber sufrido una lesión penetrante; el momento óptimo para el examen de la espalda es cuando se registra el paciente en la tabla.

7. ¿Cómo puedo estar seguro de que una pequeña herida no es una herida de entrada?

No siempre puede estar seguro de que un examen externo por sí solo puede identificar heridas penetrantes con certeza, y el paciente puede no estar dispuesto a decírselo o tal vez incluso lo puede desconocer. Una buena regla es que si hubo disparos en la escena, se debe asumir que todas las lesiones son heridas de bala y, después de su llegada al departamento de emergencias, se podrán realizar radiografías para descartar un cuerpo extraño. Evite llegar a conclusiones con respecto a las heridas de "entrada" o "salida". A menudo es difícil diferenciar con precisión estas heridas y si usted etiqueta una herida es probable que se llame a la corte para testificar sobre cómo tomó esa determinación. Lo major, es sólo tener en cuenta que una herida consistente con un disparo está presente y dejar que otros determinen cuál era una entrada y cuál era una salida.

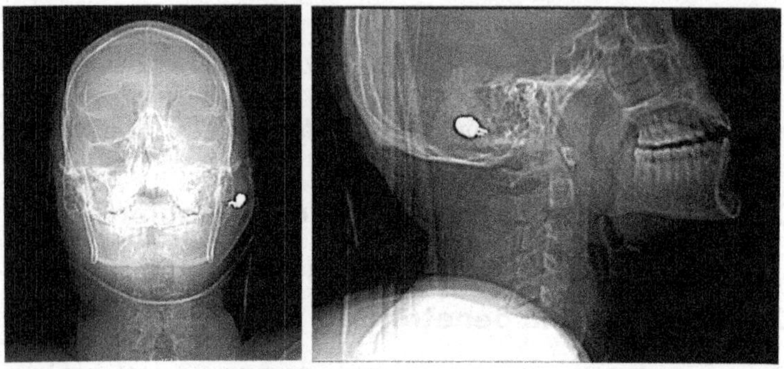

Figura 54-1. Rayos X frontales (a) y laterales (b) del cráneo que muestran una bala. Este paciente entró en la Puerta de Emergencia con un sangrado nasal y una oreja ensangrentada después de un altercado en que declaró que había sido golpeado por un murciélago. El personal del SEM informó que otras víctimas en la misma escena habían sido baleadas.

8. ¿Qué es el traumatismo contuso?

El traumatismo contuso ocurre cuando solamente se transfiere energía al cuerpo, y no hay penetración directa de los tejidos más profundos, aunque las laceraciones superficiales no son infrecuentes. El traumatismo contuso puede ser causado por una variedad de mecanismos, incluyendo accidentes automovilísticos, caídas desde una altura, lesiones por aplastamiento y peatones golpeados por un vehículo. Comprender el mecanismo de daño es fundamental para predecir el patrón de daño subyacente.

9. ¿En qué se diferencia el tratamiento del paciente con trauma del paciente médico?

El paciente de traumatismo que está sangrando generalmente requiere una cirugía para reparar una lesión potencialmente mortal. Por lo tanto, algunos preceptos son esenciales. En primer lugar, el tiempo es esencial, y el tiempo que cuenta es el tiempo que se tarda en llevar al paciente al quirófano. A menudo se ha dicho de los pacientes con infarto de miocardio que el "tiempo es miocardio". Usando la misma analogía para el paciente de trauma, el "tiempo son glóbulos rojos". Si bien es justo decir que nadie desea los servicios de un cirujano, es cierto que algunos pacientes necesitan un cirujano. Para esos pacientes críticos, el papel del SEM es minimizar el tiempo invertido en la escena. Estos pacientes requieren de un examen primario (corrigiendo cualquier hallazgo anormal en el mismo), ser inmovilizados en una tabla larga, si es necesario, y ser transportados rápidamente a la Puerta de Emergencia más apropiada y más cercana. Todas las demás evaluaciones y tratamientos (si las hay) deben tener lugar en el camino al centro de recepción.

10. ¿Qué es una Puerta de Emergencia adecuada para los pacientes con trauma?

No hay una respuesta simple a esta pregunta, pero hay directrices. En un sistema con centros de trauma designados, los pacientes de trauma definido deben ser llevados al centro de trauma de Nivel 1 o Nivel 2 más cercano, según lo determinen los protocolos locales de SEM. El tiempo prehospitalario total desde la lesión hasta la llegada del centro de trauma debe ser lo más corto posible. En sistemas sin centros de trauma designados, el paciente generalmente es llevado al hospital más cercano. Sin embargo dado que el tiempo al quirófano es la medida importante, puede ser apropiado para el control médico, directo o indirecto, dirigir a estos pacientes a hospitales específicos en función de la disponibilidad de quirófano. Dichas decisiones deben tomarse sobre la base de criterios predefinidos. El capítulo 5 tiene información adicional sobre el papel de los centros de trauma y los criterios de triaje prehospitalario.

11. ¿Qué hago si un paciente de trauma exige ir a un centro que no es un centro de trauma?

Esta es una pregunta muy difícil y a menudo pone al proveedor prehospitalario en una situación difícil. La siguiente posición ha sido tomada por el Departamento de Salud del Estado de Nueva York:

- Como siempre, la primera preocupación del Departamento es garantizar la mejor atención para cada paciente, protegiendo al mismo tiempo el derecho del paciente a elegir al proveedor de esa atención o, de hecho, elegir no aceptar la atención en absoluto.
- Es esencial que tal decisión de un paciente sea una decisión informada. El consentimiento informado es un principio ético y legal rector de la atención médica que el Departamento apoya vigorosamente.
- Es axiomático que un paciente no pueda emitir un juicio informado a menos que entienda plenamente los riesgos y beneficios del curso del tratamiento sugeridos por el proveedor. En el paciente con trauma mayor, esto a menudo no es posible. Varios factores interfieren con el proceso normal de consentimiento informado. En primer lugar, las lesiones del paciente pueden resultar en una alteración del estado mental del paciente. Tal alteración puede resultar directamente de una lesión en la cabeza o indirectamente debido a lesiones en otras áreas del cuerpo, por ejemplo, con shock o dolor extremo. Obviamente, un paciente con un estado mental alterado es incapaz de tener un juicio a pesar de haberle informado, ni el proveedor prehospitalario está capacitado para determinar la capacidad real del paciente para hacerlo.
- En segundo lugar, las limitaciones de tiempo necesarias para tratar eficazmente a los pacientes con traumatismos son extremas. La atención eficaz de trauma se mide en minutos. El principio reconocido a nivel nacional de la "hora dorada" de la atención de trauma requiere que se pueda lograr una atención óptima al paciente si el paciente alcanza la atención definitiva del centro de trauma lo más rápidamente posible. El tiempo necesario para enumerar y explicar los riesgos y beneficios de las diversas alternativas de transporte de una manera significativa impediría que el paciente reciba esta atención óptima.
- En tercer lugar, y tal vez lo más importante, el consentimiento informado requiere que el paciente sea informado de los cursos de acción sugeridos y alternativos, y de los riesgos y beneficios de cada uno. Sin embargo, en el entorno prehospitalario, el proveedor es un técnico médico de emergencia certificado, no un médico con licencia. El alcance de la formación de un TEM no incluye el conocimiento de las complicaciones, alternativas o incluso el resultado probable de un curso de acción determinado, y mucho menos el alcance y la probabilidad de complicaciones razonablemente conocidas. Por lo tanto, dado

que la información necesaria para emitir un juicio informado en el entorno prehospitalario no está disponible, no se puede hacer un juicio fundamentado, por definición.

- En ausencia de consentimiento informado, el proveedor debe seguir el curso de acción de un TEM razonable y prudente. Este curso de acción está claramente establecido en los protocolos de Soporte Vital Básico del Servicio Médico de Emergencia Estatal. Todos los TEM deben seguir estos protocolos.
- Por último, es importante recordar que la decisión tomada por el TEM es el destino hospitalario. Una vez en el hospital apropiado, el paciente será atendido por un médico con licencia, que puede determinar con precisión la capacidad del paciente para hacer un juicio informado, y proporcionar la información necesaria para que se haga ese juicio informado.
- Por las razones descritas anteriormente, es la posición del Departamento que los pacientes traumatismo, tal como se definen en los protocolos de Soporte Vital Básico del Servicio Médico de Emergencia Estatal, sean trasladados de acuerdo con esos protocolos, incluso si el paciente se opone.

Esto resume muy bien los problemas a los que se enfrenta el TEM. Cada sistema SEM debe tener una política que describa cómo esta situación debe ser manejada por el TEM.

12. ¿Se pueden identificar con precisión, en la escena, los pacientes que requieren de un centro de trauma?

Por lo general, pero no siempre. Mientras que los proveedores del SEM pueden identificar con precisión a los pacientes cuyos signos vitales son anormales y los identifican como candidatos a centros de trauma, algunos pacientes de trauma tienen signos vitales que son inicialmente normales. Tradicionalmente, el mecanismo de lesión se ha utilizado como un indicador indirecto de trauma severo. En el capítulo 5 se discuten más a fondo los mecanismos de lesión que deben levantar sospechas de traumas graves.

13. Suponga que la presión arterial de su paciente solo estaba baja en la primera toma, y ahora es normal.

Hay muy buena evidencia de que incluso un solo episodio de hipotensión en la escena se asocia a que se cuadriplique la mortalidad en comparación con los pacientes que nunca habían estado hipotensos. Estos pacientes deben ser trasladados a un centro de trauma.

14. ¿Qué otros factores entran en la ecuación del triaje en el trauma?

Los pacientes con mayor riesgo de complicaciones o pacientes que son más difíciles de evaluar deben ser llevados a un centro de trauma. Las recomendaciones de trauma ahora reconocen que la edad del paciente, las enfermedades crónicas y el juicio de la TEM son factores a tener en cuenta en los casos límite. Algunos ejemplos son los ancianos y los muy jóvenes y los pacientes con comorbilidades como la diabetes o el embarazo.

15. Si el juicio del TEM es tan bueno como cualquier otro método de identificación, ¿por qué tenemos pautas escritas para evaluar el trauma?

Si la discreción del paramédico es la única base para el triaje de trauma, cada error puede ser cuestionado y el paramédico individual tiene que rendir cuentas. Las pautas escritas de triaje de trauma permiten el uso de criterios acordados como base sólida para la decisión de destino del hospital.

16. ¿Cuánto es "demasiado tiempo" para permanecer en la escena?

En una situación que no implica atrapamiento u otras extricaciones difíciles, diez minutos o menos es el marco de tiempo ideal. A menudo es posible que no sepamos la hora de llegada de la escena al minuto, sin embargo, un parámetro operativo útil señala que si usted se pregunta: "¿Cuánto tiempo he estado en escena?", ya ha estado en escena demasiado tiempo.

17. ¿Qué intervenciones se deben realizar en la escena?

La hemorragia externa potencialmente mortal debe controlarse lo antes posible. La vía aérea debe evaluarse y abrirse, manteniendo las precauciones de la columna cervical, según sea necesario, en función del mecanismo de lesión. Se debe administrar oxígeno de alto flujo. Para mantener la via aérea permeable colocar una cánula oro o nasofaríngea; si la vía aérea es inestable y no hay contraindicaciones requiere una sonda supraglótica o tubo endotraqueal. La respiración debe evaluarse y se apoya si tiene una frecuencia de menos de 10 respiraciones por minuto. La circulación se evalúa palpando el pulso carotídeo y los pulsos radiales. Iniciar RCP si el paciente está apnéico y sin pulso. Por último, el paciente debe ser colocado en una tabla larga (u otro dispositivo de inmovilización espinal) si el protocolo lo dicta, se lo carga en la ambulancia, y se inicia el camino hacia el hospital. TODAS las demás intervenciones, incluidas la colocación intravenosa, la monitorización cardíaca y la evaluación secundaria, deben realizarse mientras se dirige al hospital adecuado.

18. ¿Debe usar Intubación de Secuencia Rápida (ISR) si supngo que el paciente no tolerará la colocación de un tubo endotraqueal?

Lamentablemente, la literatura publicada argumenta firmemente que la ISR en el prehospitalario está asociada con resultados significativamente peores, y frecuentes apariciones de hipoxia, incluso en intubaciones percibidas como "fáciles" por los paramédicos. En este momento, hay una amplia evidencia de que el apoyo estándar de la vía aérea de BLS/ALS es más apropiado para estos pacientes.

19. ¿Qué tan útil es el monitor de saturación de oxígeno en el paciente con trauma?

Los monitores de saturación de oxígeno hacen que el TEM se sienta mejor, pero no el paciente. Cuanto más enfermo está el paciente de trauma, menos útil será el monitor de saturación de O2. Los monitores de saturación de oxígeno son notoriamente poco fieles en los estados de shock, ya que están marcados por la vasoconstricción periférica. Los datos erróneos son peores que la falta de datos porque pueden impedirle utilizar medios alternativos de evaluación del paciente. Recuerde: El tratamiento para la hipoxia es oxígeno, no (necesariamente) la intubación. Todos los pacientes con traumatismos deben administrarse O2 al 100% por mascara flujo libre con reservorio o a través del TET cuando se indique.

20. ¿Cuánto tiempo debe esperar una unidad de soporte vital básico (BLS) en escena para que responda una unidad de paramédicos?

En términos generales, no mucho tiempo. Dado que el tratamiento definitivo es la cirugía, la unidad de BLS no debe esperar si el paciente ya ha sido empaquetado para su traslado. En el caso raro de que un paciente con una vía aérea inestable (obstrucción, neumotórax a tensión o apnea), la unidad BLS debe esperar a que llegue el soporte vital avanzado (ALS) sólo si el tiempo estimado de llegada de la unidad de ALS es claramente más corto que el tiempo de viaje al hospital.

21. ¿El reemplazo de líquidos para el paciente hipovolémico sigue siendo el estándar de atención?

Sí, pero una gran cantidad de estudios han sido incapaces de determinar la eficacia de la reanimación de líquidos antes del control quirúrgico del sangrado. Además, ha habido una investigación activa sobre cuál es el mejor líquido de reanimación prehospitalario a usar: volúmenes más grandes de Ringer lactato, solución salina normal, o volúmenes más pequeños de 3% de solución salina. En la actualidad, no existe claramente un mejor fluido o, de hecho, si es que se debe administrar algún líquido intravenoso. La investigación no apoya el uso de solución salina hipertónica (SSH) sobre cristaloides (Salina Normal (SF) o Ringer Lactato (SRL)) y además tiene alto costo. Algunos estudios en animales sugieren que el Ringer Lactato es superior a la Solución Salina Normal (SF) en la reanimación por trauma. En ausencia de una respuesta clara, se debe seguir el estándar de la comunidad local. No hay controversia con respecto a la hemorragia externa. En tales casos, solo cuando se conoce el sitio hemorrágico y si está controlada la hemorragia, se indica claramente la administración de fluidos intravenosos para restaurar una presión arterial normal.

22. ¿Qué es la "reanimación hipotensiva", se aplica a la atención prehospitalaria?

El concepto de "reanimación hipotensiva" se aplica absolutamente a la atención prehospitalaria y debe ser el estándar de atención para todos los médicos que tratan a los pacientes de trauma. Durante la reanimación hipotensiva, el suero cristaloide IV sólo se administra en una cantidad necesaria para mantener una PAS de 80-90 mmHg. En un paciente con una sospecha de lesión cerebral, la PAS puede elevarse a 100 a 110 mmHg. La mejor evaluación de la reanimación de fluidos es palpar para la presencia de un pulso radial y asegurar una perfusión adecuada. Un estado mental normal y un pulso radial palpable están presentes en un paciente que tiene hemodinamia adecuada. Permitir que el paciente permanezca hipotenso hasta que se pueda obtener el control quirúrgico del sangrado ha demostrado aumentar la supervivencia. La presión arterial aumentada artificialmente aumenta la tasa de sangrado, mientras que el exceso de líquido IV diluye los factores de coagulación que quedan en la sangre del paciente, aumentando aún más su tasa de sangrado. La 10a edición de ATLS recomienda un bolo de líquido IV inicial de 1 L seguido de una reevaluación del estado clínico del paciente antes de proceder con transfusión adicional de líquido o producto sanguíneo.

23. ¿Qué es el ácido tranexámico (TXA), y se debe administrar en el entorno prehospitalario?

El TXA es un medicamento utilizado durante décadas en cirugía cardíaca, ortopédica y ginecológica. Es un anti-fibrinolítico, lo que significa que ralentiza la capacidad del cuerpo para descomponer el coágulo a medida que se forma. Esto es útil en la cirugía donde la pérdida de sangre puede ser alta y ha demostrado ser segura en este entorno. Recientemente, muchos estudios han examinado su uso en el paciente con traumatismo hemorrágico. Los pacientes en shock hemorrágico pierden su capacidad de coagulación y en algunos casos comienzan a descomponer anormalmente cualquier coágulo que está tratando de formar. El TXA ayuda a ralentizar este proceso. Varios estudios de gran tamaño han mostrado un beneficio potencial para la administración de TXA, especialmente si se administra dentro de las 3 horas de la lesión (y un beneficio aún mayor si se administra dentro de 1 hora de la lesión). El uso de TXA para el trauma es ahora muy común en todo el mundo, aunque no se ha vuelto popular en los Estados Unidos debido a las preocupaciones sobre los diseños de muchos de los estudios anteriores. Los efectos secundarios de TXA son mínimos y es barato. Los estudios sobre el uso prehospitalario de TXA han demostrado que aún no se han producido resultados mixtos y de consenso entre los cirujanos de trauma. La investigación está en marcha y el tiempo dirá si TXA se convierte en estándar de atención o cae por el camino.

24. Le enseñaron que los torniquetes son peligrosos y no deben usarse? sin embargo, ahora todo el mundo parece usarlos. ¿por qué?

El uso del torniquete para traumatismos graves y de hemorragia activa es ahora el estándar de atención y debe ser practicado por todos los proveedores prehospitalarios. Los datos de las guerras de Irak y Afganistán han demostrado claramente que mejora la supervivencia, especialmente si se coloca antes del inicio del shock. No se ha atribuido pérdida de las extremidades ni daños a largo plazo con el uso del torniquete. Al tratar de ver si la experiencia militar era aplicable al mundo del trauma civil, ya que tiene diferentes patrones de lesiones y tiempos de traslados más cortos. Los datos recientes muestran que el uso del torniquete es seguro y eficaz en el entorno civil y salva vidas, mientras que la aplicación tardía del torniquete da como resultado un aumento de 4,5-6 veces la mortalidad.

PERLAS Y DECISIONES CRÍTICAS

- El trauma es el resultado de la transferencia de energía de un objeto al cuerpo de la víctima.
- La lesión penetrante a menudo se pasa por alto fácilmente, particularmente en áreas del cuerpo como el cuero cabelludo, las axilas, la ingle, el escroto, las nalgas y debajo de los senos de las mujeres.
- El traumatismo contuso a menudo resulta en lesiones internas que son difíciles de detectar clínicamente y deben sospecharse en función del mecanismo de la lesión.
- La patología básica del traumatismo es una hemorragia y, aunque el sangrado externo puede y debe controlarse en la escena, la atención definitiva de lesiones internas sólo se puede proporcionar en un hospital con un staff y materiales adecuados (centro de trauma).
- El tiempo en escena debe ser lo más corto posible, con la mayoría, o todas, las intervenciones proporcionadas en el camino al hospital.

LECTURAS SUGERIDAS

1. Bickell WH, Wall WJ, Pepe PE, et al: Immediate versus delayed fluid resuscitation for hypotensive patients with penetrating torso injuries. N Engl J Med 331:1105–1109, 1994.
2. New York State Department of Health EMS Rules.
3. Committee on Trauma – American College of Surgeons; Resources for Optimal Care of the Injured Patient 2014.

4. Shapiro NI et al Isolated prehospital hypotension after traumatic injuries: a predictor of mortality? J Emerg Med (2003 Aug) 25(2):175-9

5. Franklin GA, et al Prehospital hypotension as a valid indicator of trauma team activation J Trauma (2000 Jun) 48(6):1034-7

6. Pinto FC et al; Volume replacement with lactated Ringer's or 3% hypertonic saline solution during combined experimental hemorrhagic shock and traumatic brain injury: J Trauma (2006 Apr) 60(4):758-63

7. Guidelines for Field Triage of Injured Patients. Recommendations of the National Expert Panel on Field Triage. MMWR 2012;61(1):1-23.

8. Martini WZ, Cortez DS, and Dubick MA. Comparisons of normal saline and lactated Ringer's resuscitation on hemodynamics, metabolic responses, and coagulation in pigs after severe hemorrhagic shock. *Scand J Trauma Resusc Emerg Med*. 2013;21:86

9. Todd SR, Malinoski D, Muller PJ and Schreiber MA. Lactated Ringer's is Superior to Normal Saline in the Resuscitation of Uncontrolled Hemorrhagic Shock. *J Trauma*. 2007;62:636-639.

10. Blanchard IE, Ahmad A, Ronksley PE, et al. The effectiveness of prehospital hypertonic saline for hypotensive trauma patients: a systematic review and meta-analysis. *BMC Emer Med*. 2017;17:35.

11. Crescenzo C, Gorouhi F, Salcedo ES, and Galante JM. Prehospital hypertonic fluid resuscitation for trauma patients: A systematic review and meta-analysis. *J Trauma Acute Care Surg*. 2017;82:956-962.

12. ATLS 10th edition offers new insights into managing trauma patients. *Bulletin of the American College of Surgeons*. 2018 (6).

13. Napolitano LM. Prehospital tranexamic acid: what is the current evidence? *Trauma Surg Acute Care Open*. 2017;2:1-7.

14. Fischer PE, Bulger EM, Perina DG, et al. Guidance document for prehospital use of tranexamic acid in injured patients. *Prehosp Emerg Care*. 2016;20:557-9.

15. El-Menyat A, Sathian B, Asim M, et al. Efficacy of prehospital administration of tranexamic acid in trauma patients: A meta-analysis of the randomized controlled trials. *Am J Emer Med*. 2018;36:1079-1087.

16. Teixeira PD, Brown CV, Emigh B, et al. Civilian Prehospital Tourniquet Use Is Associated with Improved Survical in Patients with Peripheral Vascular Injury. *J Am Coll Surg*. 2018;226:769-776.

17. Scerbo MH, Holcomb JB, Taub E, et al. The trauma center is too late: Major limb trauma without a pre-hospital tourniquet has increased death from hemorrhagic shock. *J Trauma Acute Care Surg*. 2017;83:1165-1172.

CAPÍTULO 55. TRAUMA CRANEOENCEFÁLICO

1. ¿Cuál es la observación más importante al evaluar a un paciente que tiene un traumatismo craneoencefálico?

El nivel de consciencia del paciente y su tendencia a lo largo del tiempo son las observaciones más importantes a realizar en el entorno prehospitalario. Específicamente, usted quiere determinar cuál era el nivel de consciencia en el momento del trauma, lo que fue inmediatamente después del trauma, y lo que ha hecho desde entonces. Un nivel de consciencia decreciente es el signo más temprano e importante de aumento de la presión intracraneana. Un paciente que perdió el conocimiento como resultado del traumatismo craneal y ahora está despierto es mucho menos preocupante que un paciente que estaba despierto inicialmente y ahora se está volviendo inconsciente. El nivel de consciencia proporciona una de las mejores y más tempranas pistas sobre la gravedad potencial de la lesión.

2. ¿Qué es la Escala Coma de Glasgow?

La escala que se utiliza para medir el nivel de consciencia de un paciente se llama Escala Coma de Glasgow, o para abreviar: GCS. Este es un sistema de puntuación que intenta cuantificar el nivel de consciencia del paciente de una manera objetiva mediante la asignación de puntuaciones a varias observaciones. Esto tiene la ventaja de otorgar resultados reproducibles. El GCS se puntuó de la siguiente manera.

- Apertura ocular 4—apertura ocular espontánea

  3—Apertura ocular al comando
  2—Apertura ocular al estímulo doloroso
  1—Sin apertura ocular

- Respuesta verbal 5—Orientado y responde apropiadamente

  4—Conversación confusa
  3—Respuesta inapropiada
  2—Incomprensible
  1—Nada

- Motor 6—Sigue al comando

  5—Localiza dolor
  4—Retira al dolor

3—Postura de decorticación (flexión)
2—Postura de descerebración (extensión)
1—Sin actividad motora

Para los pacientes pediátricos, la puntuación verbal del GCS se modifica para reflejar las respuestas apropiadas para la edad.

3. ¿Cómo se relaciona clínicamente el GCS con el paciente?

La puntuación del GCS otorga una información importante para dar conocer y comunicar a otros proveedores de atención médica, con el fin de transmitir el estado clínico del paciente. Además, el constatar el GCS en el tiempo de asistencia en forma seriada, puede ayudar a determinar si el paciente está mejorando o deteriorándose. Una lesión grave en la cabeza se define como una puntuación igual o menor que 8, una lesión moderada en la cabeza como una puntuación entre 9 y 12, y una lesión menor en la cabeza como una puntuación mayor que 12. Cabe señalar, sin embargo, que un paciente que está muerto tiene una puntuación de 3.

4. ¿Cuál componente del GCS es el más importante?

La puntuación motora es el predictor más preciso de lesiones graves en la cabeza, ya que no se ve afectada por la intoxicación, intubación, uso de medicamentos u otras lesiones con respecto a los componentes del GSC a nivel ocular o verbales. Algunos han propuesto usarlo en lugar del GCS completo, ya que es rápido de calcular y fácil de recordar. Una puntuación motora de 5 o menos es predictiva de una lesión cerebral traumática grave y puede ser una herramienta valiosa para el triaje. El uso de la puntuación motora por sí solo para predecir lesiones en la cabeza ha sido validado en poblaciones de traumas adultos y pediátricos.

5. ¿Cuáles son las causas comunes del aumento de la presión intracraneal después de un traumatismo craneal?

El cerebro está encerrado dentro de los confines del cráneo rígido. Por lo tanto, cualquier cosa que ocupe espacio dentro del cráneo causará un aumento en la presión intracraneal. Después de un traumatismo en la cabeza, el espacio puede ser ocupado por hematomas en las localizaciones subdural, extradural o intracerebral o por hinchazón difusa del tejido cerebral.

6. ¿Cuáles son las diferencias entre los hematomas subdurales, extradurales e intracerebrales?

Los tres hematomas mencionados clínicamente se presentan de manera muy similar. Para diferenciar los tres, uno debe realizar imágenes, por lo general tomografía axial computarizada (TAC). Hay diferencias en relación con la naturaleza de la hemorragia. Los hematomas subdurales son hemorragias venosas y pueden desarrollarse lentamente. Los pacientes que presentan convulsiones (particularmente de nuevo inicio) u otros cambios en el nivel de conciencia deben ser evaluados para obtener antecedentes recientes o remotos de posibles lesiones en la cabeza. Los sangrados extradurales son arteriales. La historia clásica de un paciente con un hematoma extradural es que el paciente pierde el conocimiento en el momento del trauma, luego se despierta y tiene un período "lúcido". En algún momento más tarde, por lo general minutos a horas, pierde el conocimiento de nuevo. Los hematomas intracerebrales pueden presentarse con pérdida de conciencia o anomalías neurológicas relacionadas con el área del cerebro que está lesionada. Desafortunadamente, hay una superposición significativa en la presentación de todas estas entidades, y la diferenciación clínica es prácticamente imposible.

7. ¿Qué puede decirnos el reflejo pupilar sobre el estado del paciente?

Revisar las pupilas es una parte importante del examen físico. Una pupila dilatada es un hallazgo de mal pronóstico que sugiere un aumento de la presión intracraneal y una hernia del tallo cerebral. Desafortunadamente, la dilatación pupilar es un signo tardío de aumento de la presión intracraneal. Por lo tanto, lo ideal es reconocer el cambio sutil en el nivel de conciencia que indica un aumento de la presión intracraneal antes de que la pupila se dilate. Además, la dilatación de una pupila debe evaluarse en el contexto del trauma y los demás hallazgos del examen físico. Una pupila dilatada con un estado mental normal no indica un aumento de la presión intracraneal. La pupila se puede dilatar como resultado de un golpe directo al globo que causa midriasis traumática, que en estrecha observación es vista como una pupila irregular en lugar de perfectamente redonda.

8. Además de los hallazgos del estado mental alterado y de las pupilas dilatadas, ¿cuáles son los otros signos de aumento de la presión intracraneal?

Fuera de estos hallazgos, los signos vitales también son útiles para evaluar un paciente sospechoso de haber aumentado la presión intracraneal. Un síndrome de hipertensión sistólica, bradicardia y bradipnea es una respuesta tardía al aumento de la presión intracraneal y se denomina "Tríada de Cushing".

9. ¿Cuál es el resultado final del aumento de la presión intracraneal si continúa aumentando y no se corrige?

A medida que aumenta la presión dentro del cráneo, el cerebro es comprimido por el hematoma o la hinchazón. Eventualmente, la presión intracraneal se volverá tan grande que excederá la capacidad del sistema vascular para perfundir el cerebro o éste será empujado a través de algunas de las pequeñas aberturas en el cráneo. Ambas complicaciones conducen a daño neurológico permanente o a la muerte.

10. ¿Qué se puede hacer para mejorar los resultados en el entorno prehospitalario?

No es la lesión primaria cerebral la que tiende a augurar malos resultados, sino la secundaria. El daño secundario después de una Injuria Cerebral Traumatica (ICT) que produzca hipoxemia o hipotensión aumenta significativamente la mortalidad. Debido a este hecho, la intubación de secuencia rápida por un proveedor experimentado con el equipo adecuado evitaría las desaturaciones. Además, el soporte de la presión arterial con el uso de líquidos intravenosos y vasopresores está indicado para mantener la presión arterial sistólica a o por encima de 100 mmHg.

11. ¿Hay algo más que se pueda hacer en la escena para disminuir la presión intracraneal?

Cuando la inmovilización espinal no lo impide, la cabeza del paciente puede elevarse aproximadamente 30 grados, aunque recientemente se ha cuestionado el beneficio de esto para reducir la presión intracraneal. Además, la solución salina hipertónica (SSH) o el manitol se han utilizado para disminuir la presión intracraneal. No hay evidencia clara de que cualquiera de los dos disminuya efectivamente la mortalidad, pero parece que la SSH puede disminuir la presión intracraneal de manera más efectiva.

12. ¿A qué frecuencia deben ventilarse los pacientes con traumatismo craneal?

Solía pensarse que todos los pacientes con lesiones en la cabeza debían ser hiperventilados de inicio. Desafortunadamente, la hiperventilación de rutina puede disminuir la perfusión cerebral a través de la vasoconstricción, mientras que también proporciona una lesión secundaria al cerebro a través de la formación de radicales libres. Debido a esto, los pacientes adultos con lesiones en la cabeza deben ser ventilados a una frecuencia de 10 respiraciones por minuto. Si un paciente está mostrando signos de hernia inminente, se puede utilizar hiperventilación de leve a moderada. La hiperventilación leve a moderada se puede lograr ventilando al paciente a una frecuencia de 20 respiraciones por minuto.

13. ¿Cómo se puede diferenciar entre un paciente que ha sufrido una lesión grave en la cabeza y uno cuyo estado mental alterado es por la ingestión de alcohol?

Esto puede ser extremadamente difícil. El paciente intoxicado con frecuencia es víctima de traumatismo craneoencefálico por una variedad de razones. Desafortunadamente, muchos de estos pacientes presentarán alteraciones mentales, que pueden atribuirse a traumatismos o intoxicaciones. El principio rector debe ser asumir la peor lesión posible de acuerdo con el mecanismo y tratar al paciente en consecuencia. Esto significa que muchos pacientes cuyo único problema en última instancia es la intoxicación se someterán a inmovilización de la columna cervical y, en algunos casos, intubación endotraqueal en la escena o la Puerta de Emergencia.

14. ¿Cuáles son algunas de las lesiones menores en el cráneo?

Una de las lesiones más comunes a las que se enfrenta en el entorno prehospitalario es la laceración del cuero cabelludo. Aunque no suele ser grave, puede ser una fuente de pérdida de sangre importante. El cuero cabelludo es extremadamente vascular, y no controlar la hemorragia por una laceración "simple" del cuero cabelludo puede conducir a un shock hemorrágico. El sangrado del cuero cabelludo generalmente se puede controlar por presión directa. El único problema que surge es cuando hay preocupación por una posible fractura de cráneo en asociación con la laceración. En esta situación, se puede aplicar presión sobre el cuero cabelludo y el cráneo intactos alrededor de la zona lesionada y de esta manera controlar la hemorragia.

PERLAS Y DECISIONES CRÍTICAS

- La observación más importante en un paciente con sospecha de injuria cerebral traumática (ICT) es el nivel de consciencia del paciente y cómo ha cambiado con el tiempo desde la lesión. El GCS es una manera efectiva de comunicar el nivel de consciencia y cómo cambia con el tiempo.
- Un error común y potencialmente mortal es atribuir el estado mental alterado al consumo concomitante de alcohol en lugar de una posible lesión cerebral traumática.
- El uso del componente motor del GCS puede ser tan preciso como un cálculo completo de GCS en la predicción de lesiones cerebrales graves y puede ser una herramienta de triaje útil.
- Una laceración "simple" del cuero cabelludo puede conducir a una pérdida significativa de sangre, por lo tanto, dicho sangrado debe ser controlado.
- Incluso un solo episodio de hipoxia (SatO2 menos del 90%) o hipotensión (PAS inferior a 90 mmHg) puede dar lugar a un aumento de la morbilidad o mortalidad en el paciente con ICT y si se encuentra debe corregirse inmediatamente, e idealmente, prevenirse.
- No se recomienda la hiperventilación del paciente con posible ICT a menos que existan signos clínicos (pupila dilatada, posturas anormales) de herniación.

LECTURAS SUGERIDAS

1. Teasdale G, Jennett B: Assessment of coma and impaired consciousness: A practical scale. Lancet 2:81–84, 1974. Brain Trauma Foundation: Guidelines for Prehospital Management of Traumatic Brain Injury, 2007
2. Nelson, R. Darrell, Jason Stopyra, and Juan A. March. "Prehospital care of traumatic brain injury in North Carolina." *North Carolina medical journal* 76.2 (2015): 115-118.
3. Arifianto, Muhammad Reza, Achmad Zuhro Ma'ruf, and Arie Ibrahim. "Efficacy comparison of mannitol and hypertonic saline for Traumatic Brain Injury (TBI) treatment." *BALI MEDICAL JOURNAL* 5.3 (2016): 170-176.
4. Chowdhury, Tumul, et al. "Pre-hospital and initial management of head injury patients: An update." *Saudi journal of anaesthesia* 8.1 (2014): 114.
5. Brown JB, Forsythe RM, Stassen NA, et al. Evidence-based improvement of the National Trauma Triage Protocol: The Glasgow Coma Scale versus Glasgow Coma Scale motor subscale. *J Trauma Acute Care Surg*. 2014;77:95-102.
6. Acker SN, Ross JT, Partrick DA, et al. Glasgow motor scale alone is equivalent to Glasgow Coma Scale at identifying children at risk for serious traumatic brain injury. *J Trauma Acute Care Surg*. 2014;77:304-309.
7. O'Keefe K. Traumatic Brain Injury. In: Emergency Medical Services. Clinical Practice and Systems Oversight. Volume 1: Clinical Aspects of EMS, Cone DC (ed) 2nd Edition, John Wiley and Sons, U.K. 2015 pgs. 237-242
8. Greenberg RD, Buckley CJ. Head Injury and Spinal Cord Injury. In: EMS Medicine. Cooney DR (ed). McGraw-Hill, 2016, pages 393-397.

CAPÍTULO 56. LESIONES ESPINALES

1. ¿Qué se necesita saber sobre la Restricción de Movimiento Espinal (RME)?

¿Con qué frecuencia usted ve a un paciente "inmovilizado"? ¿ O un paciente que no tiene ningún movimiento?

En realidad, rara vez has visto tal cosa, sin embargo, usa ese término en la documentación. Lo que realmente está ocurriendo es la Restricción del Movimiento Espinal (RME). El movimiento del paciente ha sido restringido de tal manera que se reduce la posibilidad de lesiones adicionales. Esta restricción de movimiento se logra mediante el uso de varios equipos, trabajo en equipo e instrucción del paciente. RME, como siempre, depende del protocolo local y de la rutina.

Durante la última década, un par de revisiones de la literatura nos han dado una mejor orientación sobre la mejor manera de cuidar a estos pacientes. El primer documento de revisión y posición, fue de una colaboración que incluyó a NAEMSP, ACEP y el ACS COT, y proporcionó orientación para que los dispositivos rígidos como las tablas largas fueran una intervención tan benigna como una vez fue pensada, y los pacientes pueden estar directamente bien asegurados en la camilla de la ambulancia. El segundo estudio realizado por el mismo grupo en 2018 proporcionó más orientación para que algunos pacientes puedan estar asegurados en dispositivos rígidos con el fin de proteger a los pacientes con raquis potencialmente inestables, especialmente durante las extricaciones difíciles. Estos pacientes podrían ser retirados de estos dispositivos rígidos una vez en la ambulancia o a su llegada al hospital receptor, dependiendo de las condiciones y el protocolo.

2. ¿Esto es "mucho ruido y pocas nueces"?

La restricción del movimiento espinal ha sido un tema bastante controvertido desde hace algún tiempo. Ha habido una gran cantidad de discusión y algunas investigaciones sobre si hay una necesidad de restringir el gran número de pacientes que actualmente se encuentran en las tablas rígidas largas y con collaretes cervicales en los Estados Unidos. Algunos protocolos en los sistemas SEM permiten al personal prehospitalario determinar si se indica RME. La siguiente es una compilación de varios de los enfoques de protocolo más comunes para este dilema.

Es posible que NO se indique RME cuando se cumplan todos los criterios siguientes, si el paciente:

- Es un adulto.
- Es capaz de comunicarse de tal manera que no hay posibilidad de malentendido o mala interpretación.
- Está libre de dolor, lo que significa que no hay queja subjetiva de dolor de cuello y no hay hallazgo objetivo de sensibilidad en la palpación.
- No tiene quejas neurológicas o déficits, por ejemplo, parestesia o paraplejia.
- No tiene alteración en el estado mental, ya sea por traumatismo o por ingestión de cualquier sustancia que pueda interferir con su interpretación del dolor.
- El mecanismo del daño no sugiere Injuria Medular.
- No tiene ninguna otra lesión mayor que distraiga.

Incluso con la utilización de este protocolo, el uso continuo de RME ocurre para la mayoría de los pacientes.

3. ¿Qué pasa si el paciente se le presenta con un traumatismo penetrante en el cuello? ¿Hay que aplicar dispositivos de restricción de movimiento espinal en estos casos?

Como regla general, no. Con las víctimas de tiroteos y apuñalamientos, si no se encuentra ninguna lesión de la médula espinal inicialmente, por lo general no van a desarrollar una. Esto se debe a la diferencia en el mecanismo de lesión entre las lesiones contusas y penetrantes, y las fuerzas y energías involucradas. Con lesiones contusas, se aplican fuerzas y energías significativas a la columna vertebral y la columna vertebral, lo que resulta en la interrupción de la integridad de las estructuras de soporte de la columna vertebral. Por lo tanto, incluso si una lesión medular no se produjo en el momento del trauma, la falta de integridad estructural de la columna vertebral podría permitir el movimiento de las vértebras dañadas y la posterior lesión de la médula espinal si no se emplea la restricción del movimiento espinal. Con un trauma penetrante en el cuello, por otro lado, el daño se limita a la trayectoria del objeto penetrante y por lo general no causa interrupción del apoyo estructural. Por lo tanto la lesión neurológica posterior es muy rara.

4. ¿Cuál es el pensamiento actual sobre el uso de la tabla rígida para la columna vertebral?

Hay estudios que sugieren que el enfoque actual de RME utilizando la tabla rígida para la columna vertebral podría ser perjudicial para un segmento de la población de pacientes. Hay consenso en que la tabla larga para la columna vertebral es extremadamente incómoda y que hay una correlación entre el tiempo excesivo que pasa en la tabla y las complicaciones subsiguientes como el desarrollo de úlceras de decúbito.

¿Hay alguna alternativa a la tabla rígida para la columna vertebral? En la actualidad, hay varias alternativas a la "tabla", y otras están en desarrollo. Sin duda, la tendencia es lograr RME con el reconocimiento de que se puede lograr con una medida de comodidad y sin más daños. Las férulas de vacío de cuerpo completo y las camillas cucharas son aceptables, y a menudo son más cómodas, siendo una alternativa a los dispositivos rígidos de tipo tabla larga rígida. En cuanto a la mayoría de las extricaciones potencialmente complejas, los diversos dispositivos disponibles en el mercado hoy en día siguen siendo, en su mayor parte, subordinados a la tabla larga al menos en la fase inicial de la actividad. Con más investigación y desarrollo, el dilema de la tabla rígida larga puede dar lugar algún día a discusiones sobre la forma más cómoda de lograr RME. Los protocolos pueden permitir que se retire la tabla larga una vez que se haya llevado a la ambulancia a menos que sea más seguro para el paciente sea retirado del dispositivo en el propio hospital.

5. ¿Qué signos y síntomas clínicos debo buscar que sugieran una lesión de la médula espinal?

En primer lugar, evaluar el mecanismo de lesión para ver si tiene el potencial de producir una lesión de columna vertebral o medular. A continuación, determine qué quejas expresa el paciente. Cualquier queja de sensación de entumecimiento, hormigueo, pinchazos como alfileres o agujas, debilidad o parálisis deben presumirse que se debe a una lesión en la columna vertebral hasta que se demuestre lo contrario. El examen físico, por supuesto, también proporcionará información importante. Evaluar al paciente en busca de constatar anomalías sensoriales y función motora. Como anteriormente de dijo, se debe presumir que cualquier hallazgo anormal es el resultado de una lesión de la médula espinal. Se cree que la presencia de priapismo (erección persistente) es patognomónica de la lesión de la médula espinal. Los pacientes con lesiones muy altas en el cordón cervical pueden desarrollar un compromiso respiratorio.

6. En presencia de shock espinal. ¿Qué se debe hacer al respecto?

El shock espinal a menudo se confunde con shock neurogénico. El shock neurogénico se refiere a la dilatación de las arterias periféricas debido a la interrupción del sistema nervioso simpático causada por una lesión en la médula espinal. En estos pacientes, la presión arterial disminuye mientras que la frecuencia del pulso parece normal o lenta. Estos pacientes a menudo tienen otras lesiones y se debe considerar que el shock es de origen hemorrágico y se trata como tal hasta que se demuestre lo contrario. El shock espinal se refiere a una pérdida temporal de la función motora y sensorial debido a daños o "shock" en la médula espinal. Estos pacientes deben ser tratados cuando los síntomas requieren con la atención dada para limitar el movimiento que podría empeorar la lesión. Generalmente, estos pacientes reciben una carga de líquidos durante el traslado prehospitalario. Si se descarta una hemorragia y la presión arterial no ha mejorado después de 2 o 3 litros de cristaloides, se pueden utilizar vasopresores para apoyar la presión arterial.

7. Cuando hay compromiso en las vías respiratorias, ¿cuál es el mejor método de intubación?

Cuando se enfrenta a un paciente con Injuria de la Médula Espinal (IME) que necesita una vía respiratoria obligatoria, hay poca duda de que el tiempo es esencial para evitar hipoxia prolongada, lesiones cerebrales y paro cardíaco. Los pacientes con IME, con lesión alta en la medula cervical o lesiones progresivas secundarias de la médula, corren un gran riesgo de desarrollar compromiso respiratorio. El proveedor prudente siempre debe mantener un ojo vigilante para los cambios progresivos en los hallazgos neurológicos que pueden sugerir un deterioro respiratorio. Las investigaciones sugieren que el método del manejo de la vía aérea que se emplee sea el más familiar que posea el proveedor. Otras discusiones señalan que la intubación oral cuidadosa (personal adecuado, estabilización en línea y medicación de secuencia rápida si es necesario) cuando es necesario no parece crear complicaciones o déficits neurológicos adicionales. De hecho, dada la base de experiencia del proveedor actual, puede ser el método preferido. El siguiente es un esquema de un enfoque que se puede utilizar para asegurar la vía aérea de un paciente de IME con compromiso respiratorio.

- Estabilización manual y restricción de movimiento para mantener un posicionamiento neutro (durante todo el procedimiento).
- Preoxigenación con máscara de bolsa, vía aérea oral y presión cricoidea.
- Sedación y parálisis (según lo indicado por la presentación del paciente y si lo permiten los protocolos locales).
- Retiro de la parte anterior del collarete cervical (resto queda en su lugar).
- Intubación oral con visualización directa de las cuerdas vocales (presión cricoidea según sea necesario).
- Confirmación de la colocación del tubo.

Cabe señalar que los métodos alternativos de manejo de la vía aérea que no causan extensión, flexión o movimiento lateral son bastante aceptables. Otras técnicas de manejo que no requieren visualización directa incluyen la intubación nasotraqueal ciega, la intubación digital y el estilete iluminado. También se pueden considerar las vía aérea supraglóticas. En el paciente en el que no se ha producido un paro respiratorio, pero se debe proporcionar una vía aérea obligatoria, la intubación nasotraqueal puede ser apropiada. Se debe tener cuidado de asegurar que el movimiento del paciente y cualquier contraindicación relativa se han tenido en cuenta. Los factores clave que son el marco subyacente para una gestión exitosa de la vía aérea son: el trabajo en equipo y la flexibilidad por parte de los proveedores.

8. ¿Qué es una posición neutral? ¿cambia de paciente a paciente?

Una posición neutra es cuando los ojos están en un ángulo de 90 grados con respecto a la columna vertebral. La cabeza no está flexionada ni extendida, y se mantiene la posición natural "en línea" a la columna vertebral. En las poblaciones adultas y pediátricas, la capacidad de lograr una posición neutral cambia dependiendo de la relación entre la región occipital del cráneo y los hombros del paciente.

Por ejemplo, pida a varios colegas que se acuesten en el suelo. Examine cuidadosamente la relación entre sus hombros, su occipucio y el suelo. Tenga en cuenta que algunos apoyarán sus cabezas en una posición neutral sin ayuda. Algunos, sin embargo, necesitarán acolchado detrás del occipucio para mantener la cabeza en la posición correcta (ojos en un ángulo de 90 grados a la columna vertebral). El paciente pediátrico (dependiendo de la edad y el tamaño) es más a menudo el opuesto directo del adulto. Esto se debe a que los bebés y los niños tienen cabezas desproporcionadamente más grandes en comparación con el cuerpo. Por lo tanto, si se coloca un acolchado por debajo del cuerpo del paciente pediátrico hasta la altura de los de los hombros, la parte superior del pecho lleva la cabeza a una posición neutral.

9. ¿Existe la lesión secundaria en la médula espinal?

Sí. Cuando se habla de daño en la médula espinal, la conversación a menudo se limita al trauma inicial. La investigación apunta a una lesión secundaria de la médula, resultante de la isquemia y los cambios postraumáticos de la membrana celular como una preocupación significativa. Cuando la posición neutra se logra en cualquier paciente, queda la máxima cantidad de espacio disponible para la médula dentro del canal espinal. Este espacio se reduce a medida que el paciente se extiende o se flexiona. Si consideramos la anatomía normal, es bastante simple ver que cualquier interrupción o desplazamiento podría crear un compromiso en el flujo sanguíneo. Este flujo sanguíneo comprometido, en combinación con el edema y la falta de una posición neutral, puede ser la causa de una progresión adicional significativa de la lesión.

10. ¿Hay algo más que se pueda hacer para minimizar esta lesión secundaria?

La experiencia clínica y la investigación indican que las lesiones de la médula espinal se benefician de una oxigenación adecuada (tratar la hipoxia) al mantener una SatO2 por encima del 90%, y asegurar una perfusión adecuada al mantener la PA por encima de 90 mmHg

11. No es controvertido el uso de esteroides en la escena?

Mientras que un par de estudios mostraron mejores resultados cuando se administran altas dosis de metilprednisolona entre las 8 a 24 horas de lesión, el uso de esteroides tanto en el ambiente hospitalario como el prehospitalario ya no está ampliamente aceptado. Después de los resultados de un estudio de 2015, la mayoría de los protocolos recomiendan no usar esteroides en pacientes lesionados de la columna vertebral.

12. ¿Hay alguna preocupación adicional que deba abordarse? ¿Qué es SCIWORA?

Sí, el índice de sospecha relacionado con la edad. En la población pediátrica, existe una lesión conocida como SCIWORA (*Spinal Cord Injury Without Radiologic Abnormality*, por sus siglas en inlges, o sea, Injuria de la Médula Espinal Sin Anormalidad Radiológica). En estos casos, los niños presentan signos de daño en la médula espinal, sin embargo, después de su llegada al hospital, no se puede demostrar ninguna fractura de la columna vertebral en el estudio radiográfico. Desde la perspectiva de la atención brindada en la escena, estos niños son tratados exactamente igual que los que presentan evidencia de lesión de la médula espinal.

PERLAS Y DECISIONES CRÍTICAS

- El procedimiento utilizado por los proveedores prehospitalarios para prevenir más el daño inicial de la médula espinal es la restricción del movimiento espinal, en lugar de la inmovilización de la columna vertebral. Es prácticamente imposible inmovilizar a un paciente.
- El shock espinal y el shock neurogénico se utilizan a menudo como términos intercambiables, no son los mismo.
- Los pacientes con traumatismo penetrante en las proximidades de la columna vertebral generalmente no necesitan restricción del movimiento espinal a menos que presenten quejas o hallazgos neurológicos.
- Ya no se recomiendan los esteroides administrados en la escena para pacientes con lesión de la médula espinal.
- Para NO aplicar la restricción de movimiento espinal, un paciente debe tener un estado mental completamente normal, ser capaz de comunicarse eficazmente, no tener dolor subjetivo del cuello o sensibilidad objetiva del cuello, no tener quejas o hallazgos neurológicos, y no tener lesiones distractoras. Una anomalía en cualquiera de estos criterios requiere la aplicación de la restricción del movimiento espinal.

LECTURAS SUGERIDAS

1. Cheung V, Hoshide R, Bansal V, Kasper E, Chen CC. Methylprednisolone in the management of spinal cord injuries: Lessons from randomized, controlled trials. Surg Neurol Int. 2015;6:142.
2. Domeier RM, Frederiksen SM, Welch K. Prospective performance assessment of an out-of-hospital protocol for selective spine immobilization using clinical spine clearance criteria. Ann Emerg Med. 2005;46:123-31.
3. Farrell CA, Hannon M, Lee LK. Pediatric spinal cord injury without radiographic abnormality in the era of advanced imaging. Curr Opin Pediatr. 2017;29:286-290.
4. Fischer PE, Perina DG, Delbridge TR, et al. (2018): Spinal Motion Restriction in the Trauma Patient – A Joint Position Statement, Prehosp Emerg Care 2018;22:659–661.
5. Hackett GR, McNamara R: Cervical Spine and Spinal Cord Trauma. EM Secrets, 6th ed: 548-554, 2016.
6. Larson S, Delnat AU, Moore J. The Use of Clinical Cervical Spine Clearance in Trauma Patients: A Literature Review. J Emerg Nurs. 2018;44:368-374.
7. Peck GE, Shipway DJH, Tsang K, Fertleman M. Cervical spine immobilisation in the elderly: a literature review. Br J Neurosurg. 2018;32:286-290.
8. Rouanet C, Reges D, Rocha E, Gagliardi V, Silva GS. Traumatic spinal cord injury: current concepts and treatment update. Arq Neuropsiquiatr. 2017;75:387-393.
9. Shin JI, Lee NJ, Cho SK. Pediatric Cervical Spine and Spinal Cord Injury: A National Database Study. Spine. 2016;41:283-92.
10. Slaar A, Fockens MM, Wang J, et al. Triage tools for detecting cervical spine injury in pediatric trauma patients. Cochrane Database Syst Rev. 2017 Dec 7;12:CD011686. doi: 10.1002/14651858.CD011686.pub2.
11. White CC 4th, Domeier RM, Millin MG; Standards and Clinical Practice Committee, National Association of EMS Physicians. EMS spinal precautions and the use of the long backboard - resource document to the position statement of the National Association of EMS Physicians and the American College of Surgeons Committee on Trauma. Prehosp Emerg Care. 2014;18:306-14.
12. Witiw CD, Fehlings MG. Acute Spinal Cord Injury. J Spinal Disord Tech. 2015;28:202-10.

CAPÍTULO 57. TRAUMA DE CUELLO

1. ¿Cuáles son las principales causas del traumatismo anterior en el cuello?

El traumatismo en el cuello puede ser el resultado de lesiones penetrantes o contusas. Las lesiones penetrantes son más comunes y se asocian con una mayor morbimortalidad que el traumatismo contuso. La mayoría de los traumas penetrantes se deben a disparos y apuñalamientos, pero también puede deberse a proyectiles diversos y caídas sobre objetos salientes. Las heridas de bala son más propensas a causar lesiones graves y la muerte con respecto a los apuñalamientos. El traumatismo contuso, en general, es menos común debido a la protección que ofrece la cabeza, las clavículas y los hombros, pero cuando ocurre es más común debido a colisiones de vehículos de motor y asaltos.

2. En el cuello están localizadas estructuras anatómicas importantes que pueden resultar heridas en los traumatismos. ¿Cómo se pueden clasificar estas estructuras?

Las principales categorías de elementos estructurales son: vascular (arterial y venoso), faringoesofágico (tracto digestivo superior) y laringotraqueal (vía aérea). Por supuesto, hay muchas otras estructuras en el cuello que pueden resultar heridas, pero estas son las lesiones más importantes y comúnmente encontradas en el manejo prehospitalario (la injuria de la médula espinal se discutió en otro capítulo).

3. ¿Cuáles son las estructuras que provocan la mayor mortalidad cuando se lesionan?

Las lesiones vasculares tienen las tasas más altas de mortalidad, seguidas de cerca por las lesiones en la vía aérea. Las lesiones esofágicas son menos propensas a ser inmediatamente mortales, pero pueden causar la muerte en la fase subaguda debido a una infección.

4. ¿Cuáles son las estructuras que más comúnmente se lesionan?

Vasos principales (más comúnmente yugulares y arterias carótidas comunes) 23-40%, faringioesofágico 8-10%, laringotraqueal 8-10%, y varias estructuras neurológicas 6%

5. ¿Cómo se clasifican anatómicamente las áreas del cuello?

Tradicionalmente, los anatomistas han dividido el cuello en "triángulos" basados en bordes formados por varios músculos del cuello. Desafortunadamente, estos triángulos son engorrosos de aprender y difíciles de aplicar clínicamente. Desde un punto de vista clínico, el cuello se divide en "zonas" que son más útiles para predecir lesiones y guiar el tratamiento. Véase la figura 57-1.

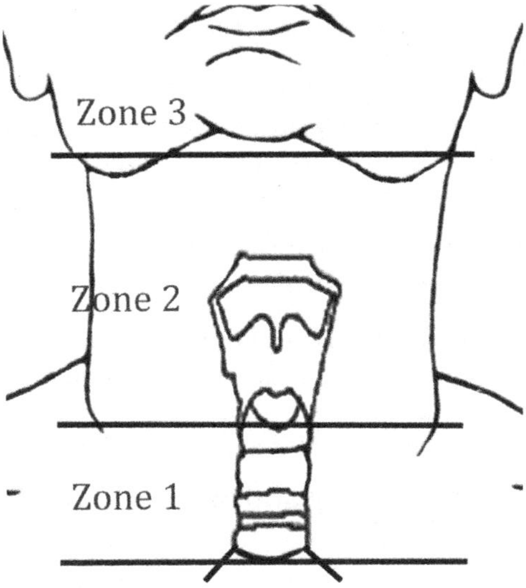

Figura 57-1. Zonas del cuello.

6. ¿Dónde está la zona I y qué contiene?

La Zona I se extiende desde la muesca esternal y clavículas hasta el cartílago cricoide. Contiene las arterias vertebrales, carótidas, subclavias, venas yugulares y braquiocéfalas, ápex pulmonar, esófago, tráquea, conducto torácico (que contiene líquido linfático), y columna vertebral y médula.

7. ¿Dónde está la zona II y qué contiene?

La zona II se extiende desde el cartílago cricoide hasta el ángulo de la mandíbula. Contiene las arterias vertebrales y carótidas, vena yugular, esófago, laringe y columna vertebral y cordón.

8. ¿Dónde está la zona III y qué contiene?

La zona III se extiende desde el ángulo de la mandíbula hasta la base del cráneo. Contiene las arterias carótidas y vertebrales, faringe, y columna vertebral y cordón.

9. ¿Cómo funciona la identificación de las zonas del cuello?

En el entorno prehospitalario, conocer las zonas es importante para ayudar a predecir las estructuras potenciales que podrían resultar heridas, con el fin de estar preparado para las complicaciones en el camino. Los protocolos hospitalarios varían, pero la zona de la lesión puede ayudar a determinar si un paciente se someterá a exploración quirúrgica o a un enfoque más conservador con imágenes y observación. Históricamente, las lesiones de la Zona II siempre requerían exploración quirúrgica, mientras que los pacientes con lesiones estables de la Zona I y III podían ser tratados inicialmente con medios no invasivos. Este paradigma está cambiando, a medida que la tecnología de imagen ha mejorado. Ahora, muchas lesiones estables de la Zona II también se pueden manejar de manera no quirúrgica si no se detecta ninguna lesión subyacente en la tomografía computada.

10. ¿Qué tipo de lesiones vasculares se pueden esperar en el traumatismo del cuello?

Con las heridas penetrantes en el cuello, las lesiones vasculares más comunes incluyen laceración o transección (interrupción completa) del vaso, mientras que las lesiones contusas conducirán más comúnmente a la formación, disección o trombosis del aneurisma (formación de coágulos)

11. ¿Cuáles son los signos y síntomas de una lesión importante en el cuello?

El sangrado obviamente viene a la mente cuando hay lesiones en cualquier vaso. Además, se buscan signos de un hematoma en expansión en los tejidos blandos que puede indicar sangrado de un vaso grande que todavía está contenido en el cuello o dentro del vaso (como un aneurisma). El sangrado significativo en los tejidos blandos del cuello puede comprometer la vía aérea, por lo que se debe mantener un alto índice de sospecha durante todo el traslado. También se puede escuchar sobre el cuello un soplo. El soplo es el sonido de la sangre que se bombea a través de un vaso dañado, y suena como un "whoosh" con cada latido del corazón. Aunque sería un hallazgo muy tardío y siniestro, también se puede buscar una desviación traqueal que indicaría un hematoma en expansión que está desplazando la tráquea lejos del vaso hemorrágico. En algunos casos, una lesión en un vaso sanguíneo en el cuello puede comprometer la circulación al cerebro con el resultado de que el paciente presente síntomas y signos de un stroke.

12. Al evaluar a un paciente con traumatismo en el cuello anterior, ¿cuáles son las prioridades en el manejo?

Históricamente, los ABC (vía aérea, respiración, circulación) se enseñaron en el manejo de todas las lesiones traumáticas, incluyendo traumatismo de cuello. Este paradigma ha cambiado recientemente con la experiencia de la investigación militar. El control de una hemorragia masiva y potencialmente mortal tiene prioridad sobre el establecimiento de una vía respiratoria. El ejército enseña el algoritmo MARCH para guiar a los proveedores:

M: Masiva hemorragia (presión directa en el cuello si hay hemorragia mayor)
A: Apertura de la Vía aérea
R: Respiratorio, soporte
C: Circulación (incluye resucitación y corrección de sangrado que no amenaza la vida)
H: Hipotermia (calentar al paciente)

13. ¿Cuáles son los signos y síntomas de la lesión en la vía aérea en el cuello?

Busque signos de dificultad respiratoria como taquipnea, ronquera, respiraciones gorgoteantes o tos con sangre. También se puede ver el aire burbujeando de una herida abierta y sangrante en el cuello. Uno puede sentir u oír enfisema subcutáneo, que es el aire de la vía aérea que se ha filtrado y diseccionado debajo de la piel. El aire subcutáneo se siente como un envoltorio de burbujas estallando cuando se palpa con las puntas de los dedos (crepitación), y suena como un crujido cuando se ausculta con un estetoscopio.

14. ¿Cuál es el método preferido para asegurar las vías respiratorias en el paciente con lesión en el cuello?

Si el paciente está despierto y es capaz de proteger su propia vía aérea (a menudo inclinándose hacia adelante) entonces este es el medio más eficaz y seguro de manejar y proteger la vía aérea hasta que se pueda asegurar en un entorno controlado en el hospital. Si el paciente no puede proteger su vía aérea, entonces la intubación orotraqueal, con o sin SIR, suele ser el medio más eficaz para asegurar la vía aérea. Tener siempre un plan de respaldo para el manejo de la vía aérea difícil, ya que el desplazamiento de la tráquea puede distorsionar la anatomía esperada y dificultar la intubación y el sangrado significativo puede oscurecer la visualización de las cuerdas vocales. Esto puede incluir la obtención de una vía aérea quirúrgica si los protocolos locales lo permiten. Además, el proveedor más experimentado debe intentar la intubación ya que el edema de la vía aérea puede empeorar con intentos repetidos.

15. ¿Cómo usted puede manejar el sangrado de una herida en el cuello?

Las lesiones en los vasos principales del cuello pueden conducir a una rápida exsanguinación. Hacer presión directa sobre el lugar de sangrado del vaso; nunca coloque una abrazadera ciegamente en el cuello en un intento de controlar el sangrado. A veces se debe colocar un dedo en la herida para aplicar presión directa sobre una arteria. Empaquetar la herida con gasa hemostática también puede ser eficaz.

16. ¿Cuáles son las causas de dificultad respiratoria en un paciente con traumatismo anterior de cuello?

Además de la lesión laríngea directa antes mencionada y la compresión de la vía aérea por un hematoma o edema en expansión, recuerde que el ápex del pulmón está en la zona I del cuello y se extiende por encima de la clavícula en algunos pacientes, particularmente aquellos con EPOC, por lo que puede haber lesión pulmonar directa, neumotórax simple, neumotórax tensional, y hemotórax como posibles causas.

17. ¿Cómo puede manejar la columna cervical en estos pacientes?

Los fijadores estándar de la columna cervical deben considerarse de uso ideal para todos los pacientes con traumatismo craneoencefálico contuso. Desafortunadamente, debido a lesiones asociadas, esto no siempre será posible. Si existe sangrado en la vía aérea, hematomas en expansión y otras lesiones en el cuello el paciente puede insistir en quedarse sentado o querer colocarse de alguna manera que no sea la más apropiada para los protocolos de la columna cervical. Por lo general, el paciente está haciendo esto por alguna razón, es decir, su vía aérea se ve comprometida si está acostado boca arriba con un collar duro comprimiéndolo. Además, las lesiones graves del cuello anterior (hematoma en expansión o vasos sangrantes) pueden estar ocultas o no pueden ser tratadas con el collar cervical colocado en su lugar. La desviación del protocolo de la columna cervical puede considerarse caso por caso en estos casos en función de la probabilidad de lesión de la columna cervical y basada en protocolos locales. Como regla general, no se necesitan fijadores cervicales en la columna cervical para los pacientes con lesión penetrante en el cuello a menos que el paciente tenga quejas neurológicas o hallazgos en el examen.

18. ¿Cuáles son los signos y síntomas de la lesión faríngea/esofágica?

Generalmente, estas lesiones son silenciosas, pero pueden presentarse con hematemesis (vómitos de sangre), disfagia (dificultad para tragar), odinofagia (deglución dolorosa) o crepitantes a la palpación, secundaria a enfisema subcutáneo o fracturas de cartílago. Una vez más, estas lesiones generalmente no son potencialmente mortales en forma inmediata, pero tienen una tasa de supervivencia de sólo 64% si no se tratan dentro de las 24 horas.

19. Aparte de los ABC, ¿qué hallazgos del examen físico HEENT (cabeza, ojos, oídos, nariz y garganta) debo buscar en pacientes con lesión en el cuello?

Mira las pupilas. La cadena simpática de los nervios controla la dilatación pupilar y, si se corta, la pupila en el lado afectado se restringirá. Esto es importante porque esta cadena de nervios corre a lo largo de la arteria carótida en la mayor parte de su curso, por lo que la constricción pupilar puede sugerir una lesión carótida subyacente si no es ya obvia. La lengua (o uno de sus grandes vasos sanguíneos de alimentación) también se puede lacerar en lesiones de la zona III que causan una lengua muy agrandada o desplazada que puede conducir a la obstrucción de la vía aérea.

20. ¿Qué hallazgos neurológicos se pueden encontrar en los pacientes con lesión anterior en el cuello?

Casi cualquiera de ellos. Los pacientes con lesión del cuello anterior tienen múltiples mecanismos posibles para la disfunción neurológica. Las vías del nervio craneal inferior pueden estar alteradas directamente por trauma penetrante. Aproximadamente 25-30% de los pacientes con lesión de la arteria carótida y de la vertebral se presentarán como accidente cerebrovascular lateralizado debido a la disminución de la perfusión cerebral de la arteria afectada. También puede producirse una lesión en la médula espinal debido a una interrupción, hinchazón o compresión de la médula espinal.

PERLAS Y DECISIONES CRÍTICAS

- Los pacientes con lesiones penetrantes del cuello tienen una alta probabilidad de lesión vascular y deben ser llevados a un centro de trauma.
- La hemorragia por heridas penetrantes del cuello debe controlarse mediante presión directa con los dedos.
- Todos los pacientes con traumatismo del cuello deben recibir oxígeno de alto flujo e intubación temprana si aparece cualquier signo de obstrucción de las vía aérea superior.
- La ronquera, la hemoptisis o la crepitación por enfisema subcutáneo son signos de traumatismo laríngeo.
- El traumatismo en las arterias carótidas o vertebrales pueden causar un accidente cerebrovascular.
- El traslado de emergencia a un centro de trauma es esencial ya que el compromiso de la vía aérea puede ocurrir repentinamente.

LECTURAS SUGERIDAS

1. Murphy P, Colwell C: Prehospital management of neck trauma. *Emerg Med Serv.* 29(5):53-60, 2000.
2. Mandavia DP, Qualls S, Rokos I: Emergency airway management in penetrating neck injury. *Ann Emerg Med.* 35(3): 221-5, 2000.
3. Barkana Y, Stein M, Scope A, et al: Prehospital stabilization of the cervical spine for penetrating injuries of the neck- is it necessary? *Injury.* 31(5):305-9, 2000.

4. Thompson EC, Porter JM, Fernandez LG: Penetrating neck trauma: an overview of management. *J Oral Maxillofac Surg*. 60(8):918-23, 2002.

5. Feliciano DV and Vercruysse GA. *Neck. In: Trauma*. 7th ed. Mattox, Moore, Feliciano (editors). 2013. 414-429.

6. Stuke LE, Pons PT, Guy JS, Chapleau WP, Butler FK, McSwain NE. Prehospital Spine Immobilization for Penetrating Trauma—Review and Recommendations From the Prehospital Trauma Life Support Executive Committee. J Trauma 2011;71:763-770.

CAPÍTULO 58. TRAUMA TORÁCICO

1. ¿Qué significa trauma torácico?

El tórax está encerrado dentro de la caja torácica y contiene muchos órganos esenciales, incluye el corazón, los pulmones, la tráquea, el esófago y los grandes vasos. Además, los órganos abdominales superiores, particularmente el bazo y el hígado, se encuentran en el sector inferior. Cualquier traumatismo en el tórax tiene el potencial de herir cualquiera de estos órganos principales. Además, cualquier lesión anterior por debajo de la línea del pezón, o si es posterior por debajo del borde inferior de la escápula, puede lesionar los órganos torácicos y abdominales. A excepción del cráneo con el cerebro, en ningún otro lugar del cuerpo existe tal colección de órganos para mantener las funciones vitales.

2. ¿Qué es la docena mortal?

La docena mortal se refiere a las doce posibles lesiones mayores en los órganos torácicos.

Las amenazas inmediatas a la vida son:

- obstrucción de la vía aérea,
- neumotórax abierto,
- neumotórax a tensión,
- hemotórax masivo y
- tamponamiento cardíaco.

Las amenazas potenciales a la vida incluyen:

- ruptura aórtica traumática,
- tórax inestable,
- ruptura traqueal / bronquial,
- contusión miocárdica,
- desgarro diafragmático,
- lesión esofágica y
- contusión pulmonar.

Con un número tan grande de lesiones mortales, no debería de extrañar que la minimización del tiempo prehospitalario mejore la supervivencia del paciente.

3. ¿Qué debe buscar cuando examina el tórax?

En primer lugar, es importante obtener una impresión general de la condición del paciente. Observe al paciente en busca de signos de dificultad respiratoria. A continuación, mire el tórax evaluando la velocidad, profundidad y simetría de la expansión de la pared torácica, así como para constatar signos externos de lesión. Tenga en cuenta que si hay algún segmento de la pared torácica que tiene movimiento paradójico, indica un inestabilidad localizada. También busque cualquier herida penetrante que pueda representar heridas de entrada o salida (no se olvide de mirar debajo de las mamas en las mujeres). A continuación, coloque las manos sobre el paciente, palpe las costillas y la pared torácica para comprobar si hay enfisema subcutáneo y crepitantes óseos. Por último, si el nivel de ruido en la escena lo permite, ausculte el tórax para buscar la presencia o ausencia de sonidos respiratorios, así como cualquier otro sonido anormal como estridor o sibilancias. La hemoptisis puede indicar lesión traqueal / bronquial o contusión pulmonar.

No olvide que cualquier hallazgo en la pared torácica, como heridas penetrantes o posibles fracturas de costillas, ubicadas en la cara anterior por debajo del nivel de los pezones, o en la cara posterior a nivel de la punta de la escápula, también deben considerarse como posibles heridas abdominales.

4. ¿Es realmente útil controlar la frecuencia respiratoria?

Un estrecho control de la frecuencia respiratoria en un paciente que ha sufrido traumatismo torácico es una ayuda inestimable para reconocer los primeros signos de insuficiencia respiratoria, particularmente en lo casos que implican tiempos de traslado más largos. Un aumento gradual de la frecuencia respiratoria es indicativo de hipoxia y puede proporcionar una pista para el deterioro de la condición del paciente. Por lo tanto, es importante contar cuidadosamente (no estimarlo como se hace con demasiada frecuencia) como parte de la evaluación temprana la frecuencia respiratoria del paciente y repetir la medición reiteradamente, si el tiempo lo permite.

5. ¿Cómo examina el abdomen y la pelvis?

Observe el abdomen, el flanco y la espalda para ver si hay heridas penetrantes obvias. Al igual que las heridas penetrantes en la parte inferior del tórax también pueden tener lesionados los órganos abdominales superiores, las heridas abdominales superiores también pueden atravesar el diafragma e involucrar la parte inferior del tórax. Luego palpar el abdomen, buscando alteraciones de la sensibilidad, especialmente sobre los órganos como el hígado y el bazo. Recuerde que inicialmente en muchas lesiones, el examen abdominal puede no ser evidente ante un trauma significativo. La presencia de alcohol, lesión de la médula espinal u otras lesiones dolorosas que distraigan, como fracturas de hueso largo o de pelvis, pueden ser engañosas y enmascarar los hallazgos de alteraciones de la sensibilidad.

6. ¿Cómo puede tratar el trauma torácico?

El veinte por ciento de todas las muertes por trauma involucran lesiones en el tórax, sin embargo muchas de estas lesiones pueden ser tratadas con intervenciones simples. El pilar del tratamiento prehospitalario del trauma torácico realmente gira en torno a lo básico. Una vía aérea permeable es esencial. La obstrucción de la vía aérea debe tratarse a medida que se descubre. La inserción de una vía aérea avanzada o los anexos de la vía aérea, pueden ser necesarios cuando un paciente está presentando elementos de insuficiencia respiratoria. Se debe administrar oxígeno de alto flujo a todos los pacientes con traumatismos, especialmente a aquellos con lesión torácica, a través de una máscara con bolsa de reservorio no reventilante. La saturación de oxígeno debe controlarse con un oxímetro de pulso. Se debe obtener un control adecuado de la hemorragia externa obvia y evaluar el estado circulatorio. El nivel de conciencia del paciente se debe evaluar utilizando la escala de coma de Glasgow.

La colocación de una o más vías intravenosas debe realizarse durante el camino. Un breve estudio secundario de otras posibles lesiones se puede realizar rápidamente con la inmovilización de fracturas, si es necesario, y según el tiempo lo permita. La notificación temprana al hospital receptor es importante para permitir la activación del equipo de trauma y la preparación adecuada para recibir al paciente. El manejo prehospitalario de todas las lesiones torácias es esencialmente el mismo independientemente de la lesión específica, con la excepción del neumotórax a tension. El objetivo de proporcionar atención de la forma más rápida y expeditiva posible, dentro del "Período de Oro", aumenta la supervivencia del paciente.

7. ¿Cómo realiza el diagnóstico y tratamiento de neumotórax a tensión?

¡El neumotórax a tensión es una verdadera emergencia potencialmente mortal! Debe tratarse tan pronto como se diagnostique. El neumotórax a tension se desarrolla cuando el aire entra en el espacio pleural a través de una laceración del pulmón, un desgarro bronquial o una herida en la pared torácica, pero no puede escapar. A medida que más aire entra en ese espacio, la presión se acumula, colapsando completamente el pulmón en el lado involucrado, y finalmente desvía el mediastino hacia el lado opuesto, comprimiendo la vena cava y disminuyendo el retorno de la sangre al lado derecho del corazón, ademas de comprimir el otro pulmón reduciendo su capacidad funcional. La disminución del retorno sanguíneo provoca una caída del gasto cardíaco, lo que resulta en hipotensión y taquicardia. El neumotórax a tensión se diagnostica por la ausencia de sonidos respiratorios en ese hemitórax, la hipotensión y la taquicardia están involucrados. El enfisema subcutáneo a menudo se palpa y puede ser masivo. El desvío de la traquea, opuesto al lado afectado, puede o no ser evidente (por lo general es un signo tardío).

8. ¿Cómo puede tratar el neumotórax a tension en la escena?

El tratamiento del neumotórax a tensión, es la descompresión inmediata para aliviar la presión y mejorar el retorno venoso al corazón. Esa descompresión se logra utilizando un catéter de calibre 14 o 10 de 6-8 cm de largo sobre la aguja. A veces se recomienda colocar el dispositivo de descompresión en una jeringa de 3 ml, aunque esto no es necesario. La aguja se introduce en el 2do espacio intercostal en la línea medio clavicular o en el 4to o 5to espacio intercostal en la línea media axilar. La entrada de la aguja en el hemitórax involucrado dará lugar a la liberación de presión o, si se coloca en una jeringa, esa presion empuja al émbolo hacia atras. Los signos vitales deben normalizarse rápidamente. Permanezca alerta para la recurrencia de la tensión y descomprima de nuevo si los síntomas reaparecen. Si la normalización de los signos vitales fracasa, puede coexistir un shock hipovolémico. Si el paciente está intubado, otro signo de neumotórax a tension es una mayor contrapresión o disminución de la compliance del bolseo. Puede encontrar información adicional sobre la descompresión con aguja en el prehospitalario en el Capítulo 83.

9. ¿Qué hacer en las otras lesiones?

El traslado rápido a un destino adecuado es la terapia más importante. Administrar oxígeno de alto flujo a todos los pacientes con sospecha de lesiones en el tórax o abdominales. El hemotórax masivo requerirá reanimación de gran volumen, preferiblemente con sangre y productos sanguíneos en el hospital, y cirugía. Si se sospecha de hemotórax grande, tener al paciente recostado en el lado afectado, si la condición y otras lesiones lo permiten, esto puede permitir una mayor ventilación del pulmón no afectado. La contusión cardíaca y el taponamiento pueden mejorar con la administración de un bolo de líquido relativamente pequeño. Las contusiones torácicas y pulmonares pueden requerir intubación endotraqueal y ventilación de presión positiva para mantener una saturación de oxígeno adecuada. Si hay una fuerte sospecha de tórax inestable, la colocación del paciente con el lado afectado hacia abajo puede proporcionar alguna analgesia. Cubra las heridas abiertas en el tórax con un vendaje o un sello torácico, preferiblemente una sea ventilado permitinedo que la sangre y el aire escapen del pecho.

10. Si trata a un paciente con una herida abierta de tórax con un sello torácico... al principio parecía estar mejor, pero ahora está empeorando de nuevo. ¿Qué debe hacer?

Cada vez que una herida abierta torácica se trata con un sello torácico, incluso si se trata de una herida ventilada, existe la posibilidad de desarrollar un neumotórax a tensión. Por lo tanto, estos pacientes siempre deben ser cuidadosamente monitoreados. Si este paciente muestra signos de dificultad respiratoria creciente y compromiso circulatorio, se debe sospechar inmediatamente en un neumotórax a tensión. En esta situación, sin embargo, no necesita una descompresión con aguja. Simplemente retire durante varios segundos el apósito que se aplicó, para permitir que se alivie ese aumento de la presión.

11. ¿Dar líquido es realmente malo?

¡Sí y no! Investigaciones recientes han cuestionado el uso de la reanimación agresiva de líquidos en traumatismo torácico penetrante. El concepto es que a medida que aumenta la presión arterial, la tasa de sangrado en los vasos torácicos no comprimibles aumenta o la presión arterial más alta libera los coágulos blandos. Si bien esta investigación ha sido cuestionada, la desventaja de la "sobreresucitacion" es notable, sin embargo, la reanimación con fluidos probablemente debe ser equilibrada a la mínima cantidad necesaria para mantener la perfusión adecuada. La terapia con fluidos debe ser valorada para mantener una presión arterial sistólica de 80-90 mm Hg. La administración de cristaloides en forma mantenida y agresiva después de alcanzar una presión arterial sistólica de 90 mm Hg también puede ser perjudicial para los pacientes con contusiones pulmonares o miocárdicas grandes. Los pacientes con una sospecha de lesión cerebral traumática deben ser reanimados a una PAS > 100 mmHg.

12. ¿Cuáles son las indicaciones para una toracotomía "de resuscitación"?

No hay ninguna indicación para este procedimiento en la escena. También conocida como una toracotomía de emergencia, este procedimiento quirúrgico heroico rara vez tiene éxito. Las indicaciones en la Puerta de Emergencia son en el trauma penetrante de tórax con la pérdida de signos vitales. Los objetivos inmediatos son abrir el pericardio para aliviar un taponamiento, colocar una abrazadera en la aorta torácica para preservar el flujo sanguíneo al corazón y el cerebro, y realizar un masaje cardíaco abierto (RCP). Los hallazgos tratables son taponamiento cardíaco o heridas punzantes cardíacas aisladas. Ciertas lesiones pulmonares masivas se pueden tratar sujetando el hilio pulmonar para detener el flujo sanguíneo a ese pulmón. Las tasas de éxito son bajas y están relacionadas con el tiempo entre la pérdida de signos vitales y la toracotomía.

En el entorno de traumatismo contuso, las toracotomías rara vez son útiles y generalmente no están indicadas. Un paciente encontrado en la escena en paro traumático debido a un trauma contuso permanecerá así. Si se pierden signos vitales durante el traslado, se puede indicar una toracotomía "de corte" a la llegada a la Puerta de Emergencia en casos de traumatismo penetrante en el tórax o el abdomen. Los pacientes aislados con lesiones en la cabeza no se beneficiarán de la toracotomía.

13. ¿Cómo una puñalada en la parte inferior del tórax lesiona el bazo o el hígado?

Recuerde que el bazo y el hígado se encuentran debajo de las costillas en la parte inferior del tórax. Durante la exhalación, el diafragma puede elevarse tan alto hasta línea del pezón. Cualquiera de estas estructuras abdominales puede lesionarse con una puñalada o una herida de bala en la parte inferior respectiva del tórax.

PERLAS Y DECISIONES CRÍTICAS

- El traumatismo en la parte inferior del tórax también puede afectar los órganos abdominales superiores, como el hígado y el bazo.
- El traumatismo penetrante en la parte superior del abdomen también puede afectar la parte inferior del tórax.
- El neumotórax a tensión es una emergencia potencialmente mortal y requiere descompresión inmediata con aguja.
- El neumotórax simple causa dolor y dificultad para respirar, pero no requiere descompresión con aguja.
- Una frecuencia respiratoria creciente puede ser el signo más temprano de un paciente que está desarrollando hipoxia e insuficiencia respiratoria después de un trauma torácico.

LECTURAS SUGERIDAS

1. Pepe PE, Mosesso VN Jr, Falk JL. Prehospital fluid resuscitation of the patient with major trauma. Prehosp Emerg Care. 2002 6(1):81-91.
2. Salotto JA, Stovall RT. Chest trauma. In: Markovchick VJ, Pons PT, Bakes KM, Buchanan JA (eds) Emergency Medicine Secrets, 6th ed , Elsevier Publishers, Philadelphia, PA. 2016, pp 570-578.
3. Swaroop M. et al. "Pre-Hospital Transport Times and Survival for Hypotensive Patients with Penetrating Thoracic Trauma." J Emerg Trauma Shock 6.1 (2013): 16–20. .
4. Lee C, et al. The prehospital management of chest injuries: a consensus statement. Faculty of Pre-hospital Care, Royal College of Surgeons of Edinburgh. J Emerg Med. 2007 24(3): 220-224
5. Pepe P, et al. Prehospital endotracheal intubation: Rationale for training emergency medical personnel. Ann Emerg Med. 1995 14(11): 1085-1092
6. Kunisch-Hoppe M, et al. Tracheal rupture caused by blunt chest trauma: radiological and clinical features. Eur Radiol. 2000 10:480-483
7. Isaacs D, Lai P. Blunt and Penetrating Trauma. In: Cooney DR (ed) EMS Medicine. McGraw-Hill Education, New York, 2016, pages 385-393.

CAPÍTULO 59. TRAUMA ABDOMINAL

1. ¿Cuáles mecanismos se consideran de "alto riesgo" para un traumatismo abdominal contuso significativo?

Los mecanismos de alto riesgo para un traumatismo abdominal contuso significativo incluyen las colisiones de vehículos de motor de alta velocidad, atropellos de vehículos de motor, caídas desde una altura de 6 pies (1.8 m) o más, lesiones por explosión (traumatismo contuso asociado con uno penetrante), daños significativos en el vehículo, intrusión en el espacio de pasajeros >12 pulgadas (>30 cm), posición del asiento en el lado del impacto, tiempo de extricación prolongado en la escena, muerte de otro ocupante en el vehículo, deformidad del volante en los pasajeros del asiento delantero, despliegue del airbag y expulsión del vehículo.

2. ¿Cuáles son los mecanismos lesionales durante un traumatismo contuso?

Los mecanismos lesionales de los órganos durante el traumatismo contuso son la desaceleración, la compresión y el cizallamiento. La desaceleración hace que el contenido abdominal se dañe por un cambio repentino en la velocidad. La compresión hace que los órganos abdominales queden atrapados entre otras estructuras, lo que resulta en lesiones por ruptura o estallido. Las lesiones de cizallamiento ocurren cuando parte de un órgano puede moverse mientras se fija otra parte del mismo órgano (por ejemplo, las heridas del ligamento teres del hígado). Los huesos o costillas pélvicas fracturadas también pueden lacerar los tejidos intraabdominales.

3. ¿Cuáles son los mecanismos lesionales asociados con un trauma penetrante?

Los mecanismos lesionales durante el trauma penetrante son el resultado de la alteración del tejido y la disipación de energía a lo largo de la trayectoria del proyectil infractor. Las lesiones resultan en desgarros localizados o contusiones de órganos involucrados a lo largo de la trayectoria del objeto penetrante, cuya magnitud depende del objeto penetrante (cuchillo o bala), la fuerza de penetración y la trayectoria. El efecto de explosión en las lesiones causadas por una herida de bala puede provocar lesiones en órganos y estructuras que no se encuentran directamente en el camino de la bala.

4. **¿Qué información debe proporcionarle al equipo de atención de la Puerta de Emergencia, al arribo con una víctima con trauma contuso?**

Usted debe describir la imagen del mecanismo lesional que produjo el trauma. El personal de la Puerta de Emergencia (enfermera, médico de emergencia y cirujano de trauma) debe tener una idea clara de lo que le sucedió exactamente al paciente. En casos de agresión, describa con qué se golpeó y en qué parte del cuerpo. Si el paciente se cayó, documente cuán alto estaba el paciente y sobre qué aterrizó el paciente. Si el incidente supuso un siniestro automovilístico, describir el tamaño del vehículo, la velocidad y la dirección del impacto, el daño visible al vehículo del paciente, la cantidad de intrusión en el compartimiento interior del vehículo, el uso (o no uso) de cinturón de seguridad de 3 puntos, el despliegue de airbags, cualquier muerte en la escena, el estado del volante, el salpicadero y el parabrisas, y la ubicación del paciente en el vehículo en el momento y después del impacto (por ejemplo, el paciente fue expulsado?). Si se permiten fotografías en su sistema, una imagen del vehículo es extremadamente útil y vale más que mil palabras.

5. **¿Qué información debe proporcionarle al equipo de atención de la Puerta de Emergencia de una víctima con traumatismo penetrante?**

Si el paciente fue víctima de un trauma penetrante, informe sobre la naturaleza de la lesión penetrante – herida de bala o de puñalada. Si se conoce, describa el calibre del cañón, el tipo de arma (alta o baja velocidad, corta -pistola- o larga -rifle-), la trayectoria del proyectil, el número y la ubicación de las heridas. Si el arma era un cuchillo, describa si es posible el tamaño del cuchillo, la pérdida de sangre en la escena, el número y la ubicación de las heridas. Si el cuchillo está disponible para su visualización en la escena, la longitud y la profundidad de la sangre en la hoja pueden ser información útil.

6. **¿Cuáles son los órganos que tienen más probabilidades de lesionarse en un traumatismo abdominal contuso?**

El traumatismo contuso generalmente involucra órganos sólidos como el hígado, el bazo y el riñón. El hígado y el bazo son los órganos sólidos más comúnmente lesionados en el trauma abdominal contuso. Los órganos huecos como la vejiga o el intestino pueden romperse si se comprimen durante el evento traumático, por ejemplo, entre el cinturón de seguridad y la columna vertebral en un choque de alta velocidad. Los signos de dolor, distensión, protección, rebote y rigidez son hallazgos consistentes con sangrado interno masivo. Es importante recordar que en el trauma abdominal estos síntomas pueden desarrollarse más adelante en la evolución y si el paciente es examinado poco después del incidente traumático, estos signos pueden estar ausentes, incluso ante una lesión intraabdominal significativa.

7. ¿Cuáles son los órganos se lesionan más comúnmente en traumatismos penetrantes?

El traumatismo penetrante a menudo daña una víscera hueca como el estómago o lo intestino. El intestino delgado y el colon son los órganos más frecuentemente lesionados en traumatismo abdominal penetrante. El traumatismo penetrante también puede involucrar los órganos sólidos, las estructuras vasculares principales, el diafragma, el corazón, los pulmones o la médula espinal. Estas lesiones pueden ser muy benignas en su apariencia externa, pero pueden ser catastróficas para el paciente. Todo trauma penetrante debe ser evaluado en la Puerta de Emergencia.

8. ¿Cuál es el resultado más grave de una lesión en órganos sólidos o vasos sanguíneos?

El resultado más grave de una lesión en los órganos sólidos o vasos sanguíneos es la hemorragia incontrolada y, en última instancia, la exsanguinación y la muerte. El hígado y el bazo son altamente vascularizados y pueden sangrar profusamente. La hemorragia intraperitoneal puede continuar sin control, ya que la capacidad potencial de la cavidad peritoneal supera el volumen total de sangre.

9. ¿Qué problemas derivan de la lesión en los órganos huecos?

La ruptura o perforación de los órganos huecos (estómago, intestino delgado y grueso, vesícula biliar y vejiga urinaria) puede derivar en derrames de contenido en la cavidad peritoneal o en el espacio retroperitoneal que finalmente conducen a la infección, la sepsis y la muerte.

10. ¿Qué busca cuando examina el abdomen en un paciente de trauma?

Exponga al paciente y confirme la existencia de trauma penetrante, hematomas, distensión y otras heridas. Las abrasiones, contusiones (por ejemplo, signo del cinturón de seguridad), laceraciones o lesiones penetrantes en el abdomen, así como la presencia de lesiones extraabdominales "distractoras" deben aumentar la sospecha de lesiones intraabdominales. Otros indicadores de lesión intraabdominal son: el dolor y la distensión abdominal, los signos peritoneales, la presencia de una coloración azulada de la piel en la región periumbilical (signo de Cullen) o en el flanco (signo de Grey-Turner), y los pacientes que minimizan su movimiento para disminuir el dolor.

La palpación dolorosa, especialmente en el cuadrante superior derecho y el cuadrante superior izquierdo, sugiere lesiones en el hígado y el bazo respectivamente. Palpar la pelvis y comprimir suavemente las crestas ilíacas y la rama púbica, para buscar sensibilidad e inestabilidad que indiquen una probable fractura pélvica. Recuerde repetir el examen abdominal en forma seriada si el mecanismo de lesión es consistente con un posible traumatismo significativo o si los signos vitales se deterioran.

11. ¿Cuáles son los pacientes que pueden tener un examen abdominal poco confiable o equívoco?

Los pacientes con un nivel alterado de consciencia por intoxicación con drogas o alcohol, enfermedades psiquiátricas o lesiones en la cabeza son más difíciles para evaluar el trauma abdominal. Los pacientes hipóxicos o hipotensos también pueden tener exámenes abdominales poco fiables. Si presentan lesiones de la médula espinal pueden tener una patología intraabdominal significativa, pero ningún dolor debido a la interrupción de las fibras sensoriales. El niño pequeño o los de edad avanzada también puede presentar mínimos hallazgos. Por otro lado, los pacientes con fracturas de costillas inferiores y fracturas pélvicas pueden tener sensibilidad en la parte superior e inferior del abdomen, respectivamente, sin lesión intraabdominal.

12. ¿La auscultación y la percusión del abdomen contribuyen significativamente a la evaluación prehospitalaria del paciente con sospecha de trauma abdominal?

La auscultación de sonidos intestinales o sonidos vasculares anormales es difícil y, en el mejor de los casos, con el ruido que normalmente se encuentra en el entorno prehospitalario añade poco a la evaluación abdominal. Para determinar realmente que el paciente ha disminuido los sonidos intestinales, es necesaria una auscultación durante varios minutos, tiempo que se gasta mejor empaquetando al paciente e iniciando el traslado. La percusión para provocar dolor podría indicar peritonitis, pero la ausencia de dolor no excluye la patología.

13. ¿Cuáles son los "signos peritoneales"?

Los signos peritoneales son signos clínicos de irritación de los nervios sensoriales del dolor del peritoneo. Estos incluyen dolor que se provoca con palpación o percusión del abdomen, o con el movimiento del paciente. La sensibilidad al rebote se provoca con una palpación profunda y suave y una rápida retirada de la mano, el resultado es positivo cuando aumenta o provoca dolor. Los pacientes también pueden tener sensibilidad indirecta, quejándose de dolor en un lugar diferente cuando se palpa un cuadrante. También pueden tener protección voluntaria e involuntaria, como resultado de la tensión de los músculos abdominales.

14. ¿Qué es el dolor referido?

El dolor referido es el dolor que el paciente siente en una parte del cuerpo que es remota al sitio de la lesión. Esto puede notarse en casos de trauma abdominal cuando la sangre de un órgano dañado irrita el diafragma anterior. Por ejemplo, un bazo lesionado puede manifestarse como dolor en el hombro izquierdo (signo de Kerr). Del mismo modo, un hígado lesionado puede presentarse como dolor en el hombro derecho. El daño renal puede presentarse con dolor en el flanco o en la ingle y una lesión pancreática puede causar dolor de espalda torácico medio. Preste siempre atención a la posibilidad de lesiones intraabdominales si un paciente se queja de dolor en estas áreas clásicas sin signos de trauma externo a esas áreas.

15. ¿Qué pasa si su paciente está embarazada?

Todas las mujeres embarazadas involucradas en un incidente traumático, necesitan una evaluación en la Puerta de Emergencia, particularmente si el feto es viable (normalmente 23-24 semanas de gestación) ya que la paciente necesitará monitoreo fetal para registrar contracciones. Recuerde que el flujo sanguíneo del feto depende del flujo sanguíneo materno; por lo tanto, siempre atender a la madre primero ya que el mejor cuidado para el feto es el manejo adecuado de la madre. Los signos de shock en la mujer embarazada pueden manifestarse al final de la evolución, secundario al aumento fisiológico del volumen sanguíneo materno durante el embarazo. Además, la sensibilidad al rebote abdominal y la protección pueden ser menos pronunciadas en pacientes embarazadas, ya que el útero grávido puede estirarse y levantar la pared abdominal anterior y el peritoneo queda lejos de las áreas de inflamación intraabdominal. En el tercer trimestre, es importante mantener a la madre en una posición de decúbito lateral izquierdo modificada para eliminar la presión sobre la vena cava inferior del útero grávido y ayudar a facilitar el regreso venoso al corazón.

16. ¿Qué pasa si su paciente es pediátrico?

Los niños son más susceptibles a lesiones intraabdominales debido a la elasticidad de la caja torácica inferior y el tamaño relativamente grande de la cavidad abdominal. Por lo tanto, usted necesita tener un umbral bajo para llevar a un niño a la Puerta de Emergencia para su evaluación, incluso si el mecanismo puede parecer poco preocupante para un adulto. Recuerde que los niños se ven bien hasta que se ven mal. Usted nunca debe estar falsamente tranquilo por los signos vitales normales en un niño.

17. ¿Cuáles son algunos tratamientos específicos para los traumas penetrantes?

Cubra las heridas abiertas con un apósito estéril seco y aplique presión si hay sangrado externo significativo. Si hay contenido abdominal que sobresale de una herida abierta, no los introduzca de nuevo en el abdomen. En su lugar, cubra las vísceras con un apósito empapado en solución salina normal y luego cubra eso con un apósito voluminoso y seco. Si hay un objeto empalado, estabilícelo con apósitos voluminosos y déjelo en su lugar.

18. ¿Qué intervenciones han demostrado ser las más útiles para el paciente con trauma abdominal en el entorno prehospitalario?

Los factores clave en la supervivencia de los pacientes con traumatismo abdominal lesionados gravemente, se limitan al traslado rápido a un centro de trauma adecuado y al control agresivo de la vía aérea. Los estudios más recientes muestran que la evacuación del paciente no debe retrasarse para proporcionar intervenciones prehospitalarias de soporte vital avanzado. La excepción, es el manejo de la vía aérea, con la salvedad de que no se debe retrasar indebidamente la salida. La intubación debe ocurrir en ruta siempre que sea posible. Los accesos intravenosos se realizan, si pueden, durante el transporte.

19. ¿Cómo resucita con líquido al paciente con trauma abdominal?

Los datos recientes sobre el mejor enfoque para tratar "el paciente de trauma" recomiendan distinguir entre el mecanismo lesional (contuso, penetrante o térmico), el sitio anatómico de afectación (torácico o abdominal, extremidades, lesión en la cabeza) y la extensión de ese proceso específico (hemodinámicamente estable, inestable o moribundo). Tradicionalmente, el enfoque de la hipotensión por una hemorragia interna ha sido intentar restaurar la presión arterial sistémica normal tan pronto como sea posible, incluso en el entorno prehospitalario. Recientemente se ha cuestionado la reanimación de fluidos intravenosos agresivos en cuanto a su beneficio antes del control quirúrgico de la hemorragia. Las preocupaciones específicas planteadas incluyen: la aceleración de la hemorragia en curso causada por la presión arterial elevada, el desprendimiento mecánico de coágulos que se forma en el lugar de la lesión y la dilución de factores de coagulación por el gran volumen de líquido intravenoso. Por lo tanto, cada sistema SEM debe tener un protocolo que describa el uso aceptable de la reanimación de líquido cristaloides en casos de lesión traumática. Las recomendaciones actuales para el manejo de fluidos del paciente de trauma son tratar de mantener la presión arterial sistólica a 80 a 90 mmHg, a menos que el paciente tenga una lesión cerebral traumática concomitante en cuyo caso se debe mantener una presión arterial sistólica de al menos 90 mmHg.

PERLAS Y DECISIONES CRÍTICAS

- Se debe considerar que el traumatismo de la parte inferior del tórax también ha causado lesiones en los órganos de la parte superior del abdomen hasta que se demuestre lo contrario.
- Los signos clínicos de lesión abdominal pueden retrasarse hasta que se haya desarrollado irritación peritoneal, lo que engaña al proveedor prehospitalario incauto.
- Los signos clínicos de lesión abdominal pueden ser confusos o esta ausentes en pacientes con niveles alterados de conciencia (por cualquier motivo) o aquellos con lesión de la médula espinal.
- Las cavidades peritoneales y retroperitoneales son lo suficientemente grandes como para permitir que un paciente se exsanguine en ellas.
- Si bien es cierto que usted está tratando con dos pacientes cuando se cuida a una mujer embarazada lesionada, la mejor atención para el feto es el manejo adecuado de la madre.

LECTURAS SUGERIDAS

1. Brasel KJ, Nirula R. What mechanism justifies abdominal evaluation in motor vehicle crashes? J Trauma. 2005 Nov;59(5):1057-61.
2. Cameron, JL. Current Surgical Therapy. 12th ed. 2017. Philadelphia: Elsevier.
3. Fowler R, Pepe P. Prehospital care of the patient with major trauma. Emerg Med Clin N Am 2002; 20: 953-974.
4. Franklin G, Boaz P, Spain D, Likan J, Carrillo E, Richardson J. Prehospital hypotension as a valid indicator of trauma team activation. J Trauma 2000; 48(6):1034-1039.
5. Heuer M, Hussmann B, Lefering R, et al. Prehospital fluid management of abdominal organ trauma patients--a matched pair analysis. Langenbeck's Arch Surg. 2015, Apr;400(3):371-9.
6. Newgard CD, Lewis RJ, Kraus JF. Steering wheel deformity and serious thoracic or abdominal injury among drivers and passengers involved in motor vehicle crashes. Ann Emerg Med. 2005 Jan;45(1):43-50.
7. Nishijima DK, Simel DL, Wisner DH, Holmes JF. Does this adult patient have a blunt intra-abdominal injury? JAMA. 2012 Apr 11;307(14):1517-27.
8. Parks J, Elliott A, Gentilello L, Shafi S. Systemic hypotension is a late marker of shock after trauma: a validation study of Advanced Trauma Life Support principles in a large national sample. Am J Surg 2006; 192:727-731.
9. Pepe P, Mosesso, Falk. Prehospital fluid resuscitation of the patient with major trauma. Prehosp Emerg Care 2002; 6:81-91.
10. Wohlauer MV, Moore E. “Abdominal Trauma” in *Emergency Medicine Secrets*. Elsevier, St. Louis, MO: 2011: pp 602-607.

CAPÍTULO 60. TRAUMA PELVICO

1. ¿Cómo se pueden identificar las fracturas pélvicas en el entorno prehospitalario?

Excepto en las raras circunstancias en las que una víctima tiene una fractura pélvica abierta con extremos óseos expuestos, estas fracturas a menudo son difíciles de diagnosticar en el entorno prehospitalario. Un paciente consciente puede quejarse de dolor pélvico, y la palpación puede provocar sensibilidad pélvica. La evidencia más convincente de la existencia de una fractura pélvica es una inestabilidad notable de las estructuras óseas y la crepitación cuando la pelvis se comprime suavemente. Si se observa inestabilidad, el examen no debe repetirse, ya que cada compresión de la pelvis puede provocar una pérdida de sangre interna adicional.

2. ¿Cómo se clasifican las fracturas pélvicas?

Las fracturas pélvicas se clasifican en tres tipos: fracturas de la rama púbica, fracturas acetabulares y fracturas del anillo pélvico. Las fracturas de la rama público representan algunas de las fracturas pélvicas más comunes, y rara vez son inestables o se asocian con una hemorragia interna significativa. Las fracturas acetabulares generalmente ocurren cuando se aplica una fuerza, generalmente desde un lado, hasta el fémur, conduciéndolo hacia la articulación de la cadera. Estas lesiones pueden estar asociadas con hemorragia interna y pueden requerir cirugía ortopédica para estabilizar la articulación de la cadera y recuperar la función. Las fracturas del anillo pélvico tienden a ser las más preocupantes, ya que pueden estar asociadas tanto con la inestabilidad de la pelvis como con una hemorragia interna potencialmente mortal.

3. ¿Cuáles son los tipos de fracturas del anillo pélvico?

Aunque no se utiliza universalmente, el sistema más utilizado para clasificar las fracturas pélvicas se basa en el mecanismo de lesión (clasificación de Young y Burgess). Los tres mecanismos principales son la compresión lateral, la compresión anterior-posterior y la cizalla vertical. Las lesiones por compresión lateral son el patrón de lesión más común visto, representando la mayoría (60 – 70%) de fracturas del anillo pélvico. Las lesiones por compresión lateral se encuentran comúnmente en colisiones de impacto lateral, peatones golpeados desde el costado por un vehículo o cuando una persona cae desde una altura significativa, aterrizando de lado. Las lesiones por compresión antero-posterior representan alrededor del 15 – 20% de las fracturas pélvicas y son únicas en que comúnmente implican la interrupción de sólo las estructuras ligamentosas (y posiblemente algunas otras pequeñas fracturas como fracturas de la rama púbica). Estas fracturas, también conocidas como fracturas de "libro abierto", son el resultado de fuerzas que se aplican a los sectores anterior y posterior de la pelvis, como cuando una víctima está atrapada entre un vehículo y una pared de ladrillo. Las lesiones de cizallamiento verticales en la pelvis, que representan sólo 5 – 15% de las fracturas pélvicas, ocurren cuando hay una fuerza vertical asimétrica aplicada a uno de las hemi-pélvis. Esto ocurre a menudo cuando los pacientes caen de una altura significativa o son expulsados de un vehículo de motor o motocicleta.

4. ¿Qué es una fractura pélvica de "libro abierto" y por qué es un problema grave?

Una fractura pélvica de "libro abierto" es un término comúnmente utilizado para describir una lesión de compresión antero-posterior. Al igual que cuando se abre un libro y las dos páginas se ensanchan, en una lesión de compresión antero-posterior hay interrupción de las articulaciones sacro-ilíacas (SI) y la sínfisis púbica, lo que resulta en el ensanchamiento o apertura del anillo pélvico. Esto a su vez aumenta el volumen potencial de la pelvis. Este es un problema grave porque generalmente hay una hemorragia interna significativa asociada con la fractura y el gran volumen del espacio permite más pérdida de sangre antes de que se acumule suficiente presión para tamponare los vasos sanguíneos.

5. ¿Cuál es la afección potencialmente mortal que resulta de las fracturas pélvicas?

El proveedor prehospitalario siempre debe asociar fracturas pélvicas con la probabilidad de hemorragia potencialmente mortal. No sólo hay varias arterias principales que viajan sobre el borde pélvico a medida que descienden hacia la pelvis, sino que también hay venas grandes que pueden ser desgarradas con cualquier alteración en la estructura pélvica. Además del sangrado por lesiones en las arterias y venas pélvicas, la hemorragia también puede emanar de la cavidad de la médula de la pelvis fracturada. Aunque no todas las fracturas pélvicas darán lugar a una hemorragia interna grave, el shock representa una causa importante de morbilidad y mortalidad en pacientes con fracturas pélvicas, especialmente en las del anillo pélvico. Sin embargo, las fuerzas necesarias para generar fracturas pélvicas también pueden determinar una potencial de hemorragia interna masiva de otros órganos, incluyendo el hígado, el bazo, riñón y otras estructuras internas.

6. ¿Qué otras afecciones pueden estar asociadas con fracturas pélvicas?

Con un traumatismo significativo en la pelvis, todas las estructuras que se encuentran dentro del anillo pueden estar sujetas a daño por las mismas fuerzas que produjeron la fractura, o de los fragmentos óseos desplazados. Si bien la hemorragia representa la mayor amenaza inmediata a la vida, los extremos óseos afilados pueden determinar lesiones en el recto, en el sistema urinario, incluyendo a la vejiga y la uretra, y órganos reproductivos internos en la hembra, y el escroto y el pene en los hombres. Las fuerzas que producen una fractura pélvica pueden producir lesiones en otras partes del cuerpo, incluyendo el cerebro, los huesos largos y las estructuras del tórax (pulmones y aorta).

7. ¿Cómo se puede controlar la hemorragia grave de una fractura pélvica en el entorno prehospitalario?

El proveedor de atención prehospitalaria que esté preocupado por la hemorragia interna asociada a una fractura pélvica, debe centrarse primero en el empaquetado rápido del paciente y el transporte rápido a la institución más apropiada y cercana capaz de atender dicha lesión, por lo general un centro de trauma de nivel I o II. Si bien esta acción puede ser suficiente en un entorno urbano con tiempos de transporte cortos, cuando se enfrenta a tiempos de transporte más largos, el proveedor de atención prehospitalaria tiene varias opciones que potencialmente pueden ayudar a controlar la hemorragia interna. Cuando se sospecha una fractura pélvica en un paciente de trauma inestable, se debe considerar un fijador pélvico, que se describe a continuación. Por último, si ninguno de los dos dispositivos está disponible, una sábana, envuelta alrededor de la pelvis centrada a nivel de los trocánteres mayores y las articulaciones de la cadera, puede ayudar a estabilizar los fragmentos de fractura.

8. ¿Qué es un fijador pélvico?

Un fijador pélvico es un dispositivo fabricado comercialmente para entablillar/estabilizar una fractura pélvica. En la actualidad, hay tres productos similares que están en el mercado: el Pelvic Binder, el T-POD (Trauma Pelvic Orthotic Device) y el Sam Sling. Cada dispositivo envuelve a la pelvis y se puede apretar para comprimir y entablillar una fractura pélvica. El error más común con la aplicación del dispositivo aglutinante es colocarlo demasiado alto en el torso del paciente. La parte superior del aglutinante debe colocarse al nivel del trocánter mayor del fémur. Si parece ser demasiado bajo es probable que esté en la posición correcta. Debido a la compresión circunferencial, el volumen de la pelvis puede volver a la normalidad, disminuyendo así el espacio potencial para que la sangre se acumule. Mientras que cada uno se ha estudiado en el entorno hospitalario, no existen estudios publicados que muestren un mejor resultado cuando se utiliza en el entorno prehospitalario. Cuando una fractura pélvica ha sido documentada por rayos X, se puede considerar un aglutinante pélvico si el paciente está hemodinámicamente inestable.

9. ¿El personal del SEM cómo puede movilizar mejor a un paciente con una fractura pélvica inestable?

Para el paciente con una fractura pélvica que tiene fragmentos de fractura inestables, cada movimiento (como girar incluso con una maniobra de balanceo cuidadosa) puede resultar en hemorragia interna adicional o lesiones a las estructuras intrapélvicas. Estos pacientes pueden estar mejor entablillados y movilizados con el uso de una camilla de cuchara. Debido a que este dispositivo se divide por la mitad, cada mitad puede deslizarse cuidadosamente debajo del paciente y volver a conectarse, lo que resulta en una cantidad mínima de movimiento del paciente. Una publicación reciente de Krell et al. sugiere que la camilla scoop (de cuchara) también se asoció con menos movimiento de la columna vertebral en comparación con una placa de columna vertebral larga estándar.

PERLAS Y DECISIONES CRÍTICAS

- Examinar repetidamente una pelvis inestable y comprimible puede provocar un aumento de la hemorragia intraabdominal.
- La hemorragia interna por una fractura pélvica es la complicación mayor más mortal.
- Las fuerzas aplicadas a un paciente, al que le causó una fractura pélvica es común que resulten en otros traumas importantes también.
- Los pacientes con una sospecha de fractura pélvica en shock, pueden tratarse en la escena con un dispositivo aglutinante pélvico comercial o una sábana envuelta y bien ceñida alrededor de la pelvis a nivel de las caderas.

LECTURAS SUGERIDAS

1. Abdominal and Pelvic Trauma. In: American College of Surgeons Committee on Trauma. Advanced Trauma Life Support for Doctors Student Course Manual. 10th ed. Chicago, IL: American College of Surgeons, 2018, pp 82-101
2. Musculoskeletal Trauma. In: Pons PT, McSwain NE, Jr. Prehospital Trauma Life Support. 8th ed. Burlington, MA: Jones & Bartlett, 2016, pp. 380-405.
3. Kobziff L. Traumatic pelvic fractures. Orthopedic Nursing 25 (4) 2006.
4. Koval K, Zuckerman J. Handbook of Fractures. New York, NY: Lippincott Williams & Wilkins, 2002.
5. Krell JM, McCoy MS, Sparto PJ, et al. Comparison of the Ferno Scoop Stretcher with the long backboard for spinal immobilization. Prehosp Emerg Care. 10(1); 2006: 46-51.
6. Salomone JA, Salomone JP. Abdominal Trauma, Blunt. In: eMedicine Specialties: Emergency Medicine. (Accessed on June 5, 2011 at http://www.emedicine.com/emerg/topic1.htm)
7. Scott I, Porter K, Laird C, et al. The prehospital management of pelvic fractures: initial consensus statement. Emerg Med J 2013;30:1070-1072

CAPÍTULO 61. VIOLENCIA INTERPERSONAL

1. Maltrato infantil, violencia de pareja, abuso de ancianos: ¿son estos problemas de salud?

¡Sí! Para estas personas que experimentan abusos, lesiones y enfermedades como consecuencias del abuso afectarán sus vidas con más frecuencia que muchas otras condiciones médicas. Además, varios miles de personas morirán cada año como resultado de lesiones por abuso. La violencia interpersonal tiene enormes implicaciones para la salud y es un problema de salud pública firme en los Estados Unidos hoy en día.

2. ¿Qué tan común es el maltrato infantil?

En 2016, hubo 676.000 casos de abuso y negligencia infantil, según las agencias de servicios de protección infantil. Aproximadamente 1.750 niños morirán cada año como resultado del maltrato y el abuso. Hasta el 10% de las visitas pediátricas al ED son el resultado del abuso infantil.

3. ¿Cuáles son las categorías de maltrato infantil.

El abuso infantil se puede dividir en (1) abuso físico (también conocido como trauma no accidental o NAT), (2) abuso emocional y psicológico, (3) abuso sexual y (4) negligencia. De estos, el descuido es el más común y representa más del 60% de los casos, aunque la mayoría de los casos de maltrato encontrados en el campo implicarán abuso físico o sexual.

4. ¿Por qué ocurre el maltrato infantil?

Los factores de riesgo para el abuso de niños son multifacéticos. Los factores de riesgo para la victimización incluyen niños menores de cuatro años y/o tener necesidades especiales (problemas de salud mental, discapacidad, enfermedades crónicas, hiperactividad, etc.) que suponen una mayor carga para los cuidadores del niño. Los padres que abusan de sus hijos a menudo fueron abusados por sí mismos y, por lo tanto, están mal preparados para lidiar con las tensiones diarias de criar a un niño. Los padres aislados sin sistemas de apoyo tienen un mayor riesgo de ser abusadores. Otros factores de riesgo asociados con el abuso incluyen el abuso de drogas o alcohol en la familia, la desventaja socioeconómica, el aumento del estrés debido a problemas financieros, desempleo y relaciones deficientes entre padres e hijos.

5. Usted está llamado a ver a un niño de 6 meses con una probable fractura de fémur. ¿Qué aspectos de la historia clínica deben hacer que sospeche del abuso infantil?

La clave para identificar correctamente a los niños abusados físicamente es que la historia de la lesión es incompatible con su examen físico. En este caso, un niño de 6 meses es un niño no ambulatorio y no tiene una forma plausible de fracturar su fémur. El conocimiento de los hitos básicos del desarrollo (es decir, la edad a la que los niños se revierten, se sientan y caminan) es útil para igualar las lesiones con la historia. Otras pistas sobre el abuso infantil incluyen antecedentes de traumas menores con lesiones físicas extensas, lesiones sin explicaciones, un historial que cambia con el tiempo y retraso en la búsqueda de tratamiento para una lesión significativa.

6. Al examinar a un niño en el que sospecho abuso físico, ¿qué debo buscar?

En primer lugar, examine a todo el niño si es posible. (En niños mayores, la modestia y el respeto por la privacidad del niño pueden impedirle realizar un examen completo.) Los hematomas o lesiones en la espalda y las nalgas se observan comúnmente en bebés maltratados y pueden perderse si no se retira un pañal y no se realiza un examen completo. Busque moretones, quemaduras, sensibilidad ósea o deformidades, y lesiones faciales y bucales. Usted puede ver viejas, lesiones curativas u otras lesiones que no son consistentes con el mecanismo.

7. ¡Los niños tienen golpes y moretones todo el tiempo! ¡No puedo sospechar de abuso infantil en cada niño que veo!

Tienes razón. Sin embargo, algunos moretones deberían levantar la sospecha de abuso infantil. Los moretones con patrón (de una correa, un lazo o cordón, o una mano), moretones lineales, moretones en diferentes etapas de curación y hematomas en bebés noambulatorios son posibles indicios de abuso. Además, los hematomas por abuso físico a menudo ocurren en lugares atípicos: mejillas, cuello o tronco, parte superior de las piernas o genitales. Los hematomas accidentales generalmente ocurren sobre una prominencia ósea como las rodillas, tibias, codos, barbilla o frente.

8. ¿Qué hay del trauma por quemaduras? ¿Cuáles son las características de las quemaduras abusivas?

Las quemaduras se ven con frecuencia en niños maltratados. Las quemaduras sospechosas son aquellas que son simétricas (ambas manos o pies), tienen líneas claras de demarcación (por ejemplo, la pierna o el brazo se sostuvo en agua caliente), o están modelados (de un cigarrillo, hierro, quemador de estufa, y así sucesivamente). Las quemaduras por salpicaduras y las pequeñas quemaduras superficiales por tocar objetos calientes son menos propensas a estar asociadas con el abuso.

9. ¿Qué es el "síndrome del bebé sacudido"?

Los niños que son víctimas del "síndrome del bebé sacudido" (ahora conocido como traumatismo craneoencefálico no accidental o abusivo) suelen ser menores de 2 años (la mayoría son menores de 6 meses). El niño es sacudido por la fuerza y repetidamente, lo que resulta en lesiones intracraneales como hemorragias. Cada año se notifican más de 1.000 casos y el 25% de estos casos son mortales. A menudo, el SME se llama debido a un niño que no responde o a un niño con convulsiones. El principal desencadenante del traumatismo craneoencefálico no accidental es a menudo la frustración con el bebé llorando.

10. Al examinar a un niño en el que sospecho que abusar emocional y psicológico, ¿qué debo buscar?

Si bien es posible que los signos físicos de abuso emocional no estén presentes, es posible que observes signos de abuso emocional en las acciones o emociones de un niño. Los signos de abuso emocional pueden ser falta de confianza, ansiedad, comportamiento destructivo o agresivo hacia otros niños, falta de habilidades sociales, falta de control emocional, abstinencia de padres o tutores, enuresis o pérdida del control intestinal.

11. ¿Cuándo se debe sospechar el descuido?

Los proveedores de EMS son los únicos trabajadores de atención médica que evalúan rutinariamente a los pacientes en sus hogares dándoles la oportunidad de observar las condiciones de vida de sus pacientes. Se debe sospechar descuido cuando el hogar es insalubre (con basura, animales o excrementos humanos presentes) o tiene arreglos para dormir y vivir que son fríos, sucios o inadecuados. Puede haber evidencia de mala supervisión o supervisión infantil por parte de otro niño menor de 18 años. Los niños desatendidos con frecuencia están desnutridos y sucios, demuestran una higiene personal deficiente y pueden estar mal vestidos para el clima.

12. ¿Cuál es el manejo adecuado de un niño abusado?

En primer lugar, atender las necesidades médicas del niño. La intervención policial puede ser necesaria si los padres de un niño conocido o sospechoso de ser abusado están rechazando la atención o el transporte de su hijo. Documente cuidadosamente las condiciones del hogar, las interacciones entre el niño y los padres, todas las lesiones y su sospecha de abuso. La comunicación de sus preocupaciones al personal del hospital es fundamental. Además, todos los estados requieren que el presunto abuso infantil sea reportado a una agencia de bienestar infantil o a la oficina del Fiscal de Distrito de inmediato. Compruebe el protocolo local con respecto a cómo se debe archivar este informe.

13. ¿Cuál es la definición de Violencia de Parejas Íntimas (IPV)?

La violencia de pareja íntima ocurre entre dos personas actualmente en una relación, o que han estado previamente en una relación. Esto no se limita a las parejas casadas, sino que también incluye la violencia en el noviazgo y la violencia de parejas del mismo sexo. La IPV puede incluir violencia emocional, física o sexual, así como acoso y agresión psicológica. Casi 1 de cada 4 mujeres y 1 de cada 7 hombres experimentarán algún tipo de IPV a lo largo de su vida.

14. ¿Cuáles son los factores de riesgo de la IPV?

El IPV ocurre en todas las clases socioeconómicas y en todas las razas. Las mujeres menores de 30 años y solteras, divorciadas o separadas pueden estar en mayor riesgo. Las mujeres con baja autoestima, síntomas depresivos, pensamientos suicidas y abuso de drogas o alcohol también pueden tener una mayor asociación con el VIP. Las mujeres que recibieron una disciplina excesiva durante la infancia, las que tienen bajos logros educativos, así como las que están desempleadas también corren un mayor riesgo. Sin embargo, no está claro si algunos de estos "factores de riesgo" condujeron a abuso de pareja o son el resultado de vivir en una situación abusiva.

15. ¿Y las víctimas masculinas?

Los hombres ciertamente pueden ser víctimas de IPV, aunque la mayoría de los estudios han demostrado tasas más altas de violencia contra las mujeres. Los hombres que son víctimas de IPV tienen factores de riesgo similares a las víctimas femeninas, como el abuso de drogas o alcohol y los síntomas de salud mental.

16. Sé que algunas de las mujeres que trato han sido maltratadas por sus parejas. ¿Por qué no lo dicen?

Las mujeres no pueden revelar el abuso por varias razones. Pueden estar avergonzados y humillados de que esto les esté pasando. Puede haber creencias culturales o religiosas que lleven a la mujer a creer que esto es normal o que se espera. Ella puede estar preocupada por involucrar a la policía o puede haber tenido malas experiencias con el sistema legal anteriormente. Tal vez su abusador ha amenazado con hacerle daño a ella, a sus hijos u otros seres queridos si revela el abuso a otros, o puede creer que nadie puede ayudarla. Además, es importante discutir esta cuestión en privado; las mujeres maltratadas pueden tener miedo de revelar el abuso cuando su abusador está presente.

17. ¿Hay algunas pistas de IPV que pueden estar presentes en la historia de un paciente?

Lo más importante, una historia que es inconsistente con los resultados del examen físico debe levantar sus sospechas de IPV. Además, considere el abuso de pareja en pacientes con abortos espontáneos amenazados (debido a traumas abdominales), ideas o intentos suicidas, pacientes que están deprimidos o que muestran evidencia de abuso de drogas y alcohol, y pacientes con llamadas frecuentes para quejas de dolor crónico. Las víctimas también pueden utilizar los servicios 911 y pueden presentarse más a menudo durante el turno de noche, ya que sus parejas pueden impedirles acceder a la atención.

18. Describa las pistas del examen físico que pueden estar presentes en una víctima de IPV.

Los patrones de lesiones comunes incluyen lesiones en la cara, cuello, garganta, tórax, pechos, abdomen y genitales. Cualquier lesión que no se ajuste a la historia obtenida también puede ser sospechosa de abuso. Otros hallazgos sospechosos del examen físico incluyen evidencia de agresión sexual o enfermedades frecuentes y recurrentes de transmisión sexual.

19. ¿Cómo puedo aumentar mi reconocimiento del abuso de pareja?

Primero, pregunte por la violencia de pareja. Cualquier mujer con una lesión debe ser específicamente preguntada qué ocurrió o quién la hirió. Segundo, levanta tu nivel de sospecha en mujeres sin lesiones. Recuerda las pistas que podrían estar presentes en la historia o en el examen físico. Si cree que puede haber abuso de pareja: pregunte.

20. Algunos ejemplos de comentarios o preguntas inapropiados para hacer a las mujeres con respecto a la violencia de pareja.

El personal de EMS debe ser consciente de cómo preguntan sobre la violencia de pareja. Hacer preguntas de manera juiciosa, acusatoria o humillante sólo agrava una situación difícil. Muchas víctimas están avergonzadas por su situación y al culpar a la víctima que continúa su humillación. Ejemplos comunes de declaraciones o preguntas para evitar incluyen los siguientes. "¿Qué hiciste que lo puso tan enojado?" "¿Por qué no se lo dijiste a nadie?" "Yo no dejaría que nadie me hiciera eso." "¿Por qué no te vas?"

21. ¿Qué hago si mi paciente tiene una lesión causada por su pareja?

Primero, trata sus heridas. Segundo, documente su historia y lesiones cuidadosamente. En tercer lugar, comunique sus hallazgos o sospechas al personal del hospital. Muchos hospitales tienen protocolos para ayudar a las víctimas a acceder a los recursos y refugios comunitarios si es necesario. Además, se requiere la denuncia obligatoria de violencia de pareja a la policía en algunos estados. Algunas agencias de EMS proporcionarán una tarjeta con un número de teléfono de asistencia IPV en él (sin ningún otro identificador) a la víctima. Mientras que algunos pacientes no la usarán, otros pueden guardar la tarjeta y usarla en un momento de crisis. Este número de teléfono "no identificado" también es más seguro para dar al paciente en el caso de que el abusador fuera a encontrar la tarjeta.

22. ¿Cuáles son los tipos de abuso de ancianos y quiénes son los perpetradores?

El abuso de los ancianos incluye abuso físico y sexual, abuso emocional, negligencia; y la explotación material. Los perpetradores que abusan de los ancianos podrían ser un familiar o pariente directo, custodio de cuidado, cuidador, amigo, extraño, cónyuge legal u otra pareja íntima.

23. ¿Qué tan común es el abuso de ancianos?

En 2008, uno de cada 10 ancianos reportó abuso o negligencia física, sexual o emocional en el último año, haciendo que el abuso de ancianos sea común. Es importante tener en cuenta que la mayoría de la victimización ocurre en el hogar (59%) según la Oficina de Estadísticas de Justicia.

24. ¿Qué información histórica debe preocuparle por el abuso de ancianos?

De manera similar al abuso infantil, una lesión en una persona mayor que es incompatible con la historia dada debe causar preocupación. Los ancianos abusados a menudo se retrasan en la búsqueda de atención médica, no tienen citas médicas o parecen temerosos de sus cuidadores.

25. ¿Cuáles son las indicaciones físicas para el abuso de ancianos?

En muchos sentidos, son similares a los del abuso infantil. Múltiples lesiones en varias etapas de curación, lesiones inconsistentes, quemaduras o hematomas que están modelados o están en lugares inusuales, o úlceras de decúbito (de no ser movido o rotado).

26. ¿Cuáles son los signos de negligencia en una persona mayor?

Personas mayores que están desaseadas, sucias o sin afeitar; aquellos que tienen vestimenta sucia, desgarrada, manchada o ensangrentada; y aquellos con evidencia de desnutrición o deshidratación pueden ser víctimas de negligencia.

27. Estás llamado a ver a una mujer debilitada y frágil que está postrada en cama y afásica. ¿Qué actitudes o acciones por parte del cuidador lo harían sospechar del abuso?

Las víctimas de abuso de edad avanzada son frecuentemente abusadas por su cuidador. Los cuidadores abusivos pueden tener una actitud de ira o indiferencia hacia el anciano; pueden parecer demasiado preocupados por el costo de la atención médica; o pueden tratar de limitar la interacción de la víctima con los proveedores médicos.

28. ¿Qué es el "auto-negligencia"?

El descuido se observa en una persona competente que es capaz de cuidarse a sí misma, pero se niega a hacerlo o en una persona discapacitada pero se niega a aceptar asistencia en las actividades básicas de la vida diaria. Mientras la persona mantenga las capacidades de toma de decisiones y competencia, no puede verse obligada a aceptar asistencia o colocación en centros de enfermería.

29. ¿Tengo alguna responsabilidad legal al cuidar a un paciente abusado?

Si bien la respuesta legal varía, cada estado tiene legislación que prevé la protección de los pacientes maltratados, el enjuiciamiento de los autores de abusos y la protección legal para aquellos que tienen el mandato de denunciar presuntos abusos. En muchos estados, el presunto abuso de ancianos debe ser reportado a los servicios sociales para adultos de manera similar a los casos de sospecha de abuso infantil.

PERLAS Y DECISIONES CRÍTICAS

- Considere siempre el abuso en un niño o una persona mayor si el mecanismo de lesión que le explica el cuidador no tiene sentido.
- Recuerde realizar un examen físico lo más exhaustivo posible. Si no buscas patrones de lesiones o lesiones antiguas, es posible que no diagnostiques el abuso.
- ¡Las víctimas de violencia de pareja no revelarán el abuso a menos que usted lo pida!
- Las mujeres son más comúnmente las víctimas de la IPV, sin embargo IPV dirigido contra los hombres no es infrecuente.

LECTURAS SUGERIDAS

1. Abbott J, Johnson R, Koziol-McLain J, et al. Domestic violence against women: incidence and prevalence in an emergency department population. *JAMA* 273:1763–1767, 1995.
2. Acierno R., Hernandez, M., Amstadter A., et al. Prevalence and correlates of emotional, physical, sexual, and financial abuse and potential neglect in the United States: the national elder mistreatment study. *American Journal of Public Health* 2010;100:292–7.
3. Centers for Disease Control and Prevention. Child abuse and abuse prevention 2018 [online]. Atlanta, GA. Available from: URL: https://www.cdc.gov/violenceprevention/childabuseandneglect/index.html. Accessed June 2, 2018.

4. Chang, D., Knight, V. & Ziegfeld S., et al. The tip of the iceberg for child abuse: the critical roles of the pediatric trauma service and its registry. *J Trauma* 2004;57:1189-98.

5. Department of Health and Human Services (DHHS) (US), Administration on Children, Youth, and Families (ACF). Child maltreatment 2010 [online]. Available from: URL: https://www.acf.hhs.gov/archive/cb/resource/child-maltreatment-2010 Accessed June 13, 2019.

6. Hall, J., Karch, D. & Crosby, A. Elder abuse surveillance: uniform definitions and recommended core data elements for use in elder abuse surveillance, Version 1.0. Atlanta (GA): National Center for Injury Prevention and Control, Centers for Disease Control and Prevention, 2016.

7. Houry D, Kemball R, Rhodes KV, Kaslow NJ. Intimate partner violence and mental health symptoms in African American female ED patients. *Am J Emerg Med.* 24:444-50, 2006.

8. Markenson D, Foltin G, Tunik M, et al. Knowledge and attitude assessment and education of prehospital personnel in child abuse and neglect: report of a National Blue Ribbon Panel. *Ann Emerg Med* 40:89-101, 2002.

9. Morgan, R. & Mason, B. (2014). Crimes Against the Elderly, 2003-2013. *Bureau of Justice Statistics.* [Online]. Available from: URL: https://www.bjs.gov/index.cfm?ty=pbdetail&iid=5136. Accessed July 5, 2018.

10. Muelleman RL, Burgess P. Male victims of domestic violence and their history of perpetrating violence. *Acad Emerg Med.*5:866-70, 1998.

11. National Center for Shaken Baby Syndrome. Shaken baby syndrome facts 2018 [online]. Farmington, Utah. Available from: URL: https://dontshake.org/. Accessed June 2, 2018.

12. Smith, S., Zhang, X., Basile, K., et al. (2015). National intimate partner and sexual violence survey [online]. Available from: URL: https://www.cdc.gov/violenceprevention/nisvs/2015NISVSdatabrief.html. Accessed June 2, 2018.

13. Stirling, J. Jr., Amaya-Jackson, L. & Amaya-Jackson, L. (2008). Understanding the behavioral and emotional consequences of child abuse. *Pediatrics* 2008;122;667.

CAPÍTULO 62. QUEMADURAS TÉRMICAS

1. ¿Cómo se queman la mayoría de los adultos y los niños?

Casi tres cuartas partes de todas las muertes por quemaduras no intencionales son el resultado de incendios en casas. De este grupo, los niños y los ancianos son las víctimas más probables. Intoxicación por alcohol y drogas se han reportado como factores que contribuyen en hasta el 40% de todos los incendios en la casa. Los niños a menudo se queman jugando con fósforos, encendedores de cigarrillos y otros dispositivos de encendido. Las lesiones causadas por quemaduras accidentales e intencionales también son formas comunes de quemaduras en los niños. Aproximadamente, el 20% de las quemaduras en niños son el resultado de quemaduras intencionales o abuso infantil. La mayoría de los niños que son abusados por la quema tienen entre 1 y 3 años de edad. La forma más común de abuso infantil por quemaduras es la inmersión forzada en agua caliente.

2. ¿Cómo se relacionan las capas de la piel con la profundidad de la lesión?

La epidermis, o capa más externa de la piel, se daña cuando se produce una lesión menor de primer grado, como quemaduras solares. Esta lesión sanará rápidamente debido a la regeneración de las células epiteliales. La dermis, o segunda capa de la piel, contiene apéndices y órganos como terminaciones nerviosas, folículos pilosos, glándulas sebáceas y glándulas sudoríparas. Por lo tanto, cuando se daña, como en una quemadura de segundo grado, se forman ampollas, y el tejido es hipersensible y muy doloroso. Si se previene la infección, las heridas de segundo grado generalmente sanan dentro de las 3 semanas. Quemaduras de espesor completo o de tercer grado afectan la epidermis, la dermis y el tejido subcutáneo. Estas quemaduras son a menudo coriáceas, carbonizadas y firmes. Debido a que las células epiteliales, o regenerativas, están dañadas, estas heridas no sanan espontáneamente. Se necesita regeneración desde el borde de la herida, que causa cicatrices severas, o injerto de piel.

3. ¿Existe una lesión como una quemadura de cuarto grado?

Sí. Una lesión de cuarto grado no sólo destruye las tres capas de la piel, sino que también daña las estructuras subyacentes profundas como el músculo y el hueso. Este tipo de lesión profunda suele ocurrir como resultado de lesiones eléctricas o exposición prolongada a una fuente de calor (por ejemplo, una lesión eléctrica de alta tensión o una pierna inferior anclada debajo del tubo de escape de una motocicleta durante un tiempo prolongado). La reparación de este tipo de lesión a veces es imposible, y puede ser necesaria la amputación.

4. ¿Cuál es el papel de aplicar hielo para el tratamiento de una quemadura térmica?

El hielo nunca debe aplicarse a una quemadura. La prioridad inicial después de trasladar al paciente a un área de seguridad y establecer el ABC es detener el proceso de combustión. Para detener la quema, quítese toda la ropa y las joyas del paciente. La ropa puede seguir ardiendo y las joyas pueden mantener el calor residual y continuar quemando al paciente. A continuación, detener el proceso de combustión mediante la aplicación de grandes cantidades de agua a temperatura ambiente. La aplicación de hielo puede empeorar un espesor completo o una quemadura de tercer grado haciendo que la quemadura sea más grande y profunda.

5. ¿Cómo empeora el hielo la quemadura?

Una quemadura de espesor completo tiene tres zonas. La parte central de la quemadura se llama la zona de coagulación. En la zona de coagulación los tejidos quemados son necróticos y no son capaces de reparar o curar. La zona más externa es la zona de hiperemia y esta zona tiene una lesión celular mínima. Esta zona se caracteriza por el aumento del flujo sanguíneo de una reacción inflamatoria secundaria a la lesión. Entre estas dos zonas hay una región llamada zona de éxtasis. Las células de esta región están heridas pero no están dañadas irreversiblemente. Si se les proporciona un flujo sanguíneo y oxígeno adecuados, estas células son capaces de reparar y sanar. Sin embargo, privadas de flujo sanguíneo y oxígeno adecuados, estas células y tejidos morirán, y esta región de tejido morirá, y pasarán a formar parte de la zona de coagulación. Cuando se aplica hielo al tejido, los vasos sanguíneos de ese tejido se contraerán, disminuyendo el flujo sanguíneo y disminuyendo el suministro de oxígeno. La vasoconstricción inducida por el hielo aumenta el daño tisular en la zona vulnerable de éxtasis y, por lo tanto, aumenta el área de coagulación. Además, datos recientes sugieren que la hipotermia prehospitalia (temperatura corporal < 36°C) es un hallazgo común, que ocurre en hasta el 63% de los pacientes ingresados. Aquellos pacientes que se volvieron hipotérmicos en el entorno prehospitalario tuvieron un tiempo más rápido de muerte que aquellos que se mantuvieron a una temperatura normal.

6. ¿El hielo no ayuda a aliviar el dolor?

El hielo produce cierto alivio del dolor, pero un analgésico más apropiado para el tratamiento del dolor relacionado con las quemaduras es un medicamento narcótico como la morfina. Evitar que el aire entre en contacto con la quemadura también puede proporcionar cierto alivio del dolor del paciente. En el caso de quemaduras de espesor parcial, se exponen miles de nervios. Cuando las corrientes de aire en el medio ambiente contactan a los nervios expuestos, el paciente experimenta dolor. Por lo tanto, mantener las quemaduras cubiertas evitará que el aire entre en contacto con esos nervios y, por lo tanto, reducirá el dolor. Por lo general, las quemaduras se pueden cubrir con un apósito estéril seco o una hoja de quemaduras. A menudo se colocan apósitos húmedos en las quemaduras. Para ciertos tipos de quemaduras químicas este es un método apropiado para vendar las heridas. Sin embargo, los apósitos húmedos colocados en un paciente con quemaduras grandes corren el riesgo de predisponer al paciente a la hipotermia.

7. ¿Cuáles son algunas de las consideraciones y métodos para asegurar un tubo endotraqueal en un paciente que tiene quemaduras en la cara?

La complicación más temida y temida al cuidar y transportar a un paciente quemado es la pérdida de las vías respiratorias. Después de quemaduras en la cara o inhalación de humo, la cara del paciente, así como las vías respiratorias superiores sufrirán considerable hinchazón y edema. Un paciente que puede ser intubado poco después de una lesión térmica puede ser difícil o imposible de intubar después de un período de tiempo razonablemente breve. Por lo tanto, el proveedor prehospitalario debe tomar todas las precauciones y medidas para colocar y asegurar un tubo endotraqueal antes de que se produzca la hinchazón. Después de una quemadura facial parcial o de espesor completo, la capa externa de la piel, la epidermis, se desprenderá. Por lo tanto, cualquier cinta adhesiva utilizada para asegurar un tubo endotraqueal también se despegará y el tubo ya no se asegurará. Una vez que la capa epidérmica se despega, el tejido quemado restante llora líquido que evita que los adhesivos se peguen a la cara. Por lo tanto, los métodos para asegurar un tubo endotraqueal no pueden depender de medios adhesivos. Para asegurar adecuadamente el tubo endotraqueal, el proveedor debe confiar en lazos mecánicos. Típicamente, uno puede usar cinta umbilical o de algodón para atar un tubo endotraqueal en su lugar. Para proporcionar seguridad adicional se debe utilizar dos corbatas. Una corbata debe rodear la cabeza por encima de las orejas, y la segunda corbata debe ir alrededor de la cabeza por debajo de las orejas. En ausencia de lazos de algodón, un sustituto adecuado es utilizar tubos IV para envolver alrededor de la cabeza y asegurar el tubo. Los dispositivos comerciales también están disponibles para asegurar tubos endotraqueales que no dependen de medios adhesivos. Es más probable que se produzca un desprendimiento o extubación accidental del tubo endotraqueal al mover o transferir al paciente. Confirmar la colocación correcta del endotraqueal antes y después de mover al paciente dentro y fuera de una ambulancia o pasar de una cuna de ambulancia a una cama de hospital.

8. Su unidad es enviada a un entorno industrial para un paciente que tiene quemaduras químicas. Cuando llegue, el oficial de seguridad de la planta le dice que el paciente ha recibido una quemadura en el pecho con ácido sulfúrico. ¿Cuáles son algunos de los aspectos únicos para el tratamiento de quemaduras químicas?

La prioridad inicial en el tratamiento de cualquier emergencia es la seguridad de la escena y el respondedor. Este concepto puede ser casi un cliché para algunos, pero una actitud caballeresca resultará en más lesiones al paciente, lesiones involuntarias a proveedores y transeúntes y contaminación de vehículos de emergencia y servicios de emergencia de los hospitales. Si es necesario, inte haga la ropa y el equipo de protección adecuados. La ropa del paciente está contaminada y debe manipularse como tal. Un error común es transportar al paciente mientras todavía lleva su ropa contaminada, o llevar la ropa cargada de productos químicos al servicio de urgencias del hospital y arriesgarse a exponer a todos en el servicio de emergencias receptor al mismo riesgo químico. Asegúrese de que el paciente esté lo más descontaminado posible en la escena. La descontaminación rápida es vital para reducir la magnitud de la destrucción de los tejidos. Si hay alguna partícula presente, cepilla ese material. Quítese la ropa, las joyas o los zapatos. El mejor método para proporcionar una rápida descontaminación es irrigar al paciente con grandes cantidades de agua. Un error común es dejar de irrigar después de sólo unos pocos litros de agua o una vez que el proceso de descontaminación comienza a ser desordenado. Los ácidos fuertes son capaces de contaminar grandes cantidades de agua. Por ejemplo, 10 ml de ácido sulfúrico al 98% reducirá el pH de 12 L de agua hasta 5.0. En el caso de este paciente, si el proveedor prehospitalario riega la zona afectada con un par de botellas de agua o solución salina de un litro, poco se ha hecho para descontaminar al paciente, pero ahora la zona del paciente expuesta al ácido se ha agrandado. Los pacientes expuestos al ácido deben irrigarse con grandes cantidades de agua y se debe tener cuidado para controlar y drenar el irrigante. Si es posible, mida el pH del fluido de riego que fluye fuera del paciente como indicador de la eficacia del riego. Si el pH del fluido de escayé es 5.0 (neutro es 7.0) esto indicaría que se requiere una mayor descontaminación. Se deben desalentar los agentes neutralizantes y los productos químicos. A menudo los productos químicos utilizados para neutralizar un ácido o base generan calor durante la reacción de neutralización, añadiendo así una lesión térmica encima del daño químico. Además, muchos agentes neutralizantes a menudo están diseñados con el propósito de neutralizar el equipo y la máquina, no el personal. Por lo tanto, uno debe consultar con el control médico o un centro de toxicología antes de aplicar un agente neutralizador.

9. Cuando llegué a la escena, el oficial de seguridad de la planta me dijo que me reportara a la zona fría. ¿Puedes decir de qué se trata todo eso?

Otro elemento del tratamiento de las víctimas de quemaduras químicas o materiales peligrosos es limitar la propagación de materiales peligrosos. Para evitar la propagación accidental de materiales peligrosos, el Instituto Nacional de Seguridad y Salud (NIOSH) y la Agencia de Protección Ambiental (EPA) han desarrollado el uso de zonas de control. Los proveedores de prehospital y el personal de rescate deben realizar actividades de rescate o de soporte vital especificadas en la zona especificada. Las tres zonas se entienden mejor como tres círculos concéntricos, aunque en realidad es muy probable que tengan una forma irregular. La zona más interna es la zona caliente. La zona caliente es el área contaminada e inmediatamente adyacente al incidente químico o hazmat derramado. El objetivo de los rescatistas de esta región es evacuar al paciente herido antes de la descontaminación, sin que se preste atención al paciente mientras use EPI adecuado para el agente químico. La zona cálida es la siguiente región, y aquí es donde los pacientes deben ser descontaminados y una evaluación primaria y la inmovilización de la columna vertebral (si es necesario). La zona exterior es la zona fría donde se preparan equipos de rescate y personal. En la zona fría, los proveedores de prehospitales pueden brindar atención definitiva al paciente lesionado.

10. Su unidad es enviada a un incendio de la estructura. Llegas y descubres que los bomberos han rescatado a una mujer de 21 años del fuego.

A la paciente ya le han quitado la ropa quemada. Tiene quemaduras profundas en la parte delantera del pecho, todo el brazo izquierdo (circunferencial) y todo el muslo izquierdo (circunferencial). ¿Cómo cuantificaría la magnitud o el tamaño de la quemadura? Con el fin de evaluar y reanimar adecuadamente a un paciente con quemaduras, el proveedor de prehospitales necesita estimar el alcance de las quemaduras del paciente. El método convencional para informar del tamaño de las quemaduras es como un porcentaje de la superficie corporal total del paciente (TBSA). El método más utilizado para estimar el tamaño de la quemadura es la "Regla de los Nueves". Este método utiliza el principio de que para los adultos, las principales regiones del cuerpo son aproximadamente el 9% de la superficie total del cuerpo. (Figura 62-1. Aplicar la regla de los nueves al paciente en el escenario anterior:

Cara anterior tórax (región sup.) = 9% TBSA
Pierna izquierda completa = 9% TBSA
Muslo izquierdo completo = 9% TBSA
Total = 27% TBSA

La proporción de las principales regiones corporales de los niños es significativamente diferente a la de los adultos. Por ejemplo, los bebés tienen cabezas proporcionalmente grandes y piernas más pequeñas. A medida que el niño crece, las piernas se vuelven grandes proporcionalmente y la cabeza se vuelve proporcionalmente menos de la superficie corporal total del niño. Dado que estas proporciones cambian a medida que el niño crece, la regla de los nueves no es aplicable a los niños. Otras herramientas utilizadas para estimar el tamaño de la quemadura en los niños incluyen un gráfico de Lund-Browder. Esta herramienta utiliza diagramas y tablas de referencia para determinar el tamaño de grabación.

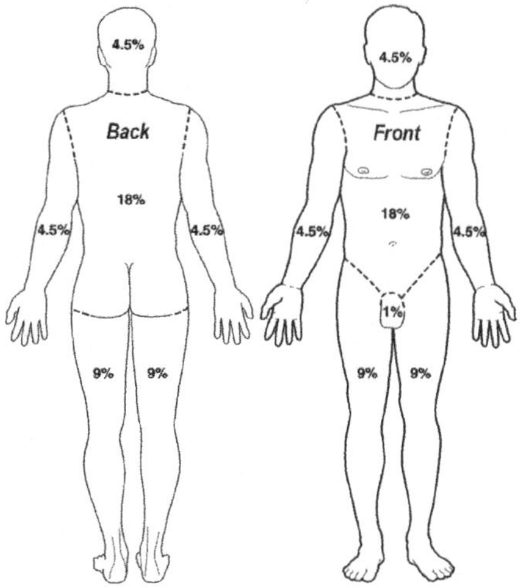

Figura 62-1 Regla de 9s para estimar el porcentaje de superficie corporal quemada en un adulto.

11. ¿Qué es el gráfico Lund y Browder?

El gráfico Lund y Browder es probablemente el más preciso de los diversos gráficos de quemado, pero también es el más difícil de usar. Guarde este para el departamento de emergencias o la unidad de cuidados intensivos.

12. ¿Realmente importa si estimamos la extensión de la quemadura en el entorno prehospitalario?

Sí, pero no a expensas de retrasar el transporte. La estimación precisa de TBSA quemada es necesaria primero para determinar el destino prehospitalario adecuado y más tarde para ayudar a guiar la reanimación inicial del líquido. Se pueden utilizar varios métodos simples para determinar la TBSA. Si, sin embargo, una de las fórmulas simples no se puede recuperar inmediatamente, debe describir simplemente pero completamente la ubicación de las quemaduras al personal de la estación base; pueden calcular la TBSA y ayudar a determinar el destino adecuado y la atención de campo inicial.

13. Además de la profundidad y la extensión de la quemadura, ¿hay algo más que debería estar buscando cuando evalúo una quemadura?

Sí, mire la forma de la quemadura para cualquier patrón reconocible como marcas de cigarrillos, planchas de ropa o inmersión forzada. Formas y patrones reconocibles son una pista importante de la posibilidad de que las quemaduras no fueran accidentales, sino más bien el resultado de abusos. (figura 61-2)

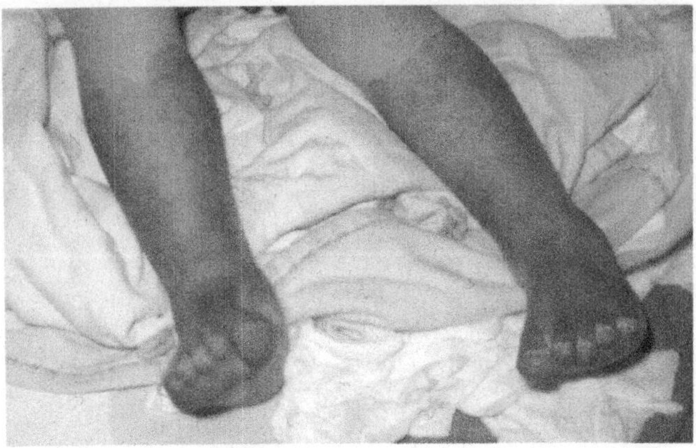

Figura 62-2 Quemaduras en un niño después de una quemadura escaldada por inmersión forzada. Tenga en cuenta la fuerte demarcación del agua caliente.

14. 14 ¿Cuál es la importancia clínica de un tercer grado circunferencial de una extremidad o tórax?

Las quemaduras circunferenciales de tercer grado de una extremidad son una emergencia quirúrgica. Después de una lesión por quemaduras de espesor completo, las capas de la piel se volverán gruesas y no elásticas, al igual que el cuero. Además, la quemadura se contraerá. Simultáneamente, el tejido profundo de la piel (grasa y músculos), comenzará a ser edematoso y se hinchará. La naturaleza no elástica de las quemaduras no hace concesiones para la hinchazón más profunda y resulta en el aumento de la presión en las arterias y venas de la extremidad. La presión venosa es típicamente muy baja, por ejemplo, 5 a 7 mm Hg, y las venas se comprimen y oen fácilmente. La presión de la sangre dentro de las arterias es mucho mayor (por ejemplo, presión arterial media de 60 mmHg), por lo tanto, las arterias permanecen abiertas bombeando sangre en las venas que se contraen. Esto causa un empeoramiento de la hinchazón hasta el punto en que finalmente la presión aumenta lo suficiente como para que las arterias también se comprimen. Esto crea isquemia de las extremidades. Para evitar esta complicación, el paciente requiere una operación emergente llamada escarotomía dentro de unas pocas horas después de una quemadura circunferencial de la extremidad para dividir la escara similar al cuero y permitir la hinchazón. Una quemadura circunferencial de espesor completo de un tórax también puede crear una afección respiratoria potencialmente mortal. A medida que la quemadura se contrae y el tejido subyacente se hincha, el cumplimiento de la pared torácica disminuye drásticamente hasta el punto en que el paciente desarrollará insuficiencia respiratoria.

Esta situación es similar a tener los cinturones de cuero apretados alrededor del pecho hasta el punto en que uno no es capaz de inhalar una respiración. Si el paciente está siendo ventilado con una bolsa y un tubo endotraqueal, el cumplimiento pulmonar puede disminuir hasta el punto en que el paciente no puede ser ventilado mecánicamente. Las escaratomias realizadas en la pared torácica le permitirán expandirse con inspiración.

15. Su unidad es llamada a un sitio de construcción donde un operador de grúa accidentalmente contactó con algunos cables de alta tensión con la grúa de la pluma. El paciente se queja de entumecimiento en sus manos y brazos. Observas quemaduras profundas y de espesor completo en ambas palmas, así como en la planta de su pie izquierdo. ¿Cuáles son algunas de las consideraciones únicas del tratamiento de pacientes con quemaduras eléctricas?

Las quemaduras eléctricas pueden ser muy engañosas para el proveedor no entrenado. Un paciente a menudo puede tener sólo pequeñas áreas de quemaduras visibles en la piel y por lo tanto parecen haber sufrido sólo lesiones menores o las lesiones pueden ser más extensas (Figura 62-3). Sin embargo, cuando uno experimenta una lesión eléctrica, la corriente entra en el cuerpo y viaja a través de los tejidos profundos a la piel a otro punto en el cuerpo donde la corriente eléctrica sale del cuerpo. A medida que la corriente pasa a través del cuerpo crea daño tisular significativo. Al evaluar únicamente las lesiones cutáneas o cutáneas, el proveedor subestimará significativamente la magnitud de la lesión.

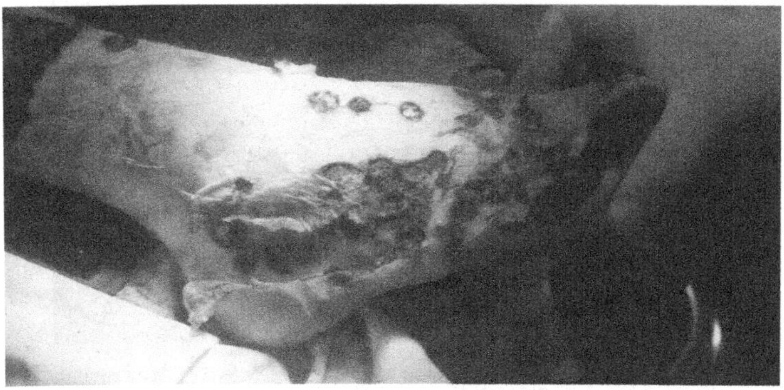

Figura 62-3 Quemadura eléctrica de espesor completo del pie y el tobillo.

Cuando un paciente se lesiona en un incidente eléctrico, los músculos pueden dañarse, liberando potasio y una molécula venenosa para los riñones, mioglobina. (Figura 61-4) La liberación de potásio del músculo dañado puede producir una condición peligrosa de potasio elevado (hiperpotasemia). La condición de hiperpotasemia aumenta la probabilidad de complicaciones de la intubación farmacológica asistida con el relajante muscular despolarizante, succinilcolina. Para evitar que un paciente entre en insuficiencia renal, el paciente debe ser vigorosamente reanimado con líquido. Además, muchos grupos musculares grandes experimentarán una contracción muscular sostenida conocida como tétanos. La magnitud de estas contracciones es capaz de causar dislocaciones (más comúnmente de los hombros), fracturas de huesos largos, así como los huesos de la columna vertebral. Por estas razones, los pacientes que han sufrido una lesión eléctrica deben someterse a una inmovilización completa de la columna vertebral. Otras complicaciones agudas de las lesiones eléctricas incluyen: disritmias cardíacas o anomalías de conducción, hemorragia intracraneal y lesiones de la médula espinal.

Los pacientes que tienen lesiones eléctricas también pueden sufrir grandes áreas de quemaduras cutáneas sin haber llevado a cabo corriente eléctrica a través del cuerpo. Este tipo de lesiones son comúnmente el resultado de lesiones por arco eléctrico. Las lesiones por arco eléctrico se producen cuando un destello eléctrico, similar a un rayo de aclaramiento, sobrecalienta el aire alrededor del paciente, hasta varios miles de grados. Esto puede causar quemaduras extensas al paciente e incluso encender o derretir la ropa de la víctima.

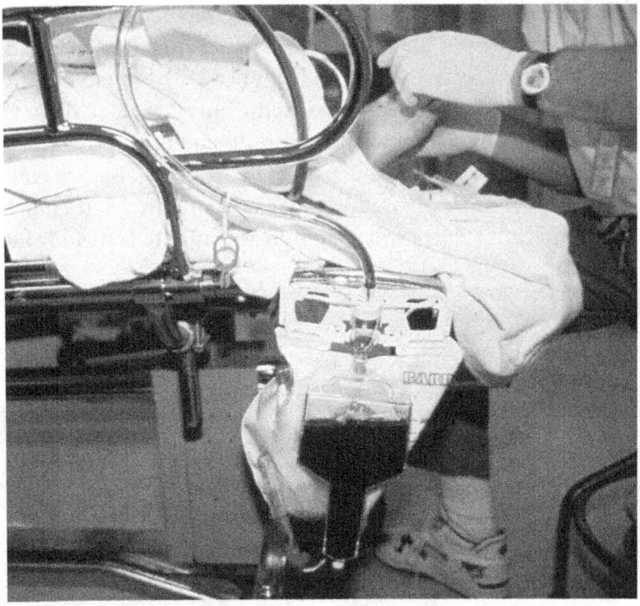

Figura 62-4 Coloración rojiza de la orina por mioglobina en un paciente con quemadura eléctrica

16. ¿Los pacientes suelen tener quemaduras en las vías respiratorias?

No. El tracto respiratorio es muy eficiente para enfriar (o calentar) el aire que respiramos. En consecuencia, la tráquea, los bronquios y los sacos alveolares están bastante bien protegidos del aire caliente. El aire sobrecalentado saturado de agua (vapor) es una situación completamente diferente. Debido a que el agua puede transportar hasta 200 veces más calor que el aire, el vapor puede causar daños significativos en las vías respiratorias y el parénquima pulmonar. Las complicaciones respiratorias de las quemaduras generalmente resultan de inhalar los productos tóxicos de combustión, lo que resulta en neumonía o edema pulmonar. Las complicaciones respiratorias son la principal causa de muerte en lesiones térmicas. La mitad de los pacientes estarán muertos en la escena.

17. ¿Cómo se manejan las lesiones por inhalación en la escena?

Todos los pacientes con quemaduras deben recibir oxígeno de alto flujo (preferiblemente humidificado) a través de no rebreather por mascarilla de depósito o tubo endotraqueal. Los signos clásicos de una lesión por inhalación incluyen esputo carbonáceo, pelos nasales picados, ronquera, estridor y quemaduras en la cabeza y el cuello. Las indicaciones para la intubación de un paciente quemado han incluido la presencia de estos "signos clásicos" de lesión por inhalación, así como un tamaño de quemadura superior al 40-50%, una apariencia de pánico o signos de insuficiencia respiratoria inminente. Mientras que la mayoría de los pacientes quemados son intubados para la "protección de las vías respiratorias" por el SME o un ED externo antes de la llegada a un centro de quemados, los datos recientes sugieren que esta práctica puede ser innecesaria. Los estudios del Hospital Parkland indican que hasta el 35-40% de los pacientes con quemaduras intubados para la "protección de las vías respiratorias" fueron extubados dentro de las 24 horas de la llegada al centro de quemados y probablemente no requirieron intubación. Se deben seguir los protocolos locales y se debe considerar a cualquier paciente con signos de dificultad respiratoria para la intubación. Los pacientes con los signos y síntomas de la lesión por inhalación y la obstrucción de las vías respiratorias superiores, especialmente el estridor, deben ser intubados antes de que el edema en las vías respiratorias superiores cause obstrucción total.

18. Describa la "clasificación de quemaduras" y su impacto en la atención prehospitalaria.

La "clasificación de quemaduras" puede parecer puramente académica, pero no lo es. Estas clasificaciones pueden ayudar al proveedor prehospitalario y al departamento de emergencias receptor con las decisiones de evaluación y destino apropiadas. Según la American Burn Association (ABA), las quemaduras mayores deben ser tratadas en un centro de quemados; las quemaduras moderadas pueden controlarse adecuadamente en un hospital general; y las quemaduras leves se tratan de forma ambulatoria.

Clasificación de las Quemaduras		
Menor	**Moderada sin complicaciones**	**Mayor**
Quemaduras de espesor parcial <15% TBSA en adultos o <10% TBSA en pacientes entre 10-50 años de edad	Quemaduras de espesor parcial superiores al 15-25% de los adultos con TBSA o 10-20% de la TBSA en pacientes entre 10 y 50 años de edad	Quemaduras de espesor parcial superiores a >25% TBSA adultos o >20% en pacientes entre 10 y de 50 años de edad
Quemaduras de espesor completo ≤ 2%	Espesor total <10% TBSA (áreas no críticas)	Espesor total >10% TBSA
No hay riesgo funcional o cosmético en áreas de función especializada como los ojos, oídos, cara, manos, pies o periné	No hay riesgo funcional o cosmético en áreas de función especializada como los ojos, oídos, cara, manos, pies o periné	Todas las quemaduras que impliquen riesgo funcional o cosmético en áreas de función especializada como los ojos, oídos, cara, manos, pies o periné
	Todas las quemaduras en individuos inmunodeprimidos o debilitados	Todas las lesiones por inhalación
		Quemaduras eléctricas de alto voltaje
		Todas las quemaduras complicadas por fracturas u otro trauma o enfermedad médica asociada mayor

19. ¿Cuáles son algunos de los remedios caseros utilizados en las quemaduras? ¿Están bien?

Muchos remedios caseros malos y buenos se utilizan en quemaduras. Cualquier cosa, desde mantequilla hasta pasta de dientes, manteca de cerdo y grasa de tocino se ha puesto en quemaduras. Lamentablemente, estos remedios caseros generalmente sólo contaminan la herida y hacen imposible evaluar la profundidad de la lesión. También se utilizan jaleas de petróleo, crema para quemar y pomadas antibióticas y, aunque la contaminación no es tan mala, la evaluación visual sigue siendo difícil y en la mayoría de los casos estos remedios se retirarán a su llegada al hospital a un costo de mayor malestar para el paciente. El agua limpia y tibia sigue siendo el mejor tratamiento casero y prehospitalario.

20. Describa las prioridades en el cuidado de una quemadura menor.

- Asegúrese de que el mecanismo de lesión se correlaciona con la lesión visible.
- No pase por alto el potencial de algo más grave, como el abuso infantil.
- Aplique un apósito fresco y húmedo (estéril si es posible) para detener el proceso de quema, o sumerja el área quemada en agua fría y limpia.
- No aplique pomadas ni remedios caseros.
- Deje las ampollas intactas.

21. ¿Cuánto líquido se necesita para comenzar la reanimación del paciente lesionado por quemaduras?

Se necesitan grandes, incluso masivas, cantidades de líquidos intravenosos para reanimar al paciente gravemente quemado. La Fórmula Baxter (Parkland) modificada es la fórmula más universalmente aceptada utilizada para guiar inicialmente la reanimación de fluidos: 2-4 ml Lactato/kg de peso corporal/% TBSA quemado en las primeras 24 horas

- 1/2 del volumen calculado administrado en las primeras 8 horas después de sostener la quemadura
- 1/2 administrada en las próximas 16 horas (muchas agencias prehospitalarios usan solución salina normal en lugar de la de Ringer)

La cantidad anterior calculada es para su uso durante 24 horas; por lo tanto, la infusión masiva de volumen en el entorno prehospitalario casi nunca es necesaria. La ABA recomienda una fórmula ligeramente más simple para uso prehospitalario:

- Mayores de 15 años: 500 ml por hora
- 5–15 años de edad: 250 ml por hora
- Menor de 5 años: sin vía intravenosa

22. He oído algo llamado la "Regla de los 10" para la administración de fluidos. ¿De qué se trata todo eso?

La "Regla de los años 10" fue desarrollada por los militares. El requisito por hora de reemplazo de líquido en un paciente con quemaduras se puede aproximar multiplicando el %TBSA quemado por 10 ml. Esta fórmula funciona bien para pacientes que pesan entre 40 y 80 kg. Por cada 10 kg de peso corporal superior a 80 kg, añadir 100 ml al volumen por hora calculado.

23. ¿Cómo se debe abordar el dolor?

El dolor asociado con las quemaduras puede ser insoportable. Cubrir la herida y elevar las extremidades comenzará a ayudar. Sin embargo, por lo general se necesitan cantidades adecuadas de narcóticos, como la morfina, para controlar el dolor. Para proporcionar una cantidad adecuada de analgesia a menudo requerirá grandes dosis de narcóticos que pueden exceder los protocolos estándar. Asegúrese de controlar la presión arterial y el estado respiratorio. La naloxona debe estar disponible en caso de depresión respiratoria inducida por narcóticos.

24. ¿El oxígeno hiperbárico es útil en quemaduras?

El uso de la terapia de oxígeno hiperbárico (HBO) en el manejo de la víctima de quemaduras es controvertido. La toxicidad del monóxido de carbono (CO) con lesiones por quemaduras asociadas es diferente de una inhalación de CO aislada. El tratamiento de la toxicidad del monóxido de carbono es la eliminación de la fuente y la administración de oxígeno. Al respirar aire de la sala (es decir, 21% de oxígeno), el cuerpo eliminará la mitad del CO en 250 minutos. Cuando el paciente se coloca en 100% de oxígeno, la vida media del complejo de monóxido de carbono – hemoglobina se reduce a 40 a 60 minutos y se reduce aún más a aproximadamente 20 minutos en una cámara hiperbárica. Sin embargo, a menudo es peligroso colocar a los pacientes con una quemadura grande en una cámara HBO, ya que cualquier complicación es difícil de manejar dentro de una cámara. También con la gran cantidad de mucosas que enchufa a un paciente con inhalación de humo grave, los pulmones pueden dañarse al volver a las presiones normales.

25. ¿Cuál es la diferencia entre una unidad de cuidados intensivos quirúrgicos y una UCI de quemado? ¿Importa dónde se admita al paciente?

Tanto las UCI quirúrgicas como las UCI de quemados están atendidas por especialistas altamente calificados. Los pacientes con quemaduras requieren enfermería y terapia especializada que no están disponibles en centros que no son específicos para quemados. Los objetivos en el tratamiento del paciente quemado no son sólo salvar la vida y las extremidades, sino devolver al paciente a un estado funcional. Sin las enfermeras especializadas y el terapeuta, los pacientes pueden sobrevivir pero no podrán reanudar un estilo de vida normal.

Lesiones que requieren una remisión a un centro especializado de quemado después de la evaluación inicial y el tratamiento en un departamento de emergencias

- Quemaduras de segundo y tercer grado > 10% de superficie corporal (TBSA) en pacientes menores de 10 años o mayores de 50 años
- Quemaduras de segundo y tercer grado > 20% TBSA en otros grupos de edad

- Quemaduras de segundo y tercer grado con grave amenaza de deterioro funcional o cosmético que involucren la cara, manos, pies, genitales, perineo y articulaciones principales
- Quemaduras de tercer grado > 5% de TBSA en cualquier grupo de edad
- Quemaduras eléctricas , incluyendo lesiones por rayos
- Quemaduras químicas con amenaza grave de deterioro funcional o cosmético
- Lesión por inhalación con lesión por quemaduras
- Quemaduras circunferenciales en la extremidad y el pecho
- Lesiones por quemaduras en pacientes con trastornos médicos preexistentes que podrían complicar el manejo, prolongar la recuperación o afectar la mortalidad
- Hospitales sin personal o equipo calificado para el cuidado de niños deben transferir a los niños quemados a un centro de quemados con estas capacidades
- Cualquier paciente con quemaduras con traumatismo concomitante (por ejemplo, fracturas) en el que la lesión por quemaduras represente el mayor riesgo de morbilidad o mortalidad. Sin embargo, si el trauma representa un mayor riesgo inmediato, el paciente puede ser tratado en un centro de trauma inicialmente hasta que esté estable, antes de ser trasladado a un centro de quemados. El juicio del médico será necesario en tales situaciones y debe ser en concordancia con el plan de control médico regional y los protocolos de triaje.

Adaptado de National Burn Institute: Advanced Burn Life Support and Pre-Hospital Burn Life Support Course. Omaha, NE, National Burn Institute, 1991.

PERLAS Y DECISIONES CRÍTICAS

- La intubación temprana es crucial para evitar el compromiso de las vías respiratorias del edema después de una lesión por quemaduras en la cara, el cuello y las vías respiratorias.
- Por lo general, no es necesaria una reanimación de fluidos de gran volumen en el entorno prehospitalario, excepto en casos de transporte retrasado o prolongado.
- El uso de frío o agua fría para detener el proceso de la quemadura o para proporcionar alivio puede conducir a hipotermia.
- Los analgésicos narcóticos serán necesarios, a menudo en grandes dosis, para aliviar el dolor en pacientes quemados.

- Las quemaduras en formas y patrones reconocibles sugieren abuso y lesiones intencionales.
- Mirar sólo las heridas obvias de una lesión por electrocución puede llevar a subestimar la gravedad de la lesión.

LECTURAS SUGERIDAS:

1. Cai AR, Hodgman EI, Kumar PB, et al. Evaluating Pre Burn Center Intubation Practices: An Update. J Burn Care Res. 2017;38:e23-e29.
2. Cancio LC, Salinas J, and Kramer GC. Protocolized Resuscitation of Burn Patients. Crit Care Clin. 2016;32:599-610.
3. Collier ZJ, Roughton MC, Gottlieb LJ. Negligent and Inflicted Burns in Children. Clin Plast Surg. 2017;44:467-477.
4. Ehrl D, Heidekrueger PI, Ruberbauger J, et al. Impact of Prehospital Hypothermia on the Outcomes of Severely Burned Patients. J Burn Care Res. 2018;39(5): 739-743.
5. Gnaneswaran N, Perera E, Perera M, Sawhney R. Cutaneous chemical burns: assessment and early management. Aust Fam Physician. 2015;44:135-9.
6. Kearns RD, Conlon KM, Matherly AF, et al. Guidelines for Burn Care Under Austere Conditions: Introduction to Burn Disaster, Airway and Ventilator Management, and Fluid Resuscitation. J Burn Care Res. 2016;37(5):e427-e439.
7. Koh DH, Lee SG, Kim HC. Incidence and characteristics of chemical burns. Burns. 2017;43:654-664.
8. Rosen CL, Adler JN, Rabban JT et al. Early predictors of myoglobinuria and acute renal failure following electrical injury. J Emerg Med 1999; 17: 783-789.

CAPÍTULO 63. EVALUACIÓN DEL PACIENTE PEDIÁTRICO

1. ¿Cuál es la mejor manera de comenzar la evaluación del paciente pediátrico en el campo?

El triángulo de evaluación pediátrica (TEP) es útil para ayudar a tener en cuenta los tres elementos importantes en la evaluación de campo del paciente pediátrico: apariencia, trabajo de respiración y circulación a la piel. La apariencia abarca un gestalt inicial en el bienestar general del niño. Esto incluye evaluar si el niño es interactivo, tiene movimientos oculares de seguimiento y es consolable si es quisquilloso. Dado que los padres son el mejor juez, puede ser particularmente útil preguntar a los padres si su hijo les parece normal. Cualquier anomalía en estos puede indicar una lesión o enfermedad significativa, particularmente en niños que no hablan. La ansiedad y el miedo de un niño a los extraños dificultan su evaluación en la mejor de las circunstancias. Este miedo sólo se acentúa por enfermedad o lesión. A menos que haya una situación clara que ponga en peligro su vida, tomar tiempo para evaluar a un niño desde una distancia de unos pocos pies puede minimizar su miedo y hacer que la evaluación posterior sea menos aterradora para el niño. Trate de ponerse en o por debajo del nivel de los ojos del niño. Se puede recopilar una gran cantidad de información simplemente evaluando el comportamiento y la apariencia de un niño antes de tocarlo. Siempre que sea posible, un niño no debe separarse de sus padres u otros adultos familiares. Siempre es una buena idea examinar a los niños en un formato "dedos a la cabeza" en lugar del enfoque tradicional de "de pies a cabeza", y siempre que sea posible, examinar el área de preocupación por última vez, después de haber establecido la confianza. Las herramientas de distracción como globos o juguetes iluminados son fáciles de tener a mano y pueden crear un ambiente relajante para bebés y niños pequeños, lo que facilita la auscultación y la palpación.

2. ¿En qué se diferencian los signos vitales en los niños?

Los signos vitales son de suma importancia en los niños al igual que en los adultos. Sin embargo, los rangos normales para los niños varían según la edad, y muchos profesionales llevarán tarjetas de referencia con rangos de signos vitales pediátricos normales. En general, a medida que el niño crece, la frecuencia cardíaca y la frecuencia respiratoria disminuyen y la presión arterial aumenta, acercándose a los rangos normales de adultos alrededor de la edad de 12 años. Por ejemplo, un pulso de 150 latidos por minuto, respiraciones de

45 respiraciones por minuto y una presión arterial de 73/45 mm Hg sería perfectamente normal en un bebé de 2 meses de edad, pero constituyen un shock profundo en un niño de 10 años. Una regla general es que la presión arterial sistólica promedio para niños de 1 a 10 años es 90+ (2 X edad) y el percentil 5 inferior es 70 + (2 X edad). Una presión arterial sistólica inferior a 60 es anormal para un bebé. Las tasas respiratorias merecen una atención especial, ya que la taquipnea para la edad, particularmente en ausencia de fiebre alta, puede ser una pista clínica importante. Cuanto más joven sea el niño, mayor será su tasa metabólica y menor será su reserva de volumen de marea. Como resultado, en relación con los pacientes de edad avanzada, los niños pequeños aumentarán desproporcionadamente su tasa respiratoria con el aumento de las demandas metabólicas (por ejemplo, sepsis, acidosis metabólica o pérdida de sangre). La oximetría de pulso normal y los rangos de temperatura son los mismos que para los adultos.

3. ¿Cuáles son algunas características únicas de las vías respiratorias pediátricas?

En comparación con las vías respiratorias adultas, las vías respiratorias pediátricas son más anteriores y cefaladas, más flexibles y más estrechas. La lengua y los tejidos adenoideos también son más prominentes en los niños. La epiglotis es grande y en forma de omega, a menudo requiere el uso de una hoja recta durante la intubación para levantarla para la visualización de las cuerdas vocales. Las vías respiratorias pediátricas también tienen una forma más de embudo, siendo el cricoide la parte más estrecha y proporcionando un sello natural que previamente se pensaba que obviaba la necesidad de un tubo con manguito en menores de 8 años. Sin embargo, existen tubos con manguito para reducir la necesidad de cambios en el tubo debido a fugas de aire y ahora se recomiendan generalmente en niños. El tubo endotraqueal sin manguito del tamaño adecuado es 4 + (edad/4) y, para tubos endotraqueales con manguito 0,5 mm más pequeños.

4. ¿Cuál es la prioridad en el manejo de las vías respiratorias pediátricas?

Si el niño mantiene sus vías respiratorias, a pesar de la presencia de estridor audible o dificultad respiratoria, déjelos en una posición de comodidad y no las instrumente ni las agite. Tratar de alterar con fuerza la posición de un niño con una obstrucción inminente de las vías respiratorias superiores podría conducir a un rápido deterioro y la necesidad de una vía respiratoria quirúrgica emergente. Cualquier maniobra o inspección debe realizarse idealmente en un entorno hospitalario controlado. En la población pediátrica, ser competente en el uso del dispostivo BVM es más importante que saber intubar. Una buena ventilación con BVM requiere usar la técnica "E-C" - E con el medio, anillo y los dedos rosados coloca a lo largo de la línea de la mandíbula y el pulgar y el dedo índice formando una C alrededor de la máscara. Además, llevar la cara hacia arriba a la máscara en lugar de empujar la máscara hacia abajo hacia la cara evitará que uno comprima o torce fácilmente las vías respiratorias superiores del niño. Repita para sí mismo mientras utiliza el dispositivo BVM: "apretar, liberar, liberar" para cronometrar adecuadamente la tasa de ventilación, ya que el exceso de puede conducir a la insuflación gástrica y la distensión que impide la ventilación. La sobre-insuflación de los pulmones es también una causa común de barotrauma en la población pediátrica.

5. ¿Qué tiene de único la cabeza de los bebés y los niños pequeños que afecta su atención cuando están gravemente enfermos o heridos?

Los niños menores de 3 años tienen un occipucio relativamente grande en comparación con los niños mayores y los adultos. Esta diferencia puede causar flexión del cuello y posterior obstrucción de las vías respiratorias cuando el niño está acostado sobre una superficie plana. La extensión suave del cuello mediante una maniobra de elevación de la cabeza-inclinación-barbilla ayuda a abrir las vías respiratorias. Los bebés pueden requerir que se coloque una toalla debajo de los hombros o que su torso se coloque en una manta para una alineación adecuada de los ejes de las vías respiratorias. Si se sospecha un traumatismo cervical en la columna cervical, un empuje de la mandíbula reemplaza la inclinación de la cabeza para que se mantengan las precauciones de la columna vertebral. Los niños con dificultad respiratoria o aquellos que requieren ventilación con máscara de bolsa respirarán más eficazmente con estas maniobras.

6. ¿Cuáles son las arritmias más comunes que se observan en los niños?

Las arritmias son generalmente poco frecuentes en los niños. La taquicardia supraventricular es la arritmia pediátrica más común, con frecuencias cardíacas en lactantes superiores a 220 latidos/min. Los niños mayores y adolescentes en la TVS generalmente tendrán una frecuencia cardíaca superior a 180 latidos/min. Debido a su capacidad para tolerar bien la taquicardia, los niños con TSV son generalmente estables inicialmente y pueden permanecer así durante la duración del transporte hospitalario en el entorno urbano o suburbano. La arritmia más común inmediatamente mortal es la bradicardia sinusal y generalmente es el resultado de la hipoxia. Cualquier niño que demuestre bradicardia sinusal y signos de shock requiere una atención agresiva a la oxigenación con oxígeno de alto flujo y ventilación de la máscara de bolsa si es necesario. La bradicardia que no responde al aumento de la administración de oxígeno y a una ventilación adecuada exige una terapia de epinefrina y puede requerir compresiones torácicas si la presión arterial es inadecuada.

7. ¿Cómo debo interpretar la taquicardia en el paciente pediátrico?

La taquicardia es un hallazgo frecuente en niños. El dolor, la fiebre, la ansiedad y el miedo a menudo conducen a aumentos sustanciales en la frecuencia cardíaca. Sin embargo, la taquicardia es a menudo el primer signo de enfermedad grave como sepsis, deshidratación grave o hemorragia. Cualquier elevación de la frecuencia cardíaca, especialmente en ausencia de factores de confusión como los anteriores, debe alertar al proveedor de EMS sobre la presencia de una enfermedad o lesión potencialmente grave. La hipotensión es un hallazgo muy tardío y grave en niños gravemente enfermos. A medida que los niños agotan su considerable capacidad para aumentar la producción cardíaca aumentando la frecuencia cardíaca, están muy cerca del colapso cardiovascular, ya que su capacidad para aumentar la contractilidad cardíaca es bastante limitada.

8. ¿Cuáles son los mejores lugares para sentirse por pulsos?

Los pulsos de los bebés se sienten mejor en las áreas de las arterias braquiales o femorales, mientras que los pulsos de los niños se palparan más fácilmente en las áreas carótidas y de las arterias femorales. Conocer la sensación de amplitud normal de los pulsos centrales y periféricos puede ser particularmente útil en los niños, ya que los pulsos periféricos débiles y los pulsos centrales más fuertes pueden ser un signo temprano de shock compensado. En un neonato en shock, los pulsos deben palparse en las cuatro extremidades, ya que esto puede proporcionar una pista de un defecto cardíaco subyacente como una coartación de la aorta en la que los pulsos de las extremidades inferiores a menudo son más débiles.

9. ¿Cómo debo evaluar la circulación en el paciente pediátrico?

El tiempo de relleno capilar (TRC) se evalúa presionando un pulgar en la parte inferior del pie, la tapa de la rodilla o el antebrazo durante 3 segundos y luego soltándolo. Un TRC normal es menos de 3 segundos y cualquier cosa sobre esto, así como moteado o cianosis, puede indicar un estado de shock. La disminución de la producción de orina, la taquipnea y el estado mental alterado son signos de perfusión de órganos finales comprometida. Los recién nacidos pueden tener acrocianosis (cianosis de las extremidades distales) como un hallazgo normal, particularmente en ambientes más fríos, y el calentamiento generalmente mejora la perfusión distal del bebé.

10. ¿Cómo debo abordar el apoyo de circulación en la escena?

El acceso intravenoso (IV) a menudo es difícil de obtener en niños. Cargar y correr con pacientes pediátricos gravemente enfermos o heridos es preferible y el acceso IV debe ser colocado en la ruta- no espere a que una vía intravenosa para transportarse! En pacientes pediátricos críticos, se debe establecer un acceso intraóseo, ya que es poco probable que el acceso por vía intravenosa tenga éxito.

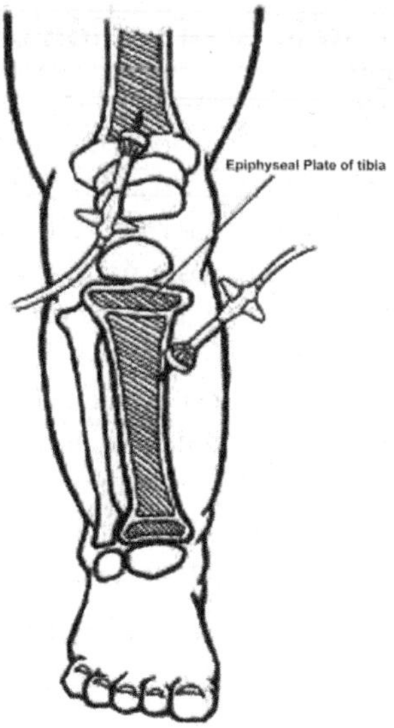

Fig. 1 Infusion intraósea en tibia o fémur

La parte superior de la tibia es el sitio preferido. (Figura 1) Para la tibia, la aguja se dirige hacia el pie para evitar la placa de crecimiento en la rodilla.

11. ¿Cuáles son los signos de dificultad respiratoria en los niños?

El aleteo nasal y las retracciones leves (generalmente supraclaviculares) pueden ser sutiles en los niños y deben evaluarse cuidadosamente a distancia. A medida que aumenta el distress, se desarrollan retracciones más marcadas subesternales o intercostales, con o sin respiración abdominal. Los niños pueden asumir una posición de mayor comodidad cuando están graves, prefiriendo una posición de olfato o una postura de trípode. Finalmente, la cianosis central o perioral y el estado mental alterado anuncian un inminente paro respiratorio.

12. ¿El examen del abdomen es diferente en niños?

No. Sin embargo, recuerde que la musculatura abdominal en los niños es más delgada, y por lo tanto los órganos están menos protegidos. Además, con el tórax óseo más corto, el hígado y el bazo no están completamente cubiertos por las costillas. Usa una presión suave para examinar el abdomen y palpar el hígado y el bazo. Comience en la pelvis al buscar el borde hepático, ya que ocasionalmente se puede perder una hepatomegalia significativa. La palpación profunda rara vez es necesaria y a menudo dará desinformación, ya que el niño normal resistirá estos esfuerzos. Pruebe las técnicas de distracción, dejando al niño en el regazo del padre o en sus brazos. Si existe una intensa ansiedad hacia los extraños, considere pedir al padre que palpe el abdomen mientras observa.

13. ¿En qué se diferencia la evaluación de la víctima de trauma pediátrico?

El cuerpo del niño es como un "dardo", con cualquier impacto que probablemente resulte en lesiones en la cabeza. Por ejemplo, la tríada de Waddell ocurre cuando un niño es golpeado por un vehículo de motor, generalmente primero en la extremidad inferior, sosteniendo una fractura de fémur, luego traumatismo abdominal o torácico, y finalmente una lesión concomitante en la cabeza. Debido a que las estructuras óseas de los niños son más flexibles que las de un adulto, las fracturas de estas estructuras óseas son menos comunes y las lesiones intratorácicas o intraabdominales pueden ser menos aparentes externamente. El proveedor de EMS siempre debe sospechar de lesiones significativas en el establecimiento de un mecanismo de alto riesgo. Siempre es más seguro transportar al niño inmediatamente si hay alguna duda.

14. ¿Cómo protejo la columna cervical en el niño lesionado?

Debido a las diferencias anatómicas de la cabeza y el cuello de un niño pequeño, se requiere alguna variación para proteger la columna cervical del niño. Para lograr una posición neutra, coloque una o dos mantas dobladas debajo de la espalda y los hombros. Muchas ambulancias no están equipadas con collares cervicales de tamaño adecuado para los niños. Dos toallas bien enrolladas colocadas a cada lado de la cabeza del niño con cinta adhesiva que fija la frente, la barbilla y las toallas a una tabla de la columna vertebral proporcionan una restricción improvisada del movimiento espinal.

15. ¿Qué información debo tener en cuenta sobre la escena de cualquier paciente pediátrico?

En un hogar, tenga en cuenta el estado del hogar, la presencia de otros niños y el grado de seguridad y supervisión de esos niños. Si hay preocupación por la ingestión de algo, obtenga información sobre qué medicamentos y productos químicos domésticos están al alcance del niño, incluyendo alcohol, drogas ilícitas, suministros de limpieza, medicamentos de venta libre, vitaminas y remedios a base de hierbas. En cualquier escena de lesión y si la condición del paciente lo permite, intente recrear visualmente los eventos de la lesión.

16. ¿Cómo evalúo el dolor en los niños?

Dado que los niños pequeños tienen vocabulario limitado o no y pueden volverse reacios a responder a extraños cuando están heridos o enfermos, otras pistas para el dolor se vuelven importantes. La taquicardia es común, al igual que los cambios en la expresión facial. Proteger una parte del cuerpo lesionada o dolorosa puede pasar desapercibida si no los está buscando. Los niños tienden a ser capaces de entender mucho más de lo que pueden expresar verbalmente. En el caso de los niños más pequeños, las escalas que utilizan imágenes de expresiones dolorosas, como la escala de caras Wong-Baker o la escala de dolor de las caras revisada, pueden ayudar a los niños a indicar la gravedad de su dolor.

17. ¿Qué hago si un padre rechaza el transporte de un niño enfermo o lesionado?

Los padres tienen el derecho de rechazar la atención médica, incluso la atención vital para su hijo. Sin embargo, hay límites legales en este derecho. Si el niño parece gravemente enfermo o lesionado, su deber es atenderlo y llevar al niño a la atención médica apropiada. El director médico o el control médico de su sistema EMS tiene la responsabilidad de ayudar a decidir qué pacientes necesitan transporte para la atención de emergencia. Si los padres intentan físicamente evitar que usted trate al niño, den la ayuda de las fuerzas del orden para crear un ambiente seguro en el que trabajar para que pueda centrarse en el cuidado del niño. Considere que un padre puede estar rechazando la atención porque el niño es víctima de abuso. Todo el personal médico tiene el mandato legal de informar sus sospechas de abuso infantil a las autoridades correspondientes.

PERLAS Y DECISIONES CRÍTICAS

- La clave para evaluar a un niño es el uso del Triángulo de Evaluación Pediátrica que evalúa tres elementos: la apariencia general del niño, el trabajo de respiración y la circulación del niño.
- Al examinar a un niño, utilice un enfoque "de los pies a la cabeza" en lugar del formato tradicional de "de la cabeza a los pies" y evalúe el área de preocupación en último lugar. Cuando sea capaz, trate de examinar al niño dónde se sienta más cómodo, a menudo en los brazos de un padre.
- Estar familiarizado con las diferencias en los signos vitales normales en función de la edad del paciente y prestar especial atención a la frecuencia respiratoria, ya que la taquipnea puede ser una pista crítica para enfermedades o lesiones significativas.
- Si un niño está manteniendo sus vías respiratorias permeables, independientemente de la presencia de sonidos anormales como el estridor, resista la necesidad de reposicionar al niño o manejar las vías respiratorias con intubación.
- La arritmia cardíaca pediátrica más común y potencialmente mortal es la bradicardia sinusal y, por lo general, es el resultado de la hipoxia.

LECTURAS SUGERIDAS

1. Chen L, Zhang J, Pan G, et al. Cuffed versus uncuffed endotracheal tubes in pediatrics: A meta-analysis. *Open Med (Wars)*. 2018 Sep 8; 13:366-373.
2. de Caen AR, Maconochie IK, Aickin R, et al. Part 6: Pediatric Basic Life Support and Pediatric Advanced Life Support: 2015 international consensus

on cardiopulmonary resuscitation and emergency cardiovascular care science with treatment recommendations. *Circulation*. 2015 Oct 20; 132 (16 Suppl 1):S177-203.

3. Dudley N, Ackerman A, Brown KM, et al. Patient- and family-centered care of children in the emergency department. American Academy of Pediatrics Committee on Pediatric Emergency Medicine; American College of Emergency Physicians Pediatric Emergency Medicine Committee; Emergency Nurses Association Pediatric Committee. *Pediatrics*. 2015 Jan; 135(1):e255-72.

4. Gausche M: Effect of out-of-hospital pediatric endotracheal intubation on survival and neurological outcome: a controlled clinical trial. *JAMA* 283(6): 783-790, 2000.

5. Gausche-Hill M, Eckstein M, Horeczko T, McGrath, N, et al. Paramedics accurately apply the pediatric assessment triangle to drive management. *Prehosp Emerg Care*. 2014 Oct-Dec; 18(4):520-30.

6. Hansen M, Lambert W, Guise JM, et al. Out-of-hospital pediatric airway management in the United States. *Resuscitation*. 2015 May; 90:1s04-10.

7. Ohashi-Fukuda N, Fukuda T, Doi K, and Morimura N. Effect of prehospital advanced airway management for pediatric out-of-hospital cardiac arrest. *Resuscitation*. 2017 May; 114:66-72.

8. Remick K, Gross T, Adelgais K, et al. Coordination of pediatric emergency care in EMS systems. *Prehosp Emerg Care*. 2017 May-Jun;21(3):399-407.

CAPÍTULO 64. EVALUACIÓN EN LA ESCENA DE NIÑOS Y LACTANTES

1. ¿Por qué no se debe evaluar y tratar a los niños como si fueran adultos pequeños?

Los niños tienen muchas características únicas en anatomía, fisiología y desarrollo psicosocial que pueden afectar la evaluación y el tratamiento de cada grupo de edad.

2. ¿Por qué las llamadas pediátricas de E.M.S. son más estresantes que las llamadas de adultos?

Solo alrededor del 14% de las llamadas al 9-1-1 son para pacientes pediátricos. Históricamente, ha habido poca educación específica pediátrica proporcionada sobre una base regular, y las tensiones pueden ser altas simplemente porque el paciente es un niño. La tendencia de los proveedores prehospitalizados a identificarse con el paciente (por ejemplo, pensar que se parece a su propio hijo o vecino) puede aumentar aún más la ansiedad del proveedor. Dependiendo de la edad y el desarrollo del niño, pueden estar asustados, ansiosos e incapaces de comunicarle cuál es el problema. El nivel de desarrollo del niño, la experiencia previa con el sistema de atención médica, la cultura y la naturaleza de la emergencia son solo algunos de los factores que determinarán la respuesta del paciente y la familia.

3. ¿Cuáles son algunos desarrollos comunes?

- A los 2 meses, los bebés pueden reconocer a sus padres.
- A los 6 meses, los bebés a menudo pueden sentarse sin apoyo.
- A 1 año, los niños pueden caminar sin apoyo, y pueden hablar 1-2 palabras simples.
- A los 2-3 años, los niños pueden subir y bajar escalones, y juntar pequeñas oraciones de 3-4 palabras.

4. ¿Qué diferencias en la anatomía y la función pediátricas pueden crear desafíos para los profesionales prehospitalarios?

Aunque los niños y los adultos tienen sistemas de órganos que realizan las mismas funciones, hay diferencias anatómicas que crean desafíos en los niños que no se ven en los adultos. Por ejemplo, las vías respiratorias de un niño son más pequeñas y más cortas, con una lengua relativamente más grande que un adulto, por lo que las secreciones o la hinchazón de la enfermedad o el trauma pueden bloquear más fácilmente las vías respiratorias de un niño. Debido a la flexibilidad de la columna cervical de un niño, hiperextensión del cuello de un bebé o niño es posible y puede causar oclusión de las vías respiratorias. Además, el área de superficie corporal es proporcionalmente mayor en los niños, lo que significa que la pérdida de calor es una preocupación y hay un mayor riesgo de hipotermia que con los adultos.

5. ¿Cuál es un acercamiento eficaz a la evaluación prehospitalaria de pacientes pediátricos?

Al igual que con cualquier situación de EMS, la primera evaluación es para la seguridad de la escena. A continuación, el Triángulo de Evaluación Pediátrica (TEP) es una herramienta para la evaluación inicial rápida de pacientes pediátricos, y su uso prehospitaltario ha sido validado para establecer la gravedad de la condición del niño e identificar la necesidad de interacciones emergentes. El siguiente paso es proceder con una evaluación primaria (ABCDE), y si no se identifica ninguna necesidad de intervención de emergencia, se completa la encuesta secundaria.

6. ¿Cuáles son los componentes del TEP?

Hay tres componentes del TEP (Triángulo de Evalaución Pediátrica) que reflejan el estado fisiológico total del niño:

- Aspecto - evalúa una combinación de artículos incluyendo: oxigenación, perfusión, y estado mental.
- Trabajo respiratorio : indica manifestaciones de dificultad respiratoria.
- Circulación a nivel de la piel - determina la adecuación del gasto cardíaco y la perfusióna a través de los signos de la piel que son evidentes en la inspección visual.

7. ¿Cómo se evalúa la apariencia?

Cada componente se califica como "normal" o "anormal". El aspecto se puede resumir en la mnemotécnica "TICLS":

- T-tono
- I-interactividad
- C-consolabilidad
- L-mirada
- S-lenguaje/llanto.

8. ¿Cómo puedes tener una idea del trabajo de la respiración?

Primero, ¿puede escuchar cualquier sonido anormal del niño? Puede haber indicaciones obvias de dificultad respiratoria como estridor, gruñidos, ronquidos o sibilancias. ¿Después hay alguna quema nasal o retracciones de las áreas supraclaviculares, intercostales o subesternales? Estos equivalen a un mayor trabajo de respiración. Las posiciones de olfato y trípode son posiciones corporales anormales asumidas por pacientes con dificultad respiratoria, y se visualizan a medida que entra en escena. Un niño en la posición de olfato parecerá estar empujando su nariz hacia el techo, y está tratando de alinear los ejes de las vías respiratorias para mejorar la permeabilidad y aumentar el flujo de aire. Los niños con obstrucción severa de las vías respiratorias superiores se ven con mayor frecuencia en esta posición. Una posición de trípode se ve en el niño que se niega a acostarse y se sienta inclinado hacia adelante con los brazos extendidos sobre sus rodillas u otra superficie, tratando de estirar el torso y crear el uso óptimo de los músculos accesorios de las respiraciones.

9. ¿Cuáles son las características de preocupación que se encuentran al evaluar la circulación a la piel?

La palidez se observa con pérdida de sangre o anemia, mientras que el moteado está presente cuando la vasoconstricción está presente. La decoloración azulada de la cianosis se observa centralmente en los labios o periféricamente en las extremidades. El relleno capilar también es útil para evaluar la perfusión, y la inspección revelará fuentes de sangrado activo. El CR identifica los problemas circulatorios no obvios de otras maneras. La RC normal es inferior a 2 a 3 segundos y debe comprobarse en la yema de los dedos, los pies, el talón o en las almohadillas de las yemas de los dedos. Tenga en cuenta que la perfusión periférica puede variar en algunos niños, y los factores ambientales (como una cámara frigorífica) pueden dificultar una evaluación precisa de la RC.

10. ¿Cómo se evalúa la circulación?

Aunque el TEP proporciona pistas visuales importantes referentes a la circulación a la piel, la evaluación adicional de las manos del ritmo cardíaco, de la calidad del pulso, de la temperatura de piel, del tiempo de releno capilar y de la presión arterial proporcionará la información adicional en la evaluación de la suficiencia de la perfusión.

- La frecuencia cardíaca varía dependiendo de la edad del niño. Aunque la taquicardia puede ser un signo de hipoxia o mala perfusión, también puede ser causada por otras afecciones como fiebre, ansiedad, dolor y excitación. La interpretación de la frecuencia cardíaca debe hacerse en el contexto de la historia general, el TEP y la evaluación inicial
- La calidad del pulso se evalúa palpando el pulso braquial, situado medialmente al bíceps en la fosa antecubital. Si los pulsos periféricos

no se pueden sentir, como puede suceder con la hipotensión o la hipotermia, se deben evaluar los pulsos centrales, como el pulso femoral en bebés y niños pequeños o el pusle carotídeo en un niño mayor o adolescente.

- La presión arterial puede ser difícil de determinar en los niños por varias razones, incluida la falta de cooperación con el paciente, el tamaño inadecuado del manguito y los problemas para recordar los valores normales apropiados para la edad. Una caída en la presión arterial es un hallazgo tardío en los niños debido a su gran capacidad para aumentar su resistencia vascular sistémica, que deriva la sangre a la circulación central y ayuda a mantener la presión arterial. De hecho, la presión arterial se puede mantener hasta que se pierda hasta el 50% del volumen intravascular. Durante el período en que la perfusión tisular es pobre pero antes de que la presión arterial haya caído por debajo de lo normal para la edad (shock compensado), órganos vitales como el corazón, los riñones, el hígado y el cerebro están sufriendo hipoxia a nivel celular; por lo tanto, una presión arterial normal puede proporcionar una falsa sensación de seguridad.

11. ¿Cómo se lleva a cabo una evaluación neurológica en un niño pre-verbal o no verbal?

Existen varios equivalentes pediátricos de la Escala de Coma de Glasgow para el grupo de edad pediátrico. Sin embargo, estos son demasiado complejos y difíciles de recordar. La mejor manera de evaluar el estado mental en bebés y niños pequeños es evaluar su nivel general de conciencia: ¿Está el niño alerta, receptivo y consciente de los alrededores? ¿El niño reconoce e interactúa adecuadamente con sus padres? ¿Responde el niño como se espera del personal de los servicios médicos de emergencia (EMS) para su grupo de edad?

12. ¿Qué es "AVDI" y cómo se usa?

AVDI es mucho más fácil de recordar y realizar que la escala de coma glascow (GCS), y es parte de la encuesta primaria. El sistema AVDI se utiliza para determinar rápidamente el nivel de conciencia y para reevaluar los cambios importantes en el nivel de conciencia a lo largo del transporte. Cada letra es una medida del nivel de conciencia:

- A-alerta
- V- responde a estímulos verbales
- D- responde a estímulos dolorosos
- I- Inconsciente.

13. Describa el enfoque de un niño gravemente enfermo o lesionado en la escena.

- Establezca la seguridad de la escena y proceda con la evaluación según lo descrito previamente. En cuanto al manejo inicial, la gestión de la vía aérea es la primera prioridad. Utilice primero medios no invasivos (posicionamiento de la cabeza, levantamiento de la barbilla/empuje de la mandíbula, succión, vía aérea oral si está inconsciente, ventilación con máscara de bolsa), y como los estudios han demostrado que los resultados de estas medidas son equivalentes a técnicas más avanzadas de las vías respiratorias prehospitales, la intubación endotraqueal solo debe intentarse en raras ocasiones y no debe retrasar el transporte.
- Use precauciones de la columna cervical cuando esté indicado. Asegurar una adecuada oxigenación y ventilación.
- Compruebe la perfusión periférica. Si es anormal, obtenga acceso vascular y comience 20 ml/kg de bolo salino normal.
- Tenga en cuenta el estado mental del niño y el tamaño pupilar y la reactividad.
- Después de la evaluación primaria, suponiendo que no se requieran intervenciones emergentes, proceda con una historia más enfocada, que se centre en la presentación de síntomas, historial médico pasado, alergias y medicamentos.
- Posteriormente, se lleva a cabo un examen físico de la cabeza a los dedos del objeto.
- Mantenga al paciente caliente: use mantas, luces superiores y encienda el calor en la ambulancia.

14. Enumere los pasos para manejar a un paciente pediátrico con el nivel de conciencia alterado (ALOC por sus siglas en inglés).

La primera prioridad es evaluar las causas fácilmente reversibles de un cambio en el nivel de conciencia, y estas incluyen:

- **Hipoxia** – si está presente asegurar una vía aérea patente y una ventilación adecuada. Administrar, como se indicó anteriormente.
- **Hipoglucemia** – obtener una pequeña muestra de sangre y realizar una medición de glucosa punto de atención. Si existe hipoglucemia gestionar como se describe en el capítulo 51.
- **Sobredosis de opiáceos** – aunque es inusual en el grupo de edad pediátrica, considere este diagnóstico en aquellos con pupilas puntúas y mentación alterada. Si está presente, administre naloxona 0,1 mg/kg y repita según sea necesario (ver capítulo 45).

15. ¿Cuáles son los mejores sitios para el acceso IV en pacientes pediátricos? ¿Cuándo se debe usar el acceso IO?

Los mejores sitios de I.V. en recién nacidos y bebés son el cuero cabelludo, las manos, la fosa antecubital y la vena safena en el tobillo o los pies. Las manos, las áreas antecubitales y las venas yugulares externas son los mejores sitios en niños pequeños y niños mayores. La técnica IO proporciona una entrada rápida y efectiva en la circulación venosa y debe ser utilizada en cualquier niño críticamente enfermo que requiera medicamentos inmediatos o líquido y se prefiere a intentar el acceso iv periférico, ya que el acceso IO se asocia con menos complicaciones, puede establecer el acceso más rápido, y es una habilidad más fácil para el personal de EMS para aprender. La región tibial proximal es el sitio preferido, y el fémur distal y la tibia distal son alternativas (ver capítulo 80).

16. ¿Cómo se puede evaluar con precisión el dolor en pacientes pediátricos?

La evaluación del dolor se considera un signo vital para todos los grupos de edad, incluidos los niños. La evaluación y el tratamiento del dolor en el entorno prehospitalal ayudan a aliviar la angustia tanto del niño como de la familia, y facilita la comunicación, la evaluación física y el transporte. La capacidad de comunicar el dolor mejora con la edad del niño, por lo que la evaluación del dolor es un desafío en los niños más pequeños y los bebés. El llanto y la agitación en un bebé que no será consolado cuando es retenido por el cuidador puede deberse al hambre, la hipoxia o el dolor, por lo que es necesaria una evaluación exhaustiva antes de administrar la analgesia. Las puntuaciones analógicas visuales, como la escala de caras de Wong-Baker o la escala de dolor de caras revisada, no son obligatorias, pero pueden ser útiles para evaluar la necesidad de alivio farmacológico del dolor en niños mayores.

17. ¿Cómo se debe manejar el dolor en los pacientes pediátricos?

El manejo del dolor en el paciente pediátrico incluye métodos que aliviarán la ansiedad y reducirán la percepción del dolor. Es útil para el proveedor prehospitalal proporcionar tranquilidad tanto a los padres como a los hijos. La distracción con juguetes y juegos, mantener al cuidador con el niño o sostenerlo, y la música son todas técnicas que pueden ayudar a disminuir la percepción del dolor. Una solución de sacarosa del 12% al 25% antes de un procedimiento doloroso, así como chupetes de sacarosa para neonatos se sabe para reducir la percepción del dolor. Los métodos farmacológicos para el alivio del dolor incluyen el uso de opiáceos, benzodiazepinas y óxido nitroso (ver capítulo 85).

18. ¿Qué modificaciones especiales para las evaluaciones prehospitales pueden ser necesarias para los niños con necesidades especiales de atención médica?

La respuesta de EMS para niños con necesidades especiales de atención médica (CSHCN, por sus siglas en inglés) se inicia por una variedad de razones, que pueden incluir fallas en el equipo, un cuidador agotado o en pánico, o cuidadores nuevos en el cuidado del niño.

Al evaluar la CSHCN, se deben implementar las siguientes modificaciones especiales:

- Determine el estado de referencia del niño preguntándole a su cuidador qué es "normal" para ese niño.
- Pregunte la opinión del cuidador sobre lo que podría estar mal o cómo el niño está "actuando de manera diferente".
- Tome en serio las preocupaciones del cuidador, ya que a menudo conocen las sutilezas de la condición de su hijo mejor que el equipo de atención médica.
- Pregunte qué enfoques funcionan mejor para la interacción con el niño. Sea paciente con el paciente y el cuidador.
- Los niños pueden ser lentos para responder preguntas o incapaces de hablar.
- Siempre hable directamente con el niño cuando sea posible, no con el cuidador, cuando haga preguntas.
- Trate de evitar que el cuidador responda por el niño.
- Recuerde que las enfermedades que normalmente se consideran leves pueden ser potencialmente mortales en algunos niños con necesidades especiales de atención médica.
- Verifique si hay etiquetas de alerta médica, formularios o tarjetas con información sobre los problemas médicos del niño.
- Determinar del cuidador qué terapias o intervenciones ya han realizado en respuesta a la emergencia del niño.
- Trate de transportar al niño al centro médico que esté familiarizado con su atención médica continua, teniendo en cuenta los protocolos locales de EMS sobre el tratamiento y las decisiones de transporte. Si hay alguna pregunta, consulte a la Dirección Médica en línea.

19. ¿Cómo puedo familiarizarme más con el cuidado de los niños gravemente enfermos?

- Solicite rotaciones clínicas en un departamento de emergencias pediátricas, visite una unidad de cuidados intensivos pediátricos o vaya como observador con un servicio de transporte especializado pediátrico siempre que sea posible.
- Asista a cursos dirigidos a la educación pediátrica, como PALS (Pediatric Advanced Life Support), APLS (Advanced Pediatric Life Support), PEPP (Pediatric Education for Prehospital Providers) o EPC (Emergency Pediatric Care).
- Asistir a cursos específicos de atención prehospitalaria de servicios médicos de emergencia para niños (EMS-C); póngase en contacto con la división de EMS de su estado para conocer la disponibilidad. Utilice programas de instrucción a su propio ritmo, como libros de vídeo o tecnología de disco de vídeo interactivo, para reforzar otros cursos de formación y experiencia.
- Póngase en contacto con la división de EMS de su estado o el Centro Nacional de Recursos de EMS-C para obtener información.

20. ¿Qué recursos están disponibles para el cuidado de los niños en la escena?

El uso de una cinta de longitud corporal pediátrica, cuando se coloca al lado del niño, proporciona dosis basadas en el peso de medicamentos de reanimación y tamaños de equipo apropiados, y rangos de signos vitales normales basados en estimaciones de la longitud del niño. Hay numerosas aplicaciones androide e iOS a las que se accede rápidamente por teléfono inteligente que proporcionan algoritmos pediátricos, calculadoras de medicamentos y fluidos IV.

21. ¿Cuáles son algunos consejos generales a tener en cuenta al manejar a los niños?

- Evalúe la escena en busca de indicios de abuso, negligencia o ingestiones.
- ¿Es la historia consistente con el mecanismo de lesión y el ambiente observado?
- Estimación de peso en kg = 2 x (edad en años + 4).
- PA sistólica mínima = 70 + (2 x edad en años).
- Utilice un enfoque de dedo a cabeza durante la evaluación secundaria para aumentar el cumplimiento del paciente.
- La estabilización de la vía aérea juntada con esfuerzos iniciales en la optimización de la ventilación y de la oxigenación se debe iniciar antes

de cargar al niño para el transporte; todo lo demás se puede hacer en la ambulancia.

- Recuerde que los niños son mucho más susceptibles a la pérdida de calor; mantener un ambiente cálido durante el transporte.

PERLAS Y DECISIONES CRÍTICAS

- Los bebés de 0 a 6 meses de edad son respiradores de nariz obligados, por lo tanto, es vital eliminar las secreciones de la nariz de un bebé de 6 meses de edad o menos, generalmente con una jeringa de bulbo.
- La apariencia general de un niño es la pista más importante al evaluar la gravedad de la enfermedad o lesión, la necesidad de tratamiento y la respuesta a la terapia.
- Una presión arterial "normal" con frecuencia existe en shock compensado en los niños hasta que la parte inferior cae fuera de la presión arterial.
- Permanecer en escena para comenzar una vía intravenosa u obtener una historia completa en un bebé o niño gravemente enfermo es una trampa común.
- No retrase el transporte del niño crítico a la atención definitiva.
- No asuma que el niño con una discapacidad física también está afectado cognitivamente.

LECTURAS SUGERIDAS

1. Cunnigham C, Kamin R (Co-PI): National Model EMS Clinical Guidelines, Version 2.1, updated June 29, 2018. NASEMSO Medical Directors Council. www.nasemso.org
2. Dieckmann RA, Brownstein D, Gausche-Hill M: The Pediatric Assessment Triangle: A Novel Approach for the Rapid Evaluation of Children. Pediatr Emer Care 2010;26: 312-315.
3. Fuchs S, Terry M, Adelgais K, et al: Definitions and Assessment for Emergency Medical Servcies for Children. Pediatrics 2016;138(6)
4. Gausche-Hill M, Eckstein M, Horeczko T, et al: Paramedics Accurately Apply the Pediatric Assessment Triangle to Drive Management. Prehosp Emerg Care 2014;18 : 520-530.
5. Gausche M, Lewis RJ, Stratton SJ, et al: Effect of Out-of-Hospital Pediatric Endotracheal Intubation on Survival and Neurologicical Outcome: A Controlled Clinical Trial. JAMA 2000;283(6): 126-129.

CAPÍTULO 65. CONVULSIONES EN NIÑOS

1. ¿Cuál es la causa de una convulsión?

El cerebro contiene miles de millones de células nerviosas (neuronas). Se comunican entre sí a través de cargas eléctricas que normalmente se disparan de manera organizada. Cuando las neuronas se disparan anormalmente, se puede desencadenar una ola de energía eléctrica en el cerebro que conduce a una descarga masiva no controlada (MUD) y actividad convulsiva. Varios factores determinan el tipo y la gravedad de la convulsión que incluyen si la descarga se limita a una pequeña porción del cerebro o ambos hemisferios, así como la longitud y la frecuencia de la MUD. Las convulsiones pueden ocurrir cada vez que el cerebro se lesiona, se irrita o se priva de nutrientes.

Las causas se pueden clasificar en las que ocurren dentro del sistema nervioso central, fuera del cerebro, y ésas sin la causa sabía (idiopática). Consulte la Tabla 1 para ver las causas comunes de las convulsiones. Afortunadamente, la mayoría de las convulsiones son de corta duración y a menudo se resuelven cuando llega el EMS. La mayoría de las convulsiones simples de una sola vez no requieren intervención médica, sin embargo, las convulsiones repetidas o prolongadas, conocidas como estado epiléptico, son emergencias potencialmente mortales. Además, las convulsiones aumentan el uso cerebral de oxígeno y glucosa, y pueden conducir a hipoxia e hipoglucemia. Las convulsiones nuevas o diferentes pueden ser un signo de patología subyacente grave y requieren una evaluación adicional en el Departamento de Emergencias. Independientemente de la etiología, el tratamiento para la mayoría de los tipos de convulsiones es similar.

Tabla 1. Causas comunes de convulsiones

Causas	Ejemplos
Trastornos Intrínsecos del Sistema Nervioso Central	Tumores cerebrales, lesiones vasculares, quistes cerebrales, ACV, trauma de cráneo, enfermedades neurológicas degenerativas
Infecciones / Enfermedades infecciosas	Meningitis, encefalitis, abscesos, fiebre
Trastornos Metabólicos Extrínsecos	Hipoxia, hipercapnia, hipoglicemia, hiperglicemia, insuficiencia hepatica o renal, trastornos electrolíticos, ingestion de tóxicos, ingestion, abstinencia de alcohol/drogas, eclampsia, encefalopatía hipertensiva, errores en la toma de medicación.
Causa desconocida	Epilepsia idiopática

2. ¿Qué es la epilepsia?

La epilepsia se define como la predisposición a generar convulsiones y es el término usado para las crisis recurrentes del mismo tipo, con los resultados característicos de EEG, que ocurren sin una causa subyacente reversible. Tener una sola convulsión no significa que un niño tenga epilepsia. Debido a que es difícil diferenciar el tipo específico de epilepsia, muchos niños no son diagnosticados o se les diagnostica incorrectamente con un trastorno del movimiento o del comportamiento. Se cree que la epilepsia representa alrededor del 25% de todas las convulsiones, y puede ocurrir a cualquier edad. La epilepsia afecta a más de 360,000 niños menores de 15 años y aproximadamente 1 de cada 26 personas desarrollará epilepsia durante su vida.

3. ¿Qué tan prevalentes son las convulsiones en los niños?

Las convulsiones son un trastorno neurológico infantil común. Aproximadamente el 4-10% de los niños tienen una sola convulsión sin recurrencia. Cada año, aproximadamente 120.000 niños y adolescentes tienen su primera convulsión. Casi el 25% se encuentran más adelante para tener epilepsia, los 25% deben tener una causa reversible, y los 50% son idiopáticos.

4. ¿Hay diferentes tipos de convulsiones?

Una convulsión por primera vez puede ser un evento aislado o un signo de algo más grave. Las convulsiones se pueden clasificar como generalizadas o parciales (focales), simples (conciencia normal) o complejas (alteración de la conciencia) (Tabla 2). Esta descripción permite a los proveedores médicos clasificar el tipo de actividad convulsiva que se les observa o describe directamente. Las convulsiones parciales comienzan con un inicio focal, lo que significa que las neuronas que descargan se limitan a una parte del cerebro. Las convulsiones generalizadas involucran las neuronas de ambos hemisferios del cerebro y se dividen a su vez en categorías que describen el aspecto clínico de la convulsión: ausencia, tónico/clónico, atónico o mioclónico. Un informe preciso de la actividad convulsiva ayuda a los proveedores a determinar la necesidad de diagnósticos, como estudios de laboratorio, imágenes por TC/RMN o punción lumbar, y puede ayudar a dirigir el tratamiento.

Tabla 2. Clasificación de las crisis epilépticas	
1. Crisis Parciales (focal, local)	
1.1. Crisis parciales simples (sin alteración de consciencia)	
1.1.1.	Con signos motores
1.1.2.	Con síntomas somatosensoriales o síntomas sensoriales especiales (alucinaciones simples como hormigueos, destellos de luz o zumbidos)
1.1.3.	Con signos o síntomas autonómicos (p.ej. sensaciones epigástricas, palidez, sudoración, rubor, piloerección, dilatación pupilar)
1.1.4.	Con síntomas psíquicos (alteración de las funciones cerebrales superiores), por ej. déjà vu, distorsión del sentido del tiempo, miedo. Nota: estos síntomas raramente ocurren sin compromiso de consciencia.
1.2. Crisis parciales complejas (con compromiso de conscicencia)	
1.2.1.	Con inicio parcial seguido de compromiso de consciencia
1.2.2.	Con compromiso de consciencia desde el inicio
1.3. Crisis parciales que evolucionan a crisis secundariamente generalizadas (pueden ser crisis generalizadas tónico-clónicas, tónicas o clónicas)	
1.3.1.	Crisis parciales simples que evolucionan a crisis generalizadas
1.3.2.	Crisis parciales complejas que evolucionan a crisis generalizadas
1.3.3.	Crisis parciales simples que evolucionan a crisis parciales complejas y luego a crisis generalizadas
2. Crisis Generalizadas (convulsivas o no-convulsivas)	
2.1.	Crisis de Ausencia (impairment of consciousness alone or with: mild clonic, atonic or tonic components; automatisms; and/or autonomic symptoms or signs)
2.2.	Crisis de Ausencia atípicas
2.3.	Crisis Mioclónicas
2.4.	Crisis Clónicas
2.5.	Crisis Tonico-clónicas
2.6.	Crisis Atonicas
3. Crisis no clasificables	

5. ¿Cuáles son los signos y síntomas de una convulsión?

El diagnóstico de un tipo particular de convulsión a menudo requiere la observación directa de la actividad muscular que ocurrió durante la convulsión, así como la posterior prueba confirmatoria de EEG. Si la actividad convulsiva ha cesado antes de la llegada del SGA, los signos y síntomas pueden ser más sutiles, incluyendo incontinencia urinaria, morderse la lengua o un estado postictal de confusión. Los niños en un estado post-ictal con frecuencia están desorientados, y prefieren descansar o dormir que permanecer despiertos para responder preguntas. Si un pariente, transeúnte o EMS estuvo presente para presenciar la convulsión, un relato cuidadoso de los signos y síntomas observados ayudará a identificar el tipo de convulsión..

6. ¿Cómo se ven los diversos tipos de convulsiones?

- **Las convulsiones parciales** pueden causar períodos de comportamiento estereotipado y repetitivo y/o alteración de la conciencia. Los comportamientos pueden ser actividades como abotonar y desabotonar una camisa varias veces, y a menudo no son recordados por el paciente. También pueden implicar actividades como golpes en los labios en la epilepsia del lóbulo temporal o sacudidas en los espasmos infantiles.
- **Las convulsiones parciales simples** comienzan en una parte de un hemisferio del cerebro y no afectan el nivel de conciencia. Una simple convulsión parcial puede resultar en sacudidas o espasmos de una extremidad, sensación anormal en una región del cuerpo, enrojecimiento de la piel, náuseas, un miedo intenso, alucinaciones o incluso una sensación de deja-vu.
- **Las convulsiones parciales complejas** comienzan en una parte de un hemisferio del cerebro y afectan el nivel de conciencia. Con frecuencia hay un aura asociada, que a menudo se describe como una sensación de que una convulsión está a punto de ocurrir, seguida de confusión, miedo, risas, alucinaciones, un olor o sabor fétido, o una sensación de deja-vu. Estos también pueden ir acompañados de golpes en los labios, torpezas, estruendos en las manos, aleteo de los ojos o caminar o correr inconscientemente. La aureola que precede un asimiento se piensa para representar un síntoma inicial producido por el inicio de la actividad de asimiento. Las convulsiones parciales complejas suelen durar varios minutos y se acompañan de un estado postictal. Los niños aparecen generalmente despiertos durante el asimiento, que se puede confundir con un acontecimiento psicótico debido al comportamiento extraño exhibido.
- Los asimientos parciales simples y complejos pueden separarse e implicar ambos hemisferios, dando por resultado un asimiento tónico-clónico generalizado.
- **Las convulsiones generalizadas** involucran ambos hemisferios del cerebro y generalmente causan una pérdida de conciencia. Se clasifican por el tipo de movimientos musculares involucrados e incluyen ausencia, tónico, tónico/clónico, mioclónico y atónica
- **Las convulsiones por ausencia** se conocen comúnmente como convulsiones "petit mal". Las convulsiones por ausencia son más comunes en los niños que en los adultos, y por lo general ocurren sin un aura precedente. Se presentan como un breve hechizo de mirada fija que generalmente dura menos de 15 segundos. Durante una convulsión por ausencia, los niños dejarán de realizar cualquier

actividad que estén haciendo, y se puede observar que muestran aleteo ocular, movimientos inusuales de los labios o contracciones. Son comúnmente insensibles incluso a los estímulos fuertes. El niño normalmente no cae al suelo, la recuperación es rápida y no hay un período postictal después de la convulsión. El niño generalmente no recuerda la convulsión y a menudo está desorientado y / o avergonzado después.

- **Las convulsiones tónicas** implican una contracción sostenida de los músculos, lo que con frecuencia resulta en que ambos brazos se eleve por encima y la rigidez de las piernas. Los músculos faciales a menudo se tensan en una mueca durante las convulsiones tónicas. Los niños que están de pie pueden perder el equilibrio y caerse. Estas convulsiones no suelen estar asociadas con un estado postictal, pero pueden provocar fatiga si se producen varias convulsiones muy juntas. Las convulsiones tónicas generalmente duran menos de 20 segundos, y el niño generalmente permanece consciente durante el endurecimiento muscular.
- **La crisis tónico/clónico generalizada o "grand mal"** describe el tipo de actividad muscular considerada con este tipo de asimiento. Tónico se refiere a la rigidez continua de las extremidades y clónico se refiere a sacudidas rítmicas de los músculos. Las convulsiones tónico-clónicas se encuentran entre las convulsiones más aterradoras y dramáticas que se pueden presenciar. El niño típicamente tiene una pérdida inmediata de la conciencia, puede producir un fuerte llanto, caer al suelo y comenzar el endurecimiento inicial de los músculos seguido de violentos tirones rítmicos. La mordedura de lengua es común durante esta fase de la convulsión y se puede ver sangre que sale de la boca. Los músculos faciales a menudo se contraen, las secreciones no se pueden tragar y babear puede ser excesivo. Las convulsiones tónicas/clónicas pueden afectar a todos los músculos, incluidos los de la respiración. Durante el postureo y el sacudir rítmico, la ventilación pobre puede llevar a la hipoxia y a la hipercapnia severas. La hipoglucemia y otros problemas metabólicos también pueden ocurrir debido a la actividad muscular violenta y excesiva. Las contracciones musculares pueden ser graves y causar fracturas de huesos largos o luxaciones articulares. El niño también puede volverse incontinente para orina y heces. Las convulsiones tónicas/clónicas generalmente duran de 1 a 3 minutos, pero pueden persistir durante 30 minutos o más. Por lo general, hay un estado postictal después de la actividad convulsiva, durante el cual el niño querrá dormir y es difícil mantenerse despierto. Los niños generalmente no tienen memoria de la crisis..
- **Las convulsiones mioclónicas** suelen ocurrir por la mañana poco después del despertar. A menudo involucran los brazos y los

hombros, y se presentan como tirones rápidos, como sobresaltes. Los tirones mioclónicos pueden hacer que el niño caiga objetos o caiga al suelo. Por lo general, no hay pérdida de conciencia durante estas convulsiones. A menudo, los niños se acostumbran a los tirones mioclónicos y es posible que no los informen a sus padres. La edad de inicio de la epilepsia mioclónica juvenil es tan joven como 6 años, aunque la mayoría de las convulsiones comienzan entre los 12-18 años de edad. Hay algunas formas de convulsiones mioclónicas que se manifiestan en bebés de tan solo 3 a 6 meses de edad. Los desencadenantes de las convulsiones mioclónicas incluyen la privación del sueño, el estrés psicológico, el consumo de alcohol o drogas, y la estimulación fótica, como mirar fijamente una luz estroboscópica, ver la televisión o jugar un videojuego. Tiende a ser un síndrome de por vida que generalmente se puede controlar con modificaciones de comportamiento y medicamentos.

- **La convulsión atónica**, como su nombre lo indica, significa sin tono muscular. Las presentaciones comunes incluyen párpados caídos y falta de tono muscular que hace que el niño caiga al suelo, a veces aterrizando de cabeza. Estas incautaciones también se han denominado "ataques de caída". Por lo general, no hay pérdida de conciencia y por lo general solo duran unos 15 segundos. Debido a la posibilidad de lesiones graves en la cabeza, a veces se recomienda que los niños con trastornos convulsivos atónicos usen un casco. Las convulsiones atónicas generalmente comienzan temprano en la infancia y pueden durar hasta bien entrada la edad adulta.

7. ¿Qué es el estado epiléptico?

La definición de estado epiléptico (SE) ha cambiado sustancialmente en los últimos años. Los niños con una convulsión que dura más de 5 minutos o que tienen múltiples convulsiones sin volver a recuperar consciencia están en estado epiléptico. Debido al envío medio del EMS y a los tiempos promedios de respuesta, cualquier niño con movimientos activos sobre la llegada del EMS debe ser considerado tener SE. La identificación y el tratamiento rápidos son esenciales puesto que una actividad convulsiva más larga aumenta la ocasión de complicaciones peligrosas para la vida, tales como hipoxia, hipoglucemia, daño neuronal, aspiración, lesión corporal, e incluso paro cardiaco. A pesar de las mejoras en el tratamiento, el SE conlleva una tasa de mortalidad general del 20%. El manejo de la vía aérea y la administración de medicaciones anti-convulsivantes, a veces en dosis más altas que normales, se requieren a menudo para detener la actividad de las convulsiones del estado epiléptico.

8. ¿Qué papel juega la fiebre en las convulsiones?

Las convulsiones febriles son el tipo más común de convulsiones pediátricas, y ocurren en 2 - 5% de todos los niños. Las convulsiones febriles pueden ocurrir en niños entre 6 meses y 5 años de edad que tienen fiebre de ≥38 °C (100.4 °F), y son más comunes entre los 12-24 meses de edad. La causa subyacente de asimientos febriles sigue siendo desconocida; sin embargo, se cree que la temperatura corporal máxima más alta y la rápida tasa de aumento de la temperatura contribuyen. Los asimientos febriles típicos causan la actividad de motor tónico-clónica que dura 1-2 minutos con la vuelta rápida del sentido. Una convulsión febril típicamente solo ocurre una vez durante cualquier enfermedad dada. Las convulsiones febriles repetidas pueden conducir a un estado epiléptico febril y pueden ser un signo de una patología subyacente más grave, incluida la encefalitis, la meningitis o el absceso cerebral. Aproximadamente el 50% de los niños menores de 1 año de edad y el 30% de los niños mayores de 1 año de edad tendrán otra convulsión febril simple durante su vida. Las convulsiones febriles se clasifican como simples (una convulsión que dura menos de 15 minutos en un período de 24 horas) o complejas (que duran más de 15 minutos, convulsiones repetidas en 24 horas o convulsiones focales) (Tabla 3). Se asocian comúnmente a infecciones virales de otra manera sencillas y varían en longitud y presentación. Aunque pueden ser aterradores para los padres, la mayoría de las convulsiones febriles no resultan en un daño permanente para el paciente. Al igual que con otros tipos de convulsiones, las convulsiones febriles ponen a los niños en riesgo de lesiones por caídas, asfixia o aspiración de alimentos /saliva en la boca. Los asimientos febriles activos se deben manejar de la misma manera que asimientos no-febriles con las benzodiacepinas apropiadas. Midazolam IM, IN o bucal es el medicamento preferido en estos pacientes. Las convulsiones febriles simples que se resuelven espontáneamente generalmente se manejan con cuidados de apoyo y no requieren benzodiacepinas u otros medicamentos anticonvulsivos. Antipiréticos, como acetaminofén o ibuprofeno, pueden estar indicados para el tratamiento de la fiebre, pero no se ha demostrado que reduzcan la recurrencia de las convulsiones febriles posteriores...

Tabla 3. Clasificación de las convulsiones febriles	
Niños de 6 meses a 5 años con fiebre ≥38°C (100.4°F)	
Tipo	**Caracteristicas**
Simple	Duración menor a 15 minutos y no recurre en las primeras 24 hrs
Compleja	Dursación mayor a 15 minutos, recurre en las primeras 24 hrs., o es de naturaleza focal.

Los niños con convulsiones febriles simples tienen aproximadamente el mismo 1% de probabilidades de desarrollar epilepsia más adelante en la vida en comparación con la población general. La historia de asimientos febriles múltiples, del primer asimiento febril antes de 1 año de edad, y de los antecedentes familiares de asimientos aumenta esta tarifa a 2-4%. Los estudios han demostrado que los niños con asimientos febriles aislados no sufren típicamente déficits neurológicos de los asimientos, y realizan semejantemente en las pruebas intelectuales comparadas a los hermanos inafectados. Las convulsiones febriles tienden a tener un componente genético y son más comunes en las familias. El riesgo de convulsiones febriles es del 10% para los hermanos de un niño con convulsiones febriles, y de casi el 50% para los hermanos si un padre también tiene antecedentes de convulsiones febriles. La Tabla 4 enumera los factores de riesgo para desarrollar convulsiones febriles.

Tabla 4. Factores de riesgo para desarrollar convulsiones febriles
Historia familiar de convulsiones febriles
Hipertermia
Retraso en el desarrollo
Alta hospitalaria neonatal más allá de los 28 días de edad (sugestiva de enfermedad perinatal que requirió hospitalización)
Guardería diurna
La presencia de 2 de estos factores aumenta la probabilidad de una primera crisis febril en un 30%.
La ingesta maternal de alcohol o tabaco durante el embarazo genera un riesgo 2 veces mayor.

9. ¿Qué incluye la evaluación de una convulsión?

La evaluación y el tratamiento de las convulsiones representan aproximadamente el 5-8% de todas las llamadas de EMS en los Estados Unidos. Una historia cuidadosa y un examen físico son claves para identificar la etiología de una convulsión y para dirigir las pruebas y el tratamiento posteriores. La evaluación comienza con un historial de MUESTRAS, una descripción exhaustiva de cómo comenzó la convulsión y el tipo y la duración de la actividad convulsiva.

S – Los signos y síntomas incluyen evidencia de actividad convulsiva real si el episodio se ha detenido antes de la llegada del EMS. ¿Hay evidencia de morderse la lengua? ¿El niño es incontinente de orina o heces? ¿Está el niño en un estado postictal o hay alguna otra etiología para la insensistencia? La lesión en la cabeza y la columna vertebral puede estar presente si el niño se cayó, y la inmovilización de la columna vertebral puede estar indicada.

A – ¿El paciente es alérgico a algún medicamento, alimento, animal o planta? Una reacción alérgica puede ser la causa de la convulsión aparente o puede dirigir la terapia si se repite una convulsion

M – ¿Al niño se le recetan medicamentos para las convulsiones y se han tomado? Una causa común de una convulsión es la no adherencia a la medicación. Los medicamentos para las convulsiones pueden tener efectos secundarios no deseados y, a veces, hacen que los pacientes se sientan peor. Olvidarse de tomarlos o una retirada rápida puede conducir a convulsiones. Los medicamentos anticonvulsivos comunes se enumeran en la Tabla 5. ¿El paciente está tomando alcohol o drogas, como cocaína o anfetaminas, que pueden aumentar la probabilidad de actividad convulsiva?

P – La historia clínica pasada pertinente incluye la historia de asimientos, de epilepsia, de asimientos febriles, de diabetes, o de lesión en la cabeza reciente, que puede asistir en la evaluación de la etiología del asimiento.

L – La última ingesta oral puede sugerir la probabilidad de un estómago lleno y el potencial de vómitos y aspiración.

E – Los eventos que conducen a la actividad convulsiva pueden proporcionar pistas sobre la causa subyacente y el tipo de convulsión. ¿El niño se quejó de un aura? Es posible que los niños más pequeños no puedan comunicar la presencia de un aura y que de repente corra con un padre o cuidador antes del inicio de la actividad convulsiva. ¿La convulsión comenzó o afectó a una parte del cuerpo más que a las demás? ¿El niño tuvo una lesión reciente en la cabeza? ¿El niño es diabético y toma insulina sin comer? ¿El niño ha estado expuesto a una sustancia tóxica y es segura la escena? Muchas veces el niño está confundido, o no recuerda la convulsión, por lo que los miembros de la familia o transeúntes proporcionarán respuestas a estas preguntas importantes.

Un examen rápido de pies a cabeza en busca de lesiones por una caída, contracciones musculares violentas o mordeduras de lengua es esencial después de la terminación de la actividad convulsiva. La oximetría de pulso debe medirse para determinar la presencia de hipoxia. Es posible que los pacientes no respiren normalmente durante las convulsiones tónicas/clónicas generalizadas, y pueden volverse hipóxicos e hipercapneicos dependiendo de la duración de la actividad convulsiva. Aunque la oximetría de pulso y la monitorización del CO2 de marea final son difíciles de obtener e inexactas durante una convulsión real, deben controlarse después de que la actividad convulsiva haya cesado. Una medida de la glucosa en sangre se debe obtener en todos los pacientes con un estado mental alterado. Puede que no sea necesario obtener un nivel de glucosa en sangre en pacientes de edad avanzada con una convulsión completamente resuelta que han vuelto a su estado mental basal. El resto de los pacientes con asimientos sospechosos deben tener una medida de la glucosa en sangre realizada puesto que la hipoglucemia no tratada puede dar lugar a lesión de cerebro permanente.

Tabla 5. Medicaciones antiepilépticas de uso frecuente	
Levetiracetam (Keppra)	Etosuximida (Zarontin)
Topiramato (Topamax)	Carbamazepina (Tegretol)
Lamotrigina (Lamictal)	Acido Valproico/Valproato (Depakote o Depekene)
Lacosamide (VIMPAT)	Clonazepam (Clonopin)
Oxcarbazepina (Trileptal)	Clorazepam (Tranxene)
Zonisamida (Zonegran)	Felbamato (Felbatol)
Fenitoinas (Dilantin)	Fosfenitoina (Cerebryx)
Fenobarbital	Gabapentina (Neurontin)

10. ¿Cuál es el tratamiento para una convulsión?

Mientras que la mayoría de los asimientos resuelven espontáneamente antes de la llegada del ccsme y requieren solamente la observación y el cuidado de apoyo, los asimientos activos o recurrentes pueden requerir cuidado avanzado. El objetivo del tratamiento convulsivo es parar actividad de asimiento tan pronto como sea posible, apoyar el ABCs, determinar una causa tratable posible, asegurar que la hipoglucemia no existe, y bajar la temperatura del cuerpo si se eleva. El tratamiento para las convulsiones debe comenzar, similar al tratamiento de todos los pacientes, con la evaluación de las vías respiratorias, la respiración y la circulación.

- **A** - Las secreciones pueden ser sustanciales durante una convulsión y poner al niño en riesgo de asfixia y aspiración. También pueden ocurrir vómitos si el niño ha comido recientemente. Los proveedores de EMS pueden necesitar colocar a los niños de lado y succionar las vías respiratorias según sea necesario. Los niños en un estado postictal pueden tener dificultad para mantener las vías respiratorias patentes. Los objetos no deben colocarse en la boca para evitar que se muerda la lengua, ya que pueden provocar dientes rotos y obstrucción de las vías respiratorias. Una vía aérea nasofaríngea es la más apropiada para ayudar a mantener la vía aérea abierta.
- **B** – La respiración es a menudo inadecuada para la duración de una convulsión tónica / clónica y la administración de oxígeno suplementario a través de no rebreather es a menudo apropiado. Después de que la convulsión se detenga, evalúe la frecuencia respiratoria y la profundidad, así como la saturación de oxígeno y proporcione oxígeno solo según sea necesario. La ventilación con presión positiva rara vez se requiere, pero debe estar fácilmente disponible. La intubación debe reservarse para pacientes con depresión respiratoria prolongada, generalmente a partir de múltiples dosis de medicamentos anticonvulsivos o estado epileptic

- **C** - Revise el pulso del niño, ya que la actividad similar a las convulsiones puede ocurrir por un paro cardíaco resultante de hipoxia o hipovolemia. El acceso IV puede ser difícil durante la fase tónica/clónica de una convulsión y no debe retrasar la administración de medicamentos anticonvulsivos por otras vías. Los brazos no deben mantenerse hacia abajo durante la convulsión, ya que pueden producirse fracturas por el tirón muscular violento. Después de que la convulsión se haya detenido, los pacientes deben colocarse en una posición de comodidad, lo que minimiza el riesgo de caídas.

11. ¿Qué consideraciones adicionales se deben tener en el manejo inicial de las crisis de los pacientes pediátricos?

La hipoglucemia puede ser la causa subyacente o el resultado de la actividad convulsiva. Si la hipoglucemia se identifica después de la administración de benzodiazepinas o una vez que se han resuelto las convulsiones activas, la administración de dextrosa es apropiada en función del peso del niño. D25 se prepara mezclando D50 1:1 con agua estéril. Se puede administrar a una dosis de 0,5 – 1 g/kg IV/IO. Suponiendo que la confusión después de un asimiento es un estado poste-ictal puede llevar a la hipoglucemia que va desconocida. Si el niño tiene fiebre, la administración de paracetamol rectal o paracetamol/ibuprofeno oral, si lo permite el protocolo, ayudará a reducir la fiebre. El enfriamiento externo también se puede utilizar según el protocolo local, pero no debe implicar la inmersión en el agua, lo que puede conducir a ahogamiento y / o aspiración.

12. ¿Cómo debo proceder si el niño todavía está convulsivando cuando llego o presenta una crisis nuevamente después de que la inicial se detuvo?

Si las crisis activas se atestiguan a la llegada del SME o durante el transporte, las medicaciones anticonvulsivantes deben ser administradas. Las benzodiazepinas son los fármacos de primera línea de elección, y deben administrarse por vía intramuscular, intra-nasal, bucal (transmucosa) o intravenosa si ya se ha establecido una vía intravenosa. Las benzodiazepinas comunes utilizadas en el entorno prehospitalario incluyen midazolam (Versed), lorazepam (Ativan) y diazepam (Valium). La Tabla 6 describe las propiedades particulares de cada medicamento. El midazolam IM suele ser el medicamento y la vía preferidos para el tratamiento inicial de las convulsiones. También se puede administrar por vía intra-nasal o bucal para minimizar los procedimientos invasivos. Si ya se ha colocado una vía intravenosa, se puede administrar midazolam, lorazepam o diazepam por vía intravenosa. Diazepam no debe administrarse por vía intramuscular. El diazepam comúnmente se administra por vía rectal en el hogar por los padres/cuidadores de niños con convulsiones, pero no es el tratamiento prehospitalal preferido de las convulsiones para el SGA. El diazepam rectal tardará más en alcanzar un nivel terapéutico y debe reservarse para pacientes con contraindicaciones para el midazolam o que tengan antecedentes de tratamiento exitoso solo con diazepam. Si es necesario, el diazepam se puede administrar insertando el barril de la jeringuilla en el recto aproximadamente 3 cm e inculcando la medicación. La jeringa debe entonces ser quitada y las nalgas mantenidas juntas permitiendo la absorción del diazepam. Tenga en cuenta que el uso de benzodiazepinas puede causar hipotensión y depresión respiratoria. La detención respiratoria se ha divulgado con las dosis múltiples de benzodiacepinas. Si un niño desarrolla paro respiratorio, se requiere un manejo adecuado de las vías respiratorias para prevenir el paro cardiopulmonar. La ventilación con máscara de bolsa suele ser suficiente para oxigenar y ventilar a los pacientes pediátricos en el entorno prehospital. La intubación supraglótica o endotraqueal puede ser apropiada para niños con insuficiencia respiratoria que no respondieron a varios minutos de ventilación con mascarilla de bolsa, si lo permite el protocolo local. La necesidad de la intubación endotraqueal es controvertida y se ha eliminado del ámbito de práctica del SGA en algunas jurisdicciones. El tratamiento acertado de asimientos se basa en el reconocimiento de que está ocurriendo un asimiento, apoyando el ABCs, administrando medicaciones del anticonvulsivo, e identificando una causa tratable subyacente tal como hipoglucemia.

Tabla 6. Benzodiacepinas usadas para tratar convulsiones

Droga	Ventajas	Desventajas	Dosis
Midazolam (Versed)	• Terapia de primera línea • Puede ser IV, IM, Intranasal (IN) o VO • Rápido comienzo de efecto	• Vida media corta alrededor de 1-6 hours	• 0.1 mg/kg IV/IO (dosis máxima de 4 mg) • 0.2 mg/kg IM/IN (dosis máxima de 10 mg)
Lorazepam (Ativan)	• Rápido comienzo de inicio • Puede ser IM, IN, IO • Duración de 12-24 hrs	• Requiere cadena de frío	• 0.1 mg/kg IV/IM/IO (dosis máxima de 4 mg)
Diazepam (Valium)	• Se puede realizar vía intrarectal • Bajo costo	• Vida media corta alrededor 15-60 minutos • Puede generar apnea al ser dada IV	• 0.1-0.3 mg/kg IV/IO (dosis máxima de 10 mg) • 0.2 – 0.6 mg/kg vía intrarectal (dosis maxima de 20 mg)

PERLAS Y DECISIONES CRÍTICAS

- Las convulsiones activas deben tratarse rápidamente protegiendo al paciente de lesiones, manejando los ABC, administrando benzodiazepinas u otros medicamentos apropiados y corrigiendo la hipoglucemia si está presente.
- La glucosa en sangre se debería comprobar en niños con crisis activas. La colocación rutinaria de un IV prehospitalaria puede no ser necesario para los niños que no están con una crisis en curso.
- Los IVs prehospitalarios se pueden evitar si las medicaciones intravenosas no son necesarias.
- Las benzodiazepinas utilizadas para detener una convulsión pueden causar depresión respiratoria e hipotensión.
- La documentación cuidadosa de la actividad convulsiva ayudará a identificar el tipo de epilepsia
- Las convulsiones parciales complejas a menudo implican un comportamiento inusual que puede confundirse con una anomalía psiquiátrica o conductual.
- Las convulsiones febriles simples no suelen resultar en una lesión cerebral.
- Las restricciones de la movilidad espinal dorsal cervical se deben considerar para los niños que cayeron como resultado de un asimiento.
- Las causas comunes de las convulsiones son las enfermedades febriles y la no adherencia con los medicamentos anticonvulsivos.

LECTURAS SUGERIDAS

1. Claassen J, Silbergleit R, Weingart SD, et al. Emergency neurological life support: status epilepticus. Neurocrit Care. 2012;17(Suppl 1):S73-8.
2. Dham BS, Hunter K, Rincon F. The epidemiology of status epilepticus in the United States. Neurocrit Care. 2014(3);20:476-83.
3. Graves RC, Oehler K, Tingle LE. Febrile seizures: risks, evaluation, and prognosis. American family physician. 2012 Jan 15;85(2).
4. Holsti, Maija. Seizures in Infants and Children. Tintinalli's Emergency Medicine: A Comprehensive Study Guide. Eighth edition. McGraw-Hill Education, New York, 2016.
5. http://www.epilepsyfoundation.org (Epilepsy Foundation). Accessed on November 28, 2018

6. Martin-Gill C, Hostler D, Callaway CW, et al. Management of prehospital seizure patients by paramedics. Prehosp Emerg Care. 2009;13(2):179-84.

7. Michael GE, O'Connor RE. The diagnosis and management of seizures and status epilepticus in the prehospital setting. Emerg Med Clin North Am. 2011;29(1):29-39.

8. Seinfeld S, Shinnar S, Sun S, et al. Emergency management of febrile status epilepticus: results of the FEBSTAT study. Epilepsia. 2014;55(3):388-95.

9. Silverman, E.C., Sporer, K.A., Lemieux, J.M., et al. Prehospital Care for the Adult and Pediatric Seizure Patient: Current Evidence-based Recommendations. Western Journal of Emergency Medicine. 2017;18(3), p.419. PMID: 28435493

10. Welch RD, Nicholas K, Durkalski-Mauldin VL, et al. Intramuscular midazolam versus intravenous lorazepam for the prehospital treatment of status epilepticus in the pediatric population. Epilepsia. 2015;56(2):254-62.

CAPÍTULO 66. DIFICULTAD RESPIRATORIA EN NIÑOS Y LACTANTES

1. ¿Cuáles son algunas de las diferencias anatómicas entre los sistemas respiratorio adulto y pediátrico, y cómo afectan mi evaluación y tratamiento del paciente pediátrico?

Comencemos con la diferencia más obvia, la lengua relativamente grande. La lengua domina la orofaringe de bebés y niños. Se nos ha enseñado que la causa más común de obstrucción de las vías respiratorias es la lengua, y esto es especialmente cierto en la población pediátrica. Cualquier condición que produzca un estado mental alterado puede poner al paciente pediátrico en riesgo de obstrucción de las vías respiratorias de la lengua relajada. Preste mucha atención al posicionamiento de las vías respiratorias. En el paciente supino, mantenga la posición de "olfateo". Esto se puede hacer mediante el uso del levantamiento de la barbilla con inclinación de la cabeza, teniendo cuidado de no hiperextender el cuello, ya que los anillos cartilaginosos de la tráquea no están completamente formados y pueden colapsar bajo la hiperextensión. Una forma de mantener la posición adecuada de las vías respiratorias para un niño inconsciente es colocar una toalla debajo de los hombros alineando los ejes de las vías respiratorias.

2. ¿Existen diferencias fisiológicas entre los sistemas respiratorios adulto y pediátrico?

Los niños pequeños, especialmente los bebés, son respiradores nasales obligados. Cualquier secreción, congestión u obstrucción en la nasofaringe puede causar dificultad respiratoria y debe succionarse cuidadosamente con una jeringa de bulbo. Se debe tener especial cuidado al succionar a pacientes pediátricos para no inducir bradicardia. La preoxigenación y la limitación del tiempo que se aplica la succión pueden disminuir la posibilidad de un evento bradicárdico. El diafragma en los niños pequeños se compone de fibras musculares que son más propensas a la fatiga que el diafragma de los adultos. Los pacientes pediátricos tienen tremendas capacidades compensatorias, pero debido a la musculatura inmadura, pueden cansarse rápidamente y chocar rápidamente. El diafragma es el músculo primario de la respiración y en pacientes muy jóvenes solo hay contribuciones menores de los músculos accesorios de la respiración. Otra consideración es el hecho de que cualquier distensión abdominal afectará la excursión diafragmática e interferirá con la eficiencia del esfuerzo respiratorio. Esto es importante recordarlo en la evaluación de traumatismos y especialmente cuando se asiste a ventilaciones sin una vía aérea definitiva. Los pacientes pediátricos también tienen una capacidad disminuida en los lechos vasculares pulmonares y menos alvéolos que los adultos. Combine estos con sus volúmenes sanguíneos ya relativamente bajos (70cc / kg), y puede ver por qué incluso alteraciones menores en la ventilación o la perfusión pueden causar hipoxia.

3. ¿Cómo puedo evaluar rápida y correctamente un paciente pediátrico con distress respiratorio?

La capacidad de recopilar información rápidamente sin tener que usar ninguno de sus equipos de monitoreo¿ es una habilidad invaluable.

Esta "evaluación de lejos" se logra mejor mediante el uso del Triángulo de Evaluación Pediátrica (TEP). (Véase el capítulo 64, pregunta 6) Esta evaluación observacional rápida de la apariencia general del niño, el trabajo de respiración y el estado circulatorio no toma más de 30 segundos y le brinda la información "segura" que necesita para tomar decisiones clínicas sólidas.

4. ¿Qué debo buscar en la parte de "apariencia" del TEP?

La observación más importante que hará es la apariencia general del niño. Recuerde, si un niño parece enfermo, es probable que necesite atención médica oportuna. Al observar la apariencia general, puede determinar la gravedad de la enfermedad, qué terapia es apropiada y si esa terapia es efectiva. EMS ha utilizado tradicionalmente la mnemotecnia para ayudar con la memoria. Vamos a añadir otro a su arsenal. Al evaluar la apariencia del niño, considere el uso del mnemotécnico TICLS.

T – Tono
I – Interactivo
C – Consolabilidad
L – Mirada / Mirada
S – Habla / Llanto

Preste especial atención a cómo el niño interactúa con el entorno que lo rodea. ¿Reaccionan adecuadamente a la luz? ¿Sonríen o iluminan a un objeto familiar o pariente? ¿Hacen contacto visual contigo? Este es un hallazgo importante, ya que el niño con una mirada vacía y en blanco probablemente tenga problemas fisiológicos graves que requieran una intervención rápida..

5. ¿Qué se entiende por "trabajo de respiración" en TEP?

Al evaluar el lado del triángulo del trabajo de respiración (WOB), nuevamente inicialmente, no necesita ningún equipo. El trabajo de respiración es una forma más precisa de evaluar la oxigenación y la ventilación que la frecuencia respiratoria, la oximetría de pulso y la auscultación de los sonidos pulmonares. Usted estará observando los signos de aumento del trabajo de la respiración, que pueden incluir

- **Posicionamieno**
  - Sniffing (Olfateo) – esto representa un intento por parte del niño de alinear los ejes de las vías respiratorias, mejorando así el flujo de aire. Esta posición suele ser el resultado de la obstrucción de las vías respiratorias superiores.
  - Trípode – un niño que se presenta inclinado hacia adelante sobre sus brazos extendidos está tratando de maximizar su uso muscular accesorio en un intento de aumentar los volúmenes corporals

- **Uso de musculatura accesoria**
  - Retracciones – estos niños están tratando de reclutar todo el poder en sus músculos pequeños para atraer aire a sus pulmones. Es posible que vea la incursión hacia adentro de la piel y los tejidos blandos en las áreas supraclavicular, intercostal y subesternal, e incluso ver músculos en el cuello que se agitan para mover el aire durante la inspiración. Una forma ominosa de retracciones que se observa en los bebés es el "balanceo de la cabeza". A medida que el bebé inhala, extiende el cuello y al exhalar, la cabeza cae hacia adelante. Como es de esperar, este es un signo de hipoxia grave que requiere una intervención rápida..
  - Aleteo nasal – durante la hipoxia moderada y grave, los niños pueden inflamarse y abrir sus fosas nasales para hacerlas más grandes durante la inspiración laboriosa. Esto ocurre reflexivamente y se puede notar fácilmente si lo está buscando.

6. ¿Qué evalúa la parte de circulación de TEP?

La tercera pieza del TEP es la circulación y la piel. Esto evalúa el gasto cardíaco y la perfusión, de los cuales la oxigenación y la ventilación juegan un papel vital. El niño que está oxigenando y perfundiendo adecuadamente no debe mostrar ningún signo de palidez, moteado o cianosis. Recuerde que la respuesta del cuerpo al choque es la derivación de la sangre a la circulación central, y al dirigir la sangre lejos de la periferia, la piel puede volverse pálida o moteada, y enfriarse al tacto. La cianosis es un signo de compromiso fácilmente reconocible. Sin embargo, lo siguiente con respecto a la cianosis debe ser comprometido con la memoria:

- NO espere hasta que encuentre cianosis para comenzar el oxígeno suplementario y otras terapias.
- Si encuentra cianosis, ¡siempre debe tomarse en serio y manejarse vigorosamente con soporte ventilatorio!

7. ¿Cuándo uso mi estetoscopio y otros equipos de evaluación respiratoria?

Una vez que haya formado una impresión inicial utilizando el TEP, deberá utilizar los métodos más tradicionales de evaluación respiratoria. Escuche ambos pulmones con su estetoscopio. Obtenga un buen historial de un cuidador o alguien que esté algo familiarizado con el niño. Tome un conjunto completo de signos vitales de referencia, incluida la oximetría de pulso. Recuerde que las extremidades frías por exposición ambiental o circulación desviada pueden dar lecturas de saturación de oxígeno falsamente bajas, y no olvide que el monóxido de carbono dará lecturas falsas de oximetría de pulso alta. Si todos los hallazgos de su evaluación apuntan a dificultad respiratoria y tiene esa sensación "visceral" de que algo malo está sucediendo, no deje que la lectura de oximetría de pulso cambie de opinión. Como siempre, trate al paciente, no a la máquina.

Más recientemente, la tecnología nos ha dado capnografía prehospitalaria de forma de onda. Si puede medir el CO2 de marea final exhalado (EtCO2) del paciente no intubado, está muy por delante de la curva. Es extremadamente útil saber si su paciente está reteniendo CO2. El análisis de la forma de onda de la capnografía también puede ayudar en la determinación de cómo y cuándo se está produciendo el intercambio de gases. Es relativamente fácil ver la forma de onda "aleta de tiburón" que representa la broncoconstricción en los pacientes asmáticos. Esto se puede utilizar para monitorear y rastrear para ver si las terapias que se aplican en la situación aguda están teniendo el efecto deseado. ¿Tiene que aumentar la tasa de ventilaciones o disminuir el volumen corriente? Esta herramienta permite que el proveedor prehospitalario tenga más confianza en el tratamiento de la dificultad respiratoria pediátrica y puede brindar información sobre cuándo manejar las vías respiratorias y la ventilación. Sus habilidades de evaluación, habilidades de observación y uso del TEP generalmente le darán la información para determinar si el niño está "enfermo o no enfermo" y "qué tan rápido" necesita intervenir.

8. ¿Cuáles son los signos "mayores" de dificultad respiratoria que se encuentran en niños y bebés?

Como se mencionó en la discusión anterior del TEP, un bebé letárgico que no hace contacto visual y se presenta con un color pálido debe hacer que su sangre bombee y sus pies se muevan hacia el hospital. Por el contrario, el niño que es interactivo, mantiene una conversación y le sonríe significa mucha menos ansiedad para el proveedor. La taquipnea es el signo más común de dificultad respiratoria en los niños. La taquipnea puede tener muchas causas. Si la causa es hipoxia o hipercapnia, se requiere intervención. Si sospecha que la causa es el miedo, la ansiedad o el dolor, debe asegurarse de descartar la hipoxia y la hipercapnia. Recuerde que la frecuencia respiratoria es solo una parte del cuadro de evaluación. ¿Hay respiraciones ruidosas? ¿El niño presenta estridor, un sonido agudo que se escucha al inhalar una obstrucción de las vías respiratorias superiores? ¿El niño presenta gruñidos al final de la fase espiratoria?

Esto es indicativo de un intento reflexivo de aumentar el "auto-peep" y mantener los alvéolos abiertos para la próxima respiración inhalada. Cuando hay líquido presente en las vías respiratorias inferiores, el niño exhalará contra una glotis parcialmente cerrada en un esfuerzo por evitar que los alvéolos colapsen. Este es un hallazgo preocupante que requiere más investigación e intervención. ¿El niño presenta una fase espiratoria prolongada? Esto generalmente se acompaña de sibilancias. Piensa en lo que las sibilancias significan. Sibilancias significa que el aire entra y sale. Las sibilancias son manejables la mayor parte del tiempo. Debemos preocuparnos cuando las sibilancias desaparecen sin ninguna terapia por nuestra parte; este es un signo ominoso que indica que el paciente se ha deteriorado y es un paro respiratorio inminente. Esto se conoce como un "tórax silencioso" e indica que no hay movimiento de aire. Esta es una emergencia grave que requiere manejo de las vías respiratorias e intervención farmacológica, como la terapia con nebulizador betaagonistas en línea. Este nebulizador en línea se conecta entre el dispositivo de máscara de bolsa y el tubo ETT, y con cada ventilación asistida se administra el medicamento directamente en los pulmones. Esto puede ser realmente una intervención que salva vidas.

9. ¿Cuáles son los signos de insuficiencia respiratoria inminente?

Esté alerta a los cambios en el estado mental, ya que pueden aparecer temprano. Observe cómo reacciona el niño a su entorno durante su evaluación PAT. Este parámetro debe ser monitoreado continuamente, ya que los cambios pueden ser sutiles. Un niño apátrida y no interactivo se encuentra en estado crítico. Evaluar el trabajo de respiración (WOB). ¿Ve retracciones marcadas, balanceo de la cabeza, disminución de los sonidos pulmonares o disminución del esfuerzo respiratorio? ¿Notas la respiración "balancing"? Este se caracteriza por alternar excursión torácica y abdominal. El pecho se mueve hacia adentro, y el vientre se mueve hacia afuera y viceversa. Este es un hallazgo fácilmente identificable y significativo de angustia significativa. ¿Hay palidez, moteado o cianosis presentes? Finalmente, la bradicardia es un hallazgo más siniestro en el paciente pediátrico que indica un arresto inminente. La progresión de la bradicardia al arresto es muy rápida en los niños y exige una acción inmediata y agresiva para tener un resultado positivo. Todos estos son hallazgos graves, siendo la cianosis un signo extremadamente tardío, lo que indica mecanismos compensatorios fallidos.

10. ¿Cuáles son los principios generales de manejo para los niños con dificultad respiratoria?

- Haga todo lo posible para reducir la ansiedad y evitar la agitación del niño. Esto puede incluir posponer el inicio de una vía intravenosa si no es absolutamente necesario. Esto también se puede lograr manteniendo a alguien o algo familiar cerca del niño. Sin embargo, el niño nunca debe ser transportado en los brazos de la madre con la madre asegurada a la camilla. Siempre se debe usar un dispositivo de retención de seguridad para niños aceptado.

- Permita que el niño asuma la posición de comodidad. Preste especial atención a la posición de olfateo al colocar a bebés letárgicos o que no responden. No intente poner a niños con fiebre, babeo y tos en supino, ya que se resistirán firmemente a acostarse y se volverán más hipóxicos.
- Cualquier niño que tenga dificultad para respirar debe recibir oxígeno suplementario, ya sea a través de cánula o mascarilla, independientemente de las lecturas de saturación de oxígeno.
- Prepárese para la ventilación asistida y el manejo de las vías respiratorias. Muchos proveedores tienen bolsas especializadas para equipos pediátricos que incluyen una cinta de reanimación pediátrica (Broselow-Luten Tape) o el método Handtevy. Ambos métodos facilitan el cálculo de la dosis de medicamentos, el tamaño de la ETT, etc. en función de la longitud / edad / peso del niño.
- Siempre que vaya a controlar una vía aérea, es imperativo que prepare un plan de respaldo y dispositivos alternativos antes de iniciar el procedimiento. Esto ahorra un tiempo valioso en caso de que el procedimiento no haya tenido éxito. La primera pregunta que siempre se debe hacer es "¿puedo mantener las vías respiratorias y la ventilación del niño utilizando equipos y procedimientos simples?" Si tengo un intento fallido de intubación, ¿podemos simplemente volver a usar una BVM y las vías respiratorias orales / nasales? Las vías respiratorias supraglóticas recientemente mejoradas diseñadas específicamente para niños se han introducido en el mercado de EMS. Estos pueden proporcionar una alternativa a la intubación endotraqueal, ya sea como un dispositivo primario o como una copia de seguridad.
- Intente primero las técnicas simples de manejo de las vías respiratorias y ventilatorias. La mayoría de los pacientes pediátricos pueden ser manejados por una bolsa-máscara adecuada y ventilación de máscara facial. Si puede lograr un buen ascenso y caída del pecho, capnografía aceptable y oximetría de pulso, el manejo avanzado de las vías respiratorias puede no estar justificado o incluso aconsejado.
- Los niños compensan muy bien pero no por mucho tiempo. Una vez que han usado sus pequeños pero poderosos tanques de reserva, se descompensan rápidamente. Con esto en mente, tenga en cuenta los tiempos de transporte y cualquier consideración especial como "¿hay una instalación con una sala de emergencias pediátricas o capaz de proporcionar atención pediátrica adecuada en su sistema?"

11. ¿Cuándo un niño con dificultad respiratoria requiere un manejo y ventilación definitivos de las vías respiratorias?

No hay una respuesta definitiva. Lo que funcionó en la última llamada puede no funcionar en la siguiente. Todo vuelve a sus habilidades de evaluación y su uso del TEP. El estado mental suele ser el primer indicador de hipoxia grave, seguido de cerca por el esfuerzo respiratorio. Dé un paso atrás y mire al paciente. ¿Están letárgicos, apáticos o insensibles? ¿Qué tan duro están trabajando para respirar? ¿Puedes aliviar su carga de trabajo respiratorio? Si es así se deben ventilar! Busque signos de fatiga muscular respiratoria. ¿Cuál es la frecuencia respiratoria? Las tasas disminuidas son ominosas y sugieren un paro respiratorio inminente. ¿Cuál es la frecuencia cardíaca? Recuerde, la bradicardia es la respuesta pediátrica a la falla del sistema. En la mayoría de los pacientes pediátricos, la causa de la bradicardia profunda es la dificultad/ insuficiencia respiratoria. Estos pacientes deben tener sus vías respiratorias permeables y ser ventilados.

12. ¿Cuáles son las claves para un manejo efectivo de las vías respiratorias en los niños?

- El éxito comienza con un posicionamiento adecuado. Si es necesario, coloque una toalla debajo de los hombros de los niños más pequeños para alinear los ejes de las vías respiratorias, teniendo cuidado con la hiperextensión. Si el niño está sentado, asegúrese de revisar las vías respiratorias para detectar obstrucción por hiperflexión.
- Al ventilar sin una vía aérea definitiva en su lugar, considere la aplicación de presión cricoidea, aunque controvertida, para disminuir la cantidad de aire que ingresa al esófago para ayudar a minimizar la distensión gástrica, los vómitos y el potencial de obstrucción o aspiración. Esta maniobra también puede ayudar a facilitar la intubación endotraqueal. Tenga en cuenta la inmadurez de las vías respiratorias pediátricas y tenga cuidado con la cantidad de presión que usa con este procedimiento. Es muy fácil comprimir el cartílago inmaduro de la vía aérea pediátrica y en realidad obstruir la tráquea, lo que hace que la colocación de ETT sea extremadamente difícil y consuma mucho más tiempo.
- Si se puede mantener una excursión y oxigenación torácica adecuadas con una ventilación simple con máscara de bolsa, no se apresure con la intubación, ya que el resultado con la ventilación de la máscara de bolsa es similar a la lograda con ETI. La colocación de ETT tiene riesgos inherentes, especialmente bradicardia en pacientes pediátricos. Además, el hecho de que la mayoría de nosotros no intubamos a suficientes pacientes pediátricos para sentirnos cómodos puede sumarse a retrasos y complicaciones inesperados. En un estudio

reciente sobre el manejo de las vías respiratorias pediátricas, se demostró que la intubación endotraqueal en realidad puede ser perjudicial para algunos de nuestros pacientes. La investigación está en curso en cuanto a la efectividad de la intubación prehospitalaria pediátrica.

- Recientemente, se ha desarrollado una nueva clase de vías respiratorias de emergencia, la vía aérea supralaríngea o supraglótica. Estos incluyen el LMA, el King LT y el I-Gel, que se insertan ciegamente y residen en el espacio supralaríngeo. Son confiables y fáciles de colocar por el proveedor capacitado. Asegúrese de usar el complemento de vías respiratorias del tamaño adecuado. Una vez más, si un paciente pediátrico puede ser ventilado adecuadamente usando estos dispositivos, la intubación puede no ser necesaria o recomendada.
- Cuando la intubación se considera el curso apropiado de tratamiento, la mayoría de las colocaciones serán orotraqueales.
- Recuerde los siguientes puntos con respecto a la intubación pediátrica:
    - Coloque al niño adecuadamente, alineando los ejes de las vías respiratorias.
    - Tenga un plan de respaldo y el equipo necesario listo.
    - El tamaño del tubo se puede estimar por el tamaño del dedo meñique del paciente, calculado mediante la siguiente fórmula: 4+ (edad en años / 4), o use la cinta de reanimación pediátrica basada en la longitud. El uso de un tubo ET con manguito puede ser beneficioso para reducir la posibilidad de una fuga de aire. Cualquier aire que salga alrededor del tubo disminuirá los volúmenes corrientes y no estará disponible para el intercambio de gases.
    - La ventilación debe realizarse con un dispositivo de máscara de bolsa de tamaño apropiado. Los volúmenes corrientes suelen ser de 7-10 ml/kg.
    - Consulte los protocolos locales para las tasas de ventilación, ya que la mayoría de la evidencia actualmente apunta a tasas de ventilación más bajas, prestando mucha atención a los datos de capnografía de forma de onda.
    - Se prefieren las palas rectas (Miller) debido al pequeño espacio oral del niño y la capacidad de la pala para levantar directamente la epiglotis.
    - Debido a la anatomía de las vías respiratorias, puede no ser fácil visualizar el tubo que pasa a través de las cuerdas vocales, el signo cardinal de una intubación exitosa
    - Dicho esto, es imperativo que utilice medios secundarios de confirmación y debe incluir al menos 2 de los siguientes:

- Auscultación del tórax y epigastrio
- Expansión torácica igual
- Frecuencia cardíaca adecuada
- Forma de onda CO2 final de marea dentro de parámetros aceptables.}
- Oximetría de pulso

- Después de la confirmación de la colocación exitosa, si su paciente se vuelve difícil de ventilar (cumplimiento deficiente) o se desarrolla bradicardia, use el siguiente mnemotécnico para diagnosticar y corregir rápidamente la situación:
  - **D** – Desplazamiento – ¿el tubo se ha movido hacia arriba / hacia abajo?
  - **O** – Obstrucción – moco, cuerpo extraño tapando el tubo
  - **N** – Neumotórax
  - **E** – Falla del equipo – fuga de aire, tubo demasiado pequeño

13. ¿Cuáles son los signos y síntomas del crup?

El crup es la causa más común de infección de las vías respiratorias superiores que se observa en los niños. La buena noticia es que muy pocos de estos pacientes requerirán intubación prehospitalaria. El crup es una infección viral que generalmente se encuentra en pacientes que van desde los 6 meses hasta los 4 años de edad y ocurre con mayor frecuencia a fines del otoño y principios del invierno. El crup produce edema subglótico cerca del cartílago cricoides, la porción más estrecha de la vía aérea pediátrica. La presentación típica del crup es un niño pequeño con antecedentes recientes de una infección de las vías respiratorias superiores (URI) y síntomas de resfriado. Por lo general, exhiben un empeoramiento de la angustia, acompañada de una tos ronca "perruna", fiebre y estridor. Recuerde, el estridor es indicativo de algún grado de obstrucción de las vías respiratorias superiores. Debe poder diferenciar entre estridor y sibilancias, ya que el paciente con crup no suele recibir terapia con beta-agonistas. El inicio de la crup es más lento que el de la epiglotitis. (Table 66-1)

Tabla 66-1 Comparación de Crup y Epiglotitis

CRUP	EPIGLOTITIS
Edad de 6 mesesa 4 años	Edad de 3 a 7 años
Inicio lento	Inicio rápido
El paciente puede acostarse o permanecer sentado	El paciente prefiere estar sentado
Tos "perruna"	No presenta tos "perruna", posibilidad de estridor laríngeo
No hay babeo	Babeo, dolor al tragar
Febrícula	Temperatura elevada

14. ¿Cuál es la mejor estrategia de manejo para niños con crup?

El manejo del niño con crup incluye permitir que el niño asuma una posición de mayor comodidad, administración de oxígeno (humidificado si es posible) y transporte con una agitación mínima, ya que eso puede exacerbar la obstrucción. Dada la temporada en la que se encuentra el crup, el tiempo que el paciente pasa en el aire fresco y húmedo de camino a la ambulancia es en realidad bastante terapéutico. La intervención farmacológica está dirigida a disminuir el edema de las vías respiratorias. Esto se puede lograr con epinefrina racémica administrada por nebulizador. La epinefrina tiene propiedades alfa y beta2. Contrae las arteriolas precapilares, disminuyendo así el edema de las vías respiratorias; sin embargo, también puede causar taquicardia e hipertensión. En general, la administración de epinefrina racémica se reserva para aquellos con dificultad respiratoria de moderada a grave. (Table 66-2)

Tabla 66-2 Descripción de la severidad de síntomas en el crup

Severidad del Crup		
Leve	**Moderada**	**Severa**
Tos "perruna" ocasional	Tos frecuente	Tos "perruna"
Sin estridor en reposo	Estridor audible	Estridor inspiratorio/ espiratorio
Sin retracciones costales	Retracciones visibles	Retracciones evidentes
Sin agitación	Agitación leve	Agitación severa

15. ¿Cuáles son los signos y síntomas de la epiglotitis?

La epiglotis puede ser una emergencia grave, que requiere una rápida identificación e intervención. En comparación con el crup, la epiglotitis suele ser una infección bacteriana que produce un edema supraglotático significativo. El peligro aquí es que el edema ocurre por encima de la abertura laríngea, lo que hace que la visualización y colocación de los complementos avanzados de las vías respiratorias sea difícil, si no imposible, en entornos de campo. Históricamente, la mayoría de la epiglotitis fue causada por Hemophilus influenza (H.flu), sin embargo, la vacuna contra H.flu ha disminuido significativamente el número de casos anuales de epiglotitis. Otras bacterias también pueden causar esta afección, pero generalmente no son tan graves o progresan rápidamente. La mayoría de los niños con epiglotis tienen de 3 a 7 años de edad que no presentan síntomas de advertencia. La presentación clásica es la de un niño pequeño que se despierta en medio de la noche con fiebre alta y babeo debido al doloroso proceso de tratar de tragar secreciones a través del edema. Estos niños se presentarán sentados erguidos, tal vez incluso inclinados hacia adelante (trípode) en un intento de atraer más aire.

La colocación de este paciente en declúo se ha asociado con un paro respiratorio inmediato.

16. ¿Cuál es el tratamiento más adecuado para un niño con sospecha de epiglotitis?

Los niños pequeños pueden progresar de edema supraglótico leve a obstrucción completa muy rápidamente. Teniendo esto en cuenta, el manejo tiene como objetivo minimizar la agitación, proporcionar oxígeno y controlar las vías respiratorias solo si el paciente deja de responder y no puede ventilarse adecuadamente con un dispositivo de máscara de bolsa. El transporte debe iniciarse rápidamente, pero para no agitar aún más al paciente. Al introducir la pala del laringoscopio o cualquier otra cosa en la región supraglótica, corre el riesgo de aumentar el edema y causar una obstrucción completa de las vías respiratorias.

17. ¿Qué es el VSR?

Se ha demostrado que el virus sincitial respiratorio (VSR) es la principal causa de infecciones de las vías respiratorias inferiores en la población pediátrica. La mayoría de los niños desarrollarán bronquiolitis o neumonía con una infección por VRS. Los niños entre 2 y 8 meses de edad corren el mayor riesgo de contraer el VSR. Una historia común que describe la progresión del VSR comienza con una historia de 1-2 días de síntomas de URI, seguida de tos, sibilancias, estertores y fiebre baja. En el entorno prehospitalario, estos niños son vistos comúnmente con síntomas vagos por los cuidadores. Es importante tener en cuenta el estado de hidratación de estos pacientes, ya que la ingesta oral deficiente puede conducir a la deshidratación. El manejo prehospitalario del paciente con VSR es principalmente de apoyo con la administración de oxígeno. Como puede encontrar sibilancias y estertores, consulte los protocolos locales con respecto a la administración de agonistas beta2.

18. ¿No es el asma en los niños una enfermedad relativamente leve?

En absoluto. El asma es una enfermedad de inflamación de las vías respiratorias pequeñas. Este proceso inflamatorio también conduce a edema de la mucosa, secreciones copiosas y broncoconstricción. Casi 5 millones de niños sufren de asma, y la tasa de mortalidad está aumentando. La mitad de las muertes por asma pediátrica ocurren fuera del hospital. La duración del ataque de asma en más de la mitad de los pacientes que mueren es de 2 horas, y algunos son menos de 1 hora. Como proveedor prehospitalario, usted va a ver a estos niños y necesita estar listo para tratar con un paciente potencialmente gravemente enfermo.

19. ¿Cuáles son algunas de las causas comunes de un ataque de asma?

Un ataque de asma puede tener muchas causas o desencadenantes. Algunos de los desencadenantes más comunes son las IRA, el ejercicio, el estrés emocional, la exposición al aire frío e incluso la exposición pasiva al humo. Esta no es de ninguna manera una lista completa, sino una lista de las causas más comunes.

20. ¿Qué detalles se deben obtener al obtener un historial?

bien es muy importante obtener un buen historial de alguien en la escena, recuerde, lo último que desea que haga su paciente disneico es gastar energía e interrumpir el esfuerzo respiratorio para darle un largo historial médico. Por lo tanto, cuando tenga que interrogar al paciente que es disnéico, use preguntas cerradas que se puedan responder con un guiño de sacudida en lugar de oraciones largas. Un bolígrafo y papel también funciona bien para el niño mayor. Junto con las preguntas habituales sobre el historial de EMS, trate de hacer las siguientes preguntas al paciente o a su familia que pueden ayudar a identificar un ataque grave:

- ¿Ha sido ud. previamente intubado por un ataque de asma?
- En caso afirmación: ¿este ataque se siente como el que tuvo?
- ¿Ha sido ingresado en la UCI?
- ¿Ha estado en la ER más de 3 veces en un año?
- ¿Ha usado más de 1 dispositivo de inhalador de dosis medida (MDI) en el último mes?
- ¿Ha usado sus broncodilatadores con más frecuencia que cada 4 horas?
- ¿Está empeorando a pesar de la terapia agresiva en el hogar?

Si la respuesta es "SI" y presenta hallazgos clínicos de distress respiratorio se debe realizer una intervención inmediata.

21. ¿Cómo puedo reconocer el asma?

Los signos y síntomas comunes de un ataque de asma incluyen taquipnea, taquicardia, aumento del trabajo de respiración y sibilancias espiratorias. El trabajo realmente difícil para el asmático es expulsar aire de los bronquiolos. El broncoespasmo, el moco y las secreciones promueven la captura de aire, dejando dióxido de carbono en los alvéolos y haciendo que haya menos oxígeno disponible para la difusión. Como se mencionó anteriormente, las sibilancias significan que el aire se mueve dentro y fuera de los pulmones, aunque con dificultad. Si las sibilancias están presentes tanto en la inspiración como en la exhalación, el ataque está progresando y requiere una intervención agresiva. Si el estado mental del paciente disminuye, parece extremadamente fatigado o las sibilancias desaparecen, es sugestivo de insuficiencia respiratoria inminente.

22. ¿Qué debo hacer para tratar al paciente con un ataque agudo de asma?

El manejo del paciente asmático está dirigido a revertir el broncoespasmo, secar las secreciones y mejorar la oxigenación. El alivio del broncoespasmo se puede lograr mediante el uso de un agonista beta, como el albuterol. En aquellos niños con episodios graves, considere la terapia continua con albuterol nebulizado, si se permite según el protocolo local. Más recientemente, el manejo prehospitalario de un ataque agudo de asma incluye el uso de terapia combinada (Ipratropio y albuterol, disponibles como DuoNeb). El beneficio de usar la terapia de combinación es que obtiene la broncodilatación del albuterol, además del beneficio anticolinérgico de secar las secreciones. La terapia de combinación puede venir premezclada o combinada manualmente. El ipratropio no debe administrarse a niños menores de 5 años ni a ninguna persona con glaucoma. Si no se logra ningún alivio con estos medicamentos inhalados, se puede considerar la inyección subcutánea de epinefrina si los protocolos lo permiten. Se ha demostrado que las infusiones de sulfato de magnesio ayudan a reducir el broncoespasmo en niños que no responden a las terapias tradicionales. La intubación endotraqueal y la ventilación asistida están indicadas para el paciente en insuficiencia respiratoria inminente o real.

23. ¿Son los cuerpos extraños un problema en los niños?

Se debe sospechar la aspiración de cuerpos extraños en niños y bebés que desarrollan un inicio repentino de dificultad respiratoria asociada con náuseas, tos, estridor o sibilancias localizadas. Monedas, canicas, globos, perritos calientes, caramelos duros, pasas, nueces y uvas se aspiran con frecuencia. Los síntomas a menudo reflejan la ubicación del objeto alojado. El babeo y las náuseas estarán presentes con una obstrucción esofágica. Un cuerpo extraño en la tráquea puede causar obstrucción completa o parcial. La obstrucción completa se manifestará sin movimiento de aire o sonidos pulmonares. Los pacientes con una obstrucción incompleta a menudo presentarán tos, llanto o estridor, sin dejar de ser capaces de hablar. La presentación es muy importante a la hora de decidir si intervenir o no. Si la obstrucción es incompleta, el manejo incluye la administración de oxígeno, permitiendo la posición de confort, minimizando la agitación y el transporte rápido.

El alivio de una obstrucción de las vías respiratorias debe intentarse solo si hay signos de obstrucción completa, incluida la tos ineficaz (pérdida de sonido), el aumento de la disnea con estridor, la cianosis o la disminución del estado mental, incluida la falta de respuesta. En niños menores de 1 año de edad, 5 golpes de espalda con la cabeza dependiente son seguidos por cinco empujones de pecho. En niños mayores de 1 año, los empujes abdominales están indicados. Si el bebé o el niño deja de responder y la obstrucción aún existe, intente la ventilación con máscara de bolsa. Si esto no tiene éxito, intente visualizar el cuerpo extraño con laringoscopia directa y extraerlo con una pinza Magill. Si aún no tiene éxito, intente ventilaciones e intubación con bolsa-válvula-máscara. La intubación en realidad puede facilitar el movimiento del objeto hacia abajo en un bronquio, lo cual no es ideal, pero la vía aérea ahora está abierta, y el paciente puede ser oxigenado y ventilado usando el otro pulmón. En casos extremos, es posible que deba realizar una cricotiroidotomía con aguja u otro tipo de procedimiento quirúrgico de las vías respiratorias si el cuerpo extraño está por encima de la abertura quirúrgica planificada.

PERLAS Y DECISIONES CRÍTICAS

- Apariencia normal y aumento de trabajo respiratorio = Dificultad respiratoria.
- Apariencia anormal y aumento o disminución de trabajo respiratorio = Insuficiencia respiratoria.
- ¡Los niños gravemente enfermos se beneficiarán de la terapia correcta! Inicie el transporte lo más rápido posible y llegue al niño a una instalación receptora adecuada.
- Una fase inspiratoria prolongada se asocia con obstrucción de las vías respiratorias superiores, como crup o una obstrucción de cuerpo extraño, mientras que los tiempos espiratorios prolongados son indicativos de enfermedad de las vías respiratorias inferiores, como asma y bronquiolitis.
- El niño que presenta una tos "perruna" generalmente no sufre de epiglotitis.
- La intubación no debe hacerse de forma electiva en la escena para un niño que puede ser ventilado adecuadamente con una bolsa-máscara.
- No toda sibilancia es asma.
- Un tórax silencioso es un signo ominoso.

LECTURAS SUGERIDAS

1. Park DB, Dobson JV, Losek JD. All that wheezes is not asthma: cognitive bias in pediatric emergency medical decision making. Pediatr Emerg Care. 2014;30:104-7.
2. Powell CV. Acute severe asthma. J Paediatr Child Health. 2016;52:187-91.
3. Sharma BS, Shekhawat DS, Sharma P, Meena C, Mohan H. Acute Respiratory Distress in Children: Croup and Acute Asthma. Indian J Pediatr. 2015;82:629-36.
4. King-Schultz LW, Orvidas LJ, Mannenbach MS. Stridor is not always croup. Pediatr Emerg Care. 2015;31:140-3.

5. Richards AM. Pediatric Respiratory Emergencies. Emerg Med Clin North Am. 2016;34(1):77-96.

6. Hansen M, Meckler G, Lambert W, Dickinson C, Dickinson K, Guise JM. Paramedic assessment and treatment of upper airway obstruction in pediatric patients: an exploratory analysis by the Children's Safety Initiative-Emergency Medical Services. Am J Emerg Med. 2016;34:599-601.

7. Mandal A, Kabra SK, Lodha R. Upper Airway Obstruction in Children. Indian J Pediatr. 2015;82:737-44.

8. Cameron EK, Cantor RM. Pediatric Problems. In: EMS Medicine. Cooney DR (ed). McGraw-Hill, 2016, pg.344-352.

9. Mapelli E, Sabhaney V. Stridor and Drooling in Infants and Children. In: Tintinallis' Emergency Medicine: A Comprehensive Study Guide. Tintinalli JE (ed) McGraw-Hill, New York, 2016; 793-802

10. Shefrin A, Busuttil A, Zemek R. Wheezing in Infants and Children. In: Tintinallis' Emergency Medicine: A Comprehensive Study Guide. Tintinalli JE (ed) McGraw-Hill, New York, 2016; 802-813.

CAPÍTULO 67. TRAUMA EN PEDIATRÍA

1. ¿Cuál es la causa más común de muerte en los niños?

El trauma es la causa más común de muerte en niños entre las edades de 1 y 14 años. Después de la infancia, los accidentes automovilísticos, ya sea como ocupante, ciclista o peatón, son la causa más común de muerte, seguidos de cerca por lesiones penetrantes (principalmente heridas de bala). Las lesiones traumáticas son más comunes durante los meses de verano y en las zonas urbanas, y se producen con mayor frecuencia en los niños que en las niñas de todos los grupos de edad. Los niños de entornos socioeconómicos bajos también parecen estar en mayor riesgo. Las caídas, quemaduras y ahogamiento ocurren con más frecuencia en niños que en adultos.

2. ¿Qué es el Triángulo de Evaluación Pediátrica y cómo me ayuda a evaluar a los niños?

El Triángulo de Evaluación Pediátrica es parte de la encuesta primaria pediátrica en la que el proveedor de atención médica evalúa rápidamente tres componentes físicos: 1) la apariencia del niño, 2) el trabajo respiratorio y 3) la circulación. Se utiliza para determinar rápidamente la gravedad de la lesión y la urgencia del tratamiento. Al evaluar la apariencia, se evalúa el estado mental, el tono muscular y la posición corporal, así como la capacidad interactiva, la consolabilidad, la mirada y el habla o el llanto. La causa más común de apariencia anormal incluye lesión cerebral (primaria – lesión directa a la cabeza o al tejido cerebral; secundaria – hemorragia/isquemia o hipoxia), dolor y, con menos frecuencia, toxicos. Al evaluar el trabajo de respiración, verifique la frecuencia respiratoria, el movimiento visible del tórax/abdomen y el esfuerzo respiratorio, así como los sonidos anormales de las vías respiratorias, el posicionamiento anormal, las retracciones o la quema nasal. La circulación se evalúa evaluando el color del niño para la presencia de palidez, moteado o cianosis, así como la frecuencia del pulso, su calidad, relleno capilar y presión arterial. Con base en los resultados de esta evaluación rápida, el proveedor de atención médica tiene una mejor idea de si el niño está "enfermo" o "no enfermo"; o si hay signos de dificultad/insuficiencia respiratoria, shock, disfunción cerebral o sistémica y pueden planificar sus intervenciones. Después de esta evaluación, el proveedor pasa a la encuesta primaria práctica utilizando el enfoque abcde estándar.

3. ¿No son infrecuentes las lesiones de la columna cervical en los niños?

En realidad, son más comunes de lo que podrías pensar. Los estudios han demostrado que los niños representan del 1 al 10% de todas las lesiones de la columna cervical. La morbilidad significativa se asocia a lesiones cervicales y una tercera parte de estos niños que presentan lesión neurológica. La mortalidad está directamente relacionada con el nivel de lesión con una mortalidad del 23% en lesiones cervicales altas en comparación con el 4% en lesiones cervicales bajas. Por lo tanto, cualquier niño con una historia de trauma significativo consecuente con lesión probable de la espina dorsal debe ser inmovilizado en la escena antes del transporte simultáneamente con las maniobras de resucitación. La lesión puede ser una vértebra fracturada o podría ser lesión de la médula espinal sin anormalidad radiográfica (SCIWORA por sus siglas en inglés). Mientras que esto no se puede diagnosticar en la escena , es un recordatorio que uno debe no sólo considerar dolor, dulzura huesuda, y espasmo del músculo pero también la función neurológica. Pídale al niño que sostenga los brazos del suelo o de la camilla para un recuento de 5 y haga lo mismo con las piernas. Si hay alguna debilidad u otros signos de lesión de la médula espinal, coloque al niño en protocolo espinal.

4. ¿Cuáles son las causas comunes de lesión de la columna cervical en los niños?

La lesión de la columna vertebral puede resultar de moderadas a importantes en colisiones de vehículos de motor, caídas de más de 8 a 10 pies, trauma por encima de las clavículas, trauma asociado con hallazgos neurológicos incluyendo pérdida de conciencia, estado mental alterado, lesiones de buceo, y trauma multisistémico. Además, cualquier niño que se queje de dolor de cuello en asociación con cualquier trauma debe ser inmovilizado.

5. ¿Cómo puedo inmovilizar a un niño?

En los niños más grandes, la inmovilización se puede lograr utilizando collares cervicales rígidos de tamaño pediátrico, como el cuello rígido o el collar filadelfia. Los niños más pequeños deben ser inmovilizados con un chaleco tipo KED (dispositivo de extricción Kendrick) si está disponible. Los rollos de manta también son una opción. Debido a un occipucio proporcionalmente más grande, los niños pequeños son difíciles de inmovilizar en una posición anatómicamente correcta; por lo tanto, los esfuerzos se deben hacer para alinear el meatus auditivo externo del oído con la línea anterior de los hombros usando el acolchado colocado debajo de la parte posterior y de los hombros. Los bebés también pueden ser inmovilizados con éxito en un asiento de auto pediátrico si está disponible. La estabilización cervical manual se debe utilizar si el niño también requiere la intubación, después las técnicas antedichos de la inmovilización se deben utilizar una vez que se confirma la vía aérea para ser protegida. En niños inconscientes o inmóviles o si hay preocupación por un mecanismo significativo de lesión o trauma multisistémico, el uso de una tabla larga rígida se debe considerar para la extricación y el transporte.

6. ¿Cuáles son los signos de obstrucción de las vías respiratorias en los niños?

La obstrucción de las vías respiratorias generalmente se manifiesta por ronquera, estridor, voz aguda, retracciones torácicos y abdominales, gruñidos, aleteo nasales y babeo. Es poco probable que los niños que hablan normalmente o que lloran vigorosamente tengan una vía aérea obstruida. La cianosis se puede considerar si la obstrucción causa hipoxia.

7. ¿Cuándo debo insertar una cánula en la vía aérea en un niño?

Las cánulas en las vías respiratorias deben usarse solo en niños en estado de coma y que requieren ventilación con mascarilla, ya que el riesgo de vómitos y aspiración es algo mayor en los niños. Las vías aéreas nasales se toleran mejor en el paciente con un reflejo nauseoso presente. El tamaño apropiado del dispositivo se puede estimar midiendo las vías respiratorias contra el lado de la cara del niño. Una cánula orofaríngea debe extenderse desde la comisura de la boca hasta el ángulo de la mandíbula. Una vía aérea nasofaríngea debe extenderse desde la comisura de la boca hasta el trago de la oreja. También se puede utilizar uno de los métodos basados en la longitud-edad-peso, como las cintas de dimensionamiento del equipo ("Broselow Tape") o el método Handtevy. En los niños, las vías cánulas orofaríngeas no deben insertarse hacia atrás y rotarse como en el adulto debido al riesgo de causar traumatismo orofaríngeo. Más bien, la lengua debe ser tirada hacia adelante y la vía aérea insertada en la posición fisiológica.

8. ¿En qué se diferencia la intubación en niños de diferentes edades?

La intubación de los niños en la escena tiene una tasa de éxito más baja en comparación con los adultos. La intubación nasotraqueal es muy difícil en niños debido al ángulo agudo de la nasofaringe y la posición anterior y superior de la laringe, y probablemente no debe ser intentada. La intubación orotraqueal es el procedimiento de elección para los niños en estado de coma después de que la ventilación con mascarilla de bolsa haya fallado o en aquellos con un riesgo sustancial de aspiración. El tamaño de la hoja del laringoscopio se puede estimar en función de la edad del niño: recién nacido hasta los 18 meses, #1 hoja; 18 meses a 10-12 años, #2 hoja; 12 años en adelante, #3 hoja. Una pala recta se recomienda generalmente para los niños menores de 2 a 3 años de edad porque su laringe es típicamente anterior y alta. El tamaño del tubo endotraqueal (ET) se puede estimar mediante el uso de un tubo del tamaño del dedo meñique del niño, el uso de una cinta de equipo basada en la longitud, o por la ecuación: (edad / 4) + 4 sin cuff o 3.5 con cuff. Tanto las sondas endotraqueales con balón o sin balón distal son seguras de usar en bebés y niños. Tradicionalmente, el uso de tubos sin balón distal (cuff) fue preferido en niños menores de 8 años pues esto fue divulgada para prevenir el daño isquémico inducido por presión a la mucosa traqueal y debido a lo angosto fisiológico normal en el cartílago cricoides en pacientes pediátricos un tubo sin balón distal era adecuado en la prevención de la aspiración; sin embargo, el uso de sondas con balón en bebés y niños, fuera del período neonatal, ahora está respaldado por varios estudios y ahora está presente en las pautas de soporte vital avanzado pediátrico de la Asociación Americana del Corazón, así como en el curso de Soporte Vital Avanzado de Trauma. Un tubo con balón es ventajoso porque reduce el riesgo de aspiración, permite el manejo de la inflamación de las vías respiratorias y puede apoyar ajustes más altos del ventilador. Como nota final, se requiere la confirmación de la colocación del tubo utilizando múltiples métodos y siempre incluye la búsqueda del movimiento del tórax, sonidos de la respiración, empañamiento del aire en el tubo ET, ausencia de sonidos gástricos al ventilar y, si están disponibles, detectores o monitores de CO2 de marea final. El uso de modalidades múltiples de la confirmación es esencial puesto que la intubación del esófago en pacientes pediátricos puede simular la intubación traqueal transmitiendo sonidos falsos de la respiración a los pulmones.

9. ¿Qué pasa si la intubación no tiene éxito?

Si la ventilación con máscara de bolsa y la intubación endotraqueal no tienen éxito, la cricotiroidotomía con aguja se puede realizar según el protocolo o con la aprobación del control médico. El espacio entre el cartílago cricoides y el cartílago tiroides (manzana de Adán) que se palpa es la membrana cricotiroidea. Se puede insertar un catéter IV de calibre 12 o 14 a través de este espacio entrando en la piel y pescando la aguja 45° hacia abajo hacia los pulmones. La aguja debe aspirarse continuamente hasta que se devuelva el aire. Un adaptador de un tubo #3 o 3.5 ET se puede conectar al extremo del catéter, y el niño puede ser ventilado a través de este. Alternativamente, si el oxígeno presurizado está disponible (25-50 psi), un "Y" se puede conectar al catéter y a la línea de oxígeno. El tercer puerto no utilizado se ocluye durante 2 segundos para permitir la inflación de los pulmones y se libera durante 4 a 5 segundos para permitir la exhalación. Este tipo de ventilación se puede utilizar sólo durante 30 a 40 minutos antes de que la acumulación de dióxido de carbono se vuelva tóxica. A menos que sea absolutamente necesario, este procedimiento no debe intentarse en niños con traumatismo craneoencefálico significativo porque el procedimiento se vuelve exponencialmente más difícil con cualquier distorsión de la anatomía..

10. Escucho sibilancias, por lo que debe ser asma, ¿verdad?

No todos los pacientes con sibilancias tienen asma. Es esencial recordar que la aspiración de un cuerpo extranjero, así como las infecciones y las causas cardiacas, pueden dar lugar a las sibilancias que son a menudo focales o localizadas sobre un área del pulmón bastante que siendo generalizadas en todos los campos del pulmón. Desafortunadamente, no todos los niños tendrán un historial presenciado u obvio de asfixia o atragantamiento con un objeto o restos de comida, por lo que hacer que el diagnóstico sea a menudo difícil. El cuerpo extraño se debe sospechar siempre que un niño que se encuentra bien presente en forma brusca alteraciones de la respiración.

11. ¿Cuáles son las lesiones asociadas con un traumatismo torácico grave? ¿Qué signos deben ser tenidos en cuenta?

Al igual que en los adultos, el traumatismo torácico en los niños puede producir neumotórax a tensión, neumotórax abierto y, con menos frecuencia n tórax inestable, además de una serie de otras complicaciones que no se pueden diagnosticar o tratar en el entorno prehospitalario, como la contusión pulmonar. Los signos generales de lesión crítica en el pecho incluyen asimetría del movimiento de la pared torácica, retracciones, aleteo nasal, gruñidos, asimetría de los sonidos de la respiración, crepitantes, deformidad de las costillas y abrasiones de la pared torácica. Todos los pacientes con traumatismo torácico o craneoencefálico significativo deben recibir oxígeno de alto flujo por mascarilla. Es importante recordar que la evidencia externa de lesiones en el pecho a menudo falta en los niños debido a la conformidad de su pared torácica. Las costillas y el esternón en los niños no están completamente osificados, por lo que tienden a doblarse en lugar de romperse. Por lo tanto, la energía significativa se transmite a los pulmones, el corazón y los grandes vasos y la lesión interna, como la contusión pulmonar, es una lesión más común que las fracturas de costillas o el volet costal.

12. ¿Cuál es el hallazgo más importante que me ayudará a reconocer una lesión pulmonar significativa?

Una pista importante en la detección de compromiso respiratorio es un aumento de la frecuencia respiratoria. La determinación inicial y repetida cuidadosa del paciente y la frecuencia respiratoria puede ayudar a proporcionar el reconocimiento temprano que el estado respiratorio del paciente está comprometido o se deteriora.

13. ¿El shock se manifiesta de manera diferente en los niños en comparación con los adultos?

A diferencia de los adultos, donde la presión arterial puede ser utilizada como una medida confiable de shock, los niños tienen excelentes medidas compensatorias que les permiten aumentar su FC y resistencia vascular sistémica hasta un punto en el que no demostrarán hipotensión hasta haber perdido el 40% de su volumen sanguíneo. Debido a este fenómeno, cuando los niños pasan de un shock compensado a un shock descompensado, lo hacen rápidamente y corren el riesgo de un shock cardiopulmonar completo. Los signos de shock descompensado incluyen extremidades frías, cianosis, piel moteada, pulsos periféricos débiles, estado mental alterado y reposición capilar retrasada. La taquipnea puede ser un signo temprano de shock. La taquicardia es un indicador mucho más sensible del shock en los niños, aunque factores de confusión como el miedo, el dolor, la fiebre y la hipoxia también pueden producir una frecuencia cardíaca rápida. Una tabla de signos vitales pediátricos basados en la edad también puede ser muy útil. (figura 67-1) Aproximadamente, el límite superior de lo normal para las frecuencias cardíacas pediátricas es de 180 lpm para los neonatos, 150 lpm para los bebés de 1 año de edad; 150 lpm de 1 a 3 años; 125 de 3 a 7 años; y 110 de 7 a 14 años. Las frecuencias cardíacas que exceden estos máximos deben considerarse signos de shock hipovolémico significativo. El volumen circulante también se puede evaluar rápidamente comprobando la recarga capilar. El lecho de la uña o la eminencia tenar (en la base del pulgar) se puede comprimir durante 5 segundos y luego liberar. Con el volumen de sangre circulante adecuado, el color debe volver dentro de 2 segundos. Una estimación rápida de la presión arterial normal mínima en niños de 1-10 años se puede hacer con esta ecuación: (Edad x 2) + 70

Figura 67-1 Signos Vitales en Pediatría (rangos normales)

	Frecuencia cardíaca		Frecuencia respiratoria		Presión Arterial Sistólica (mm Hg)
	Bajo	Alto	Bajo	Alto	
Neonato	120	180	30	60	> 60
Lactante (1-12 meses)	100	150	24	60	> 70
Toddler (1-3 años)	90	150	22	40	> 80
Prescolar (3-5 años)	80	125	22	30	>80
Escolar (6-12 años)	70	110	16	30	>80
Adolescente (13 años y más)	60	100	12	20	> 90

14. ¿Qué pasa si una línea IV es difícil de colocar?

Colocar una línea intravenosa puede ser particularmente difícil en los niños. Los sitios más fáciles para colocar una línea IV percutánea en un niño son la fosa antecubital, la vena interdigital del dorso de la mano entre los cuartos y quintos dígitos, y la vena safena mayor en el tobillo. El acceso debe intentarse en escena solo si el tiempo de transporte es superior a 15 minutos. Un niño inestable es probablemente mejor servido por el transporte rápido con los intentos de acceso IV hechos en la ruta solamente. Si no es posible el acceso venoso y el niño necesita desesperadamente líquidos, se puede colocar una línea intraósea, ya sea por orden permanente o por orden de control médico. Estas líneas son más fáciles de insertar en niños menores de 6 años de edad y son extremadamente dolorosas. Por lo tanto, generalmente se reserva para el niño que claramente necesita fluido emergentemente y tiene un estado mental alterado. Se debe usar una aguja intraósea o una aguja de médula ósea de calibre 16 o 18 de 1/2 pulgadas. La punción se realiza un dedo distal a la tuberosidad tibial (la inserción del tendón rotuliano) en el aspecto anterior de la tibia. La pierna se coloca en una posición flexionada de 30 °, y la aguja se introduce con el bisel hacia arriba. La aguja debe dirigirse hacia el pie en un ángulo de 45-60° con respecto a la superficie de la tibia. La colocación debe confirmarse por aspiración de médula ósea. Cuando se enjuaga, la línea debe fluir fácilmente sin hincharse alrededor del sitio. Si la línea parece estar en buena posición, el líquido y los medicamentos se pueden infundir a través de ella de manera efectiva. Las complicaciones de este procedimiento, aunque sean infrecuentes, pueden ser severas; por lo tanto, la línea debe ser continuada cuando se ha establecido el acceso venoso adecuado.

15. ¿Cómo le doy líquidos intravenosos a un niño?

Cualquier niño con evidencia de shock debe recibir reanimación con líquidos inmediata. La recomendación inicial es administrar un bolo de 20 ml/kg de líquido isotónico, ya sea de Ringer lactato o solución salina normal. El volumen adecuado de líquido debe pasarse a chorro o con bolos con una jeringa de 50 ml o 60 ml. Si el cuadro clínico o los signos vitales del niño no responden a este bolo inicial, se puede administrar un segundo bolo, también a 20 ml/kg. Cabe señalar que el volumen total de sangre para un niño es de 80 ml /kg; por lo tanto, cualquier niño que no pueda responder a dos bolos fluidos debe considerarse en shock hipovolémico severo y requerirá probablemente transfusiones de glóbulos rojas y la intervención quirúrgica inmediata. La frecuencia cardíaca, la frecuencia respiratoria, la presión arterial y el estado mental deben seguirse de cerca durante el transporte. Si el peso del niño no está disponible de las personas en la escena, se puede usar una cinta basada en la longitud o el método Handtevy para estimar el peso del niño utilizando la altura (longitud) del niño. Para los niños de un año de edad o más, puede estimar aproximadamente el peso con la siguiente fórmula: peso en kg = (Edad x 2) + 8.

16. ¿Cómo se modifica la Escala de Coma de Glasgow (GCS) para los niños?

Además de observar la respuesta pupilar y el movimiento de las extremidades, debe realizar un breve examen del estado mental para todos los pacientes con trauma pediátrico. Esto puede ser tan simple como preguntarle al niño su nombre. Una respuesta adecuada a las preguntas es suficiente para establecer una adecuada. Este proceso es más difícil en el niño no verbal o preverbal. La avpu mnemotécnica (Alerta, responde a los estímulos vocales, responde sólo a los estímulos dolorosos,

No responde) puede, en la encuesta primaria, ser utilizado sin alteración; sin embargo, las porciones verbales y del motor del GCS requieren la modificación para estos pacientes. (La respuesta de apertura de los ojos no cambia).

La respuesta del motor sólo se modifica ligeramente: Una puntuación de 6 se asocia con el movimiento intencional espontáneo, y una puntuación de 5 con la localización del dolor.

Toda la escala de respuesta verbal se modifica de la siguiente manera:

- Palabras apropiadas o sonrisa social, fija y sigue con la mirada 5
- Llanto pero consolables 4
- Persistentemente irritable o inconsolable 3
- Inquieto, agitado 2
- Ninguno 1

17. ¿Cómo afecta el pequeño tamaño de los niños el resultado después de un evento traumático?

Debido al tamaño más pequeño de los niños en comparación con los adultos, la fuerza de cualquier trauma dado resultará en lesiones más significativas y numerosas en el niño. Además, el tamaño corporal pequeño aumenta la proporción de área superficial a masa corporal y los niños tienen menos tejido subcutáneo y piel relativamente delgada en comparación con los adultos. Debido a estas diferencias, los niños son mucho más propensos a la pérdida de calor significativa y los efectos secundarios perjudiciales de la pérdida de calor. Se debe tener mucho cuidado en el campo para evitar la hipotermia mediante el uso de calentadores de ambulancia, mantas y líquidos intravenosos calentados. La exposición debe minimizarse, ya que la hipotermia y el escalofrío aumentan en gran medida el consumo de oxígeno. Con la caída de la temperatura corporal, los tejidos del cuerpo se vuelven refractarios al tratamiento, el sistema nervioso central se deprime y la coagulación se deteriora. Los niños que presentan hipotermia extrema hasta el punto de coagulopatía tienen sólo una tasa de supervivencia del 50%.

18. ¿Qué inquietudes debo tener en un niño con un signo del cinturón de seguridad?

Un verdadero signo del cinturón de seguridad es la contusión o equimosis a lo largo de la mitad a la parte inferior del abdomen, dependiendo de cómo se aplicó el cinturón de seguridad y si el niño se deslizó hacia abajo durante el impacto. Las lesiones asociadas incluyen no sólo las lesiones intrabdominales generalmente del órgano sólido pero también la perforación posible de la pared del intestino y la fractura lumbar de la flexión de la espina dorsal. El niño debe ser inmovilizado adecuadamente, transportado a un hospital apropiado y vigilado para detectar cualquier signo temprano de shock.

PERLAS Y DECISIONES PRÁCTICAS

- Practica y usa tus habilidades de evaluación.
- Son importantes para su toma de decisiones en el cuidado del niño y, al reconocer los signos tempranos de compromiso, pueden prevenir un paro respiratorio o cardíaco.
- Evalúe el trabajo de la respiración buscando retractaciones, quema nasal, sacudidas de cabeza, gruñidos o letargos y respiraciones gruñidas son ominosas.
- No espere a la cianosis; evaluar el esfuerzo respiratorio, conseguir que el paciente en oxígeno y comprobar la oximetría de pulso.
- Reconocer el shock en sus primeras etapas; busque taquipnea y taquicardia; a medida que avanza el shock, notará un retraso en el relleno capilar y un estado mental alterado.
- Si el niño es hipotenso, administrar oxígeno, transportar rápidamente, iniciar el acceso vascular en ruta y dar líquido en bolos.

LECTURAS SUGERIDAS

1. Leonard JC: Cervical spine injury. Ped Clin North Am 2013;60 (5): 1123-1137
2. Kenefake ME, Swarm M, Walthall J: Nuances in pediatric trauma. Emerg Med Clin North Am 2013;31(3): 627-652
3. De Caen AR, Berg MD, Chameides L, Gooden CK, et.al : 2015 American Heart Association Guidelines Update for Cardiopulmonary Resuscitation and Emergency Cardiovascular Care: Part 12 Pediatric Advanced Life Support. Circulation 132: 526-542, 2015
4. Dehmer JJ, Adamson WT: Massive transfusion and blood product use in the pediatric trauma patient. Seminars in Ped Surg 19 (4) 286-291, 2010
5. NTDB Reports and Publications. American College of Surgeons. https://www.facs.org/quality-programs/trauma/ntdb/docpub. Accessed July 29, 2018.
6. Brownstein D. Pediatric Education for Prehospital Professionals. Sudbury, MA: Jones and Bartlett; 2006.
7. Cameron EK, Cantor RM. Pediatric Patients. In: Cooney DR (ed) EMS Medicine. McGraw-Hill Education, New York, 2016, pages 344-352.

CAPÍTULO 68. ABUSO INFANTIL Y TRAUMA NO ACCIDENTAL

1. **¿Cuáles son las cuatro categorías de abuso infantil?**

   Abuso físico, abuso sexual, abuso psicológico y negligencia

2. **¿Cuántos niños son víctimas de abusos cada año?**

   Los Servicios de Protección Infantil (CPS por sus siglas en inglés) estimaron que 683,000 niños fueron víctimas de maltrato en 2015, aunque se cree que este número es una subrepresentación de la incidencia de verdadero abuso en los Estados Unidos debido a la falta de denuncia y la incapacidad de confirmar algunos casos, y agregó que hasta 1 de cada 4 niños en los Estados Unidos experimenta alguna forma de maltrato infantil. CPS investigó aproximadamente 3.4 millones de casos sospechosos de abuso y casi 1700 niños murieron por abuso infantil documentado en 2015.

3. **¿Cuál es el papel del personal prehospitalario en el abuso infantil?**

   En casi todos los estados, el personal prehospitalario debe realizar reportes obligatorios de abuso infantil, es decir, están legalmente obligados a reportar sospechas de abuso infantil si sospechan o reconocen su presencia. Los proveedores de EMS tienen un papel muy único e importante en la prevención y el tratamiento del abuso infantil, ya que a menudo son los únicos proveedores médicos a los que se les da acceso al hogar de un paciente. El entorno del hogar puede proporcionar una visión significativa de la situación social y familiar de un niño, y levantar sospechas de abuso cuando de otra manera no se sospechara.

4. **¿Qué pasa si denuncio sospechas de abuso infantil y me equivoco?**

   En casi todos los estados, aquellos que reportan abuso infantil de buena fe son inmunes al enjuiciamiento en juicios penales y civiles. Alternativamente, en casi todos los estados, aquellos reporteros obligatorios que "sabían" o "deberían haber sabido" que se estaba produciendo un abuso y no lo denunciaron, pueden ser penalizados por pérdida de licencia, multa o enjuiciamiento penal.

5. ¿Qué pistas de la história podrían levantar sospechas de abuso?

- Lesión con antecedentes inconsistentes o sospechosos (es decir, incapacidad para explicar la lesión, historia inconsistente, lesión culpada a terceros)
- Retraso en la búsqueda de atención
- Lesión inconsistente con los aspectos del desarrollo (es decir, un niño de dos meses no puede caerse, un niño de 10 meses no puede subir escaleras)
- Falta de preocupación de los padres por las lesiones o preocupación excesiva por las lesiones triviales
- Falta de preocupación de los padres por un niño con dolor
- Falta de confianza de los padres en los proveedores de atención médica

6. ¿Cómo se reconoce que el abuso está o puede estar ocurriendo?

En ausencia de evidencia objetiva obvia o informes de abuso, las presentaciones pueden ser sutiles y requerir conocimiento de los hitos del desarrollo (es decir, ¿Puede un niño de dos meses salir de un cambiador? ¿Cuál es el peso apropiado para un niño de 4 años?), una sospecha de línea de base durante cualquier llamada pediátrica y una observación aguda. Estudios recientes que involucran personal prehospitalario muestran que la mayoría no se siente adecuadamente entrenada y preparada para reconocer y denunciar sospechas de abuso infantil. Otro estudio mostró que en los casos confirmados de abuso infantil por parte del médico forense, solo el 25% fueron sospechados por los proveedores de EMS en la escena.

7. ¿Qué signos físicos se pueden ver que deberían levantar la sospecha de abuso físico infantil?

Los signos de abuso infantil pueden variar ampliamente y a menudo son bastante inespecíficos. Deben tomarse en contexto con el mecanismo explicado para la lesión, la situación social y otra información disponible.

Las lesiones inusuales en traumas accidentales que pueden ser evidentes para el personal prehospitalario incluyen:

- Moretones en las orejas, mejillas, cuello, glúteos, muslos, torso y genitales, o moretones en cualquier niño que no se "pare" y, por lo tanto, no pueda caer.
- Ningún moretón estampado (es decir, en forma de objeto, dedos, cinturón, cuerda, etc.)

- Quemaduras de cigarrillos, planchas de ropa, cuerdas o inmersión (es decir, sumergidas en agua caliente)
- Mordeduras
- Múltiples sitios de lesión

8. ¿Cuáles son los signos de negligencia?

Los signos de negligencia observados por los proveedores prehospitalarios pueden incluir higiene o vestimenta inadecuada, erupción cutánea grave en el pañal, falta de crecimiento (es decir, peso notablemente insuficiente o inferior al normal, comportamiento anormal, retraso en el desarrollo), falta de supervisión o abandono.

9. ¿Cuáles son las responsabilidades del personal prehospitalal en casos de sospecha de abuso y negligencia?

Recopilar información (encuesta de escenas, observar la interacción entre el paciente y la familia, evaluación del mecanismo de lesión), proporcionar atención médica adecuada, reconocer sospechas de abuso y negligencia infantil (obtener educación, estar abierto a la posibilidad de abuso), proporcionar intervenciones, documentar e informar (preservar la evidencia, aprender qué y cómo informar), integrarse con CPS y participar en actividades de prevención.

10. ¿Cuáles son las consecuencias del abuso infantil?

Aparte del riesgo obvio de muerte y dolor físico y emocional del niño, los niños que son víctimas de abuso son más propensos a desarrollar comportamientos que ponen en riesgo su salud; estos incluyen el tabaquismo, el alcoholismo, el abuso de drogas, los trastornos de la alimentación, la obesidad grave, la depresión, el suicidio, la promiscuidad sexual y ciertas enfermedades crónicas. El abuso en la primera infancia puede hacer que el cerebro se forme incorrectamente y conducir a problemas físicos, mentales y emocionales, como TDAH, trastornos del sueño y trastorno de pánico. Mientras que el 25% de los casos de síndrome del bebé sacudido (ahora referido como traumatismo craneoencefálico no accidental o abusivo) resultan en la muerte, las consecuencias no fatales incluyen ceguera, parálisis cerebral y déficits cognitivos. Los niños que son abusados tienen el doble de probabilidades de ser abusados físicamente que los adultos.

PERLAS Y DECISIONES CRÍTICAS

- El personal del prehospitalario está legalmente obligado a denunciar sospechas de abuso infantil.
- Un mecanismo de lesión no compatible con la edad del niño y los hitos de desarrollo es sospechoso de abuso infantil.

- La falta de preocupación apropiada de los padres es sospechosa de abuso.
- En caso de duda reportar la sospecha para que se pueda hacer una investigación adecuada.

LECTURAS SUGERIDAS:

1. Markenson D, Foltin G, Tunik M, et al: Knowledge and attitude assessment and education of prehospital personnel in child abuse and neglect: report of a national blue ribbon panel. *Ann Emerg Med*. 40:89-101, 2002.
2. Johnson-Motoyama M, Moses M, Conrad-Hiebner A, Mariscal ES. Development, CAPTA Part C Referral and Services Among Young Children in the U.S. Child Welfare System: Implications for Latino Children. Child Maltreat. 2016;21:186-97.
3. Markenson, D, Tunik M, Cooper A, et al: A national assessment of knowledge, attitudes, and confidence of prehospital providers in the assessment and management of child maltreatment. *Pediatrics*. 2007;119:103-8.
4. Alphonso A, Auerbach M, Bechtel K, et al. Development of a Child Abuse Checklist to Evaluate Prehospital Provider Performance. Prehosp Emerg Care. 2017;21:222-232.
5. Graham SD, Olson LM, Sapien RE, et al: Adequacy of EMS data collection during pediatric cardiac arrest: Are EMTs getting the whole story? Prehosp Emerg Care. 1997;1:28-31.
6. Center for Disease Control (US), National Center for Injury Prevention and Control. Child maltreatment: fact sheet [online]. Atlanta, GA. 2014. Available from: URL: https://www.cdc.gov/violenceprevention/pdf/childmaltreatment-facts-at-a-glance.pdf Accessed July 18, 2018
7. U.S. Department of Health & Human Services, Administration for Children and Families, Administration on Children, Youth and Families, Children's Bureau. (2017). Child Maltreatment 2016. Available from: https://www.acf.hhs.gov/sites/default/files/cb/cm2016.pdf Accessed July 18, 2018

CAPITULO 69. EMERGENCIAS DE AGUA

1. Ahogamiento? ¿Casi ahogamiento? ¿Incidente de sumersión?

"Ahogamiento" se define como la muerte por asfixia después de la sumersión. El término "casi ahogamiento" está abierto a interpretaciones erróneas y no se prefiere. La terminología recomendada por la Asociación Americana del Corazón y el Consejo Europeo de Reanimación es "incidente de sumersión". Una persona que sufre efectos adversos por ser sumergida en agua ha experimentado un incidente de sumersión; esto puede o no resultar en un desenlace fatal.

2. ¿Qué tan comunes son los incidentes de sumersión?

Hay un promedio de 3,536 ahogamientos no intencionales (muertes) por año en los Estados Unidos, sin incluir los ahogamientos en incidentes relacionados con la navegación. En todo el mundo, puede haber hasta 500.000 muertes por ahogamiento. Existe una distribución por edades bimodal en las muertes por sumersión: los niños menores de 4 años son las víctimas en casi la mitad (la tasa más alta en niños de 1 a 2 años) y los adultos jóvenes, de 15 a 25 años (relacionados con el comportamiento de riesgo y el consumo de alcohol). Hay algunos factores de riesgo identificados para incidentes de sumersión:

- Sexo masculino: el 80% de los ahogamientos en los Estados Unidos son hombres
- Niños: segunda causa principal de muerte relacionada con lesiones para niños de 1 a 14 años
- Raza: Niños afroamericanos de 5 a 19 años se ahogan en piscinas a tasas 5.5 veces más altas que para los blancos. En el grupo de edad de 11 a 12 años se eleva a 10 veces más que los blancos.
- Alcohol: El 70% de las muertes de adolescentes y adultos asociadas con la recreación acuática también involucran el consumo de alcohol
- Navegación: el 70% de las muertes por paseos en bote son causadas por ahogamiento

3. ¿Cuál es la secuencia de eventos en un incidente de sumersión?

Los mamíferos deben respirar para sobrevivir. A través de la fuerza de la voluntad, podemos contener la respiración durante un período de tiempo. La duración de la retención de la respiración es bastante variable entre los individuos y las circunstancias. Eventualmente, sin embargo, se alcanza un "punto de desempate" en el que una poderosa impulsión involuntaria fuerza la inhalación. Si este jadeo ocurre bajo el agua, el resultado es la aspiración. El agua entra en los pulmones y "lava" el surfactante, lo que resulta en colapso alveolar, atelectasia, derivación intrapulmonar, desajuste ventilación-perfusión, edema pulmonar, hipoxia y el síndrome de dificultad respiratoria aguda (SDRA). La hipoxemia, a su vez, produce efectos en todos los tejidos de todo el cuerpo.

4. ¿Qué es el "ahogamiento en seco"?

Tradicionalmente, se ha afirmado que del 10% al 20% de las víctimas de ahogamiento no tienen evidencia de un volumen significativo de agua aspirada en sus pulmones en la autopsia. Estos han sido llamados "ahogamientos secos". El fenómeno se ha atribuido al laringoespasmo severo. De hecho, los estudios de autopsia indican que menos del 2% de las víctimas de la sumersión no tienen evidencia de aspiración de agua. También se ha utilizado para referirse a las víctimas que aparentemente no tenían síntomas inmediatamente después del incidente de sumersión y luego desarrollan dificultad respiratoria o mueren horas o días después. Esta terminología ya no se acepta. El ahogamiento "húmedo" versus "seco" es casi imposible en el ambiente prehospitalario para establecer si la aspiración ha tenido lugar o no. El éxito de la reanimación depende mucho más de la rápida reversión de la hipoxia que de la cantidad de agua que la víctima puede haber aspirado.

5. ¿Hace una diferencia si la persona fue sumergida en agua dulce o agua salada?

En teoría, la aspiración de líquidos hipertónicos (agua salada) puede conducir a edema pulmonar masivo y suero hipertónico; Los líquidos hipotónicos (agua dulce) pueden llevar a la sobrecarga intravascular del volumen de la absorción del agua en la circulación, a la dilución de electrólitos del suero, y a la hemólisis. Sin embargo, la aspiración de más de 11 ml/ kg es necesaria antes de que ocurran los cambios del volumen de sangre; la aspiración de más de 22 ml/ kg es necesaria antes de que ocurran los cambios electrolíticos. La mayoría de las víctimas ahogadas aspiran menos de 4 ml/ kg. La aspiración de tan poco como 1 a 3 ml/ kg de agua dulce o salada puede conducir a un deterioro significativo del intercambio de gases en los pulmones. Por lo tanto, la distinción entre ahogamiento de agua dulce y agua salada no es significativa en la mayoría de los casos. Es la cantidad de agua aspirada, no la tonicidad, lo que determina en mayor medida los efectos sobre los pulmones.

6. Cuáles son los signos y síntomas más comunes en los incidentes por submersión?

Síntomas y signos comunes en incidentes por submersión por órganos y sistemas			
Pulmonares:		**Gastrointestinales:**	
Síntomas	**Signos**	**Síntomas**	**Signos**
Tos	Apnea	Nausea	Distensión Gástrica
Asfixia	Hipoxia	Vómito	Aspiración
Disnea	Cianosis		
	Taquipnea		
	Roncus		
	Estertores		
	Sibilancias		
	Edema Pulmonar		
	Neumonia Aspirativa		
Sistema Nervioso Central:		**Cardíacos:**	
Síntomas	**Signos**	**Síntomas**	**Signos**
Letargia	Edema cerebral citotóxico	Palpitaciones	Arritmias
Coma	PIC aumentada	Dolor torácico	PCR
	Disminución de la presión de perfusion cerebral		Hipotensión
			Isquemia Cardíaca
			Síndrome de Inmersión
Renales:		**Hematológicos:**	
	Signos		**Signos**
	Falla renal aguda*		Acidosis (lactato)
			Coagulopatía
			CID

*Como resultado de la hipoxia, acidosis o rabdomiolisis.

7. ¿Qué es el "Síndrome de Inmersión"?

El síndrome de inmersión es la muerte súbita cardíaca tras la inmersión en agua muy fría (al menos 5°C más bajo que la temperatura corporal). Es probable que sea el resultado de la estimulación vagal y el posterior paro cardíaco. Puede estar relacionado con el reflejo de buceo de mamíferos. Hay una gran variabilidad individual en la fuerza de este reflejo en los seres humanos y es probablemente más fuerte en los niños pequeños.

8. Hablando de agua fría, ¿es la hipotermia un problema en los incidentes de sumersión?

Sí. El agua tiene 25 veces la capacidad de conducir el calor como lo hace el aire. El calor se puede perder rápidamente a través de la piel, y el agua fría que se ingiere o aspira puede conducir a un enfriamiento central muy rápido. El enfriamiento cerebral significativo es probable en estos pacientes, incluso antes del colapso circulatorio. Esto puede tener algo de un efecto protector a través de la disminución de las demandas de oxígeno del cerebro y probablemente explica los raros casos de recuperación en las víctimas sumergidas bajo agua muy fría durante 30 minutos o más. Los pacientes que son profundamente hipotérmicos pueden parecer muertos. Por lo tanto, generalmente se considera prudente continuar los esfuerzos de reanimación hasta que la víctima haya sido calentada a una temperatura central de al menos 33°C a 35°C.

9. ¿Qué es el "Ahogamiento Secundario" o el "Síndrome Post Inmersión"?

Esta terminología se ha utilizado para referirse al síndrome de dificultad respiratoria que se desarrolla horas o días después de la reanimación inicial. Al igual que el término "ahogamiento seco", estos términos ya no se aceptan. No hay casos en la literatura médica de las víctimas asintomáticas de la sumersión que deterioraron y murieron más adelante.

10. ¿Cómo debo intentar rescatar a una persona que se está ahogando?

Si la víctima está despierta, los dispositivos de flotación, un palo o las cuerdas pueden extenderse o lanzarse a la persona. El rescate en barco es otra opción. Sin embargo, con frecuencia es mejor usar el bote para mantener a la víctima flotando en el agua en lugar de arriesgarse a volcar al intentar subir a la víctima al bote. El rescate de natación es el método más peligroso de todos para el rescatador. Sólo debe ser intentado por los rescatistas que están entrenados en el rescate acuático.

11. ¿Qué tratamiento se debe proporcionar a las víctimas de ahogamiento?

La respiración de rescate rápido es el tratamiento más importante para las víctimas de sumersión. Si se puede lograr con seguridad mientras el paciente está siendo sacado del agua, se debe realizar . No hay necesidad de despejar las vías respiratorias del paciente de agua aspirada. La maniobra de Heimlich se puede utilizar solamente si se sospecha que un cuerpo extraño está obstruyendo la vía aérea. La inmovilización rutinaria de la columna cervical probablemente no sea necesaria a menos que haya antecedentes de buceo, uso de un tobogán de agua, signos de trauma o signos de intoxicación por alcohol. Si las condiciones unas de esas están presentes, sin embargo, se debe sospechar que el paciente puede haber sufrido un trauma oculto y debe ser tratado en consecuencia. Debido a la flotabilidad, compresiones torácadas en el agua son ineficaces. Sin embargo, se pueden proporcionar una vez que el paciente ha sido sacado, si es necesario. Se recomienda la intubación temprana y las pautas habituales de ACLS. A los pacientes se les debe quitar la ropa mojada y envolverlos en mantas para evitar más hipotermia.

12. ¿Todas las víctimas de sumersión requieren transporte al departamento de emergencias?

Como regla general, todas las víctimas de sumersión, independientemente de cuán mínima sea su necesidad de reanimación, requieren monitoreo y transporte a un centro médico. Sin embargo, los pacientes que tienen pulmones claros en la auscultación y sin tos u otros signos de afectación pulmonar, a menudo pueden ser liberados de forma segura de la escena con instrucciones adecuadas sobre las posibles complicaciones que requieren una evaluación adicional.

PERLAS Y DECISIONES CRÍTICAS

- Hasta el 70% de los incidentes de sumersión ocurren en hombres jóvenes e involucran alcohol.
- La respiración del rescate temprana y la corrección de la hipoxia son el tratamiento más importante para las víctimas de la sumersión.
- Proteja la columna vertebral si hay antecedentes de buceo o trauma.
- La hipotermia se asocia comúnmente a incidentes de la sumersión.
- Todas las víctimas de sumersión deben ser transportadas a un ED para su evaluación.

LECTURAS SUGERIDAS

1. 2017 American Heart Association Guidelines for Cardiopulmonary Resuscitation and Emergency Cardiovascular Care. https://eccguidelines.heart.org/wp-content/uploads/2017/11/2017-Focused-Updates_Highlights.pdf cited Jul7 2018
2. 2017 American Heart Association Focused Update on Adult Basic Life Support and Cardiopulmonary Resuscitation Quality: An Update to the American Heart Association Guidelines for Cardiopulmonary Resuscitation and Emergency Cardiovascular Care; http://circ.ahajournals.org/content/137/1/e7 cited July 2018

3. Bierens JJ, Knape JT, Gelissen HP. Drowning. Curr Opin Crit Care. Dec 2002;8(6):578-586.

4. CDC: Water injuries fact sheet. https://www.cdc.gov/homeandrecreationalsafety/water-safety/waterinjuries-factsheet.htmlAccessed July 10,2018

5. Lunetta P, Modell JH, Sajantila A. What is the incidence and significance of “dry-lungs” in bodies found in water? Am J Forensic Med Pathol. Dec 2004;25(4):291-301.

6. Szpilman D, Bierens JJLM, handley AJ, Orlowski JP. Drowning. N Engl J Med 2012;366:2102-2110.

7. Bamber AR, Pryce JW, Ashworth MT, Sebire NJ. Immersion-related deaths in infants and children: autopsy experience from a specialist center. Forensic Sci Med Pathol. 2014;10:363-70.

CAPITULO 70. ENFERMEDADES POR DESCOMPRESIÓN

1. ¿Qué son los disbarismos? ¿Es eso lo mismo que la enfermedad de descompresión (DCI)?

Los disbarismos son condiciones médicas que resultan de la exposición a la presión ambiental creciente con cambios del volumen-presión dentro de las cavidades aire-llenas en el cuerpo y de la disolución creciente de gases, particularmente nitrógeno, en tejidos del cuerpo. La enfermedad de descompresión (DCI) es una forma de disbarismo. DCI resulta de la formación de pequeñas burbujas de gas nitrógeno en la sangre y los tejidos.

2. Así que todo es física, ¿verdad?

Bueno, ciertamente una comprensión de las leyes físicas es importante para apreciar los mecanismos del disbarismo. Algunas de las leyes de la física que son importantes incluyen:

- **Ley de Pascal:** una presión aplicada a cualquier parte de un líquido se transmite por igual.
- **Ley de Boyle:** a una temperatura constante, la presión absoluta y el volumen de gas son inversamente proporcionales. A medida que aumenta la presión, el gas se comprime y el volumen se reduce; a medida que se reduce la presión, el volumen de gas aumenta.
- **Ley de Charles:** a una presión constante, el volumen de un gas es directamente proporcional al cambio en la temperatura absoluta. A medida que aumenta la temperatura, el gas se expande y el volumen aumenta; a medida que la temperatura baja, el volumen de gas disminuye.
- **Ley de Dalton:** la presión total ejercida por una mezcla de gases es igual a la suma de las presiones (presiones parciales) de cada uno de los diferentes gases que componen la mezcla, actuando cada gas como si estuviera presente y ocupara el volumen total.
- **Ley de Henry:** la cantidad de un gas que se disolverá en un líquido a una temperatura dada es directamente proporcional a la presión parcial de ese gas.

- **La Ley general de los gases** combina estos conceptos para predecir el comportamiento de un gas cuando los factores cambian. La fórmula para expresar la ley general del gas es:

  $P_1 * V_1/T_1 = P_2 * V_2/T_2$

  Donde:
  P1 = presión inicial (absoluta)
  V1 = volumen inicial
  T1 = temperatura inicial (absoluta)
  P2 = presión final (absoluta)
  V2 = volumen final
  T2 = temperatura final (absoluta)

3. ¿Qué más necesito saber sobre la física?

El agua de mar es obviamente más densa que el aire (casi 800 veces más densa). En la superficie, experimentamos una atmósfera (atm) de presión (760 mmHg en “condiciones estándar”: temperatura = 68 ° F (20 ° C), densidad del aire = 0.075 lb / ft^3 (1.29 kg / m^3) y humedad relativa = 0%). Para bajar la presión atmosférica a 1/2 atm, habría que ascender a 18.000 pies. Sin embargo, para duplicar la presión (2 atm), solo hay que descender 33 pies en agua de mar. Cada 33 pies adicionales de profundidad se agrega otra atmósfera de presión.

4. Así que el disbarismo es un problema de buceo, ¿verdad? No buceo y vivo en un estado que no bordea un océano (¿problema resuelto?).

No es exactamente cierto y no tan rápido. Es cierto que los buzos libres (buzos que retienen la respiración) no están en riesgo de DCI porque no están absorbiendo mayores niveles de nitrógeno. Sin embargo, pueden sufrir de otros disbarismos, tales como compresión de la máscara, compresión de los senos faciales, y trauma bárico pulmonar. El buceo libre se realiza en todos los Estados y se sabe que los disbarismos ocurren incluso en el buceo poco profundo en piscinas. Además, la popularidad del buceo está creciendo y los pacientes pueden regresar de unas vacaciones de buceo con enfermedades disbáricas graves que necesitan atención.

5. ¿Cómo puedo entender todos los diversos disbarismos?

Ayuda a clasificar los disbarismos en términos de cuándo ocurren durante la inmersión. Hay trastornos de descenso (aumento de la presión), trastornos de la profundidad y trastornos del ascenso (disminución de la presión).

Trastornos del descenso	Trastornos en la profundidad	Trastornos del Ascenso
• Barotrauma de oído medio • Barotrauma de oído externo • Barotrauma de oído interno • Barosinusitis • Barotrauma Facial (por Máscara)	• Narcosis por Nitrógeno • Toxicidad por Oxígeno	**Sin exceeder los límites de descompresión** • Enfermedad Descompresiva (DCI Tipo I y II) **Rápido Ascenso** • Embolismo Gaseoso Arterial (AGE) • Neumotórax • Neumomediastino • Emfisema Subcutáneo • Hemorragia Alveolar • Vértigo bárico • Barodontalgia • Barotrauma Gastrointestinal • Edema Pulmonar

6. ¿Es sólo una cuestión de cuándo comienzan los síntomas?

Aunque eso es algo importante a tener en cuenta, hay más en la historia. La aparición de síntomas puede ser algo variable. Por ejemplo, la embolia de gas arterial (EDAD) se manifiesta típicamente inmediatamente sobre emerger; sin embargo, los síntomas de la enfermedad de la descompresión (DCI) pueden comenzar sobre emerger o se pueden retrasar varias horas. Esta es una sugerencia para un historial de buceo enfocado que lo ayudará a hacer su camino a través de los diagnósticos diferenciales:

Historia de buceo focalizada

- ¿Cuándo fue la primera aparición de los síntomas?
- ¿Qué tipo de equipo se utilizó? ¿Aire comprimido, gas mezclado, aire enriquecido, rebreather? ¿Cuál era la fuente del gas?
- ¿La inmersión se acercó o superó los límites de descompresión?
- ¿Se usó una computadora de buceo?
- ¿Cuáles fueron el número, la profundidad, el tiempo de fondo, el tiempo total y los intervalos de superficie para todas las inmersiones en las 72 horas anteriores a los síntomas (los "perfiles" de buceo)?
- ¿Se utilizaron paradas de descompresión?

- ¿Se intentó la descompresión en el agua?
- ¿Cuál fue el retraso desde la última inmersión hasta el transporte aéreo?
- ¿El buzo experimentaba dificultad con el equilibrio del oído o del seno? ¿El dolor ocurrió en el descenso o ascenso?
- ¿El buzo estaba intoxicado? ¿Deshidratado? ¿Trabajando vigorosamente? ¿Cuánto tiempo después de la inmersión se presentaron los síntomas?
- ¿Estuvieron presentes en la superficie? ¿Retrasado? ¿Progresivo?
- ¿Hay antecedentes médicos de infecciones o anomalías en el oído o los senos paranasales? ¿Enfisema o asma? ¿Enfermedad de las arterias coronarias? ¿Foramen oval patente? ¿Enfermedad neurológica?

7. Hablemos de los trastornos del descenso

Son causados por la creciente presión del agua contra las estructuras llenas de aire del cuerpo durante el descenso. El más común es el barotrauma del oído medio (MEBT), también conocido como barotitis o "apretón de oídos". Es experimentado por el 30% de los buceadores novatos y el 10% de los buceadores experimentados. Si el buzo no aumenta la presión detrás de la membrana timpánica (al "equilibrar" a través de la fuerza del aire a través de la trompa de Eustaquio), la membrana timpánica se inclina hacia adentro y se estira dolorosamente. Si se permite que esa situación continúe, el resultado es típicamente la ruptura de la membrana timpánica. La membrana timpánica rota puede exponer el oído medio al agua fría que causa nistagma calórico-inducido, vértigo, náusea y vomitar.

El barotrauma externo del oído (EEBT) es menos común que mebt. Se produce cuando hay alguna obstrucción al canal auditivo externo (cerumen o cuerpos extraños). Esta es la razón por la que los buzos no deben usar tapones para los oídos. El barotrauma del oído interno (IEBT) también es mucho menos común que el MEBT. Inicialmente, el mecanismo es similar a MEBT. Sin embargo, el equilibrio repentino de la presión en el oído medio o una maniobra vigorosa de Valsalva puede romper la ventana redonda y puede causar hemorragia en el oído interno o rasgar de la membrana del laberinto (Reissner). Los síntomas y síntomas de IEBT incluyen pérdida de oído, vértigo severo, náusea, zumbido, y plenitud en el oído afectado, nistagma severo, vértigo posicional, ataxia, y vomitar.

La compresión de los senos faciales actúa de manera similar. El dolor de la barosinusitis maxilar se puede sentir principalmente en los dientes superiores. El apretón de máscaras se debe a una falla del buzo para equilibrar la presión dentro de su máscara al descender. Puede causar edema facial muy impresionante y moretones, así como hemorragias subconjuntivales. (figura 70-1)

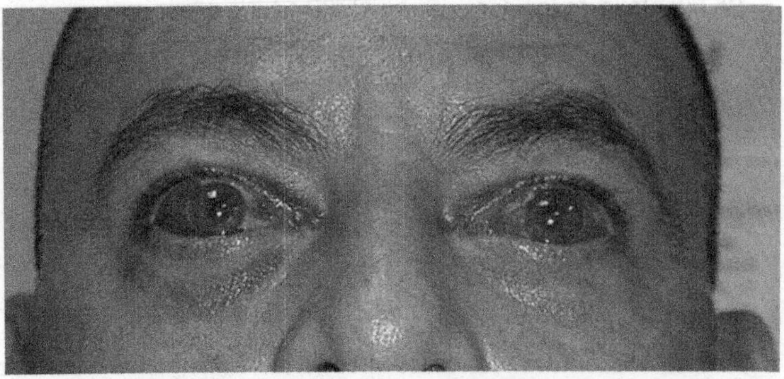

Figure 70-1. Photograph of a victim with mask squeeze demonstrating bilateral periorbital ecchymoses and subconjunctival hemorrhages.

8. ¿Qué hay de los trastornos de profundidad?

El más común es la narcosis de nitrógeno, también llamada el "rapto de las profundidades". Una propiedad interesante del nitrógeno es que tiene efectos anestésicos generales a presiones aumentadas. La narcosis nitrogenado depende de la profundidad. Algunos buzos hablan de la "Ley de Martini" como regla general: por cada atmósfera adicional de presión (33 fsw), el efecto fisiológico del nitrógeno es aproximadamente equivalente a beber una bebida alcohólica (de ahí la parte "Martini"). Por lo tanto, una inmersión a 99 fsw o más puede tener un resultado intoxicante significativo. Los síntomas incluyen euforia, una falsa sensación de bienestar, confusión, pérdida de juicio o habilidad, desorientación, risa inapropiada, disminución del control motor y hormigueo y entumecimiento vago de los labios, las encías y las piernas. Los síntomas iniciales imitan la intoxicación leve; sin embargo, a medida que avanza, el juicio y la coordinación se ven afectados. Finalmente, la pérdida de conciencia puede resultar.

El oxígeno puede ser tóxico para el SNC o los pulmones a presiones parciales superiores a 1,6 atmósferas absolutas durante largos períodos de tiempo. Los síntomas de la toxicidad del oxígeno del SNC pueden ser recordados por el VENTIDC mnemotécnico:

V: Síntomas visuales (visión de túnel o visión borrosa)

E: Síntomas del oído (tinnitus)

N: Náuseas o vómitos espasmódicos

T: Síntomas de crispación y cosquilleo (músculos faciales pequeños, labios o músculos de las extremidades)

I: Irritabilidad, confusión, agitación y ansiedad

D: Mareos, torpeza, incoordinación y fatiga inusual

C: Convulsiones

Sin embargo, es poco probable que los buceadores deportivos tengan la duración de la exposición que hará de esto un problema significativo.

9. ¿Qué pasa con los trastornos de ascenso?

A medida que el buzo asciende, la presión circundante del agua disminuye. Esto puede causar dos problemas: los gases atrapados dentro de un espacio cerrado se expanden (ley de Boyle) y los gases en solución pueden salir de la solución y formar burbujas (ley de Henry). El primer mecanismo puede causar barodentalgia (dolor de muelas de un absceso o relleno recién colocado), barotrauma gastrointestinal (distensión gástrica o intestinal) o vértigo alternobárico (el resultado de una incapacidad para igualar la presión dentro del oído medio durante el ascenso; el paciente experimenta una sensación profunda pero transitoria de vértigo que puede estar asociada con náuseas y vómitos).

El aire atrapado dentro de los pulmones durante el ascenso (a menudo el caso en un buzo en pánico que hace un ascenso rápido e incontrolado) puede causar trauma bárico pulmonar. Esto puede dar lugar a cualquier combinación de cinco condiciones: 1) embolia de gas arterial (EDAD), 2) neumotórax, 3) pneumomediastinum, 4) enfisema subcutáneo, y 5) hemorragia alveolar. El más severo de éstos es embolia de gas arterial (EDAD). La AGE es la segunda causa principal de mortalidad de los buceadores deportivos después del ahogamiento, representando aproximadamente el 30% de las muertes relacionadas con el buceo. Los émbolos de aire de la arteria coronaria y cerebral se asocian a las consecuencias más serias. La alteración de la conciencia es común en la EDAD. Por lo tanto, un zambullidor que emerge inconsciente o que pierde el sentido en el plazo de 10 minutos de alcanzar la superficie se debe asumir para sufrir de EDAD. El otro mecanismo de disbarismo de ascenso implica la formación de burbujas de nitrógeno y es la causa de la enfermedad de descompresión (DCI). Las microburbujas pueden causar la obstrucción mecánica de los vasos sanguíneos, de la isquemia, y de la hipoxia del tejido así como la inflamación, la agregación de la plaqueta, y la trombosis. Un ovale del foramen de la patente (PFO) puede ser un factor de riesgo para la susceptibilidad creciente al DCI porque las burbujas en la circulación venosa no se pueden prevenir de entrar en la circulación arterial por la vasculatura de los pulmones. Las manifestaciones clínicas de DCI se han dividido en dos categorías, tipo I y tipo II. El DCI del tipo I afecta al sistema musculoesquelético, piel y vasos linfáticos (el llamado DCI "solo para el dolor"). El DCI de tipo I también se denomina "las curvas". Se manifiesta más comúnmente como dolor cerca de las articulaciones, especialmente el codo y el hombro, pero puede manifestarse en cualquier punto del cuerpo donde la circulación y el flujo linfático están restringidos. El DCI tipo II involucra cualquier otro sistema de órganos (como el SNC, el oído interno y los pulmones que pueden imitar un accidente cerebrovascular o un émbolo pulmonar).

10. Así que para hacer esto simple, solo enviaré cada lesión de buceo a una cámara hiperbárica para la terapia de recompresión, ¿verdad?

No. No todo disbarismo requiere los recursos y el tratamiento en una cámara hiperbárica. Al enviar a todo el mundo, puede estar usando recursos innecesariamente (por no mencionar exponer al paciente al gasto potencial, el riesgo y la incomodidad de una transferencia que podría ser sustancial). Trastórnos de buceo que requieren o no terapia de recompresión:

Trastornos de buceo que *REQUIEREN* terapia de recompresión	**Trastornos de buceo que *NO REQUIEREN* terapia de recompresión**
DCI Tipo 1	Barotrauma de oído medio
DCI Tipo 2	Barotrauma de oído externo
EDAD	Barotrauma de oído interno
Aire posiblemente contaminado (intoxicación con monóxido de carbono)	Barosinusitis
	Barotrauma Facial
	Narcosis por Nitrógeno
	Toxicidad por Oxígeno
	Neumotórax
	Neumomediastino
	Emfisema Subcutáneo
	Hemorragia alveolar
	Vértigo alternobárico
	Barodontalgia
	Barotrauma Gastrointestinal
	Osteonecrosis avascular

Para mayor ayuda se puede comunicar con The Divers Alert Network, (DAN) línes las 24 hrs +1-919-684-9111 o +1-919-684-4 DAN (Llamada Collect). DAN para información no de emergencia: 919-684-2948. El sitio web de DAN es http://www.diversalertnetwork.org/

11. Bien, veamos entonces un caso.

Seguro. Una mujer de veinte años que hace su primera inmersión en aguas abiertas (aire comprimido) desciende a 60 pies y pasa 20 minutos en el fondo. Ella hace un ascenso rápido e incontrolado a la superficie después de un desafortunado encuentro con una barracuda. En la superficie, ella está inconsciente y respirando rápidamente y se encuentra taquicárdica e hipotensa.

12. ¿Cuál es su diagnóstico diferencial?

En primer lugar, parece ser un trastorno de ascenso. Podría ser barotrauma o DCI. DCI es menos probable porque no excedió los límites de no descompresión para su inmersión (a 60 pies, este límite es de 60 minutos). El inicio inmediato también va en contra del DCI. La inconsciencia inmediata sobre emerger de una manera asustada es característica para la embolia de gas arterial.

13. ¿Cuáles son sus medidas iniciales de reanimación?

Por supuesto, todo comienza con los ABC. El oxígeno de alto flujo es particularmente importante. Intubarla si puede y establecer acceso intravenoso. Si hay evidencia de neumotórax tensional, ella puede requerir descompresión con aguja. Dependiendo de su estado cardiovascular, ella puede necesitar la resucitación del volumen, la ayuda del vasopresor, o el CPR. Las decisiones de transporte dependerán de las instalaciones disponibles. En el agua la recompresión es peligrosa y no debe intentarse en un buzo inconsciente. El tiempo es esencial: los pacientes con EDAD que se recomprimen dentro de los 5 minutos de salir a la superficie se enfrentan a una tasa de mortalidad del 5%, con un riesgo extremadamente bajo de morbilidad entre los sobrevivientes. Sin embargo, si la recompresión se retrasa 5 horas o más, la tasa de mortalidad sube al 10% con el 50% de los sobrevivientes sufriendo morbilidad. Por lo tanto, si hay un centro médico que tiene una cámara hiperbárica y puede ofrecer terapia de recompresión cerca, eso sería óptimo. De lo contrario, debe ser transportada a una instalación donde pueda estabilizarse antes de ser trasladada a una cámara de recompresión. El transporte terrestre rápido es mejor, pero si el transporte aéreo es necesario, la tripulación de vuelo debe tratar de limitar su altitud y ser consciente de que su condición puede deteriorarse aún más durante el vuelo.

PERLAS Y DECISIONES CRÍTICAS:

- Con los viajes aéreos rápidos, la enfermedad de descompresión se puede ver en lugares bastante distantes del océano.
- Una buena historia diferenciará entre trastornos de descenso, profundidad y ascenso.
- Tenga en cuenta las indicaciones para la recompresión emergente en una cámara hiperbárica.
- Utilice la Red de Alerta de Buzos (DAN) 24/7 para preguntas y consejos.
- Se debe suponer que un buzo que sale a la superficie inconsciente o queda inconsciente dentro de los 10 minutos de la superficie tiene un émbolo gaseoso arterial hasta que se demuestre lo contrario.

LECTURAS SUGERIDAS:

1. Bove AA. Diving medicine. Am J Respir Crit Care Med. 2014;189:1479-86.

2. Bynny RL, Shockley LW: SCUBA Diving and Dysbarisms. In: Marx JA, et al (eds): Rosen's Emergency Medicine: Concepts and Clinical Practice, 8th Edition, 2014, Saunders – Elsevier, Philadelphia, pp. 1915-1927.

3. Glazer TA, Telian SA. Otologic Hazards Related to Scuba Diving. Sports Health. 2016;8:140-144.

4. Hall J. The risks of scuba diving: a focus on Decompression Illness. Hawaii J Med Public Health. 2014;73(11 Suppl 2):13-16.

5. Vann RD, Butler FK, Mitchell SJ, Moon RE. Decompression illness. Lancet. 2011;377:153-64.

6. Xu W, Liu W, Huang G, Zou Z, Cai Z, Xu W. Decompression illness: clinical aspects of 5278 consecutive cases treated in a single hyperbaric unit. PLoS One. 2012;7(11):e50079

7. U.S. Navy: U.S. Navy Diving Manual, Revision 7, Naval Sea Systems Command, United States Navy, 2017 April. Available at: http://www.navsea.navy.mil/Portals/103/Documents/SUPSALV/Diving/US%20DIVING%20MANUAL_REV7.pdf?ver=2017-01-11-102354-393 Accessed July 23, 2018

CAPÍTULO 71. SERVICIOS MÉDICOS DE EMERGENCIA EN ZONAS REMOTAS

1. ¿Qué es la medicina en zonas remotas?

Según la Wilderness Medical Society (WMS): "La medicina de zonas agrestes se centra en problemas médicos y tratamiento en áreas remotas. Incluye aspectos de fisiología, medicina clínica, medicina preventiva y salud pública". Para el propósito del personal de los servicios médicos de emergencia (EMS), hay cuatro cualidades que definen la medicina silvestre:

- Un ambiente austero
- Tiempo prolongado hasta la atención definitiva que requiere modificaciones a los protocolos prehospitalarios tradicionales
- Integración de habilidades médicas y de rescate
- Amenazas ambientales

2. ¿Cuál es la diferencia entre el EMS silvestre y el EMS urbano?

La respuesta rápida, la estabilización y la transferencia a un centro de atención avanzada constituyen el centro de atención de los sistemas tradicionales de capacitación en SGA urbana. La lejanía física, la exposición ambiental, la geografía desafiante y los períodos de tiempo a menudo prolongados necesarios para el rescate y la estabilización requieren un entrenamiento especial y definen el EMS silvestre. Tradicionalmente, el EMS urbano es reactivo y está impulsado por protocolos, mientras que el EMS en espacios naturales requiere improvisación, innovación y protocolos extendidos. En el EMS urbano, la extricción del paciente es típicamente responsabilidad del personal del departamento de bomberos, que entrega a los pacientes a los proveedores del ccsme, que proporcionan cuidado médico. En el EMS en zonas agrestes, la extricación del paciente es a menudo técnicamente difícil y requiere mucho tiempo, lo que requiere la administración simultánea de atención médica por parte de proveedores expertos en habilidades médicas y de rescate..

3. ¿En qué se diferencian los técnicos médicos de emergencia en áreas silvestres (WEMTs, por sus siglas en inglés, de los EMTs) regulares?

El Departamento de Transporte (DOT) es responsable de crear los planes de estudio de la EMT. El Registro Nacional de Técnicos de Emergencias Médicas fue inaugurado en 1970 para servir como un organismo nacional de certificación para emts. Las pruebas estandarizadas se utilizan para certificar y recertificar los EMTs a nivel estatal o en el Registro Nacional de EMTs. No existe un examen de certificación formal o estándar nacional para la designación WEMT. El plan de estudios de WEMT se basa en el plan de estudios de DOT EMT y establece un enfoque para la atención de emergencia en entornos de vida silvestre y se basa en las recomendaciones de la Wilderness Medical Society, el Wilderness EMS Institute (WEMSI), la Asociación Nacional de Búsqueda y Rescate (NASAR), la Patrulla Nacional de Esquí, la Escuela Nacional de Liderazgo al Aire Libre (NOLS) y varios otros grupos. Por lo general, un curso de WEMT incluye de 45 a 100 horas de tiempo didáctico en el aula, 10 horas de tiempo del departamento de emergencias y 48 a 80 horas adicionales de capacitación clínica en comparación con los cursos de EMT no silvestres, que requieren aproximadamente 120 horas de tiempo de viaje en el aula y en ambulancia. Los cursos wemt incluyen un mínimo de 22 horas de formación sobre condiciones médicas relacionadas con las condiciones ambientales. Por el contrario, el curso típico de EMT incluye solo de 3 a 10 horas para abordar emergencias ambientales. Otros aspectos únicos del plan de estudios de WEMT incluyen capacitación adicional sobre atención prolongada al paciente, técnicas de rescate, equipos especiales y atención para lesiones únicas en el aire libre remoto..

4. ¿Qué procedimientos pueden realizar los WEMTs?

Los procedimientos realizados por un WEMT están determinados tanto por los protocolos estatales bajo los cuales practica un WEMT, como por su nivel de entrenamiento. Como no existe un estándar nacional para la capacitación de WEMT, los diferentes estados y sistemas de atención médica tienen una variedad de políticas con respecto a lo que los proveedores de atención médica pueden y no pueden hacer dados sus niveles de capacitación. Es responsabilidad de todos los proveedores de atención médica conocer el estándar de atención para su nivel de capacitación, qué procedimientos se pueden realizar y los protocolos y políticas de su sistema. Los elementos clave de la formación de WEMT incluyen habilidades técnicas y autoridad, dependiendo del sistema en el que estén trabajando, para realizar lo siguiente::

- Manejo de las vías respiratorias, incluida la intubación endotraqueal.
- Toracotomía con aguja para el neumotórax tensional
- Manejo del shock, incluyendo terapia intravenosa
- Administración de oxígeno

- Administración de medicamentos, incluyendo epinefrina para reacciones alérgicas; antibióticos para ciertas circunstancias; acetazolamida, nifedipina y furosemida para el mal de altura; y analgésicos para lesiones.
- Técnicas de recalentamiento de campo.
- Reducción de campo y férula de fracturas y dislocaciones.

5. ¿Qué oportunidades de empleo y experiencias están disponibles para los WEMTs?

Las habilidades de EMT en áreas silvestres son útiles para cualquier persona que pase una cantidad sustancial de tiempo en áreas silvestres, pero también pueden abrir nuevas oportunidades de empleo. Algunas posibilidades incluyen:

- Guardaparques nacionales y estatales, como el programa ParkMedic en el Parque Nacional de Yosemite
- Viajes de aventura
- Búsqueda y rescate
- Trabajador del Servicio Forestal
- Medicina de desastres / trabajo de socorro
- Trabajo en áreas rurales / silvestres
- Militar

6. ¿Son diferentes los estándares para los equipos de rescate de áreas silvestres (por ejemplo, montaña, agua) en todo el mundo?

Los equipos de rescate en áreas silvestres varían enormemente en todo el mundo. En los Estados Unidos, la mayoría de los equipos son voluntarios, con una amplia gama de calificaciones y habilidades, desde primeros auxilios hasta paramédicos, y están bajo la jurisdicción de parques nacionales, parques estatales o sheriffs del condado. En Canadá, los equipos de rescate de montaña son coordinados por los militares. En Europa, la mayoría de los equipos cuentan con médicos y paramédicos a tiempo completo. En muchas de las áreas más remotas del mundo, no existe un sistema organizado de atención de emergencia en áreas silvestres, por lo que se requiere que los viajeros y las expediciones sean autosuficientes.

7. ¿Qué preguntas deben responderse al armar un equipo para un rescate?

El rescate de áreas silvestres requiere una preparación coordinada y exhaustiva teniendo en cuenta lo siguiente:

MEDIO AMBIENTE/GEOGRAFÍA

- ¿A qué hora del día es y será?
- ¿Estás preparado para un rescate nocturno?)
- ¿Cuáles son las condiciones meteorológicas (ambientales) previstas y está preparado para ellas?
- ¿Se necesita o está disponible un helicóptero, barco u otro vehículo o vehículo(s) de rescate especializado?
- ¿Es el clima aceptable para el rescate aéreo?

VÍCTIMAS

- ¿Hace cuánto tiempo ocurrió el accidente?
- ¿Cuál es el número de víctimas?
- ¿Cuáles son sus lesiones?
- ¿Cuántas personas están en la fiesta de la víctima?
- ¿Qué tan bien preparados están?
- ¿Alguien en el partido tiene experiencia o capacitación médica?

PERSONAL DE RESCATE

- ¿Tiene una ubicación, o se trata de una búsqueda y rescate?
- ¿Es necesario un equipo “rápido” (un equipo más pequeño y menos equipado enviado por delante para proporcionar atención inicial o para buscar y rescatar mientras el equipo principal se prepara y sigue)? En caso afirmativo, ¿se ha desplegado ya?
- ¿Están preparados todos los miembros del equipo?

¿LOS RESCATISTAS ESTÁN EN RIESGO SIGNIFICATIVO?

- ¿Todos los miembros del equipo están capacitados para este tipo de rescate?
- ¿Quién está en el equipo médico?
- ¿Quién está en el equipo de evacuación?
- ¿Es adecuado el número de miembros del equipo? (Por ejemplo, 16 a 20 portadores de camillas son típicamente necesarios para una evacuación en tierra de 1 a 3 millas sobre terreno llano).
- ¿El equipo del equipo está organizado y dividido adecuadamente?

- ¿Qué tan urgente es la situación?
- ¿Participarán varias agencias?
- ¿Se coordinan las comunicaciones entre las diferentes agencias?

8. ¿Quién es responsable de la búsqueda y el rescate?

La búsqueda y rescate (SAR) es responsabilidad de los parques nacionales y estatales, alguaciles, oficinas estatales de conservación u otras agencias gubernamentales, dependiendo de la ubicación y la jurisdicción. Los parques nacionales y estatales no tienen el "deber de rescatar". Además, a veces hay una controversia significativa sobre cuándo se deben intentar las misiones de rescate y quién debe pagar por ellas. La opinión predominante es que una llamada de ayuda no puede ser desestimada éticamente

- Como se mencionó en la pregunta 6, la mayoría de los rescates en los Estados Unidos son realizados por grupos de voluntarios.
- El 90% de los rescates de montaña se realizan a pie.
- El 95% de los rescates se realizan sin médicos presentes.
- Solo los parques nacionales de Yosemite y Grand Teton usan helicópteros ampliamente.
- Sólo el Parque Nacional Denali utiliza aviones de ala fija extensivamente y helicópteros de vez en cuando.
- Solo los parques nacionales de Yosemite, Grand Teton y Mount Rainier tienen guardabosques específicamente capacitados en rescates técnicos, atención médica avanzada y operaciones de helicópteros.
- Muchas áreas de backcountry y escalada están fuera de los parques.
- Los rescates en estas áreas son por parte de los departamentos locales de bomberos y rescate, con o sin el beneficio de capacitación especial o habilidades técnicas.

9. ¿Qué conocimientos especiales se necesitan para las búsquedas y rescates (por ejemplo, montaña, ángulo alto, cueva, océano)?

- Comprender el equipo (cuerdas, eslingas, mosquetones, arneses, cascos, camadas, arneses de camillas, sistemas de acarreo, dispositivos de flotación personal, anillos y bolsas de tiro, y equipo de fijación de pacientes en camilla) utilizado en las operaciones de SAR, incluido su mantenimiento y cuidado.
- Radiocomunicación básica y señalización.
- Operación y procedimientos básicos de helicópteros y alas fijas.

- Comprender los procedimientos de búsqueda y rescate.
- Conocimiento del Sistema de Comando de Incidentes y su uso en SAR.
- Habilidades básicas de manejo de cuerdas y atar nudos.
- Habilidades avanzadas según lo necesitado para las circunstancias específicas, incluyendo el agua SAR, el rescate del blanco-agua, la avalancha SAR, las técnicas verticales (roca), o el entrenamiento de la cueva.
- Habilidades interpersonales y la capacidad de manejar los muertos en la escena e informar a la familia y a los amigos de una muerte.

10. ¿Cuáles son algunos ejemplos de escenarios que probablemente requieran atención de rescate y emergencia "prolongada"?

Rescate de montaña, desierto, rural, aguas turbulentas, aire-mar, cueva y avalancha, así como medicina de expedición y desastres y la mayoría de las misiones de búsqueda y rescate. Los términos "rescate extendido" y "atención de emergencia extendida" se refieren a la atención médica y los esfuerzos de rescate más allá de la primera hora, o "de oro".

11. ¿Qué agencias gubernamentales son responsables de la búsqueda y el rescate?

Las actividades federales de búsqueda y salvamento están bajo la supervisión de la Fuerza Aérea de los Estados Unidos (para las regiones interiores), el Servicio de Rescate y Recuperación Aeroespacial (responsable de los incidentes de aeronaves federales) o el Servicio de Guardacostas de los Estados Unidos (supervisa las regiones costeras y todas las búsquedas marítimas y oceánicas). A nivel estatal, hay una variedad significativa en la supervisión del SAR, porque a menudo está bajo la jurisdicción de los organismos encargados de hacer cumplir la ley. Todos los estados tienen legislación que brinda apoyo a los gobiernos locales durante las emergencias. Durante un desastre declarado a nivel nacional, la Agencia Federal para el Manejo de Emergencias (FEMA, por sus propios países) asume la responsabilidad de las actividades de búsqueda y salvamento. El Departamento de Salud y Servicios Humanos administra el Sistema Nacional de Gestión de Desastres (NDMS, por sus, y envía equipos de asistencia médica en casos de desastre que pueden desplegarse rápidamente en zonas de desastre declaradas a nivel nacional).

12. ¿Cuáles son las cuatro fases del SAR?

- Localizar.
- Acceso.
- Estabilizar.
- Transporte.

13. ¿Cuántas misiones SAR ocurren cada año en los Estados Unidos?

No se reportan números específicos. Se estima que anualmente se producen más de 100.000 misiones sar.

14. ¿Cuáles son los factores que pueden hacer que alguien necesite ser rescatado (y, por lo tanto, que requiera los servicios de un WEMT)?

Cualquiera, o una combinación, de lo siguiente, puede producir una situación que resulta en la necesidad de ser rescatado, estabilizado y tratado.

- Ropa o calzado inadecuados.
- Fatiga.
- Deshidratación.
- Hipo- o hipertermia.
- Sobreextensión de capacidades.
- Falta de acondicionamiento físico.
- Alimentación inadecuada.
- Planificación inadecuada.
- Liderazgo inadecuado.
- Confusión del itinerario.
- Reconocimiento inadecuado de factores ambientales, físicos o mentales.
- Preparación inadecuada para las condiciones climáticas.
- Falta de competencia en la navegación (perderse).
- Mentalidad "de invencible".
- Lesión, enfermedad o exposición a una condición o evento ambiental adverso.

15. ¿Es un proveedor de EMS en un viaje responsable de la atención prestada durante ese viaje?

La pregunta es: "¿El proveedor está actuando como un proveedor de atención médica designado, o es el proveedor simplemente una persona en el viaje que resulta ser un proveedor de EMS?" Si el WEMT es el primero, entonces él o ella tiene el deber de ayudar y, por supuesto, será responsable de la calidad, o la falta de ella, de la atención proporcionada. Si el proveedor es el último, entonces él o ella no está obligado a ayudar a otros necesitados. Si decide ayudar, no está invariablemente protegido de la responsabilidad por una Ley del Buen Samaritano. Si bien una Ley del Buen Samaritano proporciona protección para el personal médico que asiste dentro del alcance de sus habilidades, voluntariamente, en una escena de emergencia, es importante tener en cuenta que el proveedor está a la altura de todas las capacidades acordes con su capacitación. Si un proveedor de EMS está actuando como el apoyo médico de viaje, entonces es responsable de proporcionar atención en el estándar aceptado de atención. Además, debido a que los EMTs y casi todos los proveedores de EMS actúan bajo la supervisión de un médico, el médico bajo el cual está trabajando la EMT también puede ser responsable de sus acciones.

16. Cuales son algunos dilemas éticos únicos asociados con el EMS en espacios naturales?

Más que en situaciones urbanas, una emergencia grave en un área silvestre enfatiza muchos aspectos únicos de las relaciones y las capacidades de toma de decisiones. Desde un punto de vista supervivencialista, es necesario cuidar a los rescatistas y compañeros de equipo antes de cuidar a las víctimas. Muchas circunstancias potenciales pueden influir en esta decisión. Por lo tanto, uno debe pensar en las circunstancias potenciales de antemano y planificar formas apropiadas de incorporar una reacción productiva para asegurar la supervivencia y el resultado óptimo para los rescatistas, el equipo y los pacientes. ¿Cuánto riesgo aceptará para usted y su equipo al planificar un SAR (por ejemplo, salir en una tormenta de nieve en busca de un niño) y tratar a las víctimas en el desierto?

- Si un rescatista se lesiona, ¿a quién tratará primero? ¿La víctima original o el rescatador?
- Si hay una cantidad limitada de suministros disponibles, ¿quién recibe tratamiento?
- ¿Cómo afectará el cuidado a otros en el grupo (por ejemplo, dejar a los buzos en el agua para entregar a un buzo con enfermedad de descompresión a una cámara hiperbárica)?
- En una situación de cuidado remoto y prolongado, ¿cómo afectan las relaciones de las personas en el grupo sus elecciones de atención y decisiones con respecto al grupo?

17. ¿Dónde puedo conseguir más informació sobre medicina en zonas agrestes?

- *ORGANIZACIONES MÉDICAS DE MEDICINA EN LUGARES REMOTOS*
    - The Wilderness Medical Society,2150 S 1300 E, Suite 500, Salt Lake City, UT; 84106; (801) 990-2988 www.wms.org

- The International Society of Mountain Medicine http://www.ismm.org
- The International Society of Travel Medicine http://www.istm.org
- The Divers Alert Network http://www.diversalertnetwork.org

- *ORGANIZACIONES DE BUSQUEDA Y RESCATE*
  - The Mountain Rescue Association http://www.mra.org
  - The National Association for Search and Rescue http://www.nasar.org
  - The National Ski Patrol http://www.nsp.org

- *PROGRAMAS DE ENTRENAMIENTO en EMT para Zonas Remotas*
  - The Wilderness Emergency Medical Services Institute http://www.wemsi-international.org
  - The National Outdoor Leadership School, Wilderness Medicine Institute https://www.nols.edu/en/about/wilderness-medicine/
  - Existen muchas instituciones y colegas que ofrecen W- EMT. Busque en su región un programa cercano.

PERLAS Y DECISIONES CRÍTICAS

- La profesión de W EMT requiere capacitación especializada en técnicas de rescate, uso de equipos especiales y capacitación en asistencia prolongada al paciente en áreas remotas.
- WEMT debe trabajar muy de cerca con todo el personal de búsqueda y rescate (SAR) para garantizar la seguridad del paciente y todos los miembros del equipo.
- Las cuatro fases del SAR son localizar, acceder, estabilizar y transportar.
- Un dilema ético único para el WEMT es cuánto riesgo personal es aceptable para lograr el rescate.

LECTURAS SUGERIDAS

1. Auerbach PS (editor). Wilderness Medicine, 7th ed. Philadelphia, Mosby Elsevier, 2016.
2. Hawkins SC, Millin MG, Smith WR. Care in the Wilderness. In: Cone DC, (ed) Emergency Medical Services: Clinical Practice and Systems Oversight, 2nd ed., vol. 2, Wiley, 2015, pages 377-391.
3. Joslin J, Sholl Jm, Debiegun GC. Wilderness Medicine. In: EMS Medicine. Cooney DR (ed). McGraw-Hill, 2016, pages 520-525.
4. Antony S. Mosquito and Tick-borne Illnesses in the United States. Guidelines for the Recognition and empiric Treatment of Zoonotic Diseases

in the Wilderness. Infect Disord Drug Targets. 2018 Jun 26. doi: 10.2174/1871526518666180626123340. [Epub ahead of print]

5. Imray CH, Grocott MP, Wilson MH, Hughes A, Auerbach PS. Extreme, expedition, and wilderness medicine. Lancet. 2015;386:2520-5.

6. Sward DG, Bennett BL. Wilderness medicine. World J Emerg Med. 2014;5:5-15.

7. Alexander W, Bright S, Burns P, Townes D. Wilderness Medicine. Med Clin North Am. 2016;100:345-356.

CAPÍTULO 72. LESIONES POR RAYOS

1. ¿Qué tan grande es el problema?

Mientras estás leyendo esto, hay 2000 tormentas eléctricas activas en todo el mundo en este momento y esto es cierto todos los días. Cada día hay hasta 8.000.000 de relámpagos en la atmósfera terrestre; hay hasta 100 ataques de nube a tierra por segundo. En los años 2007 a 2017, hubo un promedio de 31 muertes en los Estados Unidos anualmente por rayos; cuatro a cinco veces ese número de víctimas sufrieron lesiones no letales. La fulguración es la segunda causa de muerte en tormentas más común en los Estados Unidos (detrás de las inundaciones repentinas). En general, las probabilidades de convertirse en una víctima relámpago son de aproximadamente una de cada 240,000. Sin embargo, si eres uno de ellos, es un gran problema.

2. ¿Hay algún factor de riesgo particular para las víctimas de rayos?

Sí, hay varios:

- Exposición a condiciones de tormenta eléctrica
- Ya sea siendo el objeto más alto en las cercanías o estar en contacto con el objeto más alto
- Los hombres tienen 5 veces más probabilidades de ser golpeados por un rayo, lo que representa el 85% de las muertes
- El 89% de las muertes fueron blancas
- Casi la mitad de las lesiones ocurrieron en personas entre 15 y 34 años de edad
- Estar al aire libre:
    - En campos abiertos
    - Debajo de los árboles
    - Alrededor o sobre el agua
    - Operar tractores o equipos de carretera
    - En campos de golf
    - Sin embargo; El 32% de las lesiones ocurrieron en interiores
- Verano (aproximadamente dos tercios de los relámpagos en los Estados Unidos ocurren en junio, julio o agosto

- Tardes (aproximadamente dos tercios de los relámpagos en los Estados Unidos ocurren desde el mediodía hasta las 6:00 p.m. hora local).

3. ¿Qué es el rayo?

El rayo es un impulso de corriente unidireccional de muy alto voltaje (técnicamente, no realmente corriente continua o corriente alterna)

La cantidad de energía liberada puede ser de hasta dos mil millones de voltios y 300,000 amperios (hay más energía eléctrica en un solo rayo que la producida por todos los generadores eléctricos en los Estados Unidos en ese instante). Sin embargo, dado que la duración de la huelga es tan corta (0,1 a 1 milisegundo), solo hay suficiente energía eléctrica total para encender una sola bombilla durante aproximadamente un mes, si se pudiera aprovechar. Esta energía se disipa en forma de luz, calor, sonido y ondas de radio.

4. ¿Cómo se desarrolla el rayo?

Para que se desarrolle un rayo debe haber una separación de carga. Esto típicamente comienza con granizo y gotas de lluvia que se establecen con varias tasas dentro de una nube convectivamente activa. Las partículas cargadas se desplazan y la nube se convierte en un dipolo (base cargada negativamente y una parte superior de la nube cargada positivamente). Un fenómeno de tripolo también es posible con una base y un techo cargados negativamente y un centro cargado positivamente. En cualquier caso, la nube actúa como una gran batería o condensador. El rayo comienza con un "inicio escalonado", un canal de plasma ionizado que se extiende hacia abajo en una serie de ramas en zigzag, cortas y escalonadas. Simultáneamente, hay un "golpe piloto" ascendente y cargado positivamente que sube del suelo. El golpe piloto y el líder escalonado se encuentran a 50 a 100 metros sobre el suelo, creando una conexión que inicia el "golpe de retorno". El golpe de retorno es el alto voltaje, alta corriente, alta velocidad, descarga ascendente que pensamos como el relámpago. Antes de que el canal de plasma se disipe hay un promedio de cuatro a cinco golpes de retorno a través de él. El canal de plasma también es extremadamente caliente, hasta 8000 a 50.000 grados Celsius (en comparación, la superficie del sol es de unos 6.000 grados Celsius).

5. ¿Cuáles son los mecanismos de lesión por rayos?

- Golpe directo. En este caso, la electricidad se conduce directamente a través de la víctima. Tiene las tasas más altas de muertes y lesiones.
- Contacto. La víctima está tocando un objeto que es golpeado (por ejemplo, tocar una cerca que se golpea en algún punto distante).
- Destello lateral o "salpicaduras". Una porción de la energía del rayo "salta" de un objeto y atrapa a la víctima en su circuito (por ejemplo, se golpea un árbol; la mayor parte de la energía se conduce al suelo a través del tronco, pero un destello lateral golpea a una persona que se encuentra cerca).

- Tensión de paso. El rayo golpea el suelo y se extiende bajo tierra hasta que se disipa. Si una víctima está de pie con un pie más cerca del punto de impacto que el otro, la carga subterránea puede crear una corriente inducida que viaja hacia arriba de una pierna y hacia abajo de otra. Este mecanismo probablemente involucra con mayor frecuencia a múltiples víctimas.
- Trauma contuso o directo.La víctima es arrojada por la huelga. Las lesiones resultan de fuerzas de implosión / explosión a lo largo de la vía del rayo o de escombros o contracciones musculares. También se producen quemaduras por ropa o joyas.

6. ¿Qué es el “Fenómeno Flashover”?

Dada la corta duración de un rayo, la corriente a menudo se conduce sobre la piel sin penetración. Cuando esto sucede, reduce significativamente la mortalidad de una víctima de ataque directo del 85% con signos de penetracion al 40% sin signos de penetración.

7. ¿Por qué la lesión por rayo es diferente de otras lesiones de alto voltaje?

El rayo promedio tiene de 10 a 20 millones de voltios, y la cifra puede ser tan alta como 2 mil millones de voltios. La duración del choque es muy breve; sin embargo, sólo 1/10,000th a 1/1,000th de un segundo, por lo que mucho menos energía se entrega realmente. El rayo es corriente continua (CC) en oposición a la corriente alterna (CA). El camino del relámpago tiende a permanecer a lo largo del exterior de la víctima, vaporizando el sudor y la humedad, causando las clásicas “quemaduras de plumas” y soplando la ropa. Una pequeña cantidad de energía puede “escaparse” internamente y causar paro cardiaco, asimiento, contracciones musculares, o disfunción neurológica, pero no causa la destrucción extensa del tejido considerada con lesiones eléctricas de la CA.

8. ¿Qué es la keraunoparalisis (parálisis de Charcot)?

Esta “paraplejia relámpago” se caracteriza por la incapacidad de la víctima para mover sus extremidades. Se acompaña de piel fría y pálida, y pulsos periféricos disminuidos. La fisiopatología proviene probablemente de la vasoconstricción severa del estado hiperadrenergico y resuelve a menudo.

9. ¿Es más seguro estar en un coche durante una tormenta eléctrica?

Son los neumáticos de goma los que aíslan el coche, ¿verdad? Es más seguro estar dentro de un coche. Sin embargo, no tiene nada que ver con los neumáticos. Piénsalo. El rayo acaba de impactar a través de miles de pies de aire. Seis pulgadas de caucho no serían el aislamiento adecuado. El coche es más seguro no por los neumáticos, sino por la carrocería metálica. En efecto, la carcasa metálica del coche actúa como una jaula de Faraday; parece que la energía del rayo viaja alrededor del exterior del vehículo antes de golpear el suelo.

10. ¿Estoy seguro dentro de un edificio durante una tormenta?

En realidad, no al 100%. Aunque estar dentro de un edificio reduce su riesgo en comparación con estar afuera, hay numerosos casos de lesiones por rayos que ocurren en interiores, (34% en general) generalmente esto sucede cuando se golpea la casa o la línea telefónica (particularmente si la persona está en el teléfono en ese momento y hay un terreno defectuoso).

11. ¿Cuál es la consecuencia inmediata que amenaza la vida de ser alcanzado por un rayo?

Aunque hay numerosas lesiones asociadas con la caída de un rayo, la más inmediata es la parada cardíaca. Exponen a la víctima a una descarga eléctrica instantánea, masiva, causando típicamente asistolia.

12. ¿Qué tipo de daño a largo plazo pueden experimentar las víctimas de rayos?

Daños oculares, incluso cataratas; problemas de audición, ya que a la mitad de las víctimas se les rompen los tímpanos; trastornos psiquiátricos, como ansiedad, depresión, trastorno de estrés postraumático y la capacidad imaginada de predecir rayos u otros delirios; y déficits neurológicos, tales como trastornos del equilibrio, dificultades de la memoria, o debilitación de otras funciones. Entre 70% a 75% de las víctimas tienen algunas secuelas médicas.

13. Si una víctima no resulta muerta y no tiene signos externos de trauma, ¿todavía necesita seguimiento y evaluación médica?

Absolutamente. Las secuelas descritas anteriormente no se limitan a aquellos que sufren un paro cardíaco o tienen signos externos de trauma. Todas las personas lo suficientemente desafortunadas como para haber sido alcanzadas por un rayo deben tener una evaluación médica exhaustiva y un seguimiento.

14. Me han enseñado que en los incidentes de múltiples víctimas (MCI), debo asignar recursos a las víctimas que no respiran y no se mueven solo después de haber cuidado de las personas con signos de vida. ¿Es esa regla aplicable en un MCI de impacto de rayo?

No. La caída de un rayo es la única excepción a la regla de triaje en MCI habitual. En la mayoría de los incidentes en los que intervienen múltiples víctimas, las víctimas que parecen muertas se consideran de baja prioridad, y la atención se dirige preferentemente a los vivos. En contraste, cuando se trata de múltiples víctimas de un rayo, la primera prioridad debe ir a aquellos que no respiran y no se mueven. La razón es que sólo aquellos individuos que se presentan en paro cardíaco están en alto riesgo de morir. Aquellos que aún no han sido arrestados tienen pocas posibilidades de morir y es probable que se recuperen; por lo tanto, en este caso la primera prioridad va a "los muertos". La RCP de los transeúntes duplica la capacidad de supervivencia de aproximadamente el 24% sin RCP al 50% con la RCP. Por lo tanto, la atención inicial se dirige a resucitar a los muertos, en reversa de la práctica estándar con MCI.

15. Estoy tratando a un granjero que fue encontrado inconsciente en su campo después de una tormenta eléctrica. No recuerda lo que pasó. ¿Cómo puedo saber si fue alcanzado por un rayo?

Mira su piel y mira en sus oídos. Su recuerdo de los acontecimientos no ayudará; de hecho, se dice que el 100% de las víctimas de huelga directa tienen amnesia. Sin embargo, el eritema superficial arborescente (conocido como flores de Lichtenberg, helechos, arboración o fractales) es patognomónico para los rayos (véase https://www.nbcnews.com/healthmain/heres-what-lightning-strike-can-do-your-skin-325006). Desafortunadamente, solo se ve en el 20% de los casos confirmados y se desvanece con las horas. No es una verdadera quemadura, sino el efecto de un fuerte campo electromagnético en la piel húmeda. Además, puede haber quemaduras lineales o punteadas de espesor parcial en áreas húmedas. ¿Por qué mirar en los oídos? La ruptura de la membrana timpánica (tímpano) ocurre en el 50% de las víctimas. El tinnitus (zumbido en los oídos) también es común y generalmente se resuelve en horas o días. De siete a 12% de las víctimas experimentan pérdida auditiva temporal y algunas tienen pérdida auditiva permanente.

PERLAS Y DECISIONES CRÍTICAS

- Los rescatistas no deben convertirse en víctimas (un rayo golpea dos veces en el mismo lugar - mover la reanimación a un lugar de seguridad si es necesario)
  - Comience con los ABC (en realidad CABs); RCP por testigos
  - Asumir la presencia de lesión espinal y la búsqueda de trauma contuso
  - En los incidentes con múltipes víctimas la prioridad va a los "muertos"
  - Reducir el riesgo de rayos :
  - Evitar tormentas eléctricas, evitar ser el "objetivo" más alto, no sostener un "pararrayos", no tocar conductores
  - Refugiarse en interiores o en un coche
  - Mantengase cerca de los grupos (especialmente las personas que saben RCP, son sus posibles rescatadores)
  - Mantener los pies juntos y agacharse para reducir el potencial de paso de corriente

LECTURAS SUGERIDAS

1. Cooper MA, Andrews CJ, Holle RL: Lightning Injuries, in Auerbach PS (ed), Wilderness Medicine, 5th ed, Mosby-Year Book, Inc, St. Louis, 2007, 67-108.

2. Christophides T, Khan S, Ahmad M, Fayed H, Bogle R. Cardiac Effects of Lightning Strikes. Arrhythm Electrophysiol Rev. 2017 Aug;6:114-117.

3. Thompson SN, Wilson ZW, Cole CB, Kennedy AR, Aycock RD. Case Report: Mass Casualty Lightning Strike at Ranger Training Camp. Mil Med. 2017 May;182(5):e1803-e1806.

4. Centers for Disease Control and Prevention. Lightning https://www.cdc.gov/disasters/lightning/index.html., 2018

5. O'Keefe Gatewood M, Zane RD. Lightning injuries. Emerg Med Clin North Am. 2004 May; 22(2):369-403.

6. Price TG, Cooper MA: Electrical and Lightning Injuries. In, Marx, J. A., Hockberger, R. S., Walls, et al. (2009). Rosen's emergency medicine: concepts and clinical practice (7th ed.). Philadelphia: Mosby/Elsevier, 2009, pp. -1893-1902.

7. Ventura F, Barranco R, Bonsignore A, De Stefano. A Unusual Lightning Death in an Indoor Setting: A Case Report. F.Am J Forensic Med Pathol. 2017 Mar;38(1):1-4.

8. National Weather Service Lightning Safety Tips and Resources https://www.weather.gov/safety/lightning Accessed July 10. 2018

9. Silva LM, Cooper MA, Blumenthal R, Pliskin N. A follow-up study of a large group of children struck by lightning. S Afr Med J. 2016 Aug 10;106:929-32.

10. Byard RW, Thu M, Gilbert JD. Cutaneous manifestations of lightning strike - variability in Lichtenberg figures. Forensic Sci Med Pathol. 2017 Sep;13:390-393.

CAPÍTULO 73. MORDEDURAS, PICADURAS Y ENVENENAMIENTOS

1. ¿Qué tan grande es el problema de las mordeduras, picaduras y envenenamientos?

Cada año en los EE.UU. miles de personas son picadas por insectos, con entre 90 y 100 muertes debido a reacciones alérgicas agudas. Entre siete y ocho mil personas en los EE.UU. son mordidas por serpientes venenosas anualmente, pero sólo cinco por año mueren. Sin recibir atención médica muchos más morirían de mordeduras venenosas.

2. Usted está con un grupo de senderismo en las montañas cuando un miembro es mordido por una serpiente.

¿A qué te dedicas? Mantenga la calma. Deja a la serpiente en paz. Examine el sitio de la mordedura. Casi todas las mordeduras de serpientes venenosas en los Estados Unidos involucran 1-2 heridas punzantes.

3. ¿Cómo se puede saber si una serpiente es venenosa?

Hay dos tipos de serpientes venenosas en los Estados Unidos: las víboras de hoyo y las serpientes de coral. Las víboras de hoyo incluyen serpientes de cascabel, copperheads y cottonmouths. Están marcados por cabezas triangulares y un "hoyo" en su cabeza que parece una fosa nasal adicional. La serpiente de cascabel tiene sonajeros en la cola. La serpiente de coral es una serpiente anillada de color rojo, negro y amarillo de colores brillantes. La combinación de colores es similar a la de la inofensiva serpiente rey, que imita a su primo peligroso como mecanismo de defensa. La serpiente de coral es roja, amarilla y negra, como en el dicho, "Rojo sobre amarillo, Mata a un compañero. Rojo sobre negro, falta de veneno". (Esto se aplica solo en los Estados Unidos).

4. ¿Cuáles son los signos de envenenamiento por víboras de hoyo?

Las picaduras de víbora de hoyo pueden desarrollar 3 tipos de efectos: efectos locales, efectos de coagulación y efectos sistémicos. Los efectos locales incluyen marcas de punción e hinchazón en el sitio de la mordedura. Los efectos de la coagulación (plaquetas, tiempo de protrombina) generalmente se desarrollan después de una hora más o menos y se descubren cuando se realizan análisis de sangre. Los efectos sistémicos indican una mordedura grave e incluyen debilidad, aturdimiento, náuseas, diarrea, disminución de la presión arterial y shock.

5. ¿Qué podemos hacer antes de llegar al hospital?

No hay medidas de primeros auxilios probadas. ¡NO corte, chupe o se meta con la mordedura! Estas medidas en realidad pueden empeorar la lesión y causar infección. Los torniquetes no deben ser utilizados. Férule la extremidad afectada, coloque la extremidad por debajo del nivel del corazón, retire los anillos u otros dispositivos constrictivos, mantenga al paciente en calma y evacúe lo más rápido posible a un centro médico. Marque el grado de hinchazón con una pluma directamente en la extremidad para referencia posterior.

6. ¿Cómo determino si se trata de una mordedura "seca"?

Alrededor del 25% de las picaduras de víbora de hoyo son "secas", lo que significa que no se inyectó veneno. Una mordedura seca se determina sólo mediante la observación del paciente durante varias horas. Si no se desarrollan efectos tóxicos, entonces fue una mordedura seca. Una mordedura seca no se puede determinar agudamente en la arena prehospitalaria.

7. ¿Qué pasa si un paciente con mordedura de serpiente de cascabel tiene signos sistémicos como hipotensión?

La hipotensión es probablemente causada por la pérdida de líquido en áreas inflamadas y se trata inicialmente de la misma manera que el shock hipovolémico por cualquier otra causa. Se debe colocar un acceso IV en la extremidad no mordida y comenzar con 0.9% salino normal, 20 ml/kg, infundido rápidamente. El tratamiento definitivo es proporcionado por el antídoto, que se administra solamente en el ED.

8. ¿Qué pasa si la serpiente era pequeña o un cascabel bebé?

Las serpientes de cascabel pequeñas son capaces de envenenar. La cuestión crucial es si hay marcas de mordida visibles. Si es así, entonces el paciente debe ser manejado como cualquier mordedura de víbora de hoyo.

9. ¿Qué tiene de significativo las mordeduras de monstruos de Gila?

Hay dos lagartos venenosos en el mundo: el monstruo de Gila y el lagarto de cuentas mexicanas. Ambos residen en el suroeste de los Estados Unidos, así como en México. Entregan veneno masticando y agarrando a la víctima. A menudo es difícil conseguir que suelten la mano mordida. Coloque el lagarto en el suelo y puede liberarse voluntariamente. No se recomienda el fuego. Las lesiones se relacionan generalmente con el trauma de la mordedura, aunque los efectos sistémicos similares a los de mordeduras suaves de Crotalidae se hayan descrito. El tratamiento es de apoyo.

10. ¿Qué tan peligroso es un aguijón de escorpión?

Los escorpiones se pueden encontrar en todo el mundo (con la excepción de la Antártida). La mayoría de los escorpiones que se encuentran dentro de los Estados Unidos no son peligrosos. La excepción es el escorpión Centruroides que se encuentra en Arizona, Nuevo México, el sureste de California y el sur de Nevada. También conocido como el escorpión de corteza, los escorpiones de Centruroides son pequeños y de color amarillo-marrón. En los adultos el efecto principal de su veneno es el dolor local con una hinchazón mínima. En los niños, el veneno puede producir efectos sistémicos de hiperexcitabilidad, aumento de la salivación, taquipnea, espasmos musculares, tirones mioclónicos y, en última instancia, insuficiencia respiratoria. La atención es de apoyo con una estrecha atención a las vías respiratorias y el transporte a un centro médico.

11. Un surfista pisa accidentalmente una raya y es picado. ¿Cuál es el tratamiento?

Raya, pez escorpión, pez piedra, bagre, pez vieja del agua, pez león, pez conejo, pez rata, , pez cirujano, y el pez sapo son todos peces venenosos. Los síntomas incluyen dolor intenso en el sitio de la picadura; dolor que irradia la extremidad; entumecimiento en el sitio de la punción; intoxicación sistémica con parálisis y problemas con la visión, el habla y la marcha; malestar; náuseas y vómitos. El choque y la depresión respiratoria ocurren muy raramente. Muchos de estos venenos para peces son inestables en el calor y se vuelven no tóxicos cuando se exponen al aumento de las temperaturas. El tratamiento es primero para abordar los ABC, luego colocar la extremidad afectada en agua calentada a 42 ° Celsius (o tan caliente como se pueda tolerar sin escaldarse) durante 30 a 90 minutos. El antiveneno stonefish está disponible en los Estados Unidos a través de Sea World en San Diego, California, y Cleveland, Ohio.

12. Una niña viene corriendo por la playa hacia ti, gritando que un caracol de mar la mordió. Ella parece agitada y enferma y parece estar deteriorándose frente a ti. ¿Qué la picó? ¿Cuál es el tratamiento?

La concha de cono es un molusco atractivo y colorido que se encuentra en Hawái y en todas las aguas del Indo-Pacífico. Es una criatura altamente venenosa con un veneno paralítico similar a la tetrodotoxina o curare. Los síntomas comienzan con dolor ardiente en el sitio de la inyección, seguido de entumecimiento alrededor del sitio, que puede propagarse. La visión doble, dificultad para hablar, visión borrosa, picazón, náuseas, vómitos y debilidad muscular pueden seguir. La parálisis puede ser incompleta, con sólo debilidad muscular, o puede ser completa. Los síntomas pueden resolverse o empeorar rápidamente.

13. ¿Cuál es el tratamiento para las picaduras de medusas?

La verdadera "medusa" es solo una de las tres clases de celenterados, pero sus picaduras son tratadas de la misma manera, al igual que las picaduras de anémona de mar y coral de fuego. Para los pacientes con dolor intenso o que presentan signos de colapso cardiovascular, el objetivo principal es la activación del SEM y la provisión de ACLS. El vinagre (ácido acético) se puede verter sobre el sitio durante al menos 30 minutos para reducir la descarga adicional de los aguijón. Los tentáculos no deben ser manejados debido al riesgo para el personal de EMS de ser picado también. Hay antídotos disponibles para las medusas, que se encuentran en Australia.

14. ¿Qué sucede con las picaduras de himenópteros (abejas, avispas, avispones y hormigas)?

La abeja mata a más personas (de 50 a 100 personas por año) en los Estados Unidos que cualquier otro animal. Se producen dos tipos de reacciones. La anafilaxia es la causa más común de muerte y se aborda en otra parte de este libro. La segunda es una reacción tóxica del propio veneno. Dependiendo del número de picaduras (más de 500 picaduras se consideran graves), los síntomas pueden incluir dolor e hinchazón en el sitio, náuseas, vómitos, diarrea, aturdimiento, dolor de cabeza, fiebre, malestar general, espasmos musculares, hinchazón en otras partes del cuerpo, síncope o convulsiones.

15. ¿Cómo se debe eliminar el aguijón de una abejas?

Se debe tener cuidado de no apretar el aguijón, porque el saco de veneno todavía está unido y esta maniobra puede inyectar más veneno. Más bien, se debe raspar de la víctima tan pronto como sea posible para minimizar la cantidad de veneno inyectado.

16. ¿Son significativas las picaduras de garrapatas?

Sí. Las garrapatas se asocian con muchas enfermedades, tales como parálisis de garrapatas, enfermedad de Lyme, fiebre manchada de las Montañas Rocosas, tularemia, fiebre de garrapatas de Colorado, y fiebre Q. El diagnóstico a menudo se pierde porque la garrapata puede estar unida en el cuero cabelludo u otras áreas peludas. Lo más importante es eliminar la garrapata por completo, asegurándose de que las partes de la cabeza y la boca se desengancharon de la piel. Esto se puede hacer de varias maneras. Agarrar la garrapata cerca de la piel y tirar con una presión lenta e uniforme es probablemente el método más fácil. Se debe tener cuidado de no sacudir o torcer la garrapata, lo que hace que las partes de la boca se rompan.

17. ¿Cuáles son los signos de una mordedura de araña viuda negra?

Los efectos sistémicos pueden comenzar de 10 a 60 minutos después de la mordedura. El síntoma principal es el dolor muscular que comienza en la extremidad mordida y luego migra centrípetamente. Por ejemplo, el dolor de pierna puede moverse a la región glútea y luego convertirse en espasmo muscular abdominal que puede imitar una emergencia quirúrgica aguda. Las mordeduras de la extremidad superior pueden simular un infarto agudo del miocardio. Otros efectos incluyen fiebre, náuseas, dolor de cabeza, aturdimiento, diaforesis y dificultad para tragar. El tratamiento inicial consiste en dosis tituladas de una benzodiazepina y un opioide como lorazepam y fentanilo. Un antídoto eficaz está disponible.

18. ¿Cuál es la mordedura de araña más común en los Estados Unidos?

La araña que salta, o Phidippus. Afortunadamente, aunque bastante agresivo, no es significativamente venenoso. El cuidado local de las heridas es suficiente.

19. ¿Son peligrosas las tarántulas?

Con la excepción de algunas de las especies sudamericanas y australianas, los migalomorfos no son particularmente peligrosos. La principal preocupación es la urticación de los pelos que se desprenden fácilmente y pueden entrar en el ojo, causando conjuntivitis.

20. ¿Cómo se ve la mordedura de la araña reclusa marrón?

La mayoría de las víctimas no notan la mordedura hasta aproximadamente 6 a 8 horas más tarde. Los pacientes se quejan de dolor intenso y picazón en el sitio de la mordedura. Una inspección cuidadosa de la ubicación puede revelar las marcas de colmillo. Algunos pacientes también desarrollarán fiebre, náuseas y vómitos. En muchos casos, la mordedura se curará por sí sola, sin embargo, algunos se ampollarán y se ulcerarán y se volverán necróticos y luego se curarán marcando. La atención prehospitalaria es de apoyo.

21. ¿Hay algo más que deba saber?

Considere llamar a su centro estatal de envenenamiento para obtener información: 1-800-222-1222.

PERLAS Y DECISIONES CRÍTICAS

- No intente succionar el veneno de una mordedura de serpiente.
- La administración tópica de ácido acético (vinagre) debe usarse para las picaduras de medusas.
- Las picaduras de raya deben tratarse con 30 minutos de inmersión en agua caliente.
- Las picaduras de abejas causan más muertes que cualquier otra picadura, picadura o envenenamiento.
- Llame a su centro regional de envenenamiento con cualquier pregunta con respecto a las mordeduras y picaduras.

LECTURAS SUGERIDAS

1. Boyer LV, Binford GJ, McNally JT: Spider bites. In Auerbach PS (ed): Wilderness Medicine: Management of Wilderness and Environmental Emergencies, 7th ed. St. Louis, Mosby, 2017, pp 993-1016.

2. Schneir AG, Clark RF. Bites and Stings. In Tintinalli JE (ed): Emergency Medicine: A comprehensive Study Guide, 8th ed. New York, McGraw-Hill, 2016, chapter 211.

3. Traub SJ, Cummins GA. Tick-Borne Diseases. In Auerbach PS (ed): Wilderness Medicine: Management of Wilderness and Environmental Emergencies, 7th ed. St. Louis, Mosby, 2017, pp 968-992.

4. *John J. Devlin and Kevin Knoop*. Marine Trauma and Envenomation. In Tintinalli JE (ed): Emergency Medicine: A Comprehensive Study Guide, 8th ed. New York, McGraw-Hill, 2016, chapter 213

5. Centers for Disease Control and Prevention/NIOSH Insects and Scorpions https://www.cdc.gov/niosh/topics/insects/default.html Accessed July 11, 2018

6. Centers for Disease Control NIOSH Venomous Snakes https://www.cdc.gov/niosh/topics/snakes/default.html Accessed July 11, 2018

7. Kumar KS, Narayanan S, Udayabhaskaran V, Thulaseedharan NK. Clinical and epidemiologic profile and predictors of outcome of poisonous snake bites - an analysis of 1,500 cases from a tertiary care center in Malabar, North Kerala, India. Int J Gen Med. 2018;11:209-216.

8. Cox RD, Parker CS, Cox ECE, Marlin MB, Galli RL Misidentification of copperhead and cottonmouth snakes following snakebites. Clin Toxicol (Phila). 2018 May 24:1-5. [Epub ahead of print]

9. Strauch MA, Souza GJ, Pereira JN, et al. True or false coral snake: is it worth the risk? A *Micrurus corallinus* case report. J Venom Anim Toxins Incl Trop Dis. 2018;24:10.

CAPÍTULO 74. SOPORTE DE EMERGENCIA EN MEDICINA TÁCTICA

1. ¿Qué es el soporte de emergencia en medicina táctica (TEMS, por sus siglas en inglés)?

El soporte de emergencia en medicina táctica es una especialidad única y en evolución que hace que la medicina ocupacional y la atención de emergencia estén disponibles para las unidades de operaciones especiales militares y de aplicación de la ley. Todas las operaciones de rescate conllevan riesgos inherentes a la atención prehospitalaria, como incendios, electrocución, ahogamientos y caídas. En el entorno táctico se añade que los cuidadores pueden ser atacados por fuerzas opuestas en el campo de batalla o ser heridos como resultado del incidente táctico. Debido a esta amenaza subyacente de violencia intencional dirigida hacia los rescatistas, se han desarrollado modificaciones significativas de la atención médica prehospitalaria de rutina. Siempre hay una interacción constante entre la táctica y la medicina en el entorno táctico.

2. Históricamente, ¿cuáles son las raíces del TEMS?

La historia del TEMS comienza con algunas agencias que integran de forma independiente el servicio médico de emergencia en los equipos SWAT (Armas y Tácticas Especiales) a finales de la década de 1970 y principios de los 80. John Kolman, el primer director de la Asociación Nacional de Oficiales Tácticos, organizó la primera reunión nacional para reunir a estos proveedores en Los Ángeles en 1989. Al año siguiente, el Dr. Richard Carmona, médico del equipo de la oficina del Sheriff del Condado de Pima y más tarde Cirujano General de los Estados Unidos, organizó la siguiente reunión en Tucson. En esa reunión, el personal del Centro de Investigación de Atención de Víctimas del Hospital Naval de Bethesda vino a delinear una clase que habían desarrollado.

Lo que entonces se conocía como *Buddy Care for the Military* fue modificado para la aplicación de la ley. Dado que la principal fuente de financiamiento en ese momento era el dinero de la incautación de la DEA, el programa y los equipos participantes tuvieron que usar la capacitación para la interdicción de drogas. Este programa fue conocido como Apoyo Médico de Operaciones Tácticas Antinarcóticos (CONTOMS). Se necesitaron lecciones aprendidas en guerras anteriores no sólo para el tratamiento de las heridas, sino también para proporcionar un énfasis en la planificación de la misión para prevenir lesiones. CONTOMS continúa hoy en día y capacita al personal de *EMS* y de aplicación de la ley en apoyo médico táctico.

3. ¿Qué es una evaluación médica de amenazas (*MTA*)?

Un MTA es preparado por el grupo de apoyo médico táctico para ayudar a un equipo de armas y tácticas especiales (*SWAT*) en la consideración de todas las posibles amenazas que pueden ser encontradas por el equipo en cualquier misión dada. Se trata de un documento escrito que define e identifica estas amenazas y esboza planes de contingencia médica en caso de lesiones o enfermedades que involucren a operadores tácticos, sus objetivos y cualquier transeúnte inocente. La pregunta más obvia de "¿Qué hacemos y a dónde vamos si alguien recibe un disparo?" solo rasca la superficie.

Es necesario identificar los recursos regionales para los problemas mayores y menores. Si uno de los participantes requiere tratamiento para una lesión menor que no se puede abordar fácilmente en la escena, ¿dónde pueden ser llevados para ser tratados rápidamente y devueltos a la operación?

- Identificación de centros de trauma, unidades de quemados, necesidades de atención especializada pediátrica, etc. a realizar con antelación. Los números de contacto para cada uno de esos sitios de referencia deben estar disponibles de inmediato para que pueda tener lugar una notificación rápida.
- Las rutas o incluso los modos de transporte pueden tener que variar debido al clima, la construcción, el tráfico o incluso las limitaciones de la propia situación táctica. La ruta más cercana puede estar bajo fuego hostil.
- Los sospechosos, las víctimas o los transeúntes inocentes pueden tener patologías subyacentes significativas que deben abordarse. Puede ser necesario contar con asesoramiento sobre el despliegue de equipos para mitigar los peligros ambientales y prevenir lesiones o enfermedades.

Aunque muchos equipos pueden usar la misma plantilla para las misiones, es importante tener en cuenta que toda la información cambia con el tiempo. (El tiempo es la 4ª Dimensión del entorno táctico.) Se necesitan revisiones periódicas para asegurarse de que los números de contacto no han cambiado. El estado de desvío de uno de sus recursos regionales hospitalarios de puede requerir un cambio en el plan de juego. Nada debería sorprendernos en tiempos de crisis. Los aspectos más destacados de un *MTA* actualizado deben incluirse en cualquier sesión informativa previa a la misión.

4. ¿Qué es un Médico Táctico y dónde encaja en la Cadena de Supervivencia?

El concepto militar de tener soldados de cuerpo médico integrados en cada unidad de primera línea ha tardado en trasladarse a la aplicación de la ley. En la aplicación de la ley estadounidense contemporánea, si un equipo tiene médicos tácticos, por lo general son *EMT*s o paramédicos prestados de los proveedores de ambulancias locales. A estas personas se les proporciona algún tipo de entrenamiento táctico y se le llama al servicio con sus respectivas agencias de policía cuando surge la necesidad. No solo tener médicos tácticos integrados reduce drásticamente el tiempo para asistir, sino que esta capacidad también tiene un impacto muy positivo en la policía comunitaria. Ayuda a reducir el estigma de los problemas de "uso de la fuerza" cuando se puede prestar atención inmediata una vez que la lucha ha terminado.

5. ¿Los médicos tienen un papel en el *EMS* táctico?

Sí. Los médicos tienen un papel que se extiende mucho más allá de la supervisión de la formación de los paramédicos. Los médicos especialmente capacitados pueden proporcionar medicina ocupacional consultiva en el lugar de trabajo, así como la atención del trauma. Junto con otros proveedores de nivel medio, pueden ser invaluables cuando se trata de problemas de llamadas por enfermedad.

6. ¿Quiénes son los pacientes en el entorno táctico?

En el sentido más amplio, los proveedores de *TEMS* tratan con los buenos, los malos y las personas de las que simplemente no estamos seguros. Alguien que se ve como **"Poco Amigable"** no debe ser una amenaza cuando los proveedores se acercan a tratarlos. Nadie quiere que las fuerzas opuestas tengan acceso a las armas, la radio o la víctima, por lo tanto, los proveedores de *TEMS* son agresivos en la recuperación y conservación de la integridad de la unidad. Un "**Casi Enemigo**" puede no querer ser rescatado (es decir, capturado), por lo que puede resistir e incluso intentar matar al rescatador potencial.

"**Todos los demás**" son, por demás, la población de pacientes más grande y compleja con la que los proveedores de TEMS pueden tener que lidiar. Sus acciones no suelen ser excesivamente agresivas o criminales, pero incluso los rehenes pueden ser amigos o asociados simpatizantes de quienes los han tomado como rehenes. Los secuestradores o delincuentes pueden intentar ocultar y evadir la captura entre aquellos de los que previamente fueron víctimas. Los transeúntes pueden tener problemas médicos de rutina, como emergencias diabéticas, ataques cardíacos o parto inminente en un área controlada por un pistolero atrincherado. En numerosos incidentes terroristas recientes, los malos a menudo llegaban vestidos como policías, soldados o *EMS* en vehículos que se utilizaban para transportar grandes artefactos explosivos secundarios o con chalecos explosivos. Esta es la razón por la que las ambulancias y el personal que responde pueden ser detenidos en el perímetro exterior de una emergencia policial para que se pueda llevar a cabo la identificación con foto y la inspección de vehículos.

7. ¿Cuáles son los tipos de misiones que se podrían hacer y cómo se refleja el plan médico en las necesidades de la misión?

Los servicios de patrulla manejan la gran mayoría del trabajo policial. Ellos son los primeros en responder a todas las llamadas de servicio de la comunidad.

Inician el contacto con personas que se cree que están involucradas en actividades sospechosas o delitos manifiestas, y la mayor parte de estos delitos se compone de infracciones de tráfico. Las misiones complejas pueden requerir un mayor número de oficiales o capacitación y equipo más especializados y son manejadas por unidades SWAT relativamente pequeñas y altamente capacitadas. Estas misiones pueden incluir la protección de dignatarios, el cumplimiento de órdenes de alto riesgo, la respuesta a sospechosos atrincherados y la respuesta a situaciones de rehenes. El plan médico debe reflejar los objetivos subyacentes de la misión.

La **protección dignataria** es bastante sencilla. El objetivo principal es proteger al individuo principal. Si hay un ataque al principal, el esfuerzo primario es prevenir las lesiones y si se lesionan tratarlas adecuadamente. Si el Presidente está visitando la ciudad, el Servicio Secreto tendrá un agente de enlace en el hospital receptor designado y el banco de sangre tendrá su tipo de sangre disponible durante la estancia. Algunos delincuentes de alto perfil también necesitan un detalle de protección cuando son trasladados de un lugar a otro. Sin embargo, también puede haber víctimas en el transcurso de la protección, apoyando a las fuerzas del orden locales u otros ciudadanos que participan en el evento. Los planes tienen que estar en su lugar para abordar los problemas mayores y menores que pueden surgir durante el evento.

Las **órdenes de alto riesgo** a menudo son atendidas por equipos SWAT porque se sabe que los sospechosos tienen un historial violento, escondites de armas o grandes cantidades de drogas u otras pruebas sensibles que pueden ser destruidas. Muchos de los productos químicos en los laboratorios de drogas son altamente tóxicos, y por lo tanto un sospechoso y sus hijos pueden necesitar ser descontaminados antes de su eliminación de la escena.

Una **situación de barricadas** generalmente involucra a un individuo armado que se ha colocado en una posición fortificada y se niega a salir en respuesta a una solicitud legal. Aunque puede representar una amenaza para partes inocentes en una gran área geográfica que puede controlar con su campo de fuego, no tiene a alguien con él que esté amenazando. Por lo general, los primeros oficiales de patrulla que llegan establecen un perímetro para que el sospechoso no pueda escapar. Los transeúntes inocentes son protegidos en el lugar o evacuados. Los negociadores intentan hablar con el sospechoso y, si es necesario, se utilizan agentes químicos para sacar al sospechoso de su posición de ventaja y los sospechosos son detenidos. Si se producen bajas, a menudo se retiran de forma más segura inmediatamente en un vehículo blindado, ya que las vías de aproximación más obvias pueden no ser seguras para responder a vehículos no blindados, como las ambulancias.

Las **situaciones de rehenes** ocurren cuando un sospechoso tiene el control directo de una o más personas y el secuestrador las está utilizando como "moneda de cambio" con los negociadores. Los rehenes pueden ser víctimas aleatorias o familiares del secuestrador. El objetivo general de una misión exitosa es que el rehén o los rescates sea(n) liberado(s) a salvo del secuestrador. Por lo general, las negociaciones resolverán una situación de rehenes. Si el comandante del incidente no cree que las negociaciones tendrán éxito para salvar a los rehenes, entonces se debe llevar a cabo una misión de rescate de rehenes. En un rescate de rehenes, incluso si los oficiales resultan heridos, el asalto continuará hasta que el secuestrador se separe de los rehenes y la amenaza para ellos haya terminado.

Las bajas serán recogidas y tratadas posteriormente. La doctrina clásica de la negociación de rehenes sugería que las negociaciones debían continuar indefinidamente porque, antes del 9/11, se pensaba que las personas que estaban cruzando por una causa eran susceptibles de una resolución negociada. Una tendencia reciente inquietante es que los secuestradores pueden hacer acciones muy irracionales si se les da más de unas 3 horas para reflexionar sobre sus circunstancias. Se sabe que explotan los edificios en los que se encuentran y ejecutan incluso a sus propios hijos.

Otra tendencia inquietante es el **homicidio en curso** o la **situación de tirador activo / asesino**. Por lo general, se trata de individuos perturbados que van en una juerga de asesinatos en su lugar de trabajo o atacan a un blanco blando como una escuela. No quieren negociar. Solo quieren matar gente y posiblemente cometer "suicidio por policía". Estos eventos evolucionan tan rápidamente que ahora las llamadas son manejadas por oficiales de patrulla incluso antes de que pueda ocurrir una respuesta *SWAT* completa.

8. ¿Cuáles son las principales diferencias entre la atención prehospitalaria de emergencia convencional y el TEMS?

Las tres causas más comunes de muerte prevenible en el campo de batalla que deben abordarse de inmediato son: sangrado, obstrucción de las vías respiratorias y neumotórax tensional.

Especialmente en el entorno táctico, el uso liberal de torniquetes para controlar el sangrado de las extremidades externas es apropiado (figura 74-1). Las víctimas a menudo tienen múltiples heridas. La mayoría de los oficiales de policía y personal militar tienen chalecos que protegen el tronco y la cabeza de los proyectiles de pistola y posiblemente algunos fragmentos de metralla de un dispositivo explosivo. El uso de un torniquete para detener el sangrado de las heridas de las extremidades ahora se considera rutinario. La ventaja de obtener el control del sangrado proximal hasta que se pueda prestar una atención más tradicional es claramente mejor que la alternativa de exponer a la víctima y a los rescatistas a amenazas continuas o adicionales o permitir que la víctima herida tenga una hemorragia hasta la muerte. Los procedimientos quirúrgicos reconstructivos operativos demuestran que los torniquetes se pueden aplicar con seguridad para la duración de 2 horas sin incurrir en daño irreversible a la extremidad. De hecho, algunas de las extremidades que requieren la aplicación inicial de torniquete no se pueden salvar, sin embargo, en la guerra de Vietnam, por ejemplo, más de 2.000 soldados murieron de traumatismos aislados en las extremidades en una época en la que el uso del torniquete no estaba de moda. Claramente, el beneficio de aplicar brevemente un torniquete para prevenir la exsanguinación supera con creces los riesgos concomitantes.

El manejo de la **vía aérea** en el ambiente táctico se basa generalmente en la colocación simple, el uso de una vía aérea nasofaríngea, de una vía aérea glótica, o cricotiroidotomía debido al peligro siempre presente de la exposición a la amenaza durante el tiempo requerido para intubar a una víctima así como el riesgo de un tubo endotraqueal que es desalojado mientras que mueve a la víctima. La complicación más rápidamente fatal pero tratable del trauma penetrante de tórax es el desarrollo de un **neumotórax a tensión**. El entrenamiento clásico sugiere que los indicadores diagnósticos de esta complicación amenazante para la vida incluyan la desviación de la tráquea, la distensión de las venas yugulares y los sonidos disminuidos o ausentes de la respiración. Sin embargo, la doctrina actual de los *Navy SEAL* simplifica el enfoque del tratamiento al afirmar que "si tienes un agujero en el tórax, mereces otro agujero bien controlado en el tórax" (para tratar o prevenir un neumotórax tensional). Por lo tanto, hay un uso liberal de la descompresión de la aguja de todas las heridas penetrantes del pecho.

Aunque el campo de batalla o el entorno táctico puede ser un lugar ruidoso y caótico, cualquier evaluación física debe ser racionalizada y realizada bajo la disciplina de ruido y luz para no regalar su posición y convertirlo en un blanco fácil.

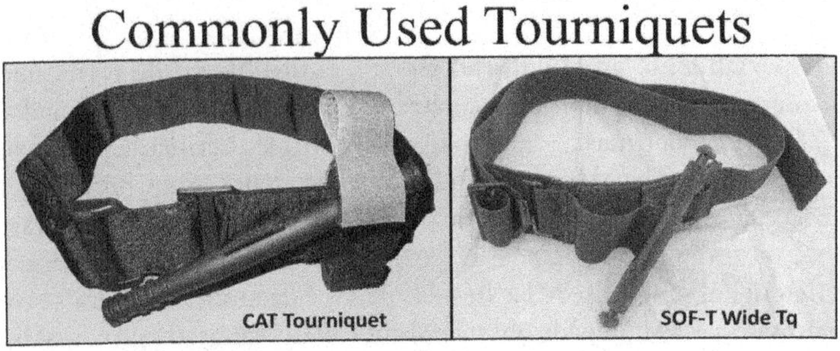

Figure 74-1. Torniquetes más comunes.

9. ¿Cuáles son las fases de atención en el entorno táctico?

Hay 3 fases de cuidado en el Entorno Táctico. El ejército militar los define como:

- Cuidado bajo fuego,
- Cuidado táctico de campo y
- Cuidado de evacuación de víctimas.

Las organizaciones civiles están comenzando a seguir las recomendaciones del Comité para la Atención Táctica de Emergencia de Víctimas *(C-TECC)* y se refieren a esas mismas tres fases de atención como:

- Atención directa de amenazas,
- Atención de amenazas indirectas y
- Atención de evacuación.

Aunque a veces se describe como zona caliente, zona cálida y zona fría; un arrastre de incidentes de materiales peligrosos, las zonas implicadas están más relacionadas con la geografía y las fases con las líneas de tiempo. En segundo lugar, no hay círculos concéntricos de seguridad en una situación táctica. Aunque la policía eventualmente establecerá un perímetro interior y exterior, las zonas relativas de seguridad son bolsillos detrás de la cubierta. Alrededor de estas islas de relativa seguridad, el personal de rescate puede estar bajo fuego directo de las fuerzas hostiles.

10. ¿Qué es el "Cuidado Bajo Fuego o Atención de Amenazas Directas"?

"Cuidado Bajo Fuego o Atención de Amenazas Directas" es la fase donde la víctima es encontrada por primera vez y la amenaza que causó la víctima permanece activa e incontrolada. Existe un gran potencial para que el rescatista también se convierta en una víctima. La distancia desde el punto de herida hasta la cobertura adecuada determinará cuáles son las maniobras médicas limitadas que se realizará, si las hay. La cobertura es una estructura u objeto que debe detener las rondas que se disparan contra usted por las fuerzas opuestas. La estrategia más importante para tratar a una víctima es ponerse a cubierto lo antes posible. Eliminar la amenaza o mantener a los malos bajo su cobertura a través del fuego represivo puede ser el primer objetivo a corto plazo más prudente. Un 10% de las bajas de batalla que ocurrieron durante la guerra de Vietnam se produjeron a soldados que estaban prestando primeros auxilios a sus amigos heridos.

Para ayudar a minimizar esa amenaza, una técnica única es el concepto de **evaluación remota del paciente**. Si la víctima está gritando pidiendo ayuda, sabemos que su vía aérea es permeable y tiene una perfusión adecuada en el cerebro para darse cuenta de que está en problemas. Desde detrás de la cubierta, usted puede dirigirlo a moverse para cubrir si él no está ya allí y proporcionar cuidado personal. Si está caído y no se mueve, se debe considerar que es probable que haya una herida mortal y que la víctima no necesita ser recuperada inmediatamente. Si elige romper la cubierta para ayudar a una víctima, debe coordinar su acción con sus fuerzas amigas para que puedan proporcionar fuego represivo si es necesario. Si el paciente está a una distancia larga de la cubierta, las únicas maniobras médicas a considerar incluso serían la aplicación de un torniquete para detener el sangrado de las extremidades o el uso de una vía aérea nasofaríngea para aumentar la posibilidad de supervivencia mientras se arrastra de nuevo a la cubierta. Una nota importante sobre el fuego represivo: en la aplicación de la ley, cada ronda debe ser legalmente defendible. No hay "*spray & pray*" ("rociar y rezar") en la aplicación de la ley.

11. ¿En qué se diferencia la "atención táctica de campo o la atención de amenazas indirectas" de la atención bajo fuego?

"Cuidado de campo táctico o cuidado de amenazas indirectas" es el cuidado prestado una vez que la víctima y el rescatador están detrás de la cubierta, o ya no están bajo fuego hostil efectivo o en riesgo inmediato de otras amenazas. Esta fase es la preparación para salir del campo de batalla. La duración de esta fase dependerá de la gravedad de las heridas y de la intensidad de la lucha. El sangrado se controla una vez más con el uso de torniquetes, vendajes de presión directa o empaque de heridas con una gasa hemostática. Considere establecer el acceso intravenoso con un suero salino cerrado. Los líquidos intravenosos no se administran de forma rutinaria a menos que haya un deterioro significativo del estado mental que sea el resultado de la pérdida de sangre (en lugar de una herida en la cabeza). La férula de fracturas importantes se puede considerar en este punto. Las maniobras avanzadas de la vía aérea consisten en el uso de una vía aérea nasofaríngea, de una colocación glótica de la vía aérea, o de cricotiroidotomia. La intubación endotraqueal directa se desaconseja en esta fase por dos razones:

- El tubo orotraqueal puede desalojarse fácilmente durante el movimiento posterior y ocluir la vía aérea.
- En la oscuridad, el uso de una luz puede mostrar tu posición y convertirte en un objetivo para las fuerzas opuestas.

Es apropiado la consideración de descomprimir el tórax por una sospecha de neumotórax a tensión en esta fase de la asistencia, pero debe ser balanceado contra el riesgo de quitar el chaleco balístico que la víctima puede estar usando en una escena que podría volver a la atención directa de la amenaza. Un chaleco balístico que ha sido abierto o retirado debe ser reemplazado desde la parte superior de la víctima para proporcionar cierta protección. Es posible que la víctima deba ser llevada en última instancia fuera del campo de batalla o recogida por un vehículo blindado que pueda proporcionar cobertura móvil.

12. ¿Qué pasa con "Atención de evacuación de víctimas o atención de evacuación"?

"Atención de evacuación de víctimas o atención de evacuación" es la fase en que la atención comienza a parecerse a la atención tradicional de ambulancia civil. Esto se puede hacer en un vehículo blindado en tránsito para reunirse con una ambulancia convencional, en un barco o en un vehículo todoterreno que atraviesa un terreno difícil. El uso de oxígeno, monitor cardíaco y manguito de presión arterial generalmente se inicia en esta fase.

Desde un punto de vista estrictamente médico, todas estas fases de atención deben ser lo más cortas posible para que la víctima pueda llegar a la atención quirúrgica / médica definitiva lo antes posible. Desde una perspectiva táctica, esto puede poner a los rescatistas en un riesgo significativo tratando de atender a las víctimas lo más rápido posible y debe balancearse con las necesidades de atención médica.

13. ¿Qué tipos de paquetes de equipamiento médico se utilizan?

El equipo personal necesario varía con el papel del rescatista en la misión. Cada oficial de policía debe ser capaz de proporcionar autocuidado y cuidado inmediato a sus compañeros. Un torniquete se puede llevado discretamente en un bolsillo de uniforme estándar (*"sap" pocket*). Algunos rollos de gasa o vendajes triangulares se pueden llevar detrás de la inserción del tórax en la mayoría de los equipos balísticos o en los bolsillos. Los equipos *SWAT* u otras unidades especiales que usan uniformes de batalla (*BDU, Battle Dress Uniform*) pueden designar en cual bolsillo de carga llevará el oficial individual el equipo o el botiquín de primeros auxilios individual (*IFAK, Individual First Kit*) que debe usarse en él o ella misma. Este kit debe incluir, además de un torniquete:

- 1 o 2 Vendajes de batalla Israelí u Olaes®.
- Una vía aérea nasofaríngea, que le quede bien.
- 1 o 2 set de agujas para descomprimir un neumotórax a tensión.

Los oficiales de patrulla también pueden llevar una pequeña bolsa de ayuda médica en la guantera del asiento delantero del coche patrulla para que su equipo médico de emergencia lo tenga siempre a mano en forma inmediata. El equipo de protección personal (EPP, o *EPI en inglés*) debe incluirse para proteger al oficial de la exposición a enfermedades transmisibles y comprende:

- una *pocket mask*
- guantes
- protección ocular

Las gafas de policarbonato que tengan al menos 2 mm de espesor también proporcionarán cierta protección contra misiles secundarios creados por artefactos explosivos o escombros de un disparo de arma casi perdida.

El proveedor de TEMS integrado debe tener un paquete más grande para llevar suministros adicionales y equipos más avanzados consistentes con su capacitación. Además de diseñar su equipo al igual que sus contrapartes civiles para las vías respiratorias y las cargas de líquidos intravenosos, muchos proveedores tácticos también cargan paquetes individuales de atención al paciente idénticos a los que llevan para el auto-rescate por los miembros de su equipo SWAT. Estos paquetes pueden ser lanzados a los oficiales que cuidan a los heridos detrás de las posiciones de cobertura en caso de múltiples bajas. Si se resuelve la situación táctica, el equipo de autocuidado de los oficiales individuales puede ser utilizado en una situación de bajas masivas.

Otro tipo de kit médico es una "bolsa de llamadas por enfermedad" ("sick call bag") que se utiliza para tratar problemas menores para los miembros del equipo. Esto puede incluir curitas, ungüento antibiótico, protector solar, repelente de insectos, medicamentos de venta libre y artículos especiales como inhaladores para satisfacer las necesidades médicas específicas de los miembros del equipo durante las operaciones prolongadas.

14. ¿Qué temas forenses importantes debe dominar el médico táctico?

La atención médica prestada en el lugar del crimen no sólo debe ser adecuada desde el punto de vista médico, sino que también debe hacerse de manera que las pruebas forenses importantes no se destruyan o contaminen, siempre que sea posible. La sangre y otros fluidos corporales en la escena pueden ser de riesgo biológico, pero no se limpian hasta después de que los investigadores terminen de procesar la escena del crimen. Una persona que estaba luchando por su vida con un perpetrador puede tener cabello, tejido, pruebas de ADN o residuos de pólvora en sus manos o debajo de sus uñas. Considere colocar una bolsa de papel individualmente en cada mano de la víctima y sujétela por encima de la muñeca tan pronto como sea práctico. Al exponer a la víctima, tenga cuidado de no cortar directamente a través de agujeros de cuchillo o bala en las prendas. Cualquier evidencia recolectada debe colocarse individualmente en una bolsa de papel y posteriormente identificarse y registrarse. Esto incluiría la gasa utilizada para limpiar una herida para inspeccionarla.

15. ¿Es importante documentar las heridas de entrada y salida?

En un estudio clásico, los médicos tenían un 50% de probabilidades de determinar con precisión si una herida de bala era una herida de entrada o salida. Para el propósito de la medicina táctica, simplemente documente dónde están las lesiones y qué hizo para tratarlas. Si usted está en modo de salvar vidas, usted no necesita ni tiene tiempo para hacer un análisis lo suficientemente detallado de la herida como para declarar que se trata de una entrada o una salida. Cuando una víctima es golpeada con una bala, siempre habrá un anillo de abrasión en la entrada, ya que la piel es empujada fuera del camino durante la penetración de la bala. Esto es independiente de la distancia del arma de fuego. El hollín es el humo del arma de fuego que se puede depositar en la ropa o la piel si un arma se descarga a corta distancia. Puede limpiarse con hisopo de gasa sobre la herida. El punteado es el polvo y los escombros sin quemar que se incrustan en la piel y la contusión de la piel de estos desechos a medida que golpea el objetivo desde corta distancia. Estas observaciones deben documentarse en su nota de tratamiento y la gasa que usó para limpiar cada herida individual debe guardarse por separado para evidencia. En muchos casos, la única manera de identificar una herida de entrada versus una herida de salida es mediante un examen microscópico.

16. ¿Cuáles son las armas menos letales?

Estos son dispositivos que disparan un proyectil con la intención de lograr un impacto similar a un golpe de porra, un dispositivo eléctrico como un TASER o un agente químico utilizado para incapacitar temporalmente a un sospechoso que se resiste activamente a la detención. Cualquier uso de la fuerza debe ser objetivamente razonable para detener el mal comportamiento. Estas armas han sido diseñadas para llenar el vacío en respuesta desde el contacto cercano "práctico" de la restricción hasta el uso de la fuerza letal, en lugar de desactivar temporalmente al sospechoso. Estas armas se emplean más típicamente en partes suicidas o sospechosos muy agitados que se sienten demasiado peligrosos para acercarse. Las áreas objetivo para las armas de impacto son generalmente las extremidades. Estos pueden resultar en lesiones significativas de tejidos blandos e incluso fracturas de los huesos bajo el área de impacto. Existe una mayor posibilidad de discapacidad permanente e incluso desenlace fatal si se golpean áreas sensibles como la cabeza.

Los dispositivos eléctricos que entregan descargas de alto voltaje / bajo amperaje también pueden ser incapacitantes. Los agentes químicos más utilizados en la aplicación de la ley son polvo a base de Cayena (ingrediente activo en chiles) agentes que crean una sensación de ardor y lagrima. El uso de estas herramientas menos letales ha disminuido el uso de la fuerza letal en muchos incidentes, pero siempre existe la posibilidad de lesiones graves e incluso la muerte cuando se emplean estas tecnologías. Es importante que se disponga de atención médica inmediata para hacer frente a estas contingencias.

17. ¿Qué es la muerte súbita bajo custodia?

Se han asociado tecnologías o técnicas específicas con las desafortunadas muertes de algunos sospechosos que expiran poco después de ser detenidos. Estas muertes son probablemente de naturaleza multifactorial sin embargo la precaución se debe ejercitar en el uso de estas técnicas. Los primeros reportes modernos de casos atribuyeron la muerte a lo que se suponía que era asfixia posicional cuando los sospechosos estaban atados en una posición decúbito prono, con las piernas unidas a sus esposas. Uno de los informes de seguimiento que desafiaron este precepto mostró que en reclutas de policía jóvenes y sanos no experimentaron cambios en la función pulmonar cuando están restringidos de una manera similar. Las condiciones médicas subyacentes ciertamente juegan un papel en algunos casos. Muchos de los sospechosos que mueren son consumidores crónicos de cocaína o metanfetamina obteniendo un aumento de la liberación de catecolaminas. Después de una breve respuesta de lucha o huida, muchos de estos sospechosos mueren repentinamente en asistolia. La rabdomiólisis y la hipertermia también se han implicado en algunas muertes. Incluso la literatura veterinaria describe la miopatía de captura y la muerte de los animales poco después de la captura. Finalmente, los dispositivos eléctricos del aturdimiento emplean típicamente los amperajes que son fracciones minuciosas de la entrega de energía de desfibriladores cardiacos. Es necesario reconocer que estas tecnologías pueden tener complicaciones potenciales. Es importante contar con personal capacitado para reconocer y tratar a estas personas de inmediato.

18. ¿Cómo se realiza la toma de decisiones en una situación táctica?

Dado el entorno de alto estrés de las situaciones tácticas, es importante comprender cómo se realiza la toma de decisiones en estos entornos. El capitán de la Fuerza Aérea John Boyd fue el primero en describir el bucle OODA en el combate aéreo sobre Corea.

- En primer lugar debe **Observar** una amenaza. La oscuridad, el mal tiempo y la distancia son algunos de los factores más comunes que limitan nuestra capacidad de observación.
- Su formación y experiencia **Orienta** la información en un escenario más probable. Su un oficial que ve a un sospechoso en un área de alta criminalidad lleva sus manos hacia el cinturón por detrás del pantalón cuando es desafiado, orientará a que el sospechoso vaya a por un arma.
- El oficial entonces debe de **Decidir** de muchas opciones lo que hacer. ¿Me muevo a la derecha para cubrirme? ¿Me cubro mejor hacia la izquierda? ¿Debo sacar mi arma? ¿Me agito o me congelo?
- A continuación, comenzará a **Actuar** sobre una de esas opciones o alguna combinación de esas acciones. A continuación, se reinicia el ciclo nuevamente a medida que observa que efecto está teniendo sus acciones en su oponente.

En combate, los ciclos son rápidos, pero en una planificación más estratégica, los mismos procesos giran más lentamente. Cuando tienes la iniciativa, tienes la libertad de pensar un poco más sin tanta presión como tu oponente. Tienes que establecer prioridades y plazos realistas en operaciones más largas.

En medicina, la información y la acción se procesan de manera similar a ejecutar un código. ¿Quién comenzará la IV? ¿Quién intubará? ¿Cuándo vemos el ritmo y qué es? Al tener planes previamente acordados (procedimientos operativos estándar, POS, o *SOP* en inglés), los recursos que van llegando pueden ver qué acciones se están haciendo y qué se debe hacer. El jefe del equipo puede entonces dirigir la reanimación para que las tareas más prioritarias se aborden primero. Un comandante tiene un lapso finito de control en cualquier operación. Es fácil sentirse abrumado por los acontecimientos si el individuo está tratando de abordar demasiadas tareas conflictivas en una situación de rápida evolución.

19. Cuéntame un poco sobre el comando de incidentes.

En el sector de la seguridad pública, el servicio de bomberos desarrolló por primera vez el concepto de comando de incidentes para proporcionar una mayor rendición de cuentas de los recursos de respuesta. Su respuesta a una alarma es más predecible con los operadores que llegan en grupos en motores o camiones desde estaciones establecidas. Estos grupos trabajan rutinariamente en unidades pequeñas. En el pasado, algunos grupos se perdieron en el terreno del incendio durante los derrumbes de edificios y no se reconoció que estaban desaparecidos. Para maximizar la responsabilidad, el servicio de bomberos ha desarrollado un esquema de gestión de arriba hacia abajo donde se desaconseja el "trabajo independiente". El comandante del incidente controla estrictamente quién hará qué y cuándo sucederá eso. Este es el tipo de esquema de gestión utilizado por el antiguo ejército soviético. La información tiene que pasar a través de múltiples capas de comandos, cada uno operando en sus propios bucles OODA, lo que lleva a respuestas más lentas y menos flexibles.

Los oficiales de policía manejan solo la mayor parte de sus llamadas. En un incidente importante, llegan en un marco de tiempo impredecible dependiendo de la ubicación de su patrulla cuando se transmitió el incidente. Los oficiales SWAT pasan más tiempo trabajando en equipo usando tácticas de unidades pequeñas. En los primeros momentos de una emergencia policial dinámica, como un homicidio en curso, lo más probable es que algunos oficiales tácticos intenten organizar el movimiento de los oficiales de patrulla que tienen con ellos en ese momento. Esto se asemeja más al estilo militar estadounidense, donde se espera que los suboficiales a cargo de unidades pequeñas encuentren y exploten las debilidades de los enemigos actuando bajo la intención de misión declarada por el comandante general. La estructura de mando está diseñada para apoyar las acciones de quienes puedan tomar la iniciativa. Las ventanas de oportunidad pueden cerrarse si hay un retraso en la obtención de la aprobación de numerosas tareas a través de varios niveles de personal de mando. Facilitar el flujo rápido de información y controlar remotamente las actividades a través del ciberespacio es la 5ª dimensión del espacio de batalla moderno.

20. ¿Qué tipo de entrenamiento debe tener el Médico Táctico?

Si comienza con un profesional médico (EMT, Paramédico, RN, Nurse, Ayudante Independiente o Médico), deben ser seleccionados tanto como cualquier otro operador en SWAT. Deben estar físicamente en forma, jugadores de equipo con un buen historial de trabajo y capacidad demostrada para mantener la calma y pensar con claridad en situaciones caóticas. Necesitan ser educados en la ley básica con un énfasis en la búsqueda y la incautación y el mantenimiento de una cadena de custodia para cualquier evidencia recopilada. Necesitan ser capaces de escribir coherentemente porque la documentación de los casos que tratan será examinada de cerca por el sistema legal. Si cree que la revisión por pares del hospital puede ser difícil, considere que cualquier acción que tome un oficial de policía bien puede ser la base para un fallo final de la Corte Suprema, y que sus acciones como proveedor de TEMS también se mantendrán de acuerdo con esos estándares. Las técnicas de control de arrestos y los fundamentos del combate cuerpo a cuerpo deben enseñarse y practicarse a menudo. Debe haber una exposición continua a ver a los detenidos para que las pistas sutiles del lenguaje corporal de que una pelea está a punto de comenzar no pasen desapercibidas. Las habilidades para formular una evaluación médica de amenazas y la planificación básica de la misión con énfasis en la medicina preventiva para las amenazas en el entorno táctico son esenciales.

Los miembros del equipo también deben ser buenos instructores. Es importante que ayuden a entrenar a otros miembros del equipo y de la patrulla para abordar las amenazas de vida más inmediatas que deben manejarse porque un médico puede convertirse en una víctima o no poder llegar a las víctimas de manera oportuna en el campo de batalla. Los médicos deben saber cómo hacer segura cualquier arma que puedan necesitar manejar. Si han de funcionar como oficiales armados, existe un gran compromiso con la capacitación básica y avanzada en armas de fuego. El uso del entrenamiento de fuerza debe incluir la toma de decisiones simulada de disparar / no disparar de forma continua. Cada disparo de un agente de policía tiene que estar legal, moral y procesalmente justificado.

21. ¿Cuál es el futuro de TEMS?

Es imposible predecir exactamente cómo se practicará el apoyo médico de emergencia táctico en el futuro. Hay numerosos puntos clave a considerar en la evolución continua de la especialidad, pero la necesidad de dicho servicio permanece. Así como los oficiales bilingües dan una capacidad adicional para resolver emergencias, también los cuerpos de seguridad pueden agregarse a las misiones de combate que salvan vidas que afortunadamente han sido raras en los Estados Unidos.

Los oficiales de paz seleccionados a tiempo completo, especialmente aquellos con capacitación médica previa, deben ser reclutados para la capacitación médica especializada necesaria para trabajar en este entorno único. Todos estos proveedores de TEMS integrados también deben ser capaces de hacer una descontaminación apresurada. También tendrán que estar familiarizados con el manejo de las lesiones por explosión.

Los desastres naturales han demostrado históricamente la necesidad de respuestas regionales rápidas a las emergencias. En la esfera de la aplicación de la ley se ha producido un cambio hacia la regionalización de los equipos SWAT. Este cambio se ha debido en parte al aumento multifactorial de los comportamientos delictivos violentos en todo el mundo en las últimas décadas, cuyo impacto se ha visto atenuado por el aumento de la capacidad para atender traumas graves multisistémicas. Hay grupos radicales que han prometido terminar la civilización occidental tal como la conocemos. Todos estos grupos tienen acceso a armas convencionales y explosivos; y algunos tienen, o pronto tendrán, acceso a armas de destrucción masiva. Los acontecimientos del 9/11 subrayan el hecho de que los terroristas están en guerra con nosotros.

Incluso sin la perspectiva de desastres provocados por el hombre, el ritmo y la complejidad operacionales cada vez mayores de las operaciones modernas de aplicación de la ley claramente exige una mayor capacidad para proporcionar atención médica especializada en el entorno austero del entorno táctico. El apoyo médico táctico de emergencia desempeñará un papel integral en la policía comunitaria, la gestión de desastres y la seguridad pública.

PERLAS Y DECISIONES CRITICAS

- Antes de comenzar una operación, desarrolle un plan y luego prepárese para modificar sus planes para cumplir mejor los objetivos y las líneas de tiempo de la misión.
- Detener el sangrado tiene prioridad sobre el inicio de líquidos intravenosos. El uso de un torniquete puede salvar vidas para la víctima y el rescatador.
- La "Regla Uno Mas" ("One Plus Rule" en inglés) se aplica tanto a los sitios de sangrado como a los sospechosos. Siempre asuma que hay uno más de lo que vió. Lo que no vea matará a su paciente o a usted. Esté atento y vuelva a comprobar frecuentemente.
- La resolución del problema táctico tiene prioridad sobre la resolución del problema médico. Usted no puede ser un salva vidas eficaz si está gravemente herido o muerto. Considere evaluar remotamente al paciente y entrenarlo en el autocuidado.
- El "Problema de Comunicación" no significa que no hay suficientes radios. A menudo, las personas no intercambian información de manera efectiva cara a cara. Diga lo que quiera decir y diga lo que dice. Construir relaciones personales con el personal clave antes del incidente.
- "Call A CAB and Go!"
    - **C**omunicarse para pedir apoyo, (**Call** for backup)
    - **A**bolir las amenazas (sospechosos, patógenos transmitidos por la sangre, armas, agujas sin cubierta)

- Comprimir los sitios de sangrado con apósitos de batalla compresivos o torniquetes
- Manejo de la via **A**érea,
- **B**uena ventilación asistida y considere la descompresión con aguja de un posible neumotórax a tensión.
- **G**uíese a la instalación apropiada más cercana en forma inmediata. El "Período de **O**ro" es el tiempo desde la lesión hasta la estabilización quirúrgica.

- El neumotórax a tensión es rápidamente fatal, de difícil diagnóstico, y fácil de tratar. Considere la descompresión con aguja si los signos y síntomas del neumotórax a tensión están presentes.

LECTURAS SUGERIDAS

1. Butler, FK, Tactical Medicine Training for SEAL Mission Commanders. *Military Medicine*, 2001;166: 625-631. Accessible at: https://academic.oup.com/milmed/article/166/7/625/4819552

2. Rinnert, KJ, Hall, WL, Tactical emergency medical support. *Emerg Med Clinics N A*, 2002;20: 929-952.

3. Greenburg, MJ, Wipfler, EJ, Medical Ballistics, *The Tactical Edge* Fall p. 68-78, 2006.

4. Ciccione, TJ, et al, Successful Development & Implementation of a Tactical Emergency Medical Technician Program for United States Federal Agents. *Prehospital & Disaster Medicine* 20:1, p. 36-39, Jan-Feb. 2005.

5. Tactical Emergency Casualty Care (TECC) Guidelines. Available at: http://www.c-tecc.org/guidelines Accessed September 10, 2018

6. Aberle SJ, Lohse CM, Sztajnkrycer MD. A Descriptive Analysis of US Prehospital Care Response to Law Enforcement Tactical Incidents. J Spec Oper Med. 2017;17(1):101-104.

7. Butler FK. Tactical Combat Casualty Care: Top Lessons for Civilian EMS Systems from 14 Years of War. J Spec Oper Med. 2016;16(2):120-137.

8. Chovaz M, Patel RV, March JA, Taylor SE, Brewer KL. Willingness of Emergency Medical Services Professionals to Respond to an Active Shooter Incident. J Spec Oper Med. 2018;18(4):82-86.

CAPÍTULO 75. MATERIALES PELIGROSOS

1. ¿Qué es un material peligroso?

Una excelente, pero simple definición de un material peligroso es proporcionada por el especialista en materiales peligrosos Ludwig Benner. Benner lo dice mejor cuando define un material peligroso como: "Cualquier sustancia que salta de su contenedor cuando algo sale mal y duele y daña las cosas que toca".National Fire Academy, *Recognizing and Identifying Hazardous Materials*, Emmitsburg, Md., p, 1-2, 1985.

2. ¿Qué tipo de daño pueden causar?

Las sustancias peligrosas pueden causar daños no solo a las personas, sino también a la vida silvestre y al medio ambiente. Esto puede ocurrir debido a las propias sustancias, la inflamabilidad, la reactividad y los efectos tóxicos para la salud. Esto también podría afectar al paciente a través de quemaduras, envenenamiento, corrosión y asfixia.

3. ¿Los proveedores de EMS encontrarán materiales peligrosos?

Como los productos químicos industriales se producen a un ritmo superior a cincuenta mil millones de toneladas cada año, la posibilidad de que los proveedores de EMS se encuentren con estas sustancias es muy alta. Cabe de esperar que el rescatador responda a incidentes de materiales peligrosos tanto en instalaciones fijas como almacenes, así como en accidentes de transporte o como resultado de una liberación intencional, como actos de terrorismo.

4. ¿Cuáles son los tipos más comunes de sustancias peligrosas que se encuentran en la escena del incidente?

Las sustancias que están más a menudo presentes en las escenas de emergencia son la gasolina, el gas natural, el cloro y el amoníaco. Todos son muy frecuentes en la sociedad actual. Cada uno también plantea su propio riesgo único y debe ser abordado y manejado con gran precaución.

5. Si se cree que los materiales peligrosos están involucrados en el incidente, ¿cómo deben los rescatistas acercarse a la escena?

La consideración más importante debe ser acercarse a la escena con cautela y con la mayor cantidad de información posible. Si en el informe inicial de expedición se indica que existen materiales tóxicos, deberá tenerse cuidado inmediatamente. Es importante que la aproximación a la escena se haga desde arriba. Esto evitará que los materiales líquidos corran cuesta abajo y contaminen a los rescatistas y vehículos de respuesta. La velocidad y la dirección del viento también deben obtenerse del centro de despacho. Al acercarse desde el viento, los rescatistas y los vehículos no se encontrarán con nubes de vapor.

El rescatista también debe tener en cuenta que ha habido un tremendo aumento en los laboratorios clandestinos de drogas. Esto complica aún más la respuesta, ya que no solo hay sustancias tóxicas presentes, sino que también pueden estar presentes otros peligros como individuos violentos, trampas explosivas o artefactos explosivos improvisados.

6. ¿Qué debe hacer el proveedor de EMS si es el primero en la escena de un incidente de haz-mat?

Según el Sistema Nacional de Gestión de Incidentes (N.I.M.S., porsus siglas en inglés), la primera unidad que llegue al lugar de los hechos debe tomar el mando del incidente. Ese respondedor inicial puede tomar las primeras decisiones del incidente que ayudarán a proteger al personal en la escena y a aquellos que aún están respondiendo. Además, estas decisiones también deben ayudar a proteger a los pacientes y a los transeúntes. La primera medida debería ser solicitar recursos adicionales, como la aplicación de la ley, los departamentos de bomberos, ambulancias adicionales y equipos de respuesta a materiales peligrosos. En segundo lugar, es crucial que se establezca un perímetro incidente para comenzar a desarrollar las zonas calientes, cálidas y frías.

7. ¿Cuáles son las zonas calientes, cálidas y frías?

La "zona caliente" es la zona contaminada real, y la entrada en esta zona se limita a los miembros del equipo con ropa de protección adecuada que necesitan entrar en la zona para el reconocimiento, el rescate de las víctimas y la mitigación de la situación. El tamaño de la zona caliente se basa en el producto químico involucrado y sus propiedades y peligros particulares. El acceso a la zona caliente debe controlarse y debe realizarse a través de un único punto de entrada y salida. La "zona cálida" es el área donde se encuentran los servicios de apoyo al equipo. Los pacientes serán sacados de la zona caliente y entrarán en la zona cálida donde se ubicará el área de descontaminación. Una vez que los pacientes han sido descontaminados, el paciente será llevado a la zona fría donde el respondedor de EMS puede realizar una evaluación médica, se puede iniciar el tratamiento y tomar decisiones de transporte.

8. ¿Qué recursos están disponibles para ayudar a identificar el problema?

Una variedad de recursos debe estar disponible para los proveedores prehospitalarios que respondan y les ayudarán en su toma de decisiones. Por ejemplo;

- *The North American Emergency Response Guidebook (NAERG)*: este recurso proporciona al respondedor información vital para el uso de carteles para identificar la sustancia química, qué peligros están asociados con ella, las recomendaciones iniciales de tratamiento del paciente y las distancias de evacuación. Idealmente, está disponible en todos los vehículos de respuesta a emergencias. Además, suele ser transportado por el vehículo que transporta el material peligroso. Está disponible tanto en copia impresa como en una aplicación de teléfono inteligente.

- Binoculares: pueden ayudar a identificar formas de recipientes y contenedores desde una distancia segura. (¡Recuerde, esto debe hacerse desde arriba y hacia arriba!) También se pueden utilizar para leer los nombres de productos o empresas y para visualizar carteles en contenedores y buques de envío. Por último, puede ser posible estimar el número de pacientes y sus condiciones en función de lo que se puede ver a través de los prismáticos.
- *Wireless Information System for Emergency Responders (WISER):* este es un sistema diseñado para ayudar a los equipos de respuesta a emergencias en incidentes de materiales peligrosos al proporcionar información sobre sustancias peligrosas, incluido el apoyo a la identificación de sustancias, las características físicas, la información de salud humana y los consejos de contención y supresión. Se puede acceder a ella en línea o descargar como una base de datos independiente.
- Documentos de envío: deben estar presentes siempre que se transporten cantidades suficientes de sustancias peligrosas por tierra, ferrocarril, aire o mar. Muchas veces, tendrán información del producto que puede ayudar a los rescatistas a identificar la sustancia y proporcionar recomendaciones para la descontaminación y el tratamiento.
- Hojas de datos de seguridad: Se requiere que estén en instalaciones fijas (antes se las conocía como *Material Safety Data Sheet or MSDS*). Esto permite al empleado saber con qué productos químicos podría entrar en contacto mientras está en el lugar de trabajo. Son recursos invaluables para el rescatador y proporcionan una gran cantidad de información, incluidas sugerencias para cursos de tratamiento.
- Bases de datos regionales y nacionales: Existen numerosos recursos como Centros de Control de Envenenamientos, Chemtrec y Chemtel a los que se puede acceder por teléfono con el fin de proporcionar la información más actual y útil disponible para el rescatador. Además, se puede acceder a una serie de bases de datos como PoisIndex© y aplicaciones para teléfonos inteligentes (por ejemplo, WISER©) para proporcionar información.

9. ¿Cuál será el papel del proveedor de EMS en el incidente?

A menos que el rescatador haya recibido capacitación adicional, la mayoría de los proveedores de EMS deben operar en forma consciente. Esto significa que el rescatador solo debe participar en operaciones defensivas como establecer perímetros y ayudar a identificar el producto. La mayoría de los deberes del proveedor de EMS en el incidente de emergencia girará en torno a la atención al paciente. El proveedor puede estar directamente involucrado en el tratamiento del paciente o puede realizar funciones de apoyo. El proveedor prehospitalario debe estar preparado para asumir un papel en la estructura de comando de incidentes (ICS, por sus siglas en inglés). Por ejemplo, podrían asignarse al puesto de Oficial de Triage, Director de la Subdivisión Médica u Oficial de Transporte.

También puede ser necesario que el rescatador ayude a los miembros del Equipo de Materiales Peligrosos. Antes de ponerse trajes de protección y entrar en el área de peligro, los miembros del equipo deben tener sus signos vitales evaluados y una preselección médica. Después de salir de la zona de peligro, y retirar su equipo, se requerirá el monitoreo de los signos vitales. Los miembros asignados al equipo serán responsables de tomar la decisión si la rehabilitación es necesaria, los miembros del equipo pueden volver a participar en el incidente o si es necesario un tratamiento y transporte adicional.

10. ¿Cuál es el equipo de protección personal que necesitará el proveedor de EMS?

No hay ninguna razón para que exista un equipo de protección adicional más allá del requerido por la Administración de Seguridad y Salud Ocupacional (OSHA, por sus siglas en inglés). Antes de entrar en contacto con los proveedores de atención médica, las víctimas deben quitarse la ropa (que puede eliminar aproximadamente del 75 al 90% del contaminante) y luego descontaminarse con agua. Mediante la utilización de procedimientos normales de aislamiento de sustancias corporales, la protección más adecuada debe estar disponible para el respondedor médico.

11. ¿Hay algún medicamento y tratamiento específico que se pueda administrar al paciente expuesto?

Dependiendo de la cantidad, tipo y concentración de la sustancia química a la que el paciente está expuesto hay varios antídotos disponibles. Desafortunadamente, hay varios factores limitantes que hacen que esto sea difícil, el primero es que algunos de estos antídotos no están ampliamente disponibles para los proveedores prehospitalarios. Lo más común es que sean transportados por unidades de materiales peligrosos o se encuentren en hospitales locales o regionales. En segundo lugar, los protocolos para su uso varían mucho de una localidad a otra. Las políticas y protocolos locales deben ser consultados en esta situación. Los ejemplos de antídotos específicos incluyen: hidroxocobalamina para el envenenamiento por cianuro, atropina y pralidoxima (2-PAM) para la exposición a agentes nerviosos u organofosforados, y oxígeno de alto flujo para la toxicidad del monóxido de carbono.

PERLAS Y DECISIONES CRÍTICAS

- Recuerde, reducir la velocidad y tómese su tiempo! ¡La seguridad del rescatador es primordial! Sé parte de la solución, no del problema!
- Las prioridades para un incidente de Haz-Mat son las mismas que para cualquier otro tipo de incidente de emergencia:
    - Seguridad vital
    - Estabilización de incidentes
    - Conservación de la propiedad
- El 88% de los incidentes de Haz-Mat son causados por un error humano que resulta altamente probable en uno o más pacientes.
- No se olvide de sospechar un trauma en el paciente de un incidente de material peligroso.
- Recuerde notificar a los hospitales locales tan pronto como sea posible para que puedan prepararse para tratar a las víctimas de la exposición química.
- El no acercarse desde arriba y hacia arriba y entrar en contacto con el producto resultará en su contaminación.
- No establecer u operar dentro de una estructura de mando organizada durante el incidente complicará la respuesta.
- Si realiza una tarea para la cual no está capacitado, entrenado o equipado, puede hacer que se convierta en parte del problema.
- El no solicitar recursos adicionales y apropiados al principio del incidente retrasará la gestión general del incidente.
- El traslado de pacientes que no han sido descontaminados derivará en queden contaminados usted, su vehículo y el hospital receptor.

LECTURAS SUGERIDAS

1. Hazardous Materials. In: Nancy Caroline's Emergency Care in the Streets. 7th Edition, Pollak AN (editor), American Academy of Orthopedic Surgeons. Jones and Bartlett Learning, publisher, Burlington, MA. 2013. Chapter 49, pgs 2256-2287

2. Hazardous Materials Response. Cooney DR. In: EMS Medicine. Cooney DR (editor). McGraw Hill Education, 2016, pgs 554-566.

3. Meryl-Levy, Jill: The First Responder's Field Guide to Hazmat & Terrorism Emergency Response. Firebelle Productions, Campbell, CA, 2014. E-Book available at: https://play.google.com/store/books/details?id=malqAwAAQBAJ&rdid=book-malqAwAAQBAJ&rdot=1&source=gbs_vpt_read&pcampaignid=books_booksearch_viewport

4. Department of Homeland Security. (2018). *National Incident Management System*. Washington D.C: U.S. Government Printing Office https://www.fema.gov/nims-doctrine-supporting-guides-tools Accessed July 10,2018

5. U.S. Department of Transportation. (2016). *North American Emergency Response Guidebook*. Washington D.C.: U.S. Government Printing Office. Available for download at and last accessed Jan 18, 2019: https://www.phmsa.dot.gov/sites/phmsa.dot.gov/files/docs/ERG2016.pdf

6. Wireless Information System for Emergency Responders (WISER). Available for download at: https://wiser.nlm.nih.gov/

CAPÍTULO 76. RESCATE TÉCNICO

1. ¿Qué es un rescate técnico?

Un incidente que precisa de rescate técnico es aquel que requiere personal especialmente capacitado, equipo y recursos especiales para completar el rescate. Esto podría incluir rescates desde ángulos altos, trincheras, espacios confinados, colapsos de edificios y cuerpos de agua.

2. ¿Cuál debería ser la preocupación más importante al operar en el incidente?

En cualquier incidente de emergencia, la primera y principal preocupación es la seguridad de los rescatistas. Esto es aún más importante durante las operaciones con rescate técnico. Es evidente que existen riesgos inherentes a la situación que nos ocupa. Si no fuera por estos factores peligrosos, lo más probable es que el rescate sea innecesario. Demasiados rescatistas que no tenían el equipo adecuado ni la formación adecuada han resultado heridos o muertos al intentar realizar un rescate que no estaban cualificados para intentarlo. El punto clave a recordar es que "NO INTENTES UN RESCATE HASTA QUE PERSONAL CALIFICADO Y EQUIPADO LLEGUE A LA ESCENA!"

3. ¿Me encontraré con rescates técnicos como proveedor de EMS?

Aunque este tipo de emergencias no ocurren de manera rutinaria, existe la posibilidad de que ocurran. Cuando lo hacen, a menudo se asocian con lesiones y por lo general requieren gran volumen de recursos y equipos. Los proveedores prehospitalarios deben tomarse el tiempo para contemplar qué peligros están presentes en sus jurisdicciones y cuál podría ser su papel durante un rescate técnico. Por ejemplo, lagos, ríos, áreas silvestres y sitios de construcción podrían requerir rescates técnicos. La previsión de qué tipos de emergencias pueden ocurrir puede permitir una escena de emergencia más leve.

4. ¿Qué es un análisis de riesgo versus beneficio?

El análisis de riesgo-beneficio es un proceso de toma de decisiones que debe ser utilizado por las personas de los servicios de emergencia para ayudar a mitigar el incidente. Después de evaluar la escena y los peligros, se determina el riesgo para el rescatador. Esto se sopesa con los beneficios que resultarían en efectuar un rescate. Si el riesgo supera el beneficio, no se debe intentar el rescate.

5. ¿Qué debe hacer el proveedor de EMS si es el primero en la escena de un incidente de rescate técnico?

Después de realizar una evaluación de la escena y realizar un análisis de riesgo versus beneficio, hay varias otras tareas críticas que se deben realizar. De acuerdo con el *National Incident Management System (N.I.M.S.)* la primera unidad que llega a la escena debe tomar el mando del incidente y comunicar qué recursos se necesitan para llevar a cabo el rescate. A continuación, debería establecerse una zona de peligro. Es imperativo mantener a los transeúntes a salvo y lejos del incidente. Históricamente, muchos incidentes se han complicado aún más por transeúntes bien intencionados que se convierten en víctimas. Una vez que esto se haya completado, trate de identificar el número de pacientes que pueden estar presentes. Es muy posible que el incidente tenga múltiples víctimas o masivas, particularmente en el caso de derrumbes de edificios. Por último, si es seguro hacerlo, se debe establecer contacto con el paciente. Debido a los peligros que están presentes, esto se puede lograr utilizando altavoces, megáfonos o simplemente gritando. Los primeros auxilios "psicológicos" deben proporcionarse consolando al paciente o a los pacientes y asegurándoles que la ayuda capacitada está en camino.

6. ¿Qué recursos están disponibles para ayudar en el rescate?

Los recursos más probables que se utilizarán son los equipos de rescate técnico locales, regionales o federales. Los proveedores prehospitalarios deben aprender en cuanto a lo que está disponible en su comunidad, las capacidades y los recursos de los equipos de respuesta. Otra fuente de asistencia puede provenir de especialistas técnicos en emplazamientos industriales o de empresas de construcción que pueden suministrar equipo pesado y operadores. Por último, el uso de un médico en la escena puede ser beneficioso. Esto será particularmente relevante si se está considerando la necesidad de una amputación en la escena.

7. ¿Cuál será el papel del proveedor de EMS en el incidente?

La mayoría de los deberes del proveedor de EMS en el incidente de emergencia girará en torno a la atención al paciente. El proveedor puede estar directamente involucrado en el tratamiento del paciente o puede realizar funciones de apoyo. El proveedor prehospitalario debe estar preparado para asumir un papel en la estructura de comando de incidentes (ICS). Por ejemplo, podrían asignarse al puesto de Oficial de Triage, Director de la Subdivisión Médica u Oficial de Transporte.

También puede ser necesario que el rescatista ayude a los miembros del Equipo Técnico de Rescate. Muchos de estos tipos de operaciones serán muy intensivas en tiempo y mano de obra. Además, las condiciones climáticas también pueden afectar al rescatador. Por lo tanto, los rescatistas tendrán que ser monitoreados constantemente para detectar signos de fatiga y deshidratación.

Los miembros de EMS asignados al equipo serán responsables de tomar la decisión si la rehabilitación es necesaria, si los miembros del equipo pueden volver a participar en el incidente, o si es necesario tratamiento y transporte adicional.

8. ¿Cuál es el equipo de protección personal que necesitará el proveedor de EMS?

Por lo general, no debe haber ninguna razón para que exista un equipo de protección adicional más allá de lo requerido por la Administración de Seguridad y Salud Ocupacional (OSHA, por sus siglas en inglés). Mediante la utilización de procedimientos normales de aislamiento de sustancias corporales, el rescatador debería disponer de una protección más que adecuada. En raras ocasiones, puede ser necesario equipo adicional como guantes de trabajo de cuero, protección auditiva y cascos, especialmente cuando se trabaja con equipos pesados y maquinaria.

9. ¿Cuál el tipo de atención médica generalmente se lleva a cabo durante un rescate técnico?

Como en cualquier emergencia médica, la atención varía ampliamente en función de las lesiones del paciente. El mecanismo de lesión, el clima, los peligros para la vida, el acceso y las circunstancias de extricación entran en la forma en que un paciente puede ser manejado de la manera más efectiva. El rescate técnico implica todo, desde el rescate de víctimas varadas sin lesiones hasta víctimas de caídas con traumatismos multisistémico y víctimas sumergidas con hipotermia. Así como la víctima atrapada de un accidente automovilístico recibirá atención basada en el acceso, la duración de la extricación, la gravedad de las lesiones y otros factores, las mismas consideraciones entran en juego al planificar la atención de la víctima del rescate técnico. Por ejemplo, se requieren ciertas decisiones al considerar el cuidado de una persona que se ha caído del techo de un edificio de dos pisos y ha recibido múltiples fracturas, una posible lesión en la cabeza y lesiones internas y requiere traslado a un centro de trauma a 12 minutos de distancia. Sin embargo, cuando la víctima está a media milla por un sendero rocoso en la parte inferior de una empinada pendiente de 200 pies, simplemente obtener acceso al paciente es un desafío y la planificación para una atención eficiente presenta un conjunto de problemas completamente diferente.

10. ¿Qué tipo de equipo médico se utiliza en los rescates técnicos?

En muchas situaciones técnicas de rescate, la cantidad de equipo que puede ser llevado por un rescatista será limitada. A menudo es poco práctico e inseguro llevar un kit médico de soporte vital avanzado completo (*ALS*), equipo de seguridad personal y el equipo de rescate requerido para realizar un rescate técnico. Por lo tanto, en un momento del rescate, el paramédico conjuntamente con su tutor médico, debe determinar qué tipos de problemas son probables a ser encontrados, y por consiguiente deben planificar y equiparse. En general, un kit debe incluir férulas y vendas, angiocatéteres, líquidos y juegos de goteo para terapia intravenosa, esfingomanometro, estetoscopio, paquetes calientes y fríos, una pocket mask y medicamentos limitados. Las llaves cerradas (de las vias venosas) con suero salino o de heparina pueden ayudar a evitar tener una bolsa intravenosa o que el tubo sea fácilmente retirado durante la extricción a través de la maleza y los árboles.

11. ¿Por qué no hay elementos de de vía aérea avanzada o de resucitancion ALS en la lista del equipamineto?

Como en cualquier situación EMS, la seguridad de los rescatistas es la máxima prioridad. La mayoría de los rescates técnicos impiden el uso de dispositivos de bolsa-mascara-balón o hacer compresiones torácicas debido a la ubicación del rescate. Una víctima que podría sobrevivir a lesiones que se produjeron en las proximidades de un centro de trauma puede no sobrevivir a las mismas lesiones si se recibió en un entorno que requiere un rescate técnico.

12. ¿Hay algún medicamento y tratamiento específico que deba considerar?

¡La premisa general de la operación de rescate debe ser que la retirada de la víctima de la zona de peligro no debe complicar las lesiones del paciente! En lo que respecta a los medicamentos específicos, se debe priorizar la necesidad de oxígeno. Muchos de estos rescates podrían ocurrir en ambientes con poco oxígeno o resultar en lesiones que causan hipoxia. Administrando el oxígeno suplementario, la condición hipóxica puede ser aliviada. Los medicamentos adicionales pueden ser necesarios para aliviar los síntomas de lesiones por aplastamiento o lesiones por suspensión de arnés. El protocolo local siempre debe ser consultado y seguido. El rescatador también debe monitorear el ECG si es posible mientras trata al paciente, especialmente aquellos con sospechas de lesiones por aplastamiento. Una vez más, no pase por alto las lesiones relacionadas con el calor y el frío secundarias a la exposición prolongada.

13. ¿Hay algún rescate técnico en que los respondedores de EMS podrían verse tentados a realizar en lugar de esperar a que llegue el personal capacitado?

Quizás las dos situaciones más engañosas son las trincheras y los rescates acuáticos. La apariencia de la escena puede sugerir que el respondedor del EMS puede intentar rescatar a la víctima sin riesgo aparente, sin embargo, este no suele ser el caso. Si una víctima ha quedado atrapada o enterrada en una trinchera, esta situación se la declara ya como una estructura inestable y que requerirá un apuntalamiento adecuado. Un rescatista no entrenado en estos casos podría aumentar el número de víctimas si se produce un colapso adicional de la zanja mientras ese respondedor intenta acceder al paciente.

Del mismo modo, los rescates acuáticos también pueden ser extremadamente difíciles, ya que el riesgo de mover el agua y quedar atrapado a menudo no es visualmente obvio. Las corrientes y remolinos pueden barrer fácilmente a un rescatista desde sus pies y arrastrarlo o atraparlo bajo el agua cerca de desagües y alcantarillas. Un rescate acuático solo debe ser intentado por personas capacitadas con el equipo de seguridad adecuado.

PERLAS Y DECISIONES CRÍTICAS

- ¡Recuerde, baje la velocidad y tómese su tiempo! ¡La seguridad del rescatador es primordial! Sea parte de la solución, no del problema!
- Las prioridades para un incidente de rescate técnico son las mismas que para cualquier otro tipo de incidente de emergencia.
    - Seguridad vital
    - Estabilización del Incidente
    - Conservación de la Propiedad
- ¡No tenga visión en túnel! Muchos otros peligros, como materiales peligrosos o electricidad, pueden estar presentes en combinación con los otros factores que rodean el rescate técnico.
- ¡No se olvide de sospechar hipotermia en el paciente! ¡Hay muchos escenarios que podrían implicar hipotermia secundaria a exposiciones prolongadas!
- Permitir que los transeúntes intenten rescates a menudo solo servirá para aumentar el número de víctimas.
- Realizar una tarea para la cual no está capacitado, entrenado o equipado es una invitación a adquirir una lesión o algo peor.
- No identificar la necesidad de una recuperación del cuerpo frente a un rescate real puede utilizar innecesariamente los recursos y poner a los rescatistas en riesgo.

LECTURAS SUGERIDAS

1. Department of Homeland Security. (2018). *National Incident Management System*. Washington D.C: U.S. Government Printing Office https://www.fema.gov/nims-doctrine-supporting-guides-tools Accessed July 10,2018
2. Martinette, Jr., C.V. "Buddy": *Trench Rescue: Training Levels: Awareness, Operations, Technician*. 2nd edition, Jones and Bartlett Publishers, Sudbury, MA, 2008.
3. National Fire Codes® Online. *NFPA 1670: Standard on Operations and Training for Technical Rescue Incidents*, 2017 ed. Available at: https://www.nfpa.org/codes-and-standards/all-codes-and-standards/list-of-codes-and-standards/detail?code=1670

4. Vines, T, Hudson, S: *High Angle Rescue Techniques*. 4th ed. PMI Industries. 2013.
5. Pendley T. Technical Rescue Field Operations Guide. 5th Edition, CMC Rescue Publishers, 2017.

CAPÍTULO 77. DISEÑO Y CONFIGURACIÓN DEL SISTEMA AEROMÉDICO

1. Históricamente, ¿dónde comenzó el Transporte Aeromédico moderno (TAM)?

Los aviones fueron utilizados para evacuaciones masivas de víctimas durante las Guerras Mundiales I y II. Los helicópteros se utilizaron inicialmente en Birmania en 1944 y luego a mayor escala durante la Guerra de Corea utilizando helicópteros Sikorsky S-51 y Bell Modelo 47 que estaban equipados con camillas fuera de borda, por lo que no permitían atención en vuelo. El UH-1H ("HUEY") más grande y potente fue utilizado durante la Guerra de Vietnam, llevando bajas dentro del avión, lo que les permitió recibir atención médica durante el transporte. Casi 1 millón de soldados heridos fueron transportados durante la Operación Dustoff en Vietnam. Los avances en TAM en tiempos de guerra probablemente contribuyeron a mejorar las estadísticas de mortalidad: por cada 100 bajas, hubo 4,5 muertes durante la Segunda Guerra Mundial, 2,5 muertes durante la Guerra de Corea y menos de 1 muerte durante la Guerra de Vietnam.

2. ¿Cómo la experiencia militar hizo la transición a la aplicación civil tal como la conocemos hoy en día?

Debido al éxito del helicóptero en Vietnam, ganó atención después de la guerra como un medio de traslados de civiles, especialmente para las víctimas rurales de trauma. (A mediados de la década de 1970, el 70% de las muertes por trauma en los Estados Unidos ocurrieron en áreas rurales). El ejército comenzó a proporcionar TAM a las víctimas de accidentes de tráfico rural a través del programa de Asistencia Militar para la Seguridad y el Transporte, que dio lugar a programas públicos como la Policía estatal de Maryland (la primera agencia civil en trasladar a un paciente de trauma gravemente herido en helicóptero) y los programas del Departamento de Bomberos del Condado de Los Ángeles que operan hoy en día.

En 1972, comenzó el modelo más representativo actual de TAM de ala de rotor: el helicóptero "basado en hospitales". El programa inicial comenzó en el Hospital St. Anthony en Denver y trasladó principalmente a las víctimas de trauma de la escena al hospital. En 1980, había 32 programas de Servicios Médicos de Emergencia de Helicópteros (HEMS) en los Estados Unidos con 39 helicópteros, la mayoría de los cuales fueron desarrollados como componentes de programas de trauma hospitalario y eran propiedad y operados por estos centros de trauma temprano. En 1990, el número de programas HEMS aumentó constantemente a más de 230 servicios de helicópteros con más de 400 aviones. En 2006, había 270 servicios que operaban 792 aviones de ala de rotor (helicóptero) y 150 aviones de ala fija y ahora se estima que hay más de 1000 helicópteros médicos operando en los EE. UU.

3. ¿Qué sistemas operan TAM hoy en día?

Mientras que la mayoría de los sistemas estaban basados en hospitales, sin fines de lucro, con servicio combinado de rotor / ala fija TAM en 1990, ha habido un cambio de este modelo tradicional de base hospitalaria a programas basados en la comunidad (sin fines de lucro y con fines de lucro) con ~ 50% de los programas actuales que se ajustan a este modelo. Estos llamados modelos no tradicionales son operados por organizaciones independientes que localizan una aeronave y un equipo de transporte en aeropuertos, clínicas, estaciones de bomberos u hospitales. La mayoría de estas operaciones emplean a los equipos de transporte, especialistas en comunicaciones y al personal de aviación. Una extensión del modelo no tradicional es el modelo "híbrido", que se ha vuelto más popular en TAM hoy en día. En el modelo híbrido, el programa TAM es propiedad y está operado por el proveedor aeromédico, pero el hospital afiliado emplea y mantiene el control del personal clínico y el Director Médico, y mantiene su identidad en la aeronave. Todos los demás aspectos de la gestión del programa son controlados por el proveedor médico del aire. Una minoría de los programas son programas de servicio privado o público, como los operados por la Policía Estatal de Maryland y el Departamento de Bomberos de Los Ángeles.

4. ¿Cuáles son las ventajas de estos nuevos modelos "no tradicionales" e "híbridos"?

Con el modelo no tradicional, la principal ventaja es que el equipo de gestión está involucrado con todos los aspectos del control y la dirección del programa de transporte. Compartir servicios, como facturación, centro de comunicaciones y respaldo para el personal de aviación y aeronaves son otra ventaja. Con el modelo híbrido, el hospital mantiene el control del equipo clínico y también la identidad en la aeronave con fines de marketing. Los hospitales también pueden encontrar una ventaja al ser relevados de la mayoría de las responsabilidades financieras del programa con respecto al costo de la aeronave, el combustible, la responsabilidad y la administración.

5. ¿Cuáles son las desventajas de estos nuevos modelos "no tradicionales" e "híbridos"?

Con el modelo no tradicional, si el programa médico aéreo no mantiene la rentabilidad, las posibilidades son mayores de que el programa se traslade o cierre más rápidamente que un programa basado en el hospital / patrocinado, dejando a la comunidad sin dicho servicio. El apoyo filantrópico también puede ser limitado si el servicio es con fines de lucro. El modelo híbrido, hasta ahora, parece ser una situación de "ganar-ganar" para el operador y el hospital. Es posible que un operador también pueda proporcionar servicios de aviación a un competidor potencial del hospital con un programa de TAM creando un conflicto percibido, pero al mantener el control del personal clínico y la dirección médica, la mayoría de estos programas han podido funcionar sin preocuparse por la competencia.

6. ¿Cómo se diseña un programa TAM?

En primer lugar, se debe desarrollar una declaración de misión que abarque los objetivos del programa. Esto generalmente implica valorar y evaluar las necesidades de una comunidad en particular para extender los recursos médicos a esa área geográfica. Es necesario tomar decisiones con respecto a si el programa se extenderá a las escenas de accidentes (urbanas o rurales), se restringirá a los transportes interhospitalarios o acomodará a ambos, y se considerarán todas las edades de los pacientes (adultos, pediátricos y / o perinatales). Usted tendrá que evaluar cómo puede colaborar e interactuar con los sistemas actuales de servicios médicos de emergencia (EMS) en la respuesta geográfica prevista sin duplicar los servicios existentes. De importancia primordial es la evaluación de cómo el programa puede alcanzar la máxima seguridad para los objetivos del programa que establecen la experiencia y los requisitos de capacitación para el personal clínico y de aviación. La economía del desarrollo del programa también debe estudiarse con escrutinio de las ubicaciones potenciales de la base, los programas competitivos cercanos, el tipo de aeronave utilizada, el establecimiento de relaciones con los clientes, las oportunidades de crecimiento y cuál será el reembolso potencial del pagador.

7. ¿Qué tipos de aeronaves se pueden utilizar para TAM?

Las aeronaves que se utilizan actualmente para TAM son las de ala-rotor (helicópteros) y de ala fija (aviones).

8. ¿Cómo se selecciona el mejor avión de ala de rotor o de ala fija?

La primera decisión es si el programa comprará la aeronave o la arrendará a un proveedor/operador que tenga experiencia en TAM. Esta decisión depende bastante de cómo se estructure el programa como se mencionó anteriormente. La adquisición de una aeronave debe ser cuidadosamente investigada y obtenida experiencia externa, si es necesario, para asegurar que la aeronave cumpla con los objetivos específicos de los planes estratégicos de negocios y atención médica de la organización. Al elegir la aeronave ideal, debe tener en cuenta los límites de altitud / presurización, el alcance, la velocidad del aire y el rendimiento (especialmente a altitudes más altas), el espacio y la configuración del área de atención al paciente, el tamaño y la ubicación de la puerta de carga, las capacidades de carga útiles, las necesidades de zona de aterrizaje / pista y la capacidad para el vuelo IFR (Reglas de Vuelo por Instrumentos) además del vuelo VFR (Reglas de Vuelo Visual). El helicóptero es ideal para el TAM ya que es económico, rápido, ágil, tiene motores gemelos, capacidad de piloto dual y capacidades IFR;

sin embargo, la utilidad real del vuelo de helicóptero IFR depende de volar entre aeropuertos con capacidad de aproximación por instrumentos y de poder evitar condiciones climáticas heladas, ventosas y tormentosas potenciales. Los helicópteros están propulsados por motores individuales o dobles. Los motores gemelos generalmente se prefieren porque proporcionan más potencia y ayudan en la capacidad de transportar una mayor carga. También proporcionan una medida de seguridad adicional en caso de que un motor falle. Sin embargo, los helicópteros bimotores tienen un tiempo de calentamiento más largo y, por lo tanto, una capacidad retrasada para despegar rápidamente, y son más costosos de operar que los helicópteros monomotores.

Los aviones de ala fija utilizados en TAM son generalmente aviones bimotores presurizados propulsados por turbinas. Los aviones a reacción son preferibles para vuelos de más de 500 millas. La mayoría de los aviones de ala fija utilizados en TAM tienen capacidad IFR, crucero a 200-500 millas por hora, y tienen rangos de 1000-2500 millas.

9. ¿Cuáles son las ventajas de los aviones de ala de rotor?

Los helicópteros pueden tener base en un hospital u otro lugar cerca de su área de servicio. Los helicópteros no requieren una pista para el despegue y el aterrizaje, son capaces de aterrizar en áreas relativamente pequeñas y aisladas, y por lo general pueden estar listos para el despegue en cuestión de minutos. Debido a que pueden viajar en línea recta sin impedimentos por las características de la carretera o la geografía, a menudo pueden entregar a un paciente a la atención definitiva en un período de tiempo más corto que el transporte terrestre.

10. ¿Cuáles son las ventajas de los aviones de ala fija?

Tienen un alcance mucho mayor que los aviones de ala de rotor. Los aviones de ala de rotor generalmente tienen un alcance máximo de aproximadamente 350 millas, pero los aviones de ala fija pueden volar miles de millas. Los aviones de ala fija generalmente son capaces de transportar una carga más pesada, son más rápidos y más económicos para la mayoría de las distancias de vuelo. Los aviones de ala fija, que están presurizados, son preferibles para el traslado de pacientes en los que los cambios de altitud podrían empeorar ciertas condiciones. También pueden operar utilizando el vuelo por instrumentos en más condiciones climáticas que los servicios de helicópteros sin riesgo adicional. Su aplicación principal es mover a los pacientes a grandes distancias rápidamente y proporcionar transferencias emergentes desde las zonas fronterizas / rurales a los centros de atención terciaria.

11. ¿Cuáles son las desventajas de los aviones de ala de rotor?

El uso de helicópteros depende bastante del clima, lo que impide la operación en muchas condiciones adversas. El historial de seguridad de los helicópteros TAM ha sido criticado en los últimos años debido a la mayor tasa de accidentes en comparación con las operaciones de helicópteros que no son TAM.

12. ¿Cuáles son las desventajas de los aviones de ala fija?

El viaje de ala fija se limita al transporte entre aeropuertos y depende de las ubicaciones de los aeropuertos en las proximidades del origen y el destino del paciente. Deben confiar en ambulancias o helicópteros terrestres intermediarios para trasladar a los pacientes desde una escena u hospital a la aeronave y desde el aeropuerto de destino hasta la instalación receptora.

13. ¿Cuál es el equipo médico que se debe llevar en las aeronaves TAM?

- Suministros de oxígeno
- Monitoreo de presión invasiva
- Equipos endotraqueales y de rescate de las vías respiratorias
- Monitoreo de la presión arterial, manuales, Doppler y automáticas
- Monitores cardíacos con desfibrilador y capacidad de estimulación externa
- Generadores de marcapasos
- Ventiladores mecánicos
- Monitor de oximetría de pulso y capnografía
- Bombas de infusión
- Equipos de inmovilización
- Medicamentos que estarían disponibles en Puerta de Emergencia y Unidad de Cuidados Intensivos

Un programa que realiza el transporte de especialidades necesita equipo específico para esa especialidad, como una incubadora y un ventilador neonatal para la atención neonatal o bombas de balón intraaórtico transportables para la atención cardíaca. Todos los equipos deben ser ligeros, duraderos, compactos, tener una capacidad de batería extendida, estar fácilmente asegurados de acuerdo con las directrices reglamentarias y del fabricante de aeronaves, no interferir con la aviónica de las aeronaves y ser capaces de soportar la altitud, la temperatura y los cambios gravitacionales sin afectar el rendimiento. Los equipos que dependen de la auscultación pueden ser de uso limitado debido al ruido y las vibraciones que son comunes en la mayoría de las aeronaves.

14. ¿Cuál es la configuración de la tripulación sé que utiliza en TAM?

La mayoría de los programas de TAM utilizan dos miembros de la tripulación médica. Ciertas condiciones de vuelo (calor, humedad, altitud, traslado de múltiples pacientes) pueden requerir volar con un miembro de la tripulación, ya que las limitaciones de peso son un factor mayor en estas circunstancias.

En orden de prevalencia decreciente, los equipos de TAM consisten en enfermero/paramédico, dos enfermeros, enfermero/médico, dos paramédicos, enfermero/otro (por ejemplo, terapeuta respiratorio), y un enfermero solamente.

15. ¿Hay una configuración de tripulación ideal?

No hay ninguna prueba de que una configuración de tripulación de vuelo en particular sea ideal. Lógicamente, la tripulación ideal debe estar adecuadamente entrenada; si sus experiencias y antecedentes son diferentes, se complementan entre sí en el trabajo bien como un equipo. La declaración de misión y los tipos de transportes que proporciona el programa pueden dictar la configuración de la tripulación.

16. ¿Qué tipo de entrenamiento debe tener la tripulación de vuelo?

El entrenamiento de la tripulación de vuelo debe ser óptimo para la mayoría de los transportes que proporciona el programa. En general, la capacitación y la experiencia requeridas de la tripulación de vuelo es similar a las habilidades a nivel médico y debe superar lo que está disponible con los servicios médicos de emergencia en tierra locales. Dado que la mayoría de los programas de TAM transportan a adultos y niños gravemente enfermos o lesionados desde los centros de atención médica y las escenas de accidentes, la persona idealmente capacitada debe tener experiencia en medicina de cuidados críticos, pediatría y servicios médicos de emergencia.

El entrenamiento especial que es común a TAM pero diferente de otras áreas del cuidado paciente es conocimiento de la fisiología del vuelo, de la seguridad, de las comunicaciones, de la supervivencia en caso de un avión derribado, y de la singularidad de entregar cuidado paciente en confines limitados. La tripulación de vuelo debe tener capacitación en soporte vital básico, soporte vital de trauma avanzado, soporte vital pediátrico, soporte vital cardíaco avanzado, trauma, cuidados críticos y reanimación neonatal. Deben ser competentes para realizar todo tipo de intubaciones, uso de las vías respiratorias de rescate, cricotiroidotomía, toracotomía, colocación de la línea venosa periférica y central, pericardiocentesis, cateterismo de arteria/vena umbilical, inserción intraósea, manejo de ventiladores y marcapasos, y partos vaginales de emergencia.

17. ¿Es posible entrenar a una tripulación de vuelo para que tenga experiencia en todos los tipos potenciales de TAM?

Probablemente no. La mayoría de los servicios de TAM se dan cuenta de esto y entrenan a sus tripulaciones para que puedan atender y transportar adecuadamente a la mayoría de los pacientes. Muchos servicios de TAM utilizan equipos especializados de guardia, posiblemente fuera del sitio, que pueden estar disponibles en un tiempo razonablemente corto para vuelos que requieren servicios especializados, como servicios neonatales, obstetricia de alto riesgo y pacientes que requieren dispositivos de bomba de balón intraaórtico.

18. ¿Cómo se selecciona un servicio de TAM para trasladar un paciente desde un centro a otro?

En primer lugar, no debe disminuir el nivel de atención que el paciente ya ha recibido. Se debe conocer los tipos de programas de TAM que están disponibles y seleccionar el que sea más apropiado para la lesión o enfermedad del paciente. Idealmente, usted debe tener una relación con un centro de comunicación de TAM y deben tratar de emparejar con usted con el avión más cercano, más apropiado y tripulación médica que está disponible en su área. Si el paciente requiere servicios especializados como atención pediátrica terciaria, respiratoria invasiva o cardiovascular, sería útil seleccionar un programa que tenga experiencia con este tipo de problemas.

Si un servicio de helicóptero rechaza una solicitud de transporte debido a condiciones climáticas locales o intermedias u otras razones de seguridad, no "vaya de compras de helicópteros" para que otro servicio realice el traslado, a menos que el segundo servicio se haya comunicado con el otro servicio que declinó el pedido y se le explique el por qué y bajo qué circunstancias hizo ese rechazo. Puede haber circunstancias en las que el segundo programa pueda gestionar de forma segura el vuelo, pero en el momento de la solicitud debe notificarse que otro programa ya lo ha rechazado y explicar por qué lo rechazó.

19. ¿Cuándo se debe usar un TAM en lugar del traslado terrestre?

La elección debe basarse en una variedad de factores. En general, se debe considerar la regla de las Ts.

- El **Tiempo** de transporte siempre es una consideración, especialmente cuando se considera el lapso que puede tomar trasladar a un paciente a un centro de atención de **trauma** o de nivel **terciario** por aire en comparación con el tiempo que tomaría transportar al mismo paciente por tierra al hospital local. El tiempo es especialmente crucial en el traslado de un paciente de trauma torácico en el que disminuir el tiempo entre el inicio de la lesión y la recepción de la atención definitiva es esencial para aumentar las posibilidades de supervivencia.
- El **Tiempo crítico** en la atención intervencionista para los pacientes que presenten infarto agudo de miocardio, ACV y emergencias vasculares.
- Considerar la geografía del **Terreno**. El paciente puede estar ubicado en un área aislada tal que el transporte terrestre puede no ser capaz de alcanzar fácilmente.
- El **Tráfico** puede dictaminar el uso de TAM en lugar del transporte terrestre.

El TAM puede ser útil cuando las unidades de tierra de soporte vital avanzado no están disponibles porque están ayudando a otros pacientes. Además, se puede requerir TAM en circunstancias en las que el soporte vital avanzado o las intervenciones de cuidados críticos no están disponibles en los proveedores terrestres. Las pautas basadas en lesiones o enfermedades están disponibles para ayudar en la decisión de usar un TAM.

La *National Association of EMS Physicians (NAEMSP)* ha establecido lo siguiente "Preguntas que Pueden Ayudar a Determinar el Modo de Traslado Apropiado":

- ¿La condición clínica del paciente requiere la minimizar el tiempo fuera del ambiente hospitalario durante el traslado?
- ¿El paciente requiere una evaluación o tratamiento específico o sensible el tiempo que no está en el centro de referencia?
- ¿El paciente se encuentra en una zona que es inaccesible para el traslado terrestre?
- ¿Cuáles son las situaciones meteorológicas actuales y previstas en el trayecto del traslado?
- ¿El peso del paciente (sumado al del equipo y el personal de traslado) está dentro de los rangos permitidos para el traslado aéreo?
- Para los traslados interhospitalarios, ¿hay un helipuerto y/o aeropuerto cerca del hospital de referencia y del hospital receptor?
- ¿El paciente requiere soporte vital de cuidados críticos durante el traslado (por ejemplo, personal de monitoreo, medicamentos específicos y / o equipo), que no está disponible con el traslado terrestre?
- ¿El uso del traslado terrestre local dejaría el área local sin una cobertura adecuada de servicios médicos de emergencia?
- Si el traslado terrestre local no es una opción, ¿pueden satisfacerse las necesidades del paciente (y del sistema) mediante un servicio regional de traslado de cuidados críticos en tierra disponible (por ejemplo, sistemas especializados de traslado de superficie operados por hospitales y/o programas de medicina aérea)?

20. ¿Existe algún tipo de pacientes que no deban ser trasladados por TAM?

El TAM no se debe utilizar para el paciente con una lesión o enfermedad estable en donde no se piense que pueda complicarse y que ponga en alto riesgo su vida durante el transporte. El traslado terrestre ofrece un medio de transferencia más rentable y también conserva los recursos limitados de TAM para aquellos pacientes que pueden beneficiarse de él. Los pacientes en paro cardíaco no deben ser trasladados por TAM. Del mismo modo, los pacientes con condiciones médicas graves que tienen órdenes preexistentes de "NO

RESUCITAR" probablemente no deben ser trasladados por TAM. Asi como tampoco el paciente combativo que pone en riesgo la seguridad de la tripulación médica aérea. Tales pacientes incluyen prisioneros violentos, pacientes suicidas u homicidas, o pacientes intoxicados o con lesiones en la cabeza que no pueden ser restringidos con seguridad. Si una mujer está en trabajo de parto o cuyo cuello uterino está dilatado 4 cm o más no debe ser transportada por TAM a menos que el programa tenga las capacidades, el personal y el equipo no solo para manejar un parto emergente, sino también para resucitar y cuidar a un posible neonato inestable.

21. ¿Cómo debe integrarse el TAM con el EMS terrestre?

Todos los TAM deben mantener relaciones con las agencias de EMS dentro de su área de servicio geográfica. El programa TAM debe tomar la iniciativa de educar a los médicos de tierra en las siguientes áreas:

- Criterios de triage apropiados para solicitar TAM.
- Si el TAM ofrece "autolanzamiento" o espera aérea, los proveedores terrestres de EMS, bomberos y los que aplican la ley deben establecer criterios junto con el TAM para determinar cuándo los centros de despacho deben iniciar el autolanzamiento.
- Localización, marcado y aseguramiento de una zona de aterrizaje segura para la aeronave que se utiliza.
- Preparación del paciente para el TAM.
- Aproximación segura a la aeronave para evitar lesiones.
- Capacitación y criterios de "carga caliente" y "carga no caliente" ("Hot-load" and "hot-off-load")
- Capacitación e implementación de planes para incidentes con múltiples víctimas, desastres y respuestas de Seguridad Nacional.

Los sistemas *EMS* se deben esforzar para que se asegure que cada paciente con una condición emergente deba recibir un tratamiento adecuado en el tiempo adecuado, y que para beneficiarse de ese tratamiento pueda acceder a TAM de calidad si la logística de la distancia y la disponibilidad de transporte terrestre no lo cumplen, de lo contrario se impedirá el acceso a dicho tratamiento.

22. ¿Cuánto cuesta poner en marcha y operar un programa TAM de ala de rotor?

Esto realmente depende del tamaño del programa y específicamente si decide operar de forma independiente o asociarse con un proveedor de TAM. El presupuesto anual promedio para un programa de rotor TAM es de $ 2.5 millones a $ 4 millones, con aproximadamente la mitad de esa cantidad dedicada a los costos de aviación. Esta cantidad considera el uso y arrendamiento de una o dos aeronaves. Si el programa comprara y operara su propio helicóptero, el costo inicial podría oscilar entre 2 y 8 millones de dólares por avión. El saldo de los costos se dedicaría a los gastos de personal y equipo y las cantidades dependerían de los tipos de personal y equipo que requiere el programa.

23. ¿Quién paga el alto costo de TAM?

A diferencia de hace una década, cuando los programas de TAM fueron subsidiados por hospitales patrocinadores, ahora muchos programas de TAM se han visto obligados a disminuir sus costos, lo que principalmente han hecho mediante la fusión de programas en consorcios, compartiendo servicios dentro de áreas geográficas o fusionándose en programas no tradicionales o "híbridos" donde muchos de los costos y responsabilidades están controlados por el proveedor de TAM. Este depende de una combinación de fuentes de ingresos que incluyen facturación de pacientes, seguros comerciales, incluido el seguro de automóviles, Medicare, financiamiento corporativo privado y que cotiza en bolsa y filantropía. Algunos programas han desarrollado "servicios de suscripción" en los que un suscriptor paga una membresía anual para usar el servicio TAM con un descuento o de forma gratuita, pero esto depende de las leyes estatales que pueden limitar este tipo de seguro. Muchos programas médicos aéreos pueden continuar funcionando a pesar de la incapacidad de recuperar el costo de operación, porque reciben fuertes donaciones caritativas locales y contribuciones filantrópicas. Algunos programas de TAM están subsidiados por pequeñas tarifas que están incluidas en los impuestos de vehículos de motor de un estado.

24. ¿Cómo ha afectado la administración de salud al TAM?

Se ha obligado a la industria de TAM a ser más rentable y eficiente en todos los aspectos de su operación. La administración continua de la utilización, incluida la educación de los usuarios de TAM, se ha vuelto muy importante en la administración del TAM. Muchos programas de TAM son contratando aseguradoras de administradoras de salud para trasladar a los pacientes cubiertos con tarifas establecidas, utilizando un equipo de traslado multidimensional de TAM, traslado terrestre de cuidados críticos o traslado terrestre de soporte vital avanzado para que coincida con el medio de transporte más rentable con los requisitos médicos del paciente. En comparación con hace 10 años, los médicos y los planes de administradoras de salud se han vuelto más cómodos utilizando el transporte de cuidados críticos para transferir o "repatriar" a los pacientes críticos a los centros de suscriptores participantes donde el proveedor de seguros puede ahorrar costos.

25. ¿Hay alguna prueba de que TAM es rentable?

Esta es una pregunta difícil de responder. En comparación con el traslado terrestre, el aéreo es mucho más caro. Pero si se suministrara una ambulancia terrestre, que cubriera un trayecto de larga distancia, con personal y equipo comparable al del traslado aéreo, el transporte terrestre puede ser menos rentable que el aéreo. Las ambulancias aéreas brindan una oportunidad para el traslado rápido de pacientes con condiciones emergentes que requieren atención especializada o definitiva dependiente del tiempo, especialmente en lo que respecta a lesiones traumáticas, emergencias cardíacas y cerebrovasculares, disminución de la morbilidad y la mortalidad. Medir la rentabilidad, especialmente en lo que respecta al análisis de riesgo/beneficio, es difícil debido a las amplias diferencias en las presentaciones de los pacientes, las lesiones y enfermedades, y los tipos de transporte involucrados. Ha habido algunos estudios de costo-efectividad que muestran que el transporte aéreo es más económico cuando el costo por año de vida salvado se compara con otras modalidades de tratamiento costosas que se utilizan en la medicina hoy en día.

26. ¿Hay alguna prueba de que los resultados de los pacientes mejoren cuando se utiliza el TAM?

Una vez más, esta es otra pregunta difícil de responder. Existen numerosos estudios que muestran una mejoría en la mortalidad por traumatismos múltiples y la supervivencia cuando el traslado aéreo se compara con el terrestre. Se ha demostrado que hay una mejoría en la mortalidad ajustada y los resultados en pacientes con traumatismo de cráneo de moderad a grave cuando se utiliza el TAM en lugar del terrestre. Se piensa que un factor importante en esto se puede relacionar con la intubación temprana acertada fuera de hospital en estos pacientes por el personal médico del aire, aunque las ventajas de la intubación endotraqueal en el ajuste prehospitalario han entrado en la pregunta. Sin embargo, también se ha demostrado que no hay ninguna ventaja en los resultados del uso del traslado aeromédico en áreas urbanas donde los tiempos de traslado terrestre son relativamente cortos. Todos estos estudios han sido criticados tanto por los defensores como por los detractores del transporte aeromédico debido a la variabilidad de la gravedad de las lesiones, las habilidades del personal de transporte, la velocidad del transporte y las capacidades del destino del centro de trauma. Se están realizando esfuerzos continuos para recopilar y analizar estudios colaborativos multicéntricos donde se puedan controlar estas variables.

Como se mencionó anteriormente, los tratamientos sensibles al tiempo, como la revascularización emergente del IAM con elevación del ST y ACV, ofrecidos por centros especializados, han mostrado una mejoría en la función cardíaca, del SNC y una disminución de la mortalidad. El transporte aeromédico debe ser una consideración cuando exista la necesidad de un traslado rápido de un paciente gravemente enfermo que pueda beneficiarse de estas intervenciones cuando los servicios de tierra, debido a la distancia geográfica o las capacidades, no puedan realizar el transporte de manera oportuna. Los costos y beneficios de proporcionar transporte aeromédico a estas emergencias "sensibles al tiempo" necesitan un análisis más profundo y muchos estudios están actualmente en curso para analizar esto.

27. ¿Qué tan seguro es el TAM?

En los inicios del TAM, los accidentes del servicio médico de la emergencia del helicóptero (HEMS) ocurrieron dos a tres veces más con frecuencia que accidentes del no-EMS. Se encontró que estos accidentes tenían tres veces y media más probabilidades de ser fatales que los accidentes no-EMS. Desde finales de la década de 1980, la seguridad ha tomado una prioridad con todos los programas de TAM en un esfuerzo por disminuir estas estadísticas inquietantes. Se han venido desarrollando comités de seguridad en los que han participado todos los miembros de las tripulaciones aeromédicas. El acceso a la información meteorológica más actualizada y el equipamiento de la aeronave con el mejor equipo de seguridad y supervivencia se han convertido en estándar. Como resultado, en 1987-1993 los aviones de ala de rotor EMS se estrellaron con menos frecuencia que otros helicópteros de turbina. La tasa de accidentes mortales fue tres veces menor que en 1980-1986. Lamentablemente, el número de accidentes casi se duplicó entre mediados de la década de 1990 y 2005. Esto se correlaciona bien con la rápida tasa de crecimiento de la industria HEMS de 2000-2006.

Las principales causas de los accidentes fueron el vuelo controlado en el terreno, la operación inadvertida en las condiciones meteorológicas del instrumento y la desorientación espacial del piloto / falta de conciencia situacional en las operaciones nocturnas. En el período de 10 años que terminó en 2017, hubo un promedio de 8.4 accidentes y un poco más de 11 muertes al año.

Debido a esto, la *Federal Aviation Administration (FAA)* estableció un grupo de trabajo para revisar y guiar los esfuerzos del gobierno y la industria en vistas a reducir los accidentes de HEMS. Algunas de las recomendaciones incluyen que los operadores más grandes de HEMS se centren en los requisitos de vigilancia y certificación de sus programas. Las pautas minimas de la *Air Medical Resource Management (AMRM)*, al trabajar con la *National Center for Atmospheric Research (NCAR)* desarrollan e implementan una herramienta gráfica de planificación de vuelo para la evaluación del techo y la visibilidad en áreas donde hay una capacidad de observación de superficie disponible limitada, implementan la certificación y la capacitación para el uso del *Night Vision Goggles (NVG's)* y evaluan sus ventajas potenciales, el uso del *Flight Data Recorders (FDR's)* en las operaciones de HEMS y apoyan la aplicación voluntaria de la utilización del *Terrain Awareness Warning Systems (TAWS)*.

Los programas aeromédicos nunca deben aceptar un transporte basado en el temor de perder ese transporte a un programa de la competencia o porque se sienten presionados por la agencia de referencia. La seguridad de la tripulación siempre debe ser la máxima prioridad cuando se considera el traslado de un paciente.

28. ¿Existen directrices disponibles que garanticen el cumplimiento de ciertas normas de seguridad y atención?

La principal organización responsable de la acreditación y el mantenimiento de los estándares para los programas de TAM es la *Commission on Accreditation of Medical Transport Systems (CAMTS)*. Un programa TAM puede solicitar, de forma voluntaria, que CAMTS revise el programa para cumplir con los estándares de acreditación si el programa ha estado en funcionamiento durante al menos un año. Después de la acreditación inicial, el programa AMT debe someterse a un proceso de reaccredidación cada 3 años para mantener la acreditación CAMTS. Los estándares de acreditación CAMTS se actualizan cada 2-3 años bajo un proceso de consenso continuo con aportes de múltiples organizaciones miembros y disciplinas con experiencia en medicina de traslado de cuidados críticos y aviación. Los programas acreditados por CAMTS han sido reconocidos por las compañías de seguros como la realización de operaciones más seguras. Numerosas organizaciones de administraciones de salud especifican que la acreditación CAMTS es un requisito previo para contratar con ellos. El gobierno federal ha hecho de la acreditación CAMTS un requisito para los contratos de transporte. Además, varios gobiernos estatales (Utah, Washington, Nuevo México, Colorado, Michigan, New Hampshire, Rhode Island, Maryland y condados de California y Nevada) requieren la acreditación CAMTS como condición para obtener una licencia para realizar el traslado de pacientes dentro y fuera de sus jurisdicciones. La *Association of Air Medical Services (AAMS)*, que comprende casi el 90% de los proveedores de TAM en los Estados Unidos, adoptó una declaración de posición en 2005 recomendando que todas las organizaciones de TAM utilicen el estándar CAMTS en el desarrollo de sus estándares operativos internos, independientemente de su decisión de buscar la acreditación voluntaria. Algunos proveedores han optado por agencias de acreditación alternativas menos comunes, como la *National Accreditation Alliance Medical Transport Applications (NAAMTA)*.

29. ¿Los directores médicos de los programas de TAM tienen calificaciones diferentes a las de otros directores médicos de EMS?

Sí, en algunos aspectos. La experiencia de la mayoría de los directores médicos de TAM se originó de la dirección médica del EMS de tierra. Los directores médicos de TAM deben tener conocimientos en fisiología de altitud y seguridad de la aviación, la utilización apropiada del servicio de TAM, ser activos en la educación de las agencias de referencia con respecto a la utilización apropiada del servicio, y participar activamente en el análisis retrospectivo de la utilización de ese servicio. La *Air Medical Physician Association (AMPA)* ha desarrollado un plan de estudios básico dinámico de tres partes que aborda los requisitos únicos, incluida la educación clínica, de aviación, de seguridad y administración para los directores médicos actuales y potenciales de TAM. Una diferencia particular entre los directores médicos EMS de tierra y los del TAM es que el director médico de TAM debe participar activamente en el seguimiento del paciente con las agencias de referencia y los médicos, porque las partes de referencia geográficamente pueden estar lejos, lo que hace que el seguimiento sea legal y logísticamente difícil. Muchos programas emplean a especialistas médicos adicionales de áreas como neonatología, pediatría, cuidados críticos, neurología y cardiología.

30. ¿Cuál es la función principal del director médico?

El director médico es el principal responsable de garantizar la calidad de la atención del programa TAM. Otras responsabilidades incluyen:

- Autorización, revisión y actualización de órdenes y protocolos permanentes
- Capacitación médica del personal de vuelo, incluidas los enfermeros y paramédicos
- Participación activa en la mejora de la calidad y en el mantenimiento de una línea abierta de comunicación con los médicos y organismos de referencia con respecto al seguimiento.

Dependiendo de la ubicación geográfica del programa, el director médico puede estar activamente involucrado en la educación de alcance a las agencias rurales de EMS y hospitales que pueden necesitar los servicios del programa AMT.

31. ¿Hay alguna diferencia entre el diseño de TAM de los Estados Unidos y los diseños de TAM internacionales?

La principal diferencia es que los sistemas europeos utilizan ampliamente a los médicos como miembros de la tripulación de vuelo. La mayoría de los programas en Australia y Europa utilizan un médico en todos los traslados, en particular para la reanimación y estabilización del paciente, ya sea en la escena o en la institución de referencia antes del traslado. Dependiendo de la ubicación, otros miembros de la tripulación pueden tener experiencia en rescate y extricación. Otras diferencias en el transporte se refieren a la repatriación de pacientes de países del Tercer Mundo; un paciente puede requerir un nivel de atención más alto que el que está disponible en su país o puede necesitar ser devuelto a su propio país. Estos programas deben ocuparse no sólo de la falta de atención médica disponible, sino también de las normas gubernamentales y burocráticas que pueden estar involucradas en el cruce de las fronteras internacionales.

En donde la mayoría de los programas estadounidenses son de piloto único, usan VFR (*Visual Flight Rules*, Reglas de Vuelo Visual) y usan aviones monomotores, muchos países europeos y el gobierno canadiense requieren doble motor, piloto dual e IFR (*Instrument Flight Rules*, Reglas de Vuelo por Instrumentos).

32. ¿Cuál es el futuro del TAM?

Los programas de TAM tienen la capacidad de llevar un nivel médico de atención a las escenas o a hospitales donde solo está disponible un nivel más bajo de atención y mantener un nivel más alto de atención durante el traslado con la posterior transferencia del paciente a un centro de atención terciaria. Como se mencionó anteriormente, ha habido un aumento significativo en el número de programas que no se establecen en centros de trauma u hospitales terciarios, sino que se ubican en bases satelites rurales como aeropuertos, estaciones de bomberos y hospitales comunitarios. Al ubicar las bases del programa TAM en áreas rurales, la cantidad de tiempo que se tarda en llegar al paciente cuando se necesita TAM se reduce en comparación con las aeronaves del programa TAM que se encuentran en áreas metropolitanas. Una preocupación y un desafío para los programas de TAM que no tienen base en el hospital será cómo encontrar y capacitar a los miembros de la tripulación clínica, mantener y garantizar la calidad del conocimiento y las habilidades requeridas por ellos para trabajar en estas áreas no urbanas. La utilización del TAM en estas situaciones puede ocurrir sin sopesar el riesgo y los costes del TAM contra las necesidades del paciente para un nivel más alto de cuidado y cuál puede ser la ventaja para el paciente.

La utilización de los programas de TAM, la garantía de calidad / mejora, el control médico, el envío, la coordinación con el personal local del sistema de EMS y las decisiones de destino probablemente necesitarán integrarse en los sistemas estatales de EMS para mejorar, controlar y estandarizar la disponibilidad, utilización y seguridad de AMT.

PERLAS Y DECISIONES CRÍTICAS

- El TAM es un recurso valioso y escaso, y debe utilizarse sólo cuando sea necesario.
- Un modelo “híbrido” es la forma más rentable de operar un TAM.
- Hay una escasez de estudios de resultados de alta calidad que demuestren la eficacia del TAM versus el transporte terrestre.
- El TAM es la forma más cara de transporte médico.
- Si un sistema TAM se niega a volar debido al clima, un sistema TAM alternativo debe ser informado.
- Los programas de TAM deben integrarse en los sistemas EMS locales y estatales.
- Los directores médicos, los enfermeros, y los EMTs en programas de TAM necesitan el entrenamiento y la maestría especializados.

LECTURAS SUGERIDAS

1. The Association of Air Medical Services. Looking back at 10 years of airmedical accidents. Available at: https://aams.org/looking-back-10-years-air-medical-accidents/ Accessed March 16, 2019
2. Phillips J, Kuhlman C, Evanson C. Air Medical Transport Residency Program for Flight Nurses and Paramedics. Air Med J. 2017;36:77-80.

3. Schneider MA, McMullan JT, Lindsell CJ, Hart KW, Deimling D, Jump D, Davis T, Hinckley WR. Reducing Door-in Door-out Intervals in Helicopter ST-segment Elevation Myocardial Infarction Interhospital Transfers. Air Med. J. 2017;36:244-247.

4. Steenhoff TC, Zohn SF. EMS, Air Medical Transport. StatPearls [Internet]. Treasure Island (FL): StatPearls Publishing; 2019 Jan-2019 Feb 25. Available at: https://www.ncbi.nlm.nih.gov/books/NBK482358/ Accessed March 16, 2019

5. Delgado MK, Staudenmayer KL, Wang NE, et al. Cost-effectiveness of helicopter versus ground emergency medical services for trauma scene transport in the United States. Ann Emerg Med. 2013;62:351-364

6. Taylor CB, Stevenson M, Jan S, Middleton PM, Fitzharris M, Myburgh JA. A systematic review of the costs and benefits of helicopter emergency medical services. Injury. 2010;41:10-20.

CAPÍTULO 78 . TRASLADO AEROMÉDICO: FISIOLOGÍA EN ALTITUD

1. ¿Qué sucede con la fisiología de una persona con ascenso en altura?

La presión atmosférica es una función de la altitud; a medida que uno asciende, la presión atmosférica disminuye. Por ejemplo, la presión atmosférica en un día estándar a nivel del mar es de 760 mm Hg; la presión es aproximadamente la mitad de eso a 18,000 pies y solo un tercio de eso a 28,000 pies (1 pie = 0.3048m). Los efectos de la disminución de la presión atmosférica con la altitud se manifiestan en volumen (ley de Boyle), presiones parciales de gases (ley de Dalton), solubilidad de los gases (ley de Henry) y temperatura (ley de Charles)).

TABLA 78-1: Efectos de la disminución de la presión atmosférica

NOMBRE	ECUACIÓN	EFECTO DE ALTITUD
Ley de Boyle	$P*V = k$ or $P_1*V_1 = P_2*V_2$	Los gases se expanden en volumen a medida que disminuye la presión
Lay de Dalton	$P_{total} = p_1 + p_2 + \ldots p_n$	La presión parcial de un gas disminuye con altitud
Ley de Henry	$P = k*C$ or $e^p = e^{kC}$	La cantidad de un gas que se puede disolver en solución disminuye con la altitud
Ley de Charles	$V / T = k$	La temperatura cae 2°C (3.5°F) por cada 1000 pies

P = presión, V = volumen, T = temperatura, k = constante, C = concentración, e = exponent

Estas leyes indican que con el aumento de la altitud: 1) las estructuras llenas de gas se expanden, 2) la presión parcial de los gases (por ejemplo, oxígeno) disminuye, 3) los gases disueltos (por ejemplo, nitrógeno) salen de la solución, y 4) la temperatura ambiente desciende.

2. ¿Por qué es importante entender los cambios fisiológicos que ocurren con la altitud?

Un paciente que es trasladado por aire puede ser sometido a un ambiente con una presión atmosférica más baja de la que estaría expuesto durante el traslado terrestre. En términos prácticos, esto significa:

Ley de Boyle: Los gases atrapados se expandirán en la atmósfera relativamente hipobárica. Un neumotórax simple que no está ventilado (sin descompresión con aguja, sin tubo torácico o un tubo torácico que está bloqueado) puede aumentar de tamaño o convertirse en un neumotórax a tensión. Las burbujas de aire atrapadas en un diente debajo de un relleno o una cavidad profunda causan dolor, también conocido como barodontalgia, durante el ascenso a medida que las burbujas de aire se expanden. Los síntomas se alivian al nivelar el ascenso o aterrizaje. El aire en las férulas de aire se expandirá y la férula puede apretar demasiado y perjudicar la circulación. Las extremidades entablilladas con moldes tradicionales de fibra de vidrio también deben evaluarse durante el ascenso, ya que los tejidos blandos pueden expandirse deteriorando la circulación. Considere dividir un yeso a lo largo de su longitud para permitir la hinchazón durante el ascenso. El paciente con un íleo u obstrucción intestinal puede experimentar el empeoramiento de los síntomas (aerogastralgia) o incluso la ruptura de la visera hueca a medida que el gas atrapado en el intestino se expande. El aire en los manguitos de tubo endotraqueal y el equipo intravenoso se expandirá. Los gases en los senos obstruidos (barosinusitis), el oído medio (barotitis media) o los abscesos se expandirán y pueden causar dolor.

Ley de Dalton: Si el paciente tiene un problema grave de gradiente alveolar/arterial (por ejemplo, enfermedad pulmonar obstructiva crónica o embolia pulmonar) o una curva de disociación de hemoglobina alterada (por ejemplo, envenenamiento por monóxido de carbono), puede ser muy difícil oxigenarlo adecuadamente. La anemia (menos de 7,0 g de hemoglobina/100 ml) también puede provocar hipoxia tisular en altitud. La presión ayuda a la difusión alveolar de las moléculas de oxígeno en los glóbulos rojos, pero a medida que disminuye la presión atmosférica hay una disminución proporcional en la presión parcial de oxígeno, lo que puede conducir a la hipoxia. Considere el oxígeno suplementario, la monitorización de la oximetría de pulso, la intubación temprana o la presión espiratoria final positiva para mantener una oxigenación suficiente. Las enfermedades a gran altitud (edema pulmonar a gran altitud, edema cerebral a gran altitud o mal de montaña agudo) pueden ser exacerbadas por el transporte a altitudes aún más altas.

Ley de Henry: La enfermedad por descompresión puede empeorar en altitud porque mucho del nitrógeno disuelto sale de los tejidos del cuerpo como microburbujas. Durante una rápida disminución de la presión atmosférica, las microburbujas salen del tejido como un gas que viaja a los pulmones y puede convertirse en una embolia gaseosa arterial. Si estos pacientes deben ser transportados por aire (como a una instalación hiperbárica), se les debe dar oxígeno al 100% y transportarlos a una altitud lo más baja posible. Puede ser aconsejable transportar al paciente en un avión presurizado de ala fija.

Ley de Charles: En altitud, las moléculas de aire están más extendidas y la temperatura de la cabina del avión disminuirá rápidamente sin calor suplementario. La temperatura ambiente más baja en la altitud puede empeorar la condición de un paciente hipotérmico. Las técnicas de recalentamiento pasivas o activas pueden ser necesarias en vuelo.

3. Si el avión está presurizado, ¿el ascenso a la altitud seguirá afectando a los pacientes?

Puede. Aunque un avión está presurizado, no significa que la altitud de la cabina sea como el nivel del mar. Los aviones comerciales presurizados más nuevos (como el Boeing 787 Dreamliner) mantienen altitudes de cabina de hasta 6000 pies durante el vuelo de crucero. Los aviones convencionales más antiguos presurizan sus cabinas hasta 8000 pies; la disminución ha demostrado mejorar la experiencia de los pasajeros. Esto se refiere a la Altitud Sobre el Suelo (*AGL, Above Ground Altitude*) siempre y cuando el paciente o la cámara llena de gas se haya aclimatado a la altitud del suelo. Una vez que un espacio aéreo ha sido "presurizado" a la altitud del suelo, no debe plantear un problema fisiológico hasta que haya un cambio de altitud, refiriéndose a los 2.000 pies. Tenga en cuenta que al iniciar un transporte desde una altitud más alta a un destino que termina a una altitud más baja, se debe planificar y anticipar que se aplicará el efecto contrario o inverso de las leyes del gas. Tal como si un transporte comenzara en Denver, Colorado (a 5212 pies) y terminara en Dallas, Texas (a 607 pies), el volumen de un globo endotraqueal lleno de gas disminuiría de tamaño.

4. Además de ofrecerle oxígeno suplementario a cada paciente, ¿qué más debo hacer?

En el pre-vuelo, se deben considerar los tubos torácicos y las sondas nasogástricas. Asegúrese de que los tubos no se bloqueen o se enrosquen. En vuelo, preste atención a la expansión de los gases atrapados en el equipo médico. Esto significa un seguimiento y evaluación continuos y cuidadosos de los pacientes y estar preparados para descomprimir los espacios en los que se ha expandido el gas atrapado. Específicamente, la toracotomía con aguja o tubo torácico para la inserción del neumotórax o la sonda nasogástrica para la distensión abdominal debe estar disponible durante el traslado y ser realizada por personal debidamente capacitado en caso de deterioro de la condición del paciente. Además, las presiones del manguito del tubo endotraqueal pueden aumentar hasta en 23 cm H2O desde el nivel del suelo hasta 3000 pies. La evidencia ha demostrado que las intubaciones prehospitalarias tienen una presión media del manguito de 70 cmH2O, que es aproximadamente 40 cmH2O más alta que los límites máximos aceptados. Esto está bien por encima de la presión crítica de la perfusión de la mucosa traqueal y si se deja sin corregir puede conducir a la necrosis de la mucosa. Al ascender a la altitud, el manguito inflado se expandirá aún más. Los manguitos del TET (Tubo EndoTraqueal) deben evaluarse a nivel del suelo. Si vuela a grandes altitudes, las tripulaciones pueden considerar llenar los manguitos del ETT (u otros dispositivos de globo normalmente llenos de aire) con solución salina normal que no se expandirá con los cambios de altitud.

5. ¿Existen otros riesgos fisiológicos del traslado aeromédico?

Varios. La hipoxia, la vibración, la regulación térmica, la desorientación espacial, la deshidratación pueden tener implicaciones graves en el transporte aeromédico para los pacientes y la tripulación. Un signo temprano de hipoxia es el deterioro del juicio, que a la inversa limita la capacidad de uno para reconocer los síntomas como fatiga, dolor de cabeza, pérdida de memoria a corto plazo, exceso de confianza, comportamiento agresivo, cambios en la visión y deterioro de la coordinación muscular. La respuesta fisiológica a la hipoxia es la hiperventilación, que se puede descartar fácilmente como ansiedad. Si un paciente o miembro de la tripulación presenta los síntomas de hipoxia, proporcione oxígeno y descienda por debajo de 10,000 pies.

Otros factores estresantes del traslado aeromédico incluyen la exposición a temperaturas extremas. La exposición a altas o bajas temperaturas puede tener un efecto tanto en los miembros de la tripulación como en los pacientes. Ha habido un informe del caso de un paciente con convulsiones fotosensibles causados por la luz del sol que brillaba a través de las láminas de rotor del helicóptero que giraban; coincidentemente el 'vértigo parpadeante' también puede afectar a la tripulación y a los pacientes. Los pacientes que han sido operados recientemente pueden tener aire atrapado en el abdomen cerrado (laparotomía o laparoscopia) o el cráneo (craneotomía o ventriculostomía). La expansión de ese gas en altitud puede causar la separación de la herida o un aumento en la presión intracraneal.

Los helicópteros tienden a ser ambientes ruidosos. Esto dificulta la comunicación a veces sin auriculares e intercomunicador. Los pilotos veteranos pueden tener una pérdida de 10dB a 20dB de agudeza auditiva en las frecuencias más altas. Por último, aunque no es específicamente un estrés fisiológico, las variaciones de temperatura dentro de un helicóptero EMS pueden predisponer a los medicamentos almacenados al deterioro.

PERLAS Y DECISIONES CRÍTICAS

1. Considere la colocación del tubo torácico para pacientes con neumotórax conocido; un neumotórax simple puede expandirse hasta un 35% yendo desde el nivel del mar hasta los 5,000 pies.
2. Monitoree de cerca la oximetría de pulso durante el vuelo y proporcione oxígeno suplementario según sea necesario.
3. Monitorear el estado mental del paciente, los signos de disnea y los signos vitales, incluida la capnografía, si está indicado.
4. Compruebe y ajuste la presión en los manguitos de tubo endotraqueales y otros llenos de aire.
5. Abrir las sondas nasogástricas, si aún no están en succión.
6. Considerar seriamente otros modos de traslado para pacientes con enfermedades de descompresión, cirugía abdominal reciente o cirugía craneal reciente.
7. Los vuelos limitados a menos de 2,000 pies de AGL tendrán un efecto limitado en la expansión del aire en cavidades corporales o equipos si se presurizan a la altitud del suelo.

LECTURAS SUGERIDAS

1. Use of Medical Equipment Onboard Aeromedical Evacuation Aircraft. U.S. Air Force Instruction 11-2AE, Vol. 3 (afi11-2aev3_439awsup_i) 2010;Sept, paragraph 4.11.2, page 36. Accessible at: https://static.e-publishing.af.mil/production/1/439aw/publication/afi11-2aev3_439awsup_i/afi11-2aev3_439awsup_i.pdf Accessed March 17, 2019
2. Andersson N, Grip H, Lindvall P, Koskinen LO, Brandstrom H, Malm J, Eklund A: Air transport of patients with intracranial air: computer model of pressure effects. *Aviat Space Environ Med* 74(2):138-44, 2003.
3. *Boeing 7E7 Offers Preferred Cabin Environment, Study Finds (Press release)*. Boeing. July 19, 2004. Archived from the original on November 6, 2011. Retrieved December 21, 2018.
4. Cushman JT, Floccare DJ: Flicker illness: an underrecognized but preventable complication of helicopter transport. *Prehosp Emerg Care* 11(1):85-8, 2007.
5. Henning J, Sharley P, Young R: Pressures within air-filled tracheal cuffs at altitude--an in vivo study. *Anaesthesia* 59(9):919-20, 2004.

6. Mann C, Parkinson N, Bleetman A. Endotracheal tube and laryngeal mask airway cuff volume changes with altitude: A rule of thumb for aeromedical transport. *Emerg Med J.* 2007;24(3):165-7.

7. Tennyson J, Ford-Webb T, Weisberg S, LeBlanc D. Endotracheal Tube Cuff Pressures in Patients Intubated Prior to Helicopter EMS Transport. *West J Emerg Med.* 2016;17(6):721-725.

8. Tollefsen WW, Chapman J, Frakes M, et al. Endotracheal tube cuff pressures in pediatric patients intubated before aeromedical transport. *Pediatr Emerg Care.* 2010;26(5):361-3

9. Delorenzo AJ, Shepherd M, Jennings PA. Endotracheal Cuff Pressure Changes During Helicopter Transport: A Systematic Review. Air Med J. 2017;36:81-84.

CAPÍTULO 79. INTERVENCIONES PREHOSPITALARIAS: LO QUE REALMENTE FUNCIONA

1. Como técnico médico de emergencias (EMT) o paramédico, estoy bien capacitado y calificado para usar los medicamentos y procedimientos que usan todos los profesionales de EMS en mi nivel de certificación. Entonces, ¿por qué necesito leer este capítulo?

Si bien está obligado a seguir y adherirse a los protocolos del sistema y la dirección médica, como profesional de los Servicios Médicos de Emergencia (EMS) debe comprender la ciencia (y la profunda necesidad de más investigación) de lo que hace por sus pacientes en la escena. Parte de esa comprensión es saber que muchos de los medicamentos y procedimientos en el ambiente prehospitalario no están probados en términos de su eficacia o efectividad.

2. ¿Qué se quiere decir con eficacia y efectividad?

El término de investigación "eficacia" se refiere al efecto de una intervención o tratamiento en el resultado del paciente cuando se usa en un ambiente controlado. El mejor ejemplo de un estudio de eficacia es un ensayo clínico aleatorizado en el que los investigadores son conscientes y pueden controlar las circunstancias y eventos que afectan el resultado del estudio. Se dice que una intervención que se ha encontrado que es efectiva en un ensayo clínico es eficaz. Las intervenciones que son eficaces en circunstancias controladas pueden no ser efectivas en situaciones cotidianas típicas. En contraste, la "efectividad" describe el efecto de una intervención o tratamiento en el mundo "real" no controlado. Una intervención efectiva mejora el resultado del paciente cuando se aplica en entornos habituales y fuera de un entorno de laboratorio o investigación (es decir, fuera del hospital cuando es utilizada por paramédicos reales y EMTs).

3. ¿Las intervenciones prehospitalarias utilizadas por los EMTs y los paramédicos no son efectivas o al menos eficaces?

Todo el sistema de EMS fue creado e implementado con poco análisis de la efectividad general en cuanto a las herramientas utilizadas para gestionar las muchas condiciones en las cuales se ofrece tratamiento en el entorno prehospitalario. Esto no es sorprendente ya que una de las construcciones originales para el EMS prehospitalario fue trasladar muchas de las capacidades del departamento de urgencias hospitalarias (DUH) y sus tratamientos al entorno prehospitalario. (Una construcción es un modelo, idea o teoría compleja.) Ahora sabemos que no todo lo que es eficaz o efectivo en la urgencia hospitalaria se traduce necesariamente como un tratamiento prehospitalario eficaz o prudente. Un ejemplo es la intubación endotraqueal prehospitalaria de niños. El establecimiento de una vía aérea con intubación endotraqueal en un niño insensible es un tratamiento estándar en el hospital. Sin embargo, la Dra. Marianne Gausche-Hill y sus colegas encontraron en un ensayo clínico controlado del sistema EMS en su comunidad que la intubación endotraqueal prehospitalaria de niños no es más efectiva que la ventilación bolsa-válvula-máscara.

4. ¿Hay alguna intervención prehospitalaria que funcione?

Como señaló el Dr. Dan Spaite: "A pesar de una gran cantidad de investigaciones sobre el EMS, solo se ha demostrado que dos intervenciones específicas afectan el resultado en cualquier población de pacientes prehospitalarios: RCP temprana y desfibrilación temprana en el contexto de un paro cardíaco no traumático fuera del hospital". Desde que se escribió, el grupo de soporte vital avanzado prehospitalario de Ontario (OPALS) ha demostrado en un ensayo clínico controlado que la atención a nivel paramédico mejora la supervivencia en pacientes prehospitalarios con dificultad para respirar. Otros argumentan que el componente EMS de los sistemas de atención del trauma mejora la supervivencia del paciente que ha sufrido lesiones graves.

5. Si realmente no sabemos con certeza cuantos de los tratamientos que usamos en forma rutinaria realmente funcionan, ¿los directores médicos de los sistemas EMS cómo determinan lo que hay usar?

La mayoría de los directores médicos confían en las recomendaciones de las pautas del consenso producidas por los grupos y las asociaciones nacionales de expertos, tales como la *American College of Emergency Physicians*, la *National Association of EMS Physicians*, y la *American Heart Association*. En Carolina del Norte, por ejemplo, los directores médicos pueden elegir entre una larga lista de habilidades y medicamentos opcionales, pero por lo general solo permiten el uso de procedimientos y medicamentos que son recomendados por las pautas publicadas.

6. ¿Cuáles son las brechas en el conocimiento en el EMS?

Las brechas en el conocimiento en el EMS fueron aclaradas por una revisión sistemática reciente de la literatura médica. Smith y sus colegas identificaron 400 ensayos de intervenciones prehospitalarias; dos tercios (67%) de los 400 de los ensayos se referían a la reanimación y la atención cardíaca. Si bien la investigación de reanimación ha mejorado los resultados de un paro cardíaco, se carece de un avance similar en otras afecciones prehospitalarias. Como señalan los autores, "El principal hallazgo de este estudio es el contraste entre el amplio alcance en el campo extrahospitalario (reanimación, enfermedades de las vías respiratorias, lesiones, tratamientos médicos extrahospitalarias, etc.) y la falta de evidencia de alta calidad sobre la cual guiar la práctica asistencial. Aunque no le quita nada de calidad a las investigaciones en esta área, el paro cardíaco y los intentos de reanimación aguda representan solo el 2% de todas las respuestas de las ambulancias. Por lo tanto, la mayoría de las intervenciones utilizadas en el entorno ambulatorio no se basan en pruebas sólidas...".

7. ¿Qué intervenciones del EMS requieren estudio?

Los autores del *National EMS Reseach Strategic Plan* han compilado y priorizado una lista exhaustiva de temas centrales para los que es necesario investigar. Hay demasiados para enumerar aquí y se anima al lector a revisar todo el Plan Estratégico. Los ejemplos de preguntas que necesitan respuestas de investigación incluyen:

- ¿Cuáles son las estrategias más efectivas y seguras en el manejo de las vías respiratorias por parte del EMS?
- ¿Qué tratamientos del EMS son eficaces para la isquemia cardíaca aguda, incluyendo las decisiones del destino?
- ¿La hipotermia terapéutica fuera del hospital mitiga la lesión cerebral?
- ¿Cómo puede el profesional del EMS reconocer y manejar mejor el dolor?
- ¿Cuáles pacientes, si los hay, requieren inmovilización espinal?
- ¿Cuáles pacientes con lesiones deben ser enviados directamente a un centro de trauma?
- ¿Cuáles son las mejores estrategias para reducir los errores y mejorar la seguridad del paciente?
- ¿Cuáles son los atributos de la competencia profesional en EMS?
- ¿Es rentable el Transporte Aeromédico?

8. ¿Cuáles son las barreras estructurales para determinar qué intervenciones son efectivas y eficaces?

La *National EMS Reseach Agencia* citó cinco barreras para la investigación de alta calidad del EMS:

- la escasez de investigadores altamente calificados;
- financiación insuficiente;
- incapacidad de los profesionales del EMS para comprender la importancia de realizar la investigación del EMS y traducir los hallazgos en la práctica clínica;
- la falta de sistemas de información integrados que establezcan un vínculo significativo con los resultados de los pacientes; y

- problemas logísticos para obtener el consentimiento informado. Para llenar los vacíos y avanzar en el conocimiento de EMS, es necesario trabajar de forma sustancial para eliminar estas barreras.

9. ¿Qué perspectiva hay en saber si un día lo que hacemos como profesionales de EMS realmente hace una diferencia para nuestros pacientes?

Aquellos que literalmente han salvado la vida de alguien por sus acciones directas y específicas saben cuándo lo han hecho. La pregunta es: ¿qué pasa con todas las otras cosas que hacemos que no salvan directamente la vida en este momento, algo de eso hace una diferencia? ¿Aliviamos la incomodidad? ¿Es rentable lo que hacemos? La buena noticia es que, a pesar de las barreras descritas en la pregunta anterior, se están llevando a cabo muchas medidas necesarias. Los estudios prehospitalarios dirigidos por Gausche-Hill y Stiell, que analizan respectivamente el manejo de las vías respiratorias pediátricas y el soporte vital avanzado, han demostrado que los ensayos clínicos controlados se pueden realizar en el entorno prehospitalario. Otros grupos, como el *EMS Outcomes Proyect (EMSOP)* y el EMS Cost Assessment Proyect *(EMSCAP)*, están desarrollando los métodos y herramientas para evaluar mejor los resultados y los costos de la atención prehospitalaria. Algún día sabremos cuánto diferencia hacemos, pero todavía tenemos mucho trabajo por hacer para llegar a ese día.

PERLAS Y DECISIONES CRÍTICAS

- Evite la tentación de decidir o determinar por su cuenta si una intervención prehospitalaria es eficaz o efectiva.
- Una buena investigación, incluso en las mejores circunstancias, es difícil pero necesaria para demostrar la efectividad de la atención prehospitalaria.
- Leer, leer, leer. Leer los artículos de investigación de EMS en revistas médicas como *Annals of Emergency Medicine*, *Prehospital Emergency Care* y *Academic Emergency Medicine*.
- Anime a su sistema a buscar oportunidades para participar en estudios de investigación clínica y, del mismo modo, participe usted mismo en la investigación.
- No detenga el uso rutinario de las intervenciones prehospitalarias actuales porque no está seguro si funcionan. Los paramédicos y EMTs deben confiar en sus directores médicos para proporcionar la dirección de cuáles son las intervenciones prehospitalarias a emplear.
- No hagas algo nuevo en la escena porque solo lo hayas visto o hecho en el hospital; en su lugar, confíe en la investigación prehospitalaria realizada en la escena para guiar su práctica.

LECTURAS SUGERIDAS

1. Brice JH, Garrison HG, Evans AT: Study design and outcomes in out-of-hospital emergency medicine research: a ten-year analysis. Prehosp Emerg Care 2000;4:144-150.
2. Garrison HG, Benson NH, Whitley TW, Bailey BW. Paramedic skills and medications: practice options utilized by local advanced life support medical directors. Prehosp Disaster Med. 1991;6:29-33.
3. Garrison HG, Brice JH. Research and evaluation in out-of-hospital emergency medical services. NC Med J. 2007;68(4):246-8
4. Gausche M, Lewis RJ, Stratton SJ, et al. Effect of out-of-hospital pediatric endotracheal intubation on survival and neurological outcome: a controlled clinical trial. JAMA. 2000;283:783-790.
5. Institute of Medicine. Future of Emergency Care: Emergency Medical Services at the Crossroads. Washington, DC: National Academies Press; 2007.
6. Keim SM, Spaite DW, Maio RF, et al. Establishing the scope and methodological approach to out-of-hospital outcomes and effectiveness research. Acad Emerge Med. 2004;11:1067-1073.
7. Rudehill A, Bellander BM, Weitzberg E, Bredbacka S, Backheden M, Gordon E. Outcome of traumatic brain injuries in 1,508 patients: impact of prehospital care. J. Neurotrauma. 2002;19:855-868.
8. Sayre MR, White LJ, Brown LH, McHenry SD, National EMS Research Agenda. Prehosp Emerg Care. 2003;6(3 Suppl):S1-43.
9. Sayre MR, White LJ, Brown LH, McHenry SD, National EMS Research Strategic Plan Writing Team. The National EMS Research Strategic Plan. Prehosp Emerg Care. 2005;9:255-266.
10. Smith E, Jennings P, McDonald S, MacPherson C, O'Brien T, Archer F. The Cochrane Library as a resource for evidence on out-of-hospital health care interventions. Acad Emerg Med. 2007;49:344-350.
11. Spaite DW. Outcome analysis in EMS systems. Ann Emerg Med. 1993;22:1310-1311.
12. Spaite DW, Maio R, Garrison HG, et al. Emergency Medical Services Outcomes Project (EMSOP) II: developing the foundation and conceptual models for out-of-hospital outcomes research. Ann Emergency Med. 2001;37:657-663.
13. Stiell IG, Spaite DW, Field B, et al. Advanced life support for out-of-hospital respiratory distress. N Engl J Med. 2007;356:2156-2164.

CAPITULO 80. ACCESOS INTRAVASCULARES

1. ¿Desde cuándo ha existido el concepto de terapia intravenosa?

La información que data de 1628 describe una transfusión de sangre realizada por el Dr. Giovanni Francisco Colle, un médico italiano. Veintiséis años más tarde, el Dr. Francisco Folli habría realizado una transfusión de sangre también. Usó vasos sanguíneos de animales, un tubo de plata y una cánula ósea.

2. ¿Todos necesitan una línea intravenosa?

No. El acceso intravenoso (IV) no está exento de complicaciones, costo y dolor. El acceso IV debe realizarse solo cuando sea necesario.

3. ¿Por qué se debe iniciar una vía intravenosa?

Es para obtener acceso directo al sistema circulatorio de un paciente, esto permite que se logre lo siguiente:

- Reemplazo de líquidos
- Administración de medicamentos
- Flebotomía para muestras de sangre necesarias para determinaciones de laboratorio

4. ¿Cuál es el equipo que se necesita?

Los materiales típicos incluyen los siguientes:

- Alcohol isopropílico al 70% o yodo-povidona
- Gasa
- Torniquete / manguito de presión arterial
- Cinta o material de seguridad, de varios tamaños y estilos
- Catéteres intravenosos sobre la aguja, de varios tamaños y estilos
- Guantes y otros equipos de aislamiento de sustancias corporales
- Set de tubuladuras intravenosas
- Fluido(s) intravenoso(s),
- Equipo para obtener muestras de sangre
- Contenedor de objetos punzantes

5. ¿Cuáles son algunos sitios periféricos óptimos para usar?

Al iniciar una vía periférica, las venas en las extremidades superiores suelen ser la mejor opción porque hay muchas opciones para elegir, las venas son fácilmente accesibles y las extremidades superiores son más cómodas para la mayoría de los pacientes. A menos que el paciente esté críticamente enfermo, lo mejor es comenzar en el sector más distal de la vena. Luego, en caso de que la punción inicial no tenga éxito, otros sitios más proximales pueden estar disponibles. Es más, si el clínico falla inicialmente en una punción proximal, pueden aparecer fugas si después intenta un sitio distal en la misma extremidad. El advenimiento de la colocación IV periférica ecoguiada puede ser de ayuda significativa en pacientes con el acceso intravenoso difícil.

6. ¿Cuántas opciones hay en set de goteo?

Por lo general, hay tres:

- Set de minidrip (microgotero) que entrega 60 gtts / ml
- Set de goteo regular o bomba de sangre que entrega 10 gtts / ml
- Set de goteo regular que entrega 15 gtts / ml

Ocasionalmente se puede usar un cuarto tipo de conjunto que entrega 20 gotas por mililitro.

7. ¿Qué significa la abreviatura gtts y por qué?

La abreviatura gtts significa gotas y gtt significa gota. Provienen de guttae y gutta, respectivamente, y se originaron en Latín.

8. ¿Qué pasos se deben seguir para realizar una vía intravenosa periférica?

- Confirme si necesario establecer una vía intravenosa
- Elija el fluido, la tubuladura y el catéter apropiado
- Conecte el fluido y la tubuladura; elimine el aire de esa línea
- Mantenga una técnica aséptica y observar los requisitos de aislamiento de sustancias corporales
- Elegir un sitio apropiado para la punción y colocar un torniquete por encima de ese sitio
- Preparar el sitio de punción usando alcohol isopropílico o povidona yodada y dejar secar
- Aplicar una suave tracción en la piel, debajo del sitio de punción
- Perfore el sitio seleccionado e inserte el catéter, con el bisel hacia arriba, en un ángulo de 15-30 grados con respecto a la piel

- Observe el "destello de sangre" que aparece en la cámara del catéter y avance suavemente el catéter en la vena hasta el tope
- Suelte el torniquete
- Ocluya brevemente el área justo por encima de la punta del catéter
- Retire la aguja y deséchela en el recipiente de objetos punzantes
- Continúe ocluyendo el área por encima del catéter.
- Si es necesario, después de unir la jeringa al catéter, retire la oclusión y extraiga muestras de sangre
- Si no se necesita muestra de sangre, conecte al cateter la tubuladura con el fluido
- Abra el tubo intravenoso para confirmar que el líquido se infundirá
- Busque si aparece una hinchazón alrededor del sitio de inserción, si es asi la via está infiltrada.
- Coloque cinta por debajo de la via intravenosa para evitar la salida del sistema
- Ajuste la línea intravenosa a una velocidad infusión adecuada

9. ¿Cuáles son algunas de las complicaciones de la terapia intravenosa?

- Infección tal como celulitis
- Sobrecarga circulatoria
- Tromboflebitis
- Infiltración local
- Extravasación que resulta en daño tisular y desprendimiento
- Quiebre del cateter
- Hematoma
- Punción arterial
- Reacciones pirógenas
- Trombosis venosa
- Embolia aérea

10. ¿Qué hallazgos impiden iniciar una vía intravenosa en una extremidad determinada?

Si la extremidad elegida tiene quemaduras, trauma, trombosis, celulitis, flebitis, esclerosis o edema masivo, debe iniciar una vía intravenosa en otro lugar. Si el paciente se ha sometido a una mastectomía o tiene una fístula o derivación, colocada quirúrgicamente, se debe usar el brazo opuesto para colocar la vía. Si el área está traumatizada, no se debe infundir liquidos podrían perderse fuera del sitio del trauma.

11. Si las venas del brazo son inaccesibles, ¿hay otra opción periférica?

La vena yugular externa puede ser una buena alternativa. Se visualiza fácilmente y es relativamente constante en su posición anatómica.

12. ¿Hay alguna sugerencia a tener en cuenta al iniciar una vía yugular externa?

Conozca sus puntos de referencia anatómicos. Para promover la distensión venosa, use el dedo para ocluir el vaso en la base del cuello. Si no se sospecha un traumatismo en la columna cervical, gire la cabeza del paciente hacia el lado opuesto y trate de bajar la cabeza (posición de Trendelenburg). Una vez que haya colocado con éxito el catéter, asegúrese de ejercer presión justo después de la punta del catéter mientras se prepara para colocar la tubuladura intravenosa. Esto evitaría que el aire entre a la vena y, en consecuencia, se previene una embolia aérea.

13. Colocó un vía intravenosa, pero el flujo no corre. Está seguro de que está en la vena. ¿Qué podría estar mal?

Son varias las cosas que podrían estar mal, pero la mayoría se corrigen fácilmente. Las siguientes preguntas ayudan a solucionar el problema:

- ¿Está abierta la llave de paso?
- ¿El torniquete se salió del brazo del paciente?
- ¿La solución IV está colgando lo suficientemente alta?
- ¿Hay algo que se pellizque de la tubería?
- ¿La cámara de goteo está completamente llena?
- ¿El paciente se ha movido y ocluido la punta del catéter, es decir, ha doblado el brazo?

14. ¿Qué se puede hacer para confirmar que el catéter intravenoso está en la vena?

- Baje la bolsa de líquido por debajo del nivel del sitio IV; si el catéter está en la vena, algo de sangre regresará por la tubuladura intravenosa. O bien:
- Coloque una jeringa en el puerto más cercano al sitio de punción. Mientras ocluye la tubuladura por encima de la jeringa, aspire con el embolo de la jeringa y busque sangre que regrese a la tubuladura. Si la sangre es visible, el catéter probablemente esté en la vena. O bien:
- Coloque una jeringa en el puerto más cercano al sitio de punción y mientras ocluye el tubo por encima de la jeringa, vuelva a aspire con el émbolo. Debería ver sangre pero, además, reinyecte el líquido que acaba de retirar. Mire y palpa cuidadosamente alrededor del sitio de la punción. Usted no debe ver ninguna hinchazón cuando reinyecte el líquido. Si lo hace, el fluido es extravasante (infiltrado) y la línea probablemente no está habilitada.

15. ¿Qué se puede hacer con respecto a la hinchazón alrededor del sitio de la punción?

Si los líquidos probablemente se han infiltrado, se puede confirmar bajando la bolsa intravenosa aspirando con una jeringa. Si no hay sangre en la tubuladura, la vía probablemente no está habilitada. Se debe cerrar e inmediatamente retirar el catéter. Se aplica presión al sitio de punción y se cubre adecuadamente. Documente sucedido y, si es posible, coloque otra vía.

16. ¿No se puede dejar la vía infiltrada, especialmente si el paciente está gravemente herido y tenemos poco personal de EMS?

Sí. Si usted está tratando con un paciente crítico y no tiene tiempo para tirar de la vía colocada, simplemente ciérrela. Cuando las actividades se ralenticen, retírela, aplique presión y cubre el sitio de acuerdo con el protocolo. Documente sus acciones adecuadamente y notifique a la instalación receptora.

17. Mientras puncionaba el vaso, la parte posterior del catéter explotó y la sangre salió a chorros. Mientras unía la tubuladura intravenoso, se dió cuenta de que la sangre era de color rojo brillante y luego comenzó a subir por la tubuladura hacia el líquido de infusión. ¿Qué está pasando?

Suena como una punción arterial inadvertida. Debe cerrarr inmediatamente el circuito y retirar el catéter. Aplique presión directa al sitio de la punción durante al menos 5 minutos o hasta que se detenga el sangrado. Documentar e informar de los eventos adecuadamente.

18. ¿Qué debe hacer si accidentalmente da medicamentos o líquidos en el espacio intersticial en vez de dentro de la vena?

Cierre inmediatamente el circuito y tírelo. Algunos líquidos y medicamentos no causan problemas cuando se extravasan. Otros, pueden ser tóxicos y causar necrosis local del tejido. Notifique al médico receptor sobre esta complicación en caso de que se indique una terapia adicional como un antídoto.

19. ¿Cuáles son los mejores sitios para colocar una vía intravenosa en niños?

Los buenos sitios intravenosos periféricos en los niños incluyen el espacio antecubital de los brazos, la parte superior de la mano y, en los bebés, el cuero cabelludo.

20. ¿Hay herramientas disponibles para ayudar a colocar el catéter IV?

Algunos proveedores utilizan pequeños dispositivos de ultrasonido de mano que permiten a los profesionales visualizar las venas debajo de la piel. Se requiere capacitación adicional para usar estos dispositivos, no son invasivos, son relativamente fáciles de usar y rentables.

21. ¿Qué pasa si no se puede colocar una vía intravenosa periférica en un niño o adulto críticamente enfermo?

Las vías intravenosas en pacientes críticos pueden ser difíciles de realizar. Si se trata de una situación crítica, puede optar por colocar una una vía intraósea (VIO). Sin embargo, debido a que este procedimiento es doloroso, se ha utilizado principalmente en pacientes que está obnubilados. Si una VIO no es factible y solo necesita dar medicamentos, considere la vía de administración rectal, intramuscular o intranasal mas adecuada.

22. ¿Qué materiales se necesitan para insertar una infusión intraósea?

- Aguja VIO o aguja de aspiración ósea tipo Jamshidi o kits comerciales de VIO
- Alcohol isopropílico o povidona yodada
- Gasas
- Tubuladuras intravenosas
- Líquido / medicamentos intravenosos
- Jeringas de 10 ml o 20 ml cargadas con solución IV

- cinta
- guantes y otro equipo de aislamiento de sustancias corporales

23. ¿Qué sitios intraóseos se pueden utilizar?

Algunas opciones incluyen:

- Tibia proximal aproximadamente a 1-3 cm por debajo de la tuberosidad tibial
- Tibia distal
- Fémur distal
- Húmero proximal
- Esternón

24. ¿Cuáles son los pasos para colocar una VIO?

Lo más importante, tener en cuenta que la técnica es especifica de cada dispositivo, o aguja, y requiere entrenamiento especializado antes de su uso.

- Identifique el sitio y prepare la piel.
- Inserte la aguja perpendicular a la piel lejos de la placa epifisaria usando un movimiento de torsión hasta que sienta un pequeño estallido y la resistencia disminuye.
- Retire el estilete y confirme la colocación adecuada tratando de aspirar la médula ósea.
- Si el protocolo local lo requiere, inyecte hasta 20 mg de lidocaína para la analgesia local
- Coloque las tubuladuras intravenosas e infunda los medicamentos / líquido.
- Asegure la aguja fijando gasa a su alrededor, o bien con dispositivo de sujeción comerciales.
- Colocar cinta en la tubería.

25. Además de la característico estallido y disminución de la resistencia que se produce una vez que se ha entrado en la cavidad de la médula ósea, ¿qúe otros signos confirman la colocación de la aguja?

- El líquido IV y la medicación fluyen libremente a través de la aguja.
- No hay signos de infiltración o hinchazón.
- La aguja puede mantenerse fija por sí misma.

- Se puede aspirar médula ósea. Sin embargo, esto último no es completamente confiable; usted podría tener una colocación adecuada y todavía no ser capaz de conseguir cualquier aspirado.

26. ¿Qué tipos de líquidos / medicamentos se pueden poner a través de la VIO?

Los mismos líquidos y medicamentos que se pueden administrar por vía intravenosa se pueden administrar por vía intraósea.

27. ¿Cuáles son algunas complicaciones asociadas con las infusiones por la VIO?

Las complicaciones son raras, pero tienden a ser más serias que las de las IV periféricas.

- Fractura ósea
- Embolia grasa
- Osteomielitis
- Síndrome compartimental
- Necrosis de la piel
- Infusión subperióstica

28. ¿No es mucho el tiempo en el cual los líquidos y los medicamentos llegan al corazón desde el sitio de la VIO?

No. De hecho, el tiempo de circulación desde el sitio de la VIO hasta el corazón es generalmente inferior a 20 segundos y puede ser significativamente menor en función de la proximidad de ese sitio. Por lo tanto, con una VIO se puede lograr una infusión rápida de medicación y resucitación eficaz del volumen.

29. ¿Cuándo se indica la colocación de la Via venosa central (VVC)?

Aunque no es típicamente un procedimiento prehospitalario, una VVC es útil para las indicaciones siguientes:

- Cuando es necesario un acceso colocar un marcapasos transvenoso.
- Cuando están indicadas medir la presión venosa central y la monitorización cardíaca.
- Cuando se necesita una administración de medicamentos de modo más central.
- Cuando un sitio periférico IV no es accesible.

30. ¿Cuál es la mejor ubicación para iniciar una VVC?

Por lo general es la vena subclavia, porque se identifica fácilmente por reperes anatómicos y se puede acceder rápidamente. Otras opciones incluyen la vena yugular interna y la vena femoral, que se pueden usar según la preferencia y el entrenamiento del profesional. Las venas femorales se utilizan con frecuencia porque no existe riesgo de neumotórax, no se requiere manipulación del cuello y no es necesaria la interrupción de la RCP. Más recientemente, la colocación de la VVC guiada por ultrasonido ha aumentado la tasa de éxito y ha disminuido la tasa de complicaciones asociada con este procedimiento.

31. ¿Por qué las VVC generalmente no se colocan en la escena prehospitalaria?

Las complicaciones son más graves y más comunes que las de la IV periférica. Además, el procedimiento es técnicamente más difícil y requiere más capacitación, mucho más tiempo y equipo. Las complicaciones de la colocación de la VVC incluyen:

- Neumotórax
- Punción arterial
- Hemotórax
- Infección
- Perforación traqueal
- Lesión nerviosa
- Fragmentación del catéter intratorácico
- Infarto cerebral
- Émbolo aéreo

32. ¿Verdadero o falso? Las VVC permiten una entrega de fluidos más rápida que las vias periféricas.

Falso. La ley de Poiseuille establece que el flujo es proporcional a la cuarta potencia del radio de la cánula e inversamente relacionado con su longitud. Por lo tanto, los catéteres intravenosos de longitud corta y gran diámetro, como los catéteres periféricos, infundirán la mayor cantidad de líquido en el menor tiempo posible.

33. ¿Se pueden administrar medicamentos y líquidos a través de vias permanentes?

La mayoría de las vias permanentes se pueden usar de manera segura para dar medicamentos y líquidos en el entorno de emergencia (según protocolos). Cuando surgen dudas, por lo general es mejor preguntar al paciente o al cuidador sobre es via, ya que probablemente podrán proporcionarnos mas información sobre su atención y capacidades.

34. ¿Cuál es el nombre anatómico correcto para la vena del "practicante interno" y dónde se encuentra?

El nombre correcto es la vena radial superficial. Es un afluente de la vena cefálica y se encuentra en el antebrazo distal.

PERLAS Y DECISIONES CRÍTICAS

- No todos los pacientes necesitan una IV, solo colocar una si tiene indicación
- A menos que el paciente esté crítico, colocar la IV en la extremidad superior distal y pasar al sector proximal si fuera necesario
- Recordar que la vena yugular externa es una opción periférica en el paciente con difícil acceso
- Considere la VIO como una opción en el niño o adulto crítico sin acceso IV
- Esencialmente todos los líquidos y medicamentos que se pueden administrar IV también se pueden administrar VIO
- No intente un colocar una VIO en el mismo hueso más de una vez
- Las VVC son técnicamente más difíciles y tienen mucho mayor riesgo de complicaciones significativas
- La guía por ultrasonido, cuando está disponible para el manejo de las vías periféricos y VVC, deriva en altas tasas de éxito para la colocación y la disminución de las complicaciones

LECTURAS SUGERIDAS

1. Prottengeier J, Albermann M, Heinrich S, Birkholz T, Gall C, Schmidt J. The prehospital intravenous access assessment: a prospective study on intravenous access failure and access delay in prehospital emergency medicine. Eur J Emerg Med. 2016;23:442-447.
2. Torres F, Galán MD, Alonso Mdel M, Suárez R, Camacho C, Almagro V. Intraosseous access EZ-IO in a prehospital emergency service. J Emerg Nurs. 2013;39:511-4.
3. Santos D, Carron PN, Yersin B, Pasquier M. EZ-IO(®) intraosseous device implementation in a pre-hospital emergency service: A prospective study and review of the literature. Resuscitation. 2013;84:440-5.
4. Carlson JN, Karns C, Mann NC, E Jacobson K, Dai M, Colleran C, Wang HE. Procedures Performed by Emergency Medical Services in the United States. Prehosp Emerg Care. 2016;20:15-21

CAPITULO 81. MANEJO PREHOSPITALARIO DE LA VIA AÉREA

1. ¿Es esencial el manejo de la vía aérea para una buena atención al paciente?

Absolutamente. La vía aérea es la "A" en ABC. Es lo primero que se debe evaluar y manejar para la mayoría de los pacientes. También es la "B" en el ABC, ya que la respiración es una parte integral de la gestión de las vías respiratorias. En algunas situaciones de atención al paciente, los proveedores de atención prehospitalaria gastarán todo el tiempo y toda su energía en abordar un problema de las vías respiratorias; en esos casos, su tiempo se habrá empleado adecuadamente. Nunca hay una fractura, herida o lesión más importante que asegurar la permeabilidad de las vías respiratorias. Los pacientes en paro cardíaco son la única excepción a esta advertencia. En tales pacientes, la compresión del tórax es el foco primario para los que brindan asistencia prehospitalario.

2. ¿Cuál es el mejor método para evaluar una vía aérea?

Mire, Escuche y Sienta.

- **Mire** la vía aérea.
    - ¿La cara no está intacta? ¿Los dientes están rotos? ¿Tiene barba? ¿El paciente es inusualmente pesado, tiene un cuello corto y ancho o tiene una mandíbula empotrada? Estas preguntas le ayudarán, si fuera necesario, a evaluar la facilidad o dificultad de manejar la vía aérea del paciente. Las respuestas afirmativas a estas preguntas implican una vía aérea más difícil de manejar.
    - ¿Hay sangre, vómito u otros fluidos corporales en la boca? Entonces gire al paciente de lado y realice aspiración para despejar la vía aérea.
    - ¿Hay quemadura nasal, retracciones intercostales o uso de músculos accesorios durante la inhalación? ¿El movimiento del tórax es normal o está ausente? ¿El paciente está taquipneico o bradipneico? Puede haber restricciones en la vía aérea que requieran ventilación asistida a través de medios básicos o avanzados.

- **Escuche** la vía aérea y la ventilación.
    - La ventilación normal es silenciosa. ¿Suena como si el aire se estuviera moviendo dentro y fuera? ¿Hay sibilancias, gorgojeos,

gruñidos, estridores u otros sonidos anormales que indiquen dificultad para mover el aire? Cualquier indicio de inestabilidad en la vía aérea requiere una estrecha vigilancia e intervención rápida.

- **Sienta** el intercambio de aire en la vía aérea.
    - Sostenga su mano sobre la boca y la nariz del paciente para determinar la frecuencia respiratoria y estimar el volumen corriente. Sienta la pared torácica para determinar la estabilidad, la crepitación y la simetría del movimiento.

3. ¿Cuál es la frecuencia respiratoria normal por minuto?

Adultos (12 años y mas)	12–20
Niños en edad escolar (6-12 años)	18–30
Preescolares (4-5 años)	22–34
Pequeños (1-3 years)	24–40
Infantes (1 – 12 months)	30–60

Una buena pregunta es "¿qué tan bien está respirando el paciente?" La respiración debe ser sin esfuerzo. Cualquier conclusión en sentido contrario es motivo de investigación adicional.

4. ¿Cuáles son los pacientes que necesitan oxígeno suplementario?

Cualquier paciente hipóxico necesita oxígeno suplementario. Los signos de hipoxia incluyen:

- Dificultad respiratoria, taquipnea, aumento del esfuerzo respiratorio, respiraciones ruidosas o cianosis.
- Signos vitales anormales como hipotensión, taquicardia o más ominosamente, bradicardia.
- Alteración del nivel de conciencia.
- Paro cardíaco o respiratorio.
- Si está disponible para medir, una lectura de oximetría de pulso baja (típicamente <90%) define una hipoxia verdadera
- Medir el CO_2 al final de la espiración a través de la capnografia puede ser extremadamente útil. Lo normal está entre 35-40 mmHg. Los niveles > 50 mm Hg implican hipoventilación, mientras que los niveles por debajo de 30 mm Hg implican hiperventilación

5. ¿Cuál es el porcentaje aproximado de oxígeno que se brinda con los diferentes métodos de administración?

Método	Flujo (l/min)	Fracción de Oxígeno del aire inspirado
Aire Ambiental	0	21%
Canula nasal	2 – 6	28 – 40%
Mascara facial	10	50–60%
Mascara con reservorio	10	90%
Dispositivo bolsa- mascara	12	40%
Dispositivo bolsa mascara con reservorio	10–15	90%

6. ¿Cuáles pacientes necesitan ventilación asistida?

Cualquier paciente que tenga una vía aérea abierta y ventilación inadecuada o ninguna ventilación requiere ventilación asistida. Esto incluye a los pacientes que están respirando espontáneamente, pero el movimiento del volumen corriente es inadecuado. En tales pacientes, el uso de la oximetría de pulso y la capnografía de *end tidal* pueden ayudar a guiar la terapia.

7. ¿Cómo se debe ventilar a un paciente?

Cuidadosamente. La sobre-ventilación causará un aumento de la presión intratorácica, lo que llevará a una disminución del retorno venoso al corazón, disminución de la presión arterial, hipocapnia y distensión gástrica. La hipoventilación prolongará o exacerbará la hipoxia y la hipercapnia. Cualquiera de las dos condiciones puede ser fatal. Controle la frecuencia de ventilación en 8 a 12 respiraciones por minuto. Proporcione suficiente presión para hacer que *el pecho se eleve y no más*. Una vez más, el uso de la oximetría de pulso y la capnografía puede guiar los esfuerzos de ventilación.

8. ¿Una vía aérea, cuándo es necesaria intervenir?

Esta es una pregunta difícil de responder. Cualquier paciente que no esté alerta, orientado y respirando cómodamente a un ritmo y volumen normales tiene el potencial de necesitar intervención. Si el paciente no puede mantener una vía aérea abierta y despejada o necesita ayuda para ventilar, es necesario el manejo de la vía aérea. Cualquier paciente que esté persistentemente hipóxico en la oximetría de pulso necesita algún tipo de intervención ventilatoria y de vía aérea.

9. ¿Cuál es la causa más común de obstrucción de la vía aérea en el paciente inconsciente?

La lengua. A medida que se relaja, la lengua cae contra la faringe posterior. Recoloque la cabeza y los hombros para permitir que la cabeza se incline hacia atrás. Levante la barbilla y la mandíbula para mover la lengua hacia el sector anterior. Se puede usar la maniobra de tracción mandibular modificada si se sospecha una lesión en la columna cervical. Si el paciente está respirando espontáneamente y la lesión de la columna vertebral no es una preocupación, coloque el cuerpo en una posición lateral reclinada (recuperación) ayudará a mantener las vías respiratorias despejadas.

10. ¿Cuáles son las otras causas comunes de obstrucción de la vía aérea?

La comida es la siguiente causa más común. Los *hot dogs*, los caramelos, las uvas o los frutos secos son agentes obstructivos comunes en los niños. Además, los niños están en riesgo porque los juguetes, globos u pequeños objetos domésticos pueden alojarse en su vía aérea. El filete u otra obstrucción de la carne es común en adultos intoxicados o de edad avanzada con capacidad de masticación inadecuada. Los pacientes con trauma además corren el riesgo de que los dientes, el vómito o la sangre interfieran con la vía aérea. Las causas menos comunes incluyen hinchazón del tejido secundaria a anafilaxia, infección o quemaduras.

11. ¿Cuáles son los métodos de eliminar una Obstrucción de la Vía Aérea por Cuerpo Extraño (OVACE)?

Las compresiones abdominales, las compresiones de tórax, o una combinación de ambos, son medios básicos y eficaces para desalojar un cuerpo extraño de la vía aérea superior. Los procedimientos avanzados de eliminación de la OVACE incluyen el uso de pinzas Magill y la laringoscopia directa.

12. ¿Cuáles son los primeros pasos para estabilizar una vía aérea en un paciente inconsciente?

Primero use Equipo de Protección Personal (EPP): guantes, gafas y máscara. Coloque al paciente en decúbito supino; considere levantar el torso colocando un acolchado por debajo de los hombros, y también por debajo de la cabeza para levantarla quedando en posición de olfateo. Si es posible, abra la vía aérea usando la maniobra de inclinación de la cabeza / levantamiento de la barbilla (maniobra frente-mentón), o bien, usando la maniobra de tracción mandibular si se sospecha una lesión cervical. No sólo es inclinar la cabeza, la clave es levantar la mandíbula ya que ayuda a levantar la lengua lejos de la parte posterior de la faringe.

13. ¿Cuándo son necesarios los dispositivos de vía aérea orofaríngea o nasofaríngea?

Estos dispositivos son útiles en el paciente inconsciente que está respirando espontáneamente o en aquel e que necesita la ventilación con la bolsa-máscara. El propósito es mantener una vía aérea abierta manteniendo la lengua fuera de la faringe posterior.

14. ¿Cuáles son las desventajas de una Vía Aérea OroFaríngea (VAOF)?

No se puede utilizar en un paciente con un reflejo intacto de la deglución. Si se inserta incorrectamente, una VAOF puede causar obstrucción de la vía aérea. Puede salirse fácilmente. No se puede insertar a través de los dientes apretados. Una VAOF no aísla ni protege la tráquea.

15. ¿Cuáles son las ventajas y desventajas de una Vía Aérea NasoFaríngea (VANF)?

Se tolera mejor en un paciente con un reflejo de deglución, pero todavía puede provocar vomito. Una VANF es más difícil que se salga en comparación con una VAOF. Puede causar hemorragia nasal y aumentar el riesgo de aspiración. No se debe usar una VANF si existe un traumatismo en la mitad de la cara o la posibilidad de fractura basilar del cráneo. Una VANF no aísla ni protege la tráquea.

16. ¿Cuáles son las indicaciones para usar un Dispositivo SupraGlótico (DSG)?

En general, un paciente cuya vía aérea es difícil de manejar con maniobras básicas y ventilación con bolsa-máscara y que, además, se espera que sea difícil de intubar con un tubo endotraqueal, es un candidato a un DSG en primera línea o de respaldo / rescate.

17. ¿Cuáles son las ventajas y desventajas de lo DSG?

Cada dispositivo específico tiene sus propias fortalezas y debilidades. En general:

- Los DSG utilizan un acercamiento "oculto" a la inserción. Con la correcta colocación de la cabeza, estos dispositivos se pueden insertar sin necesidad de visualizar la glotis.
- En comparación con un VAOF o VANF, los DSG utilizan balones para rodear la glotis y reducir la posibilidad de aspiración, aunque no eliminan el riesgo por completo.
- Se ha demostrado repetidamente que los proveedores prehospitalarios con experiencia limitada pueden usar un DSG de manera más efectiva que realizar la intubación endotraqueal.
- Los DSG no se pueden utilizar en un paciente con un reflejo intacto de la deglución.
- La altura del paciente (demasiado alto, demasiado corto) puede limitar el uso de ciertos DSG.

18. ¿Cuáles son las indicaciones para la intubación endotraqueal (IET)?

La respuesta depende de varios factores, incluyendo la habilidad del operador, la anatomía del paciente y la condición fisiológica. En términos generales, considere la IET al manejar una vía aérea que necesita ser controlada definitivamente y que las maniobras básicas han demostrado ser insuficientes.

19. ¿Cuáles son las ventajas y desventajas de IET?

- La IET proporciona una vía aérea de definitiva.
- La aspiración se minimiza con la intubación, en comparación con otros dispositivos de vía aérea, debido al balón que ayuda a sellar la tráquea.
- La aspiración traqueal profunda se puede realizar a través del tubo endotraqueal (TET).
- El esfuerzo ventilatorio de un paciente con distrés o falla respiratoria severa se puede manejar mejor con la IET.
- La IET puede proporcionar una ruta alternativa para la administración de medicación específica.
- Existe un mayor riesgo de sobre-presurizar a los pulmones, causando barotrauma.
- Existe un mayor riesgo de sobre-presurizar la cavidad torácica, reduciendo la precarga y causando disminución del gasto cardíaco y la hipotensión.
- Existe el riesgo de hiperventilar al paciente, causando hipocapnia y alcalosis.
- Se necesita una cantidad significativa de capacitación y experiencia para mantener la competencia en esta destreza.
- Los intentos prolongados en la intubación se asocian a menudo a hipoxia y a hipercapnia.
- Las intubaciones esofágicas no reconocidas, mucho más comunes con proveedores inexpertos, pueden terminar siendo rápidamente fatales para el paciente.

20. ¿Qué tamaño de tubo debo usar?

Edad	TET (diámetro interno en milímetros)
Prematuro	2.5 – 3.0
Recién nacido	3.0 – 3.5
6 meses	3.5 – 4.0
1 año	4.0 – 4.5
2 años	4.5
4 años	5.0
6 años	5.5
8 años	6.0
Mujer Adulta	7.0 – 8.0
Hombre Adulto	8.0 – 8.5

21. ¿Hay alguna manera de recordar qué tamaño de TET usar en un niño?

Una sugerencia es usar un tubo del tamaño del dedo meñique del niño; o, para los niños mayores de 1 año de edad: Diámetro interno (ID) = 4 + (edad del paciente en años/4)

Dado que los tamaños de los tubos son siempre aproximados, un tubo 0,5 mm más pequeño que el tamaño previsto y uno 0,5 mm más grande deben estar disponible.

22. ¿A qué edad se debe usar el TET con manguito?

Tradicionalmente, la edad de 6 años ha sido la edad más joven asociada con el uso de un TET con manguito. Sin embargo, en muchas UCIN y pediatras ahora usan rutinariamente TET con manguito en todos los pacientes, independientemente de la edad.

23. ¿Cuáles son las palas de laringoscopio más utilizadas?

Las curvadas (Macintosh) y las rectas (Miller, Wisconsin, y otros). En muchos departamentos de emergencia y algunas agencias de *EMS*, se utiliza la video-laringoscopía. El Glidescope, el King Vision y el McGrath Mac se encuentran entre los muchos ejemplos en uso actual.

24. ¿Cuál es la diferencia en la forma en que se usan las palas?

La punta de una cuchilla curva se inserta en la vallecula, entre la base de la lengua y la epiglotis. La punta de la hoja recta se desliza sobre la epiglotis. Ambos expondrán la glotics cuando se ejerza tracción hacia arriba sobre el mango del laringoscopio. Para los pacientes menores de 8 años, la mayoría de los expertos prefieren usar una cuchilla Miller. La epiglotis larga y flexible de estos niños hace que la vista indirecta de una hoja Macintosh sea menos probable que conduzca a una intubación exitosa. La videolaringoscopia es similar, pero no exactamente lo mismo que la laringoscopia directa con un Macintosh o Miller. Lo importante para llevar a casa es ser competente y sentirse cómodo con el dispositivo de intubación que usa.

25. A veces los pacientes comienzan a vomitar durante la intubación. ¿Hay algo que se pueda hacer para evitar esto?

Detener el intento de intubación y usar el aspirador y/o si se rota al paciente y queda de lado es probable que sea la mejor estrategia. Esto se previene minimizando la insuflación del estómago previamente durante la ventilación BVM, y debe practicarse con cada paciente.

26. En un adulto, cuando el tubo está en la posición correcta, ¿Cuál será la marca de profundidad entre los dientes frontales?

En general la marca es 19-21 cm en mujeres adultas. Para los hombres, 20-22 cm. Evite colocar el TET demasiado profundo, esto se ha asociado con barotrauma como el neumotórax. También puede dificultar la oxigenación adecuada en pacientes gravemente enfermos / lesionados.

27. ¿Cómo se puede confirmar la posición del tubo después de la intubación?

- Visualice el pasaje del tubo a través de las cuerdas vocales.
- Oximetría de pulso ascendente.
- Ausculte primero el epigastrio, luego los pulmones en ambos lados.
- Compruebe si hay CO2 espirado con un dispositivo colorimétrico o capnografía *end tidal*.
- Use un dispositivo de detección esofágica, antes de comenzar la ventilación.
- Visualice el aumento del pecho o la distensión gástrica.

28. ¿Qué técnica de confirmación de colocación de tubo es la mejor?

Utilice al menos dos métodos para comprobar la colocación del tubo para confirmar la posición.

- Mejor:
    - Visualizar el tubo endotraqueal que pasa a través de las cuerdas vocales
    - *End tidal CO2* de >20mmHg y en ascenso
    - Saturometría de pulso ascendente

- Razonable:
  - Sonidos de respiración iguales en cada pulmón
  - Falta de sonidos epigástricos en la auscultación sobre el abdomen
  - Niebla en el tubo endotraqueal
  - Lectura del dispositivo (+) del detector esofágico

29. ¿Cuáles son las complicaciones de la intubación?

La peor complicación es una intubación esofágica no detectada. Son posibles las lesiones de los dientes y a los tejidos blandos de la vía aérea. Un tubo colocado demasiado profundo generalmente dará lugar a una intubación del bronquio fuente derecho, con la oxigenación solo del pulmón derecho. La sobre ventilación puede causar un neumotórax. Un TET puede obstruirse o salirse, especialmente durante la transferencia del paciente desde la camilla de la ambulancia a la de la puerta de emergencia (*ED*).

30. Necesita intubar al paciente para asegurar la vía aérea, pero el paciente todavía está respirando, tiene un reflejo de deglución intacto o tiene los dientes apretados (trismo). ¿Qué debo tratar?

Suponiendo que los procedimientos de BLS no mantendrán una vía aérea permeable asegurada, se intentará una intubación nasal o realizará una Intubación de Secuencia Rápida (ISR).

31. ¿Qué debe saber sobre la intubación nasal?

Es un procedimiento que debe realizarse con mucha suavidad y delicadeza. Puede haber un sangrado significativo si un cornete se desgarra o se rompe durante un intento de intubación nasal. Minimice el sangrado haciendo lo siguiente:

- Mire ambas fosas nasales y determine qué narina es la más apta
- Rocíe la narina elegida con aerosol de *neosynephrine* para constreñir el lecho capilar.
- Dilate suavemente la narina con una trompeta nasal lubricada con jalea de lidocaína.
- Use un TET de la mitad del diámetro o menor que el que se usaría para un intento de intubación oral.
- Inserte suavemente el tubo directamente en la narina (perpendicular a la cara), con el bisel mirando hacia el tabique.
- NO FUERCE la inserción.
- Si es necesario, gire ligeramente el tubo hacia adelante y hacia atrás entre los dedos a medida que lo avanza, para aliviarlo más allá de los cornetes.

- Mantenga el tubo lo más plano posible para el piso nasal
- Si el tubo no puede pasar a través de la narina elegida, prepare el otro lado de una manera similar. Oriente el tubo para que el bisel se enfrente al tabique.
- Una vez pasados los cornetes, avance lentamente el tubo observando su empañamiento y escuchando las respiraciones a través del tubo.
- A medida que se acerca a las cuerdas vocales, esté atento al final de una espiración, luego, durante la inspiración, avance rápidamente el tubo a través de las cuerdas vocales.

32. ¿Cómo sabe cuándo he intubado bien al paciente por vía nasal?

El flujo de aire a través del tubo aumentará dramáticamente a medida que el tubo pase a través de las cuerdas vocales. Un *Beck Airway Airflow Monitor* (BAAM) puede ser de ayuda para amplificar los sonidos para que puedan escucharse en un entorno ruidoso. Todos los métodos para documentar la colocación correcta de una intubación endotraqueal oral deben usarse para una intubación nasal con la obvia excepción de la visualización del tubo endotraqueal que pasa por las cuerdas vocales, ya que este es un procedimiento a ciegas.

33. ¿Cuáles son las complicaciones de la intubación nasal?

Hay varias. Incluso si se hace correctamente, la intubación nasal puede causar epistaxis significativa, que también puede aumentar el riesgo de aspiración y traumatismo en los tejidos blandos de las narinas, nasofaringe, epiglotis y cuerdas vocales. La sinusitis también es otra complicación. El uso de un diámetro demasiado pequeño de un tubo requerirá presiones más altas para ventilar adecuadamente y hará que sea extremadamente difícil para que el paciente sea destetado del ventilador.

34. ¿Qué pasa con la intubación de secuencia rápida (ISR)?

Esta es ciertamente un área de controversia. Muchos estudios pequeños basados en el manejo del aire predominantemente en sistemas prehospitalarios, han demostrado el uso efectivo de la ISR. Sin embargo, los estudios de sistemas EMS más grandes que utilizan ISR han demostrado tasas de éxito de intubación más bajas e inaceptables. Hay varios estudios que muestran peores resultados con pacientes tratados con ISR. Sin embargo, hay sistemas que practican ISR con un alto grado de éxito y tienen buenos resultados. Al mismo tiempo, se ha demostrado la eficacia del manejo básico de la vía aérea y existen buenas alternativas a la IET. Ejemplos de esto son los dispositivos supraglóticos (DSG) y la ventilación no invasiva con presión positiva (VNIPP) (por ejemplo, CPAP y BiPAP). ¿Cuál es el mensaje que se tiene que "llevar" entonces?

- La mayoría de las vías aéreas se pueden manejar con procedimientos básicos.
- Existen vías aéreas alternativas que pueden evitar la necesidad de una intubación endotraqueal formal
- Hay algunas circunstancias en las que la IET puede ser necesaria para crear una vía aérea segura.
- La ISR requiere un enorme compromiso por parte del servicio, de su(s) director(es) médico(s) y el personal del servicio en términos de capacitación, revisión y mejora de la calidad, y mantenimiento de habilidades. En un sistema adecuado, puede ser una herramienta poderosa para manejar a los pacientes más enfermos. Si no se utiliza correctamente, puede causar morbilidad y mortalidad significativa del paciente.
- La mayoría de las agencias de EMS no tienen el tiempo, el compromiso, los recursos o la necesidad de perseguir una ISR.

35. ¿Qué debe saber sobre ISR?

Si se ha comprometido a manejar la vía aérea del paciente con ISR, recuerde realizar las siguientes "siete P":

Preparación *(Preparation)*: Prepare y ensamble su equipo y la medicación. También incluye la "clasificación" de la vía aérea. Existen múltiples métodos, Mallampati y la Regla 3-3-2 son los más comunes. Si la vía aérea se califica como muy difícil, por lo general es mejor que se evite paralizar al paciente. Utilice métodos alternativos para oxigenar/ventilar al paciente.

Preoxigenación *(Pre-oxygenation)*: Ventilar y oxigenar al paciente lo mejor posible antes de inducir parálisis química. Medir la saturación de oxígeno y determinar los niveles del *End tidal CO2* constantemente.

Permitir la Optimización Fisiológica *(Phsiologic Optimization)*: Tratar a cualquier paciente hipotenso con al menos un bolo de líquido intravenoso. Algunos servicios han adoptado el uso temprano de vasopresores para optimizar la presión arterial antes de los intentos de intubación. No está claro si esto se convertirá en un estándar de atención.

Pretratamiento *(Pretreatment)*: Al quedar paralizados, idealmente, todos los pacientes necesitan ser pretratados un analgésico y un relajante muscular. Tradicionalmente el fentanilo se utilizaba como analgésico. En la relajación muscular el etomidato ha sido el medicamento estándar tanto en las puertas de emergencias como en el *EMS*. Más recientemente, muchas puertas de emergencias y agencias de *EMS* han estado usando ketamina. Este medicamento antiguo tiene las propiedades únicas de: analgesia, relajación muscular, amnesia y no afecta ni la respiración ni los reflejos protectores de la vía aérea. Cuando se usa ketamina, por lo general se administra y luego se dan los paralíticos. De lo contrario, se puede administrar una combinación como fentanilo y etomidato.

Parálisis con inducción *(Paralysis whit induction)*: Un agente despolarizante de acción corta como la succinilcolina creará un estado paralizado rápidamente y durante un período de tiempo relativamente corto (10 minutos o menos). Los agentes no despolarizantes como el vecuronio, el pancuronio o el rocuronio también paralizarán al paciente, y sin los efectos secundarios fasciculantes de la succinilcolina. Sin embargo, los efectos duran mucho más tiempo, a menudo 30-60 minutos o más. Muchas agencias ahora están utilizando Rocuronio como una alternativa a la succinilcolina. Su perfil de seguridad referente a la potencial hipercaliemia drogo-inducida es superior al Succinilcolina; es casi tan rápido en el inicio de la acción y su duración de la acción es de aproximadamente 20-30 minutos.

Protección y posicionamiento *(Protection and positioning):* El circuito de aspiración debe estar disponible en forma inmediata. Coloque la cabeza y los hombros para elevar la cabeza de modo que el trago de la oreja esté en línea con la muesca esternal, paralela al suelo (posición de olfateo).

Colocación con confirmación *(Placement whit proof):* Confirme la colocación del tubo con un mínimo de dos métodos, como se describió anteriormente para la intubación endotraqueal oral.

36. ¿Qué debe saber sobre la cricotirotomía?

La creación de una abertura artificial en el cuello es un procedimiento altamente invasivo que puede causar complicaciones graves, como sangrado, enfisema subcutáneo y aspiración. Sin embargo, en la muy rara circunstancia de que asegurar una vía aérea por vía oral simplemente no seas posible, la cricotirotomía puede ser realmente un procedimiento que salva vidas. Los ejemplos incluyen traumatismo facial severo, quemaduras en la orofaringe y epiglotitis severa, todos causando obstrucción completa de las vía aéra. Si este procedimiento es una posibilidad a considerar, uno debe conocer la anatomía del cuello en detalle.

Si utiliza la ventilación por flujo transtraqueal (*TransTracheal Jet Ventilation, TTJV*) para ventilar una cricotirotomía con aguja, reconozca que incluso una breve ráfaga del dispositivo generará un gran volumen de gas en los pulmones. El barotrauma es otra posibilidad.

Las indicaciones para la cricotirotomía son claras: "No se puede intubar, no se puede ventilar y está en peligro inminente de muerte". Prácticamente esto lo dice todo. Puesto que la cricotirotomía es generalmente el camino final del rescate, es sabio recordar que, si usted intenta una ISR a un paciente y no puede ser intubado convencionalmente, puede que necesite realizar un cricotirotomía. Y si la va a considerar, la debe realizar la persona más experimentada en la escena. Si claramente va a ser difícil o imposible (por ejemplo, cuello muy obeso sin puntos de referencia o hinchazón masiva por quemaduras / infección) el retraso de la ISR hasta que llegue a un *ED* u *OR* puede ser el curso de acción más sabio.

PERLAS Y DECISIONES CRÍTICAS

- **La mejor vía aérea es la que funciona para el paciente**. Usted debe ser competente en varias técnicas diferentes en caso de que no pueda controlar las vías aérea con su primera opción. Comience con maniobras básicas de las vías aéreas y trabaje hasta intervenciones más avanzadas según sea necesario.
- **Practique para mejorar**. La intubación es una habilidad de baja frecuencia y alta criticidad que exige capacitación y experiencia para mantener la competencia.
- **Cuando dude, vuelva al principio**. El paso inicial de su valoración primaria es la evaluación y el manejo de la vía aérea del paciente; sin embargo, la vía aérea debe ser monitorea continuamente.
- **No existe una vía aérea fácil**, al menos solo después de que haya terminado de asegurarla.
- **Tenga en cuenta la orden técnica que dice que "si se aprende un procedimiento, lo realizará con una frecuencia que excede sus indicaciones"**. El hecho de que pueda intubar, no significa que deba intubar, sino que debe proporcionar el manejo adecuado de la vía aérea para la situación y el paciente.
- **Tenga cuidado de no hiperventilar al paciente**. La hiperventilación inadvertida es un hallazgo común, sin embargo, la disminución asociada en los niveles de dióxido de carbono no es beneficiosa en pacientes con traumatismo de cráneo a menos que hayan signos clínicos de hernia y, a menudo, la hiperventilación causa un aumento de la presión intratorácica que disminuye el retorno venoso al corazón y la presión arterial.
- **Sea diligente para evitar la hipoxia y la hipotensión mientras maneja la vía aérea.** Esto es especialmente cierto si se intenta intubar al paciente.
- **Califique todas las vías aéreas antes de intentar cualquier maniobra avanzada en ellas**. Las vías aéreas difíciles de alto grado deben manejarse de la manera menos invasiva posible.

LECTURAS SUGERIDAS

1. Sahiner Y. Indications for tracheal intubation. In: Tracheal Intubation. Erbay RH (ed). 2018. Available at: https://www.intechopen.com/books/tracheal-intubation/indications-for-endotracheal-intubation Accessed March 18, 2019
2. Grmec S. Comparison of three different methods to confirm tracheal tube placement in emergency intubation. Intensive Care Med 2002; 28:701.
3. Chan ED, Chan MM, Chan MM. Pulse oximetry: understanding its basic principles facilitates appreciation of its limitations. Respir Med 2013; 107:789.
4. Brown 3rd CA, Walls RM. The decision to intubate. In: The Walls Manual of Emergency Airway Management, 5th ed, Lippincott Williams & Wilkins, Philadelphia 2018. p.3
5. Williams TA, Finn J, Perkins GD, Jacobs IG. Prehospital continuous positive airway pressure for acute respiratory failure: a systematic review and meta-analysis. Prehosp Emerg Care 2013; 17:261.
6. Weiss M, Dullenkopf A, Fischer JE, et al. Prospective randomized controlled multi-centre trial of cuffed or uncuffed endotracheal tubes in small children. Br J Anaesth 2009; 103:867.
7. Roth D, Pace NL, Lee A, et al. Airway physical examination tests for detection of difficult airway management in apparently normal adult patients. Cochrane Database Syst Rev 2018; 5:CD008874.
8. Bair AE, Panacek EA, Wisner DH, et al. Cricothyrotomy: a 5-year experience at one institution. J Emerg Med 2003; 24:151.
9. King DR, Ogilvie MP, Velmahos G, et al. Emergent cricothyroidotomies for trauma: training considerations. Am J Emerg Med. 2012;30:1429-32.
10. Hernandez, MR, Klock PA Jr, Ovassadian A: Evolution of the Extra Glottic Airway: A Review of its History, Applications and Practical Tips for Success, Anesth Analg 2012 Feb; 113: (2) 349-368

CAPÍTULO 82. MEDICACIÓN PARA EL MANEJO DE LA VIA AÉREA

1. ¿Por qué se usan medicamentos en la intubación?

Los medicamentos ayudan al proveedor al crear el ambiente óptimo de intubación a través de la sedación y la relajación muscular. La intubación puede ser dolorosa y potencialmente peligrosa para los pacientes. Y se utilizan para mitigar estas preocupaciones. Los medicamentos paralíticos se utilizan para lograr condiciones óptimas de intubación a través de la relajación completa del músculo esquelético y otros se utilizan para minimizar el dolor y la incomodidad con la intubación. La intubación de secuencia rápida (ISR) es el término utilizado para llevar rápidamente a un paciente no preparado a un nivel de comodidad y relajación para que la intubación sea segura y exitosa. Esta técnica se ha utilizado en quirófanos y departamentos de emergencia durante años. Algunas agencias de EMS también lo han estado utilizando durante más de una década.

2. ¿Cuál es el proceso para la ISR?

Después de una cuidadosa selección de los pacientes que son apropiados para la ISR, el paciente es pre-oxigenado y cualquier hipotensión subyacente se corrige si es posible. Luego se administran un sedante y un analgésico. Esto puede ser una combinación de medicamentos como el fentanilo y el midazolam o el etomidato. Alternativamente, se puede usar un solo agente como la ketamina. Esto es seguido por un despolarizante; una vez que se logra la relajación muscular, se procede a la intubación.

3. ¿Qué es lo que se debe considerar antes de usar un agente paralizante?

Una vez que se paraliza a un paciente, se debe poder oxigenar y ventilar ya que no estará ventilando espontáneamente. Con la mayoría de los regímenes, los mecanismos protectores de las vías aéreas del paciente no funcionarán, lo que los hace propensos a que se aspire. Si no va a poder ventilar al paciente o si tiene una intubación difícil no debe paralizarlo. Algunos ejemplos son aquellos que se presenten con hematemesis masiva, trauma facial o que tengan una vía aérea calificada como "difícil". Los pacientes que presentan vías aéreas difíciles y que son propensos a ser inmanejables con una BVM nunca deben ser paralizados.

4. ¿Qué tal si se usan medicamentos que no sean paralizantes para intubar a un paciente?

Este enfoque ha sido utilizado durante muchos años por muchas agencias de EMS. Desafortunadamente, ya no se considera "estado del arte". Los paralizantes son el único grupo de medicamentos que dan consistentemente condiciones de intubación "ideales" cuando se administran. Los sedantes y analgésicos, ya sea solos o en combinación, reducen los efectos secundarios de la intubación, pero no dan buenas condiciones de intubación de manera confiable. La sedación sola de la intubación rara vez es una buena opción.

5. ¿Existen riesgos significativos en el uso de paralizantes?

Varios estudios han demostrado que el uso de paralizantes para facilitar la intubación puede conducir a bradicardia e hipoxia en un número significativo de pacientes. Al menos un estudio mostró una disminución de la supervivencia en pacientes intubados mediante RSI. La succinilcolina, el paralizante más comúnmente utilizado puede conducir a arritmias cardíacas fatales en pacientes con niveles elevados de potasio. Puesto que en la mayoría de las escenas no se pueden comprobar niveles del potasio, esto también puede llevar a un aumneto de la morbimortalidad. La tasa de "éxito" de la intubación, usando RSI varía de 99% en el ED y en los servicios médicos aéreos, a 95-96% en agencias de EMS de alto rendimiento hasta tan bajo como 75-80% en otros. La menor tasa de intubación exitosa se asocia con un aumento de la morbilidad y la mortalidad entre los pacientes.

6. Si la medicación paralizante es tan peligrosa, ¿por qué usarlos?

Si bien los agentes paralizantes son peligrosos, también optimizan las condiciones de intubación para los pacientes prehospitalarios que necesitan intervención en la vía aérea. ISR ha sido el estándar para la intubación endotraqueal en pacientes no preparados en la sala de operaciones, el departamento de emergencias y los servicios de cuidados críticos médicos de la ventilación durante muchos años. Se puede hacer de manera segura y efectiva en pacientes apropiados por un profesional bien preparado. Para ciertos servicios de EMS, la ISR puede ser una herramienta efectiva para tener disponible.

7. ¿Qué atributos debe tener un servicio que utiliza la ISR?

Los atributos clave de un servicio que emplea con éxito la ISR son;

- Protocolos estandarizados de ISR.
- Formación adecuada. Por lo general, esto incluirá tanto el tiempo didáctico como las intubaciones en vivo y/o simulaciones. El número de tales intubaciones parece estar entre 20 y 50.

- Supervisión estricta con un fuerte liderazgo médico y compromiso con el programa.
- Garantía de calidad continua y demostración de retención de habilidades.
- Suficiente experiencia en intubación de forma continua. Existen múltiples modelos que abogando por un mínimo de una intubación por trimestre por miembro del grupo. Otros abogan por un mínimo de 4-10 intubaciones por año por proveedor.

8. ¿El paciente no "sufrirá" si no ofrecemos ISR?

No. La ISR mal realizada tiene una probabilidad mucho mayor de lesionar o matar a un paciente que no usarlo. Con las alternativas a la intubación endotraqueal, los dispositivos supraglóticos (DSG) y la ventilación con presión positiva no invasiva (VPPNI), existen excelentes terapias alternativas a la ISR y la intubación mal hechas.

9. ¿Qué dice la *National Association of EMS Physicians*?

La *NAEMSP* ha realizado una declaración sobre la ISR en vigor desde por lo menos el 2005. Se ha actualizado varias veces, pero esencialmente ha tenido el mismo tema todo el tiempo. La ISR no debe considerarse un conjunto de habilidades "obligatorias" para las agencias de EMS. El ISR solo debe usarse en sistemas en los que el Director Médico haya determinado que existe una necesidad específica para el procedimiento y que existen recursos adecuados para desarrollar, implementar y mantener un programa de ISR fuera del hospital.

10. Cumplimos con los criterios, hablemos de los medicamentos.

Los medicamentos ISR se pueden dividir en dos grupos: Paralizantes y todo el resto.

11. Paralizantes, ¿cómo se usan y cómo funcionan?

Los paralizantes funcionan bloqueando los impulsos nerviosos en la unión neuromuscular. El neurotransmisor para estas uniones es la acetilcolina y hay dos formas diferentes en que lo hacen. La Succinilcolina, el paralizante de inducción más común utilizado y es similar a dos moléculas de acetilcolina pegadas entre sí. Debido a esto se une al receptor de acetilcolina en la placa final motora, lo despolariza y debido a su vida media más larga que la acetilcolina, mantiene los músculos en un estado de relajación completa. El Rocuronio, es el siguiente paralizante más común, actúa evitando que la acetilcolina acceda a la placa final, bloqueando la despolarización y conduciendo a la relajación / parálisis muscular. El vecuronio, un paralizante de acción mucho más prolongada que rara vez se usa en las agencias de EMS, y funciona de la misma manera.

12. ¿Cuáles son las propiedades farmacológicas de los paralizantes prehospitalarios?

Agente	Dosis	Inicio de acción	Duración:
Succinilcolina	1.5 - 2.0 mg/kg	30 - 60 seg.	6-10 min.
Rocuronio	1.0 mg/kg	60 - 90 seg.	50 min. aproximadamente
Vecuronio	0.8 mg/kg	2.5 - 3 min.	100 min. aproximadamente

13. ¿Qué paralizantes se deben usar?

Un paralizante ideal tendría un inicio rápido, trabajaría consistentemente y tendría una duración corta. La succinilcolina cumple con estos requisitos y ha sido el estándar de oro durante muchos años. Sin embargo, puede causar arritmias significativas en pacientes con hiperpotasemia como se mencionó anteriormente. Ejemplos de tales pacientes incluyen pacientes en diálisis, pacientes quemados y aplastados, especialmente después de varias horas. Puede elevar la presión intracraneal e intraocular. Durante mucho tiempo se ha pensado que la succinilcolina tiene un efecto cronotrópico negativo que conduce a la bradicardia en pacientes pediátricos y requiere tratamiento previo con atropina. En los últimos años, este concepto ha sido cuestionado con la bradicardia que se cree que es más probable que sea el resultado de la hipoxia durante el procedimiento. El pensamiento actual es tener atropina disponible al lado de la cama, pero no darla como pretratamiento. Si un paciente pediátrico se vuelve bradicárdico, la primera acción debe ser ventilar al paciente y corregir cualquier hipoxia, y luego, si se mantiene bradicárdico, se puede administrar atropina. El rocuronio es un agente no despolarizante y no causará disritmias debido a la hiperpotasemia. Tiene un inicio de acción ligeramente más largo. Sin embargo, su duración de acción mucho más larga es una preocupación si el paciente no puede ser intubado. A pesar de esto, se está utilizando cada vez más en lugar de la succinilcolina como un agente de primera línea.

14. ¿Cuáles son los “Otros” medicamentos utilizados en ISR?

Realmente hay tres clases de medicamentos utilizados; Analgésicos, sedantes y ketamina.

- **Analgésicos.** Claramente el medicamento estándar aquí es el Fentanilo. Utilizado en una dosis de 1-2 mcg/kg es de inicio rápido, uniformemente eficaz y tiene una duración de acción relativamente corta. Debido a esto, es el analgésico de elección.
- **Sedantes.** Hay un par de alternativas que se pueden utilizar;
    - El Etomidato es, en muchos sentidos, un sedante ideal. Inicio rápido, corta duración de la acción, predecible en efectividad. No disminuye la presión arterial y mantiene la perfusión intracraneal.

El único lado negativo es que, incluso en una sola dosis, suprime la función suprarrenal. No está claro qué tan clínicamente significativo es esto, pero para los pacientes sépticos es aconsejable reducir la dosis.

- El Midazolam es la benzodiazepina utilizada clásicamente en ISR. También tiene un inicio rápido y una duración de acción relativamente corta. Sin embargo, su efectividad algo impredecible, la falta de propiedades analgésicas y su efecto inotrópico negativo que conduce a la hipotensión significa que ya no se considera un medicamento de primera línea para la ISR.
- La Ketamina es un antiguo medicamento que ha sido "redescubierto" para su uso. Es un anestésico general, que actúa sobre la corteza y los receptores límbicos, dando lugar a una analgesia disociativa y sedación. NO amortigua los reflejos protectores de la vía aérea y no deprime la presión arterial ni la frecuencia respiratoria. Puede conducir a ligeros aumentos en la presión intracraneal, pero se ha utilizado de forma segura en pacientes con lesiones en la cabeza. Teóricamente puede conducir a un aumento de la demanda de oxígeno miocárdico, pero esto no se ha encontrado que sea clínicamente relevante. Cada vez más, la combinación de ketamina y succinilcolina o ketamina y rocuronio ha sido el agente de elección para ISR.

Medicación	**Dosis**	**Inicio de acción**	**Duración de acción**
Fentanyl	1-2 mcg/kg	<30 seg.	30 - 40 min.
Etomidato	0.3 mg/kg	<30 seg.	5 - 8 min.
Midazolam	1 -5 mg	30 seg.	20 - 30 min.
Ketamina	1-2 mg/kg	30 seg.	5 - 20 min.

15. ¿Se puede usar únicamente el agente paralizante para intubar?

En absoluto. Los paralizante no afectan la conciencia ni la sensibilidad. Los pacientes paralizados, pero no sedados están despiertos y conscientes de lo que les está sucediendo y pueden sentir dolor. Una advertencia absoluta es NUNCA paralizar sin sedación y / o analgesia.

PERLAS Y DECISIONES CRÍTICAS

- Siempre evalúe la dificultad de una vía aérea antes de intentar cualquier tipo de intervención
- Cuando utilice ISR para manejar y la vía aérea, siempre tenga en cuenta el "Algoritmo de la Vía Aérea Dificultosa" y tenga planes alternativos para manejar esa vía aérea.

- La pre-oxigenación efectiva y la maximización de la presión arterial hacen más segura a intubación del paciente.
- La ISR crea las mejores circunstancias posibles para intubar a un paciente
- Si un paciente no puede ser ventilado en bolsa, nunca lo paralice.
- Nunca paralice a un paciente despierto.
- Siempre sedar antes de la parálisis.
- Los pacientes pueden desaturarse fácilmente durante un intento de intubación. Preste atención al oxímetro de pulso y detenga el intento y vuelva a oxigenar ANTES de que esto suceda.
- Tener un servicio ISR es exigente y requiere el compromiso de todos los niveles de la organización.
- Los tiempos de traslado cortos con un paciente adecuadamente oxigenado y ventilado generalmente NO requieren detenerse o disminuir la velocidad para realizar una intubación RSI.

LECTURAS SUGERIDAS:

1. Johnson T, Richman P, Allegra JR, Eskin B, Seger J: Intubations in Elderly Patients Have Decreased From 1999 Through 2014-Results of a Multi-Center Cohort Study, Am J Emerg Med, 2018;36:1964-1966.
2. Lunnstrom LH, Does CH, Norskov AK, Rosenstock CV, Thomsen JL, Meller AM, Strande S, Wetterslev M: Effects of Avoidance of Use of Neuromuscular Blocking Agents on Outcomes in Tracheal Intubation, A Cochrane Systemic Review, Br J Anesthesia, 2018;120: 1381-1393.
3. Dyson K, Bray JE< Smith KJ, Bernard S, Straney L, Nair R, Finn J: Paramedic Intubation Experience is Associated with Successful Tube Placement but Not Cardiac Arrest Survival, Ann Emerg Med, 2017;70:382-390.
4. Delorenzo A, St Clair T, Andrew E, Bernard S, Smith K.: Prehospital Rapid Sequence Intubation by Intensive Care Flight Paramedics, Prehosp Emerg Care. 2018 Sep-Oct;22(5):595-601.
5. Otto MA. Keep atropine in reserve for pediatric rapid-sequence intubation. MDEdge, Chest Physician. Published December 2013. Available at: https://www.mdedge.com/chestphysician/article/79245/pediatrics/keep-atropine-reserve-pediatric-rapid-sequence-intubation Accessed March 19, 2019
6. Walker RG, White LJ, Whitmore GN, et al. Evaluation of Physiologic Alterations during Prehospital Paramedic-Performed Rapid Sequence Intubation. Prehosp Emerg Care. 2018;22:300-311.

CAPÍTULO 83. DESCOMPRESIÓN CON AGUJA

1. ¿Por qué es importante entender la descompresión con aguja?

Este sencillo procedimiento, ejecutado correctamente en la escena, puede salvar una vida en pacientes con neumotórax a tensión.

2. ¿Qué es la descompresión con aguja?

Es la técnica de insertar una aguja de tamaño y longitud apropiada en un tórax ocupado a tensión. Esto proporciona que el torax ventile mejor, convirtiendo un neumotórax a tensión en un neumotórax abierto, que es una entidad menos letal. Aunque es un procedimiento relativamente simple, la descompresión con aguja puede representar la diferencia entre la vida y la muerte. Por lo tanto, debemos ser técnicamente competentes y conocedores de este procedimiento.

3. Nombre la única indicación para la descompresión con aguja.

Neumotórax a tensión.

4. ¿Qué es un neumotórax a tensión?

El neumotórax a tensión ocurre cuando hay una fuga de aire unidireccional al pulmón o la pared torácica, lo que hace que el aire entre pero no salga del espacio pleural. El aire entra en el espacio pleural durante la inspiración, pero queda atrapado con la expiración. La acumulación continua de aire conduce a un aumento significativo de la presión intratorácica. Esto resulta en el colapso del pulmón afectado, el desplazamiento del mediastino se aleja de neumotórax a tensión, comprimiendo así las estructuras mediastínicas, particularmente la vena cava, y el pulmón opuesto. (figura 83-1)

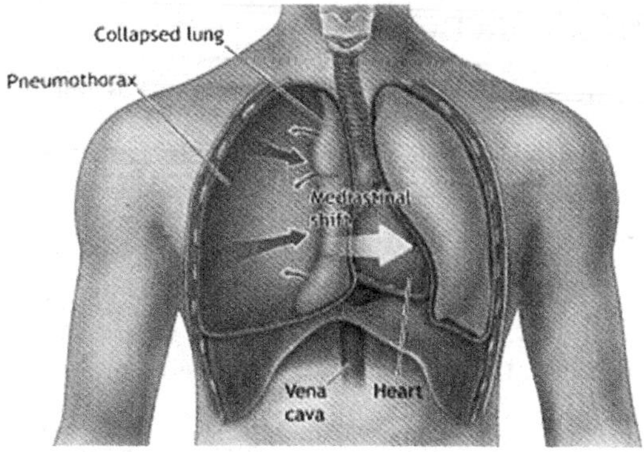

Figura 83-1 Neumotórax a tensión mostrando el desplazamiento mediastínico.

5. ¿Por qué la compresión de la vena cava es un problema tan grande?

A medida que la vena cava se comprime y estrecha cada vez más, la cantidad de sangre capaz de regresar al corazón disminuye. Como resultado, disminuyen el gasto cardíaco y la presión arterial del paciente.

6. ¿Qué causa un neumotórax a tensión?

La causa más común es el barotrauma iatrogénico, lo que significa que los pacientes intubados que reciben ventilación con presión positiva pueden desarrollar un neumotórax a tensión. La disminución de la disenibilidad pulmonar como lo demuestra el aumento de la resistencia a la ventilación de la válvula de bolsa y los pacientes en paro cardíaco con actividad eléctrica sin pulso deben alertar inmediatamente al proveedor médico para abordar la posibilidad de un neumotórax a tensión.

Otras causas incluyen lesiones traumáticas en el tórax donde una fuga externa pulmonar no se sella, una herida torácica succionante que está ocluida incorrectamente (por ejemplo, con un apósito completamente oclusivo), o la formación de un neumotórax espontáneo por una bulla rota que continúa fugando. Pero recuerde que cualquier forma de ventilación mecánica con ventilación con presión positiva, incluida la BVM, combitubo, LMA e incluso CPAP, podría provocar un neumotórax a tensión.

7. ¿Cómo se reconoce un neumotórax a tensión?

Un neumotórax a tensión es un diagnóstico clínico caracterizado por dificultad respiratoria, hipotensión, taquicardia, ausencia unilateral de sonidos respiratorios, distensión de las venas del cuello y dificultad creciente para proporcionar ventilaciones con máscara de bolsa. Las manifestaciones tardías incluyen enfisema subcutáneo, desviación traqueal y cianosis. Progresa rápidamente a paro cardíaco debido al shock obstructivo. El retraso en el reconocimiento puede ser fatal. Por lo tanto, uno debe estar atento en el diagnóstico de un neumotórax a tensión.

8. Defina la tríada de Beck.

Hipotensión, distensión venosa yugular y sonidos cardíacos amortiguados.

9. ¿La tríada de Beck está asociada con el neumotórax a tensión?

No. Se asocia con taponamiento cardíaco. Comparten los dos primeros componentes de la hipotensión y las venas elevadas del cuello, pero se diferencian por la disminución de los sonidos cardíacos frente a la disminución de los sonidos respiratorios. Un neumotórax a tensión tiene sonidos respiratorios ausentes con percusión hipersonora en el lado afectado. Estos hallazgos no están presentes con el taponamiento cardíaco. Diferenciar entre estas dos condiciones potencialmente mortales es crítico. Un taponamiento cardíaco tiene una sintomatología similar e inicialmente puede confundirse con un neumotórax a tensión. Los pacientes con ambas afecciones están *in extremis* hipotensos, taquicárdicos y con distensión de las venas del cuello. Por lo tanto, es muy importante determinar primero si los sonidos respiratorios están ausentes en el contexto de la hipotensión, la taquicardia y la distensión de la vena del cuello.

10. Las personas pueden sobrevivir con un pulmón. ¿Por qué un neumotórax a tensión es potencialmente mortal?

Las personas pueden sobrevivir incluso con menos de un pulmón completo. En el caso de un neumotórax a tensiona, el desplazamiento del mediastino comprime la vena cava, causando una disminución del retorno de la sangre venosa al corazón. El corazón no se llena, lo que lleva a un gasto cardíaco inadecuado, shock obstructivo y, finalmente, paro cardíaco.

11. ¿Se necesita mucho equipo avanzado para realizar una descompresión con aguja?

No. Una solución antiséptica de preparación de la piel como la yodopovidona y un dispositivo de catéter sobre aguja de calibre 14 de 6-8 cm de largo son las piezas esenciales del equipo. Algunos servicios de EMS utilizan catéteres más grandes de calibre 10. Siga el ABC, proporcione oxígeno suplementario y use guantes; siempre se deben observar precauciones universales. También están disponibles kits fabricados comercialmente (prefabricados) para la descompresión de agujas.

12. ¿Dónde se inserta la aguja en el tórax?

Hay dos enfoques, anterior y lateral. El abordaje anterior se encuentra en el segundo espacio intercostal en la línea medio clavicular. El nivel del segundo espacio intercostal se puede identificar rápidamente palpando el esternón en el ángulo de Louis, una prominencia en el esternón aproximadamente un cuarto del camino hacia abajo desde la muesca esternal. Asegúrese de no insertar la aguja hacia el sector medial de la línea medio clavicular, ya que la arteria mamaria interna podría ser lacerada.

El abordaje lateral se encuentra en el quinto espacio intercostal en la línea axilar media. En los hombres, el pezón suele estar sobre la quinta costilla, por lo que se puede utilizar como un punto de referencia rápido para el quinto espacio intercostal. En las mujeres, el pliegue inframamario debe usarse como punto de referencia debido a la presencia de tejido mamario. Cuando use el enfoque lateral, inserte la aguja durante el pico de inspiración, que es cuando el diafragma está en su punto más bajo en la cavidad torácica. Si la aguja se inserta durante la espiración máxima, podría perforar el diafragma, ya que esta fase del ciclo respiratorio éste puede elevarse a nivel del quinto espacio intercostal, y podría provocar la laceración del hígado si se coloca la aguja en el tórax del lado derecho. Con cualquiera de los enfoques, la aguja se inserta sobre la parte superior de la costilla para evitar los vasos intercostales y el nervio que corren a lo largo del borde inferior de cada costilla.

13. ¿Cuál es el procedimiento para hacer una descompresión con aguja?

- Confirme el diagnóstico por los hallazgos físicos (y obtenga una orden de control médico si los protocolos lo exigen).
- Identifique el sitio de inserción de la aguja.
- Use un E.P.P.
- Prepare la piel con antiséptico.
- Inserte el dispositivo de catéter sobre aguja sobre la parte superior de la costilla seleccionada.
- Confirme la colocación por la salida de aire a presión.
- Retire la aguja y deje el catéter en su lugar.
- Asegure el catéter.
- Algunos protocolos recomiendan colocar una válvula unidireccional sobre el catéter, aunque esto rara vez se hace y no mejora el resultado.
- Monitorear al paciente para cualquier cambio en la condición clínica.
- Transporte al centro de trauma más apropiado y cercano para la colocación del tubo torácico.

14. ¿Por qué uno podría fallar en la realización de una descompresión con agujas?

La longitud o el tamaño insuficientes del catéter pueden provocar el fracaso del procedimiento, al igual que la identificación incorrecta de los puntos de referencia y la colocación de la aguja. El catéter debe atravesar la piel y varias capas musculares para llegar a la pleura parietal. El tamaño recomendado es un catéter de calibre grande de 14 o 16 gauge sobre una aguja de al menos 6-8 cm de longitud dependiendo del grosor de la pared torácica del paciente. Como se mencionó anteriormente, algunos servicios de EMS también utilizan un catéter de calibre 10.

15. ¿Puede reaparecer un neumotórax a tensión después de la descompresión con aguja?

Ciertamente. Si no se usa una válvula unidireccional en pacientes que respiran espontáneamente, el aire puede ser aspirado de nuevo al espacio pleural a través del catéter, lo que resulta en la reacumulación de la presión intratorácica. El catéter de plástico blando también puede torcerse u ocluirse, evitando el escape de aire del neumotórax a tensión.

La descompresión con aguja es solo una medida de temporal, no es definitivo. Un médico debe colocar un tubo torácico lo antes posible. Por lo tanto, el paciente debe ser reevaluado con frecuencia para evitar la recurrencia del neumotórax a tension después de la descompresión. Si el paciente desarrolla signos y síntomas de un neumotórax a tensión recurrente, se puede realizar una descompresión adicional junto al catéter colocado previamente o en un sitio alternativo. En los pacientes que están intubados y ventilados con bolsa-balon, ya no existe la posibilidad de que el aire sea aspirado en el espacio pleural y es aceptable dejar el catéter abierto o usar una válvula unidireccional.

16. ¿Quién puede realizar la descompresión con aguja?

El proveedor de atención médica capacitado y autorizado en descompresión con aguja, que incluye médicos, paramédicos, enfermeras de vuelo y proveedores de nivel medio con aprobación de protocolo.

17. Si cree que un paciente tiene un neumotórax a tensión pero los protocolos locales no me autorizan a realizar la descompresión con aguja, ¿qué puedo hacer?

- Establecer una vía aérea abierta
- Administrar oxígeno de alto flujo
- Trasladar rápidamente al paciente a una centro adecuado
- Establecer la reanimación con líquidos intravenosos en el camino
- Proporcionar asistencia ventilatoria según sea necesario

18. ¿Cuáles son las posibles complicaciones de una descompresión con aguja?

- Hemotórax
- Laceración Pulmonar

- Neumotórax, si el neumotórax a tensión se diagnosticó erróneamente
- Punción de vasos intercostales o arteria mamaria.
- Infección pleural o empiema
- Celulitis
- Hematoma
- Punción cardíaca, hepática o diafragmática.

19. ¿Existen contraindicaciones absolutas para la descompresión con aguja?

¡No! El neumotórax a tensión es una afección potencialmente mortal que requiere tratamiento inmediato. En esta situación crítica, se requiere una identificación y acciones rápidas (inmediatas) para salvar una vida.

20. ¿Qué es una "toracostomía a dedo" y esto es mejor que una descompresión con aguja?

Una toracostomía simple o a dedo implica que un médico haga la incisión estándar para un tubo torácico en el 4º espacio intercostal, línea medio axilar, y entre sin rodeos en el espacio pleural para descomprimir un neumotórax a tensión. El procedimiento implica los primeros pasos de la inserción del tubo torácico sin insertar realmente un tubo torácico. Algunos abogan por la inserción de un tubo endotraqueal en la incisión para mantener el espacio pleural abierto durante el traslado. Un estudio ha demostrado que esto mejora la supervivencia en el paro cardíaco traumático.

El procedimiento es más común en países donde un médico es parte del equipo prehospitalario y su utilización es extremadamente rara en los Estados Unidos. Existen preocupaciones por el control de calidad, como el uso no indicado del procedimiento, el sitio de incisión inadecuado que podría provocar complicaciones graves y el riesgo de infección dado el entorno en el que se está realizando. Los proveedores prehospitalarios deben ser conscientes de esta técnica, ya que puede ser más frecuente en el futuro.

PERLAS Y DECISIONES CRÍTICAS

- No todos los neumotórax son neumotórax a tensión; un neumotórax simple NO necesita descompresión con aguja en la escena.
- Neumotórax a tensión es un diagnóstico clínico.
- El neumotórax a tensión es el proceso fatal de una enfermedad, actúe rápidamente.
- La causa más común de un neumotórax a tensión es la ventilación mecánica (barotrauma iatrogénico).

- Hay dos ubicaciones para insertar la aguja: 2º espacio intercostal en la línea medio clavicular o el 5º espacio intercostal en la línea medio axilar.
- Siempre inserte la aguja sobre la parte superior de la costilla para evitar el nervio intercostal y los vasos sanguíneos debajo.
- Use un catéter de calibre grande sobre la aguja de longitud suficiente (6-8 cm) para garantizar el acceso al espacio pleural.
- Inserte la aguja durante el pico de inspiración cuando el diafragma está en su punto más bajo.
- El neumotórax a tensión puede reaparecer, por lo que hay que reevaluar al paciente con frecuencia.
- La descompresión con aguja es solo una medida de temporal, no es definitiva, ya que un médico debe colocar un tubo torácico lo antes posible.

LECTURAS SUGERIDAS

1. PreHospital Trauma Life Support, 8th edition, National Association of EMTs, Jones and Bartlett Learning, .Burlington, MA, 2016
2. Isaacs D, Lai P. Blunt and Penetrating Trauma. In Cooney DR (ed) EMS Medicine. McGraw-Hill Education, New York, 2016
3. Stites DJ, Harrell AJ, Braude D. Acute Injury Management. In Cooney DR (ed) EMS Medicine. McGraw-Hill Education, New York, 2016
4. Dickson RL, Gleisberg G, Aiken M, et al. Emergency Medical Services simple thoracostomy for traumatic cardiac arrest: Postimplementation experience in a ground-based suburban/rural Emergency Medical Services agency. *J Emer Med*, 2018 (article in press)
5. Ball CH, Wyrzykowski AD, Kirkpatrick AQQ, et al. Thoracic needle decompression for tension pneumothorax: Clinical correlation with catheter length. Can J Surg 2010;53:184-188.
6. Grabo D, Inaba K, hammer P, et al. Optimal training for emergency needle thoracostomy placement by prehospital personnel: Didactic teaching versus a cadaver-based training program. J Trauma Acute Care Surg 2014;77:S109-S113.
7. Riwoe D, Poncia HDM. Subclavian artery laceration: A serious complication of needle decompression. Emerg Med Australasia 2011;23:651-653.

CAPÍTULO 84. INMOVILIZACIÓN Y FERULAS

1. ¿Cuáles son los objetivos básicos de la férula y la inmovilización?

El objetivo de la férula es preservar la función neurológica y motora y garantizar un flujo sanguíneo adecuado, así como reducir el dolor asociado con las lesiones musculoesqueléticas. Esto generalmente se logra realineando la parte del cuerpo afectada de una articulación por encima de la lesión a una articulación debajo del sitio de la lesión o en el caso de una dislocación o lesión a una articulación, asegurando el hueso por encima y el hueso por debajo de la articulación lesionada. Los objetivos de la inmovilización de la columna vertebral (quizás mejor conocida como restricción del movimiento espinal) son el proteger la integridad de la columna vertebral y la médula, comúnmente mediante el uso de collaretes cervicales y tablas para la columna vertebral, según corresponda.

2. ¿Cuáles son las consideraciones más importantes para decidir cuándo y cómo aplicar férulas?

Al considerar entablillar una extremidad, por muy deformada o lesionada que esté, se debe recordar el ABC de la atención del trauma. El establecimiento de una vía aérea adecuada, asegurarse una ventilación y repiración adecuadas, la evaluación del estado circulatorio (incluido el control de la hemorragia y el acceso intravenoso) y la protección de la columna vertebral tienen prioridad sobre la evaluación y el tratamiento de las extremidades lesionadas (excepto, obviamente, las heridas exsanguinantes). Incluso las extremidades totalmente isquémicas permanecerán viables durante varias horas, y se debe dar prioridad a las lesiones intracraneales, torácicas y abdominales.

3. ¿Qué tan bien funcionan las tablas largas y los collaretes cervicales en la inmovilización de pacientes?

Francamente, no inmovilizamos nada... eso es esencialmente imposible de hacer. En cambio, nuestras acciones se describirían mejor como restricción del movimiento espinal. Cuando se comparan los collaretes cervicales, se encuentra que los collares rígidos permiten menos movimiento que los collares de espuma suave. Para que los collares cervicales sean efectivos, deben tener el tamaño adecuado para cada paciente. Los fabricantes proporcionan instrucciones específicas sobre cómo medir y dimensionar un collarete.

Durante mucho tiempo se ha pensado que los collaretes cervicales en combinación con la colocación del paciente en un tabla larga, proporcionan una mayor restricción de movimiento que los collaretes solos. Por lo general, esto resulta en aproximadamente una reducción del 90% en la flexión, el movimiento lateral y la rotación, con aproximadamente un 50% de reducción en la extensión. Sin embargo, la mayoría de los pacientes cuya cabeza está directamente en la tabla larga tendrán el cuello en extensión, no una posición neutral. Se ha sugerido que de 1 a 1.5 pulgadas de acolchado entre la cabeza y la parte posterior de la tabla pondrá el cuello en una posición más neutral (y será más cómodo).

Lo contrario ocurre con los niños. Dado que su cabeza es relativamente grande en comparación con su cuerpo, colocar su cabeza plana sobre la tabla da como resultado una flexión, a menudo bastante significativa, del cuello. Se benefician de 1 a 2 pulgadas de acolchado debajo de su cuerpo para llevar el cuello a una posición más neutral.

4. ¿Cuál es el momento más riesgoso en la aplicación de la tabla larga o collaretes cervicales?

Varios estudios han demostrado que la rotación o la retirada de la tabla puede resultar en un movimiento significativo de la columna vertebral, incluso cuando se realiza en condiciones ideales por personal capacitado. Por lo tanto, se debe tener mucho cuidado cada vez que se mueve a un paciente para restringir el movimiento de la columna vertebral.

5. ¿Qué pasa con el uso de rollos de toalla o sacos de arena a ambos lados de la cabeza y el cuello?

Los bloques de algún tipo se colocan comúnmente a ambos lados de la cabeza para proporcionar una estabilización adicional. No se recomiendan los sacos de arena ni las bolsas de suero intravenoso. Ambos tienen suficiente masa para ejercer presión lateral sobre la columna cervical y la cabeza si se generan fuerzas G laterales severas mientras están en la ambulancia. Las toallas enrolladas y los productos de espuma comercial proporcionan una mayor estabilidad sin un peso significativo.

6. ¿Cómo hay de asegurar al paciente a la tabla larga?

La fijación del paciente a la tabla larga se ha realizado comúnmente para restringir el movimiento lateral de la columna vertebral. Aunque se han desarrollado muchos estilos diferentes de correas y productos comerciales para este propósito, solo se ha demostrado que unos pocos estilos de correas reducen el movimiento lateral. Se demostró que la eficiencia de las correas alrededor del torso (en las axilas) y las piernas mejoró enormemente con la adición de una correa en el sector superior de la pelvis. Cualquiera que sea el tipo de correa utilizada, la secuencia recomendada de aplicación de las correas es primero en el tronco, luego en las piernas y finalmente en la cabeza. Esta es una precaución para que la estabilización manual de la cabeza y el cuello se mantenga hasta que se aplique la última correa.

7. Algunos escritores de EMS han pedido la eliminación del uso de la tabla larga diciendo que son dañinos. ¿Es eso cierto?

Ningún procedimiento es completamente benigno y eso es cierto al colocar a un paciente traumatizado en una tabla larga. Los pacientes en una tabla rígida durante cualquier período de tiempo rápidamente estarán bastante incómodos y, si están en la tabla el tiempo suficiente, pueden desarrollar úlceras por presión. Los pacientes con columna espinal curvadas por artritis degenerativa o anatomía asimétrica se sentirán particularmente incómodos y estarán en riesgo de descomposición de los tejidos comprimidos.

Los protocolos para el tratamiento de pacientes traumatizados han cambiado sustancialmente en los últimos años. El uso estándar de las tablas largas ha sido limitado y en algunos casos eliminado en los protocolos de atención prehospitalaria. Las recomendaciones actuales abogan por el uso de "Indicaciones para la inmovilización espinal" que proporcionan un algoritmo para evaluar al paciente y determinar la forma adecuada de tratarlo y transportarlo.

La tabla larga continúa teniendo valor en la extricación y el traslado de pacientes lesionados desde una variedad de entornos a una camilla. La mayoría de los protocolos ahora requieren que el paciente sea retirado de la tabla lo antes posible. Las pautas generalmente son publicadas por el sistema EMS para determinar la indicación de la inmovilización espinal. Un ejemplo de estos protocolos se puede encontrar en la 8ª edición del texto PHTLS.

8. ¿Qué pasa con las férulas de vacío?

Las férulas de vacío se utilizan ampliamente en Europa como una alternativa a la restricción tradicional del movimiento espinal con collaretes cervicales y tablas largas. Las férulas de vacío son, en efecto, colchones delgados llenos de bolitas de poliestireno. Cuando se elimina el aire, se amolda fácilmente al contorno del cuerpo y forma una férula rígida que mantiene esa. Se ha demostrado que las férulas de vacío con y sin collaretes cervicales apoyan y estabilizan a los pacientes, así como la tablas largas con collaretes cervicales, y son mucho más cómodas para el paciente.

9. ¿Qué tan bien funciona el dispositivo de extricación Kendrick y las tablas cortas?

Se ha demostrado que el uso del dispositivo de extricación de Kendrick (KED) y la fijación del paciente a una tabla corta proporcionan una inmovilización comparable a la de las tablas largas para todos los planos de movimiento, excepto el movimiento lateral del cuello. La inmovilización en tabla corta puede potencialmente dificultar el control de la vía aérea debido a sus correas para la barbilla. No hay ensayos controlados buenos que comparen la extricación del paciente directamente con una tabla larga versus KED o una extricación en tabla corta.

10. ¿Cómo se deben ferular las fracturas pélvicas?

Los estudios han demostrado que atar sabanas alrededor de la pelvis o usar sujetadores pélvicos comerciales pueden cerrar fracturas pélvicas inestables (uniendo los huesos pélvicos rotos) y potencialmente reducir la hemorragia interna, sin embargo, el beneficio específico para los pacientes en el entorno prehospitalario aún no se ha establecido.

11. ¿Qué pasa con las férulas inflables para las extremidades?

Las férulas inflables para las extremidades son fáciles de aplicar, sin embargo, tienen una limitación significativa en que medir el grado de presión de inflado con la hendidura de la yema del dedo de la férula o la resistencia a la inflación por la boca comúnmente resulta en una presión excesiva. Solo las válvulas mecánicas de pop-off que se abren cuando se excede una cierta presión han demostrado controlar de manera confiable la presión de inflado. Además, incluso con voluntarios sanos, las presiones de inflado normales pueden hacer que la tensión de oxígeno en la extremidad disminuya en dos tercios. Para los pacientes con aumento de la presión del compartimento debido a fracturas, esto puede resultar fácilmente en una extremidad isquémica cuando se aplica esta férula.

12. Además de los productos comerciales, ¿qué más se puede usar para ferular las extremidades?

Con las cajas de tubos de sangre o las secciones de periódicos se hacen férulas rígidas pero ligeras para las fracturas de antebrazo y muñeca, mientras que las férulas de almohadas o mantas funcionan muy bien para lesiones de pie y tobillo.

13. ¿Cuáles son las lesiones en las extremidades que requieren una consideración especial al ferular?

En propia escena, son varias las lesiones ortopédicas que no se pueden reducir fácilmente o moverse a posiciones neutrales en un tabla larga. Las fracturas de cadera se estabilizan mejor con una almohada o mantas entre las piernas del paciente, con una correa de soporte alrededor de las piernas. Las dislocaciones posteriores de cadera (rodilla versus tabla) pueden resultar en una cadera que está flexionada y rotada internamente y debe apoyarse en su lugar hasta que se evalúe. Aunque es poco común, las dislocaciones inferiores del hombro (luxatio erecta) dan como resultado que el brazo se mantenga recto en el aire, y cualquier intento de llevar el brazo al lado del paciente es muy doloroso.

14. ¿Qué pasa con las fracturas o dislocaciones abiertas?

La mayoría de las fracturas abiertas, particularmente aquellas contaminadas con material extraño, deben ferularse como se encuentran. Esto evitará arrastrar material extraño de vuelta a la herida y aumentar la posibilidad de infección. Las heridas deben cubrirse con un apósito estéril, con presión dependiendo del grado de hemorragia.

15. ¿Se deben reducir las fracturas-luxaciones con isquemia distal en la escena?

Pro. La reducción de las dislocaciones de fractura a menudo restaurará inmediatamente el flujo sanguíneo a la extremidad afectada. Esto permite el traslado y la evaluación del paciente sin la presión del tiempo al tener una extremidad isquémica. Además, el paciente puede estar mucho más cómodo después de que la dislocación se haya reducido.

Contra. Las fracturas dislocadas a menudo no se reducen tan fácilmente. No es raro que los tendones o los tejidos blandos queden atrapados en la dislocación, lo que requiere una reducción abierta en el quirófano. Dado que los pacientes pueden tolerar una extremidad isquémica durante varias horas, el tiempo que pasan en la escena intentando reducciones puede ser mejor gastado trasladando al paciente al hospital para el tratamiento definitivo.

16. ¿Usted qué debe hacer con los objetos empalados?

Ya sea que estemos hablando de astillas de madera o metal, lesiones por pistolas de clavos (bastante comunes) o piezas de cerca o equipo industrial, los objetos empalados generalmente no se deben retirar. Deben estabilizarse lo mejor que se pueda, y el paciente debe ser trasladado al departamento de emergencias para su eliminación definitiva. Los objetos que pueden penetrar en el ojo deben estabilizarse y ambos ojos deben cubrirse para evitar el movimiento consensuado de los ojos. El apósito del ojo con el objeto empalado no debe ejercer presión al ojo (las copas funcionan bien) para evitar la extrusión del contenido del globo. El único caso en el que consideraría eliminar un objeto empalado es en el caso de un objeto empalado en la vías aérea y que afecta la ventilación.

17. ¿Qué se debe hacer con la avulsión dental o subluxados?

No intente ferular los dientes flojos o reemplazar los dientes sueltos en pacientes cuyo estado mental es tal que podrían aspirarlos. El papel de aluminio, si está disponible, se puede doblar alrededor de los dientes subluxados para entablillarlos a los dientes circundantes estables, pero solo con precaución. Los dientes avulsados deben ser colocados (por el paciente) de nuevo en los alvéolos corespondiente. Si no se pueden reemplazar en sus cuencas, pueden transportarse en la propia saliva del paciente, ya sea entre la mejilla y la encía o en una taza. Además, existen soluciones disponibles comercialmente, como la solución de Hank, que se pueden utilizar para transportar un diente avulsivo. Otras alternativas son la solución salina o la leche que también servirán como medio de transporte.

PERLAS Y DECISIONES CRÍTICAS

- Obviamente, las lesiones de extremidades deformadas y visualmente impresionantes nunca deben distraer de las prioridades del ABC en la atención del trauma.
- Cuanto más tiempo esté un paciente en una tabla rígida, mayor será la probabilidad de desarrollar úlceras de decúbito. Agilizar el traslado de estos pacientes para su evaluación definitiva y discontinuación del uso de la tabla.
- Los pulsos distales y la función neurológica deben revisarse antes y después de cualquier manipulación o férula de las extremidades.
- La avulsión dental se maneja, idealmente, mediante el reemplazo en su cavidad original, a menos que el paciente tenga un estado mental alterado u otra razón de riesgo de aspiración.
- La ferulación ideal de una fractura implica incluir las articulaciones por encima y por debajo del sitio de la fractura, y para las dislocaciones, en los huesos por encima y por debajo del sitio dislocado.

LECTURAS SUGERIDAS:

1. Kang DG1, Lehman RA Jr Spine immobilization: prehospitalization to final destination. J Surg Orthop Adv. 2011 Spring;20(1):2-7.
2. Runcie H1, Greene M2. Femoral Traction Splints in Mountain Rescue Prehospital Care: To Use or Not to Use? That Is the Question. Wilderness Environ Med. 2015 Sep;26(3):305-11.
3. Nackenson J1, Baez AA2, Meizoso JP3. A Descriptive Analysis of Traction Splint Utilization and IV Analgesia by Emergency Medical Services. Prehosp Disaster Med. 2017 Dec;32(6):631-635.
4. Conrad BP, Rossi GD, Horodyski MB, Prasarn ML, Alemi Y, Rechtine GR. Eliminating log rolling as a spine trauma order. Surg Neurol Int 2012;3:S188-97.

CAPÍTULO 85. MANEJO DEL DOLOR EN EL PREHOSPITALARIO

1. ¿Por qué es importante el tratamiento del dolor en el entorno prehospitalario?

El dolor es la queja más común entre los pacientes del departamento de emergencias, hasta el 70% de los pacientes informan dolor como parte de su síntoma principal. Otro estudio mostró que el 20% de todos los pacientes prehospitalarios se quejaban de dolor moderado a severo. Con un porcentaje tan grande de pacientes que relatan dolor, los trabajadores de la salud prehospitalarios pasan una gran cantidad de tiempo evaluando, tratando y monitoreando el dolor del paciente. Una comprensión clara de la patología y el tratamiento del dolor mejorará la atención de un gran número de pacientes.

2. ¿Qué es el dolor?

El dolor es la incomodidad desagradable que el paciente siente o experimenta en respuesta a un daño o lesión.

3. ¿Cómo clasificamos el dolor y cómo podemos notar la diferencia?

El dolor generalmente se divide en dos categorías: agudo (nociceptivo) y crónico (neuropático). El dolor agudo se siente cuando las fibras nerviosas, llamadas receptores nociceptivos, detectan estímulos dañinos como daño tisular, inflamación, hipoxia y obstrucción de un órgano hueco. A diferencia del dolor agudo, el dolor crónico no es causado por la activación de las terminaciones nerviosas, sino por la desensibilización, o inhibición reducida, de estas vías nerviosas. Debido a la patología involucrada, el dolor crónico no siempre responde a los narcóticos. La entrevista con el paciente y la historia ayudarán al proveedor de atención a determinar la patología del dolor.

4. He oído decir muchas veces que "nadie murió de dolor". ¿Es cierta esta afirmación?

El dolor tiene muchos efectos secundarios potencialmente negativos, incluido el aumento de la resistencia vascular periférica, el aumento del consumo de oxígeno miocárdico, la hipercoagulabilidad y la disminución de la función inmune. En pacientes sensibles a estos cambios, como los ancianos, estas complicaciones secundarias pueden resultar fatales.

5. ¿Cómo podemos evaluar con precisión el dolor?

El dolor debe evaluarse tanto por su calidad como por su cantidad. Evaluar la calidad del dolor (es decir, agudo, punzante, sordo, doloroso) ayudará a determinar la causa, que puede o no ser corregible. El paciente es el mejor juez de la cantidad de dolor. Haga que el paciente califique el nivel de dolor en una escala de 0 a 10, sin dolor es 0 y 10 es "el peor dolor imaginable". Si un paciente no puede informar el dolor, entonces el proveedor de atención debe confiar en sus propias percepciones y experiencia para determinar el alcance del dolor de un paciente. En general, si un paciente parece tener dolor, entonces tiene dolor y debe ser tratado adecuadamente.

6. ¿Cómo tenemos que cambiar nuestros métodos a la hora de valorar el dolor en los niños?

La evaluación del dolor en pacientes pediátricos a menudo es más difícil que la evaluación del dolor en adultos. En un estudio de 2005, en pacientes pediátricos, la razón que se daba, en el 93% de las veces, para que se mantuviera la morfina fue la incapacidad de evaluar el dolor. En estos pacientes, la comunicación a nivel del niño es de suma importancia. Frases como "duele mucho" y "duele un poco" pueden ser útiles con los niños en edad escolar. Hay varias variaciones de la tabla FACES donde el niño señala la cara (dibujo o fotografía) que se correlaciona más estrechamente con el grado de dolor que está experimentando. En los niños pequeños y los bebés, los padres pueden ayudar a determinar la cantidad de dolor del paciente. Observe a los bebés para hacer una mueca facial y entrecerrar los ojos. Además, también hay una serie de métodos de puntuación numérica observacional para bebés y niños que no pueden autoinformar su nivel de dolor. Tratar el dolor observado.

- ***Wong Baker FACES pain rating:*** disponible en http://wongbakerfaces.org/
- ***FACES Pain Scale revised:*** diponible en http://www.iasp-pain.org/Education/Content.aspx?ItemNumber=1519
- ***FLACC scale:*** disponible en http://www.mghpcs.org/eed_portal/Documents/Pain/Pediatric/FLACC_scale.pdf
- ***EVENDOL scale:*** available at http://www.pediadol.org/IMG/pdf/EVENDOL_gb.pdf

7. ¿Debemos evaluar y tratar el dolor en pacientes con un estado mental alterado?

¡Sí! Un estado mental alterado no significa que el paciente no esté experimentando dolor. Durante su examen físico, observe al paciente para detectar muecas faciales a la palpación, la retirada de los estímulos y los signos verbales de dolor.

8. ¿Cuáles son los diferentes métodos que están disponibles para el tratamiento del dolor?

El dolor puede ser controlado por medios físicos, psicológicos y farmacológicos. Una combinación de los tres generalmente resultará en el mayor alivio del dolor.

9. ¿Qué es lo que se quiere decir con medios "físicos" para controlar el dolor?

La férula, el posicionamiento y la aplicación de compresas calientes / frías son métodos físicos practicados rutinariamente por profesionales del EMS. Se pueden lograr niveles significativos de alivio del dolor a través de estos medios simples, y pueden ser realizados por cualquier respondedor, independientemente del nivel de entrenamiento.

10. ¿Qué es la terapia de distracción?

La terapia de distracción es una técnica psicológica en la que la atención del paciente se aleja del dolor, disminuyendo su percepción del dolor. Es muy efectiva, pero puede ser limitada en pacientes con una o más lesiones que requieren la atención del proveedor prehospitalario.

11. ¿Cómo usted puede realizar la terapia de distracción en el entorno prehospitalario?

La técnica de distracción más fácilmente disponible es la conversación. Hablar con su paciente tiene muchos beneficios, incluido el alivio del dolor y una mayor confianza. La conversación casual también disminuye los niveles de ansiedad del paciente, lo que le permite intentar procedimientos, como el acceso venoso, que le permitirán tratar aún más el dolor a través de otras rutas. Además, según lo permita la atención, las lesiones deben cubrirse y eliminarse de la vista del paciente, particularmente en niños.

12. ¿Cuáles son las otras técnicas de terapia de distracción que están disponibles cuando se extiende el tiempo de traslado, como desde un hospital comunitario a un centro de atención terciaria?

La musicoterapia es efectiva para distraer a un paciente del dolor. Muchas ambulancias están equipadas con altavoces de radio traseros, y sintonizar la radio a la estación favorita del paciente puede tener efectos beneficiosos. Con la disminución de los costos y el tamaño de los reproductores de DVD, también puede tener una selección de películas a mano para tiempos de traslado más largos.

13. ¿Cuáles son las terapias farmacológicas que están disponibles?

Los analgésicos opiáceos y los medicamentos antiinflamatorios no esteroideos (AINEs) son dos clases comunes de fármacos utilizados para el manejo del dolor. (Tabla 1) Ambos tienen ventajas y desventajas, y una combinación de ambos puede proporcionar mayor alivio para la mayoría de los pacientes. Los analgésicos opiáceos proporcionan alivio del dolor en la mayoría de las situaciones, pero conllevan una serie de efectos secundarios negativos, como la depresión respiratoria. Los AINEs, aunque se perciben como más seguros que los opiáceos, también tienen una lista de efectos secundarios negativos, como irritación gastrointestinal, la hemorragia y la toxicidad renal con los que el proveedor debe estar familiarizado. Los AINEs funcionan particularmente bien cuando se trata el dolor musculoesquelético y el dolor relacionado con la inflamación del tejido, como la pericarditis, la pleuritis, los cálculos renales y los cólicos biliares.

14. ¿Cuál es la mejor vía para administrar analgésicos?

La mejor vía es la intravenosa. El tiempo de inicio es corto, los resultados son predecibles y se puede ajustar fácilmente para que surta efecto. Si la vía intravenosa no está disponible, la mayoría se pueden administrar por vía subcutánea. La vía intranasal, con un dispositivo atomizador en la mucosa también es una ruta efectiva para algunos analgésicos opiáceos y puede ser extremadamente efectiva en la población pediátrica. Esta vía elimina el miedo del paciente, y los desafíos, que acompañan a una inyección o el establecimiento de una vía intravenosa su administración. Se deben evitar las inyecciones intramusculares; el momento de inicio es comparable a las inyecciones subcutáneas, pero las inyecciones intramusculares son más dolorosas.

15. ¿Cuál es la diferencia entre un analgésico y un sedante?

Un sedante, como el midazolam o el etomidato, proporciona alivio de la ansiedad e induce amnesia, pero tiene poco o ningún efecto sobre el dolor. Cuando se trata a un paciente estable, puede ser beneficioso administrar tanto un analgésico como un sedante antes de realizar un procedimiento doloroso, como manipular huesos largos para restaurar los pulsos distales. Los sedantes combinados con analgésicos opiáceos tienen efectos sinérgicos y se pueden usar dosis más bajas de cada uno. Los pacientes que reciben sedantes y opiáceos deben ser monitoreados de cerca para detectar depresión respiratoria e hipotensión. Esto es especialmente importante en la población de edad avanzada.

16. ¿Qué riesgos se asocian con el control farmacológico del dolor?

Todos los medicamentos tienen efectos secundarios, cuyo alcance depende de la dosis administrada y la tolerancia del paciente. Los opiáceos pueden causar depresión respiratoria, náuseas y vómitos, e hipotensión. Los AINEs se asocian con sangrado gastrointestinal, insuficiencia renal y disfunción plaquetaria, pero estos efectos secundarios son más comunes en pacientes que reciben AINEs durante un largo período de tiempo y generalmente no en el entorno agudo.

17. En el caso de una sobredosis accidental, ¿qué antídotos están disponibles?

La naloxona (*Narcan™*) es eficaz para antagonizar los efectos de los opioides. Es importante recordar que en la mayoría de los casos los efectos de los opiáceos duran mucho más que el efecto de la naloxona. Por lo tanto, el paciente debe ser observado de cerca para la recurrencia de los síntomas de sobredosis una vez que la naloxona desaparece después de aproximadamente 30-45 minutos.

18. ¿Alguna otra droga reduce los efectos no deseados de los opiáceos?

Los antieméticos, como la prometazina HCl (*Phenergan™*) y el odansetrón HCl (*Zofran™*), son efectivos para reducir o tratar profilácticamente las náuseas inducidas por los opiáceos. Si se produce hipotensión, se puede administrar un bolo líquido de una solución isotónica.

19. ¿Usted qué debe hacer si cree que su paciente es un buscador de drogas?

Una historia previa de dependencia es el mejor indicador del comportamiento de búsqueda de drogas; desafortunadamente, no tenemos el tiempo o los recursos prehospitalarios para explorar o evaluar completamente la historia del paciente, por lo que en caso de duda, trate el dolor. Es raro que un paciente sin otros antecedentes de dependencia se vuelva adicto a los medicamentos para el dolor.

20. Algunas agencias de EMS llevan fentanilo, algunas llevan morfina y otras llevan ambas, ¿cuál es mejor?

El fentanilo es un analgésico narcótico que tiene un inicio de acción muy rápido; sin embargo, no dura mucho tiempo. Por lo tanto, es una buena opción en sistemas EMS con tiempos de traslados cortos. La morfina, por otro lado, tiene un inicio de acción más lento, pero dura mucho más que el fentanilo. Por lo tanto, tener ambos medicamentos disponibles proporciona lo mejor de ambos mundos, uno que produce alivio del dolor rápidamente y otro que dura más tiempo. Si ambos medicamentos se administran a un paciente, es obligatoria una observación cuidadosa de la depresión respiratoria.

21. ¿Es es cierto que administrar analgésicos puede enmascarar los síntomas y dificultar el diagnóstico del paciente en el hospital?

Este ha sido un punto de vista tradicional y una máxima comúnmente enseñada durante décadas. Como resultado, un número incalculable de pacientes han esperado en los departamentos de emergencia, todavía con dolor, hasta que se completen sus estudios de diagnóstico y se realice un diagnóstico. Numerosos estudios recientes han demostrado que la administración de analgésicos no perjudica el estudio de un paciente y, en todo caso, el alivio del dolor lo hace más fácil. Por lo tanto, la medicación para el alivio del dolor debe ofrecerse y administrarse a un paciente tan pronto como se reconozca que el paciente tiene dolor.

22. Al tratar el dolor en el entorno prehospitalario, ¿los proveedores de EMS están contribuyendo a la actual epidemia de adicción a los opioides en los Estados Unidos?

La epidemia actual de opioides se asocia comúnmente con prácticas inapropiadas de prescripción de opiáceos para el dolor crónico. En 2012, la hidrocodona se había convertido en el medicamento recetado número uno en Estados Unidos. La administración de opioides por parte del personal de EMS, para tratar el dolor de una lesión aguda, no se ha identificado en estudios que contribuya a la epidemia de opioides.

23. ¿Debe darle opioides a un paciente que está en recuperación de la adicción a los opioides y tiene una lesión aguda y dolorosa?

Al igual que con cualquier terapia de tratamiento, el consentimiento informado del paciente es la clave. Los pacientes siempre deben saber qué medicamentos están recibiendo y las consecuencias (efectos secundarios) de ese medicamento. El paciente y el proveedor deben discutir las opciones de tratamiento y juntos decidir qué terapia de manejo del dolor es la mejor para la enfermedad o lesión actual. Los pacientes deben poder rechazar los opioides y aún así recibir tratamiento para el dolor; AINE, terapia de distracción y tratamiento "físico" apropiado.

24. ¿Es la ketamina una alternativa a los narcóticos para la analgesia?

Se ha utilizado una dosis baja de ketamina (0.15-0.3 mg/kg) para el alivio del dolor sin producir muchos de los efectos secundarios asociados con los narcóticos y dosis más altas de ketamina. Específicamente no causa hipotensión; de hecho, puede elevar un poco la presión arterial, no afecta los reflejos protectores de la vía aérea y no causa depresión respiratoria. Además, a estas dosis, no induce el estado disociativo que conduce a la reacción de emergencia comúnmente asociada con el uso de ketamina.

PERLAS Y DECISIONES CRÍTICAS

- La evaluación adecuada de los niveles de dolor es esencial cuando se trata el dolor.
- La mayoría de los pacientes se tratan mejor con una combinación de medios físicos, psicológicos y farmacológicos.

- La evaluación y el tratamiento continuo son necesarios para mantener un alivio adecuado del dolor.
- Los síntomas de sobredosis de narcóticos tratados con naloxona pueden reaparecer una vez que la naloxona ha sido metabolizada.

LECTURAS SUGERIDAS:

1. Hennes, Kim, Pirrallo, Prehospital Pain Management: A Comparison of Providers' Perceptions and Practices, Prehospital Emergency Care, Jan. 2005
2. McManus, Sallee, Pain Management in the Prehospital Environment, Emergency Medicine Clinics of North America, 2005
3. Manchikanti, Helm II, Fellows, Janata, Pampati, Grider, Boswell, Opioid Epidemic in the United States, Pain Physician: Opioid Special Issue July 2012; 15:ES9-ES38
4. Bounes V et al. Predictors of pain relief and adverse events in patients receiving opioids in a prehospital setting. Am J Emerg Med. 2011;29:512-7.
5. Castrèn M, Lindström V, Branzell JH, Niemi-Murola L. Prehospital personnel's attitudes to pain management. Scand J Pain. 2015;8:17-22.
6. Jennings PA, Lord B, Smith K. Clinically meaningful reduction in pain severity in children treated by paramedics: a retrospective cohort study. Am J Emerg Med. 2015;33:1587-90.
7. Oberkircher L, Schubert N, Eschbach DA, et al. Prehospital Pain and Analgesic Therapy in Elderly Patients with Hip Fractures. Pain Pract. 2016;16:545-51.\
8. Buckland DM, Crowe RP, Cash RE, et al. Ketamine in the Prehospital Environment: A National Survey of Paramedics in the United States. Prehosp Disaster Med. 2018;33:23-28.
9. Smith RK, Messman A, Wilburn J. Low-Dose Ketamine Emerges as Effective Opioid Alternative. Available at: https://www.acepnow.com/article/low-dose-ketamine-emerges-effective-opioid-alternative/?singlepage=1 Accessed August 28, 2018.

Nombre genérico	Nombre comercial	Clasificación	Comentarios
Sulfato de morfina	Morfina	Opioide	Estándar con el que se comparan todos los demás opiáceos. Opiáceo más comúnmente utilizado en el cuidado prehospitalario.
Hidromorfona	Dilaudid	Opioide	Se utiliza en dosis más pequeñas que la morfina, con efectos secundarios similares.
Citrato de Fentanilo	Sublimaze	Opioide	Tiempo de inicio ligeramente más corto y tiempo hasta el efecto máximo que la morfina. Grandes dosis pueden causar rigidez muscular, que puede revertirse con bloqueadores neuromusculares.
Meperidina	Demerol	Opioide	Vida media y efecto más largos que la morfina, pero el metabolismo se ve afectado por la enfermedad renal y hepática. Mayor toxicidad para el SNC.
Nalbufina	Nubain	Opioide sintético	Efectos hemodinámicos mínimos, con un techo en la depresión respiratoria. Es un antagonista de los opiáceos y puede precipitar los síntomas de abstinencia en los usuarios de opiáceos a largo plazo.
Ketorolac Trometamina	Toradol	AINE	Disminuye la capacidad de coagulación. No indicado para su uso en niños. No utilizar en presencia de insuficiencia renal avanzada.
Öxido nitroso/ Oxígeno Mezclado	Nitroso, "Gas hilarante"	Gas	Autoadministrado por el paciente. La máscara nunca debe fijarse a la cabeza del paciente. Ideal para su uso en niños.

Tabla 1. Analgésicos comúnmente usados en la escena prehospitalaria.

CAPÍTULO 86. ULTRASONIDO EN LA ESCENA

1. ¿Por qué un capítulo sobre ultrasonidos en un libro de texto prehospitalario?

El uso de ultrasonido en el Departamento de Emergencias (ED) es una herramienta de diagnóstico rápida y altamente eficaz que ayuda a acelerar el triaje y guiar el manejo del paciente. La intervención temprana y el triaje adecuado son dos de las señas de identidad de la atención prehospitalaria, por lo tanto, ha habido investigaciones sobre posibles aplicaciones para el ultrasonido en la escena. Numerosos estudios basados en ED han demostrado que el entrenamiento relativamente mínimo puede producir resultados muy precisos en exámenes de ultrasonido focalizados y los datos prehospitalarios corroboran estos hallazgos. Además, la evolución de la tecnología de ultrasonido ha producido pequeñas máquinas ligeras y altamente duraderas con una excelente calidad de imagen que el SEM podría llevar fácilmente a la escena. Existe un gran potencial para que el ultrasonido guíe el diagnóstico prehospitalario, el triaje y la intervención.

2. ¿Cómo funciona el ultrasonido (US)?

Las máquinas de ultrasonido emiten ondas sonoras de su transductor a varias frecuencias, que luego reflejan las interfaces de tejido de vuelta al transductor para generar imágenes. Las frecuencias de ultrasonido más altas producen una mayor resolución del tejido, pero a costa de una penetración reducida del tejido, mientras que los estudios de baja frecuencia pueden penetrar más profundamente en los tejidos pero con menos resolución. Los tejidos densos, como los huesos o los cálculos biliares, aparecen de color blanco brillante o hiperecoico, porque la mayor parte de la energía del ultrasonido se absorbe o refleja. Los órganos sólidos, como el hígado o el bazo, muestran una escala gris de la arquitectura del tejido. Las ondas de ultrasonido pasan fácilmente a través del líquido o la sangre dejando un área negra, o anecoica, en la pantalla. La energía por ultrasonido no se propaga a través del aire, por lo que las estructuras viscosas pulmonares y huecas son difíciles de visualizar. En general, los transductores de 3,5 a 5 MHz son necesarios para las ecografías del corazón, el pulmón y el abdomen. Los transductores de frecuencia más alta, de 4 a 12MHz, son útiles para visualizar huesos, músculos, vasos sanguíneos y nervios.

3. ¿Cuáles son las posibles aplicaciones para el ultrasonido en el entorno prehospitalario?

Evaluación de pacientes de trauma para hemoperitoneo, hemopericardio y neumotórax (Evaluación Focalizada con Sonografía para trauma [FAST] y

Evaluación Focalizada con Sonografía para Trauma Extendida [E-FAST]); Evaluación de la actividad cardíaca en pacientes con paro cardíaco o actividad eléctrica sin pulsos (AESP); Determinar el diámetro aórtico en pacientes con sospecha de aneurisma de la aorta abdominal (AAA); Visualización de la pleura y los pulmones para evaluar a los pacientes con disnea; y la ayuda en procedimientos como la intubación y el acceso venoso.

4. ¿Hay algún estudio que demuestre el uso eficaz del ultrasonido en el entorno prehospitalario?

Hay un creciente cuerpo de literatura que apoya el uso de ultrasonido en el entorno prehospitalario. Los primeros estudios se llevaron a cabo en Europa con sonógrafos no paramédicos. Uno de estos estudios demostró una sensibilidad, especificidad y precisión de 93, 99 y 99% para el uso de FAST para detectar fluido libre intraperitoneal en el entorno prehospitalario. Más importante aún, en el 30% de los casos hubo un cambio en el manejo o la terapia resultante del FAST prehospitalario y un cambio en la admisión hospitalaria en el 22%. Desde este estudio histórico, se han publicado datos que muestran que los sonógrafos paramédicos pueden ser entrenados para obtener e interpretar imágenes de ultrasonido. Estas investigaciones han demostrado que el uso de ultrasonidos en la escena es factible y útil tanto para los proveedores de paramédicos como para no paramédicos. Las instrucciones futuras para la investigación pueden implicar explorar si el uso de ultrasonido en el entorno prehospitalario afecta los resultados de los pacientes.

5. ¿Realizar una ultrasonografía en el ambiente prehospitalario retrasará el traslado?

No es probable que el ultrasonido retrase el transporte. Dado que la ultrasonografía de emergencia son estudios dirigidos que se centran en uno o dos hallazgos fácilmente reconocibles, uno puede completar los exámenes en pocos minutos. Además, el ultrasonido se puede realizar durante el traslado. En un estudio, no hubo diferencia en la viabilidad y el tiempo necesario para realizar exámenes FAST al comparar los exámenes in situ y los obtenidos durante el traslado. Dos excepciones notables serían el uso de ultrasonido en el paciente de paro cardíaco donde puede afectar las decisiones sobre si transportar al paciente, así como el uso de ultrasonido en la escena de un incidente de multiples victimas donde podría ayudar como una herramienta de triaje.

6. ¿Cuánto tiempo suele tomar completar un examen de US focalizado?

El tiempo necesario para realizar un examen de ultrasonido focalizado depende del tipo de examen y el nivel de experiencia de la persona que realiza el estudio, sin embargo, la mayoría de los exámenes de ultrasonido tardan hasta 5 minutos en completarse. Algunos exámenes están tan centrados en su alcance que se pueden completar en cuestión de segundos. Por ejemplo, una vista rápida del corazón para la actividad cardíaca se puede hacer junto con controles de pulso durante la RCP. Las limitaciones de tiempo son una barrera importante para el uso de ultrasonidos en el entorno prehospitalario; sin embargo, las técnicas pueden ser modificadas para cumplir con el plazo de atención prehospitalaria.

7. ¿Qué tipo de formación implica?

En el pasado, la educación y capacitación por ultrasonido de diagnóstico requería meses de capacitación avanzada, la finalización de cientos de exámenes de ultrasonido o una residencia médica en la especialidad de imagenología. Recientemente, sin embargo, numerosas especialidades han adoptado el concepto de un examen de ultrasonido limitado o focalizado. Los exámenes limitados están diseñados para buscar uno o dos hallazgos específicos que se utilizan para guiar el manejo. Estos exámenes focalizados son el tipo de estudios que suelen realizar los médicos de emergencia. La capacitación para exámenes focalizados implica uno o dos días de educación didáctica y práctica, seguidos por el desempeño de 25 exámenes de "práctica" o "entrenamiento" observados para cada indicación clínica. Los médicos de emergencia han demostrado excelentes resultados con este tipo de entrenamiento. Actualmente no existen pautas específicas para la capacitación de proveedores prehospitalarios para realizar exámenes focalizados.

8. ¿Hay algún equipo hecho específicamente para el entorno prehospitalario?

No hay ningún equipo de ultrasonido actualmente disponible específicamente diseñado para el ambiente prehospitalario. Sin embargo, el mercado de ultrasonidos de emergencia ha cambiado drásticamente en los últimos años y estos avances han permitido la introducción de ultrasonidos en la escena prehospitalaria. Probablemente el más importante de estos cambios es la reducción en el tamaño de las máquinas de ultrasonido. Además, ha habido mejoras significativas en la durabilidad de los ecógrafos. Hoy en día, algunas máquinas consisten en un transductor que también sirve como una fuente de batería que se puede conectar directamente a un teléfono inteligente o tableta. Estos dispositivos pueden caber dentro de los estrechos confines de la parte posterior de una ambulancia o un helicóptero y pueden ser llevados al entorno impredecible de una escena de accidente.

9. ¿Cuáles son los principales hallazgos de los exámenes FAST y E-FAST?

El examen FAST implica la evaluación de los espacios peritoneales y pericárdicos para las acumulaciones anormales de sangre. Cuando se visualiza con ultrasonido, la mayoría de la sangre aparece anecoica, o negra. (Figura 86-1.a. y 86-1.b.). Estudios previos han demostrado que el líquido generalmente se acumula en la cavidad peritoneal de una manera uniforme, comenzando con las porciones más dependientes de la cavidad peritoneal. En el paciente supino, esto es la pelvis o el cuadrante superior derecho del abdomen alrededor del hígado. En ciertos casos, el líquido también puede acumularse en el cuadrante superior izquierdo del abdomen alrededor del bazo también. La parte abdominal del examen FAST implica tres puntos de vista y se considera positiva cuando se detecta líquido anecoico alrededor del hígado, alrededor del bazo o en la pelvis. Finalmente, el examen FAST evalúa el corazón para detectar la presencia de líquido pericárdico. El FAST extendido, o E-FAST, incluye todas las partes del examen FAST con evaluaciones adicionales para neumotórax y hemotórax. El E-FAST consiste en mirar los espacios pleurales superiores al hígado y el bazo en busca de líquido anecoico que indica un hemotórax. (Figura 86-1.c.) La evaluación de los espacios de costillas más anteriores y superiores en el paciente supino para la presencia de deslizamiento pulmonar completa el EFAST. La falta de movimiento visible entre la pleura visceral y parietal en la interfaz pleural sugiere neumotórax.

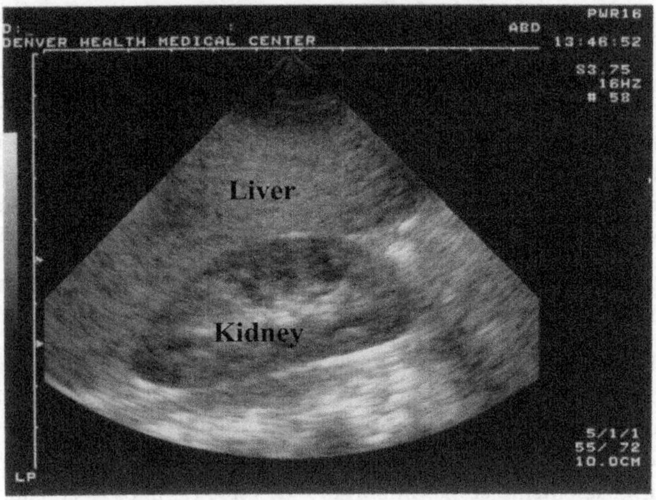

Figure 86-1.a. Imagen de ultrasonido que demuestra un FAST normal sin líquido entre el hígado y el riñón.

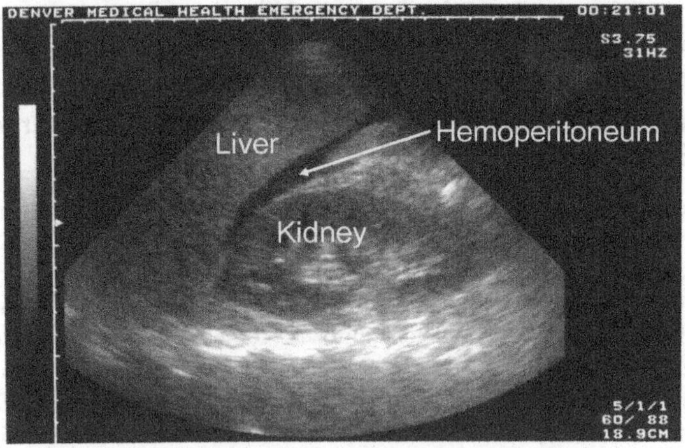

Figure 86-1.b. Imagen de ultrasonido que demuestra un FAST positivo con líquido detectado entre el hígado y el riñón.

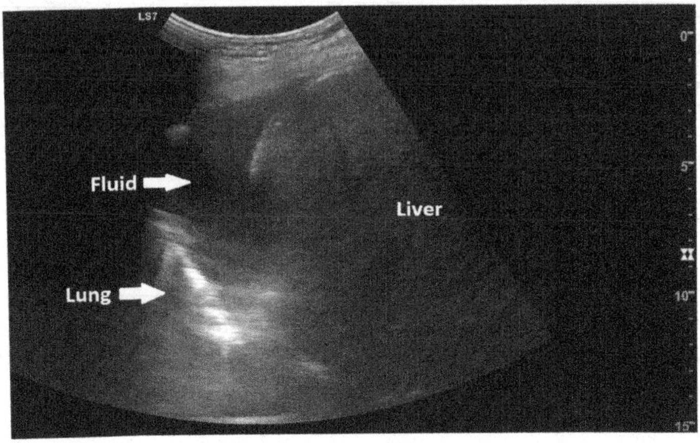

Figure 86-1.c. Imagen de ultrasonido que demuestra E-FAST positivo con líquido detectado en el espacio pleural.

10. ¿Existe algún enfoque prestablecido para obtener imágenes de exámenes FAST?

Hay posiciones estándar del transductor y puntos de referencia anatómicos que son más propensos a visualizar los huecos dependientes donde la sangre a menudo se acumula. Si bien la secuencia en la que se obtienen las cuatro vistas del FAST no es importante, es vital que se visualicen todas estas regiones. Hay muchos patrones diferentes de recolección de sangre y omitir una vista puede producir un resultado negativo falso.

11. ¿Cómo se utilizan los resultados del examen FAST y E-FAST en la toma de decisiones clínicas?

En el entorno del ED, los resultados del examen FAST son un componente para la evaluación general de un paciente de trauma. El enfoque habitual es utilizar hallazgos clínicos y de ultrasonido positivos y negativos junto con otros parámetros clínicos, como signos vitales, para determinar el curso de acción adecuado. Por ejemplo, un paciente con una ultrasonografía positiva y signos vitales inestables es una indicación para una intervención operativa inmediata. Si bien es poco probable que la fuente específica del sangrado se identifique por ultrasonido, en un paciente inestable después del trauma, siempre se presume que la causa es una hemorragia en la cavidad peritoneal. La visualización de hemotórax o evidencia de neumotórax en E-FAST puede ser una indicación para realizar una toracostomía de tubo, dado el contexto clínico adecuado.

12. Entonces, si el examen FAST es negativo para el líquido en el abdomen en un paciente que sufrió un trauma, ¿significa eso que puedo transportar al paciente de forma segura a un centro no-trauma?

Es útil cuando el examen por ultrasonido muestra sangre en el abdomen después de un trauma, ya que esto casi siempre confirma una lesión abdominal significativa. Sin embargo, la ausencia de líquido no significa que no haya lesión. Varios estudios han demostrado que la cantidad mínima de líquido que se debe ver en el ultrasonido es de aproximadamente 150 ml en la pelvis y aproximadamente 400 ml en el RUQ. Si el tiempo de respuesta del SEM es muy corto, es posible que no haya transcurrido suficiente tiempo para que se haya acumulado una cantidad adecuada de sangre para ser identificada mediante ultrasonido. Por lo tanto, recuerde siempre que un examen FAST positivo proporciona información crítica, ya que gobierna en una lesión significativa, pero un estudio negativo no descarta una lesión abdominal significativa. El mecanismo de lesión y los hallazgos clínicos del paciente deben guiar su toma de decisiones con respecto al destino más adecuado para el paciente.

13. ¿Cuáles son los resultados del examen de ultrasonografia cardíaca focalizada?

El examen focalizado del corazón, o ecocardiografía focalizada, se utiliza para evaluar dos hallazgos principales; detectar la presencia o ausencia de actividad cardíaca y determinar si hay o no un derrame pericárdico. En situaciones de presunto paro cardíaco, el sonógrafo puede evaluar la presencia o ausencia de cualquier actividad cardíaca funcional. Esto se puede definir como movimiento organizado del músculo cardíaco que se sincroniza para cambiar el tamaño de las cámaras cardíacas. El segundo hallazgo es la presencia de líquido pericárdico, que aparece como líquido anecoico (negro) que rodea el corazón (Figura 2). El aspecto más difícil de la ultrasonografía cardíaca es la adquisición de imágenes. Al igual que con cualquier estudio focalizado, el operador está obteniendo e interpretando simultáneamente las imágenes. El hábito del paciente, la cooperación/combatividad del paciente, la anatomía oscurecida por las estructuras circundantes y las limitaciones ambientales como el espacio físico insuficiente pueden hacer que el corazón y el espacio pericárdico sean difíciles de imaginar.

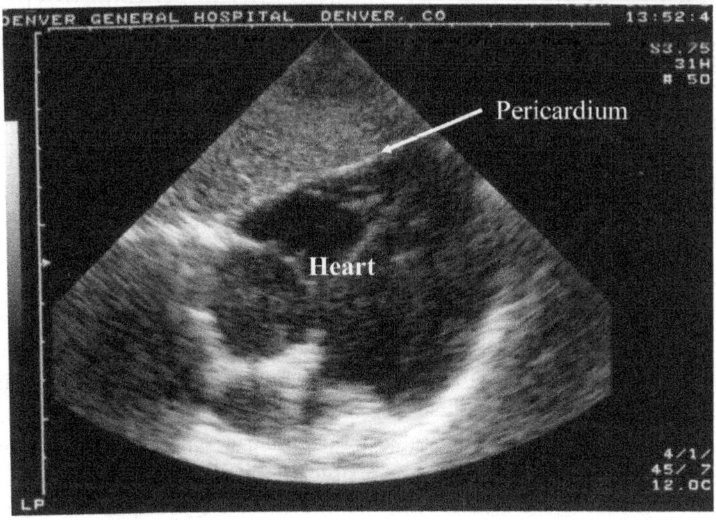

Figure 86-2.a. Ultrasonido que muestra un examen normal del corazón y ningún líquido pericárdico.

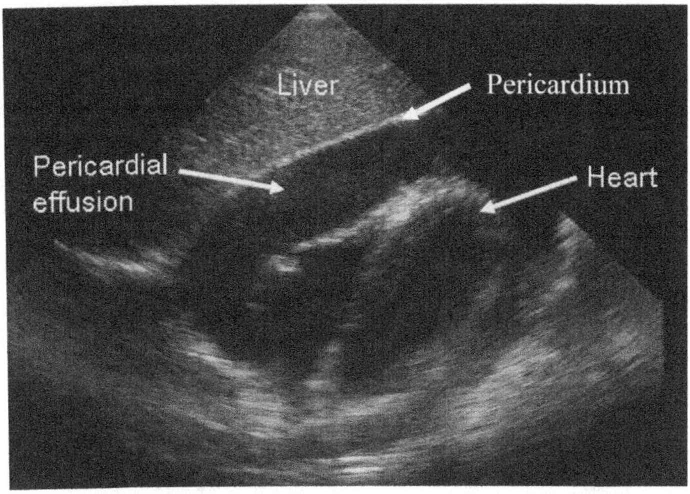

Figure 86-2.b. Ultrasonido que muestra la presencia de un derrame pericárdico grande.

14. ¿Cómo se pueden utilizar estos hallazgos en la toma de decisiones clínicas?

La presencia de un derrame pericárdico en el ultrasonido tiene un significado variable dependiendo de las circunstancias del paciente. En el momento del traumatismo, se debe suponer que cualquier derrame pericárdico es patológico y es un reflejo de ruptura cardíaca, lesión penetrante o potencialmente un desgarro aórtico. Estos pacientes necesitan ser trasladados de emergencia al centro de trauma más cercano capaz de manejar tales lesiones. La ultrasonografía cardíaca también se puede utilizar para detectar derrames pericárdicos no traumáticos que se consideran secuelas de muchas afecciones como neoplasia maligna, uremia (insuficiencia renal), insuficiencia cardíaca congestiva, pericarditis y trastornos reumatológicos. Mientras que muchos pacientes pueden tener un pequeño derrame pericárdico detectado incidentalmente, la presencia de una cantidad significativa de líquido alrededor del corazón en un paciente que está hipotenso, en shock, o en paro con AESP sugiere tamponamiento cardíaco.

La actividad cardíaca se puede evaluar en pacientes que se presenten en paro cardíaco cuando el ritmo observado es una actividad eléctrica sin pulso. La detección de la actividad cardíaca se asocia con la supervivencia al ingreso hospitalario y la supervivencia al alta hospitalaria. En pacientes sin evidencia de actividad cardíaca y sin causa reversible de AESP, algunos médicos de emergencia terminarían los esfuerzos de reanimaciones. Queda por ver si la toma de decisiones similar se puede utilizar con ultrasonido en el entorno prehospitalario.

15. ¿Qué implicancias tiene el examen de ultrasonido focalizado de la aorta abdominal?

La evaluación de la aorta abdominal puede ser útil en pacientes de edad avanzada que presentan una masa abdominal pulsátil, dolor abdominal no traumático o dolor en el flanco, hipotensión de causa desconocida o AESP inexplicable. Los aneurismas de la aorta abdominal (AAA) tienen un diámetro superior a 3 cm con pacientes que tienen aneurismas sintomáticos que suelen ser mayores de 5 cm (Figura 86-3.a. y 86-3.b.). Estudios realizados por radiólogos y médicos de urgencias mostraron una sensibilidad y especificidad de hasta el 100% para la detección de AAA.

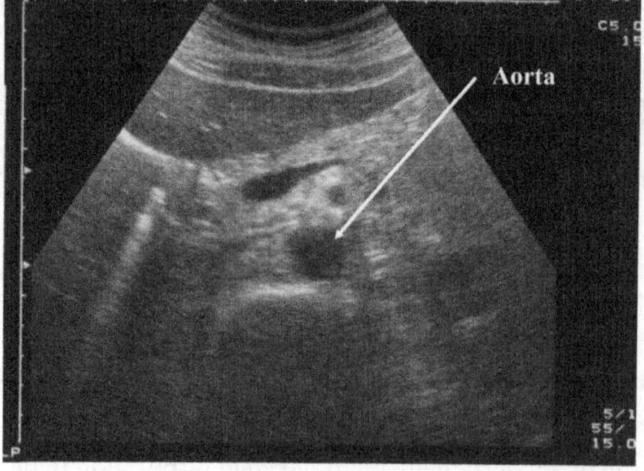

Figure 86-3.a. Ultrasonido del abdomen que muestra aorta normal.

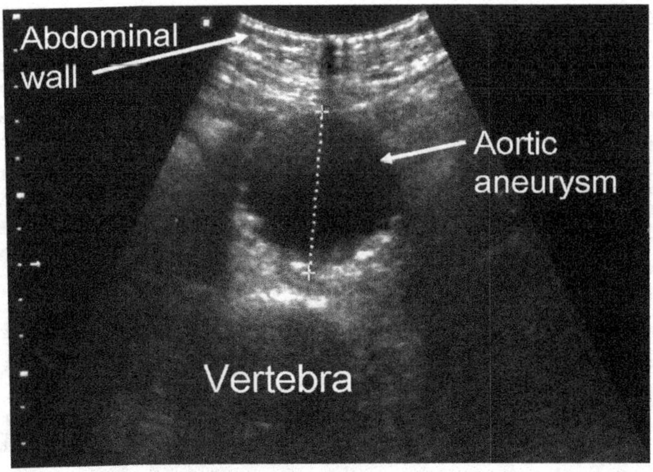

Figure 86-3.b. Vista transversal de un aneurisma de la aorta abdominal de 4,5 centímetros.

16. ¿El hallazgo de un un aneurisma de la aorta abdominal cómo puede afectar la toma de decisiones clínicas prehospitalarias?

Una AAA rota es una catástrofe vascular que sólo los hospitales especializados están equipados para manejar de forma emergente. La tasa de mortalidad puede ser tan alta como 85% si se produce la ruptura de una AAA. En un pequeño estudio, los paramédicos fueron capaces de identificar y medir de forma fiable el diámetro de la aorta abdominal. Si se detecta una AAA y el paciente es inestable, proporciona una directiva para el transporte al centro más cercano que pueda realizar una cirugía cardiotorácica o vascular de emergencia.

17. ¿Cuáles son los hallazgos del examen del ultrasonido pulmonar focalizado?

El examen de los pulmones puede ser útil para evaluar a los pacientes con dificultad para respirar o hipoxia. Mientras que los pulmones sanos se componen principalmente de aire, la patología pulmonar implica el llenado de alvéolos con líquido y esto permite la transmisión de ondas de ultrasonido. El patrón característico de "colas de cometa" o "líneas B" se puede ver desde la interfaz pleural y extendiéndose profundamente dentro del pulmón (Figura 86-4). Esto puede indicar patología pulmonar como edema pulmonar y neumonía. Evaluar tantos campos pulmonares como sea posible aumenta la sensibilidad del examen. La presencia de colas de cometas o líneas B puede sugerir insuficiencia cardíaca congestiva o neumonía como la causa de la disnea en vez de una exacerbación de la EPOC o asma y ayuda al manejo prehospitalario, aunque los estudios han tenido resultados mixtos. Al igual que con la evaluación E-FAST, la interfaz pleural se puede evaluar con ultrasonido.

El hallazgo de un deslizamiento pulmonar visible descarta la presencia de un neumotórax.

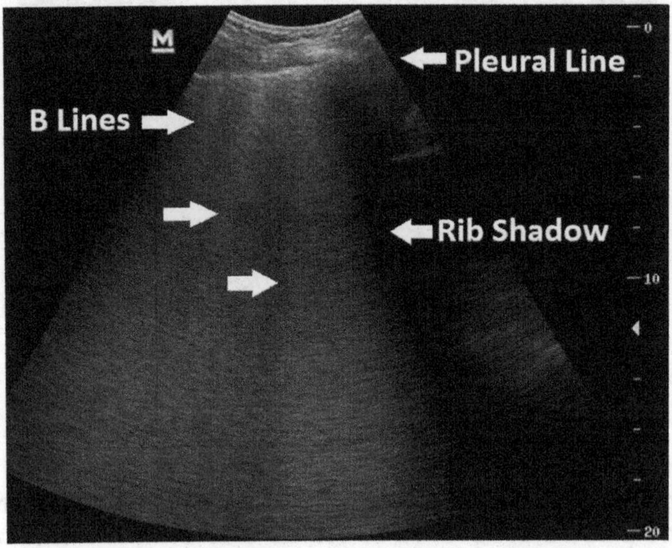

Figure 86-4. Una imagen que muestra la línea pleural y la presencia de colas de cometas o líneas B

18. ¿Existe algún procedimiento que con la guía por ultrasonido se haga más fácil, más rápido o más exitoso?

Se ha demostrado consistentemente que el uso de ultrasonidos reduce las tasas de complicación asociadas con procedimientos invasivos. Por ejemplo, en la E.D. el uso de ultrasonidos para colocar catéteres venosos centrales aumenta la probabilidad de éxito del primer intento en un 57%, disminuye el tiempo para una colocación exitosa y disminuye las complicaciones hasta en un 71%. El uso de ultrasonidos para guiar los procedimientos requiere que las estructuras objetivo, así como sus puntos de referencia circundantes, sean identificadas sonográficamente,. Si uno coloca el transductor de ultrasonido sobre esta estructura y se inserta una aguja en el plano del haz de ultrasonido, se puede visualizar en tiempo real a medida que se acerca y luego entra en la estructura objetivo, asegurándose de que se coloca correctamente (Figura 86-5.a. y 86-5.b.).

Además del acceso vascular, otros procedimientos en los que el ultrasonido podría ser útil en el entorno prehospitalario incluyen, confirmación de colocación del tubo endotraqueal, confirmación de ritmo cardíaco exitoso, colocación de guía de una vía respiratoria quirúrgica, realización de bloqueos nerviosos para la analgesia, e identificación y drenaje de derrames pleurales o pericárdicos.

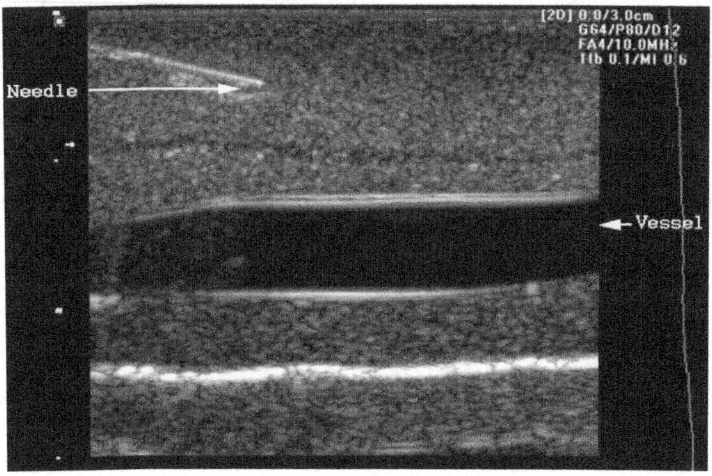

Figure 86-5.a. Una imagen que muestra la punta y el eje de una aguja en el tejido durante un acceso vascular guiado por ultrasonido.

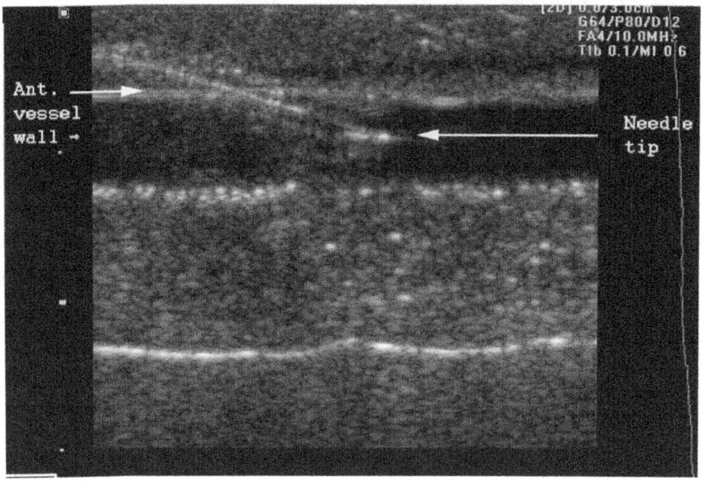

Figure 86-5.b. Demostración por ultrasonido de una colocación exitosa de la punta de la aguja en un recipiente utilizando la guía en tiempo real.

19. ¿Qué otras aplicaciones pueden estar en el horizonte para el ultrasonido en el entorno prehospitalario?

Hay un creciente cuerpo de evidencia para apoyar el uso de ultrasonido en el entorno prehospitalario. Sin embargo, quedan muchas preguntas sobre cómo los paramédicos y los no paramédicos pueden utilizar mejor el ultrasonido. Se pueden desarrollar protocolos para el examen por ultrasonido prehospitalario de pacientes con hipotensión y disnea indiferenciadas. Las investigaciones futuras se centrarán en cómo el ultrasonido prehospitalario puede mejorar los resultados de los pacientes. Los mejores métodos educativos deben ser identificados para que los paramédicos puedan ser entrenados para usar el ultrasonido de manera efectiva. A medida que la tecnología avanza y se vuelve más ampliamente disponible, es necesario definir el papel de la telemedicina y el ultrasonido a distancia. Estamos empezando a explorar las emocionantes posibilidades del ultrasonido prehospitalario.

PERLAS Y DECISIONES CRÍTICAS

- El ultrasonido de emergencia es un examen focalizado que se puede hacer rápidamente para responder preguntas de diagnóstico críticas en el tiempo, como si un paciente tiene evidencia de hemorragia intraabdominal después de un traumatismo.
- Los operadores pueden realizar exámenes de ultrasonido focalizados de manera confiable con un entrenamiento relativamente mínimo, sin embargo, la capacidad de realizar exámenes de ultrasonido con alta precisión depende del nivel de experiencia
- Un examen FAST positivo para el líquido peritoneal o pericárdico en un paciente de trauma debe ser asumido como sangre y el paciente debe ser trasladado a un centro de trauma.
- Una aorta abdominal con un diámetro superior a 3 cm es patológica y se considera un aneurisma aórtico.
- Si un paciente con un aneurisma de la aorta abdominal tiene dolor abdominal asociado con hipotensión o taquicardia, debe ser trasladado de emergencia a un hospital capaz de realizar cirugía cardiotorácica o vascular.
- Un examen del abdomen por ultrasonido para determinar sangrado es útil cuando es positivo, pero no es diagnóstico si es negativo.

LECTURAS SUGERIDAS

1. Aichinger G, Zechner PM, Prause G, et al. Cardiac movement on prehospital echocardiography predicts outcome in cardiac arrest patients. Prehospital Emergency Care. 2012; 16(2): 251-255.
2. American College of Emergency Physicians Board of Directors. Ultrasound guidelines: emergency, point-of-care, and clinical ultrasound guidelines in medicine. *ACEP Policy Statement*. 2016. 1-46.

3. Becker TK, Martin-Gill C, Callaway CW, et al. Feasibility of paramedic performed prehospital lung ultrasound in medical patients with respiratory distress. *Prehospital Emergency Care*. 2017; Online: 1-5.

4. Brass P, Hellmich M, Kolodziej L, et all. Ultrasound guidance versus anatomical landmarks for internal jugular vein catheterization. *Cochrane Database of Systematic Reviews*. 2015. 1: 1-190.

5. Zadel S, Strnad M, Prosen G, et al. Point of care ultrasound for orotracheal tube placement assessment in the out-of hospital setting. *Resuscitation*. 2015. 87: 1-6.

6. Brun P-M, Besserau J, Chenaitia H, et al. Stay and play eFAST or scoop and run eFAST? That is the question! *American Journal of Emergency Medicine*. 2014; 32: 166-170.

7. Dochez E, van Geffen GJ, Bruhn J, et al. Prehospital administered fascia iliaca compartment block by emergency medical service nurses, a feasibility study. *Scandinavian Journal of Trauma, Resuscitation and Emergency Medicine*. 2014; 22: 38.

8. Eadie L, Mulhern J, Regan L, et al. Remotely supported prehospital ultrasound: a feasibility study of real-time image transmission and expert guidance to aid diagnosis in remote and rural communities. *Journal of Telemedicine and Telecare*. 2017. 0(0): 1-7.

9. Gaspari R, Weekes A, Adhikari S, et al. Emergency Department Point-Of-Care Ultrasound in Out-Of-Hospital and in-ED Cardiac Arrest. *Resuscitation*. 2016; 109: 33-39.

10. Heegaard WG, Hildebrandt D, Spear D, et al. Prehospital ultrasound by paramedics: results of field trial. *Academic Emergency Medicine*. 2010; 17: 624-630.

11. Kent KC, Zwolak RM, Egorova NN, et al. Analysis of risk factors for abdominal aortic aneurysm in a cohort of more than 3 million individuals. *Journal of Vascular Surgery*. 2010. 52: 539-548.

12. Ketelaars R, Hoogerwerf N, Jan Scheffer G. Prehospital chest ultrasound by a Dutch helicopter emergency medical service. *Journal of Emergency Medicine*. 2013; 44(4): 811-817.

13. Kirkpartick AW, McKee I, McKee JL, et al. Remote just-in-time telementored trauma ultrasound: a double-factorial randomized controlled trial examining fluid detection and remote knobology control through an ultrasound graphic user interface display. *American Journal of Surgery*. 2016; 211: 894-902.

14. Lema PC, O'Brien M, Wilson J, et al. Avoid the goose! Paramedic identification of esophageal intubation by ultrasound. *Prehospital Disaster Medicine*. 2018; 33(4): 406-410.

15. Press G, Miller S, Hassan I, et al. Prospective evaluation of prehospital trauma ultrasound during aeromedical transport. *Journal of Emergency Medicine*. 2014; 47(6): 638-645.

16. Prosen G, Klemen P, Strnad M, et al. Combination of lung ultrasound (a comet-tail sign) and N-terminal pro-brain natriuretic peptide in differentiating acute heart failure from COPD and asthma as cause of acute dyspnea in prehospital emergency setting. *Critical Care*. 2011; 15(R114).

17. Prosen G, Krizmaric M, Zavrsnik J, et al. Impact of modified treatment in echocardiographically confirmed pseudo-PEA in out-of-hospital cardiac arrest patients with constant end-tidal carbon dioxide pressure during compression pauses. *Journal of International Medical Research*. 2010; 38: 1458-1467.

18. Roline CE, Heegaard WG, Moore JC, et al. Feasibility of bedside thoracic ultrasound in the helicopter emergency medical services setting. *Air Medical Journal*. 2013;32(3):153-157.

19. Rubano E, Mehta N, Caputo W, et al. Systematic Review: Emergency Department Bedside Ultrasonography for Diagnosing Abdominal Aortic Aneurysm. *Academic Emergency Medicine*. 2013. 20:128-138.

20. Siddiqui N, Arzola C, Friedman Z, et al. Ultrasound improves cricothyrotomy success in cadavers with poorly defined neck anatomy: a randomized controlled trial. *Anesthesiology*. 2015; 123: 1033-1041.

21. Szarpak L, Mateo RG, Marchese G. Ultrasonography as a tool for prehospital recognition of tension pneumothorax: preliminary data. *American Journal of Emergency Medicine*. 2016; 34: 1302.

22. Zanatta M, Benato P, De Battisti S, et al. Pre-hospital lung ultrasound for cardiac heart failure and COPD: is it worthwhile? *Critical Ultrasound Journal*. 2018; 10(22): 1-7.

23. Walcher F, Weinlich M, Conrad G, et al. Prehospital ultrasound imaging improves management of abdominal trauma. *British Journal of Surgery*. 2006; 93:238-242.

Made in the USA
Monee, IL
26 January 2026

42556172R00453